全国护士执业资格考试推荐辅导用书

护士执业资格考试
科学护考急救包

（上册）

编　写　护士执业资格考试研究专家组

编　者　（以姓氏笔画为序）

门金玉	王　佩	王　萌	王　趁	王少霞
王俊尧	王莉鑫	牛玉婷	龙　杞	叶光泽
吕　丹	吕　游	刘　涛	刘　强	刘　璐
刘佛民	刘明霞	刘洪慧	刘聪颖	李　洋
李　瑶	李晓烨	李晓彩	杨　珍	杨翼泽
吴佳涛	吴春虎	何子骏	何康敏	谷玥晨
汪建芬	宋丽丽	宋佳起	张　晨	张　慧
张云杰	张阳光	张丽洁	陈世君	陈新晶
罗　燚	周喜丹	胡　坤	胡向欣	胡筠卿
胡慧颖	俞秋云	姜　英	夏言言	索亚男
徐　飞	徐　媛	高梦鸽	黄　丹	黄　韬
覃月平	蓝　莹	蒙冬焕	潘艳云	薛志峰

科学出版社

北　京

内 容 简 介

本书是全国护士执业资格考试推荐辅导用书，依据最新考试大纲，紧紧围绕我国护士执业资格考试的考核目标，贴近应试要求，在深入总结历年考试命题规律后精心编写而成。本书包括以下 4 个部分：一是上册的应试指导教材部分，严格按新考试大纲编写，紧紧围绕应试需求，准确把握考试精髓，知识点内容取舍恰当，覆盖全面，重点突出；二是下册的同步练习及解析部分，在全面分析历年考试题的基础上，按大纲顺序精选试题约 1500 道，考点选择和病例题表述形式均紧扣新考试的特点，针对性强；三是网络模拟试卷，内含 8 套模拟试卷及同步练习试题，网络同步练习试题与纸版教材紧密结合；四是网络培训课程，通过视频讲解帮助考生准确深入地把握教材内容，掌握必考知识点。

本书是护考培训权威教材，通过应试指导教材与同步练习试题、模拟试卷及网络培训课程的紧密结合，帮助考生透彻理解考试重点，顺利通过护士考试。本书可作为护考复习应考的必备教材，适合参加护士执业资格考试的考生复习使用。

图书在版编目(CIP)数据

护士执业资格考试科学护考急救包：全 2 册 / 护士执业资格考试研究专家组编写. —北京：科学出版社，2018.1
全国护士执业资格考试推荐辅导用书
ISBN 978-7-03-056081-0

Ⅰ. 护… Ⅱ. 护… Ⅲ. 护士－资格考试－自学参考资料Ⅳ. R192.6

中国版本图书馆 CIP 数据核字（2017）第 315156 号

责任编辑：纳　琨 / 责任校对：张小霞
责任印制：赵　博 / 封面设计：吴朝洪

科　学　出　版　社 出版
北京东黄城根北街16号
邮政编码：100717
http://www.sciencep.com

三河市书文印刷有限公司　印刷
科学出版社发行　各地新华书店经销

*

2018年1月第 二 版　　　开本：787×1092　1/16
2018年1月第一次印刷　　印张：62 1/2
字数：151 1000

定价：300.00元

（如有印装质量问题，我社负责调换）

出版说明

《护士执业资格考试办法》（以下简称《考试办法》）经卫生部、人力资源和社会保障部联合审议通过，自 2010 年 7 月 1 日起施行。《考试办法》是现行护士执业资格考试重要的政策依据，对护士执业资格考试做出了以下规定：

国家护士执业资格考试是评价申请护士执业资格者是否具备执业所必需的护理专业知识与工作能力的考试。

护士执业资格考试实行国家统一考试制度。统一考试大纲，统一命题，统一合格标准。考试成绩合格者，可申请护士执业注册。

护士执业资格考试原则上每年举行一次，具体考试日期在举行考试 3 个月前向社会公布。

在中等职业学校、高等学校完成国务院教育主管部门和国务院卫生主管部门规定的普通全日制 3 年以上的护理、助产专业课程学习，包括在教学、综合医院完成 8 个月以上护理临床实习，并取得相应学历证书的，可以申请参加护士执业资格考试。

申请人为在校应届毕业生的，应当持有所在学校出具的应届毕业生毕业证明，到学校所在地的考点报名。学校可以为本校应届毕业生办理集体报名手续。申请人为非应届毕业生的，可以选择到人事档案所在地报名。

护士执业资格考试包括专业实务和实践能力两个科目，一次考试通过两个科目为考试成绩合格。

护士执业资格考试成绩于考试结束后 45 个工作日内公布。

考生成绩单由报名考点发给考生。

军队有关部门负责军队人员参加全国护士执业资格考试的报名、成绩发布等工作。

为了让考生扎实掌握护士执业资格考试大纲要求的知识，顺利通过考试，我社出版了系列护士执业资格考试辅导图书，供考生根据自身情况选择。

1. 护士执业资格考试科学护考急救包
2. 护士执业资格考试应试指导与历年考点串讲
3. 护士执业资格考试同步练习及解析
4. 护士执业资格考试记忆掌中宝
5. 护士执业资格考试模拟试卷及解析
6. 护士执业资格考试考前冲刺必做

科学出版社医学考试中心团队由原人民军医出版社医学考试中心的骨干核心力量组成。经过十余年的努力，我们在全国护士执业资格考试、全国卫生专业技术资格考试、国家医师资格考试、国家执业药师资格考试等医学考试用书的策划、出版及培训方面积累了宝贵的理论和实践经验，取得了较好的成绩，得到了考生的一致好评。我们将秉承"军医版"图书一贯的优良传统和优良作风，并将科学出版社"高层次、高水平、高质量"和"严肃、严密、严格"的"三高三严"的要求贯彻到图书的编写、出版过程，继续为考生提供更好、更高标准的服务。

《护士执业资格考试科学护考急救包》是护考培训权威教材，是原"军医版"图书的延续与升华。通过对考点的精准分析、讲解，结合应试指导教材与同步练习试题、模拟试卷及网络培训课程，帮助考生透彻理解考试重点，助力考生顺利通过护士考试。

该系列护考图书对知识点的把握非常准，众多考生参加考试之后对图书的质量给予了高度认可；考生通过考试之后的无比欣喜和对我们出版工作的由衷感谢、支持，是鼓励我们不断努力把考试产品做得更好的不竭动力。

由于编写时间紧、难度大，书中的不足之处，恳请读者批评指正。

关注微信公众号，更多免费题库

目 录

上册 应试指导教材

下册　同步练习及解析

第1章　基础护理知识和技能

一、护理程序

1．**护理程序的概念**　护理程序是一种有计划、系统而科学的护理工作方法，其目的是确认和解决服务对象对现存或潜在健康问题的反映。它是综合性、动态性、决策性和反馈性的思维及实践过程。

护理程序是一系列护理活动，是一种科学的确认问题、解决问题的工作方法和思想方法。护理程序是在系统论、控制论、层次需要论和信息论等基础上构建而成。其中系统论组成护理程序的框架。

护理的服务对象是人，人是由生理、心理、社会、精神、文化等多要素组成的系统；人是一个开放的系统，不断与外界环境进行物质、能量及信息的交换；人是一个动态的系统，人的健康状态总是相对的，并保持动态变化。

2．**护理程序的步骤**　护理程序由护理评估、诊断、计划、实施和评价五个相互联系，相互影响的步骤组成。

（1）护理评估：指系统而有计划地收集资料，整理分析以确定护理问题、预期目标与护理措施，为护理活动提供可靠依据。护理评估是护理程序的第一步，是护理程序的基础。

①收集资料的目的：是确立护理诊断和实施有效护理措施的基础；是评价护理效果的参考；为护理科研提供资料；为护理对象建立健康档案。

②资料分类：按资料的来源分为主观资料和客观资料。主观资料：指服务对象对自己健康状况的认知和体验，包括其知觉、情感、价值、信念、态度、对个人健康状态和生活状况的感知（2016）。主观资料的来源可以是服务对象本人，也可以是其家属、重要影响人或其他医疗人员。客观资料：指检查者通过观察、会谈、体格检查和实验室检查等方法获得的有关服务对象健康状况的资料（2013）。

③资料来源：直接来源与最佳来源是病人（2011）；间接来源为家属及重要影响人；其他医务人员；病历和记录；医疗护理文献。

④资料类型

一般资料：包括姓名、性别等；此次住院的情况包括主诉、现病史、入院方式、医疗诊断及目前用药情况；既往史、家族史、有无过敏史；对健康的预期包括对治疗方案、家庭照顾方案、治疗结果等的预期；生活状况及自理程度包括饮食形态、睡眠休息形态、排泄形态、健康感知与健康管理型态、活动与运动型态；健康检查包括生命体征、身高、体重、各系统的生理功能及认知感受形态。

心理社会资料：包括服务对象的心理感受、就业状态、近期有无重大生活事件等（2012）。

⑤收集资料的方法：交谈（是收集主观资料的最主要方法）、观察（连续的过程）、健康

评估、查阅（包括服务对象的病历、各种护理记录及有关文献等）。

⑥核实、整理、分析和记录资料：记录资料时应遵循**全面、客观、准确、及时**的原则，并符合医疗护理文书书写要求。

（2）护理诊断：护理诊断是关于个人、家庭、社区对现存或潜在的健康问题及生命过程反应的一种临床判断，是护士为达到预期的结果选择护理措施的基础，这些预期结果应能通过护理职能达到。

①分类

现存的护理诊断：是对当前正存在的健康问题或反应的描述。

潜在的护理诊断：是对病人可能出现反应的描述，为危险的护理诊断，如"有……的危险"。

健康的护理诊断：是对个体、家庭或社区服务对象具有的达到更高健康水平潜能的描述，如"……有效"（2015）。

综合的护理诊断：是指一组由某种特定的情境或事件所引起的现存的或潜在的护理诊断。如"……综合征"。

②组成：由名称、定义、诊断依据和相关因素四部分组成。名称，是对服务对象健康状况的概括性描述；定义，是对名称的一种清晰的、准确的表达，并以此与其他护理诊断相鉴别；诊断依据，是做出护理诊断的临床判断依据，主要依据是诊断成立的必要条件，次要依据是诊断成立的辅助条件，明确诊断依据是正确做出护理诊断的前提；相关因素，是指引发服务对象健康问题的原因或情境。

③陈述结构：包括健康问题（P），即护理诊断的名称；病因（E）；症状或体征（S）。PES 公式多用于现存的护理诊断。PE 公式多用于潜在的护理诊断。P 公式多用于健康的护理诊断，也可用于综合的护理诊断。

④护理诊断、合作性问题与医疗诊断的关系：合作性问题需要护士与其他健康保健人员，尤其是与医生共同合作解决，属于合作性问题，陈述方式是"潜在并发症：……"，并非所有并发症都是合作性问题；护理诊断与医疗诊断的区别，见表 1-1。

表 1-1　护理诊断与医疗诊断的区别

	护理诊断	医疗诊断
研究对象	个人、家庭、社区对现存或潜在的健康问题及生命过程反应的一种临床判断	个体生理病理变化的临床判断
描述内容	个体对健康问题的反映	一种疾病
决策者	护士	医护人员
职责范围	护理职责范围	医疗职责范围
稳定性	随健康状况变化而改变	一旦确诊不会改变

⑤书写的注意事项：应使用统一的护理诊断名称；一个护理诊断针对一个健康问题，一个病人可有多个护理诊断，并随病情发展而变化；避免用症状或体征代替护理诊断；应明确相关因素，同样的护理诊断可因不同的相关因素而具有不同的护理措施；避免使用可能引起法律纠纷的语句。

（3）护理计划：是针对护理诊断所涉及的健康问题制定的护理措施及方法，包括排列护理诊断顺序、确定预期目标、制订护理措施及书写护理计划。

①护理诊断的排序

排序顺序：分为**首优问题**（对生命威胁最大，需要立即解决的问题）、**中优问题**（不直接威胁生命，但对病人的精神和躯体造成极大痛苦的问题）、**次优问题**（与特定的疾病或其预后并不直接相关，但同样需要护士给予帮助解决的问题）（2013、2016）。

排列原则：将对生理功能平衡状态威胁最大的问题排在最前面；服务对象认为最为迫切的问题，在与治疗、护理原则不冲突的情况下，可考虑优先解决。排序不是固定不变的。一般应优先解决现存问题，但有时潜在的护理诊断和合作性问题比现存问题更重要，需要列为首优问题。

②确定预期目标：预期目标是选择护理措施的依据，也是评价护理措施的标准。

目标的种类：短期目标指短时（少于 7 天）能达到的目标。长期目标是需长时间才能达到的目标。

确定预期目标的注意事项：目标应以服务对象为中心，陈述的是服务对象的行为；一个预期目标只能针对一个护理诊断，一个护理诊断可有多个预期目标；目标应切实可行，有据可依，而且是服务对象所能达到的；目标应具体，可观察或测量；目标应有时间限制。

③制订护理措施

独立性护理措施：指护士不依赖医嘱，而是运用护理知识和技能可独立完成的护理活动。

合作性护理措施：指护士与其他医务人员共同合作完成的护理活动。

依赖性护理措施：指护士执行医嘱的护理活动（2015）。

制订护理措施的注意事项：护理措施应具有科学依据、针对性、具体细致、切实可行、因人而异，保证服务对象的安全，鼓励服务对象参与制订。

④护理计划的书写：一般包括护理诊断、预期目标、护理措施和评价 4 个栏目。

（4）护理实施：是护士及服务对象按照护理计划共同参与实践护理活动。包括实施的过程与护理实施的动态记录。

（5）护理评价：是有计划、有目的和不断进行的将服务对象对护理活动的反应、护理效果与预期的护理目标进行比较，以评价目标完成情况的活动。护理评价过程贯穿于护理程序的始终。

①目的和意义：了解服务对象对健康问题的反应；验证护理效果；调控护理质量；为科学制订护理计划提供依据。

②护理评价的过程：建立评价标准；收集资料；评价预期目标是否实现；重审护理计划。

③护理质量评价：结构评价（主要评价护理环境对护理质量的影响）、过程评价（重点关注如何提供护理，护理是否满足服务对象的需要，护理是否适当、完善和及时）、结果评价（侧重护理后服务对象健康状况的改变）。

3．护理病案的书写　护理病案的组成包括病人的有关资料、护理诊断、预期目标、护理措施、效果评价等。

（1）入院护理评估单。

（2）护理计划单。PIO 格式：①P，病人健康问题；②I，护理措施；③O，护理效果。

（3）护理记录单。

（4）住院病人护理评估单。

（5）病人出院护理评估单：包括健康教育和护理小结。

二、护士的职业防护

护士在临床一线从事护理工作，经常会受到生物性、物理性、化学性及心理社会等因素的损害。应采取多种有效措施，加强职业防护。

标准预防即视所有病人的血液、体液、分泌物及排泄物等都具有潜在的传染性，接触时均应采取防护措施，以防止血源性传播疾病和非血源性传播疾病的传播。

1. 职业损伤危险因素

（1）生物性因素：主要为细菌和病毒（2017）。

①细菌：细菌的致病作用取决于其侵袭力、毒素类型、侵入机体的数量及侵入途径。

②病毒：主要通过呼吸道和血液感染护士，最危险、最常见的是乙型肝炎和丙型肝炎病毒、人类免疫缺陷病毒。

（2）化学性因素

①常用消毒剂：如甲醛、过氧乙酸及含氯消毒剂等，可引起皮肤过敏、流泪、恶心、呕吐及气喘等症状。经常接触还会引起结膜灼伤、上呼吸道炎症等。长期接触可以造成肝脏损害和肺纤维化，甚至引起头痛及记忆力减退。

②常用化疗药物：长期小剂量接触可因蓄积作用而产生远期影响，不但引起白细胞下降和自然流产率增高，而且还有致癌、致畸、致突变及脏器损伤等危险。

③其他：体温计等漏出的汞可产生神经毒性和肾毒性作用。

（3）物理性因素：常见的物理性因素有锐器伤、负重伤、放射性损伤及温度性损伤等。

①锐器伤：锐器伤是最常见的职业性有害因素之一，是导致血源性传播疾病的最主要因素。

②负重伤：用力不当或弯腰姿势不正确时，容易造成腰部肌肉扭伤，引发腰椎间盘脱出。长时间站立和走动可引起下肢静脉曲张等。

③放射性损伤：可导致不同程度的皮肤、眼睛受损等不良反应，甚至造成机体免疫功能障碍，致血液系统功能障碍或致癌。

④温度性损伤：烫伤、烧伤、灼伤等。

（4）心理、社会因素：长期超负荷工作以及紧张的工作气氛，使护士容易发生机体疲劳性疾病，并容易产生心理疲惫，引发一系列心理健康问题。

2. 主要防护措施

（1）洗手

①护士在接触病人前后，特别是接触血液、排泄物、分泌物及污染物品前后，无论是否戴手套都要洗手。

②常规洗手应使用肥皂或洗手液（肥皂应保持干燥）。在某种特殊情况下，如感染或传染病流行期间，应使用消毒液洗手。

（2）防护用物的使用：常用的防护措施包括手套、口罩、护目镜及隔离衣等。

①戴手套：接触病人血液、体液时必须戴手套，脱去手套后立即洗手，必要时进行手消毒；手部皮肤如有破损必须戴双层手套；手套破损后应立即更换，脱手套后立即彻底洗手；接触黏膜或未污染的皮肤时，应更换清洁的手套。

②戴口罩或护目镜：在有可能发生血液、体液飞溅时，应戴口罩和护目镜。

③穿隔离衣：血液、体液、分泌物和排泄物可能污染身体和工作服时应穿隔离衣。

（3）锐器伤的防护

①预防措施

a．在进行侵袭性操作中，光线要充足，注意防止被针头、缝合针及刀片等锐器损伤。

b．使用后的锐器应直接放入耐刺、无渗漏的锐器盒内，严禁将锐器和针头与普通垃圾混放。

c．抽吸药液后立即用单手套上针帽；静脉用药时最好采用三通给药；使用安瓿制剂时，应先用砂轮划痕后再掰安瓿，掰安瓿时应垫以棉球或纱布。

d．禁止以下危险操作：用双手分离污染的针头和注射器；用手直接接触使用后的针头、刀片等锐器；用手折弯或弄直针头；双手回套针帽；用手直接传递锐器；直接接触医疗废物。

e．为不合作的病人护理时尽可能沟通取得合作。

f．使用具有安全装置的护理器材，如真空采血系统、一次性无针头输液管路、带保护性针头护套的注射器及安全型静脉留置针等。

g．建档，定期行体检，接种疫苗，登记上报，建立监控体系，及时采取补救措施。

②应急处理流程：受伤护士要保持镇静，戴手套者按规范迅速脱去手套；立即用手由伤口的近心端向远心端挤出伤口的血液（2016），但禁止在伤口局部挤压或按压（2017），以免产生虹吸现象，将污染血液吸入血管，增加感染机会；用肥皂水清洗伤口，并在流动水下反复冲洗。采用生理盐水反复冲洗皮肤或暴露的黏膜处。用 75%乙醇或 0.5%碘伏消毒伤口，并包扎。

（4）化疗药物损害的防护：减少与化疗药物的接触；减少化疗药物污染环境。

①护士须穿戴好手套、防护衣和口罩，口罩和手套要定时更换。

②冲配药物的场所应配有空气净化装置。

③割锯安瓿前轻弹其颈部，使附着的药粉降落至瓶底。掰安瓿时应垫纱布，避免药粉、药液外溅，避免玻璃碎片飞溅，划破手套。

④溶解药物时，溶媒应沿瓶壁缓慢注入瓶底，待药粉浸透后再晃动，防止药粉散出。

⑤瓶装药液稀释后抽出瓶内气体，以防瓶内压力过高，药液从针眼处溢出。抽取药液时以不超过注射容器的 3/4 为宜。抽取药液后，不要将药液排于空气中。

⑥静脉给药时应戴手套，输液过程中防止药液外渗、溢出。加药速度不宜过快。

⑦操作中药液溢洒在桌面或地面上，应用吸水毛巾或纱布吸附，若是药粉，则用湿纱布轻轻抹擦，再用肥皂水擦拭污染的表面；若不慎将药液溅到皮肤或眼睛，应立即使用生理盐水彻底冲洗；若药液溅到工作服和口罩上要立即更换。

⑧接触过化疗药物的针头、注射器、输液管、棉球、棉签等，必须放置在防刺破、无渗漏的专用密闭垃圾桶内，做好标记，由专人封闭处理。

⑨处理病人化疗后的尿液、粪便、呕吐物，必须戴手套、穿隔离衣。

（5）负重伤的防护

①加强锻炼，提高身体素质。

②保持正确的工作姿势，如站立或坐位时保持腰部挺直，弯腰搬重物先伸直腰部，再屈

髋下蹲，挺腰将重物搬起等；定时变换体位，以缓解肌肉、关节及骨骼疲劳，减轻脊柱负荷。

③使用劳动保护用品，如佩戴腰围等。

④经常变换体位、姿势，站立时让双下肢轮流支撑，工作间歇可尽量抬高下肢，可采取穿弹力袜或捆绑弹力绷带等促进下肢血液循环的措施。

⑤多食富含钙、铁、锌的食物，增加机体内蛋白质的摄入量，多食富含 B 族维生素、维生素 E 的食物等。

三、医院和住院环境

（一）概述

1. **医院的任务**　医院的任务是以医疗工作为中心，在提高医疗质量的基础上，保证教学和科研任务的完成，并不断提高教学质量和科研水平。同时做好扩大预防、指导基层和计划生育的技术工作。

2. **医院的种类**　根据不同的划分标准，可划分为不同类型，见表 1-2。

表 1-2　医院划分标准及类型

标准条件	类　　型
收治范围	综合性医院、专科医院（如传染病医院、肿瘤医院）
特定任务	军队医院、企业医院、医学院校附属医院
所有制	全民、集体、个体所有制医院，中外合资医院
经营目的	非营利性和营利性医院
地区	城市医院（市、区、街道医院）、农村医院（县、乡镇医院）
分级管理	分一、二、三级，每级又分为甲、乙、丙等，三级医院增设特等，共三级十等

（二）门诊部

1. 门诊的护理工作

（1）预检分诊：先预检分诊后指导病人挂号就诊。

（2）安排候诊和就诊

①开诊前检查候诊和就诊环境，备齐器械和用物。

②按挂号先后顺序安排就诊。收集整理初、复诊病案和检查报告单等。

③根据病情测体温、脉搏和血压等并记录。必要时协助医生诊察。

④随时观察候诊病人病情，如病人有高热、剧痛、休克、出血、呼吸困难等症状，安排提前就诊或送急诊（2013）。对于原因不明的发热病人应安排到发热门诊就诊。

⑤门诊结束后，回收门诊病案，整理消毒环境。

（3）开展健康教育：形式可为板报、讲座、发宣传册、视频等。

（4）实施治疗：可进行注射、换药、灌肠、导尿等治疗。

（5）严格消毒隔离：对传染病或疑似传染病病人，分诊到隔离门诊。

（6）做好保健门诊的护理工作：健康体检、疾病普查、预防接种等。

2. 急诊的护理工作

（1）预检分诊：专人迎接病人，通过一问、二看、三检查、四分诊顺序对病人分诊。遇危重病人立即通知值班医生和抢救室护士；遇法律纠纷、交通事故、刑事案件等应立即通知医院保卫部门或公安部门，并请家属或陪同者留下；遇灾害事件立即通知护士长和有关科室。

（2）抢救

①急救物品：急救包、急救设备和急救药品，通讯设备。做好"五定"：定数量品种、定点安置、定人保管、定期消毒灭菌及检查维修。急救物品完好率为 100%。

②配合抢救

a. 实施抢救措施：医生到达前，护士根据病情紧急处理，并测血压、止血、吸氧、建立静脉通道等。医生到达后，汇报抢救措施并配合抢救。

b. 做好抢救记录。重点记录病人到达、医生到达、病情变化和抢救措施落实的时间（2012）。

c. 严格执行查对制度：抢救时如为口头医嘱，护士须向医生复述一遍，双方确认无误后方可执行；抢救完毕后请医生及时补写医嘱。急救药品空安瓿经两人查对后方可弃去。输液瓶、输血袋用后统一放置，以便查对。

③留观室：收治需进一步观察诊治的病人。留观时间一般为 3～7 天。

（三）病区

1. **病区的设置和布局** 每个病区应设置病室、危重病室、抢救室、医生和护士办公室、休息区、库房、浴室、厕所等。每个病区设 30～40 张病床为宜，每间病室设 1～6 张病床，病床之间的距离不得少于 1m。

2. **病区的环境管理**

（1）物理环境

①装饰：病室应布置简单、整洁美观、优美悦目。

②温度：一般室温保持在 18～22℃较为适宜，婴儿室、手术室（2013）、产房等室温保持在 22～24℃为佳。室温过高可抑制神经系统，干扰呼吸和消化功能，影响散热，病人易产生烦躁。室温过低可使病人肌肉紧张，易受凉感冒。

③湿度：病室的湿度以 50%～60% 为宜。当湿度过高时，蒸发作用减弱，可抑制出汗，病人感到潮湿、气闷，尿液排出量增加，加重肾负担；湿度过低时，空气干燥，人体蒸发大量水分，引起口干舌燥、咽痛、烦渴等表现，对呼吸道疾病或气管切开病人尤为不利。

④通风：通风换气可改变室内温度和湿度，增加病人的舒适感。一般通风 30 分钟即可达到置换室内空气的目的（2014）。

⑤噪声：噪声不但使人不愉快而且对健康不利。工作人员在说话、行动与工作时应尽可能做到"四轻"。

说话轻：说话声音不可过大，但也不可耳语，因为耳语会使病人产生怀疑、误会与恐惧。

走路轻：走路时脚步要轻巧，穿软底鞋，防止走路时发出不悦耳的声音。

操作轻：操作时动作要轻稳，处理物品与器械时避免相互碰撞，尽量避免制造不必要的噪声。推车轮轴定时滴注润滑油，以减少摩擦发出的噪声。

关门轻：病室的门及椅脚应钉橡胶垫；开关门窗时，随时注意轻开轻关，不要人为地发出噪声。

⑥光线：病室内经常开启门窗，让阳光直接射入。楼梯、药柜、抢救室、监护室内的灯光要明亮；普通病室除一般吊灯外还应有地灯装置，既不打扰病人的睡眠，又可保证夜间巡视工作的进行。

（2）社会环境

①人际关系：对住院病人来说，影响其身心康复的重要人际关系包括医患关系及病友之间的关系。

医患关系：在具体的医疗护理活动中，要做到不分民族、信仰、性别、年龄、职业、职位高低、远近亲疏，均一视同仁。

病友关系：护士应协助病友间建立良好的情感交流，对病情轻重不同的病人，尽量分别安置，以避免不良刺激。

②医院规章制度：医院的管理环境着重强调医院的规章制度（2016）。

3．铺床法

（1）备用床

①目的：保持病室整洁，准备接收新病人。

②步骤

a．备齐用物，按顺序放置于治疗车上，携至床旁。

b．移床旁椅于床尾正中处，椅背离床尾 15cm 左右，放置床用物于椅背上；棉胎或毛毯、床褥，连同枕芯一起放在椅面上。

c．向左侧移开床旁桌，距床 20cm 左右。

d．检查床垫或根据需要翻转床垫。铺平床褥。

e．将大单横、纵中线对齐床面横、纵中线放于床褥上，铺床头角，同法铺床尾角，两手将大单中部拉紧，平塞于垫下。

f．套被套：可用"S"形法或卷筒法，使成被筒。

g．套枕套：将枕套套于枕芯外，并横放于床头盖被上。

h．移回床旁桌、床旁椅。整理用物并洗手。

③注意事项（2011）

a．用物准备要齐全，并按使用顺序放置，减少走动的次数。

b．操作中动作轻稳，避免尘埃飞扬，应避开病人进餐或治疗的时间。

c．操作中正确应用节力、姿势正确，动作轻巧、敏捷。

d．枕头平整、充实，开口背门。

e．病室及床单位整洁、美观。

（2）暂空床

①目的：供新住院病人或暂时离床病人使用；保持病室整洁。

②步骤

a．移开床旁椅放于床尾处，将枕头放手椅面上。

b．将备用床的盖被上端向内折 1/4，然后扇形三折于床尾，并使之平齐。

c．将枕头放回床头。移回床旁椅。整理用物并洗手。

（3）麻醉床（2014）

①目的：便于接收和护理麻醉手术后的病人；使病人安全、舒适，预防并发症；避免床上用物被污染，便于更换。

②步骤（2011）

a．同备用床铺好近侧大单。

b．铺橡胶单和中单：护士于床中部或床尾部铺一橡胶单位和中单位，余下部分塞于床垫下于床头铺另一橡胶单位，将中单铺在橡胶单上，余下部分塞于床垫下。

c．护士转至对侧，铺好大单、橡胶单和中单。

d．同备用床套被套。

e．护士于床尾向上反折盖被底端，齐床尾，系带部分内折整齐。将背门一侧盖被塞于床垫下，将近门一侧盖被边缘向上反折，对齐床缘。

f．将盖被三折叠于背门一侧，开口向门。

g．套枕套，横立于床头，开口背门。

h．移回床旁桌、床旁椅。

i．将麻醉护理盘放置于床旁桌上，其他物品按需要放置。

j．整理用物并洗手。

③注意事项：腹部手术将橡胶单和中单铺在床中部，下肢手术可铺在床尾（2014），若是全身麻醉术后病人，为避免术后呕吐可在床头铺橡胶单和中单，非全身麻醉手术病人，只需在床中部铺橡胶单和中单（2016）。

（4）卧床病人更换床单法

①目的：保持病人的清洁，使病人感觉舒适；预防压疮等并发症发生。

②步骤

a．推护理车至病人床旁，放于床尾正中处，距离床尾 20cm 左右。

b．放平床头和膝下支架。移开床旁桌，距床 20cm 左右；移开床旁椅。

c．移病人至对侧：松开床尾盖被，将病人枕头移向对侧，并协助病人移向对侧，病人侧卧，背向护士。

d．松近侧污单，清扫近侧橡胶单和床褥。铺近侧清洁底单、近侧橡胶单和清洁中单。

e．移病人至近侧，松对侧污单并整理对侧。

f．摆体位协助病人平卧，将病人枕头移向床中间。

g．套被套，更换枕套。

h．移回床旁桌、床旁椅。整理用物并洗手。

③注意事项：与病人进行有效沟通，满足病人身心需要。余同备用床。

四、入院和出院病人的护理

1．入院病人的护理　入院护理的目的包括：①协助病人了解和熟悉环境，使病人尽快熟悉和适应医院生活，消除紧张、焦虑等不良情绪；②满足病人的各种合理需求，以调动病人配合治疗、护理的积极性；③做好健康教育，满足病人对疾病知识的需求。

（1）住院处的护理

①收治入院：病人、家属或护送人员持医生签发的**住院证**到住院处办理住院手续

（2014）。如填写登记表格、缴纳住院保险金等。住院处接收病人后，立即通知病区值班护士根据病情做好接纳新病人的准备，对急症手术病人，则先手术，后办理入院手续收入病区（2012、2013）。

②实施卫生处置：住院处设卫生处置室，对病人进行卫生处置，如理发、沐浴、修剪指甲、更衣等。急、危、重病人，体质虚弱者或即将分娩酌情免浴。有头虱、体虱应先行灭虱处理，再做常规卫生处置。传染病病人或疑有传染病的病人应送隔离室处理，其衣物及所用过的物品均应按消毒隔离原则处理。

③护送病人进入病室：住院处护士携病历护送病人进入病区。根据病人病情可选用步行护送，轮椅或平车推送。护送病人时注意安全和保暖，不应停止必要的治疗，如输液、给氧等（2013）。危重病人先护送其入病房再补办入院手续（2013、2014）。护送有外伤的病人应注意其卧位。护送病人入病室后，与病区值班护士进行交接。

（2）病人进入病区后的初步护理：护士接住院处通知后，准备床单位，铺暂空床；危、重病人安置在危重病室，加铺橡胶单和中单；急诊病人铺麻醉床。危、重病人和急诊手术病人需同时准备急救用物。

①一般病人的护理（2012）

a. 迎接新病人：核对住院证及病人信息，进行入科登记。热情迎接病人至床单位，妥善安置。进行自我介绍，说明自己将为病人提供的服务及职责，并介绍同室病友，以消除病人紧张与不安情绪，使病人获得安全感和信任感。

b. 通知医生诊视病人：必要时协助医生进行体格检查。

c. 测量生命体征及体重：需要时测量身高，记录并绘制于体温单上。

d. 建立住院病历：填写有关护理表格及首次护理评估单和病人入院登记本、诊断卡（一览表卡）、床头（尾）卡等。

e. 介绍与指导：向病人及家属介绍医院环境、入院须知及相关制度（如探视、陪护、作息）、设备的使用方法，指导常规标本的留取方法、时间及注意事项，使病人能尽快适应环境。

f. 执行入院医嘱：给予紧急护理措施。通知营养室准备膳食。做好病情观察及记录。

②急诊病人的入院护理（2012、2013、2014）

a. 通知医生：接到住院处电话后立即通知医生做好抢救准备。

b. 准备急救物品：备好抢救器材及药品，如急救车、氧气、吸引器、输液器具等。

c. 安置病人：将病人安置在危重病室或抢救室，为病人佩戴标识腕带。

d. 暂留陪护：病人入病区后，病区护士应立即与护送人员交接，对不能正确叙述病情和需求的病人，如语言或听力障碍、意识不清的病人，婴幼儿病人等，需暂留陪送人员，以便询问病人病史。

e. 配合抢救：按急救程序进行急救及护理，密切观察病情变化，积极配合医生抢救，并做好护理记录。

（3）分级护理：分级护理是指根据对病人病情的轻、重、缓、急，以及自理能力的评估结果，给予不同级别的护理，见表1-3。

表 1-3　分级护理

护理级别	适用对象	护理内容
特级护理 （2014、2015）	• 病情危重，需随时观察，以便进行抢救 • 重症监护病人 • 重伤或大面积灼伤 • 复杂疑难的大手术后 • 使用呼吸机辅助呼吸 • 连续性肾替代治疗	• 专人 24 小时护理，严密观察病情，监测生命体征 • 按医嘱正确给药、治疗 • 根据医嘱测出入量 • 保持病人的舒适和功能体位 • 实施床旁交接班 • 正确实施基础护理和专科护理，严防并发症
一级护理 （2016）	• 病情趋向稳定的重症 • 需要严格卧床 • 生活完全不能自理且病情不稳定 • 生活部分自理，病情随时可能发生变化	• 每 1 小时巡视病人 1 次，观察病情及生命体征变化 • 按医嘱正确给药、治疗 • 根据医嘱测生命体征 • 提供相关健康教育 • 正确实施基础护理和专科护理
二级护理	• 病情稳定，仍需卧床 • 生活部分自理	• 每 2 小时巡视病人 1 次，观察病情 • 按医嘱正确给药、治疗 • 根据医嘱测生命体征 • 提供相关健康教育
三级护理	• 完全自理且病情稳定 • 完全自理且为康复期	• 每 3 小时巡视病人 1 次，观察病情 • 按医嘱正确给药、治疗 • 根据医嘱测生命体征 • 提供相关健康教育

2. 出院病人的护理　出院护理的目的：①对病人进行出院指导，使病人尽快适应原工作和生活，并能定期复诊；②指导病人办理出院手续；③清洁、整理床单位。

（1）病人出院前的护理（2011）

①通知病人及家属：护理人员根据医生开写的出院医嘱，将出院日期通知病人及家属，并协助病人做好出院准备。

②进行健康教育：告知病人出院后在休息、饮食、用药、功能锻炼和定期复查等方面的注意事项。

③注意病人的情绪变化：护士应特别注意病情无明显好转、转院、自动离院的病人并做好相应的护理。自动出院的病人应在出院医嘱上注明"**自动出院**"，并要求病人或家属签名认可。

④征求病人对医院各项工作的意见，以便不断提高医疗护理质量。

⑤协助病人或家属办完出院手续，护理人员收到**出院证**后护送病人出院。

（2）病人出院当日的护理：执行出院医嘱（2014）

①停止一切医嘱，用红笔在各种执行卡片（服药卡、治疗卡、饮食卡、护理卡等）或有

关表格单上填写"出院"字样，注明日期并签名。

②撤去"病人一览表"上的诊断卡及床头（尾）卡。

③填写出院病人登记本和出院护理记录。

④病人出院后需继续服药时，按医嘱处方到药房领取药物，并交病人或家属带回，同时给予用药知识指导。

⑤在体温单 40～42℃横线之间用**红钢笔纵行填写**出院时间。

⑥按要求整理病历，交病案室保存。

（3）病人出院后的处理

1）病人离开病床后方可整理床单位。

①病室开窗通风。

②撤去病床上的污被服，放入污衣袋中。根据出院病人疾病种类决定清洗、消毒方法。

③用消毒液擦拭床旁桌、床旁椅及床。

④非一次性使用的痰杯、脸盆，需用消毒液浸泡。

⑤床垫、床褥、棉胎、枕芯等用紫外线灯照射消毒或使用臭氧机消毒，也可置于日光下暴晒。

⑥传染性疾病病人离院后，需按传染病终末消毒法进行处理。

2）铺好备用床，准备迎接新病人。

3．运送病人法

（1）轮椅运送法

1）目的：护送不能行走但能坐起的病人入院、出院、检查、治疗或室外活动；帮助病人下床活动，促进血液循环和体力恢复。

2）步骤

①检查解释：仔细检查轮椅的车轮、脚踏板、刹车、椅背、椅坐等部件的性能，核对病人姓名、床号，向病人及家属说明操作目的、配合事项。

②放稳轮椅：将椅背与床尾平齐，椅面朝向床头，翻起脚踏板，扳制动闸将轮椅止动。

③铺好毛毯：天冷需用毛毯保暖时，将毛毯平铺于轮椅上，上端应高过病人颈部 15cm左右。

④协助上椅：扶病人坐起，并移至床缘，嘱病人将双手置于搬运者肩上，搬运者双手环抱病人腰部，协助病人下床→嘱病人扶住轮椅把手，转身坐于轮椅中→翻下脚踏板，协助病人将双足置于脚踏板上。

⑤整理床铺：整理床单位，铺成暂空床。

⑥观察病人：观察并询问病人，确定无不适，松闸，推车去目的地。

⑦协助下椅：将轮椅推至床尾，使椅背与床尾平齐，病人面向床头→扳制动闸将轮椅止动，翻起脚踏板→解除病人身上用以固定毛毯的别针→协助病人站起、转身、坐于床缘→协助病人脱去鞋子及保暖外衣，躺卧舒适盖好盖被→整理床单位。

⑧推轮椅至原处放置。

3）注意事项

①检查轮椅，保证安全。

②寒冷季节注意病人保暖。

③过门槛时，翘起前轮，避免过大震动；下坡时，嘱病人抓紧扶手，保证病人安全。

（2）平车运送法

1）目的：运送不能起床的病人入院，做各种特殊检查、治疗、手术或转运。

2）步骤

①挪动法：适用于能在床上配合的病人。

移开床旁桌、椅，松开盖被→推平车至床旁，与床平行，大轮靠近床头，将制动闸止动→协助病人将上身、臀部、下肢依次向平车移动并躺好，盖好盖被。

②一人搬运法：用于上肢活动自如，体重较轻的病人。

推平车至床旁，大轮端靠近床尾，使平车与床成钝角，止动→护士一臂自病人近侧腋下伸入至对侧肩部，另一臂伸入病人臀下；病人双臂过搬运者肩部，双手交叉于搬运者颈后→搬运者抱起病人，稳步移动将病人放于平车中央，盖好盖被。

③两人或三人搬运法：适用于不能活动，体重超重的病人。

移开床旁桌、椅，松开盖被→推平车至床旁，与床平行，大轮靠近床头，将制动闸止动→站在病人同侧床旁，病人上肢交叉于胸→两人：甲一手伸至病人头、颈、肩下方，另一手伸至病人腰部下方；乙一手伸至病人臀部下方，另一只手伸至病人膝部下方；三人：甲双手托住病人头、颈、肩及胸部，乙双手托住病人背、腰、臀部，丙双手托住病人膝部及双足→同时抬起病人至近侧床缘，再同时抬起病人稳步向平车处移动，将病人放于平车中央，盖好盖被。

④四人搬运法：适用于颈椎、腰椎骨折和病情较重的病人（2012）。

移开床旁桌、椅，松开盖被→推平车至床旁，与床平行，大轮靠近床头，将制动闸止动→甲、乙站于床头与床尾；丙、丁站于病床和平车的一侧→将帆布兜或中单放于病人腰、臀部下方→甲抬起病人的头、颈、肩；乙抬起病人的双足；丙、丁分别抓住帆布兜或中单四角，四人同时抬起病人。

3）整理床单位，铺暂空床；松开平车制动闸，推病人至目的地。

4）注意事项

①检查平车，保证安全。

②保持输液、引流管道通畅。

③推行中，护士应位于病人头部，平车小轮端在前，上、下坡时，病人头部应位于高处。

④骨折病人，应有木板垫于平车上，并将骨折部位固定稳妥；颈椎、腰椎骨折或病情较重的病人，应有帆布中单或布中单。

⑤节力原则（2014）：搬运者双下肢前后分开站立，扩大支撑面；略屈膝屈髋，降低重心，便于转身；尽量靠近病人。

五、卧位和安全的护理

1. 卧位

（1）卧位的分类：根据卧位的自主性可将卧位分为主动、被动和被迫三种。

①主动卧位：即病人身体活动自如，能根据自己的意愿和习惯随意改变体位，称主动卧位。见于轻症病人，术前及恢复期病人。

②被动卧位：病人自身无力变换卧位，躺卧于他人安置的卧位。常见于极度衰弱、昏迷病人。

③被迫卧位：病人意识清晰，也有交换卧位的能力，但为了减轻疾病所致的痛苦或因治疗需要而被迫采取的卧位。如哮喘急性发作病人由于呼吸困难而被迫采取端坐卧位（2017）。

（2）常用卧位

1）仰卧位

①去枕仰卧位

姿势：去枕仰卧，头偏向一侧（2015），两臂放于身体两侧，两腿伸直，自然放平。将枕横立于床头。

适用范围：昏迷或全身麻醉未清醒的病人，可防止呕吐物误入气管而引起窒息或肺部并发症；椎管内麻醉或脊髓腔穿刺后的病人，可预防颅内压减低而引起的头痛。

②中凹卧位

姿势：抬高头胸部10°~20°（保持气道通畅，改善缺氧），抬高下肢20°~30°（利于静脉血回流，增加心排血量，缓解休克症状）。

适用范围：适用于休克病人（2011、2012、2013）。抬高头胸部，有利于保持气道通畅，改善通气功能，从而改善缺氧症状；抬高下肢，有利于静脉血回流，增加心排血量而使休克症状得到缓解。

③屈膝仰卧位

姿势：病人仰卧，头下垫枕，两臂放于身体两侧，两膝屈起，并稍向外分开。

适用范围：腹部检查或接受导尿（2013）、会阴冲洗等。

2）侧卧位

①姿势：病人侧卧，臀部稍后移，两臂屈肘，一手放在枕旁，一手放在胸前，下腿稍伸直，上腿弯曲。必要时在两膝之间、胸腹部、后背部放置软枕，以扩大支撑面，增加稳定性，使病人感到舒适与安全。

②适用范围：灌肠、肛门检查及配合胃镜、肠镜检查等；预防压疮；臀部肌内注射时下腿弯曲，上腿伸直（2011）。

3）半坐卧位

①姿势

摇床法：先摇床头30°~50°，再摇起膝下支架，以防病人下滑。放平时，先摇平膝下支架，再摇平床头支架。

靠背架法：放一靠背架将病人上半身抬高，下肢屈膝，垫膝枕。放平时，先放平下肢，再放平床头。

②适用范围

a. 某些面部及颈部手术后病人（2014）：采取半坐卧位可减少局部出血。

b. 胸腔疾病、胸腔创伤或心肺疾病所引起呼吸困难的病人：采用半卧位，一方面可使膈肌下降，扩大胸腔容积，同时减轻腹内脏器对心肺的压力，增加肺活量；另一方面，使部分血液滞留在下肢和盆腔脏器内，减轻肺部淤血和心脏负担，以利于气体交换，使呼吸困难的症状得到改善。

c. 腹腔、盆腔手术后或有炎症的病人：采用半坐卧位，可松弛腹肌，减轻腹部切口缝合处的张力，减轻疼痛，有利于切口愈合；可使腹腔内的渗出物流入盆腔，防止膈下脓肿，同时限制炎症扩散和毒素吸收，促使感染局限化和减轻中毒反应。

d. 恢复期体质虚弱的病人：采取半坐卧位，有利于向站立位过渡。

4）端坐位

①姿势：病人坐起，身体前倾，或伏桌休息。床头抬高 70°～80°，使病人同时能向后倚靠；膝下支架抬高 15°～20°。

②适用范围：心力衰竭、心包积液及支气管哮喘发作的病人。由于极度呼吸困难，病人被迫日夜端坐。

5）俯卧位

①姿势：病人俯卧，两臂屈肘放于头部两侧，两腿伸直，胸下、髋部及踝部各放一软枕，头偏向一侧。俯卧病人臀部肌内注射时，应双足足尖相对，足跟分开，利于肌肉放松。

②适用范围：脊椎手术后或腰、背、臀部有伤口，不能平卧或侧卧的病人；腰、背部检查或配合胰、胆管造影检查；缓解胃肠胀气所致的腹痛。

6）头低足高位

①姿势：病人仰卧，头偏向一侧，枕头横立于床头，以防碰伤头部。床尾用支托物垫高床脚 15～30cm。这种体位使病人感到不适，不可长时间使用。颅内高压者禁用。

②适用范围：肺部分泌物引流，使痰易于咳出；十二指肠引流术，有利于胆汁引流；妊娠时胎膜早破，可减轻腹压，降低羊水的冲力，防止脐带脱垂；跟骨或胫骨结节牵引时，人体重力有反牵引力的作用，防止下滑。

7）头高足低位

①姿势：病人仰卧，床头用支托物垫高 15～30cm 或根据病情而定，用一枕头横立于床尾，以防足部触及床尾栏杆。电动床可调节整个床面向床尾倾斜。

②适用范围（2015）：颈椎骨折病人做颅骨牵引时用作反牵引力；降低颅内压，预防脑水肿；开颅手术后头部外伤，可减少颅内出血。

8）膝胸卧位

①姿势：病人跪卧于床面，两小腿平放于床上，稍分开，大腿和床面垂直，胸贴床面，腹部悬空，臀部抬起，头转向一侧，两臂屈肘放于头的两侧。孕妇取此卧位矫正胎位时，应注意保暖，每次不应超过 15 分钟。

②适用范围：做肛门、直肠、乙状结肠镜检查（2012）及治疗；孕妇矫正胎位不正或子宫后倾；产后促进子宫复原。

9）截石位

①姿势：病人仰卧于检查台上，两腿分开，放于支腿架上，臀部齐台边，两手放在身体两侧或胸前。采用此卧位时，应注意遮挡和保暖。

②适用范围：产妇分娩及会阴、肛门部位的检查、治疗或手术，如膀胱镜、妇产科检查、阴道灌洗等。

（3）变换卧位法：病人若长期卧床，局部组织持续受压，血液循环障碍，易发生压疮；呼吸道分泌物不易咳出，易发生坠积性肺炎；因活动减少，肠蠕动减弱，易出现精神萎靡、消化不良、便秘、肌肉萎缩等并发症。因此，护理人员应定时协助病人更换体位，以预防并发症的发生。

1）协助病人移向床头（2011）

①目的：使病人恢复正常而舒适的体位；满足其身心需要。

②方法

a．一人协助法：适用于轻症或疾病恢复期病人。

解释操作目的、过程及配合事项，说明操作要点→固定床脚轮，松开盖被→视病情放平床头，<u>枕横立于床头</u>，避免移动病人时撞伤→病人仰卧屈膝，双手握住床头栏杆，也可搭在护士肩部或抓住床沿→护士手托在病人肩部和臀部，同时病人两臂用力，脚蹬床面向床头移动→放回软枕，支起床头，整理床单位。

b．二人协助法：适用于重症或体重较重的病人。

解释操作目的、过程及配合事项，说明操作要点→固定床脚轮，松开盖被→视病情放平床头，<u>枕横立于床头</u>，避免移动病人时撞伤→病人仰卧屈膝→两位护士分别站在床的两侧，交叉托住病人颈肩部和臀部，或一人托住肩及腰部，另一人托住臀部及腘窝部，两人同时抬起病人移向床头→放回枕头，协助病人取舒适卧位，整理床铺。

2）协助病人翻身侧卧

①目的：协助不能起床的病人更换卧位，使病人感觉舒适；满足治疗与护理的需要；预防并发症，如压疮等。

②方法

a．一人协助法：适用于体重较轻的病人。

解释操作目的、过程及配合事项，说明操作要点→将各种导管及输液装置等安置妥当→病人仰卧，两手放于腹部→将病人肩部、臀部移向护士侧床沿，再移双下肢移近并屈膝，使病人尽量靠近护士→护士托肩和扶膝将病人转向对侧，背向护士→按侧卧位要求垫软枕并记录。

b．二人协助法：适用于重症或体重较重的病人。

核对与解释，将各种导管及输液装置等安置妥当→病人仰卧，两手放于腹部→护士二人站在床的同侧，一人托住病人颈肩部和腰部，另一人托住病人臀部和腘窝部，同时抬起病人移向近侧→分别托扶病人的肩、腰、臀和膝部，轻轻将病人翻向对侧→按侧卧位要求垫软枕并记录。

③注意事项

a．协助病人更换卧位时，应注意节力原则。如翻身时，尽量让病人靠近护理人员，使重力线通过支撑面来保持平衡，缩短重力臂而省力。

b．协助病人翻身时，应将病人身体稍抬起再行翻身，切忌拖、拉、推等动作，以免擦伤皮肤。两人协助翻身时，须注意动作协调、轻稳。

c．翻身时应注意为病人保暖并防止坠床。

d．翻身时间根据病人病情与受压部位皮肤情况确定，一般每隔 2 小时翻身 1 次，必要时每隔 1 小时翻身 1 次。如果皮肤出现红肿、破损，应增加翻身次数。同时应床边交接班。

e．保护管路，对有各种导管或输液装置者，应先将导管安置妥当，<u>翻身后仔细检查导管是否有脱落、移位、扭曲、受压，以保持导管通畅</u>。

f．特殊病人更换卧位时应注意：颈椎或颅骨牵引者，翻身时不可放松牵引，并使头、颈、躯干保持在同一水平位移动，翻身后注意牵引方向、位置及牵引力是否正确；一般手术者，翻身前应先检查敷料是否干燥、有无脱落，如已脱落或分泌物浸湿敷料，应先更换敷料后再行翻身，翻身后注意不可使伤口受压；颅脑手术者，翻身时要注意头部不可剧烈翻动，以免引起脑疝,压迫脑干,故应取健侧卧位或平卧位。伤口较大或石膏固定者,应注意翻身后患处位置及局部肢体的血供情况,防止受压。

2．保护具的应用　保护具是用来限制病人身体或身体某部位的活动,维护病人安全和达到治疗效果的各种器具。

(1)目的:防止病人发生坠床、撞伤、抓伤等意外,确保病人安全;确保治疗、护理的顺利进行。

(2)常用保护具

1)床档:用于预防病人坠床。常见有多功能床档、半自动床档及木杆床档。

2)约束带:用于约束其身体及肢体的活动,保护躁动病人或精神科病人,防止病人自伤或坠床。根据约束部位不同,约束带分为:肩部约束带、手肘约束带、肘部保护器、约束手套、约束衣、膝部约束带等。有条件的医院配有专门的约束带成品,如尼龙搭扣约束带。条件较差或在紧急情况下,可以利用床单、宽绷带制作约束带。约束带的适应证见表1-4。

表1-4　约束带适应证

束　　带	适应证
宽绷带	常用于固定手腕及踝部,注意松紧度要适宜,以不影响血液循环为原则
肩部约束带	用于固定肩部,限制病人坐起
膝部约束带	用于固定膝关节,限制病人下肢活动
尼龙搭扣约束带	可以用于固定手腕、上臂、踝部、膝部

3)支被架:用于肢体瘫痪者或极度衰弱的病人,防止盖被压迫肢体而造成不舒适或足下垂等并发症,也可用于灼伤病人采用暴露疗法需保暖时(2014)。使用时,将支被架罩于防止受压的部位,盖好盖被。

(3)注意事项

①严格掌握适应证,维护病人的自尊。使用前应解释,应尽可能不用。应保持肢体及各关节处于功能位,协助病人经常更换体位,保证病人的安全、舒适。

②使用约束带时,首先应取得病人及其家属的知情同意。使用时,其下须垫衬垫,松紧适宜,每2小时松解1次,注意末梢血液循环(2015)。

③确保病人能随时与医务人员取得联系,如呼叫器的位置适宜或有陪护人员监测等,保障病人的安全。

④记录使用保护具的原因、时间、观察结果、相应的护理措施及解除约束的时间。

⑤随时评价保护具使用情况。

六、医院内感染的预防和控制

(一)医院感染

1．医院感染的概念　医院感染是指住院病人在医院内获得的感染,包括在住院期间发生的感染和在医院内获得而出院后发生的感染;但不包括入院前已开始或入院时已处于潜伏期的感染。

2．医院感染的分类

（1）根据病原体的来源分类

①外源性感染：又称交叉感染，是指病原体来自病人体外，通过直接或间接感染途径，病原体由一个人传播给另一个人而形成的感染。如病人与病人之间、病人与医务人员之间或医院职工之间的直接感染，以及通过水、空气、医疗器械等的间接感染。

②内源性感染：又称自身感染，是指病原体来自病人自身体内的正常菌群，如皮肤、口咽、泌尿生殖道、肠道的正常菌群或外来的定植菌。在正常情况下，它们对人体无感染力，也不致病；但是当人体免疫功能下降、菌群失调或正常菌群发生移位时，使它们成为条件致病菌时就可引起感染。

（2）根据病原体的种类分类：可将医院感染分为细菌感染、真菌感染、病毒感染、支原体感染、衣原体感染及原虫感染，其中以细菌感染最常见。

3．医院感染发生的原因

（1）机体内在因素

①生理因素：婴幼儿和老年人医院感染发生率高，主要原因为婴幼儿自身免疫系统发育不完善、防御功能低下；老年人脏器功能衰退、抵抗力下降。女性特殊生理时期如月经期、妊娠期、哺乳期时，因抵抗力下降，是发生医院感染的高危时期。

②病理因素：由于疾病使病人对病原微生物的抵抗力降低，如恶性肿瘤、血液病等。放疗、化疗、皮质激素的应用等对个体的免疫系统功能产生抑制甚至是破坏作用。

③心理因素：个体的情绪、主观能动性、暗示作用等在一定程度上可影响其免疫功能和抵抗力。

（2）机体外在因素

①诊疗活动：侵入性诊疗机会增加，把致病微生物带入机体或为致病微生物侵入机体创造了条件，从而导致医院感染；抗菌药物使用不合理易破坏体内正常菌群，导致耐药菌株增加、菌群失调和二重感染。

②医院环境：医院是各类病人聚集的场所，其环境易受各种病原微生物的污染，从而会增加医院感染的机会。如某些建筑布局不合理、卫生设施不良、污物处理不当等。

③医院管理机制：医院感染管理制度不健全、医院感染管理资源不足、投入缺乏；医院领导和医务人员缺乏医院感染的相关知识，对医院感染的严重性认识不足、重视不够等都会影响医院感染的发生。

（二）清洁、消毒、灭菌

1．概念

（1）清洁：是指用物理方法清除物体表面的污垢、尘埃和有机物，以去除和减少微生物。

（2）消毒：清除或杀灭除芽胞外的所有病原微生物，达到无害化处理。

（3）灭菌：清除或杀灭全部微生物，包括致病和非致病微生物、细菌芽胞和真菌孢子。

2．物理消毒、灭菌的方法

（1）热力消毒灭菌法：是效果可靠、使用最广泛的方法，可分为干热法与湿热法。干热法导热较慢，湿热法导热较快。

①燃烧：为干热法。是一种简单、迅速、彻底的灭菌方法。

适用：不需保存的污染物品；需急用的某些金属器械及搪瓷类物品不具备其他消毒方法时。锐利刀剪禁用燃烧法，以免锋刃变钝。

方法：金属器械可在火焰上烧灼 20 秒；搪瓷类容器可倒入少量 95% 以上的乙醇点火燃烧至熄灭，中途不可添加乙醇。

②干烤：利用专用密闭烤箱进行灭菌。

适用：在高温下不变质、不损坏、不蒸发的物品，如油剂、粉剂、玻璃器皿和金属制品等的灭菌。

温度与时间：160℃，2 小时；170℃，1 小时；180℃，0.5 小时。

注意事项：a．灭菌前物品先刷洗干净，玻璃器皿需干燥；b．物品包装不超过 10cm×10cm×20cm，放物量不超过烤箱高度 2/3，放置时勿与烤箱底部及四壁接触；c．有机物灭菌，温度不超过 170℃，以防炭化。

③煮沸消毒：为湿热法。是应用最早的消毒方法之一。

适用：耐湿、耐高温的物品，如金属、搪瓷、玻璃和橡胶类等。

方法：物品刷洗干净后全部浸没水中，加热煮沸。消毒时间从水沸后算起，如中途加入物品，则在第二次水沸后重新计时。

注意事项：a．放置方法：器械的轴节或容器的盖应打开后再放；空腔导管先腔内灌水；物品不宜放置过多，大小相同的容器不能重叠。b．放置时机：玻璃器皿、金属及搪瓷类物品冷水放入，消毒 10～15 分钟；橡胶制品用纱布包好，水沸后放入，消毒 5～10 分钟。c．海拔每增高 300m，消毒时间需延长 2 分钟。d．增强杀菌作用的方法：1%～2%碳酸氢钠可使沸点达 105℃，增强杀菌作用和去污防锈。e．消毒后应将物品及时取出，置于无菌容器内。

④压力蒸汽灭菌：为湿热法。是一种临床使用最普遍、效果最可靠的首选灭菌方法。

适用：耐高温、高压、潮湿物品，如金属、玻璃、橡胶、搪瓷、敷料等的灭菌；不能用于凡士林等油类和滑石粉等粉剂的灭菌。

下排气式压力蒸汽灭菌：当压力达到 102.9kPa 时，温度可达 121℃，维持 20～30 小时即可灭菌（2012）。常用手提式和卧式压力蒸汽灭菌器两种。

预真空压力蒸汽灭菌：蒸汽压力达 205.8kPa 时，温度可达 132℃或以上，维持 4 小时即可灭菌。分为预真空法和脉动真空法，后者更可靠。

注意事项：a．物品灭菌前清洗干净并擦干或晾干。b．下排气式压力蒸汽灭菌的物品：体积不超过 30cm×30cm×25cm，重量不超过柜室容量 80%；预真空：体积不超过 30cm×30cm×50cm，重量不小于 10%，但不超过 90%。c．灭菌包间留空，布类放于金属类之上；容器孔打开，消毒后关闭。d．尽量排除灭菌器内的冷空气：每日检测 1 次空气排除的效果。e．灭菌时间是从柜室达到要求的温度时算起，加热不宜过快。f．物品干燥后才能取出；破损、湿包、有明显水渍等不作无菌包使用。g．操作人员经专门训练，合格后上岗；定期检查、维修灭菌设备。h．定期监测灭菌效果：化学监测法是利用化学指示卡或化学指示胶带在 121℃、20 分钟或 130℃、4 分钟后的颜色或性状改变进行判定；生物监测法是利用非致病性嗜热脂肪杆菌芽胞作为指示剂，灭菌后培养，如无细菌生长则灭菌合格。

（2）辐射消毒法：主要利用紫外线的杀菌作用，使菌体蛋白质光解、变性而致细菌死亡。

①日光暴晒：用于床垫、被服、书籍等物品的消毒。方法：直射阳光下暴晒 6 小时，并

定时翻动，使物品各面均能受到日光照射。

②臭氧灭菌消毒（2014）

适用：空气、污水、诊疗用水及物品表面的消毒。

注意事项：浓度不超 0.2mg/m³。空气消毒时，人员必须离开，待消毒结束后 30 分钟方可进入（2017）

（3）电离辐射灭菌法：适用于不耐热的物品在常温下的灭菌。

（4）微波消毒法：常用于食物及餐具的消毒、医疗药品及耐热非金属材料器械。不能以金属容器盛放消毒物品。

（5）机械除菌法：不杀灭微生物，只减少数量和引起感染的机会。如层流通风、过滤除菌法。

3. 化学消毒灭菌法

（1）化学消毒剂的种类

①灭菌剂：指可杀灭一切微生物，包括细菌芽胞，使物品达到灭菌要求的制剂。如戊二醛、环氧乙烷等。

②高效消毒剂：指可杀灭一切细菌繁殖体（包括分枝杆菌）、病毒、真菌及其孢子，并对细菌芽胞有显著杀灭作用的制剂。如过氧乙酸、过氧化氢、部分含氯消毒剂等。

③中效消毒剂：指仅可杀灭分枝杆菌、细菌繁殖体、真菌、病毒等微生物，达到消毒要求的制剂。如醇类、碘类、部分含氯消毒剂等。

④低效消毒剂：指仅可杀灭细菌繁殖体和亲脂病毒，达到消毒要求的制剂。如酚类、胍类、季铵盐类消毒剂等。

（2）常用的化学消毒剂

①戊二醛（2%）：为灭菌剂。

使用方法：a. 适用于不耐热的医疗器械和精密仪器如内镜。b. 使用前加 0.3%碳酸氢钠 pH 调节剂和 0.5%亚硝酸钠防锈剂充分混匀。c. 灭菌常用浸泡法，灭菌时间 10 小时。

注意事项：室温下避光、密封保存；配制好消毒剂最多可连续使用 14 天，使用时戊二醛应≥1.8%；对皮肤、黏膜有刺激性。

②环氧乙烷：为灭菌剂。适用于不耐高温、湿热如电子仪器等的灭菌，作用时间 6 小时。

③过氧乙酸：为灭菌剂。

使用方法：a. 一般物品表面消毒：0.1%～0.2%溶液喷洒或浸泡 30 分钟；b. 食品用工具、设备消毒：0.05%（500mg/L）过氧乙酸喷洒或浸泡 10 分钟；c. 空气消毒：0.2%喷雾 60 分钟或15%溶液按 7ml/m³ 加热熏蒸 1～2 小时；d. 耐腐蚀医疗器械的高水平消毒：0.5% 过氧乙酸冲洗 10 分钟。

注意事项：a. 稳定性差，应密闭储存于通风阴凉避光处，防高温引起爆炸；b. 定期检测浓度，如原液低于 12%禁止使用；c. 现配现用，配制时避免与碱或有机物相混合；d. 溶液有刺激性和腐蚀性，应加强个人防护。

④含氯消毒剂：为高、中效消毒剂，常用的有液氯、漂白粉、漂白粉精等。

使用方法：a. 餐具、环境、水、疫源地等的消毒；b. 常用消毒方法：细菌繁殖体污染物，用含有效氯 200mg/L（0.02%）的消毒液浸泡或擦拭 10 分钟以上；c. 被乙肝病毒、结核杆菌、细菌芽胞污染物，用含有效氯 2000～5000mg/L 的消毒液浸泡或擦拭 30 分钟以上。

注意事项：阴凉、干燥、通风处密闭保存，粉剂需防潮；现配现用，定期更换。有腐蚀及漂白作用，不宜用于金属制品、有色织物及油漆家具。

（3）使用原则

①合理使用，尽量不用、少用，能物理消毒灭菌不用化学法。

②根据物品的性能和微生物的特性选择合适的消毒剂。

③严格掌握消毒剂的有效浓度、消毒时间及使用方法。

④消毒剂应定期更换，易挥发的要加盖，并定期检测，调整浓度。

⑤待消毒的物品必须先洗净、擦干。

⑥消毒剂中不能放置纱布、棉花等物，以防降低消毒效力。

⑦消毒前须用无菌生理盐水洗净物品，以避免消毒剂刺激人体组织。

⑧熟悉消毒剂的毒副作用，做好人员防护。

（4）化学消毒的常用方法

①浸泡法：物品洗净、擦干后浸没于消毒液。物品的轴节或套盖应打开，管腔灌满消毒液。

②擦拭法：选用易溶于水、穿透力强、无显著刺激性的消毒剂。

③喷雾法：常用于地面、墙壁、空气等的消毒。

④熏蒸法：手术室、换药室、病室的空气消毒；消毒间或密闭容器内的物品消毒灭菌。空气消毒常用纯乳酸（0.12ml/m³）、食醋（5～10ml/m³）、15%过氧乙酸（7ml/m³）。

4．洗手　有效的洗手可清除手上 99% 以上的各种暂住菌。切断通过手传播感染的途径。

（1）指征：①进入和离开病房前；②接触清洁物品前、处理污染物品后；③无菌操作前后；④接触伤口前后；⑤护理任何病人前后；⑥上厕所前后。

（2）方法：洗手前取下手表及饰品，用"七步洗手法"（表 1-5）的顺序洗手，持续时间不少于 15 秒。

表 1-5　七步洗手法

步　骤	方　法
第一步	掌心相对，手指并拢相互揉搓
第二步	掌心对手背沿指缝相互揉搓，交换进行
第三步	掌心相对，双手交叉指缝相互揉搓
第四步	弯曲手指使关节在另一掌心旋转揉搓，交换进行
第五步	一手握另一手大拇指旋转揉搓，交换进行
第六步	5 个手指尖并拢在另一掌心中旋转揉搓，交换进行
第七步	揉搓手腕、手臂，双手交换进行

5．卫生手消毒　取速干手消毒剂于掌心，均匀涂抹至整个手掌、手背、手指和指缝，必要时增加手腕及腕上 10cm。揉搓时间至少 15 秒，自然干燥。

6. **刷手** 用手刷蘸清洁剂，按前臂、腕部、手背、手掌、手指、指缝到指甲的顺序，彻底刷洗，流水冲净。每只手刷30秒，两遍共刷2分钟。刷洗范围应超过被污染范围。

7. **无菌技术**

（1）无菌技术：是指在医疗、护理操作过程中，防止一切微生物侵入人体和防止无菌物品、无菌区域被污染的技术。

（2）操作原则

1）操作环境清洁、宽敞、定期消毒；无菌操作前半小时应停止清扫工作、减少走动、避免尘埃飞扬。

2）无菌操作前，工作人员应着装整洁、修剪指甲、洗手、戴口罩，必要时穿无菌衣、戴无菌手套。

3）无菌操作时，首先明确无菌区、非无菌区、无菌物品的概念。

4）物品放置有序，标志清楚。

①无菌物品应放于无菌包或无菌容器内，并有明显标志。

②无菌包外需标明物品名称、灭菌日期，并按失效期先后顺序摆放。

③无菌包的有效期为1周。

④一套无菌物品只供一位病人使用一次。

5）操作者身体应与无菌区保持一定距离，手臂应保持在腰部或治疗台以上，不可跨越无菌区，手不可接触无菌物品，禁止面对无菌区谈笑、咳嗽；取无菌物品时应使用无菌持物钳，无菌物品一经取出，即使未用，也不可放回无菌容器内。无菌物品疑有污染或已被污染应予以更换并重新灭菌。

（3）无菌技术基本操作方法

1）无菌持物钳：用于取放和传递无菌物品。

①种类

卵圆钳：夹取刀、剪、镊、治疗碗、弯盘等。

三叉钳：用于夹取较大或较重物品，如瓶、罐、盆、骨科器械等。

镊子：分长、短两种，适用于夹取针头、棉球、纱布等。

②存放：每个容器只放一把无菌持物钳。

湿式保存法：泡在大口有盖容器内，消毒液面浸没持物钳轴节以上2～3cm或镊子长度的1/2（2011）。

干燥保存法：保存在无菌包内。治疗前开包，4～6小时更换一次。

③步骤：检查有效期及开盖→取钳；手持钳上1/3，闭合钳端，移至中央，垂直取出，闭盖→使用；钳端始终向下，不可倒转，腰以上活动，以防污染→放钳；闭合钳端，开盖，快速垂直放入，闭盖，防止无菌持物钳在空气暴露过久，污染。

④注意事项：a. 到距离较远处取物时，应将持物钳和容器一起移至操作处使用。b. 不可用无菌持物钳夹取油纱布、换药或消毒皮肤，以防被污染。c. 持物钳及浸泡容器每周清洁、消毒2次，同时更换消毒液；高频使用部门如门诊换药室、手术室每天清洁、灭菌。d. 无菌持物钳一经污染或可疑污染应重新灭菌。

2）无菌容器

①目的：用于盛放无菌物品并保持无菌状态。

②步骤：检查并核对无菌容器名称、灭菌日期、失效期、灭菌标识→开盖取物，内面向上置于稳妥处或拿在手中，手不可触及盖的边缘及内面以防止污染→用无菌持物钳夹取无菌物品，持物钳及物品不可触及容器边缘→取物后，立即将盖盖严，避免容器内无菌物品在空气中暴露过久→手持容器手持无菌容器时，应托住容器底部→第一次使用，应记录开启日期、时间并签名，24 小时内有效。

3）无菌包

①目的：用无菌包布包裹无菌物品用以保持物品的无菌状态。

②无菌包包扎法：将需灭菌的物品放于包布中央包好扎妥，或用化学指示胶带贴妥，贴上注明物品名称及灭菌日期的标签。

③步骤：查对→放置包于清洁、干燥平坦处取物→开包→用无菌钳夹物→按原折痕折叠放妥→注明开包日期及时间并签名。

④注意事项：超过有效期或有潮湿破损不可使用；不可放在潮湿处，以免污染；打开包布时手不可触及包布内面；开包后有效期为 24 小时（2012）。

4）铺无菌盘：将无菌治疗巾铺在洁净、干燥的治疗盘内，形成无菌区以供无菌操作用。

①步骤：查对→开包取治疗巾→铺盘→记录无菌盘名称及时间，并签名。

②注意事项：铺无菌盘区域清洁干燥，无菌巾避免潮湿、污染；不可跨越无菌区。

③无菌盘尽早使用，有效期不超过 4 小时（2012、2016）。

5）取用无菌溶液

①步骤：擦净无菌溶液瓶外灰尘→查对瓶签上的药名、剂量、浓度、有效期，瓶盖有无松动，瓶身有无裂缝，对光检查溶液有无沉淀、浑浊及变色→用启瓶器撬开瓶盖，消毒瓶塞，待干后打开瓶塞→倒液，手持溶液瓶，瓶签朝向掌心，避免沾湿瓶签。倒出少量溶液旋转冲洗瓶口，再由原处倒出溶液至无菌容器中→盖塞，倒好溶液后立即塞好瓶塞→记录，在瓶签上注明开瓶日期及时间并签名，放回原处→处理，按要求整理用物并处理。

②注意事项：严格遵循无菌操作原则；不可将物品伸入无菌溶液瓶内蘸取溶液；倾倒液体时不可直接接触无菌溶液瓶口；已倒出的溶液不可再倒回瓶内以免污染剩余溶液；已开启的无菌溶液瓶内的溶液，24 小时内有效，余液只作清洁操作用。

6）戴、脱无菌手套（2012）：确保无菌效果，保护病人和医护人员免受感染。

①步骤：查对手套号码、有效期、包装→将手套袋平放于清洁、干燥的桌面上打开→用一手拇指和示指同时捏住两只手套的反折部分（手套内面），取出手套，先戴一只手，再用已戴好手套的手指插入另一只手套的反折内面（手套外面），戴上另一只手，手套外面不可触及非无菌物品→调整，双手对合交叉置于胸前，检查是否漏气，并调整手套位置→脱手套，应翻转脱下，避免强拉；勿使手套外面接触到皮肤面→处理，弃置手套于黄色医疗垃圾袋内；洗手，脱口罩。

②注意事项：操作前洗手、修剪指甲以防刺破手套，戴口罩；戴好手套的手始终保持在腰部以上水平、视线范围内。如发现有破洞或可疑污染应立即更换（2014）。

8. 隔离种类及措施　隔离是将传染源、高度易感人群安置在指定地点，暂时避免和周围人群接触。目的是防止病原微生物在病人、工作人员及媒介物中扩散。

（1）隔离种类

①**严密隔离**：用于霍乱、鼠疫、传染性非典型性肺炎（SARS）、禽流感等（2015）。

②接触隔离：用于破伤风、气性坏疽、新生儿带状疱疹等。

③呼吸道隔离：用于防飞沫传播，如肺结核（2016）、流脑、百日咳、麻疹等。

④消化道隔离：用于伤寒、细菌性痢疾；甲、戊型肝炎等。

⑤血液-体液隔离：用于乙、丙、丁型肝炎，艾滋病，登革热等。

⑥昆虫隔离：用于乙脑、流行性出血热、疟疾、斑疹伤寒等。有防蚊设备。

⑦<u>保护性隔离（2017）：用于抵抗力低下或极易感染的病人，如严重烧伤、早产儿、白血病、脏器移植及免疫缺陷病人等。</u>

（2）隔离措施

①<u>严密、保护性隔离，安排住单人间（2015）。</u>接触、呼吸道、肠道、血液-体液和昆虫隔离，同病种病人可居住同一病室。

②<u>严密、接触隔离和保护性隔离中的呼吸道疾病病人，禁止家属探视（2016）。</u>呼吸道隔离需医护人员同意方可探视。

③<u>严密、接触隔离病人的分泌物、呕吐物和排泄物应严格消毒处理。污染敷料装袋标记后送焚烧处理（2015）。</u>

④除呼吸道隔离可只戴口罩、帽子，其他隔离需加穿隔离衣。

⑤<u>室内空气、地面、物品表面用消毒液喷洒或紫外线照射消毒，每天1次。</u>

9. 隔离技术

（1）隔离区域的划分及隔离要求

①<u>清洁区：指未被病原微生物污染的区域。如治疗室、配餐室、更衣室、值班室（2016）、库房等。</u>

②<u>半污染区：有可能被病原微生物污染的区域。如医护办公室、病区内走廊、检验室等。</u>

③<u>污染区：指被病原微生物污染的区域。如病房、病人洗手间、浴室、病区外走廊</u>（2013）等。

（2）传染病区隔离单位的设置：传染病区应与普通病区分开，并远离食堂、水源和其他公共场所。凡未被确诊、发生混合感染或危重且具有强烈传染性的病人应尽可能住单独隔离室；同一病种的病人可安排在同一病室内，但病原体不同者，应分室收治。

（3）隔离原则

①隔离标志明确，卫生设施齐全。蓝色、黄色、粉色分别代表接触传播、空气传播及飞沫传播隔离。

②工作人员进出隔离室：应按规定戴口罩、帽子、穿隔离衣，并在规定范围内活动；穿隔离衣前，必须将所需的物品备齐；接触病人或污染物品后、离开隔离室前均必须消毒双手。

③分类处理隔离室内物品：病人接触过的物品或落地的物品应视为污染，消毒后方可给他人使用；病人的衣物、稿件、钱币等经熏蒸消毒后才能交给家人带回；病人的排泄物、分泌物、呕吐物须经消毒处理后方可排放；需送出病区处理的物品，置于污物袋内，袋外要有明显标记。

④每日用紫外线照射或消毒液喷雾消毒病室；每日晨间护理后，用消毒液擦拭病床及床旁桌椅。

⑤掌握解除隔离的标准：**传染性分泌物3次培养结果均为阴性**或已度过隔离期，医生开

出医嘱后，方可解除隔离。

⑥终末消毒处理：是指对出院、转科或死亡病人及其所住病室、所用的物品及医疗器械等进行的消毒处理（2015）。

（4）隔离技术基本操作方法

1）帽子、口罩的使用

①帽子：帽子可防止工作人员的头屑飘落、头发散落或被污染。

②口罩的使用：在戴、摘口罩前应洗手；口罩应罩住口鼻部；口罩不可以悬挂于胸前，不可用污染的手触摸口罩；纱布口罩使用 2～4 小时应更换；一次性口罩使用不超过 4 小时；口罩潮湿或可疑污染应立即更换。

2）避污纸的使用：取避污纸时，应从页面抓取，不可掀开撕取并注意保持避污纸清洁以防交叉感染。避污纸用后弃于污物桶内，集中焚烧处理。

3）穿、脱隔离衣

①目的：保护工作人员和病人，防止病原微生物播散，避免交叉感染。

②注意事项

a．在接触甲类或按甲类传染病管理的传染病病人时，接触经空气传播或飞沫传播的传染病病人，可能受到病人血液、体液、分泌物、排泄物喷溅时应穿防护服。

b．穿前检查防护服有无潮湿、破损，长短是否合适；接触多个同类传染病病人时，防护服可连续使用；接触疑似病人时，防护服应每次更换；防护服如有潮湿、破损或污染，应立即更换。

c．穿脱隔离衣时避免污染衣领和清洁面，始终保持衣领清洁。

d．穿好隔离衣后，双臂保持在腰部以上，视线范围内；不得进入清洁区，避免接触清洁物品。

e．消毒手时不能沾湿隔离衣，隔离衣也不可触及其他物品。

f．脱下的隔离衣如挂在半污染区，清洁面向外；挂在污染区则污染面向外。

七、病人的清洁护理

1．口腔护理

（1）目的（2013）

①保持口腔清洁、湿润，预防口腔感染等并发症。

②预防或减轻口腔异味，清除牙垢，增进食欲，确保病人舒适。

③观察口腔内的变化，提供病情变化的信息。

（2）操作前准备

1）评估病人并向其解释。

2）病人及护士准备：病人取舒适体位。护士衣帽整洁，修剪指甲，洗手、戴口罩。

3）用物准备

①治疗盘内备：治疗碗 2 个（一个盛漱口溶液，一个盛浸湿的无菌棉球）、镊子、镊子缸、弯止血钳、弯盘、压舌板、纱布、吸水管、棉签、液状石蜡、手电筒、治疗巾、开口器。

②治疗盘外备：常用漱口液（表1-6）、口腔外用药。

表 1-6 口腔护理常用溶液

名 称	浓 度	作用及适用范围
生理盐水		清洁口腔，预防感染
过氧化氢溶液	1%～3%	防腐，防臭，适用于口腔感染有溃烂、坏死组织者
碳酸氢钠溶液	1%～4%	属碱性溶液，适用于真菌感染（2011，2012，2013，2014）
氯己定（洗必泰）溶液	0.02%	清洁口腔，广谱抗菌
呋喃西林溶液	0.02%	清洁口腔，广谱抗菌
醋酸溶液	0.1%	适用于铜绿假单胞菌感染
硼酸溶液	2%～3%	酸性防腐溶液，有抑制细菌的作用
甲硝唑溶液	0.08%	适用于厌氧菌感染

（3）步骤（2011）

1）核对：将备齐的用物携至病人床旁，核对病人床号和姓名。

2）体位：协助病人侧卧或仰卧，头偏向一侧，面向护士。

3）取治疗巾围于病人颈下，置弯盘于病人口角旁。

4）漱口：协助病人用吸水管吸水漱口。

5）口腔评估：嘱病人张口，护士一手持手电筒，一手持压舌板查看口腔情况。如果病人有口唇干裂，应先湿润口唇。

6）按顺序擦拭，用弯止血钳夹取含有无菌溶液的棉球，拧干棉球。

①嘱病人咬合上、下齿，用压舌板轻轻撑开左侧颊部，擦洗左侧牙齿的外面，沿纵向擦洗牙齿，按顺序由白齿洗向门齿。同法擦洗右侧牙齿的外面。

②嘱病人张开上、下齿，擦洗牙齿左上内侧面，左上咬合面、左下内侧面、左下咬合面，以弧形擦洗左侧颊部，同法擦洗右侧牙齿。

③擦洗舌面及硬腭部。

7）再次漱口：协助病人用吸水管吸水漱口，将漱口水吐入弯盘内，用纱布擦净口唇。

8）再次评估口腔状况。

9）润唇：将口唇涂一薄层液状石蜡或润唇膏。

10）操作后处理：撤去弯盘及治疗巾；协助病人取舒适卧位，整理床单位；清洁，整理用物；洗手并记录。

（4）注意事项

①行口腔护理时，昏迷病人禁止漱口（2012），需用开口器，应从白齿处放入（2014）。

②观察口腔时，对长期使用抗生素的病人，应注意观察其口腔内有无真菌感染（2011）。

③病人如有活动义齿，应取下并浸没于贴有标签的冷水杯中（2014、2017），擦拭过程中，应注意使用的棉球不能过湿，防止因水分过多造成误吸。注意勿将棉球遗留在口腔内。

2．头发护理

（1）床上梳头

1）目的

①使头发整齐、清洁，去除头皮屑，减少感染的机会。

②按摩头皮，促进头部血液循环，促进头发的生长和代谢。

③维护病人的自尊，增加病人的自信，建立良好的护患关系。

2）操作前准备

①评估病人并向其解释。

②病人及护士准备：病人坐起或半坐卧位。护士衣帽整洁，修剪指甲，洗手。

③用物准备：治疗盘内备梳子、治疗巾、纸袋。必要时备发夹、橡皮圈（套）、30%的乙醇（2012）。

④环境准备：宽敞，光线充足或有足够的照明。

3）步骤

①核对：备齐用物携至床旁，核对病人床号和姓名。

②体位：协助病人取坐位或半坐卧位。

③铺治疗巾：将治疗巾铺于病人肩上。

④梳头：将头发从中间分成两股，护士一手握住一股头发，一手拿梳子，由发梢向发根梳理。

⑤编辫子：根据病人的情况，可将长发编成辫或扎成束。

⑥操作后处理将脱落的头发置于纸袋中，撤去治疗巾；协助病人取舒适卧位，整理床单；整理用物；洗手并记录。

4）注意事项

①护士在为病人进行头发护理过程中，应特别注意病人的个人喜好，尊重病人的习惯。

②对于将头发编成辫的病人，每天至少将发辫松开一次，经梳理后再编好。

③头发梳理过程中，可用指腹按摩头皮，促进头部血液循环。

④如遇长发或头发打结不易梳理时，可将头发绕在手指上，也可用30%乙醇湿润打结处，再慢慢梳理开。

（2）床上洗头

1）目的

①去除头皮屑及污物，清洁头发，减少感染机会。

②按摩头皮，促进头部血液循环及头发的生长代谢。

③促进病人舒适，增进身心健康，建立良好的护患关系。

2）操作前准备

①评估病人并向其解释。

②病人及护士准备：按需要给予便器，协助病人排便。护士衣帽整洁，修剪指甲，洗手。

③用物准备

a．治疗盘内备：大橡胶单、小橡胶单、浴巾、毛巾、别针、纱布、棉球（以不吸水棉球为宜）、量杯、洗发液、梳子。

b．治疗盘外备：橡胶马蹄形卷或自制马蹄形垫、水壶（内盛43～45℃热水或按病人习惯调制）、脸盆或污水桶，需要时可备电吹风机。

3）步骤

①核对：携用物至病人床旁，核对病人。

②体位：协助病人取仰卧位，上半身斜向床边。

③围毛巾：将衣领松开向内折，将毛巾围于颈下，用别针别好。

④铺橡胶单：将小橡胶单和浴巾铺于枕上，将枕垫于病人肩下。将大橡胶单围于马蹄形卷上形成水槽，置于病人后颈下。

⑤置头部于水槽中：协助病人颈部枕于马蹄形卷的突起处，头部置于水槽中，大橡胶单的下端置于面盆或污水桶中。

⑥保护眼耳：用棉球塞好双耳，用纱布盖好双眼。

⑦洗发：松开头发，将水壶内的温水倒入量杯中。

a．用量杯内的温水慢慢湿润头发，直至全部润湿。

b．将头发均匀涂上洗发液，由发际至脑后部反复揉搓，同时用指腹轻轻按摩头皮。

c．手抬起头部，另一手洗净脑后部头发。

d．用温水冲洗头发，直至冲净。

⑧擦干头发：解下颈部毛巾，擦去头发上的水分。取下眼部的纱布和耳内的棉球。用毛巾包好头发，擦干面部。

⑨操作后处理：撤去马蹄形卷和大橡胶单；将枕从病人肩下移向床头，协助病人仰卧于床正中，枕于枕上；解下包头的毛巾，再用浴巾擦干头发，用梳子梳理整齐。用电吹风吹干头发，梳理成型；协助病人取舒适卧位，整理床单位；整理用物；洗手并记录。

4）注意事项

①护士为病人洗头时，应运用人体力学原理，身体尽量靠近床边，保持良好的姿势，避免疲劳。

②洗头过程中，应注意观察病人的病情变化，如面色、脉搏、呼吸的改变，如有异常，应停止操作。

（3）灭头虱、虮法

1）目的：消灭头虱和虮，预防病人相互间传染和疾病传播。

2）操作前准备

①评估病人并向其解释。

②病人和护士准备：应动员病人剪短头发，剪下的头发应用纸袋包裹焚烧。护士穿好隔离衣、修剪指甲、洗手、戴口罩、手套。

③用物准备

a．治疗盘内备：洗头用物、治疗巾2块或3块、篦子（齿内嵌少许棉花）、治疗碗内盛灭虱药液、纱布数块、塑料帽子、隔离衣、布口袋（或枕套）、纸袋、清洁衣裤、清洁大单、被套、枕套。

b．治疗盘外备：30%含酸百部酊剂或者30%百部含酸煎剂。

3）步骤

①核对：携用物至病人床旁，核对病人。

②擦拭药液：按洗头法做好准备。将头发分成若干小股，用纱布蘸灭虱药，按顺序擦遍

头发，并反复揉搓 10 分钟。使之湿透全部头发。

③戴帽子包住头发。

④篦虱和蚋：24 小时后取下帽子，用篦子篦去死虱和蚋卵，并清洗头发。

⑤消毒：灭虱完毕，协助病人更换衣裤被服，将污衣裤和被服放入布口袋内，扎好袋口，送压力蒸汽灭菌消毒。

⑥操作后处理：整理床单位，清理用物；除去篦子上的棉花，用火焚烧，将梳子和篦子消毒后用刷子刷净；洗手并记录。

4）注意事项

①操作中应注意防止药液溅入病人面部及眼部。

②用药后注意病人局部及全身反应情况。

③护士在操作过程中，应注意保护自己，免受传染。

3．皮肤护理

（1）淋浴和盆浴

1）目的

①去除皮肤污垢，保持皮肤清洁，促进病人生理和心理上的舒适，增进健康。

②促进皮肤的血液循环，增强皮肤的排泄功能，预防感染和压疮等并发症的发生。

③促进病人身体放松，增加病人活动的机会。

④为护理人员提供观察病人并与其建立良好护患关系的机会。

2）操作前准备

①评估病人并向其解释。

②病人和护士准备：协助病人排便。护士衣帽整洁，修剪指甲，洗手。

③用物准备：脸盆、毛巾 2 条、浴巾、浴皂、洗发液、清洁衣裤、拖鞋。

④环境准备：调节室温至 22℃以上，水温保持在 41～46℃。

3）步骤

①备物：检查浴盆或浴室是否清洁。协助病人准备洗浴用品和润肤用品。将用物放于浴盆或浴室易取处。

②解释：协助病人入浴室。嘱病人穿好浴衣和拖鞋。指导病人如何调节冷、热水的开关。嘱病人进、出浴室应扶好把手。浴室不应闩门，将"正在使用"的标记挂于浴室门上。

③沐浴：病人沐浴时，护士应在可呼唤到的地方，并每隔 5 分钟检查一次病人的情况，注意观察病人在沐浴过程中的反应。

④当病人使用信号铃时，护士应先敲门后再进入浴室。如病人使用盆浴，应协助病人移出浴盆，帮助病人擦干皮肤。

⑤操作后处理：根据情况协助病人穿好清洁衣裤、拖鞋。协助病人回病房，并取舒适卧位。清洁浴盆或浴室，将用物放回原处。将"未用"的标记挂于浴室的门上。洗手、记录。

4）注意事项

①沐浴应在进食 1 小时后进行，以免影响消化功能。

②向病人解释信号铃的使用方法，告诉病人如在沐浴中感到虚弱无力、眩晕时，应立即按铃呼叫帮助。

③若遇病人发生晕厥，应立即将病人抬出、平卧、保暖，并通知医生配合处理。

④在浴盆中浸泡的时间不应超过 20 分钟，浸泡过久容易导致疲倦。

（2）床上擦浴：适用于制动、活动受限及身体过于衰弱的病人。如使用石膏、牵引或必须卧床等而无法自行沐浴的病人。

1）目的

①～④同淋浴和盆浴。

⑤观察病人的一般情况，活动肢体，防止肌肉挛缩和关节僵硬等并发症的发生。

2）操作前准备

①评估病人并向其解释。

②病人和护士准备：病人病情稳定。护士衣帽整洁，修剪指甲，洗手。

③用物准备

a. 治疗盘内备：浴巾 2 条、毛巾 2 条、浴皂、小剪刀、梳子、浴毯、50%乙醇、护肤用品（润肤剂、爽身粉）。

b. 治疗盘外备：脸盆 2 个、水桶 2 个（一桶盛 50～52℃热水，并按年龄、季节和个人习惯增减水温；另一桶接盛污水用）、清洁衣裤和被服。另备便器、便器巾和屏风。

④环境准备：调节室温在 24℃以上，关好门窗，拉上窗帘或使用屏风遮挡。

3）步骤

①核对：备齐用物携至床旁，将用物放于易取、稳妥处。

②按需要给予便器。

③关好门窗，用屏风遮挡病人。

④体位：协助病人移近护士侧并取舒适卧位，保持身体平衡。

⑤盖浴毯：根据病情放平床头及床尾支架，将盖被移至床尾。将浴毯盖于病人身上。

⑥备水：将脸盆和浴皂放于床旁桌上，倒入温水 2/3 满。

⑦擦洗脸部及颈部

a. 将一条浴巾铺于病人枕上，将另一条浴巾盖于病人胸部。将毛巾叠成手套状，包于护士手上。将包好的毛巾放入水中，彻底浸湿。

b. 先用温水擦洗病人眼部，使用毛巾的不同部位，由内眦擦至外眦。

c. 按顺序彻底洗净并擦干前额、面颊、鼻部、颈部和耳部。

⑧擦洗上肢和手

a. 为病人脱去上衣。盖好浴毯。<u>先脱近侧后脱远侧，如有肢体外伤或活动障碍，应脱健侧，后脱患侧。</u>

b. 移去近侧上肢浴毯，将浴巾纵向铺于病人上肢下面。

c. 将毛巾涂好浴皂，擦洗病人上肢，从远心端到近心端，至腋窝，然后用清水擦净，并用浴巾擦干。

d. 将浴巾对折，放于病人床边处。置浴盆于浴巾上。协助病人将手浸于脸盆中，洗净并擦干。根据情况修剪指甲。操作后移至对侧，同法擦洗对侧上肢。

⑨擦洗胸、腹部

a. 根据需要换水，检查水温。

b. 将浴巾盖于病人胸部，将浴毯向下折叠至病人脐部。护士一手掀起浴巾的一边，用另一包有毛巾的手擦洗病人的胸部，女性病人擦洗中应特别注意擦净女性乳房下的皮肤皱褶处。必要时，可将乳房抬起擦洗下面的皮肤。擦洗过程中应保持浴巾盖于病人的胸部。擦干胸部皮肤。

c．将浴巾纵向盖于病人的胸、腹部（可使用两条浴巾）。将浴毯向下折叠至会阴部。护士一手掀起浴巾的一边，用另一包有毛巾的手擦洗病人的腹部，同法擦洗另一侧。擦洗过程中应保持浴巾盖于病人腹部。彻底擦干腹部皮肤。

⑩擦洗背部

a．协助病人取侧卧位，背向护士。将浴巾纵向铺于病人身下。

b．将浴毯盖于病人的肩部和腿部。从颈部至臀部擦洗病人。

c．进行背部按摩。

d．协助病人穿好清洁上衣。如有肢体外伤或活动障碍，应先穿患侧，后穿健侧。将浴毯盖于病人胸、腹部。换水。

⑪擦洗下肢、足部及会阴部

a．将浴毯撤至床中线处，盖于远侧腿部，确保遮盖住会阴部。将浴巾纵向铺于近侧腿部下面，擦洗腿部。从踝部洗至膝关节处，再洗至大腿部，洗净后彻底擦干。

b．一手托起病人的小腿部，将足部轻轻放于盆内，确保足部已接触至盆的底部。浸泡足部时可擦洗腿部。擦洗足部，确保洗净足趾之间的部分。根据情况修剪趾甲。彻底擦干足部。如果足部过于干燥，可使用润肤用品。

c．护士移至床对侧。将浴毯盖于洗净的腿上，同法擦洗近侧腿部和足部。擦洗后，用浴毯盖好病人。换水。

d．协助病人取仰卧位，用浴巾盖好上肢和胸部，将浴毯盖好下肢，只暴露会阴部。洗净并擦干会阴部。

⑫根据需要使用润肤用品。协助病人穿好衣服，梳头。整理用物，洗手、记录。

4）注意事项

①擦浴中，应随时注意病人的保暖，为病人盖好浴毯，天冷时可在被内操作。一般擦浴应在 15～30 分钟完成。

②擦浴中应注意观察病人的病情变化，如出现寒战、面色苍白、脉速等征象，应立即停止擦浴，并给予适当处理。

4．压疮的预防与护理　压疮是身体局部组织长期受压，血液循环障碍，局部组织持续缺血、缺氧，营养缺乏，致使皮肤失去正常功能，而引起的组织破损和坏死（2012）。

（1）病因

1）压力因素

①垂直压力：压力越大，压力持续时间越长，发生压疮的概率就越高。

②摩擦力：摩擦力作用于皮肤时，易损害皮肤的角质层。

③剪切力：剪切力是由压力和摩擦力相加而成，与体位有密切关系。

2）皮肤受潮湿或排泄物的刺激。

3）营养状况：营养摄入不足；过度肥胖者；机体脱水时皮肤弹性变差；水肿。

4）年龄：老年人。

5）体温升高。

6）矫形器械使用不当：夹板内衬垫放置不当、石膏内不平整或有渣屑等。

（2）压疮的预防

1）易患部位（2014）：压疮多发生于受压及缺乏脂肪组织保护、无肌肉包裹或肌层较薄的骨隆突处。卧位不同，受压点不同，好发部位亦不同。

①仰卧位：好发于枕骨粗隆、肩胛部、肘部、脊椎体隆突处、骶尾部、足跟部。

②侧卧位：好发于耳郭、肩峰、肘部、髋部、膝关节内外侧内外踝处。

③俯卧位：好发于面颊部、耳郭、肩部、女性乳房、男性生殖器、髂嵴、膝部、足趾处。

④坐位：好发于坐骨结节处。

2）预防措施

①避免局部组织长期受压：定时翻身，一般每 2 小时翻身一次（2017）。保护骨隆突处和支持身体空隙处，可使用气垫褥、水褥、羊皮等或用软枕垫在身体的空隙处。正确使用石膏、绷带及夹板固定。

②避免摩擦力和剪切力的作用：病人平卧位时，抬高床头不应高于 30°。协助病人翻身、变换体位或搬运病人时，应将病人的身体抬离床面，避免拖、拉、推等动作，以免形成摩擦力而损伤皮肤。

③保护病人皮肤：保持病人皮肤和床单的清洁干燥是预防压疮的重要措施。

④促进皮肤血液循环：长期卧床者，应每日主动或被动全范围关节运动。

⑤增进全身营养：给予高蛋白、高热量、高维生素的饮食，保证正氮平衡。

⑥健康教育：指导病人及家属采取预防压疮的措施，如要经常改变体位、定时翻身、经常自行检查皮肤及保持身体及床褥的清洁卫生等。

（3）压疮的治疗与护理

1）压疮的病理分期及临床表现

①Ⅰ期：淤血红润期，此期为压疮初期。皮肤出现红、肿、热、痛或麻木（2011、2013），解除压力 30 分钟后，皮肤颜色不能恢复正常。此期皮肤为可逆性改变，如及时去除致病原因，则可阻止压疮的进一步发展。

②Ⅱ期：炎性浸润期，红肿部位继续受压，血液循环仍得不到改善，静脉回流受阻，局部静脉淤血，皮肤的表皮层、真皮层或两者发生损伤或坏死。受压部位呈紫红色。皮下产生硬结，常有水疱形成（2015、2017），极易破溃，病人有疼痛感。

③Ⅲ期：浅度溃疡期，全层皮肤破坏，可深及皮下组织和深层组织。表皮水疱逐渐扩大、破溃，真皮层疮面有黄色渗出液，感染后表面有脓液覆盖，致使浅层组织坏死，形成溃疡。疼痛感加重。

④Ⅳ期：坏死溃疡期，为压疮严重期。坏死组织侵入真皮下层和肌肉层，可深达骨面。脓液较多，有臭味，坏死组织发黑。

2）压疮的治疗与护理措施

①全身治疗：应积极治疗原发病，增加营养和全身抗感染治疗等。

②局部治疗与护理

a．淤血红润期：此期护理的重点是去除致病原因，防止压疮继续发展。增加翻身次数。

b．炎性浸润期：此期应保护皮肤，防止感染发生。未破的小水疱应尽量减少摩擦，防止水疱破裂、感染，使其自行吸收；大水疱可在无菌操作下用注射器抽出疱内液体，不必剪去表皮，局部消毒后，再用无菌敷料包扎。

c．浅度溃疡期：此期应尽量保持局部疮面清洁。

d．坏死溃疡期：此期应清洁疮面，去除坏死组织（2011），保持引流通畅，促进肉芽组织生长。还可采用空气隔绝后局部持续吹氧法。

5．晨晚间护理

（1）晨间护理（2016）：一般在清晨诊疗工作前完成。

1）对于能离床活动的、病情较轻的病人，应鼓励其自行洗漱，包括刷牙、漱口、洗脸、梳头，通过完成这些活动，一方面可促进病人离床活动，使全身的肌肉、关节得到运动；另一方面使其增强疾病康复的信心。护士可用消毒毛巾进行湿式扫床，根据清洁程度，更换床单，整理好床单位。

2）对于病情较重、不能离床活动的病人，如危重、高热、昏迷、瘫痪、大手术后或年老体弱病人，护士应协助其完成晨间护理。

①协助病人排便，协助其刷牙、漱口，病情严重者给予口腔护理。洗脸、洗手、梳头，协助翻身并检查全身皮肤有无受压变红，用湿热毛巾擦洗背部并进行背部及受压的骨隆突处皮肤的按摩。

②按需要更换衣服和床单，整理好床单位。

③与病人交谈，了解睡眠情况及病情变化，鼓励病人早日康复，给予必要的心理护理。

④根据室温适当开窗通风，保持病室内空气新鲜。

（2）晚间护理：一般在晚饭后开始或睡觉前完成。可确保病室内安静、清洁，使病人能舒适入睡。可观察病情变化。

①协助病人刷牙、漱口，较重病人给予口腔护理。洗脸、洗手，擦洗背部、臀部，用热水泡脚。女病人给予会阴冲洗。检查病人全身皮肤受压情况，观察有无早期压疮迹象，按摩背部及骨隆突部位，根据情况更换衣服和床单，整理好床单位。协助排便。

②保持病室安静，夜班护士在执行各种护理操作时，动作应轻柔。巡视病室时，开关门要轻。保持空气流通，减少噪声，调节光亮及室温。根据情况增减盖被，创造良好的睡眠环境。

③加强巡视，了解病人睡眠情况，对于睡眠不佳的病人应按失眠给予相应的护理。

八、生命体征的评估

1．体温

（1）正常体温及生理变化

1）体温的形成：三大营养物质在体内氧化时释放能量，其总能量的50%以上迅速转化为热能，以维持体温。

2）产热与散热

①产热过程：产热部位是肝脏和骨骼肌。产热方式成年人以战栗产热为主，新生儿则是非战栗产热。

②散热过程：最主要的散热部位是皮肤，呼吸、排尿、排粪也能散发部分热量。人体的散热方式有辐射、传导、对流和蒸发四种。当外界温度低于人体皮肤温度时，机体大部分热量可通过辐射、传导、对流等方式散热，当外界温度等于或高于人体皮肤温度时，蒸发就成为人体唯一的散热形式。

3）体温的调节：包括自主性（生理性）体温调节和行为性体温调节两种方式。通常意义上的体温调节是指自主性体温调节，其方式是：

①温度感受器：外周温度感受器与中枢温度感受器。

②体温调节中枢：位于下丘脑。下丘脑前部和后部的功能各有不同。

视前区-下丘脑前部为散热中枢。散热中枢兴奋，加速体热散发。其生理作用有：a. 血管扩张，增加皮肤表面的血液流量，使热量经过辐射的方式散失；b. 加速呼吸和增加出汗，通过水分子蒸发达到散热目的；c. 降低细胞代谢，减少产热；d. 减少肌肉活动，防止产热过多。

下丘脑后部为产热中枢。产热中枢兴奋，机体产热增加。其生理作用有：a. 血管收缩，减少辐射散热；b. 通过交感神经抑制汗腺活动，减少出汗；c. 通过交感神经系统刺激肾上腺髓质，使肾上腺素分泌增加，提高组织代谢率；d. 寒战，增加产热。

4）体温的生理变化

①正常体温：常以口腔、直肠、腋窝等处的温度来代表体温。在三种测量方法中，直肠温度最接近于人体深部温度。正常值：口腔温度为37℃（范围在36.2～37.2℃），直肠温度37.5℃（范围在36.5～37.7℃），腋下温度36.5℃（范围在36.0～37.0℃）（2014）。

②生理变化：体温可随昼夜、年龄、**性别**、活动、药物等出现生理性变化，但其变化的范围很小，一般不超过0.5～1.0℃。

a. 昼夜：正常人体温在24小时内呈周期性波动，清晨2～6时最低，午后13～18时最高。

b. 年龄：儿童、青少年的体温高于成年人，而老年人的体温低于青、壮年。新生儿体温易受环境温度的影响而变化。

c. 性别：成年女性的体温平均比男性高0.3℃。女性的基础体温随月经周期呈现规律性的变化，在排卵前体温较低，排卵日最低，排卵后体温升高，可通过连续测量基础体温了解月经周期中有无排卵和确定排卵日期。

d. 肌肉活动：剧烈肌肉活动（劳动或运动）可使骨骼肌紧张并强烈收缩，产热增加。

e. 药物：麻醉药物增加散热，降低机体对寒冷环境的适应能力。

（2）异常体温的评估及护理

1）体温过高：指任何原因引起产热过多、散热减少、体温调节障碍、致热原作用于体温调节中枢使调定点上移而引起的体温升高，并超过正常范围，称体温过高。

①临床分级：以口腔温度为例，发热程度可划分为a. 低热：37.5～37.9℃；b. 中等热：38.0～38.9℃；c. 高热：39.0～40.9℃；d. 超高热：41℃以上。

②发热过程及表现

a. 体温上升期：此期特点是产热大于散热。主要表现为疲乏无力、皮肤苍白、干燥无汗、**畏寒**，甚至**寒战**。

b. 高热持续期：此期特点是产热和散热在较高水平趋于平衡。主要表现为面色潮红、皮肤灼热、口唇干燥、呼吸脉搏加快、头痛头晕、食欲缺乏、全身不适之软弱无力。

c. 退热期：此期特点是散热大于产热，体温恢复至正常水平。主要表现为大量出汗、皮肤潮湿。

③常见热型：各种体温曲线的形态称为热型。

　　a. 稽留热：体温持续在 39～40℃，达数天或数周，24 小时波动范围不超过 1℃。见于肺炎球菌肺炎、伤寒等（2013、2014、2016、2017）。

　　b. 弛张热：体温在 39℃ 以上，24 小时内温差达 1℃ 以上，体温最低时仍高于正常水平。见于败血症、风湿热、化脓性疾病等。

　　c. 间歇热：温骤然升高至 39℃ 以上，持续数小时或更长，然后下降至正常或正常以下，经过一个间歇，体温又升高，并反复发作，即高热期和无热期交替出现。见于疟疾等。

　　d. 不规则热：发热无一定规律，且持续时间不定。见于流行性感冒，癌性发热等。

　　④护理措施

　　a. 降低体温：可选用物理降温或药物降温方法。实施降温措施 30 分钟后应测量体温，并做好记录和交班。

　　物理降温：体温＞39.0℃采用局部冷疗，冰袋冷敷头部；体温＞39.5℃采用全身冷疗，用温水或乙醇拭浴。

　　药物降温：遵医嘱使用阿司匹林等解热药物。

　　b. 加强病情观察（2014）：定时测体温，一般每日测量 4 次，高热时应每 4 小时测量 1 次，待体温恢复正常 3 天后，改为每日 1 次或 2 次。观察是否出现寒战，淋巴结肿大，出血，肝、脾大等伴随症状。

　　c. 补充营养和水分：给予高热量、高蛋白、高维生素、易消化的流质或半流质食物。鼓励病人多饮水，以每日 3000ml 为宜。

　　d. 促进病人舒适：高热者需卧床休息，低热者可酌情减少活动，适当休息。做好口腔护理、皮肤护理。

　　2）体温过低：低于正常范围称为体温过低。若体温低于 35℃ 称为体温不升。

　　①原因

　　a. 散热过多：长时间暴露在低温环境中，使机体散热过多、过快；在寒冷环境中大量饮酒，使血管过度扩张热量散失。

　　b. 产热减少：重度营养不良、极度衰竭，使机体产热减少。

　　c. 体温调节中枢受损：中枢神经系统功能不良，如颅脑外伤、脊髓受损；药物中毒，如麻醉药、镇静药；重症疾病，如败血症、大出血等。

　　②临床分级：a. 轻度，32～35℃。b. 中度，30～32℃。c. 重度，＜30℃，瞳孔散大，对光反射消失。d. 致死温度，23～25℃。

　　③临床表现：发抖、血压降低、心搏及呼吸减慢、皮肤苍白冰冷、躁动不安、嗜睡、意识障碍，甚至出现昏迷。

　　④护理措施：提供合适的环境温度，维持室温在 22～24℃。给予毛毯、棉被、电热毯、热饮等保暖。持续监测体温的变化，至少每小时测量 1 次。去除病因。教会病人避免导致体温过低的因素，如营养不良、衣服穿着过少、供暖设施不足等。

　　（3）体温的测量

　　1）水银体温计

　　①水银体温计消毒法：将使用后的体温计放入盛有消毒液的容器中浸泡，5 分钟后取出，清水冲洗，用离心机将体温计的水银柱甩至 35℃ 以下，再放入另一消毒容器中浸泡 30 分钟；再用冷开水冲洗；擦干后存放在清洁盒内备用。

②体温计的检查：在使用新体温计前或定期消毒体温计后，检查体温计，方法：将全部体温计的水银柱甩至 35℃以下；于同一时间放入已测好的 40℃以下的水中，3 分钟后取出检查；若误差在 0.2℃以上、玻璃管有裂痕、水银柱自行下降，则不能使用；合格体温计用纱布擦干，放入清洁容器内备用。

2）体温测量的方法

①目的：判断体温有无异常。动态监测体温变化，分析热型及伴随症状。协助诊断。

②操作前准备：测温前 20～30 分钟若有运动、进食、冷热饮、冷热敷、洗澡、坐浴、灌肠等，应休息 30 分钟后再测量。

③步骤：测量前，检查体温计是否完好，水银柱是否在 35℃以下。备好用物携至床边，确认病人。

a．口腔测温法：将口表水银端斜放于**舌下热窝**，即舌系带两侧，并嘱病人紧闭口唇含住口表，用鼻呼吸，勿用牙咬，不要说话，测量 3 分钟。

b．腋下测温法：协助病人解开衣扣，擦干腋窝汗液，将体温计水银端放于腋窝深处，使之紧贴皮肤，并嘱病人屈臂过胸夹紧体温计，不能合作的病人应协助夹紧手臂，测量 10 分钟。

c．直肠测温法：协助病人侧卧、俯卧或屈膝仰卧位、露出臀部，润滑肛表水银端，将其轻轻插入肛门 3～4cm，3 分钟后取出，用卫生纸擦净肛门处。

体温计取出后，用消毒纱布擦净，准确读数，将体温计甩至 35℃以下，放到消毒液容器内消毒，记录体温值，整理床单位，协助病人取舒适体位。

④注意事项

a．测量体温前，应清点体温计的数量，并检查体温计是否完好，水银柱是否在 35℃以下。

b．婴幼儿、精神异常、昏迷、口腔疾病、口鼻手术、张口呼吸者**禁忌口温**测量；腋下有创伤、手术、炎症，腋下出汗较多者，肩关节受伤或消瘦夹不紧体温计者**禁忌腋温**测量；直肠或肛门手术、腹泻病人禁忌肛温测量；心肌梗死病人**不宜测肛温**（2015），以免刺激肛门引起迷走神经反射，导致心动过缓。

c．幼儿、昏迷、躁动病人测体温时，护士应陪伴在旁，用手扶托体温计，防止意外。

d．测量口温时，若病人不慎咬破体温计时，首先应及时清除玻璃碎屑，以免损伤唇、舌、口腔、食管、胃肠道黏膜，**再口服蛋清或牛奶，以延缓汞的吸收**。若病情允许，可食用粗纤维食物，加速汞的排出。

e．新入院、手术病人，每日测体温 4 次，连测 3 日，3 日后体温正常改每天测 2 次。

2．脉搏

（1）正常脉搏及生理变化

1）脉搏的产生：当心脏收缩时，左心室将血射入主动脉，由于弹性贮器血管及外周阻力的作用，动脉管壁随之扩张。当心脏舒张时，动脉管壁弹性回缩。这种动脉管壁随着心脏的舒缩而出现周期性的起伏搏动形成动脉脉搏。

2）脉搏的生理变化

①脉率：是每分钟脉搏搏动的次数（频率）。正常成年人在安静状态下脉率为 60～100 次/分（2014）。影响因素包括年龄、性别、体型、活动、情绪、饮食、药物等。

②脉律：是指脉搏的节律性。正常脉律跳动均匀规则，间隔时间相等。

③脉搏的强弱：每搏强弱相同。与心搏量和脉压大小及动脉壁的弹性有关。

④动脉壁的情况：正常动脉管壁光滑、柔软、富有弹性。

（2）异常脉搏的评估及护理

1）异常脉搏的评估

①脉率异常

a．**心动过速**：成年人脉率超过 100 次/分，称为心动过速（速脉）。常见于发热、甲状腺功能亢进症、心力衰竭、血容量不足等。一般体温每升高 1℃，成年人脉率约增加 10 次/分，儿童则增加 15 次/分。

b．**心动过缓**：成年人脉率＜60 次/分，称为心动过缓（缓脉）。常见于颅内压增高、房室传导阻滞、甲状腺功能减退症、阻塞性黄疸等。

②节律异常

a．间歇脉：在一系列正常规则的脉搏中，出现一次提前而较弱的脉搏，其后有一较正常延长的间歇（代偿间歇），称间歇脉。常见于各种器质性心脏病。

b．**脉搏短绌（2011、2016）**：在单位时间内脉率少于心率，称为脉搏短绌，简称**绌脉**。其特点是心律完全不规则，心率快慢不一，心音强弱不等。常见于心房纤颤的病人。

③强弱异常

a．洪脉：当心排血量增加，周围动脉阻力较小，动脉充盈度和脉压较大时，则脉搏强而大，称为洪脉。常见于高热、甲状腺功能亢进、主动脉瓣关闭不全等。

b．细脉或丝脉：当心排血量减少，周围动脉阻力较大，动脉充盈度降低时，脉搏弱而小，扪之如细丝，称细脉。常见于心功能不全、大出血、休克、主动脉瓣狭窄等。

c．交替脉：当心室的收缩强弱交替出现而引起的一种节律正常、强弱交替出现的脉搏，称为交替脉。为心肌损害的一种表现，常见于高血压心脏病、冠状动脉粥样硬化性心脏病等。

d．水冲脉：收缩压偏高、舒张压偏低时使脉压增大，脉搏骤起骤降，急促而有力，称水冲脉。常见于主动脉瓣关闭不全、甲状腺功能亢进症等。触诊时，如将病人手臂抬高过头并紧握其手腕掌面，就可感到急促有力的冲击。

e．**奇脉**：吸气时脉搏明显减弱或消失称为奇脉（2015）。常见于心包积液和缩窄性心包炎。是心脏压塞的重要体征之一。

④动脉壁异常：动脉硬化。

2）异常脉搏的护理：指导病人增加卧床休息的时间，适当活动。观察脉搏的脉率、节律、强弱等。准备急救物品。心理护理。指导病人进清淡易消化的饮食；戒烟限酒；善于控制情绪；勿用力排便；学会自我监测脉搏及观察药物的不良反应。

（3）脉搏的测量

1）脉搏测量的部位：浅表、靠近骨骼的大动脉。临床上最常选择的诊脉部位是桡动脉（2011）。

2）脉搏测量的方法（以桡动脉为例）

①目的：判断脉搏有无异常。动态监测脉搏变化，间接了解心脏状况。协助诊断。

②操作前准备：测温前若有剧烈运动、紧张、恐惧、哭闹等，应休息 20～30 分钟后再测量。

③步骤

a．病人取坐位或卧位，手臂舒适，手腕伸展。

b．护士将示指、中指、环指并拢，指端轻按于桡动脉处，按压的力量大小以能清楚触到搏动为宜。

c．正常脉搏计数半分钟，并将所测得数值乘2，即为脉率。如脉搏异常或危重病人应测1分钟。若脉搏细弱而触不清时，应用听诊器听心率1分钟代替触诊。

d．记录结果。

e．脉搏短绌的测量（2011、2012）：应由两位护士同时测量，一人听心率，另一人测脉率，由听心率者发出"起""停"口令，两人同时开始，测1分钟。记录方法：心率/脉率。

④注意事项

a．勿用拇指诊脉，因拇指小动脉的搏动较强，易与病人的脉搏相混淆。

b．异常脉搏应测量1分钟；脉搏细弱难以触诊时，应测心尖冲动1分钟。

3．血压

（1）正常血压及生理变化

1）血压的形成：在心动周期中，心室肌收缩所释放的能量分为两部分：一部分是动能，用于推动血液在血管中流动，另一部分是势能，形成对血管壁的侧压，并使血管壁扩张。左心室射出的血量（每次60～80ml）仅1/3流向外周，其余2/3暂时储存于主动脉和大动脉内，形成较高的收缩压。心室舒张，主动脉和大动脉管壁弹性回缩，将储存的势能转化为动能，推动血液继续流动，维持一定的舒张压高度。并将间断的心脏射血变为动脉内持续的血液流动。

2）影响血压的因素

①每搏排出量：增大时收缩压明显升高。舒张压虽有所升高，但程度不大，因而脉压增大。因此，收缩压的高低主要反映每搏排出量的多少。

②心率：心率增快，舒张压明显升高，但收缩压升高不如舒张压明显，因而脉压减小。因此，心率主要影响舒张压。

③外周阻力：增大时，舒张压明显升高。收缩压的升高不如舒张压明显，脉压减小。因此，舒张压的高低主要反映外周阻力的大小。

④主动脉和大动脉管壁的弹性：对血压起缓冲作用。随着年龄的增长，收缩压升高，舒张压降低，脉压增大。

⑤循环血量与血管容量：正常情况下，循环血量与血管容量是相适应的。如果循环血量减少或血管容量扩大，血压便会下降。

动脉血压必须达到一定的高度，并且保持相对稳定，才能保证全身各器官有足够的血液供应，各器官的代谢和功能活动才能正常进行。

3）血压的生理变化

①正常血压：收缩压90～139mmHg，舒张压60～89mmHg，脉压30～40mmHg。

②生理变化：随年龄的增长，收缩压和舒张压逐渐增高，但收缩压的升高比舒张压的升高更明显；女性在更年期前，血压低于男性，之后差别较小；清晨血压最低，至傍晚血压最高；寒冷环境，血压升高；高温环境，血压下降。高大、肥胖者血压较高；立位血压高于坐位血压，坐位血压高于卧位血压，对于长期卧床或使用某些降压药物的病人，若由卧位改为

立位时，可出现头晕、心慌、站立不稳甚至晕厥等**直立性低血压**的表现；右上肢高于左上肢，下肢血压高于上肢 20～40mmHg。

（2）异常血压的评估及护理

1）异常血压的评估

①高血压：指 18 岁以上成年人收缩压≥140mmHg 和（或）舒张压≥90mmHg。

②低血压：低于 90/60mmHg，常见于大量失血、休克、急性心力衰竭等。

③脉压异常

a. 脉压增大：常见于主动脉硬化、主动脉瓣关闭不全、动静脉瘘、甲状腺功能亢进症。

b. 脉压减小：常见于心包积液、缩窄性心包炎、末梢循环衰竭。

2）异常血压的护理：良好环境；选择易消化、低脂、低胆固醇、低盐、高维生素、富含纤维素的食物，控制烟、酒、浓茶、咖啡等的摄入；生活规律；控制情绪；坚持运动；加强血压监测。

（3）血压的测量

1）操作前准备：测量前有吸烟、运动、情绪变化等，应休息 15～30 分钟后再测量。检查血压计。

2）步骤（2012）

①备齐用物携至床旁，核对病人，向病人解释以取得合作。

②病人取坐位或仰卧位，露出上臂，将衣袖卷至肩部，伸直肘部，手掌向上。

③放平血压计，打开盒盖成 90°垂直位置，打开水银槽开关，血压计水银柱确定在 0 的位置。

④将袖带平整无褶地缠于上臂，袖带下缘距肘窝 2～3cm，松紧以能放入一指为宜。

⑤戴好听诊器，在袖带下缘将听诊器胸件紧贴肱动脉搏动最强点（勿塞在袖带内），护士一手固定胸件，另一手关闭气门，握住输气球向袖带内打气至肱动脉搏动音消失，使水银柱再上升 20～30mmHg（2016）。

⑥松开气门，使水银柱缓慢下降，速度为每秒 4mmHg，当从听诊器中听到第一声搏动音时水银柱上所指刻度，即为收缩压；随后搏动声逐渐增强，当搏动音突然变弱或消失时水银柱所指刻度为舒张压。

⑦整理血压计：将血压计向右倾斜 45°时关闭水银槽开关，以防止水银倒流，关闭血压计盒盖。

⑧安置病人，整理床单位。

⑨记录：记录方法为收缩压/舒张压。

3）注意事项

①定期检测、校对血压计。

②对需密切观察血压者，应做到四定，即定时间、定部位、定体位、定血压计（2011）。

③发现血压听不清或异常，应重测。重测时，待水银柱降至"0"点，稍等片刻后再测。

4. 呼吸

（1）正常呼吸及生理变化

1）呼吸过程

①外呼吸：包括肺通气和肺换气两个过程。肺通气指通过呼吸运动使肺与外界环境之间进

行的气体交换。肺换气指肺泡与肺毛细血管之间的气体交换。交换的结果使静脉血变成动脉血。

②气体运输：通过血液循环将氧由肺运送到组织细胞，同时将二氧化碳由组织细胞运送至肺。

③内呼吸：即组织换气。指血液与组织、细胞之间的气体交换。交换方式同肺换气，交换的结果使动脉血变成静脉血。

2）呼吸运动的调节

①呼吸中枢：呼吸中枢产生呼吸节律和调节呼吸运动。延髓和脑桥是产生基本呼吸节律性的部位，大脑皮质可随意控制呼吸运动。

②呼吸的反射性调节

a．肺牵张反射：当肺扩张时可引起吸气动作的抑制而产生呼气；当肺缩小时可引起呼气动作的终止而产生吸气。

b．呼吸肌本体感受性反射：如慢性阻塞性肺疾病病人，气道阻力增加，通过呼吸肌本体感受性反射，呼吸肌收缩力增强，克服增加的气道阻力，以维持肺通气。

c．防御性呼吸反射：包括咳嗽反射和喷嚏反射。受到机械或化学刺激时，可引起咳嗽及喷嚏反射。

③呼吸的化学性调节：$PaCO_2$下降，出现呼吸运动减弱或暂停；$PaCO_2$升高，使呼吸加深加快，肺通气增加；若$PaCO_2$超过一定水平，则抑制中枢神经系统活动，出现呼吸困难、头痛头晕，甚至昏迷，即二氧化碳麻醉。$[H^+]$对呼吸的调节同$PaCO_2$。$[H^+]$升高，导致呼吸加深加快，肺通气增加；$[H^+]$降低，呼吸受到抑制。PaO_2降低时，引起呼吸加深加快，肺通气增加，它是通过外周化学感受器对呼吸运动进行调节。

3）呼吸的生理变化

①正常呼吸：呼吸频率为 16～20 次/分（2014），节律规则。男性及儿童以腹式呼吸为主，女性以胸式呼吸为主。

②生理变化

a．年龄越小，呼吸频率越快。如新生儿呼吸约为 44 次/分。

b．性别：同年龄的女性呼吸比男性稍快。

c．活动：剧烈运动可使呼吸加深加快；休息和睡眠时呼吸减慢；另外，说话、唱歌、笑、哭，以及吞咽、排泄等动作也使呼吸有所改变。

d．情绪：强烈的情绪变化，如紧张、恐惧、愤怒、悲伤、害怕等可刺激呼吸中枢，引起呼吸加快或屏气。

e．环境：温度升高或海拔增高，可使呼吸加深加快。

（2）异常呼吸的评估及护理

1）异常呼吸的评估

①频率异常

a．呼吸过速：成年人呼吸频率超过 24 次/分，见于发热、疼痛、甲状腺功能亢进症等。一般体温每升高 1℃，呼吸频率每分钟增加 3～4 次。

b．呼吸过缓：成年人呼吸频率低于 12 次/分。见于颅内压增高、巴比妥类药物中毒等。

②深度异常

a．深度呼吸：又称**库斯莫尔呼吸**。是一种深而规则的大呼吸。见于糖尿病酮症酸中毒和尿毒症酸中毒等，以便排除较多的二氧化碳调节血中的酸碱平衡。

b．浅快呼吸：是一种浅表而不规则的呼吸，有时呈叹息祥。可见于呼吸肌麻痹、某些肺与胸膜疾病，也可见于濒死的病人。

③节律异常

a．**潮式呼吸**（2013）：又称陈-施呼吸。是一种呼吸<u>由浅慢逐渐变为深快，然后再由深快转为浅慢</u>，再经一段呼吸暂停（5～20秒）后，又开始重复以上过程的周期性变化，其形态犹如潮水起伏。

b．**间断呼吸**：又称比奥呼吸。表现为有规律的呼吸几次后，突然停止呼吸，间隔一个短时间后又开始呼吸，如此反复交替。常在临终前发生。

④声音异常

a．蝉鸣样呼吸：表现为吸气时产生一种极高的似蝉鸣样音响，产生机制是由于声带或细小支气管附近阻塞，使空气吸入发生困难。常见于喉头水肿、喉头异物和支气管哮喘等。

b．鼾声呼吸：表现为呼吸时发出一种粗大的鼾声，由于气管或支气管内有较多的分泌物积蓄所致。多见于昏迷病人。

⑤形态异常

a．胸式呼吸减弱，腹式呼吸增强：由于肺、胸膜或胸壁的疾病，如肺炎、胸膜炎、肋骨骨折、肋神经痛等产生剧烈的疼痛，均可使胸式呼吸减弱，腹式呼吸增强。

b．腹式呼吸减弱，胸式呼吸增强：由于腹膜炎、大量腹水、肝脾极度增大、腹腔内巨大肿瘤等，使膈肌下降受限，造成腹式呼吸减弱，胸式呼吸增强。

⑥呼吸困难：是一个常见的症状及体征，病人主观上感到空气不足，客观上表现为呼吸费力，可出现发绀、鼻翼扇动、端坐呼吸，辅助呼吸肌参与呼吸活动，造成呼吸频率、深度、节律的异常。临床上可分为如下几点。

a．**吸气性呼吸困难**：其特点是吸气显著困难，吸气时间延长，有明显的<u>三凹征</u>（吸气时胸骨上窝、锁骨上窝、肋间隙出现凹陷）。常见于气管阻塞、气管异物、喉头水肿等（2015）。

b．呼气性呼吸困难：其特点是呼气费力，呼气时间延长。由于下呼吸道部分梗阻，气流呼出不畅所致。常见于支气管哮喘、阻塞性肺气肿。

c．混合性呼吸困难：其特点是吸气、呼气均感费力，呼吸频率增加。由于广泛性肺部病变使呼吸面积减少，影响换气功能所致。常见于重症肺炎、广泛性肺纤维化、大面积肺不张、大量胸腔积液等。

2）异常呼吸的护理

①提供舒适环境。

②加强观察：观察呼吸的频率、深度、节律、声音、形态有无异常。

③提供营养和水分：选择营养丰富、易于咀嚼和吞咽的食物，注意水分的供给。

④吸氧：必要时给予氧气吸入。

⑤心理护理：维持良好的护患关系，稳定病人情绪，保持良好心态。

⑥健康教育：戒烟限酒，减少对呼吸道黏膜的刺激；培养良好的生活方式；教会病人呼吸训练的方法，如缩唇呼吸、腹式呼吸等。

（3）呼吸的测量

1）操作前准备：测量前如有剧烈运动、情绪激动等，应休息20～30分钟后再测量。

2）步骤

①护士在测量脉搏后，手保持诊脉姿势，以免病人紧张而影响测量结果。

②观察病人胸部或腹部起伏次数，一起一伏为一次，一般病人观察 30 秒，将测得数值乘以 2，呼吸异常病人观察 1 分钟。

<u>③危重或呼吸微弱病人，如不易观察，可用少许棉花置于病人鼻孔前，观察棉花被吹动的次数，计时 1 分钟（2016）。</u>

④记录呼吸数值。

3）注意事项：呼吸受意识控制，因此测量呼吸前不必解释，在测量过程中不使病人察觉，以免紧张，影响测量的准确性。

九、病人饮食的护理

1. 医院饮食　可分为三大类：<u>基本饮食、治疗饮食和试验饮食</u>。

（1）<u>基本饮食（2012）</u>：基本饮食包括普通饮食、软质饮食、半流质饮食和流质饮食四种，见表 1-7。

表 1-7　医院基本饮食

类别	适用范围	饮食原则	用法
普通饮食	病情轻或疾病恢复期，消化功能正常，无须饮食限制者	营养平衡，与健康人饮食相似	每日三餐，总热量每日 9.20～10.88MJ（2200～2600kcal），蛋白质每日 70～90g
软质饮食	低热；消化吸收功能差，咀嚼不便者	其食物软烂、易咀嚼、易消化、无刺激性，营养平衡	每日总热能为 2200～2400kcal，蛋白质 60～80g；每日 3～4 餐
半流质饮食	发热、体弱、口腔及消化道疾病、咀嚼不便及手术后的病人	食物无刺激性，易咀嚼、吞咽和消化，呈半流状，营养丰富。如粥、面条、馄饨、肉末等	每日总热能为 1500～2000kcal，蛋白质 60～80g；每日 5～6 餐
流质饮食	高热、口腔疾病、大手术后、急性消化道疾病、重危或全身衰竭等病人	食物呈液体状，易吞咽、易消化。如豆浆、米汤、肉汁、果汁等，因所含热量和营养素不足，只能短期食用	每日总热能为 836～1195 kcal，蛋白质 40～50g，每日 6～7 餐，每 2～3 小时 1 次，每次 200～300ml

（2）治疗饮食：是指在基本饮食的基础上，适当调节热能和营养素，以达到治疗或辅助治疗的目的。治疗饮食见表 1-8。

表 1-8　医院治疗饮食

饮食种类	适用范围	饮食原则及用法
高热量饮食	热能消耗的病人，如甲状腺功能亢进症、结核、大面积烧伤、肝炎、胆道疾病及产妇等	基本饮食基础上加餐 2 次，可进食牛奶、豆浆、瘦肉、鸡蛋、藕粉、巧克力及甜食等。每日总热量约为 12.5MJ（3000kcal）
高蛋白饮食	高代谢病，如恶性肿瘤、营养不良、贫血、低蛋白血症、孕妇、母乳等	基本饮食基础上增加富含蛋白质的食物，尤其是优质蛋白。蛋白质供给量为每日 1.5～2.0g/kg，每日总量不超过 120g
低蛋白饮食	限制蛋白质摄入者，如急性肾炎、尿毒症、肝性脑病等病人	成年人每日蛋白质进食量≤40g，视病情可减至每日 20～30g。肾功能不全者应摄入动物性蛋白为主，忌用豆制品；肝性脑病者就以植物蛋白为主，补充蔬菜和糖
低脂肪饮食	肝、胆、胰疾病，高脂血症、动脉硬化、冠心病、肥胖症及腹泻等病人	饮食清淡、少油，禁用肥肉、蛋黄、动物脑，限制动物脂肪的摄入；脂肪含量每日少于 50g，肝、胆、胰病病人每日少于 40g
低胆固醇饮食	高胆固醇血症、高脂血症、动脉硬化、高血压、冠心病等	胆固醇摄入量每日少于 300mg，禁用或少用含胆固醇高的食物，如动物内脏和脑、鱼子、蛋黄、肥肉、动物油等
低盐饮食	急慢性胃炎、肝硬化腹水、心脏病（心力衰竭）、重度高血压但水肿较轻病人	成年人每日食盐量＜2g（2017），不包括食物内自然存在的氯化钠。禁食腌制食品，如咸菜、皮蛋、咸肉、虾米等
无盐低钠饮食	同低盐饮食，但用于水肿较重的病人	无盐饮食除食物内自然含钠量外，烹调时不放盐，饮食中含钠量每日＜0.7g；低钠饮食需控制摄入食品中自然存在的含钠量，一般应每日＜0.5g；两者均禁食腌制食品、含钠食物和药物，如油条、挂面、汽水、碳酸氢钠等
高纤维素饮食	便秘、肥胖症、高脂血症、糖尿病等病人	成年人食物纤维量每日＞30g。食物中应多含食物纤维，如韭菜、芹菜、卷心菜、粗粮、豆类、竹笋等
少渣饮食	伤寒、痢疾、腹泻、肠炎、食管胃底静脉曲张病人	饮食中应少含食物纤维，不用强刺激性调味品及坚硬、带碎骨的食物；肠道疾病少用油脂

（3）试验饮食：是指在特定的时间内，通过对饮食内容的调整来协助诊断疾病和确保实验室检查结果正确性的一种饮食。试验饮食见表 1-9。

表 1-9　医院试验饮食

饮食类	适用范围	饮食原则及用法
隐血试验饮食	用于大便隐血试验的准备，以协助诊断有无消化道出血	试验前 3 天起禁止食用易造成隐血假阳性结果的食物，如肉类、肝类、动物血、含铁丰富的药物或食物、绿色蔬菜等（2011、2012）。可进食牛奶、豆制品、土豆、白菜、米饭、面条、馒头等。第 4 天开始留取粪便做隐血试验
胆囊造影饮食	用于行造影检查以诊断有无胆囊、胆管、肝胆管疾病的病人	检查的第 1 日中午进食高脂肪餐，以刺激胆囊收缩和排空，有助于显影剂进入胆囊；晚餐进无脂肪、低蛋白、高糖类的清淡饮食；晚餐后口服造影剂，至次日上午摄片。摄片后如显影良好，可吃脂肪餐（用油煎鸡蛋 2 个食用），脂肪含量 25~50g，30 分钟后再摄片观察
甲状腺 ^{131}I 试验饮食	用于协助测定甲状腺功能	试验期为 2 周，试验期间禁用含碘食物（2011、2017），如海带、海蜇、紫菜、海参、虾、鱼、加碘食盐等；禁用碘做局部消毒。2 周后做 ^{131}I 功能测定

2．饮食护理

（1）影响饮食的因素

1）生理因素：不同年龄阶段生理需要不同，应据此合理安排饮食。处于妊娠期、哺乳期的女性对营养的需求显著增加，同时会有饮食习惯的改变。妊娠期女性摄入营养素的比例应均衡，同时需要增加蛋白质、铁、碘、叶酸的摄入量。

2）病理因素：许多疾病可影响病人对食物及营养的摄取、消化、吸收及代谢。例如口腔、胃肠道疾病可直接影响食物的摄取、消化和吸收。患病后的用药也会影响病人的饮食及营养。食物过敏也可影响营养的摄入和吸收。

3）心理因素：焦虑、忧郁、恐惧、悲哀等不良情绪可使人食欲降低、偏食、厌食等。愉快、轻松的心理状态则会促进食欲。

4）社会文化因素

①饮食习惯：受民族、宗教信仰、社会背景、文化习俗、地理位置、生活方式等的影响。

②营养知识：正确地理解和掌握营养知识有助于人们摄入平衡的饮食和营养。

（2）护理措施

1）病人进食前的护理

①饮食教育：护士应根据病人所需的饮食种类对病人进行解释和指导，说明意义，明确可选用和不宜选用的食物及进餐次数等，取得病人的配合。

②进食环境准备：病人进餐环境应尽可能清洁、整齐、美观，空气清新，进餐气氛轻松愉快。进餐前医护人员暂停非紧急的治疗护理工作；整理病室和床单，去除不良气味及不良视觉印象；鼓励同室病人同时进餐，促进食欲；有病危或呻吟的病人可用屏风遮挡。

③病人准备：护士应协助病人减少或去除各种引起不舒适的因素，改善病人的不良心理状态，洗手及清洁口腔，采取舒适的进餐姿势围围巾或治疗巾。

2）病人进食时的护理

①及时分发食物。

②鼓励并协助病人进食

a．检查治疗饮食、试验饮食的实施情况，并适时给予督促。

b．护士可及时地、有针对性地解答病人在饮食方面的问题，逐渐纠正其不良饮食习惯。

c．鼓励卧床病人自行进食，并将食物、餐具等放在病人伸手可及的位置。

d．对不能自行进食者，应喂食，不要催促病人。进食的温度要适宜，防止烫伤。饭和菜、固体和液体食物应轮流喂食。

e．对双目失明或眼睛被遮盖的病人，应告诉病人喂食内容以增加其进食的兴趣。

f．对禁食或限量饮食者，应告知病人原因，以取得配合。

g．对于需要增加饮水量者，应向病人解释大量饮水的目的及重要性。

h．对限制饮水量者，护理人员应向病人及家属说明限水的目的及饮水量，以取得合作。

③特殊问题处理：在巡视病人时应及时处理进食过程中出现的特殊问题。

a．恶心：若病人在进食过程中出现恶心，可鼓励其做深呼吸并暂时停止进食。

b．呕吐：将病人头偏向一侧，防止呕吐物进入气管内；尽快清除呕吐物；开窗通风，去除室内不良气味；帮助病人漱口或给予口腔护理。

c．呛咳：应细嚼慢咽，不要边进食边说话。若病人发生呛咳，应帮助病人叩背；若异物进入喉部，应及时在腹部剑突下、肚脐上用手向上、向下推挤数次，使异物排出。

3）病人进食后的护理

①及时撤去餐具，清理食物残渣，整理床单位，督促和协助病人饭后洗手、漱口或为病人做口腔护理，以保持餐后的清洁和舒适。

②餐后根据需要做好记录，如进食的种类、数量、病人进食过程中和进食后的反应等，以评价病人的进食是否满足营养需求。

③对暂需禁食或延迟进食的病人应做好交接班。

3．**鼻饲法**　将导管经鼻腔插入胃内，从管内灌注流质食物、水分和药物的方法。

（1）目的：对下列不能自行经口进食病人以鼻胃管供给食物和药物，以维持病人营养和治疗的需要。如：①昏迷病人；②口腔疾病或口腔手术后病人，上消化道肿瘤引起吞咽困难病人；③不能张口的病人，如破伤风病人；④其他病人，如早产儿、病情危重者、拒绝进食者等。

（2）操作前准备

①无菌鼻饲包内备：治疗碗、镊子、止血钳、压舌板、纱布、胃管或硅胶管、50ml注射器、治疗巾。

②治疗盘内备：液状石蜡、棉签、胶布、别针、夹子或橡皮圈、手电筒、听诊器、弯盘、鼻饲流食（38～40℃）、温开水适量（也可取病人饮水壶内的水）、水温计。按需准备漱口或口腔护理用物及松节油。

（3）步骤

1）插管（2014）

①核对：携用物至病人床旁，核对病人姓名、床号。

②摆体位：有义齿者取下义齿。能配合者取半坐位或坐位，无法坐起者取右侧卧位，昏

迷者取去枕平卧位，头后仰。

③保护床单位：将治疗巾围于病人颌下，弯盘放于便于取用处。

④鼻腔准备：观察鼻腔是否通畅，选择通畅一侧，用棉签清洁鼻腔。

⑤标记胃管：测量胃管插入的长度并标记，通常插入 45～55cm。

⑥润滑胃管：将少许液状石蜡倒于纱布上，润滑胃管前端。

⑦插入胃管

a．左手持纱布托住胃管，右手持镊子夹住胃管前端，沿选定侧鼻孔轻轻插入。

b．插入胃管 10～15cm（咽喉部）时，根据病人具体情况进行插管。

⑧确认：确认胃管是否在胃内。

⑨固定：确定胃管在胃内后，将胃管用胶布固定在鼻翼及颊部。

⑩灌注食物：连接注射器于胃管末端，抽吸见有胃液抽出，再注入少量温开水。缓慢注入鼻饲液或药液。鼻饲完毕后，再次注入少量温开水。

⑪处理胃管末端：将胃管末端反折，用纱布包好，用橡皮筋扎紧或用夹子夹紧，用别针固定于大单、枕旁或病人衣领处。

⑫整理用物：协助病人清洁鼻孔、口腔，整理床单位，嘱病人维持原卧位 20～30 分钟。洗净鼻饲用的注射器，放于治疗盘内，用纱布盖好备用。

⑬洗手，记录。

2）拔管

①拔管前准备：置弯盘于病人颌下，夹紧胃管末端，轻轻揭去固定的胶布。

②拔出胃管：用纱布包裹近鼻孔处的胃管，嘱病人深呼吸，在病人呼气时拔管，边拔边用纱布擦胃管，到咽喉处快速拔出。

③整理用物：清洁病人口鼻、面部，擦去胶布痕迹，协助病人漱口，采取舒适卧位。

④洗手，记录。

（4）注意事项

①插管时动作应轻柔；避免损伤食管黏膜，尤其是通过食管 3 个狭窄部位（环状软骨水平处，平气管分叉处，食管通过膈肌处）时。

②插入胃管至 10～15cm（咽喉部）时，若为清醒病人，嘱其做吞咽动作；若为昏迷病人，则用左手将其头部托起，使下颌靠近胸骨柄，以利插管。

③插入胃管过程中如果病人出现呛咳、呼吸困难、发绀等，表明胃管误入气管，应立即拔出胃管。

④每次鼻饲前应证实胃管在胃内且通畅，并用少量温水冲管后再进行喂食，鼻饲完毕后再次注入少量温开水，防止鼻饲液凝结（2014）。

⑤鼻饲液温度应保持在 38～40℃，避免过冷或过热；新鲜果汁与奶液应分别注入，防止产生凝块；药片应研碎溶解后注入。

⑥长期鼻饲者应每日进行口腔护理 2 次，并定期换胃管，普通胃管每周更换 1 次，硅胶胃管每月更换 1 次。更换胃管时应在晚间末次灌食物后拔管，次晨从另一侧鼻孔插管。

⑦食管静脉曲张、食管梗阻的病人禁忌使用鼻饲法。

⑧插入长度一般为前额发际至胸骨剑突处或由耳垂经鼻尖至胸骨剑突处的距离（2012）。

⑨确认胃管插入胃内的方法有：在胃管末端连接注射器抽吸，能抽出胃液；置听诊器于

病人胃部，快速经胃管向胃内注入 10ml 空气，听到气过水声；将胃管末端置于盛水的治疗碗中，无气泡逸出。

⑩每次鼻饲量不超过 200ml，间隔时间大于 2 小时（2014），每次注入前应先用水温计测试温度。

4．出入液量的记录

（1）目的：正常人每昼夜的液体摄入量和排出量保持动态平衡。记录病人 24 小时出入液量，适用于休克、大面积烧伤、大手术后，以及心脏病、肾病、肝硬化伴腹水等病人。

（2）记录的内容和要求

①每日摄入量：包括每日饮水量、输液量、输血量、食物中的含水量等。

②每日排出量：包括尿量、粪便量，以及其他排出液，如胃肠减压吸出液等。

（3）记录方法

①出入液量可先记录在出入液量记录单上，晨 7 时至晚 7 时，用蓝笔；晚 7 时至次晨 7 时，用红笔。

②晚 7 时，做 12 小时的小结；次晨 7 时，做 24 小时总结，并记录在体温单相应栏内。

③记录要求准确、及时、具体，字迹清晰。

十、冷热疗法

1．冷疗法

（1）冷疗法的作用

①**减轻局部充血或出血**：冷疗可使局部血管收缩，减轻局部充血；还可使血流减慢，血液黏稠度增加，有利于血液凝固而控制出血。适用于局部软组织损伤的初期、扁桃体摘除术后、鼻出血等。

②**减轻疼痛**：冷疗可降低神经末梢的敏感性，还可使血管收缩，减轻组织肿胀，从而减轻疼痛。适用于急性损伤初期、牙痛、烫伤等。

③**控制炎症扩散**：冷疗可使局部血管收缩，从而限制炎症的扩散。适用于炎症早期。

④**降低体温**：冷直接与皮肤接触，通过传导与蒸发的物理作用，使体温降低。适用于高热、中暑病人。

（2）影响冷疗的因素

①方式：在同样的温度条件下，湿冷、湿热的效果优于干冷、干热。

②面积：冷、热应用面积越大，冷、热疗法的效果就越强；反之，则越弱。但须注意使用面积越大，病人的耐受性越差，且会引起全身反应。

③时间：在一定时间内其效应随着时间的增加而增强，以达到最大的治疗效果。如果时间过长，会产生继发效应，甚至还可引起不良反应，如疼痛、皮肤苍白、冻伤、烫伤等。

④温度：冷、热疗法的温度与机体治疗前体表的温度相差越大，机体对冷、热刺激的反应越强；反之，则越小。此外，环境温度也直接影响冷热疗效果。如环境温度高于或等于身体温度时，传导或蒸发散热的作用减低，热效应增强；而在干冷的环境中用冷，散热会增强，冷效应增强。

⑤部位：皮肤较厚的区域冷、热疗法效果较差；而皮肤较薄的区域冷、热疗法效果较好。浅层皮肤对冷较敏感。血液循环良好的部位，可增强冷、热应用的效果。

⑥个体差异：年龄、性别、身体状况、居住习惯、肤色等影响冷、热治疗的效果。婴幼

儿对冷、热刺激的耐受性较低；老年人对冷、热刺激的敏感性降低；女性比男性对冷、热刺激更为敏感。昏迷、血液循环障碍、血管硬化、感觉迟钝等病人，其对冷、热的敏感性降低，尤要注意防止烫伤与冻伤。

（3）冷疗的禁忌证

1）血液循环障碍：常见于全身微循环障碍、局部组织血液循环不良、休克、大面积组织受损、周围血管病变、动脉硬化、糖尿病、神经病变、水肿等病人，因血液循环不良、组织营养不足，若使用冷疗，进一步使血流减少，加重血液循环障碍，导致局部组织缺血、缺氧而变性坏死。

2）慢性炎症或深部化脓病灶：因冷疗使局部血流减少，妨碍炎症的吸收。

3）组织损伤、破裂或有开放性伤口处：因冷疗可降低血液循环，增加组织损伤，且影响伤口愈合，尤其是大范围组织损伤，应禁止用冷疗。

4）对冷疗过敏：对冷过敏者使用冷疗可出现红斑、荨麻疹、关节疼痛、肌肉痉挛等过敏症状。

5）冷疗的禁忌部位（2012、2014、2015、2017）

①枕后、耳郭、阴囊处：用冷易引起冻伤。

②心前区：用冷可导致反射性心率减慢、心房纤颤或心室纤颤及房室传导阻滞。

③腹部：用冷易引起腹泻。

④足底：用冷可导致反射性末梢血管收缩影响散热或引起一过性冠状动脉收缩。

（4）冷疗的方法

1）冰袋

①目的：降温、止血、镇痛、消炎。

②将小冰块放入盆内用冷水冲去棱角，将冰块装袋至1/2～2/3满。排出冰袋内空气并夹紧袋口。用毛巾擦干冰袋，倒提，检查冰袋有无破损、漏水。将冰袋装入布套，避免冰袋与病人皮肤直接接触。

③高热降温置冰袋于前额、头顶部和体表大血管流经处（颈部两侧、腋窝、腹股沟等）；扁桃体摘除术后将冰囊置于颈前颌下。放置前额时，应将冰袋悬吊在支架上，以减轻局部压力，但冰袋必须与前额皮肤接触。

④放置时间不超过30分钟，以防产生继发效应。

⑤观察效果与反应：局部皮肤出现发绀，麻木感，则停止使用。

⑥操作后将冰袋内冰水倒空，倒挂晾干，吹入少量空气，夹紧袋口备用；布袋送洗。

⑦注意事项

a. 用冷疗过程中，注意观察冰袋内冰块的融化情况、病人反应、局部皮肤变化，皮肤颜色，有无发绀、麻木及冻伤等情况发生。

b. 用冷疗时间应适宜，最长不得超过30分钟，以防继发效应。如连续使用，可间隔1小时后再重复使用。

c. 降温时，冰袋使用后30分钟需测体温，当体温降至39℃以下，应取下冰袋，并在体温单上做好记录（2013）。

2）冰帽

①目的：头部降温，预防脑水肿。

②冰帽降温：头部置冰帽中，后颈部、双耳郭垫海绵；排水管放水桶内，<u>防止枕后、外耳冻伤（2015）</u>。

③冰槽降温：头部置冰槽中，双耳塞不脱脂棉球，双眼覆盖凡士林纱布，防止冰水流入耳内，保护角膜。

④观察效果与反应：<u>维持肛温在 33℃左右，不可低于 30℃，以防心室纤颤等并发症出现</u>。

⑤注意事项

a．观察冰帽有无破损、漏水，冰块融化后，应及时更换或添加。

b．<u>用冷时间不得超过 30 分钟，以防产生继发效应</u>。

c．加强观察，观察皮肤色泽，注意监测肛温，<u>肛温不得低于 30℃</u>。

3）冷湿敷

①目的：止血、消炎、消肿、镇痛冷敷。

②敷布浸入冰水中，卵圆钳夹起拧至半干，敷布须浸透，拧至不滴水为宜。抖开敷于患处。若冷敷部位为开放性伤口，须按无菌技术处理伤口。每 3～5 分钟更换一次敷布，持续 15～20 分钟。观察局部皮肤变化及病人反应。

③注意事项

a．若冷敷部位为开放性伤口，应按无菌技术处理伤口。

b．敷布湿度得当，以不滴水为宜。

c．<u>若为降温，则使用冷湿敷 30 分钟后应测量体温，并将体温记录在体温单上</u>。

4）<u>乙醇拭浴：可用于物理降温（2011）</u>。

①松被尾、脱衣：松开床尾盖被，协助病人脱去上衣，便于擦拭。

②置冰袋、热水袋：<u>冰袋置头部，热水袋置足底（2012）</u>。头部置冰袋，以助降温并防止头部充血而致头痛；热水袋置足底，以促进足底血管扩张而减轻头部充血，并使病人感到舒适。

③大毛巾垫于擦拭部位下，小毛巾浸入温水或乙醇中，拧至半干，缠于手上成手套状，以离心方向拭浴，拭浴毕，用大毛巾擦干皮肤。

④擦浴顺序

a．双上肢：病人取仰卧位，按顺序擦拭：颈外侧→肩→肩上臂外侧→前臂外侧→手背；侧胸→腋窝→上臂内侧→前臂内侧→手心。擦至腋窝、肘窝、手心处稍用力并延长停留时间，以促进散热。

b．腰背部：病人取侧卧位，从颈下肩部→臀部，擦拭毕，穿好上衣。

c．双下肢：病人取仰卧位，按顺序擦拭。外侧：髂骨→下肢外侧→足背；内侧：腹股沟→下肢内侧→内踝；后侧：臀下→大腿后侧→腘窝→足跟。擦至腹股沟、腘窝处稍用力并延长停留时间，以促进散热。

⑤擦浴时间：每侧（四肢、背腰部）3 分钟，全过程 20 分钟以内，以防产生继发效应。

⑥观察：病人有无出现寒战、面色苍白、脉搏及呼吸异常。如有异常，停止拭浴，及时处理。

⑦<u>拭浴后 30 分钟测量体温，若低于 39℃，取下头部冰袋，降温后体温记录在体温单上</u>。

⑧注意事项

a．擦浴过程中注意保护病人，防止受凉。随时观察病人皮肤及全身反应，若出现面色苍白、寒战、脉搏、呼吸异常等，应立即停止，及时处理。

b．胸前区、腹部、后颈、足底为拭浴的禁忌部位。新生儿及血液病高热病人禁用乙醇拭浴。

⑨拭浴时，以拍拭（轻拍）方式进行，避免用摩擦方式，因摩擦易生热。

2．**热疗法**

（1）热疗的作用（2014）

①**促进炎症的消散和局限**：炎症早期用热，可促进炎性渗出物吸收与消散；炎症后期用热，可使炎症局限。适用于眼睑炎（麦粒肿）、乳腺炎等病人。

②**减轻疼痛**：热疗可降低痛觉神经兴奋性，又可改善血液循环，还可使肌肉松弛，从而减轻疼痛。适用于腰肌劳损、肾绞痛、胃肠痉挛、麦粒肿、乳腺炎等病人。

③**减轻深部组织的充血**：热疗使皮肤血管扩张，皮肤血流量增多。由于全身循环血量的重新分布，减轻深部组织的充血。

④**保暖与舒适**：热疗可使局部血管扩张，促进血液循环，将热带至全身，使体温升高，并使病人感到舒适。适用于年老体弱、早产儿、危重、末梢循环不良病人。

（2）热疗的影响因素：同冷疗。

（3）热疗的禁忌证

①**未明确诊断的急性腹痛**：热疗虽能减轻疼痛，但易掩盖病情真相，贻误诊断和治疗；同时热疗会促进炎症扩散，有引发腹膜炎的危险。

②**面部危险三角区的感染**：因此三角区血管分布丰富，面部静脉无静脉瓣，且与颅内海绵窦相通，用热会使血管扩张，血流量增加，导致细菌和毒素进入血液循环，引起颅内感染和败血症等严重后果。

③**各种脏器出血、出血性疾病**：热疗可使局部血管扩张，增加脏器的血流量和血管通透性而加重出血。血液凝固障碍的病人，用热会增加出血的倾向。

④**软组织损伤或扭伤的初期**（48小时内）：热疗可促进血液循环，加重皮下出血、肿胀、疼痛。

⑤其他

a．心、肝、肾功能不全者：大面积热疗使皮肤血管扩张，减少对内脏器官的血液供应，加重病情。

b．皮肤湿疹：热疗可加重皮肤受损，热疗也使病人增加痒感而不适。

c．急性炎症（如牙龈炎、中耳炎、结膜炎）：热疗可使局部温度升高，有利于细菌繁殖及分泌物增多，加重病情。

d．孕妇：热疗可影响胎儿的生长。

e．金属移植物部位、人工关节：金属是热的良好导体，用热易造成烫伤。

f．恶性病变部位：热疗可使正常与异常细胞加速新陈代谢而加重病情，同时又促进血液循环而使肿瘤扩散、转移。

g．麻痹、感觉异常者、婴幼儿、老年人慎用。

h．睾丸：因热会抑制精子发育并破坏精子。

（4）热疗的方法

1）**热水袋**（2013）

①目的：保暖、解痉、镇痛、舒适。

②调节水温：<u>成年人 60～70℃，昏迷、老人、婴幼儿、感觉迟钝、循环不良等病人，水温应低于 50℃</u>（2016）。

③备热水袋

a．灌水：放平热水袋、去塞，一手持袋口边缘，一手灌水。边灌水边提高热水袋，使水不致溢出。灌水 1/2～2/3 满。

b．排气：热水袋缓慢放平，排出袋内空气并拧紧塞子，以防影响热的传导。

c．检查：用毛巾擦干热水袋，倒提，检查热水袋有无破损，以防漏水。

d．加套：<u>将热水袋装入布套</u>，可避免热水袋与病人皮肤直接接触，增进舒适。

④放置所需部位，<u>袋口朝身体外侧</u>，避免烫伤。<u>时间不超过 30 分钟</u>，以防产生继发效应。

⑤观察效果与反应、热水温度等，如皮肤出现潮红、疼痛，应停止使用，并在局部涂凡士林以保护皮肤。

⑥注意事项

a．经常检查热水袋有无破损，热水袋与塞子是否配套，以防漏水。

b．炎症部位热敷，<u>热水袋灌水 1/3 满</u>，以免压力过大，引起疼痛。

c．<u>特殊病人使用热水袋，应再包一块大毛巾或放于两层毯子之间</u>，以防烫伤。

d．加强巡视，定期检查局部皮肤情况，必要时床边交班。

2）红外线灯及烤灯

①目的：消炎、镇痛、解痉、促进创面干燥结痂、保护肉芽组织生长。

②调节灯距、温度，<u>一般灯距为 30～50cm</u>。防止烫伤，温热为宜（用手试温）。

③<u>照射 20～30 分钟</u>（2016），注意保护，以防产生继发效应。前胸、面颈照射时应戴有色眼镜或用纱布遮盖，以保护眼睛。

④观察：<u>每 5 分钟观察治疗效果与反应。以皮肤出现红斑为合适。观察有无过热、心慌、头晕感觉及皮肤有无发红、疼痛等，如果出现则停止使用，报告医生</u>（2012）。

⑤注意事项

a．根据治疗部位选择不同功率灯泡：胸、腹、腰、背 500～1000W，手、足部 250W（鹅颈灯 40～60W）。

b．由于眼内含有较多的液体，对红外线吸收较强，一定强度的红外线直接照射可引发白内障。因此前胸、面颈照射时，应戴有色眼镜或用纱布遮盖。

c．意识不清、局部感觉障碍、血液循环障碍、瘢痕者，治疗时应加大灯距，防止烫伤。

d．红外线多次治疗后，治疗部位皮肤可出现<u>网状红斑、色素沉着</u>。

e．使用时避免触摸灯泡，或用布覆盖烤灯，以免发生烫伤及火灾。

3）热湿敷

①目的：解痉、消炎、消肿、镇痛。

②方法：敷布浸入热水中，卵圆钳夹起拧至半干。<u>水温为 50～60℃</u>，拧至不滴水为宜，放在手腕内侧试温，以不烫手为宜。

③抖开，折叠敷布敷于患处，<u>上盖棉垫</u>。及时更换盆内热水维持水温，若病人感觉过热，可掀起敷布一角散热。

④若热敷部位有伤口，须按无菌技术处理伤口。

⑤每 3～5 分钟更换一次敷布，持续 15～20 分钟。

⑥观察效果及反应：观察皮肤颜色，全身情况，以防烫伤。

⑦敷毕，轻轻拭干热敷部位，协助病人取舒适体位。勿用摩擦方法擦干，因皮肤长时间处于湿热气中容易破损。

⑧注意事项：a. 若病人热敷部位不禁忌压力，可用热水袋放置在敷布上再盖以大毛巾，以维持温度。b. 面部热敷者，应间隔 30 分钟方可外出，以防感冒。

4）热水坐浴

①目的：消炎、消肿、镇痛，促进引流，用于会阴部、肛门疾病及手术后。

②遵医嘱配制药液置于浴盆内 1/2 满，调节水温 40～45℃。

③置浴盆于坐浴椅上，协助病人裤子脱至膝盖部后取坐姿。嘱病人用纱布蘸药液清洗外阴部皮肤，待适应水温后，坐入浴盆中，持续 15～20 分钟（2016）。臀部完全泡入水中，随时调节水温，尤其冬季注意室温与保暖，防止病人着凉。

④观察效果与反应：若出现面色苍白、脉搏加快、眩晕、软弱无力，应停止坐浴。

⑤注意事项

a. 热水坐浴前先排尿、排便，因热水可刺激肛门、会阴部易引起排尿、排便反射。

b. 女性病人经期、妊娠后期、产后 2 周内、阴道出血和盆腔急性炎症不宜坐浴，以免引起感染。

c. 坐浴部位若有伤口，坐浴盆、溶液及用物必须无菌；坐浴后按换药法处理伤口。

d. 坐浴过程中，注意观察病人面色、脉搏、呼吸，倾听病人主诉，有异常时应停止坐浴，扶病人上床休息。

5）温水浸泡

①目的：消炎、镇痛、清洁、消毒创口，用于手、足、前臂、小腿部感染。

②配制药液置于浸泡盆内 1/2 满，水温 43～46℃。

③暴露患处取舒适体位，将肢体慢慢放入浸泡盆，必要时用长镊子夹纱布轻擦创面，使之清洁。

④持续时间 30 分钟，以防发生继发效应。

⑤观察效果与反应：局部皮肤有无发红、疼痛等。如水温不足，应先移开肢体后加热水，以免烫伤。

⑥浸泡毕擦干浸泡部位，如有伤口按无菌技术处理伤口。

⑦注意事项： a. 浸泡部位若有伤口，浸泡盆、药液及用物必须无菌；浸泡后应用无菌技术处理伤口。b. 浸泡过程中，注意观察局部皮肤，倾听病人主诉，随时调节水温。

十一、排泄护理

1. 排尿的护理

（1）尿液的评估

①排尿次数：一般成年人白天排尿 3～5 次，夜间 0～1 次。

②尿量：尿量是反映肾功能的重要指标之一。正常情况下每次尿量 300～500ml，24 小时尿量 1000～2000ml，平均在 1500ml 左右。

③尿液的颜色：正常新鲜尿液呈淡黄色或深黄色，是由于尿胆原和尿色素所致。当尿液

浓缩时，可见量少色深。尿的颜色还受某些食物、药物的影响，如进食大量胡萝卜或服用核黄素，尿的颜色呈深黄色。

在病理情况下，尿的颜色可有以下变化：a．血尿：肉眼血尿呈红色或棕色，见于急性肾小球肾炎、输尿管结石、泌尿系肿瘤、结核等。b．血红蛋白尿：大量红细胞在血管内被破坏，形成血红蛋白尿，呈酱油色或浓茶色，见于恶性疟疾和输入异型血引起的急性溶血反应。c．胆红素尿：呈深黄色或黄褐色，见于阻塞性和肝细胞性黄疸。d．乳糜尿：因尿液中含淋巴液而呈乳白色，见于丝虫病。

④尿液的透明度：尿中有脓细胞、红细胞以及大量的上皮细胞、黏液、管型等，可见尿液呈白色絮状、浑浊状，常见于泌尿系感染。

⑤尿液的酸碱反应：正常人尿液呈弱酸性，pH 为 4.5～7.5，平均为 6.0。饮食的种类可影响尿液的酸碱性，如进食大量蔬菜时，尿液可呈碱性，进食大量肉类时，尿液可呈酸性。酸中毒病人的尿液可呈强酸性，严重呕吐病人的尿液可呈强碱性。

⑥尿液的比重：尿比重的高低主要取决于肾的浓缩功能。成年人在正常情况下，尿比重波动于 1.015～1.025，一般尿比重与尿量成反比。若尿比重经常固定于 1.010 左右，提示肾功能严重障碍。

⑦尿液的气味：正常尿液气味来自尿内的挥发性酸。尿液久置后，因尿素分解产生氨，故有氨臭味。当泌尿道有感染时新鲜尿液也有氨臭味。糖尿病酮症酸中毒时，因尿液中含有丙酮，故有烂苹果气味。

（2）排尿异常的评估

①多尿：是指 24 小时尿量经常超过 2500ml。多因内分泌代谢障碍或肾小管浓缩功能不全引起。见于糖尿病、尿崩症、肾衰竭（多尿期）等病人。

②少尿：指 24 小时尿量少于 400ml 或每小时尿量少于 17ml（2014）。

原因：发热、液体摄入过少、休克等病人体内血液循环不足。心、肾、肝衰竭病人。

③无尿或尿闭：指 24 小时尿量少于 100ml 或 12 小时内无尿液产生。原因：严重休克、急性肾衰竭、药物中毒等病人。

④膀胱刺激征：主要表现为尿频、尿急、尿痛。

原因：主要有膀胱及尿道感染和机械性刺激。

⑤尿潴留：指尿液大量存留在膀胱内而不能自主排出。当尿潴留时，膀胱容积可增至3000～4000ml，膀胱高度膨胀，可至脐部。病人主诉下腹胀痛，排尿困难。体检可见耻骨上膨隆，扪及囊样包块，叩诊呈实音，有压痛。产生尿潴留的常见原因如下。

a．机械性梗阻：膀胱颈部或尿道有梗阻性病变，如前列腺肥大或肿瘤压迫尿道，造成排尿受阻。

b．动力性梗阻：膀胱、尿道无器质性梗阻病变，而由排尿功能障碍引起，如外伤、疾病或麻醉药使脊髓初级排尿中枢活动障碍或抑制，不能形成排尿反射。

c．其他各种原因引起的不能用力排尿或不习惯卧床排尿，包括某些心理因素，如焦虑、窘迫等使得排尿不能及时进行。由于尿液存留过多，膀胱过度充盈，致使膀胱收缩无力，造成尿潴留。

⑥尿失禁：指排尿失去意识控制或不受意识控制，尿液不自主地流出。

a．真性尿失禁：即膀胱稍有一些存尿便会不自主地流出，膀胱处于空虚状态。

原因：脊髓初级排尿中枢与大脑皮质之间联系受损，如昏迷、截瘫。使排尿反射活动失去大脑皮质的控制，膀胱逼尿肌出现无抑制性收缩；还见于因手术、分娩致膀胱括约肌损伤或支配括约肌的神经损伤；膀胱与阴道之间有瘘管等。

b．假性尿失禁（充溢性尿失禁）：即膀胱内储存部分尿液，当膀胱充盈达到一定压力时，即可不自主溢出少量尿液。当膀胱内压力降低时，排尿立即停止，但膀胱仍呈胀满状态而不能排空。

原因：脊髓初级排尿中枢活动受抑制，当膀胱充满尿液导致内压增高时，迫使少量尿液流出。

c．压力性尿失禁：当咳嗽、打喷嚏或运动时腹肌收缩，腹内压升高，以致不自主地排出少量尿液。

原因：膀胱括约肌张力降低、骨盆底部肌肉及韧带松弛、肥胖。多见于中老年女性。

（3）影响排尿的因素

①心理因素：对正常排尿有很大的影响。排尿还受暗示的影响，任何听觉、视觉或其他身体感觉的刺激均可诱发排尿。

②个人习惯：大多数人在潜意识里会形成一些排尿时间的习惯，而儿童期的排尿训练对成年后的排尿形态也有影响。排尿的姿势、时间是否充裕及环境是否合适也会影响排尿的完成。

③环境问题：排尿应在一种隐蔽的场所进行，如排尿的环境缺乏隐蔽，个体就会产生压力，而影响正常排尿。

④液体和饮食的摄入：饮食是影响排尿的重要因素。如果其他因素不变，排尿的量、次数与液体的摄入量成正相关；咖啡、茶和含酒精的饮料有利尿作用；含盐较高的食物、饮料可造成水钠潴留，使尿量减少。

⑤气候变化：夏季气温高时人体大量出汗，使尿量减少。冬季寒冷，血管收缩，循环血量增加，体内水分相对增多，反射性地抑制抗利尿激素的分泌，而使尿量增加。

⑥治疗及检查：手术损伤致失血、失液，机体脱水使尿量减少；泌尿系统的手术会直接影响尿液的生成或排出；手术中使用的麻醉剂可抑制排尿反射等；部分检查可能造成尿道损伤、水肿，导致排尿形态的改变，如膀胱镜检查。

⑦疾病：神经系统的损伤和病变会使排尿反射的神经传导和排尿的意识控制发生障碍，出现尿失禁；肾的病变会使尿液的生成发生障碍，出现少尿或无尿；泌尿系统的肿瘤、结石或狭窄也可导致排尿障碍，出现尿潴留。老年男性因前列腺肥大压迫尿道，可出现排尿困难。

⑧其他因素：妇女在妊娠时排尿次数可增多。在行经前，大多数妇女有液体潴留、尿量减少的现象，行经开始，尿量增加。老年人因膀胱肌肉张力减弱，出现尿频。婴儿因大脑发育不完善，2～3岁后才能自我控制排尿。

（4）排尿异常的护理

①尿潴留的护理（2014、2015）

a．安慰病人，消除其焦虑和紧张情绪。注意保护病人隐私。

b．调整体位和姿势：病情允许时，卧床病人可床上坐起或抬高上身，协助病人以习惯的姿势排尿。对需绝对卧床的手术病人，应有计划地提前训练床上排尿，以免因不适应排尿姿势的改变而导致尿潴留。

c. 诱导排尿：利用某些条件反射诱导排尿，如维持有利于排尿的姿势、听流水声、温水冲洗会阴部，或把病人的手放在温水中等。诱导前应讲解其目的和方法，取得病人的合作，建立排尿信心。

d. 热敷、按摩热敷、按摩可放松肌肉，促进排尿。如果病人病情允许，可用手按压膀胱协助排尿。切记不可强力按压，以防膀胱破裂。

e. 指导病人养成定时排尿的习惯。

f. 必要时根据医嘱肌内注射卡巴可等。

g. 经上述处理仍不能解除尿潴留时，可采用导尿术。

②尿失禁的护理

a. 皮肤护理：注意保持皮肤清洁干燥。床上铺橡胶单和中单，也可使用尿垫或一次性纸尿裤。经常用温水清洗会阴部皮肤，勤换衣裤、床单、尿垫。根据皮肤情况，定时按摩受压部位，防止压疮的发生。

b. 外部引流：女性病人可定时用女式尿壶紧贴外阴接取尿液；男性病人可用尿壶接尿，也可用阴茎套连接引流袋接取尿液，但此法不宜长时间使用，需每天定时取下阴茎套，并清洗阴茎、会阴部。

c. 如病情允许，指导病人每日白天摄入液体 2000～3000ml。因多饮水可以促进排尿反射，还可预防泌尿系统的感染。入睡前限制饮水，减少夜间尿量，以免影响病人休息。

d. 观察排尿反应，定时使用便器，建立规则的排尿习惯，刚开始时每 1～2 小时使用便器一次，以后间隔时间可以逐渐延长，以促进排尿功能的恢复。使用便器时，用手按压膀胱，协助排尿，注意用力要适度。

e. 指导病人进行骨盆底部肌肉的锻炼，以增强控制排尿的能力。

f. 对长期尿失禁的病人，可行导尿术留置导尿，避免尿液浸渍皮肤，发生皮肤破溃。根据病人的情况定时夹闭和引流尿液，锻炼膀胱壁肌肉张力，重建膀胱储存尿液的功能。

g. 心理护理。

（5）导尿术（2015）：是指在严格无菌操作下，用导尿管经尿道插入膀胱引流尿液的方法。

1）目的

①为尿潴留病人引流出尿液，以减轻痛苦。

②协助临床诊断：如留取未受污染的尿标本做细菌培养；测量膀胱容量、压力及检查残余尿液；进行尿道或膀胱造影等。

③为膀胱肿瘤病人进行膀胱化疗。

2）方法：移床旁椅至操作同侧的床尾，将便盆放床尾床旁椅上，打开便盆巾。松开床尾盖被，帮助病人脱去对侧裤腿，盖在近侧腿部，并盖上浴巾，对侧腿用盖被遮盖。协助病人取屈膝仰卧位，两腿略外展，暴露外阴。将小橡胶单和治疗巾垫于病人臀下，弯盘置于近外阴处，消毒双手，核对检查并打开导尿包，取出初步消毒用物，操作者一只手戴上手套，将消毒液棉球倒入小方盘内，保证操作的无菌性，预防感染的发生，根据男、女性病人尿道的解剖特点进行消毒、导尿。

①女性病人

a. **初步消毒**：由外向内，自上而下，依次初步消毒阴阜、大阴唇；用戴手套的左手分开大阴唇，消毒小阴唇和尿道外口；再一次消毒尿道外口和肛门。

b．打开导尿包：在病人两腿之间打开导尿包，用无菌持物钳暴露小药杯，倒消毒液于药杯内，浸湿棉球。嘱病人勿移动肢体，保持原有体位以免污染无菌区。

c．戴无菌手套，铺孔巾：取出无菌手套，按无菌技术操作原则戴好无菌手套，取出孔巾，铺在病人的外阴处并暴露会阴部。

d．整理用物，用润滑液棉球润滑尿管前段，可减轻尿管对黏膜的刺激和插管时的阻力。根据需要将导尿管和集尿袋的引流管连接，取消毒液棉球放于弯盘内。

e．**再次消毒**：弯盘置于外阴处，一手分开并固定小阴唇，一手持镊子夹取消毒液棉球，分别消毒尿道口、两侧小阴唇，棉球、弯盘、镊子放床尾弯盘内。再次消毒顺序是**内→外→内，自上而下**（2015）。每个棉球限用一次，避免已消毒的部位再污染。消毒尿道口时稍停片刻，充分发挥消毒液的消毒效果。

f．导尿：将方盘置于孔巾口旁，嘱病人张口呼吸，张口呼吸可使病人肌肉和尿道括约肌松弛，有助于插管。用另一镊子夹持导尿管对准尿道口轻轻插入尿道 4~6cm，见尿液流出再插入 1cm 左右，松开固定小阴唇的手下移固定导尿管，将尿液引入集尿袋或方盘内。插管时，动作要轻柔，避免损伤尿道黏膜。

②男性病人

a．初步消毒：依次初步消毒阴阜、阴茎、阴囊；用无菌纱布裹住阴茎将包皮向后推显露尿道外口；消毒尿道外口、龟头及冠状沟数次，包皮和冠状沟易藏污垢，应注意仔细擦拭，清除污垢预防感染。

b~d．同女性病人。

e．再次消毒：弯盘移至近外阴处，一手用纱布包住阴茎将包皮向后推，暴露尿道口。另一只手持镊子夹消毒棉球再次消毒尿道口、龟头及冠状沟。污棉球、镊子放床尾弯盘内。由内向外，每个棉球限用一次，避免已消毒的部位再污染。

f．导尿：一手继续持无菌纱布固定阴茎并提起，使之与腹壁成60°，使耻骨前弯消失，利于插管。将方盘置于孔巾口旁，嘱病人张口呼吸，用另一镊子夹持导尿管对准尿道口轻轻插入尿道 20~22cm，见尿液流出再插入 1~2cm，将尿液引入集尿袋内或方盘内。插管时，动作要轻柔，男性尿道有三个狭窄，切忌用力过快过猛而损伤尿道黏膜。

g．夹管、倒尿：当方盘内盛 2/3 满尿液，夹闭导尿管尾端，将尿液倒入便盆内，再打开导尿管继续放尿；或将尿液引流入集尿袋内至合适量。注意观察病人的反应并询问其感觉。

h．取标本若需做尿培养，用无菌标本瓶接取中段尿液 5ml，盖好瓶盖，放置合适处。避免碰洒或污染。

i．导尿完毕，夹闭尿管，轻轻拔出导尿管，撤下洞巾，擦净外阴，脱去手套置弯盘内，撤出病人臀下的防水布和治疗巾放在治疗车下层。协助病人穿好裤子，取舒适体位，整理床单。清理用物，打开门窗。测量尿量，尿培养标本贴标签后及时送检。

③注意事项

a．严格执行查对制度和无菌操作技术原则。

b．在操作过程中注意保护病人的隐私，并采取适当的保暖措施防止病人着凉。

c．对膀胱高度膨胀且极度虚弱的病人，第一次放尿不得超过 1000ml（2015、2016）。大量放尿可使腹腔内压急剧下降，血液大量滞留在腹腔内，导致血压下降而**虚脱**；另外膀胱内压突然降低，还可导致膀胱黏膜急剧充血，发生**血尿**（2015）。

d．老年女性尿道口回缩，插管时应仔细观察、辨认，避免误入阴道。

e．为女性病人插尿管时，如导尿管误入阴道，应更换无菌导尿管，然后重新插管。

f．为避免损伤和导致泌尿系统的感染，必须掌握男性和女性尿道的解剖特点。

（6）留置导尿术：是在导尿后，**将导尿管保留在膀胱内**（2016），引流尿液的方法。

①目的：a．**抢救危重、休克病人时**正确记录每小时尿量、测量尿比重，以密切观察病人的病情变化。b．为**盆腔手术**排空膀胱，使膀胱持续保持空虚状态，**避免术中误伤**。c．某些泌尿系统疾病手术后留置导尿管，便于引流和冲洗，并减轻手术切口的张力，促进切口的愈合。d．为尿失禁或会阴部有伤口的病人引流尿液，保持会阴部的清洁干燥。e．为尿失禁病人行膀胱功能训练。

②方法：a．携用物至病人床旁，核对病人并解释。b．同导尿术初步消毒、再次消毒会阴部及尿道口，插入导尿管。严格无菌操作。c．见尿液后再插入 7～10cm。夹住导尿管尾端或连接集尿袋，连接注射器根据导尿管上注明的气囊容积向气囊注入等量的无菌溶液，轻拉导尿管有阻力感，即证实导尿管固定于膀胱内。d．导尿成功后，夹闭引流管，撤下孔巾，擦净外阴，用安全别针将集尿袋的引流管固定在床单上，集尿袋固定于床沿下，防止尿液逆流造成泌尿系感染，开放导尿管。引流管要留出足够的长度，防止因翻身牵拉，使尿管脱出。e．操作后整理用物，洗手，记录留置导尿管的时间、病人的反应等。

③护理措施

a．保持尿道口清洁：女性病人用消毒棉球擦拭外阴及尿道口，男性病人用消毒棉球擦拭尿道口、龟头及包皮，**每天 1～2 次**。排便后及时清洗肛门及会阴部皮肤。

b．集尿袋的更换：注意观察并及时排空集尿袋内尿液，并记录尿量。通常每周更换集尿袋 1～2 次，若有尿液性状、颜色改变，需及时更换。

c．尿管的更换：定期更换导尿管，一般为 1～4 周更换 1 次。

d．留置尿管期间，如病情允许，应鼓励病人每日摄入水分在 2000ml 以上（包括口服和静脉输液等），达到冲洗尿道的目的。

e．训练膀胱反射功能，可采用间歇性夹管方式。夹闭导尿管，**每 3～4 小时开放 1 次**，使膀胱定时充盈和排空，促进膀胱功能的恢复（2015）。

f．注意病人的主诉并观察尿液情况，发现尿液浑浊、沉淀、有结晶时，应及时处理，每周检查尿常规 1 次（2011）。

2．排便的护理

（1）粪便评估

1）排便次数：一般成年人每天排便 1～3 次，婴幼儿每天排便 3～5 次。

2）排便量：正常成年人每天粪便量 100～300g。

3）粪便的性状

①形状与软硬度：正常人的粪便为成形软便。便秘时粪便坚硬，呈栗子样。消化不良或急性肠炎时可为稀便或水样便；肠道部分梗阻或直肠狭窄，粪便常呈扁条形或带状。

②颜色：正常成年人的粪便颜色呈黄褐色或棕黄色。婴儿的粪便呈黄色或金黄色。食用大量绿叶蔬菜，粪便可呈暗绿色；摄入动物血或铁制剂，粪便可呈无光样黑色。**柏油样**便提示上消化道出血；白陶土色便提示胆道梗阻；暗红色血便提示下消化道出血；果酱样便见于

肠套叠、阿米巴痢疾；粪便表面沾有**鲜红色血液**见于**痔或肛裂**；白色"米泔水"样便见于**霍乱、副霍乱**。

③内容物：粪便的内容物主要为食物的残渣、细菌、大量脱落的肠上皮细胞及机体代谢后的废物。若粪便中混入或表面附有血液、脓液或肉眼可见的黏液，提示消化道感染或出血。肠道寄生虫感染者粪便中可查见蛔虫、蛲虫、绦虫节片。

④气味：气味是由食物残渣与结肠中细菌发酵而产生，并与食物种类及肠道疾病有关。肉食者味重，素食者味轻。严重腹泻病人因未消化的蛋白质与腐败菌的作用，气味恶臭；下消化道溃疡、恶性肿瘤病人粪便呈腐臭味；上消化道出血的柏油样便呈腥臭味；消化不良者粪便呈酸臭味。

（2）异常排便的评估

1）便秘（2012）：指正常的排便形态改变，排便次数减少，排出过干过硬的粪便，且排便不畅、困难。

①原因：病人精神紧张；排便习惯不良；饮食中水分或纤维摄入量不足；长期卧床缺乏活动；环境或生活习惯的突然改变；滥用缓泻药造成药物依赖。此外，各类直肠肛门手术后以及器质性病变，如**肠梗阻、神经系统疾病**、全身性疾病及肛周疾病等，均可抑制肠道功能而导致便秘的发生。

②症状和体征：腹胀、腹痛、食欲缺乏、消化不良、乏力、舌苔变厚、头痛等。另外，便秘者粪便干硬，触诊腹部较硬实且紧张，有时可触及包块，肛门指检可触及粪块。

2）粪便嵌塞：指粪便持久滞留堆积在直肠内，坚硬不能排出。常发生于慢性便秘的病人。

①原因：便秘未能及时解除，粪便滞留在直肠内，水分被持续吸收而乙状结肠排下的粪便又不断加入，最终使粪块变得又大又硬不能排出，发生粪便嵌塞。

②症状和体征：病人有排便冲动，腹部胀痛，直肠肛门疼痛，肛门处有少量液化的粪便渗出，但不能排出粪便。

3）腹泻：是指正常排便形态改变，肠蠕动增快，排便次数增多，粪便稀薄不成形，甚至水样便。

①原因：饮食不当或使用泻药不当；情绪紧张焦虑；消化系统发育不成熟；胃肠道疾病；某些内分泌疾病如甲状腺功能亢进症等均可导致肠蠕动增加，发生腹泻。

②症状和体征：腹痛、肠痉挛、疲乏、恶心、呕吐、肠鸣、有急于排便的需要和难以控制的感觉。粪便松散或呈液体样。

4）排便失禁：指肛门括约肌不受意识的控制而不自主地排便。

①原因：神经肌肉系统的病变或损伤如瘫痪；胃肠道疾病；精神障碍、情绪失调等。

②症状和体征：病人不自主地排出粪便。

5）肠胀气：指胃肠道内有过量气体积聚，不能排出。

①原因：食入过多产气性食物；吞入大量空气；肠蠕动减少；肠道梗阻及肠道手术后。

②症状和体征：病人表现为腹部膨隆，叩诊呈鼓音、腹胀、痉挛性疼痛、呃逆、肛门排气过多。当肠胀气压迫膈肌和胸腔时，可出现气急和呼吸困难。

（3）影响排便的因素：生理因素如年龄、个人排泄习惯等；心理因素；社会文化因素；饮食与活动、与疾病有关的因素等。

（4）排便异常的护理

1）便秘病人的护理（2012）

①提供适当的排便环境：为病人提供单独隐蔽的环境及充裕的排便时间。如拉上围帘或用屏风遮挡，避开查房、治疗护理和进餐时间，以消除紧张情绪，保持心情舒畅，利于排便。

②选取适宜的排便姿势：卧床病人可抬高床头或采取半坐位。病情许可时，最好让病人下床上厕所，采取自然排便姿势。对手术后须卧床病人，在术前应训练床上使用便器排便。

③腹部环形按摩：排便时用手沿结肠解剖位置自右向左环行按摩，可促使降结肠的内容物向下移动，并可增加腹内压，促进排便。指端轻压肛门后端也可促进排便。

④遵医嘱给予口服缓泻药物：缓泻药可使粪便中的水分含量增加，加快肠蠕动，加速肠内容物的运行，而起到导泻的作用。但使用缓泻药时应根据病人的特点及病情选用。对于老年人、儿童应选择作用缓和的泻剂，慢性便秘的病人可选用蓖麻油、番泻叶、酚酞（果导）、大黄等接触性泻药。使用缓泻药可暂时解除便秘，但长期使用或滥用又常成为慢性便秘的主要原因。

⑤使用简易通便药：常用的有开塞露、甘油栓等。其作用机制是软化粪便，润滑肠壁（2012），刺激肠蠕动促进排便。

⑥以上方法均无效时，遵医嘱给予灌肠。

⑦健康教育：帮助病人及家属正确认识维持正常排便习惯的意义和获得有关排便的知识。

⑧帮助病人重建正常的排便习惯：指导病人选择一个适合自身排便的时间，理想的排便时间是进食后（早餐后）效果最好，因进食刺激大肠集团蠕动而引起排便反射，每天固定在此时间排便，并坚持下去，不随意使用缓泻药及灌肠等方法。

⑨合理安排膳食：多摄取可促进排便的食物和饮料。如多食用蔬菜、水果、粗粮等高纤维食物；餐前提供开水、柠檬汁等热饮，促进肠蠕动，刺激排便反射；适当提供轻泻食物如梅子汁等促进排便；多饮水，病情允许时，每日液体摄入量应不少于 2000ml；适当食用油脂类的食物。

⑩鼓励病人适当运动：按个人需要拟订规律的活动计划并协助病人进行运动，如散步、做操、打太极拳等。卧床病人可进行床上活动。此外还应指导病人进行增强腹肌和盆底部肌肉的运动，以增加肠蠕动和肌张力，促进排便。

2）粪便嵌塞病人的护理

①早期可使用栓剂、口服缓泻药来润肠通便。

②必要时先行油类保留灌肠，2～3 小时后再做清洁灌肠。

③必要时人工取便。如果清洁灌肠无效，按医嘱执行，方法是：术者戴上手套，将示指涂润滑剂后慢慢插入病人直肠内，触到粪块时注意大小、硬度，然后碾松粪块，再取出。操作时动作应轻柔以免损伤直肠黏膜。操作中注意观察病人反应，人工取便易刺激迷走神经，引起不良反应。如出现头晕、心悸、面色苍白时应立即停止操作。心脏病、脊椎受损者慎重使用。

④健康教育：向病人及家属讲解有关排便的知识，建立合理的膳食结构。协助病人建立并维持正常的排便习惯，防止便秘的发生。

3）腹泻病人的护理

①去除病因，如肠道感染者，应遵医嘱给予抗生素治疗。

②根据病情减少活动：卧床休息，腹部保暖，以减少肠蠕动。

③膳食调理：鼓励病人饮水，酌情给予清淡的流质或半流质食物，避免油腻、辛辣、高纤维食物。严重腹泻时可暂禁食。

④防治水和电解质紊乱：按医嘱给予止泻剂、口服补盐液或静脉输液。

⑤维持皮肤完整性：特别是婴幼儿、老年人、身体衰弱者，每次便后用软纸轻擦肛门，温水清洗，并在肛门周围涂油膏以保护局部皮肤。

⑥观察并记录粪便的形状、颜色、气味、内容物及量，必要时留取标本送检。病情危重者，注意生命体征变化。如疑为传染病应按肠道隔离要求进行护理。

⑦心理支持：做好安慰、解释工作。消除病人紧张焦虑的心理。及时为病人更换污染的床单、衣裤，保持病室空气清新，及时给予便器或将便器置于易取处，使病人身心舒适。

⑧健康教育：向病人讲解有关腹泻的知识，指导病人注意饮食卫生，养成良好的卫生习惯。

4）大便失禁病人的护理

①心理护理：大便失禁的病人心情紧张而窘迫，常感到自卑和忧郁，期望得到理解和帮助。护士应尊重和理解病人，给予心理安慰与支持。帮助其树立信心，配合治疗和护理。

②保护皮肤：床上铺防水布或一次性尿布；每次便后及时用温水洗净肛门周围及臀部皮肤，保持清洁干燥，必要时，涂搽软膏保护皮肤，避免破损感染；注意观察骶尾部皮肤变化，定时按摩受压部位，预防压疮发生。

③帮助病人重建控制排便的能力：了解病人排便时间，掌握排便规律，定时给予便盆，促使病人按时自己排便；与医生协调定时应用导泻栓剂或灌肠，以刺激定时排便；教会病人进行肛门括约肌及盆底部肌肉收缩锻炼。指导病人取立、坐或卧位，试做排便动作，先慢慢收缩肌肉，然后再慢慢放松，每次 10 秒左右，连续 10 次，每次锻炼 20～30 分钟，每日数次。以病人感觉不疲乏为宜。

④如无禁忌，保证病人每天摄入足量的液体。

⑤及时更换污湿的衣裤、被单，保持床褥、衣服清洁，定时开窗通风，保持室内空气清新。

5）肠胀气病人的护理

①指导病人养成良好的饮食习惯（细嚼慢咽）。

②去除引起肠胀气的原因。如勿食产气食物和饮料，积极治疗肠道疾病等。

③鼓励病人适当活动。协助病人下床活动如散步，卧床病人可做床上活动或变换体位，以促进肠蠕动，减轻肠胀气。

④轻微胀气时，可行腹部热敷或腹部按摩、针刺疗法。严重胀气时，遵医嘱给予药物治疗或行肛管排气。

3. **灌肠法**　灌肠法分为不保留灌肠法和保留灌肠法两种。不保留灌肠法包括：大量不保留灌肠、小量不保留灌肠和清洁灌肠。现分述如下：

（1）不保留灌肠法

1）大量不保留灌肠

①目的：解除便秘、肠胀气；清洁肠道，为肠道手术、检查或分娩做准备；稀释并减少毒素吸收，促进毒素排出，减轻毒性反应；灌入低温液体，为高热病人降温。

②灌肠溶液：常用 0.1%～0.2%的肥皂液，生理盐水。成年人每次用量为 500～1000ml,

小儿 200～500ml。溶液温度一般为 39～41℃（2011），降温时用 28～32℃（2014），中暑用 4℃。

③评估病人，准备用物，核对并解释。协助病人取左侧卧位（2014），双膝屈曲，使降结肠、乙状结肠处于下方，有利于使灌肠液顺利流入降结肠和乙状结肠。不能自我控制排便的病人可取仰卧位，臀下垫便盆。

④盖好被子，暴露臀部，消毒双手。检查灌肠器包并打开。取出垫巾铺在病人臀下，孔巾铺在病人臀部，暴露肛门，弯盘放在病人臀部旁边，纱布（纸巾）放在治疗巾上。

⑤取出灌肠筒，关闭引流管上的开关，将灌肠液倒入灌肠筒内，灌肠筒挂于输液架上，筒内液面高于肛门 40～60cm。

⑥戴手套，润滑肛管、排气：润滑肛管前端，排尽管内气体，关闭开关。一手垫卫生纸分开臀部，暴露肛门口，嘱病人深呼吸，一手将肛管轻轻插入直肠 7～10cm（2014）。固定肛管。灌液打开开关，使液体缓缓流入。观察灌入液体过程中，密切观察筒内液面下降速度和病人的情况。如液面下降过慢或停止，多由于肛管前端孔道被阻塞，可移动肛管或挤捏肛管，使堵塞管孔的粪便脱落。如病人感觉腹胀或有便意，可嘱病人张口深呼吸，放松腹部肌肉，并降低灌肠筒的高度以减慢流速或暂停片刻，以便转移病人的注意力，减轻腹压，同时减少灌入溶液的压力。如病人出现脉速、面色苍白、大汗、剧烈腹痛、心慌气促，此时可能发生肠道剧烈痉挛或出血，应立即停止灌肠，与医生联系，给予及时处理。

⑦拔管：待灌肠液即将流尽时夹管，用卫生纸包裹肛管轻轻拔出，弃于医用垃圾桶内。擦净肛门，脱下手套，消毒双手。

⑧注意事项

a. 妊娠、急腹症、严重心血管疾病等病人禁忌灌肠。

b. 伤寒病人灌肠时溶液不得超过 500ml，压力要低（液面不得超过肛门 30cm）。

c. 肝昏迷病人灌肠，禁用肥皂水，以减少氨的产生和吸收。

d. 充血性心力衰竭和水钠潴留病人禁用 0.9%氯化钠溶液灌肠。

e. 准确掌握灌肠溶液的温度、浓度、流速、压力和溶液的量。

f. 灌肠时病人如有腹胀或便意时，应嘱病人做深呼吸，以减轻不适。

g. 灌肠过程中应随时注意观察病人的病情变化，如发现脉速、面色苍白、出冷汗、剧烈腹痛、心慌气急时，应立即停止灌肠并及时与医生联系，采取急救措施（2012）。

h. 降温灌肠时液体要保留 30 分钟（2014），排便后 30 分钟，测量体温并记录。

i. 如灌肠后排便 1 次为 1/E。灌肠后无大便记为 0/E。

2）小量不保留灌肠

①目的：软化粪便，解除便秘；排除肠道内的气体，减轻腹胀。

②其他：常用灌肠液："1、2、3"溶液（50%硫酸镁 30ml、甘油 60ml、温开水 90ml）；甘油 50ml 加等量温开水；各种植物油 120～180ml。溶液温度为 38℃。

③其余步骤同大量不保留灌肠。将肛管从肛门轻轻插入 7～10cm。固定肛管，松开血管钳，缓缓注入溶液，注毕夹管，取下注洗器再吸取溶液，松夹后再行灌注。如此反复直至灌肠溶液全部注入完毕。擦净肛门，取下手套，协助病人取舒适卧位。嘱其尽量保留溶液 10～20 分钟再排便。

④注意事项：a. 灌肠时插管深度为 7～10cm，压力宜低，灌肠液注入的速度不得过快。

b. 每次抽吸灌肠液时应反折肛管尾段，防止空气进入肠道，引起腹胀。

3）清洁灌肠

①甘露醇法：病人术前 3 天进半流质饮食，术前 1 天进流质饮食，术前 1 天下午 2～4 时口服甘露醇溶液 1500ml（20%甘露醇 500ml+5%葡萄糖 1000ml 混匀）。一般服用后 15～20 分钟即反复自行排便（2013）。

②硫酸镁法：病人术前 3 天进半流质饮食，每晚口服 50%硫酸镁 10～30ml。术前 1 天进流质饮食，术前 1 天下午 2～4 时，口服 25%硫酸镁 200ml（50%硫酸镁 100ml+5%葡萄糖盐水 100ml）后再口服温开水 1000ml。一般服后 15～30 分钟即可反复自行排便，2～3 小时可排便 2～5 次。

护士应观察病人的一般情况，注意排便次数及粪便性质，确定是否达到清洁肠道的目的并做好记录。

（2）保留灌肠法

①镇静、催眠：治疗肠道感染。

②常用溶液：药物及剂量遵医嘱准备，灌肠溶液量不超过 200ml。溶液温度 38℃。镇静、催眠用 10%水合氯醛，剂量按医嘱准备；抗肠道感染用 2%小檗碱，0.5%～1%新霉素或其他抗生素溶液。

③根据病情选择不同的卧位：慢性细菌性痢疾，病变部位多在直肠或乙状结肠，取左侧卧位。阿米巴痢疾病变多在回盲部，取右侧卧位，以提高疗效。

④将小垫枕、橡胶单和治疗巾垫于臀下，使臀部抬高约 10cm，防止药液溢出。

⑤戴手套，润滑肛管前段，排气后轻轻插入肛门 15～20cm，缓慢注入药液。

⑥药液注入完毕，再注入温开水 5～10ml，抬高肛管尾端，使管内溶液全部注完，拔出肛管，擦净肛门，取下手套，消毒双手，嘱病人尽量保留药液在 1 小时以上。使药液充分被吸收，达到治疗目的。注意观察病人反应。

4．排气的护理

（1）肠胀气

1）概念：指肠道内积聚过量气体而不能排出。病人腹部膨隆，常伴腹胀、腹痛等不适症状。

2）护理措施

①心理护理：向病人解释，消除紧张情绪。

②调整饮食习惯：指导病人养成细嚼慢咽的好习惯；注意饮食合理，进食易消化的食物，勿食用产气食物或饮料，如豆类、糖、油炸类食物及碳酸饮料。

③适当活动：鼓励病人进行适当活动，如协助病人下床活动，卧床病人经常更换卧位等。

④按摩：可做腹部按摩或进行腹部热敷。

（2）肛管排气

①目的：帮助病人解除肠腔积气，减轻腹胀。

②核对、解释之后，协助病人取左侧卧位，注意遮盖，暴露肛门保暖，维护病人隐私。

③将玻璃瓶系于床边，橡胶管一端插入玻璃瓶液面下，另一端与肛管相连。戴手套，润滑肛管，嘱病人张口呼吸，将肛管轻轻插入直肠 15～18cm，用胶布将肛管固定于臀部，橡胶管留出足够长度用别针固定在床单上。

④观察排气情况，如排气不畅，帮助病人更换体位或按摩腹部。若有气体排出，可见瓶内液面下有气泡逸出。

⑤保留肛管不超过 20 分钟，拔出肛管，擦净肛门，取下手套。

十二、药物疗法和过敏试验法

1．给药的基本知识

（1）药物的领取：药物的领取各医院有不同的规定，但一般遵循由护士凭处方领取的原则。

①病区设用药柜，存放一定基数的常用药物，可供病人急需时使用。由专人负责，及时补充。

②病人每天的用药按医生处方由中心（住院）药房专人负责配药、核对，病区护士负责领回，经再次核对后给病人用药。

③抢救药品用后，护士应及时到药房领取后补充。

④麻醉药（哌替啶、吗啡等）和特殊药物，凭医生处方领取。

（2）药物的保管

①药柜放置：药柜应放在通风、干燥、光线明亮处，避免阳光直射，保持整洁，由专人负责，定期检查药品质量，以确保药品安全。

②药物按内服、注射、外用、剧毒、麻醉等不同分类放置，并按药物有效期的先后顺序排列，有计划地使用，以防因药物过期造成浪费。剧毒药、麻醉药要加锁保管，使用专本登记，并列入交班内容。

③药瓶上贴有明显标签：内服药标签为蓝色边、外用药为红色边、剧毒药和麻醉药为黑色边。标签要字迹清楚，标签上应标明药名（中、英文对照）、浓度、剂量。

④定期检查药物的质量和有效期，发现有变色、浑浊、异味、发霉等应立即停止使用，凡无标签或标签不清的不可使用。

⑤妥善保存：根据药物的性质妥善保存。

a．易挥发、潮解或风化的药物：如乙醇、过氧乙酸、碘酊、糖衣片等，应装瓶、盖紧瓶盖。

b．易氧化和遇光易变质的药物：如维生素C、氨茶碱、盐酸肾上腺素等，应装在有色密盖瓶中，或放在黑纸遮光的纸盒内，放于阴凉处。

c．易被热破坏的某些生物制品和抗生素：如抗毒血清、疫苗、胎盘球蛋白、青霉素皮试液等，应置于干燥阴凉（约 20℃）处或冷藏于 2～10℃处保存。

d．易燃易爆的药物：如乙醇、乙醚、环氧乙烷等，应单独存放，密闭瓶盖置于阴凉处，并远离明火。

e．易过期的药物：如各种抗生素、胰岛素等，应按有效期先后，有计划地使用，避免因药物过期造成浪费。

f．病人个人专用的贵重或特殊药物应单独存放，并注明床号、姓名。

（3）给药的原则

①根据医嘱准确给药：给药属于非独立性的护理操作，必须严格根据医嘱给药。护士应熟悉常用药物的作用、不良反应、用法和毒性反应，对有疑问的医嘱，应及时向医生提出，切不可盲目执行，也不可擅自更改医嘱。

②严格执行查对制度。

三查：指操作前、操作中、操作后查（三查七对的内容）。

七对：对床号、姓名、药名、浓度、剂量、用法、时间。

另外要严格检查药品的质量，如药物有变色、浑浊、沉淀等应停止使用。

③安全正确用药：a．做到五准确。即时间准确、剂量准确、浓度准确、途径准确、病人准确。同时防止药液的污染和药效降低。b．有效沟通，正确评估。用药前应给予用药指导。易发生过敏反应的药物，使用前应询问过敏史，必要时做过敏试验。同时应用2种以上药物时，注意有无配伍禁忌。防止不良反应，影响疗效。c．熟练的给药技术。熟练掌握不同途径不同方法的给药技术。

④密切观察用药反应：观察用药后的疗效和不良反应，及时调整用药方案。必要时做好记录。如发现给药错误，要及时报告、处理。

（4）给药的途径：给药途径的选择是根据药物的性质、剂型，机体对药物的吸收情况和用药目的的不同而决定。常用的给药途径有：动静脉、口服、注射、舌下含化、吸入、外敷、直肠给药等。吸收顺序依次为：吸入＞舌下含服＞直肠＞肌内注射＞皮下注射＞口服＞皮肤。

（5）给药的次数与时间：给药次数与时间取决于药物的半衰期，以能维持药物在血液中的有效浓度为最佳选择，同时考虑药物的特性及人体的生理节奏。临床工作中常用外文缩写来描述给药时间、给药部位和给药次数等，医院常见外文缩写见表1-10。

表1-10 医院常用给药的外文缩写与中文译意（2011、2013、2015、2016）

缩写	中文译意	缩写	中文译意
qd	每日1次	hs	临睡前
bid	每日2次	am	上午
tid	每日3次	pm	下午
qid	每日4次	St	立即
qh	每小时1次	DC	停止
q2h	每2小时1次	prn	需要时（长期备用）
q4h	每4小时1次	SOS	需要时（限用一次，12小时内有效）
q6h	每6小时1次	12n	中午12时
qm	每晨1次	12mn	午夜
qn	每晚1次	ID	皮内注射
qod	隔日1次	H	皮下注射
ac	饭前	IM	肌内注射
pc	饭后	IV	静脉注射
po	口服	ivgtt	静脉滴注

2．口服给药

（1）给药方法

1）备齐用物。

2）发药：①在规定时间内送药至病人床前。②将药袋打开，依据服药本核对药物，准确无误后才能发药。③核对床号、姓名，并询问病人名字，得到准确回答后才可发药。④协助病人取舒适体位，解释服药目的及注意事项。如病人提出疑问，应重新核对后再发药。如病人不在或因故暂不能服药，应将药物带回保管，适时再发或交班（2011、2015）。⑤提供温开水，协助病人服药，并确认病人服下药；对危重病人及不能自行服药的病人应喂药。鼻饲病人须将药物碾碎，用水溶解后，从胃管注入，再用少量温开水冲净胃管。⑥药袋放回时再查对一次。⑦发药完毕后，药袋按要求做相应处理，清洁发药车，防止交叉感染。⑧观察与记录，洗手。观察药物疗效，若有异常，及时与医生联系，酌情处理。

（2）注意事项

①严格执行查对制度和无菌操作原则。

②需吞服的药物通常用 40～60℃温开水送下，不要用茶水服药。

③婴幼儿、鼻饲或上消化道出血病人所用的固体药，发药前需将药片研碎。

④增加或停用某种药物时，应及时告知病人。

⑤注意药物之间的配伍禁忌。

⑥对牙齿有腐蚀作用的药物，如酸类和铁剂，应用吸水管吸服后漱口（2014）。

⑦缓释片、肠溶片、胶囊吞服时不可嚼碎；舌下含片应放舌下或两颊黏膜与牙齿之间待其溶化。

⑧健胃药宜在饭前服（2012、2014），助消化药及对胃黏膜有刺激性的药物宜在饭后服，催眠药在睡前服，驱虫药宜在空腹或半空腹服用。

⑨抗生素及磺胺类药物应准时服药，以保证有效的血药浓度。

⑩服用对呼吸道黏膜起安抚作用的药物，如服止咳糖浆后不宜立即饮水（2011、2012）。

⑪某些磺胺类药物经肾排出，尿少时易析出结晶堵塞肾小管，服药后要多饮水（2017）。

⑫服强心苷类药物时需加强对心率及节律的监测，脉率低于每分钟 60 次或节律不齐时应暂停服用，并告知医生。

⑬避免同名同姓病人给药错误。

3．雾化吸入疗法

（1）超声雾化

1）目的

①湿化气道：常用于呼吸道湿化不足、痰液黏稠、气道不畅者，也可作为气管切开术后常规治疗手段。

②控制呼吸道感染：消除炎症，减轻呼吸道黏膜水肿，稀释痰液，帮助祛痰。常用于咽喉炎、支气管扩张、肺炎、肺脓肿、肺结核等病人。

③改善通气功能：解除支气管痉挛，保持呼吸道通畅。常用于支气管哮喘等病人。

④预防呼吸道感染：常用于胸部手术前后的病人。

2）方法步骤

①使用前检查雾化器各部件是否完好，有无松动、脱落等异常情况。连接雾化器主件与

附件。

②加冷蒸馏水于水槽内。水量视不同类型的雾化器而定，要求浸没雾化罐底部的透声膜。水槽和雾化罐内切忌加温水或热水，水槽内无水时，不可开机，以免损坏仪器。

③加药：将药液用生理盐水稀释至 30~50ml 倒入雾化罐内，检查无漏水后，将雾化罐放入水槽，盖紧水槽盖。

④核对：携用物至病人处，核对病人床号，确认病人姓名。

⑤协助病人取舒适卧位。

⑥接通电源，打开电源开关（指示灯亮），预热 3~5 分钟。调整定时开关至所需时间：一般每次定 15~20 分钟。

⑦打开雾化开关，调节雾量。水槽内须保持有足够的冷水，如发现水温超过 50℃或水量不足，应关机，更换或加入冷蒸馏水。

⑧将口含嘴放入病人口中（也可用面罩），指导病人做深呼吸。

⑨治疗结束，取下口含嘴，先关雾化开关，再关电源开关。

⑩操作后处理：擦干病人面部，协助其取舒适卧位，整理床单位。清理用物，放掉水槽内的水，擦干水槽。将口含嘴、雾化罐、螺纹管浸泡于消毒液内 1 小时，再洗净晾干备用。洗手，并记录雾化开始时间及持续时间，病人的反应及效果等。

3）注意事项

①护士熟悉雾化器性能，水槽内应保持足够的水量（虽有缺水保护装置，但不可在缺水状态下长时间开机），水温不宜超过 50℃。

②注意保护药杯及水槽底部晶体换能器，因药杯及晶体换能器质脆易破碎，在操作及清洗过程中，动作要轻，防止损坏。

③水槽和雾化罐内切忌加温水或热水，一般水温不超过 50℃。水槽内无水时不可开机。

④连续使用雾化器时，中间需间隔 30 分钟。

（2）氧气雾化

1）目的：同超声雾化吸入法。

2）方法

①检查氧气雾化吸入器，遵医嘱将药液稀释至 5ml，注入雾化器的药杯内。使用前检查雾化吸入器连接是否完好，有无漏气。

②核对：携用物至病人床旁，核对病人床号、姓名，确认病人。

③连接雾化器的接气口与氧气装置的橡皮管口。氧气湿化瓶内勿放水，以免液体进入雾化吸入器内使药液稀释。

④调节氧气流量：氧气流量一般为 6~8L/min。

⑤指导病人手持雾化器，将吸嘴放入口中紧闭嘴唇深吸气，用鼻呼气，如此反复，直至药液吸完为止。深长吸气，使药液充分到达细支气管和肺内，屏气 1~2 秒，再轻松呼气，可提高治疗效果。

⑥雾化结束，取出雾化器，关闭氧气开关。

⑦操作后协助清洁口腔，取舒适卧位，整理床单位。清理用物，将一次性雾化吸入器用后按规定消毒处理备用。

⑧洗手，记录内容同超声波雾化吸入法。

3）注意事项

①正确使用供养装置，注意用氧安全。

②吸入过程中，吸嘴应该放在舌根部，深吸气后屏气 1～2 秒，效果更好。

③操作中，严禁接触烟火和易燃品。

4．注射给药法

（1）注射原则

1）严格遵守无菌操作原则。

①保持衣帽整洁、护士戴口罩。注射前后洗手。

②按要求进行注射部位的皮肤消毒，并保持无菌。皮肤常规消毒方法：用棉签蘸取 2% 碘酊，以注射点为中心向外螺旋式旋转涂搽，直径在 5cm 以上；待干后，用 75%乙醇以同法脱碘，待乙醇挥发后即可注射。或用 0.5%碘伏或安尔碘以同法涂搽消毒两遍，无须脱碘。

③注射器空筒的内壁、活塞、乳头和针头的针梗、针尖、针栓内壁必须保持无菌。

2）严格执行查对制度：做好"三查七对"，仔细检查药物质量，如发现药液变质、变色、浑浊、沉淀、过期或安瓿有裂痕等现象，不可使用；如同时注射多种药物，应检查药物有无配伍禁忌。

3）严格执行消毒隔离制度：注射时做到一人一套物品，包括注射器、针头、止血带、小棉枕。所用物品须按消毒隔离制度处理；对一次性物品应按规定处理，不可随意丢弃。

4）选择合适的注射器和针头：根据药物剂量、黏稠度和刺激性的强弱选择注射器和针头。注射器应完整无损，不漏气；针头锐利、无钩、不弯曲，型号合适；注射器和针头衔接紧密。一次性注射器须在有效时间内使用，且包装须密封。

5）选择合适的注射部位：注射部位应避开神经、血管处（动、静脉注射除外），不可在炎症、瘢痕、硬结、皮肤受损处进针，对需长期注射的病人，应经常更换注射部位。

6）现配现用注射药液：药液在规定注射时间临时抽取，即刻注射，以防药物效价降低或被污染。

7）注射前排尽空气：各种注射前一定要排尽注射器内的空气，特别是动、静脉注射，以防造成空气栓塞。但应严格保证药液的剂量和防止针头污染。

8）注药前检查回血：进针后、注射药液前，抽动注射器活塞，检查有无回血。动、静脉注射必须见有回血后方可注入药物。皮下、肌内注射如有回血，须拔出针头重新进针，不可将药液注入血管内。

9）掌握合适的进针角度和深度。

①各种注射法分别有不同的进针角度和深度要求。

②进针时不可将针梗全部刺入注射部位，以防不慎断针时增加处理的难度。

10）应用减轻病人疼痛的注射技术。

①解除病人思想顾虑，分散其注意力，取合适体位，便于进针。

②注射时做到"二快一慢加匀速"，即进针、拔针快，推药速度缓慢并均匀。

③注射刺激性较强的药物时，应选用细长针头，进针要深。如需同时注射多种药物，一般应先注射刺激性较弱的药物，再注射刺激性强的药物。

（2）注射前准备

1）用物准备：注射盘（亦称基础治疗盘）置于治疗车上层，常规放置以下物品。①无菌持物镊：放于灭菌后的干燥容器内。②皮肤消毒液：2%的碘酊、75%乙醇；或0.5%碘伏。③其他：无菌棉签、砂轮、弯盘、启瓶器、小棉枕等。④注射器及针头放于注射盘内。⑤注射药液按医嘱准备。⑥治疗车下层准备以下物品：污物桶2个，一个放置损伤性废弃物（用过的注射器针头），另一个放置感染性废弃物。根据医嘱准备注射本或注射卡，作为注射给药的依据。

2）抽吸药液

①洗手，戴口罩，查对药物。严格执行无菌操作原则和查对制度。

②自安瓿内吸取药液。

a. 消毒及折断安瓿：将安瓿尖端药液弹至体部，在安瓿颈部划一锯痕，用75%乙醇棉签消毒颈部后，折断安瓿。安瓿颈部若有蓝色标记，则不须划痕，用乙醇棉签消毒后，折断。

b. 抽吸药液：持注射器，将针头斜面向下置入安瓿内的液面下，持活塞柄，抽动活塞，吸取药液。针头不可触及安瓿外口，针尖斜面向下，利于吸药抽药时不可触及活塞体部，以免污染药液。

③自密封瓶内吸取药液

a. 除去铝盖中心部分，常规消毒瓶塞，待干。

b. 注射器内吸入与所需药液等量的空气，以增加瓶内压力，利于吸药。将针头插入瓶内，注入空气。

c. 倒转药瓶，使针头在液面下，吸取药液至所需量，以示指固定针栓，拔出针头。

3）排尽空气：将针尖垂直向上，先回抽活塞，使针梗内的药液抽回注射器内，轻弹注射器外壁，驱赶所有空气上浮，轻推活塞将气泡排出，套上针头保护帽或套在安瓿或药瓶内。

4）保持无菌排气毕，再次核对无误后置于注射盘内备用。

5）洗手。

（3）注意事项

①折安瓿颈时避免用力过猛而捏碎安瓿上段，必要时可用无菌纱布垫在安瓿颈部，避免划伤。

②抽吸药液勿滴漏，以免浪费。

③严格执行查对制度及无菌操作原则。

④针头在进入和取出安瓿时，不可触及安瓿外口。

⑤吸药时手只能触及活塞柄，不能触及活塞轴，以免污染药液。

⑥吸药时示指只能触及针栓部位，不可触及针梗或针尖。

（4）各种注射法

1）皮内注射（ID）（2014）

①目的：进行药物过敏试验，以观察有无过敏反应；预防接种；局部麻醉的起始步骤。

②步骤

a. 按医嘱吸取药液：严格执行查对制度和无菌操作原则。

b. 携用物至病人床旁，核对病人床号、姓名，确认病人。

c. 选择注射部位：根据皮内注射的目的选择部位。如药物过敏试验常选用前臂掌侧下段，因该处皮肤较薄，易于注射，且易辨认局部反应；预防接种常选用上臂三角肌下缘；局部麻醉则选择麻醉处。

d. 消毒皮肤：用 75%乙醇消毒皮肤，忌用碘酊消毒，以免影响对局部反应的观察。

e. 二次核对：排尽空气，操作中查对。

f. 穿刺、注射：一手绷紧局部皮肤，一手持注入的剂量要准确注射器，**针头斜面向上，与皮肤成 5°刺入**。进针角度不能过大，否则会刺入皮下皮内。待针头斜面完全进入皮内后，放平注射器。用绷紧皮肤手的拇指固定针栓，**注入抽吸液 0.1ml**，使局部隆起形成一皮丘。皮丘呈半球状，皮肤变白并显露毛孔。若需做对照试验，则用另一注射器及针头，在另一前臂相应部位注入 0.1ml 生理盐水。操作过程中不断与病人沟通，以了解病人的反应。

g. 拔针：注射完毕，迅速拔出针头，嘱病人勿按揉局部，以免影响结果的观察，20 分钟后观察局部反应，做出判断。

h. 操作后再次核对病人。协助病人取舒适卧位，按消毒隔离原则处理用物。洗手，并将过敏试验结果记录在病历上，阳性用红笔标记"＋"，阴性用蓝笔或黑笔标记"－"。

③注意事项

a. 确认药物和注射方法，贯彻无菌操作原则。

b. 做药物过敏试验前，护士应详细询问病人的用药史、过敏史及家族史，如病人对需要注射的药物有过敏史，则不可做皮试，应及时与医生联系，更换其他药物。

c. 做药物过敏试验消毒皮肤时忌用碘酊、碘伏，以免影响对局部反应的观察。

d. 进针角度以针尖斜面能全部进入皮内为宜，进针角度过大易将药液注入皮下，影响结果的观察和判断。

e. 在为病人做药物过敏试验前，要备好急救药品，以防发生意外。

f. 药物过敏试验结果如为阳性反应，告知病人或家属，并记录在病历上。

2）皮下注射（H）（2013）

①目的：注入小剂量药物，用于不宜口服给药而需在一定时间内发生药效时；预防接种；局部麻醉用药。

②步骤

a. 按医嘱吸取药液：严格执行查对制度和无菌操作原则。

b. 核对：携用物至病人床旁，核对病人床号、姓名。

c. 根据注射目的选择部位：常选用上臂三角肌下缘（2011），也可选用两侧腹壁、后背、大腿前侧和外侧（2013）。

d. 常规消毒皮肤、待干。

e. 二次核对，排尽空气。

f. 穿刺：一手绷紧局部皮肤，一手持注射器，以示指固定针栓，针头斜面向上，与皮肤成 30°～40°，快速刺入皮下。进针不宜过深以免刺入肌层，一般将针梗的 1/2～2/3 刺入皮下，勿全部刺入，以免不慎断针增加处理的难度。

g. 推药：松开绷紧皮肤的手，抽动活塞，如无回血，缓慢推注药液。确保针头未刺入血管内，推药速度宜缓慢、均匀以减轻疼痛。

h. 推药完毕，用干棉签轻按针眼迅速拔针，按压片刻至不出血为止。

i. 操作后查对病人，协助取舒适卧位，整理床单位，严格按消毒隔离原则处理用物。洗手并记录注射时间，药物名称、浓度、剂量，病人的反应。

③注意事项

a. 进针时，右手示指固定针栓，但不可接触针梗。

b. 对皮肤有刺激的药物一般不做皮下注射。

c. 对长期皮下注射者，应经常更换注射部位，利于药物的吸收。

d. 对过于消瘦者，护士可捏起局部组织，适当减小穿刺角度，进针角度不宜超过45°，以免刺入肌层。

e. 注射药量少于1ml时，必须使用1ml注射器，以保证药量的准确。

3）肌内注射（IM）（2013、2015）

①目的：注入药物，用于不宜或不能口服或静脉注射，且要求比皮下注射更快发生疗效时。

②定位：最常用的部位为臀大肌，其次为臀中肌、臀小肌、股外侧肌及上臂三角肌。

臀大肌注射定位法：臀大肌起自髂后上棘与尾骨尖之间的部位，坐骨神经被臀大肌覆盖，注射时要避免损伤坐骨神经。

③臀大肌注射的定位方法有两种。

a. 十字法：从臀裂顶点向左侧或向右侧画一水平线，然后从髂嵴最高点做一垂线，将一侧臀部分为四个象限，其外上象限并避开内角（髂后上棘至股骨大转子连线），即为注射区。

b. 连线法：从髂前上棘至尾骨做一连线，其外上1/3处为注射部位（2011）。

④臀中肌、臀小肌注射定位法

a. 以示指尖和中指尖分别置于髂前上棘和髂嵴下缘处，在髂嵴、示指、中指之间构成一个三角形区域，其示指与中指构成的内角为注射区（2014）。

b. 髂前上棘外侧三横指处（以病人的手指宽度为准）。

c. 股外侧肌注射定位法大腿中段外侧。一般成年人可取髋关节下10cm至膝关节的范围。此处大血管、神经干很少通过，且注射范围较广，可供多次注射，尤适用于2岁以下幼儿。

d. 上臂三角肌注射定位法上臂外侧，肩峰下2~3横指处。此处肌肉较薄，只可做小剂量注射。

⑤步骤

a. 按医嘱吸取药液：严格执行查对制度和无菌操作原则。

b. 核对：携用物至病人床旁，核对病人床号、姓名。

c. 协助病人取合适体位，可嘱病人取侧卧位、俯卧位、仰卧位或坐位。为使局部肌肉放松，嘱病人侧卧位时上腿伸直，下腿稍弯曲；俯卧位时足尖相对，足跟分开，头偏向一侧。

d. 按注射原则选择注射部位。常规消毒皮肤，待干。二次核对，排尽空气。

e. 穿刺：一手拇、示指绷紧局部皮肤，一手持注射器，中指固定针栓，将针头迅速垂直刺入。切勿将针头全部刺入，以防针梗从根部衔接处折断，难以取出。消瘦者及患儿进针深度酌减。

f. 推药：松开绷紧皮肤的手，抽动活塞，如无回血，缓慢注入药液。注入药液过程中，注意观察病人的反应。

g. 拔针、按压：注射毕，用干棉签轻压进针处，快速拔针，按压片刻。

h. 操作后再次核对病人。协助病人取舒适卧位，整理床单位。严格按消毒隔离原则处理用物。洗手并记录注射的时间，药物名称、浓度、剂量，病人反应等。

⑥注意事项

a．严格执行查对制度和无菌操作原则。

b．两种药物同时注射时，注意配伍禁忌。

c．对 2 岁以下婴幼儿不宜选用臀大肌注射，因其臀大肌尚未发育好，注射时有损伤坐骨神经的危险，最好选择臀中肌和臀小肌注射。

d．若针头折断，应先稳定病人情绪，并嘱病人保持原位不动，固定局部组织，以防断针移位，同时尽快用无菌血管钳夹住断端取出；如断端全部埋入肌肉，应速请外科医生处理。

e．需要长期注射的病人，应经常更换注射部位，及选用细长针头，避免或减少产生硬结。

4）静脉注射：静脉注射法是自静脉注入药液的方法。常用的静脉包括：四肢浅静脉：上肢常用肘部浅静脉（贵要静脉、肘正中静脉、头静脉）、腕部及手背静脉；下肢常用大隐静脉、小隐静脉及足背静脉。头皮静脉：小儿头皮静脉极为丰富，分支甚多，互相沟通交错成网且静脉表浅易见，易于固定，方便患儿肢体活动，故患儿静脉注射多采用头皮静脉（2013）。股静脉：股静脉位于股三角区，在股神经和股动脉的内侧。

①目的：注入药物，用于药物不宜口服、皮下注射、肌内注射或需迅速发挥药效时；注入药物做某些诊断性检查；静脉营养治疗。

②四肢静脉注射步骤

a．按医嘱吸取药液，严格执行查对制度和无菌操作原则。

b．核对：携用物至病人床旁，核对病人床号、姓名。

c．选择合适静脉：选择粗直、弹性好、易于固定的静脉，避开关节和静脉瓣。

d．在穿刺部位的下方垫小棉枕。

e．系止血带：在穿刺部位上方（近心端）约 6cm 处扎紧止血带。止血带末端向上，以防污染无菌区域。常规消毒皮肤，待干。嘱病人握拳，二次核对，排尽空气。

f．穿刺：以一手拇指绷紧静脉下端皮肤使其固定。一手持注射器，示指固定针栓，针头斜面向上，与皮肤成 15°～30°自静脉上方或侧方刺入皮下，再沿静脉走向滑行刺入静脉，见回血，可再沿静脉走行进针少许。

g．两松一固定：松开止血带，病人松拳，固定针头（如为头皮针，用胶布固定）。

h．缓慢注入药液：注射对组织有强烈刺激性的药物，应另备抽有生理盐水的注射器和头皮针，注射穿刺成功后，先注入少量生理盐水，证实针头确在静脉内，再换上抽有药液的注射器进行推药，以免药液外溢而致组织坏死。根据病人年龄、病情及药物性质，掌握注药速度，并随时听取病人主诉，观察局部情况及病情变化。

i．拔针、按压注射毕，将干棉签放于穿刺点上方快速拔出针头，按压片刻，或嘱病人屈肘。

j．操作后再次核对。协助病人取舒适卧位，整理床单位，清理用物，洗手并记录注射的时间，药物名称、浓度、剂量，病人的反应等。

5）股静脉注射

①同四肢静脉注射 a～b。

②协助病人取仰卧位，下肢伸直略外展外旋。常规消毒局部皮肤并消毒术者左手示指和中指：

③二次核对，排尽空气。

④确定穿刺部位：用左手示指于腹股沟扪及股动脉搏动最明显部位并予固定。

⑤穿刺右手持注射器，<u>针头和皮肤成 90°或 45°，在股动脉内侧 0.5cm 处</u>刺入，抽动活塞，见有<u>暗红色回血，提示针头已进入股静脉</u>。如抽出血液为<u>鲜红色，提示针头进入股动脉</u>，应立即拔出针头，用无菌纱布紧压穿刺处 5～10 分钟，直至无出血为止。

⑥固定针头，注入药液。

⑦拔针、按压注射毕，拔出针头。局部用无菌纱布加压止血 3～5 分钟，然后用胶布固定，以免引起出血或形成血肿。

⑧操作后再次核对。协助病人取舒适卧位，整理床单位，清理用物，洗手并记录注射的时间，药物名称、浓度、剂量，病人的反应等。

6）静脉注射注意事项

①严格执行查对制度和无菌操作制度。

②静脉注射对组织有强烈刺激性的药物，一定要在确认针头在静脉内后方可推注药液，以免药液外溢导致组织坏死。

③对需长期注射者，应有计划地由小到大，由远心端到近心端选择静脉。

④穿刺时应沉着，切勿乱刺，一旦发现局部出血，立即拔出针头，按压局部，另选其他静脉重新穿刺。

7）<u>静脉注射失败的常见原因</u>（2013）

①<u>针头刺入静脉过少</u>，抽吸虽有回血，但松解止血带时静脉回缩，针头滑出血管，药液注入皮下。

②<u>针头斜面未完全刺入静脉</u>，部分在血管外，抽吸虽有回血，但推药时药液溢至皮下，局部隆起并有痛感。

③<u>针头刺入较深，斜面一半穿破对侧血管壁</u>，抽吸有回血，推注少量药液，局部可无隆起，但因部分药液溢出至深层组织，病人有痛感。

④<u>针头刺入过深，穿破对侧血管壁</u>，抽吸无回血。

8）特殊病人的静脉穿刺要点

①肥胖病人：肥胖者皮下脂肪较厚，静脉位置较深，不明显，但相对固定，注射时，在摸清血管走向后由静脉上方进针，进针角度稍加大（30°～40°）。

②水肿病人，首先用手按揉局部，将皮下水分暂时驱散，使静脉充分显露，尽快穿刺。

③血管充盈不良者，穿刺困难，可行局部热敷、按摩使血管充盈后穿刺。

④老年病人，其皮下脂肪较少，血管易滑动、弹性差且脆性较大，针头难以刺入或易穿破对侧血管壁，穿刺时可用左手指分别固定静脉的上下两端，穿刺。

5．药物过敏试验

（1）青霉素过敏试验

1）青霉素过敏试验的目的：青霉素过敏试验通常以 <u>0.1ml（含青霉素 20～50U）的试验液皮内注射</u>，根据皮丘变化及病人全身情况来判断试验结果，过敏试验结果阴性方可使用青霉素治疗。

2）青霉素过敏反应的预防

①青霉素过敏试验前详细询问病人的用药史、药物过敏史及家族过敏史（2012）。

②凡初次用药、停药 3 天后再用，以及在应用中更换青霉素批号时，均须按常规做过敏试验。

③皮肤试验液必须现配现用，浓度与剂量必须准确。

④严密观察病人：首次注射后须观察 30 分钟，注意局部和全身反应，倾听病人主诉，并做好急救准备工作。

⑤结果判断为阳性者禁用青霉素，同时在医嘱单、体温单、床头卡、病历、注射卡上醒目注明青霉素阳性反应，并告知病人及家属。

⑥如对皮试结果有怀疑，应在对侧前臂皮内注射生理盐水 0.1mLl，以作对照，确认青霉素皮试结果为阴性方可用药。使用青霉素治疗过程中要继续严密观察反应。

3）青霉素过敏试验方法（2012）：确定病人无青霉素过敏史，于病人前臂掌侧下段皮内注射青霉素皮试溶液 0.1ml（含青霉素 20U 或 50U），注射后观察 20 分钟，20 分钟后判断并记录试验结果。常见药物过敏试验方法见表 1-11。

表 1-11　常见药物过敏试验

过敏试验		青霉素	链霉素	破伤风	普鲁卡因	细胞色素 C
皮试液浓度		200 或 500U/ml	2500U/ml	150U/ml	0.25%/ml	0.75mg /ml
注射皮试液量		0.1ml				
皮试液含量		20 或 50U	250U	15U		0.075mg
注射方法		ID				ID 或划痕
观察时间		20 分钟				
阳性结果	局部	皮丘增大，红晕硬块直径＞1cm，或出现伪足、痒感	同青霉素	红肿，硬结＞1.5cm，红晕＞4cm，有时出现伪足或有痒感	同青霉素	局部发红、直径＞1cm,出现丘疹
	全身	头晕、恶心过敏性休克		与青霉素类似，血清型多见		/

4）青霉素过敏反应的临床表现：青霉素过敏反应可出现过敏性休克、血清病型反应和各组织器官的过敏反应，具体表现如下。

①呼吸道阻塞症状：由于喉头水肿、支气管痉挛、肺水肿引起，可表现为胸闷、气促、哮喘与呼吸困难，伴濒死感。

②循环衰竭症状：由于周围血管扩张导致有效循环量不足，可表现为面色苍白，出冷汗、发绀，脉搏细弱，血压下降。

③中枢神经系统症状：因脑组织缺氧，可表现为面部及四肢麻木，意识丧失，抽搐或大小便失禁等。

④其他过敏反应表现：有皮肤瘙痒、荨麻疹、腹痛、腹泻、恶心、呕吐等。

5）青霉素过敏反应的处理（2013）

①立即停药，协助病人平卧，报告医生，就地抢救。

②遵医嘱立即皮下注射 0.1%盐酸肾上腺素，成年人剂量为 0.5～1ml，患儿酌减（2013）。

症状如不缓解，可每隔半小时皮下或静脉注射该药 0.5ml，直至脱离危险期。盐酸肾上腺素是抢救过敏性休克的首选药物，具有收缩血管、增加外周阻力、提升血压、兴奋心肌、增加心排血量及松弛支气管平滑肌等作用。

③给予氧气吸入，改善缺氧症药。呼吸受抑制时，应立即进行口对口人工呼吸，并肌内注射尼可刹米、洛贝林等呼吸兴奋药。有条件者可插入气管导管，借助人工呼吸机辅助或控制呼吸。喉头水肿导致窒息时，应尽快施行气管切开。

④根据医嘱给药：a. 地塞米松 5～10mg 静脉注射或将琥珀酸钠氢可的松 200～400mg 加入 5%～10%葡萄糖溶液 500ml 内静脉滴注；b. 根据病情给予多巴胺、间羟胺等升压药物；c. 纠正酸中毒和应用抗组胺类药物。

⑤静脉滴注：10%葡萄糖溶液或平衡溶液扩充血容量。如血压仍不回升，可按医嘱加入多巴胺或去甲肾上腺素静脉滴注。

⑥若心搏骤停，立即行胸外心脏按压，同时配合人工呼吸。

⑦密切观察病人的意识、生命体征、尿量及其他病情变化，并做好病情的动态记录。病人未脱离危险期不宜搬动。

（2）其他药物

1）链霉素过敏试验：见表 1-11。发生过敏反应时，可静脉注射 10%葡萄糖酸钙或稀释一倍的 5%氯化钙，因链霉素可与钙离子络合，使毒性症状减轻。其他处理同青霉素过敏反应。

2）破伤风过敏试验：见表 1-11。如皮试结果为阴性，可把所需剂量一次肌内注射。如结果为阳性，需采用脱敏注射法。

TAT 脱敏注射法（2014）：脱敏注射法是将所需要的 TAT 剂量分次少量注入体内（表 1-12）。脱敏的基本原理是：小剂量注射时变应原所致生物活性介质的释放量少，不至于引起临床症状；短时间内连续多次药物注射可以逐渐消耗体内已经产生的 IgE(2017)，最终可以全部注入所需药量而不致发病。但这种脱敏只是暂时的，经过一定时间后，IgE 再产生而重建致敏状态。故日后如再用 TAT，还需重做皮内试验。采用 TAT 脱敏注射时，预先应按抢救过敏性休克的要求准备好急救物品。

表 1-12　破伤风抗毒素脱敏注射法

次数	TAT（ml）	加 0.9%氯化钠溶液（ml）	注射途径
1	0.1	0.9	肌内注射
2	0.2	0.8	肌内注射
3	0.3	0.7	肌内注射
4	余量	稀释至1ml	肌内注射

按表 1-12，每隔 20 分钟肌内注射 TAT 一次，直至完成总剂量注射（TAT 1500U）。在脱敏注射过程中，应密切观察病人的反应。如发现病人有面容苍白、发绀、荨麻疹及头晕、心悸等不适或过敏性休克时，应立即停止注射并配合医生进行抢救。如过敏反应轻微，可待症状消退后，酌情将剂量减少、注射次数增加，在密切观察病人情况下，使脱敏注射顺利完成。

3）普鲁卡因过敏试验：见表 1-11，同青霉素过敏试验及过敏反应的处理。

4）细胞色素 C 过敏试验：细胞色素 C 是一种细胞呼吸激活剂，常作为组织缺氧治疗的辅助用药。偶见过敏反应发生，用药前须做过敏试验。过敏试验常用方法见表 1-11。

5）碘过敏试验：凡首次用药者应在碘造影前 1～2 天做过敏试验（2015），结果为阴性时方可做碘造影检查。

①过敏试验方法

a．口服法：口服 5%～10%碘化钾 5ml，每日 3 次，共 3 天，观察结果。

b．皮内注射法：皮内注射碘造影剂 0.1ml，20 分钟后观察结果。

c．静脉注射法：静脉注射碘造影剂（30%泛影葡胺）1ml，5～10 分钟后观察结果。此种方法临床上最常使用。

②结果判断

a．口服法：有口麻、头晕、心慌、恶心呕吐、流泪、流涕、荨麻疹等症状为阳性。

b．皮内注射法：局部有红肿、硬块，直径超过 1cm 为阳性。局部无反应为阴性。

c．静脉注射法：有血压、脉搏、呼吸及面色等改变为阳性。

有少数病人虽过敏试验阴性，但在注射碘造影剂时也会发生过敏反应，故造影时仍需备好急救药品。过敏反应的处理同青霉素过敏反应的处理。

十三、静脉输液和输血法

1．**静脉输液**　用大气压和液体静压的原理将大量无菌溶液或药物直接输入静脉的治疗方法。

（1）目的

①补充水分及电解质，预防和纠正水、电解质及酸碱平衡紊乱。如脱水、酸碱平衡失调病人。

②补充营养，供给热量，促进组织修复。

③增加循环血量，维持有效血压及微循环的灌注量。

④输入药物，治疗疾病。如输入抗生素控制感染。

（2）常用溶液及作用

1）晶体溶液

①葡萄糖溶液：补充水分及热量，常用的溶液有 5%葡萄糖溶液和 10%葡萄糖溶液。

②等渗电解质溶液：补充水分和电解质，常用 0.9%氯化钠溶液、复方氯化钠等溶液。

③碱性溶液：纠正酸中毒，调节酸碱平衡失调。常用碳酸氢钠溶液、乳酸钠溶液。

④高渗溶液：利尿脱水，常用 20%甘露醇、25%山梨醇和 25%～50%葡萄糖溶液。

2）胶体溶液

①右旋糖酐溶液：常用溶液有右旋糖酐（中分子右旋糖酐）和右旋糖酐-40（低分子右旋糖酐）两种。前者有提高血浆胶体渗透压和扩充血容量的作用；后者主要作用是降低血液黏稠度，防止血栓形成。

②代血浆：作用与右旋糖酐-40 相似，常用羟乙基淀粉。

③血液制品：扩大血容量，补充蛋白质和抗体。常用 5%白蛋白和血浆蛋白等。

3）静脉高营养液：提供热量，补充蛋白质，维持正氮平衡，并补充各种维生素和矿物质。常用的高营养液包括复方氨基酸、脂肪乳等。

遵循"**先晶后胶**"、"**先盐后糖**"、"**宁酸勿碱**"和"**宁少勿多**"的原则（2014）。补钾应遵循下列"**四不宜**"原则：**不宜过浓**（浓度不超过 0.3%），**不宜过快**（不超过 20mmol/h），**不宜过多**（成年人每日不超过 5g；小儿 0.1～0.3g/kg 体重），**不宜过早**（见尿后补钾）。

（3）常用静脉输液法

1）周围静脉输液法：包括密闭式输液法、静脉留置针输液法。

①密闭式输液法操作方法

a. 核对并检查药物：核对药液瓶签（药名、浓度、剂量）及给药时间和给药方法，检查药液的质量。

b. 加药：套上瓶套，常规消毒瓶塞，按医嘱加入药物，安排输液顺序，操作前查对，检查药液是否过期，瓶盖有无松动，瓶身有无裂痕。将输液瓶上下摇动，对光检查药液有无浑浊、沉淀及絮状物等。填写、粘贴输液贴。

c. 插输液器：将输液器的插头插入瓶塞直至插头根部，关闭调节器。

d. 核对病人携用物至病人床旁，核对病人床号、姓名。再次洗手。

e. 排气：将输液瓶挂于输液架上，倒置茂菲滴管，并挤压滴管使输液瓶内的液体流出。当茂菲管内的液面达到滴管的 1/2～2/3 满时，迅速转正滴管，打开调节器，使液平面缓慢下降，排尽空气，将输液管末端放入输液器包装袋内。

f. 选择穿刺部位：将小垫枕置于穿刺肢体下，铺治疗巾，在穿刺点上方 6～8cm 处扎止血带。

g. 消毒皮肤：按常规消毒穿刺部位的皮肤，消毒范围＞5cm，待干，备胶布，二次核对病人床号、姓名，所用药液的药名、浓度、剂量及给药时间和给药方法。

h. 静脉穿刺：嘱病人握拳，再次排气。穿刺，见回血后，将针头与皮肤平行再进入少许。

i. 固定：固定好针柄，松开止血带，嘱病人松拳，打开调节器。待液体滴入通畅、病人无不舒适后，用输液敷贴（或胶布）固定针柄，固定针眼部位，最后将针头附近的输液管环绕后固定，必要时用夹板固定关节。

j. 调节滴速：根据病人年龄、病情及药液的性质调节输液滴速。

k. 再次核对：核对病人的床号、姓名，药物名称、浓度、剂量，给药时间和给药方法。

l. 操作后处理：安置卧位，整理床用物及床单位，协助病人取舒适卧位。将呼叫器放于病人易取处。洗手，记录。

m. 更换液体：如果多瓶液体连续输入，则在第一瓶液体输尽前开始准备第二瓶液体。

n. 输液完毕后的处理：确认全部液体输入完后，关闭输液器，轻揭输液敷贴，用无菌干棉签轻压穿刺点上方，快速拔针，局部按压 1～2 分钟。协助取舒适卧位。整理床单位，清理用物。洗手，做好记录。

②静脉留置针输液法操作

a. 同密闭式输液法 a～f。

b. 连接留置针与输液器：打开静脉留置针及肝素帽或可来福接头外包装，手持外包装将肝素帽或可来福接头对接在留置针的侧管上。将输液器与肝素帽或可来福接头连接。

c. 排气：打开调节器，排气，关闭调节器，将留置针放回留置针盒内。

d．选择穿刺部位：将小垫枕置于穿刺肢体下，铺治疗巾，在穿刺点上方 8～10cm 处扎止血带。

e．消毒皮肤：按常规消毒穿刺部位的皮肤，消毒直径大于 5cm，待干，备胶布及透明胶布，并在透明胶布上写上日期和时间。

f．二次核对：二次核对病人的床号、姓名，药物名称、浓度、剂量，给药时间和给药方法。

g．静脉穿刺：取下针套，旋转外套管，右手拇指与示指夹住两翼，再次排气于弯盘中。嘱病人握拳，绷紧皮肤，右手持留置针，使针头与皮肤成 15°～30°进针。见回血后压低角度，继续进针 0.2cm。左手持 Y 接口，右手后撤针芯约 0.5cm，持针座将针芯与外套管一起送入静脉内。左手固定两翼，右手迅速将针芯抽出，放于锐器收集盒中。

h．固定：松开止血带，打开调节器，嘱病人松拳。用无菌透明敷贴对留置针管做密闭式固定，用注明置管日期和时间的透明胶布固定三叉接口，再用胶布固定插入肝素帽内的输液器针头及输液管。

i．再次核对：核对病人的床号、姓名，药物名称、浓度、剂量，给药时间和给药方法。

j．操作后处理：撤去治疗巾，取出止血带和小垫枕，整理床单位，协助病人取舒适卧位。将呼叫器放于病人易取处。整理用物，洗手，记录。

k．封管：输液完毕，需要封管。拔出输液器针头，常规消毒静脉帽的胶塞，用注射器向静脉帽内注入封管液。

l．再次输液的处理：常规消毒静脉帽胶塞，将静脉输液针头插入静脉帽内完成输液。

m．输液完毕后的处理：关闭调节器，揭开胶布及无菌敷贴，用无菌干棉签或无菌棉球轻压穿刺点上方，快速拔出套管针，局部按压至无出血为止。协助病人适当活动穿刺肢体，并协助取舒适卧位。整理床单位，清理用物，洗手，记录。

③注意事项

a．严格执行无菌操作及查对制度，预防感染及差错事故的发生。

b．根据病情需要安排输液顺序。

c．对需要长期输液的病人，保护和合理使用静脉。

d．输液前要排尽输液管及针头内的空气。

e．注意药物的配伍禁忌，对于刺激性或特殊药物，应在确认针头已刺入静脉内时再输入。

f．严格掌握输液的速度。对有心、肺、肾疾病的病人，老年病人、婴幼儿以及输注高渗、含钾或升压药液的病人，要适当减慢输液速度（2011）；对严重脱水，心肺功能良好者可适当加快输液速度。

g．输液过程中要加强巡视，注意观察滴入是否通畅，有无输液反应等。每次观察巡视后，应做好记录。

h．若采用静脉留置针输液法，要严格掌握留置时间。一般静脉留置针可以保留 3～5 天，最好不要超过 7 天。

2）颈外静脉穿刺置管输液法：适用于需长期输液而周围静脉不宜穿刺者，周围循环衰竭而需测中心静脉压者以及长期静脉内滴注高浓度、刺激性强的药物或行静脉内高营养治疗的病人。

①穿刺部位：在下颌角与锁骨上缘中点连线的上 1/3 处，颈外静脉外侧缘进针。

②用物：注射盘：另加 1%普鲁卡因注射液、0.9%氯化钠溶液、无菌手套、宽胶布（2cm×3cm）或无菌敷贴、火柴、酒精灯；无菌穿刺包；其他用物与周围静脉输液法相同。

③操作方法

a. 按密闭式输液法核对、检查、准备插好输液器并排尽空气。

b. 协助病人取去枕平卧位，将头部转向对侧，肩下垫小枕，以使颈部伸直，充分暴露穿刺点，选择穿刺点并定位。

c. 按常规消毒局部皮肤，打开无菌穿刺包，戴无菌手套，铺好洞巾。

d. 用 1%普鲁卡因在预定穿刺处进行局部麻醉，用 10ml 注射器抽吸 0.9%氯化钠溶液，以平针头连接硅胶管，并排尽空气备用。

e. 穿刺前用刀片尖端刺破穿刺部位皮肤，以减少进针阻力。

f. 术者左手绷紧穿刺部位皮肤，同时助手按压颈静脉三角处使静脉充盈，术者右手持穿刺针与皮肤成 45°进针，入皮后降低进针角度至 25°，沿静脉方向继续进针。见回血后，抽出穿刺针内芯，一手拇指用纱布堵住针栓孔，另一手持备好的硅胶管轻轻送入针孔内 10cm 左右，同时由助手配合一边缓慢注入生理盐水，一边抽回血以察看导管是否在血管内，并防止凝血。确定导管在血管内后，缓慢将穿刺针推出。再次抽回血，检查导管是否在血管内，确定无误后，撤下洞巾，连接肝素帽及输液器输入准备好的液体，按病人年龄、病情、药物性质调节至合适滴速。

g. 用无菌透明敷贴覆盖穿刺点，固定针栓及肝素帽；调节合适滴速。

h. 输液完毕，同静脉留置针输液法进行封管，并妥善固定。

i. 再次输液时，先要检查导管是否在静脉内，再常规消毒肝素帽，接上输液器即可。

j. 停止输液需拔管时，应接上注射器，边抽吸，边拔管，以防残留血块及空气进入静脉。拔管后穿刺点应加压数分钟，最后用 75%乙醇消毒穿刺点，覆盖无菌纱布。

④注意事项

a. 严格执行无菌操作及查对制度。

b. 仔细选择穿刺点。

c. 输液过程中加强巡视。

d. 防止硅胶管内发生凝血，每天暂停输液时，用 0.4%枸橼酸钠生理盐水 1～2ml 或肝素稀释液 2ml 注入硅胶管进行封管。

e. 穿刺点上的敷料应每日更换，潮湿后要立即更换，并按正确的方法进行消毒。

（4）输液速度的调节

1）原则：通常情况下，<u>成年人 40～60 滴/分，儿童 20～40 滴/分</u>。对有心、肺、肾疾病的病人，老年病人、婴幼儿以及输注<u>高渗、含钾</u>或<u>升压药液</u>的病人，要适当减慢输液速度；对<u>严重脱水，心肺功能良好者可适当加快输液速度</u>。

2）**计算方法**：在输液过程中，目前常用静脉输液器的点滴系数有 10、15、20 等。静脉点滴的速度和时间可按下列公式计算毫升溶液的滴数称为该输液器的点滴系数。

<u>①已知每分钟滴数与输液总量，计算输液所需用的时间（2014）。</u>

$$输液时间（小时）=\frac{液体总量（ml）\times 点滴系数}{每分钟滴数\times 60(分钟)}$$

②已知输入液体总量与计划所用的输液时间，计算每分钟滴数（2011）。

$$每分钟滴数=\frac{液体总量（ml）\times 点滴系数}{输液时间(分钟)}$$

3）输液泵：是机械或电子的输液控制装置，常用于需要严格控制输液速度和药量的情况，如应用升压药物、抗心律失常药物及婴幼儿的静脉输液或静脉麻醉时。

（5）常见输液故障及排除方法

1）溶液不滴

①针头滑出血管外：可见局部肿胀并有疼痛。处理：将针头拔出，另选血管重新穿刺。

②针头斜面紧贴血管壁：妨碍液体顺利滴入血管。处理：调整针头位置或变换体位。

③针头阻塞：一手捏住滴管下端输液管，另一手轻轻挤压靠近针头端的输液管，若感觉有阻力，松手又无回血，则表示针头可能已阻塞。处理：更换针头，重新选择静脉穿刺。

④压力过低：由于输液瓶位置过低、病人肢体抬举过高或病人周围循环不良所致。处理：适当抬高输液瓶或放低肢体位置。

⑤静脉痉挛：由于穿刺肢体暴露在冷的环境中时间过长或输入的液体温度过低所致。处理：局部进行热敷以缓解痉挛。

2）滴壶（墨菲滴管）内液面过高

①滴壶内液面过高会影响护士对输液滴速的观察，当液面过高时可将输液瓶取下，倾斜输液瓶，使插入瓶内的针头露出液面，滴壶内液面会缓缓下降，当下降至墨菲滴管的 1/2～2/3 时，再将输液瓶挂回输液架上继续输液。

②若滴管侧面有调节孔时，也可夹住滴管上端的输液管，打开调节孔，滴管内液体会缓缓下降，降至墨菲滴管的 1/2～2/3 时，再关闭调节孔，松开滴管上端的输液管。

3）墨菲滴管内液面过低

①滴壶内液面过低时，有将空气输入静脉内的危险。当液面过低时可夹住滴管下端的输液管，用手挤压滴管，迫使输液瓶内液体流至滴壶内，当液面升至 1/2～2/3 高度时，停止挤压，松开滴壶下端输液管即可。

②若侧壁有调节孔，也可先夹住滴壶下端的输液管，再打开调节孔，滴壶内液面会缓缓升高，至 1/2～2/3 时，关闭调节孔，松开滴壶下端输液管即可。

4）墨菲滴管内液面**自行下降**（2011）：应检查滴管上端输液管与滴管的衔接是否松动、滴管有无漏气或裂隙，必要时更换输液器。

（6）常见输液反应及护理

1）发热反应

①原因：因输入致热物质引起。

②临床表现：多发生于输液后数分钟至 1 小时。病人表现为发冷、寒战、发热。轻者体温在 38℃左右，严重者体温可达 41℃并伴有头痛、恶心、呕吐、脉速等全身症状。

③护理

a. 遵守操作规程：护士应严格执行查对制度、无菌技术原则等操作规程。

b．处理：发热反应轻者，应立即减慢点滴速度或停止输液，并及时通知医生；发热反应严重者，应立即停止输液，并保留剩余溶液和输液器，必要时送检验科做细菌培养，以查找发热反应的原因；对高热病人，应给予物理降温，严密观察生命体征的变化，必要时遵医嘱给予抗过敏药物或激素治疗。

2）循环负荷过重反应：又称为急性肺水肿（2013）。

①原因：a．由于输液速度过快，短时间内输入过多液体，使循环血容量急剧增加，心脏负荷过重引起。b．病人原有心肺功能疾病，输入液体后心脏负荷过重，导致肺淤血和水肿。

②临床表现：病人突然出现呼吸困难、胸闷、咳嗽、咳粉红色泡沫样痰（2013），严重时痰液可从口、鼻腔涌出。听诊肺部布满湿啰音，心率快且节律失常。

③护理

a．严格控制输液速度和量：在输液过程中，加强巡回，密切观察输液情况，注意控制滴注速度和输液量，尤其注意观察老年人、儿童、心肺功能不良的病人。

b．处理：出现上述表现，应立即停止输液并迅速通知医生，进行紧急处理。如果病情允许，可协助病人取端坐位（2013），双腿下垂，减轻心脏负担。同时安慰病人。给予高流量氧气吸入，一般氧流量为6～8L/min（2013），湿化瓶内加入20%～30%的乙醇溶液，以减低肺泡内泡沫表面的张力，使泡沫破裂消散。遵医嘱给予镇静药、平喘、强心、利尿和扩血管药物。必要时进行四肢轮扎或静脉放血。

3）静脉炎

①原因：a．主要原因是长期输注高浓度、刺激性较强的药液，或静脉内放置刺激性较强的塑料导管时间过长，引起局部静脉壁发生化学炎性反应。b．也可由于在输液过程中未能严格执行无菌操作原则，导致局部静脉感染。

②临床表现：沿静脉走行出现条索状红线，局部组织发红、肿胀、灼热、疼痛，有时伴有畏寒、发热等全身症状。

③护理

a．预防：严格执行无菌技术操作，对血管壁有刺激性的药物应充分稀释后再应用，放慢点滴速度，并防止药液漏出血管外。同时，有计划地更换输液部位，以保护静脉。

b．处理：停止在此部位静脉输液，并将患肢抬高、制动。局部用50%硫酸镁或95%乙醇溶液行湿热敷，每日2次，每次20分钟。还可采用超短波理疗、中药等治疗。

4）空气栓塞

①原因：a．输液导管内空气未排尽；导管连接不紧，有漏气。b．拔出较粗的、近胸腔的深静脉导管后，穿刺点封闭不严密。c．加压输液、输血时无人守护；液体输完未及时更换药液或拔针，均有发生空气栓塞的危险。

②临床表现：病人感到胸部异常不适或有胸骨后疼痛，随即发生呼吸困难和严重的发绀，并伴有濒死感。听诊心前区可闻及响亮的、持续的"水泡声"。

③护理

a．严防空气输入病人体内：输液前认真检查输液器的质量，排尽输液导管内的空气；输液过程中加强巡视，连续输液者及时更换液体并确认输液管下段无空气、滴管中液体高度符合要求；输液完毕及时拔针；加压输液时应有专人在旁守护。

b．处理：如出现上述临床表现，应立即将病人置于**左侧卧位，并保持头低足高位**。该体位有助于气体浮向右心室尖部，避免阻塞肺动脉入口。随着心脏的舒缩，空气被血液打成泡沫，可分次小量进入肺动脉内，最后逐渐被吸收。给予高流量氧气吸入，有条件时可使用中心静脉导管抽出空气。严密观察病人病情变化，如有异常及时对症处理。

2．**静脉输血**　是将全血或成分血如血浆、红细胞、白细胞或血小板等通过静脉输入体内的方法。

（1）输血的目的

①补充血容量：提升血压，增加心排血量。用于失血、失液引起的血容量减少或休克病人。

②纠正贫血：增加血红蛋白含量，促进携氧功能。用于严重贫血和某些慢性消耗性疾病的病人。

③补充血浆蛋白：增加蛋白质，维持血浆胶体渗透压，**减轻水肿**。用于**低蛋白血症**及大出血、大手术的病人。

④补充各种凝血因子和血小板：改善凝血功能。用于凝血功能障碍（如血友病）及大出血的病人。

⑤补充抗体、补体等血液成分：增强机体免疫力。用于严重感染的病人。

⑥排除有害物质：改善组织器官的缺氧状况，用于一氧化碳、苯酚等化学物质中毒。

（2）静脉输血的原则

①输血前必须做血型鉴定及交叉配血试验。

②无论是输全血还是输成分血，均应选用同型血液输注。但在紧急情况下，可选用 O 型血输给病人。

③病人如果需要再次输血，则必须重新做交叉配血试验，以排除机体已产生抗体的情况。

（3）血液制品的种类

1）全血：指采集的血液未经任何加工而全部保存备用的血液。

①新鲜血：指在 4℃ 常用抗凝保养液中保存 1 周内的血液，适用于血液病病人。

②库存血：在 4℃ 环境下可以保存 2～3 周。库存血虽含有血液的所有成分，但其有效成分随保存时间的延长而发生变化。大量输注库存血可以导致**酸中毒**和**高血钾**的发生。库存血适用于各种原因引起的大出血。

2）成分血

①血浆

a．新鲜血浆：含所有凝血因子，适用于凝血因子缺乏的病人（2015）。

b．保存血浆：适用于血容量及血浆蛋白较低的病人。

c．冷冻血浆：在 −30℃ 的环境下保存，有效期为 1 年，使用前需将其放在 37℃ 的温水中融化，并于 6 小时内输入。

d．干燥血浆：是将冷冻血浆放在真空装置下加以干燥制成的，有效期为 5 年。加适量等渗盐水或 0.1% 枸橼酸钠溶液溶解后为病人输入。

②红细胞

a．浓缩红细胞：适用于携氧功能缺陷和血容量正常的贫血病人。

b．洗涤红细胞：含抗体物质少，适用于器官移植术后病人及免疫性溶血性贫血病人。

c．红细胞悬液：适用于战地急救及中小手术。

③白细胞浓缩悬液

④血小板浓缩悬液：用于血小板减少或功能障碍性出血的病人。

⑤各种凝血制剂：可有针对性地补充某些凝血因子的缺乏，如凝血酶原复合物等。

3）其他血液制品

①清蛋白制剂：能提高机体血浆蛋白及胶体渗透压。常用 5%清蛋白制剂，用于低蛋白血症病人，如外伤、肝硬化、肾病及烧伤等。

②纤维蛋白原：适用于纤维蛋白缺乏症和弥散性血管内凝血（DIC）病人。

③抗血友病球蛋白浓缩剂：适用于血友病病人。

（4）静脉输血的适应证与禁忌证

1）静脉输血的适应证

①各种原因引起的大出血。

②贫血或低蛋白血症：输注浓缩红细胞、血浆、白蛋白。

③严重感染：输入新鲜血以补充抗体和补体，切忌使用库存血。

④凝血功能障碍：输注相关血液成分。

⑤用于一氧化碳、苯酚等化学物质中毒，血红蛋白失去携氧能力或不能释放氧气供组织利用。

2）静脉输血的禁忌证：急性肺水肿、充血性心力衰竭、肺栓塞、恶性高血压、真性红细胞增多症、肾功能极度衰竭及对输血有变态反应者。

（5）血型及交叉配血试验

1）血型

①ABO 血型系统：根据红细胞膜上所含凝集原的不同，将人的血液分为 A、B、AB、O 四型。

②Rh 血型系统：人的血清中不存在抗 Rh 的天然抗体，只有当 Rh 阴性者在接受 Rh 阳性者的血液后，才会通过体液性免疫产生抗 Rh 的免疫性抗体。因此，Rh 阴性的母体怀有第一胎 Rh 阳性的胎儿时，很少出现新生儿溶血的情况；但在第二次妊娠时，母体内的抗 Rh 抗体可进入胎儿体内而引起新生儿溶血。

2）血型鉴定和交叉配血试验

①血型鉴定：通常是采用已知的抗 A、抗 B 血清来检测红细胞的抗原并确定血型。Rh 血型主要是用抗 D 血清来鉴定。

②交叉配血试验：输血前必须做交叉配血试验，即使血型相同也不例外。交叉配血试验包括直接交叉配血试验和间接交叉配血试验。如果直接交叉和间接交叉试验结果都阴性，为配血相合，方可进行输血。

（6）静脉输血的方法

1）**输血前的准备**（2011、2013、2014）

①备血：根据医嘱认真填写输血申请单，并抽取病人静脉血标本 2ml，将血标本和输血申请单一起送血库做血型鉴定和交叉配血试验（2014）。

②取血：根据输血医嘱，护士凭提血单到血库取血，并和血库人员共同"三查八对"（2014）。三查：查血液的有效期、血液的质量以及血液的包装是否完好无损。八对：对姓名、床号、住院号、血袋（瓶）号（储血号）、血型、交叉配血试验的结果、血液的种类、血量。

核对完毕，护士在交叉配血试验单上签字后方可提血。

③取血后：血液自血库取出后，<u>勿剧烈振荡。库存血不能加温（2014），需在室温下放置 15～20 分钟后再输入（2011、2013）</u>。

④输血前：<u>需与另一个护士再次进行核对，确定无误并检查血液无凝块后方可输血（2011、2014）</u>。

⑤<u>知情同意：输血前，应先取得病人的理解并征求病人的同意，签署知情同意书（2014）</u>。

2）输血法：有间接静脉输血法和直接静脉输血法两种。

①评估病人并向其解释。

②物品准备：间接静脉输血法同密闭式输液法，仅将一次性输液器换为一次性输血器。直接静脉输血法同静脉注射，另备 50ml 注射器及针头数个（根据输血量多少而定）、3.8% 枸橼酸钠溶液、血压计袖带。生理盐水、血液制品、一次性手套。

③间接输血法步骤

a．再次检查核对：将用物携至病人床旁，与另一位护士一起再次核对和检查。

b．建立静脉通道：按静脉输液法建立静脉通道，<u>输入少量生理盐水（2013）</u>。

c．摇匀血液：以手腕旋转动作将血袋内的血液轻轻摇匀。

d．连接血袋进行输血：戴手套，打开储血袋封口，常规消毒或用安尔碘消毒开口处塑料管，将输血器针头从生理盐水瓶上拔下，插入输血器的输血接口，缓慢将储血袋倒挂于输液架上。

e．操作后查对：核对病人的床号、姓名、住院号、血袋（瓶）号（储血号）、血型、交叉配血试验的结果、血液的种类、血量。

f．控制和调节滴速：开始输入时速度宜慢，观察 15 分钟左右，如无不良反应后再根据病情及年龄调节滴速。

g．操作后处理：撤去治疗巾，取出止血带和小垫枕，整理床单位，协助病人取舒适卧位；将呼叫器放于病人易取处；整理用物，洗手，记录。

h．续血时的处理：如果需要输入 2 袋以上的血液时，应在上一袋血液即将滴尽时，常规消毒瓶塞，<u>将针头拔出，插入生理盐水瓶中，输入少量生理盐水</u>，然后再按与第一袋血相同的方法连接血袋继续输血。

i．输血完毕后的处理：用上述方法<u>继续滴入生理盐水（2013）</u>，直到将输血器内的血液全部输入体内再拔针。输血完毕后，将输血袋送至输血科保留 24 小时。洗手，记录。

④直接输血法步骤

a．准备卧位：请供血者和病人分别卧于相邻的两张床上，露出各自供血或受血的一侧肢体。

b．查对：认真核对供血者和病人的姓名、血型及交叉配血结果。

c．抽取抗凝剂：用备好的注射器抽取一定量的抗凝剂。

d．抽、输血液：将血压计袖带缠于供血者上臂并充气，选择穿刺静脉，常规消毒皮肤。用加入抗凝剂的注射器抽取供血者的血液，然后立即行静脉注射将抽出的血液输给病人。

e．输血完毕后的处理：拔出针头，用无菌纱布块按压穿刺点至无出血。协助病人适当活动穿刺肢体，并协助取舒适卧位。整理床单位，清理用物，洗手，做好记录。

3）注意事项

①要严格执行无菌操作及查对制度。

②输血前后及两袋血之间需要滴注少量生理盐水，以防发生不良反应。

③血液内不可随意加入其他药品，如钙剂。

④输血过程中，加强巡视，观察有无输血反应的征象。

⑤严格掌握输血速度，对年老体弱、严重贫血、心力衰竭病人应谨慎，滴速宜慢。

⑥输完的血袋送回输血科保留 24 小时，以备查验。

（7）常见输血反应及护理

1）**发热反应**：最常见。

①原因：由致热原引起；多次输血后，发生免疫反应，引起发热；没有严格遵守无菌操作原则。

②临床表现：可发生在输血过程中或输血后 1～2 小时，病人先有发冷、寒战，继之出现高热，体温可达 38～41℃，可伴有皮肤潮红、头痛、恶心、呕吐、肌肉酸痛等全身症状，一般不伴有血压下降。发热持续时间不等，轻者持续 1～2 小时即可缓解，缓解后体温逐渐降至正常。

③护理

a. 预防：严格管理血库保养液，采用一次性输血用具，严格执行无菌操作。

b. 处理：反应轻者减慢输血速度，症状可以自行缓解；反应重者应立即停止输血，密切观察生命体征，给予对症处理，并及时通知医生；必要时遵医嘱给予解热镇痛药和抗过敏药；将输血器、剩余血连同贮血袋一并送检。

2）**过敏反应**（2014、2016）

①原因：病人过敏体质；输入的血液中含有致敏物质，多次输血的病人，体内可产生过敏性抗体；供血者血液中的变态反应性抗体随血液传给受血者。

②临床表现：过敏反应大多发生在输血后期或即将结束输血时。

a. 轻度反应：输血后出现皮肤瘙痒，局部或全身出现荨麻疹。

b. 中度反应：出现血管神经性水肿，多见于颜面部，表现为眼睑、口唇高度水肿。也可因喉头水肿而引起呼吸困难，支气管痉挛，两肺可闻及哮鸣音；重度反应可出现过敏性休克。

③护理

a. 正确管理血液和血制品：献血员在采血前 4 小时内不宜摄入高蛋白质、高脂肪食物；不选用有过敏史的献血员；有过敏史病人输血前根据医嘱给予抗过敏药物。输血过程中加强巡回，认真听取主诉，严密观察病人反应。

b. 处理：**轻度**过敏反应，减慢输血速度，给予抗过敏药物，如苯海拉明；**中、重度**过敏反应，应立即停止输血，通知医生，根据医嘱皮下注射 1∶1000 肾上腺素 0.5～1ml 或静脉滴注氢化可的松等抗过敏药物；对症处理，如呼吸困难者给予氧气吸入。

3）**溶血反应**

①原因：输入了异型血液或变质血液；输血前红细胞已经被破坏溶解。

②临床表现：轻者与发热反应相似，重者在输入 10～15ml 血液时即可出现症状，死亡率高。通常可将溶血反应的临床表现分为以下 3 个阶段。

第一阶段：病人出现头部胀痛，面部潮红，恶心、呕吐，心前区压迫感，四肢麻木，**腰背部剧烈疼痛**等反应。

第二阶段：**黄疸和血红蛋白尿**（尿呈酱油色），同时伴有寒战、高热、呼吸困难、发绀和血压下降等。

第三阶段：急性肾衰竭，表现为少尿或无尿，管型尿和蛋白尿，高钾血症、酸中毒，严重者可致死亡。

③护理

a. 预防：认真做好血型鉴定与交叉配血试验；输血前认真查对；严格遵守血液保存规则，不可使用变质血液。

b. 处理：立即停止输血，并通知医生。给予氧气吸入，建立静脉通道，遵医嘱用药。将余血、病人血标本和尿标本送检。双侧腰部封闭，热水袋热敷双侧肾区，保护肾。碱化尿液。严密观察生命体征和尿量。若出现休克症状，予以抗休克治疗。安慰病人，消除其紧张、恐惧心理。

4）与大量输血有关的反应

①循环负荷过重：即肺水肿，其原因、临床表现和护理同静脉输液反应。

②出血倾向

a. 原因：由于长期反复输入库存血或短时间大量输入库存血所致。因为库存血中的血小板基本已被破坏，凝血因子减少，使凝血功能障碍，导致出血。

b. 临床表现：表现为皮肤、黏膜瘀斑，穿刺部位大块淤血或手术伤口渗血。

c. 预防及护理：大量输入库存血，应间隔输入新鲜血液、血小板浓缩悬液或凝血因子，以防出血发生；一般每输入 3~5 个单位，应补充 1 个单位的新鲜血液。密切观察病人出血倾向，注意皮肤、黏膜及切口处有无出血、渗血。同时观察病人生命体征、意识状态，注意皮肤、黏膜或手术切口有无渗血。

③枸橼酸钠中毒反应

a. 原因：大量输血后血钙下降所致。因大量输血，使体内枸橼酸钠过量，如病人肝功能不全，枸橼酸钠尚未完全氧化，即可与血中游离钙结合，使血钙下降，导致凝血功能障碍、毛细血管张力减低、血管收缩不良和心肌收缩无力等。

b. 临床表现：手足抽搐、出血倾向、血压下降，甚至心搏骤停。

c. 护理：遵医嘱常规每输入库存血 1000ml，静脉注射 10%葡萄糖酸钙 10ml，防止发生低血钙（2014）。

5）其他：如空气栓塞，细菌污染反应，体温过低以及通过输血传染各种疾病（病毒性肝炎、疟疾、艾滋病）等。因此，严格把握采血、贮血和输血操作的各个环节，是预防上述输血反应的关键。

十四、标本采集

（一）标本采集的原则

1. 遵照医嘱　护士应认真查对医生填写的检验申请单，申请单应字迹清楚，目的明确，申请人签全名。

2. 充分准备　明确标本采集的相关事宜；应向病人耐心解释留取标本的目的和要求；准备好合适的采集容器，并贴上检验单附联。

3. 严格查对　认真查对医嘱，核对检验申请单项目、病人的床号、姓名、住院号等。

4．正确采集 采集时间、标本容器、标本量及抗凝剂等应符合检验专业分析前质量控制的要求。采集细菌培养标本，要严格遵守无菌技术的操作原则，并在使用抗生素前采集。需要由病人自己留取标本时（如中段尿、24小时尿标本、痰标本等），要详细告知病人标本留取方法、注意事项。

5．及时送检 特殊标本（如血气分析等）需注明采集时间、立即送检。

（二）静脉血液标本的采集

1．常用的静脉包括

（1）四肢浅静脉：上肢常用肘部浅静脉（贵要静脉、肘正中静脉、头静脉）、腕部及手背静脉；下肢常用大隐静脉、小隐静脉及足背静脉。

（2）颈外静脉：婴幼儿在颈外静脉采血。

（3）股静脉：股静脉位于股三角区，在股神经和股动脉的内侧。

2．目的

（1）全血标本：测定红细胞沉降率、血常规及血液中某些物质如血糖、尿素氮、肌酐、尿酸、肌酸、血氨的含量。

（2）血清标本：测定肝功能、血清酶、脂类、电解质等。

（3）血培养标本：培养检测血液中的病原菌（2017）。

3．步骤

（1）备齐用物。

（2）选择适当容器：根据不同的检验目的选择所需采血量容器，检查容器是否完好，并在容器外贴上标签，注明科室、床号、姓名、性别、检验目的及送检日期。

（3）核对：携用物至病人床旁，核对病人的床号，确认病人，操作前查对床号、姓名，核对检验单、标本容器。

（4）选择静脉：选择合适的静脉，将治疗巾铺于小垫枕上，置于穿刺部位下。按静脉注射法扎紧止血带，常规消毒皮肤，嘱病人握拳。

（5）二次核对：操作中查对。

（6）采血

1）注射器采血

①穿刺、抽血：持一次性注射器或头皮针，按静脉注射法行静脉穿刺，见回血后抽取所需血量。

②两松一拔一按压：抽血毕，松止血带，嘱病人松拳，迅速拔出针头，按压局部1～2分钟。

③将血液注入标本容器

a．血培养标本：先除去密封瓶铝盖中心部分，常规消毒瓶塞，更换针头后将血液注入瓶内，轻轻摇匀。

b．全血标本：取下针头，将血液沿管壁缓慢注入盛有抗凝剂的试管内（2013、2015），轻轻摇动，使血液与抗凝剂充分摇匀。

c．血清标本：取下针头，将血液沿管壁缓慢注入干燥试管内。

2）真空采血器采血

①穿刺：取下真空采血针护套，手持采血针，按静脉注射法行静脉穿刺。

②采血：见回血，将采血针另一端拔掉护套，然后刺入真空管。松止血带，采血至需要量。

③拔针、按压：抽血毕，迅速拔出针头，按压局部1～2分钟。

（7）操作后处理

①再次核对化验单、病人、标本。

②协助病人取舒适卧位，整理床单位、清理用物。

③洗手，记录。

④将标本连同化验单及时送检。

4．注意事项

（1）严格执行查对制度和无菌操作制度。

（2）采集标本的方法、采血量和时间要准确。静脉血液标本最好于起床后1小时内采集。<u>做生化检验，应在清晨空腹时采血</u>，事先通知病人抽血前勿进食以免影响检验结果。采集<u>细菌培养</u>标本尽可能在<u>使用抗生素前</u>或伤口局部治疗前、<u>高热寒战期</u>采集标本。

①空腹采血：大部分血液生化检测要求受检者空腹8小时后，或晚餐后次日晨空腹采血。

②定时采血：即在规定的时间段内采集标本。如口服葡萄糖耐量试验、药物血浓度监测、激素测定等。

（3）采血时，肘部采血时不要拍打病人前臂，结扎止血带的时间以1分钟为宜，过长可导致血液成分变化影响检验结果。

（4）采血时只能向外抽，而不能向静脉内推，以免注入空气。

（5）采全血标本时，需注意抗凝，血液注入容器后，立即轻轻旋转摇动试管8～10次，使血液和抗凝剂混匀，避免血液凝固。

（6）<u>严禁在输液、输血的针头处抽取血标本，最好在对侧肢体采集（2015）；若女性病人做了乳腺切除术，应在手术对侧手臂采血。</u>

（7）真空管采血时，不可先将真空采血管与采血针头相连，以免试管内负压消失而影响采血。

（8）<u>同时抽取不同种类的血标本，应先将血液注入血培养瓶，然后注入抗凝管，最后注入干燥试管（2013、2014）。一般血培养取血量为5ml，对亚急性细菌性心内膜炎病人，为提高培养阳性率，采血量为10～15ml（2012）。</u>

（三）动脉血标本采集法

1．目的　采集动脉血标本，做血气分析。

2．步骤

（1）备齐用物。

（2）准备容器：核对检验单，按要求在一次性注射器或动脉血气针外贴上标签，注明科室、病室、床号、姓名、性别、检验目的及送检日期。

（3）核对：携用物至病人床旁，核对病人的床号、姓名及用物。

（4）选择合适动脉。

（5）垫枕铺巾：将治疗巾铺于小垫枕上，置于穿刺部位下。

（6）消毒：常规消毒皮肤，范围大于 5cm；常规消毒术者左手示指和中指或戴无菌手套。

（7）二次核对。

（8）采血。

①普通注射器采血：用左手示指和中指触及动脉搏动最明显处，并固定动脉于两指间，右手持注射器在两指间垂直刺入或与动脉走向成 40°刺入动脉，见有鲜红色血液涌进注射器，即以右手固定穿刺针的方向和深度，左手抽取血液至所需量。

②动脉血气针采血：取出并检查动脉血气针，将血气针活塞拉至所需的血量刻度，血气针筒自动形成吸引等量血液的负压。穿刺方法同上，见有鲜红色回血，固定血气针，血气针会自动抽取所需血量。

（9）拔针、按压：采血毕，迅速拔出针头，局部按压，直至无出血，凝血功能障碍病人拔针用无菌纱布加压止血 5～10 分钟。

（10）插入软木塞：针头拔出后立即刺入软木，注射器内不可有空气，以免影响检验结果（2015）。

（11）操作后处理

①再次核对化验单、病人、标本。

②协助病人取舒适卧位，整理床单位、清理用物，并交代注意事项。

③洗手、记录。

④将标本连同化验单及时送检。

3．注意事项

（1）严格执行查对制度和无菌操作原则。

（2）桡动脉穿刺点为前臂掌侧腕关节上 2cm、动脉搏动明显处；股动脉穿刺点在腹股沟股动脉搏动明显处。穿刺时，病人取仰卧位，下肢伸直略外展外旋，以充分暴露穿刺部位。新生儿宜选择桡动脉穿刺，因股动脉穿刺垂直进针时易伤及髋关节。

（3）拔针后局部用无菌纱布或砂袋加压止血，以免出血或形成血肿。

（4）血气分析标本必须与空气隔绝，立即送检。采血量一般为 0.1～1ml（2015）。

（5）有出血倾向者慎用动脉穿刺法采集动脉血标本。

（6）普通注射器穿刺前先抽吸肝素 0.5ml，湿润注射器管腔后弃去余液，以防血液凝固（2015）。

（四）尿液标本的采集

1．尿标本分类　常规标本、培养标本及 12 小时或 24 小时标本。

2．目的

（1）尿常规标本：用于检查尿液的颜色、透明度，测定比重，检查有无细胞和管型，并进行尿蛋白和尿糖定性检测等。

（2）尿培养标本：用于细菌培养或细菌敏感试验，以了解病情，协助临床诊断和治疗。

（3）12 小时或 24 小时尿标本：用于各种尿生化检查和尿浓缩查结核杆菌等检查。

3．步骤

（1）备齐用物。

（2）贴化验单：查对医嘱，在检验单附联上注明科别、病室、床号、姓名；根据检验目的，选择适当容器，附联贴于容器上。

（3）核对：携用物至病人床旁，核对病人床号、姓名。

（4）收集尿液标本

1）尿常规标本

①能自理的病人，给予标本容器，嘱其将晨尿（2012）留于容器内。

②行动不便的病人，协助病人在床上使用便器，收集尿液于标本容器中。

③留置导尿的病人，于集尿袋下方引流孔处打开橡胶塞收集尿液。

2）尿培养标本

①中段尿留取法

a．屏风遮挡，协助病人取适宜的卧位，放好便器。

b．按导尿术清洁、消毒外阴。

c．嘱病人排尿，弃去前段尿，用试管夹夹住试管于酒精灯上消毒试管口后，接取中段尿 5～10ml。

d．再次消毒试管口和盖子，快速盖紧试管，熄灭酒精灯。

e．清洁外阴，协助病人穿好裤子，整理床单位，清理用物。

②导尿术留取法（2016）：按照导尿术插入导尿管将尿液引出，留取尿标本。

3）12 小时或 24 小时尿标本

①将检验单附联贴于集尿瓶上，注明留取尿液的起止时间。

②留取 12 小时尿标本，嘱病人于晚 7:00 排空膀胱后开始留取尿液至次晨 7:00 留取最后一次尿液；若留取 24 小时尿标本，嘱病人于晨 7:00 排空膀胱后，开始留取尿液，至次晨 7:00 留取最后一次尿液（2012）。

③请病人将尿液先排在便器或尿壶内，然后再倒入集尿瓶内。

④留取最后一次尿液后，将 12 小时或 24 小时的全部尿液盛于集尿瓶内，测总量，记录于检验单上。

（5）操作后处理：①洗手、记录。②标本及时送检。③用物按常规消毒处理。

4．注意事项

（1）女病人月经期不宜留取尿标本。

（2）会阴部分泌物过多时，应先清洁或冲洗再收集。

（3）做早孕诊断试验应留取晨尿。

（4）留取尿培养标本时，应严格执行无菌操作，防止标本污染，影响检验结果。

（5）留取 12 小时或 24 小时尿标本，集尿瓶应放在阴凉处，根据检验项目要求在瓶内加防腐剂，防腐剂应在病人留尿液后加入，不可将便纸等物混入。

（6）根据细菌计数，可判断是否为尿路感染。若 $>10^5$/ml 则为感染，$<10^5$/ml 多为体外污染。

5．常用防腐剂的用法　见表 1-13。

表 1-13 常用防腐剂的用法

防腐剂	作　用	用　法	临床应用
甲醛	防腐和固定尿中有机成分	每 30ml 尿液加 40%甲醛 1 滴（2011、2015）	爱迪计数（12 小时尿细胞计数）等
浓盐酸	保持尿液在酸性环境中，防止尿中激素被氧化	24 小时尿中共加 5～10ml	内分泌系统的检查，如 17-酮类固醇、17-羟类固醇等
甲苯	保持尿中化学成分不变	第一次尿量倒入后，每 100ml 尿液中加 0.5%～1%甲苯 2ml，使之形成薄膜覆盖于尿液表面，防止细菌污染。如果测定尿中钠、钾、氯、肌酐、肌酸等则需加 10ml	尿蛋白定量、尿糖定量检查

（五）粪便标本的采集

1．粪便标本分类　常规标本、细菌培养标本、隐血标本和寄生虫或虫卵标本。

2．目的

（1）常规标本：用于检查粪便的性状、颜色、细胞等。

（2）培养标本：用于检查粪便中的致病菌。

（3）隐血标本：用于检查粪便内肉眼不能察见的微量血液。

（4）寄生虫标本：用于检查粪便中的寄生虫、幼虫以及虫卵计数检查。

3．步骤

（1）备齐用物。

（2）贴检验单：查对医嘱，贴检验单附联于检便盒（培养瓶）上，注明科别、病室、床号、姓名。

（3）核对：携用物至病人床旁，核对病人床号、姓名。

（4）排尿：屏风遮挡，请病人排空膀胱。

（5）收集粪便标本

1）常规标本

①嘱病人排便于清洁便盆内。

②用检便匙取中央部分或黏液脓血部分约 5g，置于检便盒内送检。

2）培养标本

①嘱病人排便于消毒便盆内。

②用无菌棉签取中央部分粪便或黏液脓血部分 2～5g 置于培养瓶内，盖紧瓶塞送检。

3）隐血标本：按常规标本留取。

4）寄生虫及虫卵标本

①检查寄生虫及虫卵：嘱病人排便于便盆内，用检验匙取不同部位带血或黏液部分 5～10g 送检。

②检查蛲虫：嘱病人睡觉前或清晨未起床前，将透明胶带贴于肛门周围处。取下并将已粘有虫卵的透明胶带面贴在载玻片上或将透明胶带对合，立即送检验室进行显微镜检查。

③检查阿米巴原虫：<u>将**便器**加温至接近人体的体温。排便后标本连同便盆立即送检</u>（2012）。

（6）操作后处理：用物按常规消毒处理，洗手，记录。

4. 注意事项

（1）采集培养标本时，如病人无便意，用长棉签蘸 0.9%氯化钠溶液，由肛门插入 6～7cm，顺一个方向轻轻旋转后退出，将棉签置于培养瓶内，盖紧瓶盖。

（2）<u>采集隐血标本时，嘱病人检查前 3 天禁食肉类、动物肝、血和含铁丰富的药物、食物，3 天后采集标本，以免造成假阳性。</u>

（3）采集寄生虫标本时，如病人服用驱虫药或进行血吸虫孵化检查，应该留取全部粪便。

（4）检查阿米巴原虫，在采集标本前几天，不应给病人服用钡剂、油质或含金属的泻剂，以免金属制剂影响阿米巴虫卵或胞囊的显露。

（5）病人腹泻时的水样便应盛于容器中送检。

（6）避免排便时尿液排出，大、小便混合，影响检验结果。

（7）尽量多处取标本，以提高检验阳性率。

（六）痰标本的采集

1. 常用痰标本检查分类 常规痰标本、痰培养标本、24 小时痰标本。

2. 目的

（1）常规痰标本：检查痰液中的细菌、虫卵或癌细胞等。

（2）痰培养标本：检查痰液中的致病菌，为选择抗生素提供依据。

（3）24 小时痰标本：检查 24 小时的痰量，并观察痰液的性状，协助诊断或进行浓集结核杆菌检查。

3. 步骤

（1）备齐用物

（2）核对：携用物至病人床旁，核对病人床号、姓名。

（3）填单、检查：填写化验单、选择容器并检查有无破损。

（4）收集痰标本

1）常规标本

①能自行留痰者：晨起漱口后，深呼吸数次后用力咳出气管深处的痰液置于痰盒中。

②无力咳痰或不合作者：协助病人取合适体位，叩击胸背部。集痰器分别连接吸引器和吸痰管吸痰，置痰液于集痰器中。

2）痰培养标本

①能自行留痰者：晨起漱口后，深呼吸数次后用力咳出气管深处的痰液置于无菌痰盒。

②无力咳痰或不合作者：同常规标本收集。

3）24 小时痰标本

①时间：晨起漱口后（7am）第一口痰起至次晨漱口后（7am）第一口痰止。

②方法：24 小时痰液全部收集在痰盒内。

（5）观察，洗手，记录。

（6）送检。

4．注意事项

（1）如查癌细胞，应用10%甲醛溶液或95%乙醇溶液固定痰液后立即送验。

（2）不可将唾液、漱口水、鼻涕等混入痰液中。

（3）收集痰液时间宜选择在清晨，因此时痰量较多，痰内细菌也较多，可提高阳性率。

（4）做24小时痰量和分层检查时，应嘱病人将痰吐在无色广口瓶内，需要时可加少许石炭酸以防腐。

（七）咽拭子标本采集

1．目的　咽拭子细菌培养能分离出致病菌，有助于白喉、化脓性扁桃体炎、急性咽喉炎等的诊断。

2．步骤

（1）备齐用物。

（2）核对：携用物至病人床旁，核对病人床号、姓名。

（3）填单、检查：填写化验单、检查容器有无破损。

（4）暴露咽喉部：点燃酒精灯，嘱病人张口，发"啊"音。

（5）方法：用培养管内长棉签擦拭两侧腭弓、咽及扁桃体上分泌物，动作敏捷而轻柔。

（6）消毒试管口在酒精灯火焰上消毒，然后将棉签插入试管中，塞紧。

（7）洗手、记录。

（8）送检。

3．注意事项

（1）避免交叉感染。

（2）做真菌培养时，须在口腔溃疡面上采集分泌物。

（3）注意棉签不要触及其他部位，防止污染标本，影响检验结果。

（4）避免在进食后2小时内留取标本，以防呕吐。

十五、病情观察和危重病人的抢救

1．病情观察　病情观察的常用方法有：视诊、听诊、触诊、叩诊、嗅诊。除上述方法外还可以通过与医生、家属、亲友的交流、床边和书面交接班、阅读病历、检验报告、会诊报告及其他相关资料，获取有关病情的信息，达到对病人疾病全面、细致观察的目的。

（1）一般情况

1）发育与体型：通常以年龄、智力和体格成长状态（身高、体重及第二性征）之间的关系来判断，成年人发育正常的判断指标为：头高等于身高的1/7；胸围等于身高的1/2；双上肢展开的长度约等于身高；坐高等于下肢的长度。

2）饮食与营养状态：观察病人的食欲、食量、进食后反应、饮食习惯，有无特殊嗜好或偏食等情况。营养状态通常可根据皮肤的光泽度、弹性，毛发、指甲的润泽程度，皮下脂肪的丰满程度，肌肉的发育状况等综合判断。临床上一般分为良好、中等和不良3个等级。

3）面容与表情①急性病容（2017）：表现为表情痛苦、面颊潮红、呼吸急促、鼻翼扇动、口唇疱疹等，一般见于急性感染性疾病，如肺炎球菌肺炎的病人。②慢性病容：表现为面色苍白或灰暗、面容憔悴、目光暗淡、消瘦无力等，常见于慢性消耗性疾病，如恶性肿瘤、肝硬化、严重结核病等病人。③二尖瓣面容：表现为双颊紫红、口唇发绀，一般见于风湿性心脏病病人。④贫血面容：表现为面色苍白、唇舌及结膜色淡、表情疲惫乏力，见于各种类型的贫血病人。除了以上这四种典型面容外，临床上还有甲状腺功能亢进面容、满月面容、脱水面容以及面具面容等。

4）体位：临床常见体位有自主体位、被动体位、强迫体位，对疾病的诊断具有一定意义。

5）姿势与步态：患病时可以出现特殊的姿势，如腹痛时病人常捧腹而行；腰部扭伤身体的活动度受限，病人保持特定的姿势。常见的异常步态有：蹒跚步态（鸭步）、醉酒步态、共济失调步态、慌张步态、剪刀步态、间歇性跛行和保护性跛行等。

6）皮肤与黏膜：主要观察皮肤和黏膜的颜色、温度、湿度、弹性及有无出血、水肿、皮疹、皮下结节、囊肿等情况。如贫血病人，其口唇、结膜、指甲苍白；肺心病、心力衰竭等缺氧病人，其口唇、面颊、鼻尖等部位发绀；热性病病人皮肤发红；休克病人皮肤湿冷；严重脱水、甲状腺功能减退者，皮肤弹性差；心源性水肿病人，可表现为下肢和全身水肿；肾源性水肿病人，多于晨起眼睑、颜面水肿。

（2）生命体征：当机体患病时，生命体征变化最为敏感，若体温不升多见于大出血休克病人；体温过高排除感染因素外，夏季应考虑是否因中暑所致；脉搏节律改变多为严重心脏病、药物中毒、电解质紊乱等原因所致；出现周期性呼吸困难多为呼吸中枢兴奋性降低引起；收缩压、舒张压持续升高，应警惕发生高血压危象。

（3）意识状态（2012、2013、2014、2015）

1）嗜睡：是最轻度的意识障碍。病人处于持续睡眠状态，但能被言语或轻度刺激唤醒，醒后能正确、简单而缓慢地回答问题，但反应迟钝，刺激去除后又很快入睡。

2）意识模糊：其程度较嗜睡深，表现为思维和语言不连贯，对时间、地点、人物的定向力完全或部分发生障碍，可有错觉、幻觉、躁动不安、谵语或精神错乱（2016）。

3）昏睡：病人处于熟睡状态，不易唤醒。压迫眶上神经、摇动身体等强刺激可被唤醒，醒后答话含糊或答非所问，停止刺激后即又进入熟睡状态。

4）昏迷：最严重的意识障碍，按其程度可分为①浅昏迷：意识大部分丧失，无自主运动，对声、光刺激无反应，对疼痛刺激（如压迫眶上缘）可有痛苦表情及躲避反应。瞳孔对光反应、角膜反射、眼球运动、吞咽反射、咳嗽反射等可存在。呼吸、心率、血压无明显改变，可有大小便失禁或潴留。②深昏迷：意识完全丧失，对各种刺激均无反应。全身肌肉松弛，肢体呈弛缓状态，深浅反射均消失，偶有深反射亢进及病理反射出现。机体仅能维持循环与呼吸的最基本功能，呼吸不规则，血压可下降，大小便失禁或潴留。

（4）瞳孔

①瞳孔的形状、大小和对称性：正常瞳孔呈圆形，位置居中，边缘整齐，两侧等大等圆。瞳孔呈椭圆形并伴散大，常见于青光眼等；瞳孔呈不规则形，常见于虹膜粘连。在自然光线下，正常瞳孔直径为 2～5mm，调节反射两侧相等。病理情况下，瞳孔的大小可出现的变化：

a. 缩小：指瞳孔直径小于 2mm，如果瞳孔直径小于 1mm 称为针尖样瞳孔。单侧瞳孔缩小常提示同侧小脑幕裂孔疝早期；双侧瞳孔缩小，常见于有机磷农药、氯丙嗪、吗啡等中毒。

b. 变大：瞳孔直径大于 5mm。一侧瞳孔扩大、固定，常提示同侧颅内病变（如颅内血肿、脑肿瘤等）所致的小脑幕裂孔疝的发生；双侧瞳孔散大，常见于颅内压增高、颅脑损伤、颠茄类药物中毒及濒死状态。

②对光反应：正常瞳孔对光反应灵敏，并于光亮处瞳孔收缩，昏暗处瞳孔扩大。当瞳孔大小不随光线刺激而变化时，称瞳孔对光反应消失，常见于危重或深昏迷病人。

（5）心理状态的观察：应从病人对健康的理解、对疾病的认识、处理和解决问题的能力、对疾病和住院的反应、价值观、信念等方面来观察其语言和非语言行为、思维能力、认知能力、情绪状态、感知情况等是否处于正常状态，是否出现记忆力减退，思维混乱，反应迟钝，语言、行为异常等情况，以及有无焦虑、恐惧、绝望、忧郁等情绪反应。

（6）特殊检查或药物治疗的观察

①特殊检查和治疗后的观察：对未明确临床诊断的病人，须进行常规和专科检查，如胃镜、造影、穿刺等，这些检查均会产生不同程度的创伤，护士应重点掌握检查、治疗前后的注意事项，密切观察生命体征、倾听病人主诉，防止并发症发生。

②特殊药物治疗病人的观察：护士应注意观察其疗效、不良反应及毒性反应。如服用降压药的病人应注意血压的变化。应用镇痛药时，应注意病人疼痛的规律和性质，用药后的效果；如果药物具有成瘾性还应注意使用的间隔等。

（7）其他方面的观察：对病人除了以上的观察内容外，还应该注意观察病人的睡眠情况以及病人的自理能力。了解病人的自理能力可以有助于护士对病人进行有针对性的护理，同时协助分析病人疾病的状况。

2. 危重症病人的支持性护理

（1）危重病人的病情监测：最基本的是中枢神经系统、循环系统、呼吸系统和肾功能的监测等。

①中枢神经系统监测：包括意识水平监测、电生理监测如脑电图、影像学监测如CT与MRI、颅内压测定和脑死亡的判定等。其中最重要的是意识水平监测，可采用GCS计分，见表1-14。颅内压的测定可了解脑积液压力的动态变化，从而了解其对脑功能的影响。

表1-14　Glasgow 昏迷量表（2014）

项目	状　态	分数
睁眼反应	自发性的睁眼反应	4
	声音刺激有睁眼反应	3
	疼痛刺激有睁眼反应	2
	任何刺激均无睁眼反应	1
语言反应	对人物、时间、地点等定向问题清楚	5
	对话混淆不清，不能准确回答有关人物、时间、地点等定向问题	4
	言语不流利，但字意可辨	3
	言语模糊不清，字意难辨	2
	任何刺激均无语言反应	1

续表

项目	状　态	分数
运动反应	可按指令动作	6
	能确定疼痛部位	5
	对疼痛刺激有肢体退缩反应	4
	疼痛刺激时肢体过屈（去皮质强直）	3
	疼痛刺激时肢体过伸（去大脑强直）	2
	疼痛刺激时无反应	1

②循环系统监测：包括心率、心律、无创和有创动脉血压、心电功能和血流动力功能监测如中心静脉压、肺动脉压、肺动脉楔压、心排血量及心脏指数等。

③呼吸系统监测：呼吸运动、频率、节律、呼吸音、潮气量、呼气压力测定、肺胸顺应性监测等；痰液的性质、量、痰培养的结果；血气分析；X 线胸片等。

④肾功能监测：包括尿量，血、尿钠浓度，血、尿的尿素氮，血、尿肌酐，血肌酐清除率测定等。

⑤体温监测：是一项简便易行、反映病情缓解或恶化的可靠指标，也是代谢率的指标。

（2）保持呼吸道通畅：应鼓励清醒病人定时做深呼吸或轻叩背部，以助分泌物咳出；昏迷病人常因咳嗽、吞咽反射消失，呼吸道分泌物及唾液等积聚喉头，而引起呼吸困难甚至窒息，故应使病人头偏向一侧，及时吸出呼吸道分泌物，保持呼吸道通畅，并通过定时叩背、肺部物理治疗、吸痰等护理措施，预防坠积性肺炎及肺不张等并发症的发生。

（3）加强临床基础护理

1）维持清洁

①眼部护理：对眼睑不能自行闭合者应注意眼睛护理，可涂眼药膏或覆盖油性纱布，以防角膜干燥而致溃疡、结膜炎。

②口腔护理：保持口腔卫生，增进食欲。对不能经口进食者，更应做好口腔护理，防止发生口腔炎症、口腔溃疡、腮腺炎、中耳炎、口臭等。

③皮肤护理：危重病人由于长期卧床、大小便失禁、大量出汗、营养不良及应激等因素，有发生压疮的危险。故应加强皮肤护理，做到"六勤一注意"，即：勤观察、勤翻身、勤擦洗、勤按摩、勤更换、勤整理，注意交接班。

2）保持呼吸道通畅：指导并协助清醒病人定时做深呼吸、变换体位或轻叩背部法，以促进痰液排出。昏迷病人应将头偏向一侧，并及时用吸引器吸出呼吸道分泌物，以防误吸而导致呼吸困难，甚至窒息。

3）补充营养和水分：危重病人机体分解代谢增强，消耗大，对营养物质的需要量增加，而病人多胃纳不佳，消化功能减退，为保证病人有足够营养和水分，维持体液平衡，要做好病人的饮食护理与营养支持。

4）维持排泄功能：协助病人大小便，必要时给予人工通便及在无菌操作下行导尿术。

留置尿管者执行尿管护理常规。

5）保持导管通畅：危重病人身上有时会有多根引流管，应注意妥善固定、安全放置，防止扭曲、受压、堵塞、脱落，保持其通畅。同时注意严格执行无菌操作技术，防止逆行感染。

6）确保病人安全：对谵妄、躁动和意识障碍的病人，要注意安全，合理使用保护具；防止意外发生。牙关紧闭、抽搐的病人，可用牙垫、开口器，防止舌咬伤，同时室内光线昏暗，工作人员动作要轻，避免因外界刺激而引起抽搐。正确执行医嘱，确保病人的医疗安全。

（4）危重病人的心理护理：应根据病人的具体情况和心理特点，关心、同情、理解、尊重病人，通过耐心细致的工作，恰当地利用语言及非语言的功能，消除不良因素的影响，使病人以最佳的心理状态配合治疗和护理，尽快恢复健康。

3. 抢救室的管理与抢救设备管理

（1）抢救室的管理

①建立责任明确的系统组织结构。

②护士应参与抢救方案的制订，使危重病人能及时、迅速得到抢救。

③做好核对工作：各种急救药物须经两人核对，核对正确后方可使用。执行口头医嘱时，须向医生复述一遍，双方确认无误后方可执行，抢救完毕需及时由医生补写医嘱。抢救中各种药物的空安瓿、输液空瓶、输血空瓶（袋）等应集中放置，以便统计和查对。

④及时、准确做好各项记录。抢救时间记录包括：病人到达的时间、医生到达的时间、抢救措施落实的时间、病情变化的时间（2012）。

⑤熟悉危重病人的病情、重点监测项目及抢救过程，做到心中有数。

⑥抢救室内抢救器械和药品管理：严格执行"五定"制度，即定数量、定点安置、定专人管理、定期消毒灭菌、定期检查维修，保证抢救时使用；室内物品一律不得外借，值班护士班班交接，并做记录。护士还应熟悉抢救器械的性能和使用方法，并能排除一般故障，保证急救物品完好率。

⑦抢救用物的日常维护：抢救用物使用后，要及时清理，归还原处，并补充，要保持清洁、整齐。如抢救传染病病人，应按传染病要求进行消毒、处理，严格控制交叉感染。

（2）抢救设备的管理

①抢救室：急诊室和病区均应设单独抢救室。病区抢救室宜设在靠近护士办公室的房间内。要求宽敞、整洁、安静、光线充足。室内应备有"五机"（心电图机、洗胃机、呼吸机、除颤仪、吸引器）、"八包"（腰穿包、心穿包、胸穿包、腹穿包、静脉切开包、气管切开包、缝合包、导尿包）以及各种急救药品及抢救床。在抢救室内应设计环形输液轨道及各种急救设备。

②抢救床：最好为多功能床，必要时另备木板一块，以备做胸外心脏按压时使用。

③抢救车：应按照要求配制各种常用急救药品（表1-15）、急救用无菌物品以及其他急救用物。如各种无菌急救包、各种注射器及针头、输液器及输液针头、输血器及输血针头、开口器、压舌板、舌钳、牙垫、各种型号的医用橡胶手套、各种型号及用途的橡胶或硅胶导管、无菌治疗巾、无菌敷料、皮肤消毒用物等。其他非无菌用物，如治疗盘、血压计、听诊器、手电筒、止血带、玻璃接头、夹板、宽胶布、火柴、酒精灯、多头电源插座等。

表 1-15 常用急救药品

类 别	常用药物
心三联	盐酸利多卡因、盐酸阿托品、盐酸肾上腺素
呼二联	尼可刹米、洛贝林
升压药	多巴胺
强心药	毛花苷 C（西地兰）
抗心绞痛药	硝酸甘油
平喘药	氨茶碱
促凝血药	垂体后叶素、维生素 K_1
镇痛、镇静、抗惊厥药	哌替啶、地西泮、异戊巴比妥钠、苯巴比妥钠、氯丙嗪、硫酸镁
抗过敏药	异丙嗪、苯海拉明
激素类药	氢化可的松、地塞米松、可的松
脱水利尿药	20%甘露醇、25%山梨醇、呋塞米、利尿酸钠等
解毒药	阿托品、碘解磷定、氯解磷定、硫代硫酸钠、乙酰胺

④急救器械应保证各种急救器械的完好，包括给氧系统［氧气筒和（或）给氧装置或中心供氧系统、加压给氧设备］，电动吸引器或中心负压吸引装置，电除颤仪、心脏起搏器、心电监护仪、简易呼吸器、呼吸机、电动洗胃机等。

（3）吸氧法

1）缺氧程度的判断和氧疗的适应证见表 1-16。

血气分析检查是监测用氧效果的客观指标，当病人 PaO_2 低于 50mmHg（6.6kPa）时，应给予吸氧。

表 1-16 缺氧程度的判断及氧疗的适应证

程 度	呼吸困难	表现	是否需氧疗
轻度低氧血症	$PaO_2 > 6.67kPa$（50mmHg），$SaO_2 > 80\%$	无发绀	一般不需氧疗。如有呼吸困难，可给予低流量低浓度（氧流量 1L/min）氧气
中度低氧血症	PaO_2 4 ～ 6.67kPa（30 ～ 50mmHg），SaO_2 60%～80%	有发绀、呼吸困难	需氧疗
重度低氧血症	$PaO_2 < 4kPa$（30mmHg），$SaO_2 < 60\%$	显著发绀、呼吸极度困难、出现三凹征	是氧疗的绝对适应证

2）吸氧方法

①鼻氧管给氧法：是将鼻氧管前端插入鼻孔内约 1cm，导管环固定稳妥即可。

目的：纠正各种原因造成的缺氧状态，提高动脉血氧分压（PaO_2）和动脉血氧饱和度（SaO_2），增加动脉血氧含量（CaO_2）。

用物准备：小药杯（内盛冷开水）、纱布、弯盘、鼻氧管、棉签、扳手。管道氧气装置或氧气筒及氧气压力表装置、用氧记录单、笔、标志。

步骤：a. 携用物至病人床旁，核对病人并解释。b. 用湿棉签清洁双侧鼻腔并检查鼻腔有无分泌物堵塞及异常（2012）。c. 将鼻导管与湿化瓶的出口相连接，湿化瓶内装入 1/2～2/3 的冷开水或蒸馏水。d. 调节氧流量。e. 鼻氧管前端放入冷开水中湿润，并检查鼻氧管是否通畅（2012）。f. 将鼻氧管插入病人鼻孔 1cm。动作轻柔，以免引起黏膜损伤。g. 将导管环绕病人耳部向下放置并调节松紧度。h. 记录给氧时间、氧流量、病人反应。氧气筒上悬挂空或满标志。i. 停止用氧先取下鼻氧管。氧气筒应关闭总开关，放出余气后，关闭流量开关，再卸表。中心供氧应关流量开关，取下流量表。

注意事项：a. 用氧前，检查氧气装置有无漏气，是否通畅。b. 严格遵守操作规程，注意用氧安全，切实做好"四防"，即防震、防火、防热、防油。氧气瓶搬运时要避免倾倒撞击。氧气筒应放阴凉处，周围严禁烟火及易燃品，距明火至少 5m，距暖气至少 1m，以防引起燃烧。氧气表及螺旋口勿上油，也不用带油的手装卸。c. 使用氧气时，应先调节流量后应用。停用氧气时，应先拔出导管，再关闭氧气开关。中途改变流量，先分离鼻氧管与湿化瓶连接处，调节好流量再接上。以免一旦开关出错，大量氧气进入呼吸道而损伤肺部组织（2012）。d. 常用湿化液灭菌蒸馏水。急性肺水肿用 20%～30%乙醇，具有降低肺泡内泡沫的表面张力，使肺泡内泡沫破裂、消散，改善肺部气体交换，减轻缺氧症状的作用。e. 氧气筒内氧勿用尽，压力表至少要保留 0.5mPa，以免灰尘进入筒内，再充气时引起爆炸。f. 对未用完或已用尽的氧气筒，应分别悬挂"满"或"空"的标志，既便于及时调换，也便于急用时搬运，提高抢救速度。g. 用氧过程中，应加强监测。

②鼻塞法：操作时将鼻塞塞入一侧鼻孔鼻前庭内给氧。两侧鼻孔可交替使用。适用于长期吸氧的病人。

③口鼻部供氧，氧气自下端输入，呼出的气体从面罩两侧孔排出。给氧时必须有足够的氧流量，一般需 6～8L/min。适用于张口呼吸且病情较重的病人。

④氧气头罩法：将病人头部置于头罩里，罩面上有多个孔，可以保持罩内一定的氧浓度、温度和湿度。头罩与颈部之间要保持适当的空隙，防止二氧化碳潴留及重复吸入。此法主要用于小儿（2015）。

⑤氧气枕法：用于家庭氧疗、危重病人的抢救或转运途中（2011），以枕代替氧气装置。

⑥氧气浓度与流量的关系（2012、2017）：**吸氧浓度（％）=21+4×氧流量（L/min）**。

⑦告知病人及家属在氧疗过程中勿随意调节氧流量，以免发生氧中毒。吸氧浓度高于60%，持续时间超过 24 小时，易发生氧中毒（2017）。氧中毒表现为胸骨下不适、疼痛、灼热感，继而出现呼吸增快、恶心、呕吐、烦躁、断续的干咳（2013）。预防措施是避免长时间、高浓度氧疗，经常做血气分析，动态观察氧疗的治疗效果。

（4）吸痰法

1）目的：清除呼吸道分泌物，保持呼吸道通畅；促进呼吸功能，改善肺通气；预防并发症发生。

2）方法

①准备用物：有盖罐 2 只（试吸罐和冲洗罐，内盛无菌生理盐水）、一次性无菌吸痰管数根、无菌纱布、无菌血管钳或镊子、无菌手套、弯盘、电动吸引器或中心吸引器。必要时备压舌板、张口器、舌钳、电插板等。

②携用物至病人床旁，核对病人。

③接通电源，打开开关，检查吸引器，调节负压，一般成年人 40.0～53.3kPa（300～400mmHg）。

④检查病人口、鼻腔，取下活动义齿。病人头部转向一侧，面向操作者。

⑤连接吸痰管，在试吸罐中试吸少量生理盐水。

⑥吸痰：一手反折吸痰导管末端，另一手用无菌血管钳（镊）或者戴手套插入口咽部（10～15cm），然后放松导管末端，先吸口咽部分泌物，再吸气管内分泌物管切开处，再吸口（鼻）部。采取左右旋转并向上提管的手法，以利于呼吸道分泌物的充分吸尽。每次吸痰时间<15秒。吸痰管退出时，在冲洗罐中用生理盐水抽吸，一根吸痰导管只使用一次。

⑦观察气道是否通畅；病人的反应，如面色呼吸、心率、血压等；吸出液的色、质、量。

⑧整理用物。吸痰用物根据吸痰操作性质每班更换或痰的玻璃接管插入盛有消毒液的试管中，每日更换 1～2 次。

3）注意事项

①吸痰前，检查电动吸引器性能是否良好，连接是否正确。

②严格执行无菌操作，每次吸痰应更换吸痰管。

③每次吸痰时间<15 秒，以免造成缺氧。

④吸痰动作轻稳，防止呼吸道黏膜损伤。

⑤痰液黏稠时，可配合叩击、蒸汽吸入、雾化吸入，提高吸痰效果（2014）。

⑥电动吸引器连续使用时间不宜过久；贮液瓶内液体达 2/3 满时，应及时倾倒，以免液体过多吸入马达内损坏仪器。贮液瓶内应放少量消毒液，使吸出液不致黏附于瓶底，便于清洗消毒。

（5）洗胃法

1）目的：解毒，清除胃内毒物或刺激物；减轻胃黏膜水肿。

2）方法

①口服催吐法：用于服毒量少的清醒合作者。

洗胃溶液：按医嘱根据毒物性质准备洗胃溶液（表 1-17）。一般用量为 10 000～20 000ml，将洗胃溶液温度调节到 25～38℃为宜。

表 1-17　常用洗胃溶液

毒物种类	常用溶液	禁忌药物
酸性物	镁乳、蛋清水、牛奶	
碱性物	5%醋酸、白蜡、蛋清水、牛奶	
氰化物	3%过氧化氢溶液引吐，1∶15 000～1∶20 000 高锰酸钾洗胃	
敌敌畏	2%～4%碳酸氢钠溶液、1%盐水、1∶15 000～1∶20 000 高锰酸钾	

毒物种类	常用溶液	禁忌药物
1605、1059、4049（乐果）	2%～4%碳酸氢钠溶液	高锰酸钾
敌百虫	1%盐水或清水，1:15 000～1:20 000 高锰酸钾	碱性药物（2013）
DDT（灭害灵）、666	温开水或生理盐水洗胃，50%硫酸镁导泻	油性药物
酚类	50%硫酸镁导泻，温开水或植物油洗胃至无酚味为止，洗胃后多次服用牛奶、蛋清保护胃黏膜	液状石蜡
河豚、生物碱、毒蕈	1%～3%鞣酸	
苯酚（石炭酸）	1:15 000～1:20 000 高锰酸钾	
巴比妥类（催眠药）	1:15 000～1:20 000 高锰酸钾，硫酸钠导泻	硫酸镁
异烟肼（雷米封）	1:15 000～1:20 000 高锰酸钾，硫酸钠导泻	
磷化锌	1:15 000～1:20 000 高锰酸钾、0.5%硫酸铜洗胃、0.5%～1%硫酸铜溶液每次 10ml，每 5～10 分钟口服 1 次，配合用压舌板等刺激舌根引吐	鸡蛋、牛奶、脂肪及其他油类食物
抗凝血类	催吐、温水洗胃、硫酸钠导泻	碳酸氢钠溶液
有机氟类（氟乙酰胺等）	0.2%～0.5%氯化钙或淡石灰水洗胃，硫酸钠导泻，饮用豆浆、牛奶等	
发芽马铃薯	1%活性炭悬浮液	

方法：协助病人取<u>坐位</u>，围好围裙、取下义齿、置污物桶于病人坐位前或床旁。指导病人每次饮洗胃液量 300～500ml。自呕和（或）用压舌板刺激舌根催吐。反复自饮-催吐，直至吐出的灌洗液澄清无味，则表示毒物已基本洗干净。

②电动吸引器洗胃：能迅速有效地清除毒物，节省人力，并能准确计算洗胃的液体量；利用负压吸引作用，吸出胃内容物。

洗胃溶液：同口服催吐法。

洗胃设备：电动吸引器（包括安全瓶及 5000ml 容量的贮液瓶），Y 形三通管，调节夹或止血钳，输液架，输液器，输液导管。

方法：a. 接通电源，检查吸引器功能，安装灌洗装置。输液管与 Y 形管主管相连，洗胃管末端及吸引器贮液瓶的引流管分别与 Y 形管两分支相连，夹紧输液管，检查各连接处有无漏气。将灌洗液倒入输液瓶内，挂于输液架上。b. 用液状石蜡润滑胃管前端，润滑插入长度的 1/3；插入长度为前额发际至剑突的距离，由口腔插入 55～60cm，检测胃管的位置：通过三种检测方法确定胃管确实在胃内；用胶布固定胃管。c. 开动吸引器，负压宜保持在 <u>13.3kPa 左右</u>，避免压力过高引起胃黏膜损伤。关闭吸引器，夹紧贮液瓶上的引流管，开放输液管，使溶液流入胃内 300～500ml。<u>一次灌洗量不得超过 500ml</u>，否则易出现危险。夹紧输液管，开放贮液瓶上的引流管，开动吸引器，反复灌洗，<u>直至洗出液澄清</u>

无味为止。

③全自动洗胃机洗胃：能自动、迅速、彻底清除胃内毒物；通过自控电路的控制使电磁阀自动转换动作，分别完成向胃内冲洗药液和吸出胃内容物的灌注过程。

方法：a. 通电，检查仪器功能完好，并连接各种管道。b. 插洗胃管：同电动吸引器洗胃。c. 连接洗胃管，将已配好的洗胃液倒入水桶内，药管的另一端放入洗胃液桶内，污水管的另一端放入空水桶内，胃管的另一端与已插好的病人胃管相连，调节药量流速。药管管口必须始终浸没在洗胃液的下面。d. 按"手吸"键，吸出胃内容物；再按"自动"键，仪器即开始对胃进行自动冲洗，直至洗出液澄清无味为止。e. 洗胃过程中，随时注意观察洗出液的性质、颜色、气味、量及病人面色、脉搏、呼吸和血压的变化。如病人有腹痛、休克、洗出液呈血性，应立即停止洗胃，采取相应的急救措施。f. 拔管。洗毕，反折胃管，拔出。g. 幽门梗阻病人洗胃，可在饭后 4～6 小时或空腹进行。记录胃内潴留量，便于了解梗阻程度；胃内潴留量＝洗出量－灌入量。

3）注意事项

①首先注意了解病人中毒情况，如病人中毒的时间、途径、毒物种类、性质、量等，来院前是否呕吐。

②准确掌握洗胃适应证和禁忌证。适应证：非腐蚀性毒物中毒，如有机磷、催眠药、重金属类、生物碱及食物中毒等；禁忌证：强腐蚀性毒物（如强酸、强碱）中毒、肝硬化伴食管胃底静脉曲张、胸主动脉瘤、近期内有上消化道出血及胃穿孔、胃癌等。病人吞服强酸、强碱等腐蚀性药物，禁忌洗胃，以免造成穿孔。可按医嘱给予药物或迅速给予物理性对抗剂，如牛奶、豆浆、蛋清、米汤等以保护胃黏膜。上消化道溃疡、食管静脉曲张、胃癌等病人一般不洗胃，昏迷病人洗胃应谨慎。

③急性中毒病人，应紧急采用"口服催吐法"，必要时进行洗胃，以减少中毒物的吸收。插管时，动作要轻、快，切勿损伤食管黏膜或误入气管。

④选择合适的洗胃液：当中毒物质不明时，先抽胃液检查再洗胃（2017），洗胃溶液可选用温开水或生理盐水。待毒物性质明确后，再采用对抗剂洗胃。

⑤幽门梗阻的病人洗胃在餐后 4～6 小时或空腹进行。记录胃内潴留量，了解梗阻情况。

⑥做针对性心理护理，减轻其心理负担。

⑦洗胃后注意病人胃内毒物清除状况，中毒症状有无得到缓解或控制。

（6）人工呼吸器的使用

1）简易呼吸器：由呼吸囊、呼吸活瓣、面罩及衔接管组成。

①目的：维持和增加机体通气量，纠正威胁生命的低氧血症。

②方法

a. 协助病人采用适当体位，抢救者站于病人头顶处。病人头后仰，托起下颌。扣紧面罩，面罩紧扣口、鼻部，避免漏气。

b. 挤压呼吸囊：有节律，一次挤压可有 500ml 左右，频率保持在 16～20 次/分。使空气或氧气通过吸气活瓣进入病人肺部，放松时，肺部气体随呼气活瓣排出。病人若有自主呼吸，应注意与人工呼吸同步，即病人吸气初顺势挤压呼吸囊，达一定潮气量后完全松开气囊，让病人自行完成呼气动作。

2）人工呼吸机：用于危重病人，长期循环、呼吸支持者。

①方法

a. 调节呼吸机各个预置参数，开机。

b. 呼吸机与病人气道紧密相连。

面罩法：面罩盖住病人口、鼻后与呼吸机连接。适用于神志清楚，能合作并间断使用呼吸机的病人。

气管内插管法：气管内插管后与呼吸机连接。适用于神志不清的病人。

气管切开法：气管切开放置套管后与呼吸机连接。适用于长期使用呼吸机的病人。

c. 呼吸机工作后，应密切观察呼吸机的运转情况及病情变化，如病人两侧胸壁运动是否对称、呼吸音是否一致，机器与病人的呼吸是否同步等。

d. 根据需要调节呼吸机各参数（表1-18）：观察各参数是否符合病情需要；通气量不足：病人可出现烦躁不安、多汗、皮肤潮红、血压升高、脉搏加速；通气过度：病人可出现昏迷、抽搐等碱中毒症状（2016）；通气量适宜：病人安静，呼吸合拍，血压、脉搏正常。

e. 湿化、排痰：采用加温湿化器将水加温后产生蒸汽，混进吸入气体，同时起到加温加湿作用。充分湿化呼吸道，防止病人气道干燥，分泌物堵塞，诱发肺部感染；鼓励病人咳嗽，深呼吸，翻身、叩背，促进痰液排出，必要时吸痰；湿化罐内放蒸馏水，减少杂质。

f. 使用呼吸机中记录病人反应、呼吸机参数、时间、效果及特殊处理。

g. 呼吸机撤离指征：神志清楚，呼吸困难的症状消失，缺氧完全纠正；血气分析基本正常；心功能良好，生命体征稳定，无严重心律失常，无威胁生命的并发症。分离面罩或拔除气管内插管。

h. 记录并处理用物。

表 1-18 呼吸机主要参数的设置

项　　目	数　　值
呼吸频率（R）	10～16 次/分
每分钟通气量（VE）	8～10L/min
潮气量（Vr）	10～15ml/kg（通常在 600～800ml）
呼吸比值（I/E）	1：（1.5～2.0）
呼气压力（EPAP）	0.147～1.96kPa（一般应＜2.94kPa）
呼气末正压（PEEP）	0.49～0.98kPa（渐增）
吸入氧浓度（FiO$_2$）	30%～40%（一般应＜60%）

②注意事项

a. 向清醒的病人和家属介绍呼吸机使用的目的、方法和必要性，解除恐惧、焦虑心理，做好卫生宣教工作，保持室内环境卫生。

b. 告知呼吸机报警出现的原因，避免增加病人和家属的紧张与不安。

十六、水、电解质、酸碱平衡失调病人的护理

1．体液组成及分布　体液是由水、电解质、低分子有机化合物及蛋白质等组成，广泛分布于组织细胞内外。细胞内、外液渗透压基本相等，正常为 $290\sim310mmol/L$。

2．水与电解质平衡及调节

（1）水平衡正常人每日水的摄入和排出处于动态平衡之中（表1-19）。

表 1-19　正常人体每日水分摄入量和排出量的平衡

摄入量（ml）		排出量（ml）	
饮水	1600	尿	1500
食物含水	700	粪便	200
代谢氧化生水	200	皮肤蒸发	500
		呼吸蒸发	300
合计	2500	合计	2500

（2）电解质平衡：维持体液电解质平衡的主要电解质为 Na^+ 和 K^+。

①钠的平衡：正常血清钠浓度为 $135\sim145mmol/L$。

②钾的平衡：血清中钾的浓度为 $3.5\sim5.5mmol/L$。

（3）体液容量与渗透压平衡的调节：通过肾素-血管紧张素-醛固酮系统来恢复和维持血容量，通过下丘脑-神经垂体-抗利尿激素系统来恢复和维持体液的正常渗透压。

3．酸碱平衡及调节

（1）缓冲系统：血浆中重要的缓冲对有 HCO_3^- / H_2CO_3、HPO_4^{2-}/$H_2PO_4^-$ 和 Pr^-/Hpr。其中以 HCO_3^-/H_2CO_3 最为重要。

（2）脏器调节

①肺：通过调节二氧化碳排出量调节酸碱平衡。

②肾：通过改变排出固定酸及保留碱性物质的量来维持血浆的 HCO_3^- 浓度，使血浆 pH 不变。

4．水和钠代谢紊乱

（1）病因

①等渗性缺水：消化液的急性丧失，如大量呕吐、肠外瘘等；体液丧失，如急性腹膜炎、肠梗阻、大面积烧伤早期等。丧失的体液成分与细胞外液基本相同。

②低渗性缺水：消化液持续性丢失致钠盐丢失过多，如反复呕吐、长期胃肠减压或慢性肠梗阻等；大创面的慢性渗液；治疗性原因，如使用排钠利尿药时未补给适量的钠盐，治疗等渗性缺水时过多补充水分而忽略钠的补充。

③高渗性缺水：水分摄入不足，如吞咽困难、禁食、危重病人给水不足、经鼻胃管或空肠造口管给予高浓度肠内营养液；水分丧失过多，如高热大量出汗、大面积烧伤暴露疗法、糖尿病病人因血糖未得到控制致高渗性利尿等。

④水中毒：肾功能不全，排尿能力下降；各种原因引起 ADH 分泌过多；机体摄水过多

或静脉补液过多。

（2）临床表现

①等渗性缺水：病人出现恶心、呕吐、畏食、口唇干燥、眼窝凹陷、皮肤弹性降低及少尿等症状，但不口渴。当短时间内体液丧失达体重的5%时，可出现心率增快、脉搏细速、血压不稳或降低、肢端湿冷等休克表现；常伴代谢性酸中毒。

②低渗性缺水：以较早出现周围循环衰竭为特点。轻度：血清钠浓度在130～135mmol/L。病人感疲乏、头晕、手足麻木；尿量增多，尿中Na^+减少。中度：血清钠浓度在120～130mmol/L。病人除有上述临床表现外，还伴恶心、呕吐、脉搏细速、视物模糊、血压不稳定或下降、脉压变小、浅静脉瘪陷、站立性晕倒；尿量减少，尿中几乎不含Na^+和Cl^-。重度：血清钠浓度在120mmol/L以下，病人神志不清，肌痉挛性抽痛，腱反射减弱或消失和昏迷。易发生休克。

③高渗性缺水：为三度。轻度缺水者除口渴外，无其他症状，缺水量为体重的2%～4%。中度缺水者有极度口渴。有乏力、尿少和尿比重增高。唇舌干燥，皮肤失去弹性，眼窝下陷。常有烦躁不安，缺水量为体重的4%～6%。重度缺水者除上述症状外，出现躁狂、幻觉、谵妄，甚至昏迷，缺水量超过体重的6%。

④水中毒：a．急性水中毒：因脑细胞肿胀和脑组织水肿可致颅内压增高，引起神经、精神症状，如：头痛、躁动、谵妄、惊厥，甚至昏迷，严重者发生脑疝；b．慢性水中毒：多被原发病的症状所掩盖。可有软弱无力、恶心、呕吐、嗜睡等。体重明显增加，皮肤苍白而湿润。一般无凹陷性水肿。

（3）辅助检查

①等渗性缺水：红细胞计数、血红蛋白和血细胞比容均明显升高，血清Na^+、Cl^-等含量一般无明显变化，尿比重增加，动脉血气分析可判别是否伴有酸（碱）中毒。

②低渗性缺水：红细胞计数、血红蛋白量、血细胞比容及血尿素氮值均升高，血清钠＜135mmol/L；尿比重＜1.010，尿Na^+、Cl^-明显下降。

③高渗性缺水：细胞计数、血红蛋白量、血细胞比容均轻度升高，血清钠＞150mmol/L；尿比重增高。

④水中毒：血红细胞计数、血红蛋白量、血细胞比容、血浆蛋白量及血浆渗透压均下降，平均红细胞容积升高，平均血红蛋白浓度下降。

（4）治疗要点

①等渗性缺水：处理病因，防止或减少水、钠的继续丧失，并积极补充。

②低渗性缺水：积极治疗原发病，静脉输注高渗盐水或含盐溶液，以纠正细胞外液的低渗状态和补充血容量。

③高渗性缺水：尽早去除病因，防止体液继续丢失。鼓励病人饮水，无法口服者经静脉输入5%葡萄糖溶液或0.45%低渗盐水。

④水中毒：立即停止水分摄入。轻者在机体排出多余的水分后，水中毒即可解除。严重者需用利尿药以促进水排出。

（5）护理问题

①体液不足　与高热、呕吐、胃肠减压、肠梗阻、大面积烧伤等导致的体液丢失过多或钠、水摄入不足有关。

②潜在并发症：低血容量性休克。

③知识缺乏：缺乏对缺水的预防和治疗方面的知识。

（6）护理措施

1）控制病因：遵医嘱配合治疗，积极处理原发疾病，这是防治体液失衡的根本措施。

2）维持体液平衡：对已发生缺水和缺钠的病人，必须给予及时、正确的补液。补液过程中，应根据病情变化边治疗、边观察、边调整。

①补液量：包括累计损失量、继续损失量、生理需要量 3 个部分。

a．累计损失量：指从发病到就诊已经累计损失的体液量。高渗及等渗性缺水病人，可按失水占体重的百分比计算，如一位 60kg 体重的病人，中度高渗性失水，累计失水量约为 60kg×5%＝3kg（3000ml）；低渗性缺水病人按缺钠程度估计，如 60kg 体重中度低渗性失水的病人，失钠量约为 60×0.6＝36g 氯化钠（相当于生理盐水 4000ml）。

注意：累计损失量的计算，只是临床上的粗略估计，再者机体还有调节机制，要避免一次补液过多，一般在第 1 天只补给全量的 1/2，第 2 天酌情补给其余的 1/2。

b．继续损失量：是在治疗过程中又继续丢失的体液量，原则是"丢多少，补多少"。如呕吐、出汗、肠瘘、胃肠减压等，应准确记录排出量。发热病人，体温每升高 1℃，皮肤蒸发水分增加，3～5ml/kg；如大量出汗，湿透一身衬衣裤约丢失低渗液体 1000ml；气管切开病人呼吸道蒸发水分是正常的 2～3 倍，24 小时可失水 700～1000ml。

c．生理需要量：即日需量，一般成年人每日需要水分 2000～2500ml。

②补液种类：补液的性质取决于水、钠失衡的类型，原则上是"缺什么，补什么"。遵循"宁少勿多"的原则，充分发挥机体的调节代偿作用而达到正常平衡，避免矫枉过正导致更复杂的体液平衡紊乱。

a．生理需要量：一般成年人每日需氯化钠 5～10g，氯化钾 2～3g，葡萄糖 100～150g。所以，应补充 500～1000ml 生理盐水，10%氯化钾 20～30ml，其余补给 5%～10%葡萄糖溶液。

b．累计损失量：高渗性缺水：以 5%葡萄糖溶液为主，待缺水情况基本改善后，再补适量生理盐水，葡萄糖溶液和生理盐水的比例可粗略按 2∶1 供给；低渗性缺水：以生理盐水为主，中、重度缺钠者补充适量高渗盐溶液；等渗性缺水：补充平衡盐溶液或生理盐水和葡萄糖溶液各半。

c．继续损失量："丢什么，补什么"，如消化液丢失，一般补充复方氯化钠溶液或平衡盐溶液。

3）补液方法：按当日补液内容，安排好先后顺序，应考虑各脏器功能，尤其心、肺的功能状态。一般应遵循以下补液原则：先盐后糖、先晶后胶、先快后慢、液种交替、尿畅补钾。

①先盐后糖：一般应先输入无机盐等渗溶液，然后再补充葡萄糖溶液。因为葡萄糖进入体内后迅速被细胞利用，对维持体液渗透压意义不大，先盐则利于稳定细胞外液渗透压和恢复细胞外液容量。但是，高渗性缺水病人要先输入 5%葡萄糖溶液，以迅速降低细胞外液高渗状态。对酸中毒病人碱性溶液应尽早补给。

②先晶后胶：一般是先输入一定量的晶体溶液进行扩容，改善血液浓缩状态，有利于改善微循环，常首选平衡盐溶液。然后输入适量胶体溶液以维持血浆胶体渗透压，恢复和稳定

血容量。但是，大失血所致的低血容量性休克，在抢救时应尽早输血。

③先快后慢：明显缺水的病人，初期输液要快，即相当于补充已失量，以迅速改善缺水状态。对休克病人可能还需两路液体输入，必要时加压输液或做静脉切开插管输液。待病人一般情况好转后，就应减慢滴注速度，以免加重心、肺负担。

但对心、肺等重要器官功能障碍者，静脉滴注高渗盐水或经静脉特殊用药（钾盐、普萘洛尔、血管活性药物等），都要控制滴注速度。成年人静脉滴注10%葡萄糖溶液不宜超过250ml/h，因为机体利用葡萄糖的速率是每小时0.5g/kg，超过此值可形成渗透性利尿。

④液种交替：液体量较多时，对盐类、糖类、胶体类及碱类等各种液体要交替输入，有利于机体发挥代偿调节作用。但是，高渗性缺水初期宜持续补充葡萄糖溶液，低渗性缺水初期宜持续补充盐水。

⑤尿畅补钾：缺水、缺钠常伴有缺钾，缺水及酸中毒纠正后，钾随尿排出增多，亦会使血清钾进一步下降，故应及时补钾。注意，必须在尿量正常时（≥40ml/h）方可补钾，否则有因急性肾衰竭而发生高钾血症的危险。

4）补液效果的观察

①记录液体出入量。

②保持输液通畅。

③观察治疗反应：生命体征是否得到改善、是否恢复正常；精神状态是否好转；缺水征象有无改善；尿量、尿比重是否恢复正常；辅助检查指标，如血清电解质、血气分析、中心静脉压等是否恢复正常。

5）水中毒

①纠正体液量过多

a. 去除病因和诱因：停止可能继续增加体液量的各种治疗，如应用大量低渗液或清水洗胃、灌肠等；对易引起 ADH 分泌过多的高危病人，如疼痛、失血、休克、创伤、大手术或急性肾功能不全者，严格按治疗计划补充液体，切忌过量和过速。

b. 相应治疗的护理：严格控制水的摄入量，每日限制摄水量在 700～1000ml 以下；对重症水中毒者，遵医嘱给予高渗溶液，如 5%氯化钠溶液等；同时注意观察病情的动态变化和尿量；对需经透析治疗的病人予以透析护理。

②减少受伤害的危险：参见等渗性缺水。

（7）健康教育：有大量呕吐、大面积烧伤等易致等渗性缺水者，及早就诊和治疗。

5. 钾代谢异常

（1）病因

1）低钾血症：①钾摄入不足，如长期进食不足或静脉中钾盐补充不足；②钾丧失过多，如呕吐、腹泻、胃肠道引流、醛固酮增多症、急性肾衰竭多尿期、应用排钾利尿药（呋塞米、依他尼酸）及肾小管性酸中毒等；③钾代谢异常，如大量注射葡萄糖或氨基酸、高营养支持及代谢性碱中毒等，钾向细胞内转移。

2）高钾血症：①钾排出减少，如急性肾衰竭、应用保钾利尿药（如螺内酯、氨苯蝶啶）、盐皮质激素分泌不足等；②体内钾分布异常：见于溶血、严重组织损伤（如挤压综合征、大面积烧伤）、代谢性酸中毒等；③钾摄入过多：口服或静脉输入过多钾、使用含钾药物或输入大量库存血等。

（2）临床表现

1）低钾血症

①肌无力为最早的临床表现：一般先出现四肢软弱无力，后延及躯干和呼吸肌。病人出现吞咽困难；累及呼吸肌时致呼吸困难或窒息；严重者出现软瘫、腱反射减弱或消失。

②消化道功能障碍：出现腹胀、恶心、呕吐、肠鸣音减弱或消失等肠麻痹症状。

③心脏功能异常：主要为传导阻滞和节律异常。

④代谢性碱中毒：可出现头晕、躁动、昏迷、面部及四肢抽动、手足搐搦、口周及手足麻木等碱中毒症状。

2）高钾血症：临床表现无特异性。可因神经、肌肉应激性改变，病人很快由兴奋转入抑制状态，表现为神志淡漠、感觉异常、乏力、四肢软瘫、腹胀和腹泻等。过高血钾的刺激作用使微循环血管收缩，皮肤苍白湿冷、全身麻木、肌肉酸痛；血压早期升高，晚期下降，心脏出现传导阻滞、心动过缓、室性期前收缩、心室纤颤。高钾血症最危险的是可致心脏停搏于舒张期。

（3）辅助检查

①低钾血症：血清钾＜3.5mmol/L。典型心电图改变为早期出现 T 波降低、变平或倒置，随后出现 ST 段降低、Q-T 间期延长和 U 波（2016）。仅作为辅助性诊断手段。

②高钾血症：血清钾＞5.5mmol/L。典型的心电图改变为早期 T 波高而尖，Q-T 间期延长，随后出现 QRS 波增宽，P-R 间期延长；心电图有辅助诊断价值。

（4）治疗要点

1）低钾血症：寻找和去除引起低血钾的原因，减少或终止钾的继续丧失。分次补钾，边治疗边观察，临床常用 10%氯化钾经口服补给。

2）高钾血症

①病因治疗：寻找和去除引起高血钾的原因，积极治疗原发病。

②禁钾：立即停用一切含钾药物和溶液；避免进食含钾量高的食物。

③降低血清钾浓度。

④对抗心律失常：给予 10%葡萄糖酸钙 20ml 静脉缓慢推注。

（5）护理问题

1）低钾血症：①活动无耐力　与低钾血症致肌无力有关。②有受伤害的危险　与软弱无力和意识障碍有关。

2）高钾血症：①活动无耐力　与高钾血症导致的肌肉无力、软瘫有关。②潜在并发症有心律失常、心搏骤停。

（6）护理措施

1）低钾血症

①恢复血清钾水平

a. 病情观察：监测病人心率、心律、心电图及意识状况。

b. 减少钾丢失：遵医嘱予以止吐、止泻等治疗，以减少钾继续丢失。

c. 遵医嘱补钾。其原则是：尽量口服补钾，遵医嘱予以 10%氯化钾或枸橼酸钾溶液口服。鼓励病人多进食肉类、牛奶、香蕉、橘子汁、番茄汁等含钾丰富的食物。见尿补钾：每小时尿量大于 40ml 或每日尿量大于 500ml 方可补钾。控制补液中钾浓度：静脉补液中钾浓度不宜超过 40mmol/L（相当于氯化钾 3g）；禁止静脉直接推注氯化钾，以免血钾突然升高致心搏骤停。速度勿快：溶液应缓慢滴注，补钾速度不宜超过 60～80 滴/分（20mmol/h）。总量限制、严密监测：定时监测血钾浓度，及时调整每日补钾总量。一般每日补钾 40～80mmol，相当于每日补氯化钾 3～6g。

②减少受伤的危险：加强防护，避免意外损伤。严密观察呼吸、脉搏、血压、尿量，及时做血清钾测定和心电图检查，尤其应注意循环功能衰竭或心室纤颤的发生。

2）高钾血症

①恢复血清钾水平：指导病人停用含钾药物，避免进食含钾量高的食物；遵医嘱用药以对抗心律失常及降低血钾水平；透析病人做好透析护理。

②并发症的预防和急救：由于高钾血症有导致病人心搏骤停的危险，因此一经确诊，在积极治疗原发疾病和改善肾功能的同时，应紧急采取措施：针对病因治疗，对抗心律失常，降低血钾浓度。

（7）健康教育：长时间禁食者、长期控制饮食摄入者或近期有呕吐、腹泻、胃肠道引流者，应及时补钾，以防发生低钾血症。告知肾功能减退及长期使用保钾利尿药的病人，应限制含钾食物和药物的摄入，并定期复诊，监测血钾浓度，以防发生高钾血症。

6．酸碱平衡失调

（1）病因

①代谢性酸中毒：酸性物质产生或摄入过多；**酸性物质排出减少**；碱性物质丢失过多；高钾血症。

②代谢性碱中毒：酸性物质丢失过多；碱性物质摄入过多；低钾血症；利尿药的应用。

③呼吸性酸中毒：呼吸中枢抑制，如全身麻醉过深、镇静药过量、颅内压增高、高位脊髓损伤等；胸部活动受限，如严重胸壁损伤、胸腔积液、严重气胸等；呼吸道阻塞或肺部疾病：支气管异物、支气管或喉痉挛、慢性阻塞性肺部疾病、肺炎、肺水肿等；呼吸机使用不当。

④呼吸性碱中毒：低氧血症；呼吸中枢受到直接刺激，如癔症、脑外伤、高热、甲状腺功能亢进等使肺过度通气；呼吸机使用不当，通气量过大。

（2）临床表现

①代谢性酸中毒：轻度代谢性酸中毒可无症状。重症病人可出现疲乏、眩晕、嗜睡、感觉迟钝或烦躁不安，甚至神志不清或昏迷。最突出的表现是呼吸深而快，呼出气体有酮味。病人面色潮红、心率增快、血压偏低；可出现对称性肌张力减弱、腱反射减弱或消失，并可伴有缺水的症状。

②代谢性碱中毒：轻者常无明显表现，有时可有呼吸变浅、变慢或精神方面的异常，如谵妄、精神错乱或嗜睡等。可有低钾血症和缺水的表现。严重者可因脑或其他器官代谢障碍而出现昏迷。

③呼吸性酸中毒：临床表现常为原发疾病掩盖。病人可有胸闷、呼吸困难、发绀；CO_2 潴留可使脑血管扩张，病人躁动不安，持续性头痛；随着酸中毒的加重，可有震颤、精神错乱、谵妄或昏迷，称肺性脑病；H^+浓度增加及高血钾还可引起心律失常、心室纤颤等。

④呼吸性碱中毒：一般无症状，较重者以神经-肌肉兴奋性增强为其特征，表现为眩晕、手足麻木、针刺感、肌肉震颤、手足抽搐、心率增快。

（3）辅助检查：血气分析是临床判断酸碱失衡的主要依据。

①代谢性酸中毒：a. 失代偿期血浆 pH＜7.35，血浆 HCO_3^- 降低（正常值 22～27mmol/L），$PaCO_2$ 正常（正常值 35～45mmol/L）。b. 代偿期血浆 pH 可在正常范围，但 HCO_3^-、剩余碱（BE）和 $PaCO_2$ 有一定程度降低。

②代谢性碱中毒：a. 失代偿期血浆 pH 和 HCO_3^- 明显增高，$PaCO_2$ 正常。b. 代偿期血浆 pH 可在正常范围，但 HCO_3^- 和 BE 均有一定程度增高。

③呼吸性酸中毒：血浆 pH 降低、$PaCO_2$ 增高，血浆 HCO_3^- 可正常。

④呼吸性碱中毒：血浆 pH 增高、$PaCO_2$ 和血浆 HCO_3^- 下降。

（4）治疗要点

①轻度代谢性酸中毒病人（血浆 HCO_3^- 在 16～18mmol/L 者）经消除病因和补液纠正缺水后，即可自行纠正，不必用碱剂治疗。血浆 HCO_3^-＜15mmol/L 者的重症代谢性酸中毒病人在补液的同时需用碱剂治疗。常用碱剂为 5%碳酸氢钠溶液。

②碱中毒的纠正不宜过速，一般不要求完全纠正，关键在于积极治疗原发病，解除病因。

③呼吸性酸中毒：应积极治疗原发病，改善通气功能。必要时气管内插管或气管切开，使用呼吸机。

④呼吸性碱中毒：积极治疗原发病的同时对症治疗。可用纸袋罩住口鼻呼吸，增加呼吸道无效腔，减少 CO_2 的呼出和丧失；或让病人吸入含 5% CO_2 的氧气，从而增加血液 $PaCO_2$。

（5）护理问题

①低效型呼吸型态　与呼吸过深过快、呼吸不规则，以及高热、颅脑疾病等基础疾病或伴随症状有关。

②有受伤的危险　与意识障碍及肌肉强直抽搐有关。

③潜在并发症：休克、低钾血症或高钾血症。

（6）护理措施

①消除或控制导致酸碱代谢紊乱的危险因素，遵医嘱积极治疗原发疾病。

②遵医嘱用药并加强病情观察。在纠正酸碱失衡时，应加强对病人生命体征、血电解质和血气分析指标动态变化趋势的监测；及时发现和处理相应的并发症。

③协助病人取适当的体位。

④保持呼吸道通畅：指导病人训练深呼吸和有效咳嗽的方法和技巧。对于气道分泌物多者，给予雾化吸入，以利于排痰。必要时行呼吸机辅助呼吸。

⑤防止意外损伤：提供舒适的环境，协助采取舒适的卧位，促进舒适，避免意外损伤。对意识障碍者，应采取保护措施，加强陪伴，避免外伤，保证安全。

⑥预防并发症：酸碱失衡的病人，容易出现休克、高钾血症、低钾血症等并发症。因此，在纠正酸碱失衡时，应加强对病人生命体征、血电解质、血气分析指标动态的观察和监测，及时发现，及时处理。

十七、临终病人的护理

临终关怀指向临终病人及其家属提供的包括生理、心理和社会等方面的一种全面性支持和照料，使临终病人的生命质量得以提高，能够无痛苦、舒适地走完人生的最后旅途，并使家属的身心健康得到维护和增强。

1．死亡的概念

（1）死亡是指个体的生命功能永久终止。传统的死亡概念是指心肺功能的停止，即呼吸停止、心搏停止。

（2）死亡是指机体作为一个整体的功能的永久停止，但这并不意味各器官组织均同时死亡。随着现代医学科学的进展和科学实践的进一步开展，目前医学界开始将脑死亡作为新的死亡标准（2012），指出不可逆的脑死亡是生命活动结束的象征。

（3）脑死亡判断标准：①不可逆的深度昏迷；②停止自主呼吸；③脑干反射消失；④脑电波平直。

2．死亡过程的分期

（1）濒死期：又称临终期，是临床死亡前主要生命器官功能极度衰弱、逐渐趋向停止的时期，是死亡过程的开始阶段。此期的特点是中枢神经系统脑干以上部位的功能处于深度抑制状态或丧失，而脑干功能依然存在。

（2）临床死亡期：是临床上判断死亡的标准，此期主要特征为心搏、呼吸完全停止，瞳孔散大，各种反射消失，但组织细胞仍有微弱代谢活动。此期一般持续4～6分钟（即血液供应完全停止），超过这个时间，大脑将发生不可逆的变化。但在低温条件下，尤其是头部降温脑耗氧降低时，临床死亡期可延长达1小时或更久，此期由于重要器官代谢过程尚未停止，如对触电、窒息、失血等致死的病人及时采取积极抢救复苏，仍有生还的可能。

（3）生物学死亡期（2016）：也称细胞死亡，指全身器官、组织、细胞生命活动停止。此期整个中枢神经系统及各器官新陈代谢完全停止，并出现不可逆变化，整个机体无任何复苏的可能。同时，随着此期进展，相继出现尸冷、尸斑、尸僵及尸体腐败等现象。

3．临终病人的生理及心理评估

（1）临终病人的生理评估

①肌肉张力丧失：大小便失禁，吞咽困难，肢体软弱无力，不能进行自主躯体活动，呈希氏面容，即面肌消瘦、面部呈铅灰色、下颌下垂、嘴微张、眼眶凹陷、双眼半睁、目光呆滞。

②循环功能减退：皮肤苍白、湿冷，大量出汗，体表发凉，四肢发绀，脉搏弱而快，不规则或测不出，血压降低或测不出，心律出现紊乱。

③呼吸功能减退：呼吸频率不规则，呼吸表浅，出现鼻翼呼吸、潮式呼吸，存在呼吸困难，有痰鸣音。

④知觉改变：视觉逐渐减退，由视物模糊到视力消失。听觉是人体最后消失的一个感觉。

⑤消化系统方面：病人表现为恶心、呕吐、食欲下降、腹胀、便秘及口干、脱水。

⑥意识改变：表现为嗜睡、意识模糊、昏睡或昏迷等。

⑦疼痛：表现为烦躁不安，血压及心率改变，呼吸变快或变慢，瞳孔散大，大声呻吟，出现疼痛面容，即五官扭曲、眉头紧锁、眼睛睁大或紧闭、双眼无神、咬牙等。

（2）临终病人的心理评估：病人从获知病情到临终整个阶段的心理反应分为五个阶段：否认期、愤怒期、协议期、忧郁期与接受期。

①否认期：病人得知自己患不治之症时表现出震惊与否认，他们常说的话是："不，你们搞错了！"或"这不是真的！这不是我！"。病人会极力否认，接着他们常怀着侥幸的心理到处求医以期推翻诊断。大部分病人几乎都能快速停止否认，而有的病人直到死亡仍处于否

认期。

②**愤怒期**（2016）：此期病人表现出生气、愤怒、怨恨的情绪，病人常迁怒于家属及医护人员或责怪不公平。

③**协议期**：此期病人已承认存在的事实，希望能发生奇迹，会想尽办法延长生命。处于此阶段的病人对生存还抱有希望，也肯努力配合治疗。

④**忧郁期**：病情更加恶化，治疗无望，此时病人表现为悲伤、情绪低落、退缩、沉默、抑郁和绝望。此期病人希望与亲人见面，希望家属陪在身边，并开始准备后事。

⑤**接受期**：病人开始接受即将面临死亡的事实。此阶段病人相当平静，表现坦然，他们不再抱怨命运，喜欢独处，睡眠时间增加，情感减退。

4．临终病人的护理措施

（1）临终病人的身体护理

①改善呼吸和循环功能：严密监测病人的体温、呼吸、脉搏和血压以及心、肺、脑、肝、肾等重要脏器的功能，对于神志清醒者可采用半坐卧位，<u>昏迷者可采用仰卧位头偏向一侧或侧卧；保持呼吸道通畅，必要时吸痰，呼吸困难者立即给氧</u>；注意观察病人皮肤颜色及温度，注意保暖，必要时给予热水袋。

②疼痛护理：观察疼痛的部位、性质、程度、持续时间等，协助病人选择最有效的方法以减轻疼痛。

③促进舒适

a．皮肤护理：维持良好、舒适的体位，定时翻身，避免局部长期受压，促进血液循环，防止压疮发生。做好病人的清洁工作，且保持床单位干净、干燥、平整、无渣屑。大小便失禁者，注意会阴、肛门周围的皮肤清洁。

b．口腔护理：检查病人的口腔黏膜是否干燥或疼痛，协助病人漱口，保持口腔清洁卫生。

④营养管理：护士应了解病人的饮食习惯，注意食物的色、香、味，少量多餐，以增进食欲；给予流质、半流质饮食，以利于吞咽；适当喂食、喂水，必要时通过鼻饲或完全胃肠道外营养，以保证营养供给。

⑤减轻感知觉改变的影响

a．临终病人所居住的环境应安静，空气新鲜，有适宜的照明，增加安全感。

b．<u>听觉是最后消失的感觉</u>（2015），所以护理人员在与病人交谈时语调应柔和，语言要清晰，也可采用触摸病人的非语言交谈方式，让临终病人感到即使在生命的最后时刻也并不孤独。

c．眼部的护理：对神志清醒者，可用清洁的温湿毛巾对眼睛进行清洁；对昏迷者，除保持眼睛湿润，还应在<u>角膜上涂红霉素、金霉素眼膏或覆盖凡士林纱布，防止角膜干燥发生溃疡或结膜炎</u>。

（2）临终病人的心理护理（2012）

①**否认期**：护理人员应具有真诚、忠实的态度，应坦诚温和地回答病人对病情的询问，并注意保持与其他医护人员及家属对病人病情说法的一致性。不要轻易揭露病人的防御机制，经常陪伴在病人身旁，耐心倾听病人的诉说，注意非语言交流技巧的使用，在沟通中实施正确的人生观、死亡观的教育，使病人逐步面对现实，并维持病人适当的希望。

②**愤怒期**：护理人员此期应将病人的发怒看成是一种有益健康的正常行为，允许病人以发怒、抱怨、不合作行为来宣泄其内心的不满、恐惧，同时应注意预防意外事件的发生。做好病人家属和朋友的工作，给予病人关爱、理解、同情和宽容。

③**协议期**：护士应积极主动地关心和指导病人，加强护理，尽量满足病人的需要，使病人更好地配合治疗，以减轻痛苦，控制症状。鼓励病人说出内心的感受，尊重病人的信仰，积极教育和引导病人，减轻病人的压力。

④**忧郁期**：经常陪伴病人，给予病人同情和照顾、鼓励和支持，使其增强信心，允许其以不同的方式发泄情感。给予精神支持，安排亲朋好友见面，并尽量让家属多陪伴在其身旁。密切观察病人，预防病人的自杀倾向。

⑤**接受期**：尊重病人，不要强迫与其交谈，给予安静、舒适的环境，减少外界干扰，继续给予关心和支持，使病人平静、安详、有尊严地离开人间。

5. **尸体护理**　尸体护理应在确认病人死亡，医生开具死亡诊断书后尽快进行（2014）。做好尸体护理既是对死者的同情和尊重，也是对家属最大的心理安慰。

（1）目的：①使尸体清洁，维护良好的尸体外观，易于辨认。②安慰家属，减少哀痛。

（2）操作方法

①评估：死者的诊断、死亡时间、原因、死亡诊断书以及有无传染病；死者的民族、宗教信仰以及死者家属对死亡的态度。

②用物准备：血管钳、剪刀、尸体识别卡3张、松节油、绷带、不脱脂棉球、梳子、尸袋或尸单、衣裤、鞋、袜等；有伤口者备换药敷料，必要时备隔离衣和手套等；擦洗用具、手消毒液。

③环境准备：保持安静、肃穆，必要时屏风遮挡。

④步骤：a. 携用物至床旁，屏风遮挡，维护死者隐私。b. 劝慰家属，请家属暂离病房或共同进行。c. 撤去一切治疗用品（如输液管、氧气管、导尿管等）。d. 将床支架放平，使尸体仰卧，头下置一软枕，防止面部淤血变色（2011、2014），留一层大单遮盖尸体。e. 清洁面部，整理遗容，洗脸，有义齿者代为装上，闭合口、眼。若眼睑不能闭合，可用毛巾湿敷或于上眼睑下垫少许棉花，使上眼睑下垂闭合。嘴不能闭紧者，轻揉下颌或用四头带固定。f. 用血管钳将棉花垫塞于口、鼻、耳、肛门、阴道等孔道，防止体液外溢。g. 脱去衣裤，擦净全身，更衣梳发。包裹尸体为死者穿上尸衣裤，将第一张尸体识别卡系在尸体右手腕部，把尸体放进尸袋里拉锁拉好。将第二张尸体识别卡系在尸体腰间尸单上。h. 运送尸体：移尸体于平车上，盖上大单，送往太平间，置于停尸屉内或殡仪馆的车上尸箱内，将第三张尸体识别卡放尸屉外面。i. 处理床单位，非传染病病人按一般出院病人方法处理，传染病病人按传染病病人终末消毒方法处理。j. 整理病历，完成各项记录，体温单上记录死亡时间，注销各种执行单，按出院手续办理结账。整理病人遗物交家属，若家属不在，应由两人清点后，列出清单交护士长妥善保管。

⑤注意事项：a. 必须先由医生开出死亡通知，并得到家属许可后，护士方可进行尸体护理。b. 病人死亡后应及时进行尸体护理，以防尸体僵硬。c. 正确放置尸体识别卡，以便于尸体识别。d. 传染病病人的尸体应使用消毒液擦洗，并用浸有1%氯胺溶液的棉球填塞各孔道，尸体用尸单包裹后装入不透水的袋中，并做出传染标识。

十八、医疗与护理文件的书写

医疗与护理文件包括病历、医嘱单、体温单、护理记录单、病区交班报告、特别护理记录单等内容。

1. 医疗和护理文件的意义

（1）提供信息：医疗护理文件是医务人员临床工作的原始文字记录，是记录病人病情变化、诊疗和护理全过程的重要文件，同时也是加强各级医务人员之间交流与合作的纽带，便于医护人员及时、动态、全面地了解病人的病情进展，也是医生正确进行疾病诊断、制订和调整治疗方案的重要依据。

（2）提供教学与科研资料：完整的医疗护理记录体现出理论在实践中的具体应用，是最好的教学资料，也是科研的重要资料。同时，它也为流行病学研究、传染病管理、防病调查等提供了统计学方面的资料，是卫生管理机构制订和调整政策的重要依据。

（3）提供评价依据：各项医疗与护理记录可在一定程度上反映出一个医院的医疗护理服务质量，医院管理、学术及技术水平，它既是医院护理管理的重要信息资料，又是医院进行等级评定及对护理人员考核的参考资料。

（4）提供法律证明：医疗与护理记录是具有法律效应的文件，在法律上可作为医疗纠纷、人身伤害、保险索赔、犯罪刑事案件及遗嘱查验的证明。

2. 医疗和护理文件的书写要求　及时、准确、完整、简要、清晰是书写各项医疗与护理记录的基本原则。

（1）**及时**：医疗与护理记录必须及时，不得拖延或提早，更不能漏记、错记，以保证记录的时效性，维持最新资料。

（2）**准确**：医疗和护理记录的内容必须真实、无误，不应是护理人员的主观解释，而应是临床病人病情进展的科学记录。

（3）**完整**：眉栏、页码须填写完整，各项记录按要求逐项填写，避免遗漏。每项记录后签全名，以示负责。

（4）**简要**：记录内容应重点突出、简洁、流畅。应使用医学术语和公认的缩写，避免笼统、含糊不清或过多修辞。

（5）**清晰**：按要求分别使用红、蓝墨水钢笔书写。字迹清楚，字体端正，保持表格整洁，不得涂改、剪贴和滥用简化字。如有错误，在相应文字上画双横线，就近书写正确文字并签全名。

3. 医疗和护理文件的管理

（1）管理要求：①医疗与护理文件按规定放置，记录和使用后必须放回原处。②必须保持医疗与护理文件的清洁、整齐、完整，防止污染、破损、拆散、丢失。③按规定，病人及家属有权对体温单、医嘱单及护理记录单进行复印（2013）。④医疗与护理文件应妥善保存。住院期间由病房保管，病人出院后送病案室长期保存。

（2）病历排列顺序

①住院期间病历排列顺序（2011）：体温单（按时间先后倒排）、医嘱单（按时间先后倒排）、入院记录、病史及体格检查、病程记录（手术、分娩记录单等）、会诊记录、各种检验和检查报告、护理记录单、长期医嘱执行单、住院病历首页、门诊和（或）急诊病历。

②出院（转院、死亡）后病历排列顺序：住院病历首页、出院或死亡记录、入院记录、病史及体格检查、病程记录、各种检验及检查报告单、护理记录单、医嘱单（按时间先后顺排）、长期医嘱执行单、体温单（按时间先后顺排）。

4．护理文件的书写

体温单：用于记录病人的生命体征及其他情况，内容包括病人的出入院、手术、分娩、转科或死亡时间，体温、脉搏、呼吸、血压、大便次数、出入量、身高、体重等。

（1）眉栏用蓝墨水或碳素墨水笔填写

①病人一般情况：姓名、科别、病室、床号、入院日期（年、月、日）、住院号。

②日期栏：每页第1天应填写年、月、日，其余6天只写日。如在6天中遇到新的年度或月份开始，则应填写年、月、日或月、日。

③住院天数：从病人入院当天为第1天开始填写，直至出院。

④手术日数：以手术或分娩次日为第1天，依次填写至第14天为止。若在14天内进行第2次手术，则将第1次手术日数作为分母，第2次手术日数作为分子进行填写。

（2）用红钢笔在40～42℃横线之间相应的时间栏内，纵行填写病人入院、转入、手术、分娩、转科、出院、死亡等，除了手术不写具体时间外，其余均采用24小时制记录，且必须用中文书写。如"入院于10时20分"。

（3）体温曲线的绘制：绘制体温曲线用蓝笔。

①体温符号：口温以蓝点"●"表示，腋温以蓝叉"×"表示，肛温以蓝圈"○"表示（2015）。

②将实际测量的度数，用蓝笔绘制于体温单35～42℃的相应时间格内，相邻温度用蓝线相连。要求符号大小一致，连线平直。

③高热病人应用药物或物理降温后半小时，应测量体温，所测温度用红色"○"表示，画在降温前温度的同一纵格内，以红色虚线与降温前体温连接，下次测得的体温用蓝色实线与降温前体温相连。如降温后体温继续升高可用红色虚线向上相连；如降温后体温无变化，可在降温前体温外画红圈表示。若所测体温与上次数值差异较大或与病情不符时，应重新测量。

④体温不升时，可在35℃线以下用红钢笔写"不升"二字。

⑤若病人体温与上次温度差异较大或与病情不符时，应重新测量，重测相符者在原体温符号上方用蓝笔写上一小写英文字母"V"（verified，核实）。

⑥因拒测、外出时，前后两次体温断开不相连。

（4）脉搏、心率曲线的绘制

①脉搏、心率符号：脉率以红点"●"表示，心率以红圈"○"表示。每小格为4次，相邻两次脉搏或心率用红色实线相连。

②将实际测量的脉率或心率，用红笔绘制于体温单相应时间格内，相邻脉率或心率以红线相连。

③脉搏与体温重叠时，先划体温符号，再用红笔在外画红圈"○"。

④脉搏短绌时，相邻脉率或心率用红线相连，在脉率与心率之间用红笔划线填满。

（5）呼吸记录

①将实际测量的呼吸次数，以阿拉伯数字表示，免写计量单位，用红钢笔填写在相应的

呼吸栏内，相邻的两次呼吸上下错开记录，每页首记呼吸从上开始写。

②使用呼吸机病人的呼吸以®表示，在体温单相应时间内呼吸 30 次横线下顶格用黑笔画®。

（6）底栏：包括血压、入量、尿量、大便次数、体重、身高及其他等。数据以阿拉伯数字记录，免写计量单位，用蓝笔填写在相应栏内（2013）。

①血压：以"mmHg"为单位，记录方式为"收缩压/舒张压"。 新入院病人应记录血压，根据病人病情及医嘱测量并记录，住院期间每周至少记录 1 次。

②入量：以"ml"为单位，在相应的日期栏内记前一日 24 小时的总入量。

③尿量：以"ml"为单位，记前一日 24 小时的尿液总量，每天记录 1 次。

④大便次数：记前一日的大便次数，每天记录 1 次。未排大便以"0"表示；大便失禁以"※"表示；人工肛门以"☆"表示；灌肠以"E"表示，灌肠后排便以 E 作分母、排便作分子表示（2014）。

⑤体重：以"kg"为单位，一般新入院病人当日应测量体重并记录，住院期间每周应记录一次，病情危重或卧床不能测量的病人，应在体重栏内注明"卧床"。

⑥身高：以"cm"为单位，一般新入院病人当日应测量身高并记录。

⑦空格：此栏作为机动，根据病情需要填写，如特殊用药、腹围、药物过敏试验、记录管路情况等。

⑧页码用蓝（黑）钢笔逐页填写。

5．医嘱单

（1）医嘱内容：日期、时间、床号、姓名、护理常规、护理级别、饮食、体位、药物（注明剂量、用法、时间等）、各种检查及治疗、术前准备和医生护士的签名。

（2）医嘱的种类

①**长期医嘱**：自医生开写医嘱起，至医嘱停止，有效时间在 24 小时以上的医嘱（2015）。当医生注明停止时间后医嘱失效。

②**临时医嘱**：有效时间在 24 小时以内，有的需立即执行（st），通常只执行一次，有的需在限定时间内执行。

③**备用医嘱**：**长期备用医嘱**，有效时间在 24 小时以上，必要时用，两次执行之间有时间间隔，由医生注明停止日期后方失效。**临时备用医嘱**，自医生开写医嘱起 12 小时内有效，必要时用，过期未执行则失效。

（3）医嘱的处理

①长期医嘱：医生直接写在长期医嘱单上，护士将长期医嘱单上的医嘱分别抄录至各种执行卡上，抄录时须注明执行的具体时间并签全名。

②临时医嘱：医生直接写在临时医嘱单上，注明日期和时间，并签上全名。需立即执行的医嘱，护士执行后，必须注明执行时间并签上全名。

③长期备用医嘱的处理：由医生开写在长期医嘱单上，必须注明执行时间，如"哌替啶 50mg im q6h prn"，护士每次执行后，在临时医嘱单内记录执行时间并签全名，以供下一班参考。

④临时备用医嘱（2014）的处理：由医生开写在临时医嘱单上，12 小时内有效，如"地西泮 5mg po sos"，过时未执行，则由护士用红笔在该项医嘱栏内写"未用"二字

（2013）。

⑤停止医嘱的处理：停止医嘱时，应把相应执行单上的有关项目注销，同时注明停止日期和时间，并在医嘱单原医嘱后，填写停止日期、时间，最后在执行者栏内签全名。

⑥重整医嘱的处理：长期医嘱调整项目较多时，及病人转科、手术、分娩时，均需要重整医嘱。

（4）注意事项

①医嘱必须经医生签名后方为有效。<u>在一般情况下不执行口头医嘱，在**抢救或手术过程中**（2015）医生下口头医嘱时，执行护士应先复诵一遍，双方确认无误后方可执行，事后应及时（6 小时内）据实补写医嘱</u>（2013）。

②<u>处理医嘱时，应先急后缓，即先执行临时医嘱，再执行长期医嘱</u>（2017）。

③<u>对有疑问的医嘱，必须核对清楚后方可执行</u>（2011、2013、2014）。<u>当医嘱出现错误时，护士有权拒绝执行医嘱</u>（2012、2013）。

④医嘱需每班、每日核对，每周总查对，查对后签全名。

⑤凡是需要下一班执行的临时医嘱要交班，并在护士交班记录本上注明。

⑥凡是已经写在医嘱单上但又不需要执行的医嘱，不得涂改、剪贴，应由医生在该项医嘱栏内用红笔写"取消"，并在医嘱后用蓝、黑钢笔签全名。

6．特别护理记录单　凡危重、抢救、大手术后、特殊治疗或需严密观察病情者，须做好特别护理观察记录，以便及时了解和全面掌握病人情况，观察治疗或抢救后的效果。

（1）记录内容：生命体征、出入量、病情动态、护理措施、药物治疗效果及反应等。

（2）记录方法

①用蓝（黑）钢笔填写眉栏各项，包括病人姓名、年龄、性别、科别、床号、住院病历号、入院日期、诊断等。

②日间 7 时至晚 7 时用蓝（黑）钢笔记录，夜间 7 时至次晨 7 时用红钢笔记录。

③12 小时或 24 小时就病人的入量、病情、治疗护理做一次小结或总结，并记录在体温单上。

④详细记录病人的病情变化和处理措施及效果，并签全名。

7．病区交班报告　病区交班报告是由值班护士书写的书面交班报告，其内容为值班期间病区的情况及病人病情的动态变化。

（1）书写要求

①书写内容应全面、真实、简明扼要、重点突出。

②字迹清楚、不得随意涂改、粘贴，各班均用蓝黑笔书写，写完签全名。

③应在各班交班前书写完成。

（2）记录方法

①用蓝（黑）钢笔填写眉栏各项，包括病人姓名、年龄、性别、科别、床号、住院病历号、入院日期、诊断等。

②<u>日间 7 时至晚 7 时用蓝（黑）钢笔记录，夜间 7 时至次晨 7 时用红钢笔记录。</u>

③12 小时或 24 小时就病人的入量、病情、治疗护理做一次小结或总结，并记录在体温单上。

④详细记录病人的病情变化和处理措施及效果，并签全名。

（3）书写顺序

①填写眉栏各项：用蓝墨水笔填写，包括病室、日期、原有病人数、出院、转出、死亡、新入院、转入、现有病人数、手术、分娩、病危、病重、外出、特护人数、一级护理人数等。

②先写离开病区的病人（出院、转出、死亡），再写进入病区的病人（入院、转入），最后写本班重点病人（手术、分娩、危重及有异常情况的病人）（2011、2012）。同一栏内的内容，按床号先后顺序书写报告。

（4）交班内容

①出院、转出、死亡病人出院者写明离开时间；转出者注明转往的医院、科别及转出时间；死亡者简要记录抢救过程及死亡时间。

②新入院及转入病人应写明入院或转入的原因、时间、主诉、主要症状、体征、既往重要病史（尤其是过敏史），存在的护理问题以及下一班需观察及注意的事项，给予的治疗、护理措施及效果。

③病危病重等病人，需交代人数、姓名、床号。

8．液体出入量记录单　常用于休克、大面积烧伤、大手术后或心脏病、肾疾病、肝硬化腹水等病人（2015）。记录内容包括每日摄入量和每日排出量，其中每日摄入量指每日的饮水量、食物中的含水量、输液量、输血量等；每日排出量主要为尿量，此外其他途径的排出液，如大便量、呕吐物量、咯出物量（咯血、咳痰）、出血量、引流量、创面渗液量等，也应作为排出量加以测量和记录。

第 2 章　循环系统疾病病人的护理

一、循环系统解剖生理

循环系统由心脏、血管和调节血液循环的神经体液组成。其主要功能是为全身各组织器官运输血液，供给氧、营养物质和激素等，并运走代谢废物，以保证人体新陈代谢的正常进行。此外，循环系统还具有内分泌功能。

1. 心脏

（1）心脏的结构：心脏位于胸腔的中纵隔内，有 4 个心腔，即左、右心房和左、右心室。左、右心房之间有房间隔，左、右心室之间有室间隔。左心房、左心室之间的瓣膜称为二尖瓣（2014），右心房、右心室之间的瓣膜称为三尖瓣（2016）。两侧瓣膜均有腱索与心室乳头肌相连。左心室与主动脉之间的瓣膜称为主动脉瓣，右心室与肺动脉之间的瓣膜称为肺动脉瓣。房、室间隔及心脏瓣膜的结构能防止血液反流或分流。

心壁分为 3 层：内层为心内膜，中层为心肌层，外层为心外膜。心外膜与心包壁层之间形成一个间隙称为心包腔，腔内含浆液，有润滑作用（2011）。

（2）心脏的传导系统：心肌细胞分为普通心肌细胞和特殊心肌细胞。普通心肌细胞构成心房壁和心室壁，其主要功能是收缩，特殊心肌细胞的主要功能是产生和传导冲动，控制心脏的节律性。心脏的传导系统包括窦房结、结间束、房室结、希氏束、左右束支及其分支和浦肯野纤维。它们均能发出冲动，但窦房结（2011）的自律性最高，为正常人心脏的起搏点（2012）。心脏传导系统的异常可引起各种心律失常。

（3）心脏的血液供应：心脏的血液供应来自左、右冠状动脉（2011），灌流主要在心脏舒张期。左冠状动脉的前降支及其分支主要分布于左心室前壁、前乳头肌、心尖、室间隔前 2/3、右心室前壁一小部分；回旋支及其分支主要分布于左心房、左心室侧壁、左心室前壁一小部分、左心室后壁的一部分或大部分及窦房结。右冠状动脉分布于右心房、右心室前壁大部分、右心室侧壁和后壁的全部、左心室后壁的一部分及室间隔的后 1/3，包括房室结和窦房结。

2. 血管　分为动脉、毛细血管和静脉。动脉的主要功能是输送血液到全身各组织器官，其弹性大，能在各种血管活性物质的作用下收缩和舒张，又称为"阻力血管"。毛细血管是人体进行物质和气体交换的场所，称为"功能血管"。静脉的主要功能是运送血液回心脏，称为"容量血管"。

3. 调节循环系统的神经体液　调节循环系统的神经是交感神经和副交感神经。交感神经兴奋时，心率加快、心肌收缩力增强、外周血管收缩、血管阻力增加、血压升高；副交感神经兴奋时，心率减慢、心肌收缩力减弱、外周血管扩张、血管阻力减小、血压下降。

调节循环系统的体液有肾素-血管紧张素-醛固酮系统、血管内皮因子、某些激素和代谢产物等。肾素-血管紧张素-醛固酮系统是调节钠钾平衡、血容量和血压的重要因素。内皮素、血管收缩因子等具有收缩血管作用。前列环素、一氧化氮等具有扩张血管作用。神经体液调节对维持循环系统的正常功能有重要的作用。

二、心功能不全病人的护理

心力衰竭简称心衰，是由于各种心脏结构或功能异常导致心室充盈和（或）射血能力低下而引起的一组临床综合征，其主要临床表现是呼吸困难、疲乏和液体潴留。心力衰竭按发病缓急可分为慢性心力衰竭和急性心力衰竭，以慢性居多。按发生的部位可分为左侧心力衰竭、右侧心力衰竭和全心力衰竭；按生理功能分为收缩性心力衰竭和舒张性心力衰竭。

1. **慢性心力衰竭**　慢性心力衰竭是大多数心血管疾病的最终阶段，也是最主要的死亡原因。在我国，引起慢性心力衰竭的病因以冠心病居首位，高血压有明显上升，而风湿性心脏瓣膜病明显下降。根据临床表现，可将心功能分为四级，见表 2-1。

表 2-1　心功能分级及特点

心功能分级	特　　　点
Ⅰ 级	病人患有心脏病，但日常活动量不受限制，一般活动不引起疲乏、心悸、呼吸困难或心绞痛
Ⅱ 级	体力活动轻度受限。休息时无自觉症状，但平时一般活动可出现上述症状，休息后很快缓解（2012）
Ⅲ 级	体力活动明显受限。休息时无症状，低于平时一般活动量时即可引起上述症状，休息较长时间后症状方可缓解
Ⅳ 级	不能从事任何体力活动。休息状态也有心力衰竭的症状，活动后加重

（1）病因

①原发性心肌损害：缺血性疾病，如冠心病心肌缺血或心肌坏死、心肌炎和心肌病；代谢性疾病，如糖尿病、心肌病、心肌淀粉样变性等。

②心脏负荷增加

a. **压力负荷（后负荷）增加**：左心室压力负荷增加常见于高血压、主动脉瓣狭窄（2011）；右心室压力负荷增加常见于肺动脉高压、肺动脉瓣狭窄、肺栓塞等。

b. **容量负荷（前负荷）增加**：常见于二尖瓣关闭不全、主动脉瓣关闭不全；间隔缺损、动脉导管未闭；慢性贫血、甲状腺功能亢进症等。

（2）诱因

①**感染**：呼吸道感染最常见。其他还有感染性心内膜炎。

②**心律失常**：心房颤动是诱发心力衰竭的重要因素。以及其他快速性或严重的缓慢性心律失常。

③生理或心理压力过大。

④**妊娠和分娩**：妊娠和分娩可加重心脏负荷，诱发心力衰竭。

⑤**血容量增加**：如钠盐摄入过多，输液或输血过快、过多。

⑥**其他**：治疗不当（如不恰当停用利尿药物）；风湿性心脏瓣膜病出现风湿活动等。

（3）临床表现

1）左侧心力衰竭以**肺淤血**和心排血量降低表现为主。

①症状

呼吸困难：不同程度的呼吸困难是左侧心力衰竭最主要的症状（2013）。可表现为**劳力性呼吸困难（最早出现）（2016）、夜间阵发性呼吸困难（机制是平卧回心血量增加）（2016）或端坐呼吸**。

咳嗽、咳痰和咯血：由肺泡和支气管黏膜淤血所致。开始常于夜间发生，坐位或立位时可减轻或消失。痰液为白色浆液性泡沫状，偶可见痰中带血丝。如发生急性肺水肿，则咳**粉红色泡沫样痰**。

疲倦、乏力、头晕、心悸：主要由心排血量降低、组织灌注不足所致。

尿量变化及肾功能损害。

②体征：脉搏加快，出现**交替脉（2015）**。脉压减少，甚至血压下降；呼吸浅促；并发感染者体温可升高。病人被迫取半坐卧位或端坐位。皮肤黏膜苍白或发绀等。肺部湿啰音是左侧心力衰竭的主要体征，以双肺底部多见，可伴有哮鸣音。心尖冲动左下移；心率增快、舒张期奔马律；肺动脉瓣听诊区第二心音亢进等。

2）右侧心力衰竭以**体循环淤血（2013）** 表现为主。

①症状：消化道症状是右侧心力衰竭最常见的症状，包括腹胀、食欲缺乏、恶心、呕吐等胃肠道及肝淤血的表现。还有呼吸困难，其与原发病、右侧心力衰竭时体循环淤血等因素相关。

②体征

水肿：首先出现于身体下垂部位，为对称性、凹陷性水肿，严重者遍及全身。可伴有胸腔积液、腹水。胸腔积液以双侧多见，若为单侧则以右侧更多见。

颈静脉充盈、怒张：是右侧心力衰竭的主要体征，**肝-颈静脉回流征阳性**是其特征性的体征（2012）。

肝大和压痛：长期慢性右侧心力衰竭者，肝脏常因淤血而肿大并伴压痛，可发展成心源性肝硬化，晚期则出现黄疸及大量腹水。

心脏体征：除基础心脏病的相应体征外，可因右心室显著扩大而出现剑突下明显心脏搏动、心界扩大、三尖瓣关闭不全的反流性杂音。

3）全心衰竭：左侧、右侧心力衰竭临床表现并存，右侧心力衰竭继发于左侧心力衰竭而形成的全心衰竭。因右心排血量减少，呼吸困难等肺淤血症状反而有所减轻。

（4）辅助检查

①血液检查：血浆 B 型利钠肽（BNP）和氨基末端 B 型钠肽前体（NT-proBNP）有助于心力衰竭的诊断与鉴别诊断，判断心力衰竭严重程度及预后。

②X 线检查：心影大小及形态可为病因诊断提供重要依据，也可间接反映心功能状态。

③超声心动图：比 X 线检查更准确地提供各心腔大小变化及心瓣膜结构及功能情况。

④放射性核素检查：有助于判断心室腔大小和反映心脏收缩及舒张功能。

⑤有创性血流动力学检查：计算心脏指数（CI）及肺小动脉楔压（PCWP），直接反映左心功能。

（5）治疗要点

1）基本病因的治疗：如控制高血压，应用药物、介入或手术治疗改善冠心病心肌缺血，心瓣膜病及先天畸形的介入或换瓣、纠正手术等。

2）消除诱因：如积极选用适当抗生素控制感染；对于心室率很快的心房颤动，如不能及时复律应尽可能控制心室率。及时纠正甲状腺功能亢进、贫血等。

3）药物治疗

①利尿药：是治疗心力衰竭最常用的药物，其主要作用是通过排钠排水，减轻心脏的容量负荷。分为排钾和保钾利尿药两大类。排钾利尿药主要有氢氯噻嗪（双克片）、呋塞米（速尿）；保钾利尿药包括螺内酯（安体舒通）、氨苯蝶啶、阿米洛利等。一般口服给药，重度心力衰竭病人可用呋塞米静脉注射或静脉滴注。

②肾素-血管紧张素-醛固酮系统抑制药：血管紧张素转化酶抑制药（ACEI）是目前治疗慢性心力衰竭的首选药物，可扩张血管、抑制交感神经兴奋性，还能延缓心力衰竭进展。常用药物有卡托普利、贝那普利、培哚普利等；血管紧张素受体拮抗药（ARB）用于对 ACEI 引起的干咳不能耐受的心力衰竭病人，常用药物有氯沙坦、缬沙坦、坎地沙坦、厄贝沙坦等。醛固酮拮抗药如螺内酯，可有效抑制心血管重塑、改善慢性心力衰竭的远期预后。

③β受体阻滞药：能抑制心室重塑，改善预后。常用药物有美托洛尔、比索洛尔、卡维地洛。

④正性肌力药物

a．洋地黄类药物：可增强心肌收缩力（2011、2012、2013），抑制心脏传导系统。常用药物有地高辛、毛花苷 C（西地兰）、毒毛花苷 K 等。地高辛适用于中度心力衰竭的维持治疗，口服，使用前应监测心率（2011、2017），70 岁以上或肾功能不良者宜减量，必要时还需监测血药浓度；毛花苷 C 适用于急性心力衰竭或慢性心力衰竭加重时，特别适用于心力衰竭伴快速心房颤动者。稀释后静脉注射，10 分钟起效。毒毛花苷 K 用于急性心力衰竭时，稀释静脉注射后 5 分钟起作用。

b．非洋地黄类正性肌力药：β 受体兴奋药如多巴胺能增强心肌收缩力，扩张血管。其他药物还有多巴酚丁胺，两者短期静脉滴注适用于慢性心力衰竭急性加重的病人。磷酸二酯酶抑制药也能增强心肌收缩，常用米力农，仅限于重症心力衰竭者治疗效果不好时短期应用。

4）运动锻炼：应与药物治疗相结合。

（6）护理问题

①气体交换受损　与左侧心力衰竭致肺淤血有关。

②体液过多　与右侧心力衰竭致体静脉淤血、水钠潴留、低蛋白血症有关。

③活动无耐力　与心排血量下降有关。

④潜在并发症：洋地黄中毒。

（7）护理措施

1）气体交换受损

①有明显呼吸困难者应卧床休息。劳力性呼吸困难者应减少活动量，以不引起症状为度；夜间阵发性呼吸困难者应高枕卧位或半卧位；端坐呼吸者扶床上小桌休息，必要时双腿下垂。注意病人体位的舒适与安全，必要时加用床档防止坠床。纠正低氧血症，氧疗方法包括鼻导管吸氧（氧流量一般为 2～4L/min）、面罩吸氧等。

②用药护理

a．ACEI：主要不良反应有干咳、低血压和头晕、肾损害、高钾血症、血管神经性水肿等（2013）。在用药期间需监测血压，避免突然改变体位，监测血钾和肾功能。若病人出现不能耐受的咳嗽或血管神经性水肿应停药。

b. β 受体阻滞药：主要不良反应有体液潴留、心力衰竭恶化、心动过缓和低血压等。应注意监测心率和血压，当病人心率低于 50 次/分或低血压时，应停药并报告医生。

2）体液过多

①体位：有明显呼吸困难者给予高枕卧位或半卧位；伴胸腔积液或腹水者宜采取半卧位。下肢水肿者如无明显呼吸困难，可抬高下肢，以利于静脉回流，增加回心血量。

②饮食护理：给予低盐清淡易消化饮食，少量多餐，每天食盐摄入量在 5g 以下为宜。限制含钠量高的食品如腌或熏制品、香肠、罐头食品、海产品、苏打饼干等。伴低蛋白血症者可静脉补充白蛋白。

③控制液体入量（2015）：心力衰竭病人补液以"量出为入"为原则，控制输液速度和量（24 小时内输液总量控制在 1500ml 内，输液速度不应过快，以 20～30 滴/分为宜，避免急性肺水肿的发生），避免输注氯化钠溶液。

④使用利尿药的护理：遵医嘱正确使用利尿药，注意药物不良反应。如袢利尿药和噻嗪类利尿药最主要的不良反应是低钾血症（2013、2014），从而诱发心律失常或洋地黄中毒。故应监测血钾，观察病人是否有乏力、腹胀、肠鸣音减弱、心电图 U 波增高等。服用排钾利尿药时多补充含钾丰富的食物，如鲜橙汁、西红柿汁、柑橘、香蕉、枣、杏、无花果、马铃薯、深色蔬菜等，必要时遵医嘱补钾。口服补钾宜在饭后，外周静脉补钾时每 500ml 液体中氯化钾含量不宜超过 1.5g（2014）。

尽量选择早晨或日间应用利尿药，以免病人夜间排尿过频而影响休息。注意观察药物的不良反应：噻嗪类利尿药常可引起胃部不适、高血糖、高尿酸血症等。螺内酯则可引起嗜睡、运动失调、男性乳房发育、面部多毛等，肾功能不全及高钾血症者禁用。氨苯蝶啶可引起胃肠道症状、嗜睡、乏力、皮疹，长期用药可导致高钾血症，尤其是伴肾功能减退时，少尿或无尿者应慎用。

⑤病情监测：每天测体重，时间、着装、体重计应固定。时间安排在病人晨起排尿后、早餐前最适宜。准确记录 24 小时出入量，若病人尿量<30ml/h，应报告医生。有腹水者应每天测腹围。

⑥保护皮肤：保持床褥清洁柔软、平整干燥，嘱病人穿柔软、宽松的衣服。定时协助或指导病人变换体位，膝部及踝部、足跟处可垫软枕以减轻局部压力，严重水肿者可使用气垫床。使用便盆时动作轻巧，勿强行推、拉，防止擦伤皮肤。用热水袋保暖时水温不宜太高，防止烫伤。心力衰竭病人常因呼吸困难而被迫采取半卧位或端坐位，最易发生压疮的部位是骶尾部，可用减压敷料保护局部皮肤，并保持会阴部清洁干燥。

3）活动无耐力

①制订活动计划：鼓励病人循序渐进，可根据心功能分级安排活动量。心功能 I 级：不限制一般体力活动，适当参加体育锻炼，避免剧烈运动和重体力劳动；心功能 II 级：适当限制体力活动，增加休息时间，但不影响轻体力劳动或家务劳动；心功能 III 级：严格限制一般的体力活动和劳动，每天有充分的时间卧床休息，生活方面可在他人的协助下自理；心功能 IV 级：绝对卧床休息，生活由他人照顾，待病情许可时，应鼓励病人在床上做下肢被动或主动运动，以免肌肉萎缩、静脉血栓形成。注意保持大便通畅；加强皮肤及口腔护理。此外，6 分钟步行试验也是制订个体运动量的重要参考依据。

②对活动过程的监测：病人活动中出现呼吸困难、胸痛、心悸、头晕、疲劳、大汗、面色苍白、低血压等表现时应停止活动。当病人经休息后症状仍持续不缓解时应及时通知医生。ACC/AHA 指出，有下列情况者其运动治疗时需进行心电监护：LVEF＜30%；运动时收缩压降低；安静或运动时出现室性心律失常；心脏性猝死、心肌梗死、心源性休克的幸存者等。

4）潜在并发症：洋地黄中毒

①预防洋地黄中毒

a. 注意个体差异。老年人、心肌缺血缺氧、重度心力衰竭、低钾低镁血症、肾功能减退等情况对洋地黄较敏感，需注意其用量和严密观察病人用药后的反应。

b. 给药时注意不宜与奎尼丁、胺碘酮、维拉帕米、阿司匹林等同用，以免增加毒性。

c. 必要时监测血钾、血清地高辛浓度。

d. 严格按时、按医嘱剂量给药，当病人脉搏低于 60 次/分或节律不规则应暂停给药并通知医生。静脉给药时务必稀释后缓慢（10～15 分钟）静脉注射，并同时监测心率、心律及心电图变化。

②密切观察洋地黄中毒的表现（2011、2016）：心律失常是洋地黄中毒最重要的反应，其中最常见者为室性期前收缩，多呈二联律或三联律，也可有房性期前收缩、心房颤动、房室传导阻滞等。食欲下降、恶心、呕吐等胃肠道反应和头痛、倦怠、视物模糊、黄视、绿视等神经系统症状在用维持量法给药时已相对少见。

③洋地黄中毒的处理：a. 立即停用洋地黄。b. 停用排钾利尿药，低血钾者可补钾。c. 纠正心律失常：有传导阻滞及缓慢性心律失常者可用阿托品静脉注射或安置临时心脏起搏器。快速性心律失常可用利多卡因或苯妥英钠，电复律一般禁用，因易致心室颤动。

（8）健康教育（2013）

①疾病知识指导：对心力衰竭高危阶段的 A 期即应强调积极干预各种高危因素，包括控制血压、血糖、血脂异常，积极治疗原发病。避免诱因，如感染（**尤其是呼吸道感染**）、过度劳累、情绪激动、输液过快过多等。育龄妇女应在医师指导下决定是否可以妊娠与自然分娩。教育家属重视病人的心理变化，帮助树立战胜疾病的信心，保持情绪稳定。

②生活指导：饮食宜低盐、清淡、易消化、富营养，进食不宜过饱。戒烟、戒酒。指导病人根据心功能状态进行适当的活动锻炼。

③用药指导：告知病人及家属药物的名称、剂量、用法、作用与不良反应；教会病人自我用药监测如测脉率等。

④病情监测：指导病人每天测量体重，强调定期门诊随访的重要性。当发现体重增加或症状恶化应立即就医。

2. **急性心力衰竭**　急性心力衰竭指心力衰竭的症状和体征急性发作或急性加重的一种临床综合征。临床上以急性左侧心力衰竭较为常见，多表现为**急性肺水肿或心源性休克**，是严重的急危重症。

（1）病因：心脏解剖或功能的突发异常，使心排血量急剧降低和肺静脉压突然升高均可发生急性左侧心力衰竭。

常见病因有：①急性冠状动脉综合征，如急性心肌梗死或不稳定型心绞痛；②急性心肌梗死伴机械性并发症，如乳头肌断裂所致的急性二尖瓣反流、室间隔穿孔、心脏游离壁破裂和心脏压塞；③高血压心脏病血压急骤升高；④急性重症心肌炎；⑤慢性心力衰竭急性加重的诱因：肺部感染、严重心律失常、输液过多过快、体力及精神负荷突然增加（如大便用力、情绪激动）等。

（2）临床表现

①症状：**突发严重呼吸困难**，端坐呼吸，面色灰白或发绀，大汗淋漓，皮肤湿冷，频繁咳嗽，**咳粉红色泡沫痰**，有窒息感并极度烦躁不安。早期血压可一过性升高，随病情进展，血压可持续下降甚至休克。

②体征：心率快，呼吸频率可达 30～40 次/分。听诊**两肺满布湿啰音**和哮鸣音，心尖部可闻及舒张期奔马律，肺动脉瓣第二心音亢进。

（3）治疗要点

①体位：立即协助病人取**坐位，双腿下垂**，以减少静脉回流，减轻心脏负荷。

②氧疗：通过氧疗将血氧饱和度维持在 95%以上。在保证气道通畅的情况下立即给予**高流量（6～8L/min）吸氧**。

③迅速开放两条静脉通道，遵医嘱正确使用药物，观察疗效与不良反应。

④机械辅助治疗：对极危重病人，有条件的医院可采用主动脉内球囊反搏治疗。

⑤病情监测：严密监测血压、呼吸、血氧饱和度、心率、心电图，检查血电解质、血气分析等。观察病人意识，精神状态，皮肤颜色、温度及出汗情况，肺部啰音或哮鸣音的变化，记录液体出入量。对安置漂浮导管者，严密监测血流动力学指标的变化。

（4）护理问题

①气体交换受损　与肺水肿有关。

②恐惧　与呼吸困难有关。

③清理呼吸道无效　与肺淤血、呼吸道内大量泡沫痰有关。

④潜在并发症：心源性休克、呼吸道感染、下肢静脉血栓形成。

（5）护理措施

1）体位：立即协助病人取**坐位，双腿下垂**，以减少静脉回流，减轻心脏负荷。注意安全，防止跌倒受伤。

2）氧疗：通过氧疗将血氧饱和度维持在 95%以上。保持气道通畅的前提下给予**高流量鼻导管吸氧，6～8L/min，采用 20%～30%乙醇湿化吸氧（2011、2014），使肺泡内泡沫的表面张力减低（2014）而破裂，改善肺泡通气**。病情特别严重者应采用面罩呼吸机持续加压（CPAP）或双水平气道正压（BiPAP）给氧。

3）迅速开放两条静脉通道，遵医嘱正确使用药物，观察疗效与不良反应。

①吗啡：**静脉注射吗啡可使病人镇静**，同时扩张小血管而减轻心脏负荷。老年病人应减量或改为肌内注射。观察病人有无**呼吸抑制**或心动过缓、血压下降等不良反应。**呼吸衰竭、昏迷、严重休克者禁用**。

②快速利尿药：**呋塞米 20～40mg 静脉注射**，4 小时后可重复 1 次。可迅速利尿，有效降低心脏前负荷。

③血管扩张药：可选用硝普钠、硝酸甘油静滴，严格按医嘱定时**监测血压**，有条件者用输液泵控制滴速，根据血压调整剂量，**维持收缩压在 90～100mmHg**。

a. 硝普钠：为动、静脉血管扩张药（2016）。**硝普钠见光易分解，应现配现用，避光滴注（2012）**，溶液的保存与应用不应超过 24 小时。硝普钠的代谢产物含氰化物和硫氰酸盐，连续使用 1 周及以上者应警惕中毒。

b. 硝酸甘油：扩张小静脉，降低回心血量，用药过程中应密切监测血压变化。

c. 重组人脑钠肽（rhBNP）：具有扩张静脉和动脉、利尿、抑制 RAAS 和交感神经作用。用药不超过 7 天。

④洋地黄制剂：尤其适用于**快速心房颤动**或已知有**心脏增大伴左心室收缩功能不全**的病人。可用**毛花苷 C** 稀释后静脉注射。注意观察，避免洋地黄中毒的发生。

⑤氨茶碱：适用于伴支气管痉挛的病人。

4）病情监测严密监测：严密观察病人的生命体征，意识及精神状态，监测血电解质、血氧饱和度、血气分析、心电图变化等。注意病人的皮肤颜色、肺部啰音或哮鸣音的变化及尿量，记出入量。

5）心理护理：医护人员抢救时需做到操作熟练、忙而不乱，给病人以信任与安全感。鼓励病人保持镇静，给予其精神安慰及心理支持，减轻其焦虑感并指导其配合治疗；必要时可留一亲属陪伴病人。避免在病人面前讨论病情，以减少误解。

（6）健康教育：向病人及家属介绍急性心力衰竭的病因，指导其继续针对基本病因和诱因进行治疗。在静脉输液前应主动向医护人员说明病情，便于在输液时控制输液量及速度。

三、心律失常病人的护理

心律失常指心脏冲动的频率、节律、起源部位、传导速度或激动次序的异常。诊断心律失常最有效的检查方法是心电图（2016）。

1. **窦性心律失常**　心脏正常冲动起源于**窦房结**，其冲动的频率是 60～100 次/分，产生的心律为窦性心律。窦性心律失常是指由于窦房结冲动发放频率的异常或窦性冲动向心房的传导受阻而导致的心律失常。

（1）窦性心动过速：成年人窦性心律的频率超过 100 次/分，称为**窦性心动过速**（2015）。其频率大多在 100～150 次/分，偶有高达 200 次/分。

①病因：生理状态，如吸烟、饮茶或饮酒、喝咖啡、剧烈运动或情绪激动等；病理状态，如发热、甲状腺功能亢进、贫血、心肌缺血、心力衰竭、休克等；某些药物所致，如肾上腺素或阿托品等。

②心电图特征：窦性 P 波规律出现，P-P 间期<0.6 秒，心率>100 次/分。

③治疗要点：应针对病因和去除诱因，如治疗心力衰竭、控制甲状腺功能亢进等。必要时 β 受体阻滞药如美托洛尔、非二氢吡啶类钙通道阻滞药如地尔硫草可用于减慢心率。

（2）窦性心动过缓：成年人窦性心律的频率低于 60 次/分（2013），称为**窦性心动过缓**。

①病因（2012）：迷走神经张力增高，如健康的青年人、运动员、睡眠状态；颅内高压、器质性心脏病（如窦房结病变、急性下壁心肌梗死）、严重缺氧、甲状腺功能减退、阻塞性黄疸等；药物，如 β 受体阻滞药、非二氢吡啶类钙通道阻滞药、洋地黄、胺碘酮。

②心电图特征：窦性 P 波规律出现，P-P 间隔>1 秒，心率<60 次/分。

③临床表现：一般无症状，当心率过分缓慢，出现心排血量不足，可出现胸闷、头晕，甚至晕厥等症状。

④治疗要点：无症状通常无须治疗。如因心律过慢而出现心排血量不足的症状，可用阿托品、麻黄碱或异丙肾上腺素等药物，但长期应用易发生严重不良反应，故应考虑心脏起搏治疗。

（3）窦性心律不齐：心率在 60～100 次/分，快慢不规则。心电图特征：窦性 P 波 P-P 或 R-R 间隔长短不一，相差＞0.12 秒以上。

2．期前收缩　期前收缩是指异位起搏点发出的过早冲动引起的心脏搏动。根据异位起搏点部位的不同，可分为房性、房室交界区性和室性期前收缩。

（1）房性期前收缩

1）病因：各种器质性心脏病病人均可发生房性期前收缩。

2）心电图：①房性期前收缩的 P 波提前发生，与窦性 P 波形态不同。②其后多见不完全性代偿间歇。③下传的 QRS 波群形态通常正常，少数无 QRS 波群发生或出现宽大畸形的 QRS 波群。

3）临床表现：一般无明显症状，频发房性期前收缩者可感胸闷、心悸。

4）治疗要点：通常无须治疗，但应避免诱因，如戒烟、酒等。当有明显症状或因房性期前收缩触发室上性心动过速时，应给予药物如 β 受体阻滞药、普罗帕酮（心律平）等治疗。

（2）室性期前收缩

1）病因：常见于冠心病、心肌病、心肌炎、风湿性心脏病与二尖瓣脱垂者。此外，药物中毒、电解质紊乱、精神不安、过量烟酒等也能诱发室性期前收缩。正常人发生室性期前收缩的概率随年龄的增长而增加。

2）心电图特征：①提前出现的 QRS 波群，其前无 P 波，形态宽大畸形，QRS 波时限＞0.12 秒，T 波常与 QRS 波群的主波方向相反。②室性期前收缩后有完全性代偿间歇。③位于两个正常窦性心搏之间的室性期前收缩称间位性室性期前收缩。④室性期前收缩和前一个正常窦性激动的联律间期恒定。室性期前收缩可孤立或规律出现。二联律指每个窦性搏动后跟随 1 个室性期前收缩；三联律指每 2 个窦性搏动后出现 1 个室性期前收缩；连续发生 2 个室性期前收缩称为成对室性期前收缩；室性期前收缩的 R 波落在前一个 QRS-T 波群的 T 波上称 R on T 现象；同一导联内室性期前收缩形态相同者为单形性室性期前收缩，形态不同者称多形性或多源性室性期前收缩。

3）临床表现：常无明显症状，可感到心悸，类似电梯快速升降的失重感或代偿间歇后有力的心脏搏动。听诊时，室性期前收缩的第二心音强度减弱，仅能听到第一心音，其后出现较长的停歇。桡动脉搏动减弱或消失。

4）治疗要点

①如无明显症状，不必使用药物治疗。如有明显症状，应向病人说明其良性预后，减轻焦虑；避免诱因。

②药物宜选用 β 受体阻滞药、美西律、普罗帕酮等。对于急性心肌梗死并发室性期前收缩者，目前不主张预防性应用利多卡因（Na^+通道阻滞药）（2017）等抗心律失常药物，若病人发生窦性心动过速与室性期前收缩，早期应用 β 受体阻滞药可能减少心室颤动的危险。

③心肌梗死后或心肌病病人常伴室性期前收缩，应避免使用 I 类抗心律失常药物，因其本身有致心律失常作用，虽能有效减少室性期前收缩，但总死亡率和猝死的风险反而增加。目前认为用胺碘酮治疗有效。

④β 受体阻滞药对室性期前收缩的疗效不显著，但能降低心肌梗死后猝死的发生率。

⑤急性肺水肿或严重心力衰竭并发室性期前收缩，治疗应针对改善血流动力学障碍，同

时注意有无洋地黄中毒或电解质紊乱（低钾、低镁）。

⑥部分无器质性心脏病的频发室性期前收缩病人可选择射频消融术治疗。

3. 颤动

（1）心房颤动

1）病因：①常发生于器质性心脏病病人，如**风湿性心脏瓣膜病**、冠心病、高血压性心脏病、甲状腺功能亢进性心脏病、缩窄性心包炎、心肌病、感染性心内膜炎、肺源性心脏病等。②也可见于正常人情绪激动、运动或急性酒精中毒时出现心房颤动。

2）心电图特征：①窦性 P 波消失，代之 **f 波**。②f 波频率为 350～600 次/分，其大小形态及振幅不同。③QRS 波群形态正常。R-R 间隔极不规则，心室率通常在 100～160 次/分。当心室率过快，伴有室内差异性传导时，QRS 波群可宽大畸形。

3）临床表现：临床表现与发作的类型、心室率快慢、是否形成心房附壁血栓等有关。急性心房颤动心悸、气促、胸闷等表现明显。并发器质性心脏病、心室率极快者（＞150 次/分），可诱发急性肺水肿或心源性休克。心力衰竭并发心房颤动时，心房颤动是心源性死亡的重要危险因素。并发体循环栓塞的危险性很大，血栓脱落最易引起脑栓塞。心脏听诊时心律极不规则、第一心音强弱变化不定，脉搏亦快慢不均，强弱不等，出现脉搏短绌。

4）治疗要点：积极寻找和治疗基础心脏病，控制诱因。

①控制心室率治疗：β 受体阻滞药或钙通道阻滞药、洋地黄等。静息时心率维持在 60～80 次/分，轻微活动后应控制在 100 次/分以内为宜。转复和维持窦性心律治疗。

②药物复律：首选胺碘酮，普罗帕酮、奎尼丁可诱发致命性心律失常，已经少用。

③**同步直流电复律**：心房颤动持续发作伴血流动力学障碍者宜首选电复律。

④其他：经过合理药物治疗仍有明显症状者可选择射频消融术。

⑤抗凝治疗：目前认为华法林是心房颤动时预防脑卒中和外周血管栓塞的一线用药，阿司匹林仅适用于无危险因素的病人。

（2）心室颤动

①病因：常见于缺血性心脏病。此外，抗心律失常药物尤其是引起 Q-T 间期延长与尖端扭转的药物、严重缺氧、预激综合征合并心房颤动与极快的心室率、电击伤等亦可引起心室颤动。

②心电图特征：波形、振幅及频率均极不规则，无法辨认。

③临床表现：突发意识丧失、抽搐、呼吸停止甚至死亡。触诊**大动脉搏动消失**（2015）、听诊心音消失、血压无法测到。**是最危险的心律失常**（2012）。

④治疗要点：对于**心室颤动**病人，应立即施行**非同步直流电除颤**和进行心肺复苏，具体措施参见本章中"心搏骤停病人的护理"。

4. 护理问题

（1）活动无耐力 与心律失常导致心悸或心排血量减少有关。

（2）潜在并发症：猝死。

（3）有受伤的危险 与心律失常引起的头晕、晕厥有关。

（4）焦虑 与心律失常反复发作、疗效欠佳有关。

5. 护理措施

（1）体位与休息：嘱病人当心律失常发作导致胸闷、心悸、头晕等不适时采取高枕卧位、半卧位或其他舒适体位，尽量避免左侧卧位。心律失常频繁发作，伴有头晕、晕厥或曾有跌倒病史者应卧床休息，协助生活护理。嘱病人避免单独外出，防止意外。

（2）给氧：伴呼吸困难、发绀等缺氧表现时，给予 2～4L/min 氧气吸入。

（3）病情观察：严重心律失常病人应持续心电监护，密切观察心率、心律、心电图、生命体征、血氧饱和度变化。注意有无引起猝死的危险征兆，如频发性（每分钟在 5 次以上）、多源性、成对的或呈 R on T 的室性期前收缩，心房颤动，二度Ⅱ型房室传导阻滞等。随时有猝死危险的心律失常，如阵发性室性心动过速、三度房室传导阻滞等。一旦发现，应立即抢救，报告医生进行处理；同时嘱病人卧床、吸氧、开放静脉通道、备好抗心律失常药物及其他抢救药品、除颤器、临时起搏器等。

（4）评估危险因素：评估引起心律失常的原因，如有无冠心病、心力衰竭、心肌病、心肌炎、药物中毒等，有无电解质紊乱（如低钾血症）和低氧血症、酸碱平衡失调等。遵医嘱配合治疗，协助纠正诱因。嘱病人避免剧烈活动、情绪激动或紧张（2013）、快速改变体位等，一旦有头晕、黑矇等先兆时立即平卧，以免跌伤。

（5）休息与活动：发生窦性停搏、二度Ⅱ型或三度房室传导阻滞、持续性室性心动过速等心律失常的病人或快速心室率引起血压下降者，应卧床休息，以减少心肌耗氧量，并协助其完成日常生活。对无器质性心脏病的良性心律失常病人，应避免劳累及感染，保持心情舒畅，鼓励其正常工作和生活，注意劳逸结合，建立健康的生活方式。

（6）用药护理：严格遵医嘱正确、准确使用抗心律失常药物，静脉注射时速度宜慢（腺苷除外），一般 5～15 分钟注完，尽量用输液泵来调节静脉滴注药物的输入速度。胺碘酮静脉用药时应选择大血管，因其易引起静脉炎；配制药物浓度不要过高，密切观察穿刺局部情况并谨防药物外渗。注意病人的意识和生命体征，必要时监测心电图，观察用药前后及用药过程中的心率、心律、P-R 间期、Q-T 间期等的变化，以判断药物疗效及其不良反应。常用抗心律失常药物的不良反应举例见表 2-2。

（7）做好心理护理，保持情绪稳定，必要时遵医嘱给予镇静药，保证病人充分的休息与睡眠。

（8）心脏起搏器安置术后护理（2014）：①术后可心电监护 24 小时，注意起搏频率和心率是否一致，监测起搏器工作情况。②绝对卧床 1～3 天，取平卧位或半卧位，不要压迫置入侧。指导病人 6 周内限制体力活动，置入侧手臂、肩部应避免过度活动，避免剧烈咳嗽等以防电极移位或脱落。③遵医嘱给予抗生素治疗，同时注意伤口有无渗出和感染。④做好病人的术后宣教，指导病人如何观察起搏器工作情况和故障、定期复查的必要性及日常生活中要随身携带"心脏起搏器卡"等。

表 2-2　常用抗心律失常药物的不良反应

药物名称	不良反应	
	心脏方面	其他方面
奎尼丁	窦性停搏、房室传导阻滞、Q-T 间期延长与尖端扭转型室性心动过速、晕厥、低血压	畏食、恶心呕吐、腹痛腹泻；视听觉障碍、意识模糊；皮疹、发热、血小板减少、溶血性贫血

续表

药物名称	不良反应	
	心脏方面	其他方面
普鲁卡因胺	中毒浓度抑制心肌收缩力，低血压、传导阻滞、Q-T 间期延长与多形性室性心动过速	胃肠道反应较奎尼丁少见，中枢神经系统反应较利多卡因多见；发热、粒细胞减少症；药物性狼疮
利多卡因	少数引起窦房结抑制、室内传导阻滞	眩晕、感觉异常、意识模糊、谵妄、昏迷
普罗帕酮	窦房结抑制、房室传导阻滞、加重心力衰竭	眩晕、口内金属味、视物模糊；胃肠道不适；加重支气管痉挛
β 受体阻滞药	低血压、心动过缓、心力衰竭	乏力；加重哮喘与慢性阻塞性肺疾病；间歇性跛行、雷诺现象、精神抑郁；糖尿病病人可能引起低血糖
胺碘酮	心动过缓，致心律失常很少发生，偶有尖端扭转型室性心动过速	最严重的心外毒性为肺纤维化；转氨酶升高，偶致肝硬化；甲状腺功能亢进或减退；光过敏、角膜色素沉着；胃肠道反应
维拉帕米	对已应用 β 受体阻滞药或有血流动力学障碍者易引起低血压、心动过缓、房室传导阻滞、心搏停顿	偶有肝毒性，使地高辛血浓度增高
腺苷	可有短暂窦性停搏、室性期前收缩或非持续性室性心动过速	面部潮红、呼吸困难、胸部压迫感，通常持续时间短于 1 分钟

四、先天性心脏病病人的护理

1．小儿循环系统解剖生理特点

（1）心脏：心脏胚胎发育的关键时期是**胚胎 2～8 周**，此期易产生心血管发育畸形。

小儿心脏体积比成年人大，心脏重量与体重的比值随年龄增长而下降。心脏在胸腔的位置随年龄而改变。新生儿和小于 2 岁婴幼儿的心脏多呈横位，心尖冲动位于左侧第 4 肋间、锁骨中线外侧，心尖部主要为右心室；以后心脏逐渐由横位转为斜位，3～7 岁心尖搏动已位于左侧第 5 肋间、锁骨中线处，左心室形成心尖部；7 岁以后心尖位置逐渐移到锁骨中线以内 0.5～1cm。

（2）心率：小儿心率比成年人快，随年龄增长，心率逐渐减慢。新生儿平均120～140 次/分，1 岁以内 110～130 次/分，2～3 岁 100～120 次/分，4～7 岁 80～100 次/分，8～14 岁 70～90 次/分。进食、活动、哭闹和发热可影响小儿心率。入睡后心率减少 10～12 次/分。

（3）血压：小儿血压偏低，随年龄增长而逐渐升高。新生儿收缩压平均 60～70mmHg，1 岁时 70～80mmHg，2 岁以后收缩压可按公式计算：收缩压（mmHg）＝年龄×2＋80mmHg。收缩压的 2/3 为舒张压。收缩压高于此标准 20mmHg 为高血压，低于此标准 20mmHg 为低血压。正常情况下，下肢的血压比上肢约高 20mmHg。

2．先天性心脏病病人的护理　先天性心脏病简称先心病，是胎儿时期心脏血管发育异常而致心血管的畸形，是小儿最常见的心脏病。

（1）病因

①遗传因素：主要有染色体易位与畸变，单一基因突变，多基因病变和先天性代谢紊乱。

②环境因素：孕早期宫内感染（主要因素），如风疹、流行性腮腺炎、流行性感冒和柯萨奇病毒感染等；其他如接触大剂量的放射线及抗肿瘤药等药物影响；孕妇患糖尿病、高钙血症等代谢紊乱性疾病；引起子宫内缺氧的慢性疾病；妊娠早期饮酒、吸毒等。

（2）分类

①左向右分流型（潜伏发绀型）：常见的有室间隔缺损、房间隔缺损和动脉导管未闭等。在左、右心之间或主动脉与肺动脉之间有异常通路。正常情况下，由于体循环压力高于肺循环，血液自左向右分流，不会出现发绀，当剧烈哭闹或屏气时，右心室压力增高，超过左心室，血液自右向左分流，可出现暂时性发绀。

②右向左分流型（发绀型）：常见法洛四联症和大动脉错位等。为先天性心脏病中最严重的一组。畸形的存在致使右心压力增高并超过左心，而产生血液自右向左的分流；或大动脉起源异常时，使得大量回心静脉血进入体循环，出现全身持续性发绀。

③无分流型（无发绀型）：常见主动脉缩窄和肺动脉狭窄等。心脏左、右两侧或动、静脉之间无异常通路或分流，故通常无发绀。

（3）常见先天性心脏病的特点

1）房间隔缺损：女性较多见。

①临床表现

a．症状：缺损小者可无症状，缺损大者体循环血量减少而表现为发育落后、消瘦，面色苍白，气促乏力，当哭闹、患肺炎或心力衰竭时，右心房压力可超过左心房，出现暂时性发绀。

b．体格检查：心前区隆起，心尖冲动弥散，心浊音界扩大，胸骨左缘第2～3肋间可闻及2～3级收缩期喷射性杂音（肺动脉瓣相对狭窄），肺动脉瓣区第二心音（P_2）增强或亢进，并呈固定分裂（肺动脉瓣延迟关闭）。

c．并发症：常见的为肺炎，可合并心律失常、肺动脉高压和心力衰竭。

②辅助检查

a．心电图：电轴右偏和不完全性右束支传导阻滞。部分有右心房和右心室肥大。原发孔型缺损伴二尖瓣关闭不全者，则左心室亦增大。

b．胸部X线：显示心脏外形呈轻、中度扩大，以右心房、右心室增大为主，肺动脉段突出，肺野充血，主动脉影缩小。可见"肺门舞蹈"征（肺门肺动脉总干及分支随心脏搏动而一明一暗的现象）。

c．超声心动图：显示右心房和右心室内径增大，最具有诊断价值（2016、2017）。

③治疗要点：介入性心导管术；手术治疗，缺损较大影响生长发育者宜于学龄前做房间隔缺损修补术。

2）室间隔缺损

①临床表现

a．症状：小型室间隔缺损，患儿无明显症状，生长发育正常，胸廓无畸形；大、中型室间隔缺损在新生儿后期及婴儿期可出现喂养困难，吸吮时常因气急而中断，面色苍白，多汗，生长发育落后，反复出现肺部感染及充血性心力衰竭等症状。长期肺动脉高压的患儿多有活动能力的下降、发绀和杵状指。

b．体检：可见心前区隆起，心界向左下扩大，胸骨左缘第 3～4 肋间可闻及 3～5/6 级粗糙的全收缩期杂音，向心前区广泛传导，并可在杂音最响处触及收缩期震颤，P_2 增强。

c．并发症：室间隔缺损易并发支气管炎、支气管肺炎、充血性心力衰竭、肺水肿和感染性心内膜炎。

②辅助检查

a．心电图：基本正常（小型缺损者），左心室肥大（中型缺损者），左、右心室肥大（大型缺损者）。

b．胸部 X 线：小型缺损者无明显改变。中、大型缺损者肺血增多，心影增大，肺动脉段凸出，搏动强烈，肺门阴影扩大，心脏以左心室增大为主，左心房常增大，晚期可有右心室增大。

c．超声心动图：左心室、左心房和右心室内径增大，主动脉内径缩小。多普勒彩色血流显像可观察到分流的位置、方向和分流量的大小，还能确诊多个缺损的存在。二维超声心动图可显示室间隔回声中断和提示缺损的位置和大小。

③治疗要点

a．防治并发症：在拔牙、做扁桃体或其他咽部手术时预防性使用抗生素，可预防感染性心内膜炎的发生；控制心力衰竭时可选用地高辛、利尿药等。

b．介入性心导管术。

c．手术治疗：小型室间隔缺损者有自然闭合的可能。中、大型缺损及发生难以控制的充血性心力衰竭和反复罹患肺炎、生长缓慢时应进行手术治疗。

3）动脉导管未闭：动脉导管持续开放并出现左向右分流者即为动脉导管未闭。女性多于男性，一般分为 3 型：管型、漏斗型、窗型。

①临床表现

a．症状：导管口径较细者，分流量小及肺动脉压力正常，临床可无症状。导管粗大者患儿活动后气急、疲劳、多汗，易发生反复呼吸道感染及充血性心力衰竭。如合并重度肺动脉高压，即出现发绀，偶因扩大的肺动脉压迫喉返神经而引起声音嘶哑。

b．体检：多呈消瘦态，轻度胸廓畸形，心前区隆起，心尖冲动增强，胸骨左缘第 2～3 肋间于整个收缩期和舒张期可闻及粗糙响亮的连续性机器样杂音，杂音向左上和腋下传导，最响处可扪及震颤，P_2 增强或亢进。婴幼儿合并肺动脉高压或心力衰竭时，主动脉与肺动脉压力差在舒张期不明显，可仅有收缩期杂音。此外，因动脉舒张压降低，收缩压多正常，脉压差增大（多大于 40mmHg），可有周围血管征，如水冲脉、毛细血管搏动和股动脉枪击音。伴有显著肺动脉高压者可出现差异性发绀，多限于左上肢及下半身发绀，而右上肢正常。

c．并发症：常易并发充血性心力衰竭、感染性心内膜炎、肺血管的病变等。

②辅助检查

a．心电图：导管粗和分流量大者有左心室肥大和左心房肥大，合并肺动脉高压时右心室肥大。

b．胸部 X 线检查：导管口径较细、分流量小者可正常。导管粗、分流量大时左心室和左心房增大，肺动脉段突出，肺野充血。出现肺动脉高压时，右心室亦增大，主动脉弓常有所增大。

c. 超声心动图：可见左心房和左心室内径增宽，主动脉内径增宽。多普勒彩色血流显像可直接显示分流的方向和大小。二维超声心动图可直接显示肺动脉与降主动脉之间导管的存在及导管的管径和长度。

d. 心导管检查：早产儿禁忌，多数患儿不需心导管检查。肺动脉高压者或伴发其他畸形者进行心导管检查。

③治疗要点

a. 早产儿动脉导管未闭的治疗：可于出生后1周内使用吲哚美辛（消炎痛）或阿司匹林口服，以抑制前列腺素合成，促使导管平滑肌收缩而关闭导管。

b. 介入性心导管术：已成为动脉导管未闭的首选治疗方法。

c. 手术治疗：手术结扎或切断缝扎导管即可治愈，宜用于1～6岁施行，必要时任何年龄均可手术。

4) 法洛四联症：是1岁以后儿童最常见的发绀型先天性心脏病（2013）。男女发病比例接近。有4种畸形：**肺动脉狭窄、室间隔缺损、主动脉骑跨、右心室肥大**。

①临床表现

a. 症状。**发绀**：一般出生时发绀多不明显，3～6个月后渐明显，并随年龄的增长而加重。**缺氧发作**：2岁以下的患儿多有缺氧发作，常在晨起吃奶时或大便、哭闹后出现阵发性呼吸困难、烦躁、发绀加重，严重者可引起突然晕厥、抽搐或脑血管意外。**蹲踞**：使右向左分流减少，肺血流量增加，静脉回心血量减少，减轻右心室负荷，暂时缓解缺氧症状。**杵状指（趾）**。

b. 体检：患儿发育落后，有发绀、舌色发暗、杵状指（趾），心前区略隆起，胸骨左缘第2～4肋间可闻及2～3级喷射性收缩期杂音（2015），一般以第3肋间最响，其响度与肺动脉狭窄程度成反比。狭窄重时则流经肺动脉的血液少，杂音轻而短。P_2减弱或消失。

c. 并发症：脑血栓、脑脓肿、亚急性细菌性心内膜炎。

②辅助检查

a. 心电图：心电轴右偏，右心室肥大（2015），也可有右心房肥大。

b. 胸部X线检查：心脏大小正常或稍增大。典型者**心影呈"靴形"**，肺门血管影缩小，肺纹理减少，透亮度增加。

c. 超声心动图：主动脉内径增宽并向右移位。右心室内径增大，流出道狭窄。左心室内径缩小。多普勒彩色血流显像可见右心室直接将血液注入骑跨的主动脉。

③治疗要点

a. 内科治疗：积极治疗呼吸道感染和防治感染性心内膜炎，预防脱水及并发症。

b. 缺氧发作时的措施：轻者立即予以患儿膝胸体位，吸氧、镇静；吗啡皮下注射，0.1～0.2mg/kg，可消除呼吸急促但有抑制呼吸中枢作用；纠正代谢性酸中毒可静脉应用碳酸氢钠。重者可静脉给予β受体阻滞药普萘洛尔（心得安），需缓慢注射，以减慢心率（2013），缓解发作。预防再次缺氧发作可口服普萘洛尔。

c. 外科治疗：以根治手术治疗为主。手术年龄一般在2～3岁或以上，心功能不良者需等待心功能改善方可进行手术（2016）。

（4）护理问题

①活动无耐力　与体循环血量减少或血氧饱和度下降有关。

②营养失调，低于机体需要量　与喂养困难及体循环血量减少、组织缺氧有关。

③生长发育迟缓　与体循环血量减少或血氧下降影响生长发育有关。

④有感染的危险　与肺血增多及心内缺损易致心内膜损伤有关。

⑤潜在并发症　心力衰竭、感染性心内膜炎、脑血栓。

⑥焦虑　与疾病的威胁和对手术担忧有关。

（5）护理措施

1）休息：作息规律，保证充足的睡眠，根据病情安排适当的活动量。集中护理，避免引起情绪激动和大哭大闹（2013）。病情严重的患儿应卧床休息。

2）营养：供给充足能量、蛋白质和维生素，保证营养需要（2013）。心功能不全时有水钠潴留者，应根据病情，采用无盐饮食或低盐饮食。应用强心苷类药物治疗时应注意进食富含钾的食物（2016）。在喂哺患儿的过程中，必要时可暂停并给予休息，以免缺氧（2016）。

3）预防感染：注意气温变化，及时加减衣服，避免受凉。注意保护性隔离，以防交叉感染。做各种口腔小手术时，应给予抗生素，防止感染性心内膜炎的发生（2012），一旦发生感染应积极治疗。

4）观察病情，防止并发症

①观察患儿有无烦躁不安、呼吸困难、咳泡沫样痰等心力衰竭的表现，如出现，立即置患儿于半卧位，给予吸氧，立即通知医师并按心力衰竭护理。

②法洛四联症患儿血液黏稠度高，**易形成血栓**。要注意供给充足液体（2013）。

③注意观察法洛四联症患儿是否因活动、哭闹、便秘引起缺氧发作，如患儿突然晕厥等应将小儿置于**膝胸卧位**（2012）（此体位可增加体循环阻力，使右向左分流减少），给予吸氧，并与医师合作给予吗啡及普萘洛尔抢救治疗。

5）心理护理：对患儿体贴关心、态度和蔼，建立良好的护患关系，取得患儿与其家长的信任。对家长和患儿解释病情和检查、治疗经过，使其克服紧张、焦虑等心理，树立治愈信心，积极配合检查和治疗。

（6）健康教育（2011）：指导家长掌握先天性心脏病的日常护理，指导其合理安排患儿的饮食、生活，建立合理的生活制度，合理用药，预防感染和其他并发症。教会家长观察心力衰竭、脑缺氧的表现，定期复查，调整心功能到最好状态，使患儿能安全到达手术年龄，安全度过手术关。

五、高血压病人的护理

原发性高血压是以血压升高为主要临床表现的综合征。目前我国将高血压定义为收缩压＞140mmHg 和（或）舒张压＞90mmHg。根据血压水平可将高血压分为 3 级，具体见表 2-3（注：当高血压和舒张压分别属于不同分级时，以较高的级别作为标准；以下表格的标准适用于任何年龄的成年男性和女性）。

表 2-3　血压水平分类和定义（中国高血压防治指南，2010）

类　　别	收缩压（mmHg）	舒张压（mmHg）
正常血压	＜120 和	＜80
正常高值（2011）	120～139 和（或）	80～89
高血压（2017）	≥140 和（或）	＞90
1 级高血压（轻度）（2015）	140～159 和（或）	90～99
2 级高血压（中度）（2014）	160～179 和（或）	100～109
3 级高血压（重度）（2013）	≥180 和（或）	≥110
单纯收缩期高血压	≥140 和	＜90

1．病因

（1）遗传因素。

（2）环境因素：①饮食，摄入钠盐过多。②精神应激，长期精神紧张、压力、焦虑或长期环境噪声、视觉刺激。③吸烟。

（3）其他因素：超重和肥胖。

心血管风险分层：根据血压水平、心血管危险因素、靶器官损害、伴临床疾病，分为低危、中危、高危和很高危 4 个层次。具体分层标准见表 2-4。

表 2-4　高血压病人心血管风险水平分层（2016）

其他危险因素和病史	1 级高血压	2 级高血压	3 级高血压
无其他危险因素	低危	中危	高危
1～2 个其他危险因素	中危	中危	很高危
＞3 个其他危险因素，或靶器官损害	高危	高危	很高危
伴临床疾病	很高危	很高危	很高危

2．临床表现

（1）一般表现：①常见症状有头痛、头晕、疲劳、心悸、耳鸣等，但并不一定与血压水平成正比。可因过度疲劳、激动或紧张、失眠等加剧，休息后多可缓解。②体征：心脏听诊可闻及主动脉瓣区第二心音亢进及收缩期杂音。

（2）并发症

①脑血管并发症：最常见，包括出血性或缺血性脑卒中、高血压脑病等，多属于高血压

急症的范畴。

②心脏并发症：a. 高血压性心脏病：与持续左心室后负荷增加有关。主要表现为活动后心悸气促，心尖抬举样搏动等，随病情加重可最终致心力衰竭、心律失常等。b. 急性左侧心力衰竭：多在持续高血压的基础上由某些诱因的作用所致，急性肺水肿为其典型表现。c. 冠心病：高血压继发和（或）加重冠状动脉粥样硬化的结果，主要表现为心绞痛、心肌梗死。

③肾并发症：高血压肾病及慢性肾衰竭。早期主要表现有量增加、轻度蛋白尿、镜下血尿或管型尿等，随病情进展最终可导致慢性肾衰竭。

④高血压危象：因紧张、疲劳、寒冷或突然停服降压药物等诱因，小动脉发生强烈痉挛，使血压在短期内急剧上升，收缩压可达到 200mmHg，舒张压可达 130mmHg，重要脏器血液供应受到影响而产生的危急症状。出现烦躁、头痛、眩晕、恶心、呕吐、心悸、气急及视物模糊等症状。须紧急处理。

⑤高血压脑病：发生在重症高血压病人易发生。由于过高的血压突破了脑血流自动调节范围，脑组织血流灌注过多引起脑水肿，引起严重头痛、烦躁、呕吐，重者抽搐、偏瘫、失语，甚至昏迷。

⑥眼底改变：视网膜小动脉早期发生痉挛，随病情加重则出现硬化、视网膜动脉狭窄，渗出、出血、视盘水肿。

⑦其他：鼻出血，主动脉夹层等。

3．辅助检查

（1）常规检查：尿常规、血糖、血脂、血清电解质、血尿酸、肾功能、X 线及心电图等。部分病人需要进一步查超声心动图、眼底检查，必要时进行 24 小时动态血压监测、颈动脉超声等检查。有助于发现相关的危险因素和高血压对靶器官的损害情况。

（2）特殊检查：动态血压监测（ABPM）、踝臂血压指数、颈动脉内膜中层厚度检查等。可进一步了解高血压病人病理生理状况和靶器官结构与功能变化。

4．治疗要点　原发性高血压的治疗目的是最大限度地降低心脑血管并发症发生与死亡的总体危险。目前主张：一般高血压病人应将血压降至 140/90mmHg 以下；65 岁及以上的老年人的收缩压应控制在 150mmHg 以下，如能耐受可进一步降低；对于合并肾脏病变、糖尿病或病情稳定的冠心病的高血压病人的治疗应个体化，一般可将血压降到 130/80mmHg 以下，脑卒中后的高血压病人的血压应＜140/90mmHg。舒张压＜60mmHg 的冠心病病人，应在密切监测血压的情况下逐渐降压。

（1）非药物治疗：主要指改善生活方式，适用于各级高血压病人（包括使用降压药物治疗的病人）。主要措施有：①控制体重；②减少食物中钠盐的摄入量，并增加钾盐的摄入量，每日食用新鲜蔬菜和水果；③减少食物中饱和脂肪酸的含量和脂肪总量；④戒烟、限制饮酒；⑤适当运动，根据年龄和身体状况选择合适的运动方式如步行等；⑥减少精神压力，舒缓情绪，保持心理平衡。

（2）药物治疗

1）降压药适用范围：①高危、很高危或 3 级高血压病人，应立即开始降压药物治疗；②确诊的 2 级高血压病人，应考虑开始药物治疗；③1 级高血压病人，在生活方式干预数周后，血压仍＞140/90mmHg 时，应开始降压药物治疗。

2）降压药物种类与作用特点：常用的主要为 6 类，即利尿药、β 受体阻滞药、钙通道阻滞药、α 受体阻滞药、血管紧张素转化酶抑制药（ACEI）和血管紧张素 Ⅱ 受体拮抗药。具体情况见表 2-5。

表 2-5　常用降压药物名称、剂量（中国高血压防治指南，2010）

药物分类	药物名称	作用机制	适用对象及效果
利尿药（2011）		利钠排水、降低细胞外高血容量、减轻外周血管阻力（2012）	适用于轻、中度高血压病人；降压起效较平稳、缓慢，作用持久
噻嗪类利尿药	氢氯噻嗪、氯噻酮、吲哒帕胺		
袢利尿药	呋塞米		
保钾利尿药	氨苯蝶啶		
醛固酮拮抗药	螺内酯		
β 受体阻滞药	比索洛尔、美托洛尔、阿替洛尔、普萘洛尔	抑制过度激活的交感神经活性、抑制心肌收缩力、减慢心率	适用于各种不同程度的高血压病人，尤其是心率较快的中、青年病人或合并心绞痛病人。降压起效较迅速、强力
钙通道阻滞药		阻断血管平滑肌细胞上的钙离子通道，扩张血管，降低血压	降压起效迅速，降压疗效和降压幅度相对较强
二氢吡啶类	氨氯地平、硝苯地平（2017）		
非二氢吡啶类	维拉帕米、地尔硫䓬		
血管紧张素转化酶抑制药	卡托普利、依那普利、贝那普利	通过抑制血管紧张素转化酶阻断肾素血管紧张素系统发挥降压作用	降压起效缓慢，逐渐增强，在 3～4 周时达最大作用
血管紧张素 Ⅱ 受体拮抗药	氯沙坦、缬沙坦、厄贝沙坦、替米沙坦	通过阻断血管紧张素 Ⅱ 受体发挥降压作用	降压起效缓慢，但持久而平稳，在 6～8 周时达最大作用
α 受体阻滞药	哌唑嗪		不作为一般高血压治疗的首选药，适用于高血压伴前列腺增生病人，也用于难治性高血压病人的治疗

3）降压药物应用原则：①**小剂量开始**，初始治疗时通常应采用较小的有效治疗剂量，并根据需要，逐步增加剂量。同时，降压药物需要长期或终身应用。②**优先选择长效制剂**，以有效控制夜间血压与晨峰血压，更有效预防心脑血管并发症发生。③**联合用药**，以增加降压效果、减少不良反应。

4）伴临床疾病的降压治疗：①伴脑血管病者可选择 ARB、长效钙通道阻滞药、ACEI 或利尿药；②伴心肌梗死者可选择 β 受体阻滞药和 ACEI，对稳定型心绞痛病人，可选择 β

受体阻滞药和钙通道阻滞药；③伴心力衰竭者，宜选择利尿药、ACEI 或 ARB 和 β 受体阻滞药；④伴慢性肾衰竭者通常选择 3 种或 3 种以上降压药物方能达到目标水平；⑤伴糖尿病者，一般选 ACEI 或 ARB，必要时用钙通道阻滞药和小剂量利尿药。

5）高血压急症的治疗

①处理原则：严密监测血压；尽快选用合适的降压药进行控制性降压，初期（一般数分钟至 1 小时）血压控制的目标为平均动脉压的降低幅度不超过治疗前水平的 25%；在其后 2～6 小时将血压降至安全水平，一般为 160/100mmHg。临床情况稳定时可在之后的 24～48 小时逐步降压至正常水平。同时要注意预防进行性或不可逆性靶器官损害，降低病死率。

②选择合适降压药：a. **硝普钠**：为首选药物，直接扩张动脉和静脉，降低心脏前、后负荷；可适用各种高血压急症。b. **硝酸甘油**：扩张静脉和选择性扩张冠状动脉与大动脉，主要用于急性心力衰竭或急性冠状动脉综合征时的高血压急症。c. **尼卡地平**：属于二氢吡啶类**钙通道阻滞药**，作用快，持续时间短，在降压的同时还可改善脑血流量。d. **地尔硫草**：非二氢吡啶类钙通道阻滞药，本药具有降压、改善冠状动脉血流量和控制快速室上性心律失常的作用。e. **拉贝洛尔**：是兼有 α 受体阻滞作用的 β 受体阻滞药，主要用于妊娠或肾衰竭时高血压急症。

5. 护理问题

（1）疼痛：头痛　与血压升高有关。

（2）有受伤的危险　与头晕、视物模糊、意识改变或发生直立性低血压有关。

（3）潜在并发症：高血压急症。

（4）营养失调：高于机体需要量　与摄入过多，缺少运动有关。

（5）焦虑　与血压控制不满意、已发生并发症有关。

（6）知识缺乏：缺乏疾病预防、保健知识和高血压用药知识。

6. 护理措施

（1）合理安排休息与活动：充分的休息和睡眠可使身心放松，血压下降。为病人提供安静、温暖、舒适的环境，避免劳累、情绪激动等，尽量减少探视。护士操作应相对集中，动作轻巧，防止过多干扰病人。头痛时嘱病人卧床休息，抬高床头，改变体位的动作要慢。向病人解释头痛主要与高血压有关，血压恢复正常且平稳后头痛症状可减轻或消失。指导病人使用心理训练、音乐治疗、缓慢呼吸等放松技术。

（2）用药护理：遵医嘱给予病人降压治疗，注意监测血压变化和判断降压效果，并观察药物不良反应。如 α 受体阻滞药易导致直立性低血压。二氢吡啶类钙通道阻滞药常引起反射性交感活性增强，产生心跳加快、面部潮红、下肢水肿、牙龈增生等不良反应。其他降压药物，如利尿药、β 受体阻滞药等药物的常见不良反应及护理措施详见本章中的"心力衰竭"内容。

（3）直立性低血压的预防及处理：①向病人讲明**直立性低血压**的表现有乏力、头晕、心悸、出汗、恶心、呕吐等，在联合用药、服首剂药物或加量时应特别注意。②指导病人掌握预防其发生的办法：避免长时间站立，尤其在服药后最初几个小时；**改变姿势时，尤其是从卧、坐位起立时动宜缓慢**（2012）；在平静休息时选择服药，服药后继续休息一段时间再下床活动，睡前服药者夜间起床排尿时应注意；不宜大量饮酒。③发生直立性低血压时指导病人采取**下肢抬高位平卧**（2015），以促进下肢血液回流。

（4）避免受伤：出现头晕、眼花、耳鸣、视物模糊等症状时，应嘱病人卧床休息，上厕所或外出时有人陪伴；头晕严重者应协助在床上大小便。对于伴恶心、呕吐的病人，痰盂应放在其伸手可及处，呼叫器也应放在其手边，防止取物时跌倒。注意避免危险因素，如迅速改变体位、活动场所光线暗、病室内有障碍物、地面滑、厕所无扶手等。必要时病床加用床栏（2011）。

（5）避免诱因：情绪激动、精神紧张等可使交感神经兴奋，血压升高，应指导病人自己控制情绪，保持情绪平和、轻松、稳定，调整生活节奏。指导其按医嘱用药，不可擅自增减药量，更不可突然停服，以免血压突然急剧升高。同时要注意避免过劳和寒冷刺激，也不可用过热的水洗澡和蒸汽浴。避免剧烈运动和用力咳嗽，以防发生脑血管意外。

（6）高血压急症的护理：①病人绝对卧床休息，抬高床头，避免体力和脑力的过度兴奋，协助生活护理。②避免活动，安定情绪，遵医嘱给予镇静药。③注意维持呼吸道通畅，吸氧。连接监护仪做好心电、血压、呼吸监护。④迅速建立静脉通路，遵医嘱尽早应用降压药物，密切监测血压变化，降压不宜过快过低。硝普钠需现配、避光使用，应用硝普钠和硝酸甘油时，应严格遵医嘱控制滴速，密切观察药物的不良反应。

（7）监测病情：密切监测血压，当出现血压急剧升高、剧烈头痛、呕吐、大汗、视物模糊、面色及神志改变、肢体运动障碍等症状时，迅速通知医生并积极配合处理。

7. 健康教育

（1）疾病知识指导：向病人及家属解释引起原发性高血压的病因、诱因、临床表现、治疗方法等相关知识，使其了解高血压可通过改善生活方式和服用降压药物被控制在合适的水平，改善预后。让病人了解自己的病情，并指导病人调整心态，学会自我心理调节，避免情绪激动，以免诱发血压增高。

（2）注意改善生活方式：限制钠盐的摄入量，增加钾盐摄入。每天钠盐摄入量应低于6g（2011）。应尽可能减少烹调用盐，建议使用量具（如可定量的盐勺）；减少含钠盐调味品的使用量；减少咸菜、火腿等含钠较高的加工食品的摄入。控制能量摄入，以控制体重。合理膳食，营养均衡（2011），多吃蔬菜，增加粗纤维食物摄入；减少脂肪摄入，少吃或不吃肥肉和动物内脏（2013），补充适量蛋白质。预防便秘。

（3）指导病人选择适当的体育运动：指导病人根据年龄和血压合理安排运动量。具体项目可选择步行、慢跑、游泳、太极拳（2011）等。运动强度因人而异，参考运动强度指标为运动时最大心率达到170减去年龄。典型的体力活动计划包括3个阶段：5～10分钟的热身活动；20～30分钟的有氧运动；放松阶段，逐渐减少用力，约5分钟。注意劳逸结合，运动强度、时间和频度以不出现不适反应为度，避免竞技性和力量型运动。

（4）指导病人正确用药：①告知病人建立长期治疗的思想准备，用降压药物使血压降至理想水平后，应继续服用维持量，以保持血压相对稳定，对无症状者更应强调。②告知有关降压药的名称、剂量、用法、作用及不良反应。③嘱病人必须遵医嘱服药，不得随意增减和中断用药，经治疗血压得到满意控制后，遵医嘱调整剂量。如果突然停药，可导致血压突然升高；冠心病病人突然停用β受体阻滞药可诱发心绞痛、心肌梗死等。

（5）病情监测：教会病人和家属正确的家庭血压监测方法并做好记录，监测服药与降压的关系，以作为医生调整药量或选择用药的参考。根据病人的病情，安排病人定期随诊，并根据降压效果和药物不良反应及时调整治疗方案。病人的随访时间依据心血管风险分层，低危或中危者，每 1～3 个月随诊 1 次（2017）。高危者，至少每 1 个月随诊 1 次。教会病人识别并发症的方法，一旦有并发症发生，立即就诊。

六、冠状动脉粥样硬化性心脏病病人的护理

冠状动脉粥样硬化性心脏病指冠状动脉粥样硬化使血管腔狭窄、阻塞和（或）因冠状动脉功能性改变（痉挛）导致心肌缺血缺氧或坏死而引起的心脏病，统称冠状动脉性心脏病，简称冠心病，亦称缺血性心脏病。常见病因如下。

①年龄、性别：本病多见于 40 岁以上人群，49 岁以后进展较快，男性与女性相比，女性发病率较低，但在更年期后发病率明显增加。近年来，发病年龄有年轻化趋势。

②血脂异常：脂质代谢异常是动脉粥样硬化最重要的危险因素。

③高血压：血压增高与本病密切相关。高血压病人患本病较血压正常者高 3～4 倍，收缩压和舒张压增高都与本病关系密切。

④吸烟：吸烟者与不吸烟者比较，本病的发病率和病死率增高 2～6 倍，且与每天吸烟的支数成正比，被动吸烟也是冠心病的危险因素。

⑤糖尿病和糖耐量异常：与无糖尿病病人比较，糖尿病病人心血管疾病风险增加 2～5 倍，且动脉粥样硬化进展迅速，未来 10 年发生心肌梗死危险高达 20%。

次要的危险因素包括：肥胖；缺少体力活动；进食过多的动物脂肪、胆固醇、糖和钠盐；遗传因素；A 型性格等。近年来发现的危险因素还有：血中同型半胱氨酸增高；胰岛素抵抗增强；血中纤维蛋白原及一些凝血因子增高；病毒、衣原体感染等。

1．稳定型心绞痛

（1）病因：**基本病因是冠状动脉粥样硬化**。诱因：体力劳动、情绪激动、饱餐、寒冷、吸烟、心动过速、休克等。

（2）临床表现

1）症状：以发作性胸痛为主要临床表现，典型疼痛特点如下。

①部位：主要在胸骨体中、上段后方，可波及心前区或放射至左肩、左臂尺侧达环指和小指（2013）；也可放射至颈、咽或下颌部。

②性质：常为压迫样、憋闷感或紧缩样感，也可有烧灼感，偶伴濒死感。发作时，病人常不自觉地被迫停止原来的活动，直至症状缓解。

③持续时间：多持续 3～5 分钟，一般不超过 15 分钟。可数天或数周发作 1 次，亦可 1 天内发作多次。

④缓解方式：休息或含服硝酸甘油（2014）可迅速缓解。

⑤诱因：以体力劳累为主，其次为情绪激动、饱餐、发怒、寒冷、心动过速等。

2）体征：发作时可出现面色苍白、冷汗、心率增快、血压升高。有时出现"奔马律"，可有暂时性心尖部收缩期杂音等。

不稳定型心绞痛的胸痛部位、性质与稳定型心绞痛相似，但具有以下表现之一：①原有稳定型心绞痛在 1 个月内疼痛发作性质改变，即频繁发作、程度严重、持续时间延长、诱因发生改变，硝酸酯类药物缓解作用减弱；②休息时心绞痛发作或较轻微活动即可诱发，发作时表现有 ST 段抬高的变异型心绞痛；③1 个月之内新发生的较轻负荷所诱发的心绞痛。此外，由于贫血、感染、甲状腺功能亢进、心律失常等原因诱发的心绞痛称为继发性不稳定型心绞痛。

（3）辅助检查

①心电图：可发现心肌缺血，是诊断心绞痛最常用的检查方法。约有 50% 的病人静息心电图为正常，也可能出现陈旧性心肌梗死的改变或非特异性 ST 段和 T 波异常。心绞痛发作时，心电图多表现为暂时性心肌缺血引起的 ST 段压低（>0.1mV），有时为 T 波倒置，在平时有 T 波持续倒置的病人，发作时可变为直立。

②X 线检查：多无异常发现，伴发缺血性心肌病者可见心影增大、肺充血等。

③放射性核素检查：放射性铊心肌显像可显示心肌供血的部位和范围，对心肌缺血诊断很有价值。

④冠状动脉造影：通过选择性冠状动脉造影可以明确冠状动脉狭窄的部位、程度、分支走向等，具有确诊价值。

⑤其他检查：二维超声心动图可探测到缺血区心室壁的运动异常；多排螺旋 CT 对诊断具有重要价值。

（4）治疗要点：慢性稳定型心绞痛治疗原则是避免诱发因素；改善冠状动脉的血供和降低心肌的耗氧，减轻症状和缺血发作；治疗动脉粥样硬化，预防心肌梗死和猝死，改善生存，提高生活质量。

1）稳定型心绞痛

①发作时的治疗

a. 休息：发作时应立即休息，一般病人停止活动后症状即可消除。

b. 药物治疗：宜选用作用较快的硝酸酯制剂，这类药物除可扩张冠状动脉增加冠状动脉血流量外，还可扩张外周血管，减轻心脏负荷，从而缓解心绞痛。硝酸甘油 0.3～0.6mg 舌下含化，1～2 分钟显效（2012），约 30 分钟后作用消失；一般连用不超过 3 次，每次相隔 5 分钟。还可用喷雾剂，每次 0.4mg，15 分钟内不超过 1.2mg。硝酸异山梨酯，可用 5～10mg，舌下含化，2～5 分钟见效，作用维持 2～3 小时。

②缓解期的治疗：一般不需卧床休息。应尽量避免各种已知的诱因。药物治疗以改善预后的药物和减轻症状、改善缺血的药物为主。非药物治疗包括运动锻炼疗法、血管重建治疗、增强型体外反搏等。

a. 药物治疗

阿司匹林：通过抑制血小板环氧化酶使血栓素 A_2（TXA_2）的合成减少，产生抗血小板聚集的作用。慢性稳定型心绞痛病人服用阿司匹林可降低心肌梗死、脑卒中或心血管性死亡的风险。胃肠道出血、过敏反应是其主要的不良反应。

氯吡格雷：可以有效地减少 ADP 介导的血小板激活和聚集。主要用于支架置入以后及阿司匹林有禁忌证的病人。

β受体阻滞药：抑制心脏 β 受体，产生减慢心率、减弱心肌收缩力、降血压的作用，从而减少心肌耗氧。可以减少心绞痛发作和增加运动耐量，降低心绞痛病人死亡和心肌梗死的风险。对于无禁忌证（严重心动过缓和高度房室传导阻滞，窦房结功能紊乱，支气管痉挛或支气管哮喘）的病人，应作为稳定型心绞痛的初始治疗药物。

调血脂药物：常用洛伐他汀、辛伐他汀等他汀类药物，其能有效降低血清总胆固醇（TC）和低密度脂蛋白胆固醇（LDL-C），延缓斑块进展，使斑块稳定。

血管紧张素转化酶抑制药（ACEI）：稳定型心绞痛合并糖尿病、心力衰竭或左心室收缩功能不全的高危病人应该使用 ACEI。常用药物有卡托普利、福辛普利等。

硝酸酯制剂：能减少心肌需氧和改善心肌灌注，从而缓解心绞痛。同时能反射性增加交感神经张力，加快心率。故常与负性心率药物如 β 受体阻滞药或非二氢吡啶类钙通道阻滞药联合使用。联合用药的抗心绞痛作用优于单独用药。常用药物有硝酸异山梨酯、5-单硝酸异山梨酯、硝酸甘油。

钙通道阻滞药：抑制钙离子进入细胞内，抑制心肌收缩，减少氧耗；并通过扩张冠状动脉，解除冠状动脉痉挛，改善心内膜下心肌的供血；扩张周围血管、减轻心脏负荷，从而缓解心绞痛；还可以降低血黏度，抗血小板聚集，改善心肌的微循环。常用药物有维拉帕米、硝苯地平缓释制剂、地尔硫䓬。

代谢性药物：曲美他嗪，通过调节心肌能源底物，抑制脂肪酸氧化，优化心肌能量代谢，能改善心肌缺血及左心功能，缓解心绞痛。可与 β 受体阻滞药等联用，饭后口服。

中医中药治疗：如活血化瘀药物、针刺或穴位按摩治疗等。

b. 非药物治疗

运动锻炼疗法：建议稳定型心绞痛病人每天有氧运动 30 分钟，每周运动不少于 5 天。

血管重建治疗：稳定型心绞痛的血管重建治疗，常用的治疗方法包括经皮冠状动脉介入治疗和冠状动脉旁路移植术等。

2）不稳定型心绞痛

①一般处理：卧床休息，床边 24 小时心电监护，严密观察血压、脉搏、呼吸、心率、心律变化，呼吸困难、发绀者予以吸氧，维持血氧饱和度达到 95% 以上。必要时应重复检测心肌坏死标志物。

②止痛：烦躁不安、疼痛剧烈者，可考虑应用镇静药如吗啡 5～10mg 皮下注射；硝酸甘油或硝酸异山梨酯持续静脉滴注或微量泵输注，直至症状缓解或出现血压下降。对 β 受体阻滞药或钙通道阻滞药等可酌情选用。变异型心绞痛首选钙通道阻滞药。

③抗血小板和抗凝治疗：是 UA 治疗至关重要的措施。尽早应用阿司匹林、氯吡格雷和肝素或低分子肝素，可有效防止血栓形成，阻止病情进展。不推荐使用溶栓治疗，因其有促发心肌梗死的危险。

④其他：对于个别病情极严重者，非手术治疗效果不佳，心绞痛发作时 ST 段压低＞0.1mV，持续时间＞20 分钟，或血肌钙蛋白升高者，条件具备时可行急诊冠状动脉造影，考虑 PCI。UA 经治疗病情稳定，出院后应继续坚持抗凝和调脂治疗，特别是应用他汀类药物以促使斑块稳定。缓解期的进一步检查及长期治疗方案与稳定型劳力性心绞痛一致。

（5）护理问题

①疼痛：胸痛　与心肌缺血、缺氧有关。

②活动无耐力　与心肌氧的供需失调有关。

③潜在并发症：心肌梗死。

④知识缺乏：缺乏控制诱发因素及预防心绞痛发作的知识。

（6）护理措施

①一般护理：心绞痛发作时应立即停止活动，就地休息。不稳定型心绞痛者，应卧床休息，吸氧和密切观察。调节饮食，鼓励吸烟病人戒烟，以免加重心肌缺氧。保持排便通畅，切忌用力排便，以免诱发心绞痛。

②心理护理：安慰病人，解除紧张不安情绪，以减少心肌耗氧量。指导病人保持心境平和，改变焦躁易怒、争强好胜的性格等。

③病情观察：了解病人心绞痛发作的诱因，发作时疼痛的部位、性质、程度、持续时间。发作时给予心电监测，描记疼痛心电图，观察病人有无面色苍白、大汗、恶心、呕吐等警惕心肌梗死的发生。

④用药护理：a．心绞痛发作时给予病人舌下含服硝酸甘油，并注意观察病人胸痛变化情况，如服药后3～5分钟仍不缓解可重复使用，每隔5分钟1次，连续3次仍未能缓解者，应考虑ACS的可能，要及时报告医生。b．心绞痛发作频繁者可遵医嘱给予硝酸甘油静滴，注意控制滴速，并告知病人及其家属不可擅自调节滴速，以防低血压发生。用药后硝酸甘油产生的血管扩张作用可引起面部潮红、头部胀痛、头晕、心动过速、心悸等不适，应告知病人以解除其顾虑。c．他汀类药物可能会引起肝脏损害和肌病，应严密监测转氨酶及肌酸激酶等生化指标。采用强化降脂治疗时，应加强监测药物的安全性。

（7）健康教育

①疾病知识指导：指导病人调整心态，减轻精神压力，逐渐改变急躁易怒性格，保持心理平衡。可采取放松技术或与他人交流的方式缓解压力。告知病人及其家属注意尽量避免过劳、情绪激动、饱餐、用力排便、寒冷刺激等心绞痛发作的诱因，并且戒烟、限酒。

②用药指导：指导病人出院后遵医嘱服药，不要擅自增减药量，自我监测药物的不良反应。外出时随身携带硝酸甘油以备急需。硝酸甘油见光易分解，应放在棕色瓶内存放于干燥处。药瓶开封后每6个月更换1次，以确保疗效。

③饮食及运动指导：a．宜摄入低热量、低脂、低胆固醇、低盐饮食，多食蔬菜、水果和粗纤维食物如芹菜、糙米等，避免暴饮暴食，注意少量多餐。b．适量运动：以有氧运动为主，注意运动的强度和时间因病情和个体差异而不同，必要时需要在监测下进行。

④监测病情：指导病人及其家属掌握心绞痛发作时的缓解方法，胸痛发作时应立即停止活动或舌下含服硝酸甘油。如连续含服硝酸甘油3次仍不缓解或心绞痛发作比以往频繁、程度加重、疼痛时间延长，应及时就医，警惕心肌梗死的发生。不典型心绞痛发作时可能表现为牙痛、肩周炎、上腹痛等，为防止误诊，可先按心绞痛发作处理并及时就医。

⑤定期复查：告知病人定期复查心电图、血压、血糖、血脂、肝功能等。

2．急性心肌梗死　急性心肌梗死（AMI）是在冠状动脉病变的基础上，冠状动脉血供急剧减少或中断，使相应的心肌发生严重持久的缺血导致心肌坏死。常表现为持久的胸骨后剧烈疼痛、发热、WBC和血清心肌坏死标志物增高；心电图呈进行性改变；可发生心律失常、休克或心力衰竭，属急性冠状动脉综合征（ACS）的严重类型。

（1）病因：基本病因是**冠状动脉粥样硬化**（偶为冠状动脉栓塞、炎症、先天性畸形、痉挛和冠状动脉口阻塞所致）。当病变使冠状动脉严重狭窄或闭塞而其侧支循环又未及时充分建立时，心肌的血液供给明显不足，在此基础上，且冠状动脉因某些因素（如体力与精神负荷过重、管腔内血栓形成、低血压与休克、外科手术或严重心律失常等）致血流急剧减少甚至中断时，心肌出现严重而持久的急性缺血而发生梗死。

（2）临床表现

1）先兆表现：50%以上的病人发病数日前有乏力、胸部不适、活动时心悸、气急、烦躁、心绞痛等前驱症状，以新发生的心绞痛或原有心绞痛加重最为突出。疼痛发作较以往发作更频、更剧、持续时间更长，硝酸甘油疗效差，诱发因素不明显。

2）主要症状

①**疼痛：为最早和最突出的症状**，多见于清晨，尤其是晨运和排便时。疼痛的性质和部位与心绞痛相似，但程度更剧烈，多伴有大汗、烦躁不安、恐惧及濒死感（2015），持续时间可达数小时或数天。部分病人疼痛可向上腹部放射而被误诊为急腹症或因疼痛向下颌、颈部、背部放射而误诊为其他疾病。少数病人无疼痛，一开始即表现为休克或急性心力衰竭，经**休息和服用硝酸甘油无效**。

②全身症状：一般在发生疼痛后 24～48 小时后，表现为发热、心动过速、白细胞增高和红细胞沉降率增快等，由坏死物质吸收所引起。体温可升高至 38℃ 左右，很少超过 39℃，多在 1 周内回复正常。可有胃肠道症状如恶心、呕吐、上腹胀痛，与迷走神经受坏死心肌刺激和心排血量降低组织灌注不足等有关；重者可发生呃逆。

③心律失常：见于 75%～95% 的病人，多发生在起病 1～2 天，24 小时内最多见。以室性心律失常最多，尤其是室性期前收缩，如频发室性期前收缩（每分钟 5 次以上），成对出现或呈短阵室性心动过速，多源性或呈 R on T 现象，常是心室颤动的先兆。**心室颤动是 AMI 早期，特别是入院前主要的死因**（2014、2015）。下壁 MI 易发生房室传导阻滞及窦性心动过缓；前壁 MI 易发生室性心律失常；发生房室传导阻滞时表明梗死范围广泛，情况严重。

④低血压和休克：主要为**心源性休克**，是心肌广泛坏死，心排血量急剧下降所致。疼痛发作期间血压下降常见。若疼痛缓解而收缩压仍低于 80mmHg，且病人出现烦躁不安、面色苍白、皮肤湿冷、脉细而快、大汗淋漓、少尿、神志迟钝，甚至晕厥者则为休克（2012）。

⑤心力衰竭：主要为急性左侧心力衰竭，可在起病最初几天内发生或在疼痛、休克好转阶段出现，为 MI 后心脏舒缩力显著减弱或不协调所致。重者可发生肺水肿，继之出现右侧心力衰竭。右心室 MI 者可一开始就出现右侧心力衰竭表现，伴血压下降。

3）体征：心率增快或减慢，心律失常；心尖部第一心音减弱，可闻及"奔马律"；除早期血压可增高外，几乎所有病人血压下降。有左侧心力衰竭和休克的相应体征。

4）并发症

①乳头肌功能失调或断裂：二尖瓣乳头肌因缺血、坏死等使收缩功能发生障碍，造成二尖瓣脱垂及关闭不全。总发生率可高达 50%。轻者可以恢复；严重失调者导致左侧心力衰竭，预后不佳。

②心脏破裂：少见，常在起病 1 周内出现，多为心室游离壁破裂，偶有室间隔破裂。

③栓塞：发生率 1%～6%，见于起病后 1～2 周，以脑栓塞最为常见。尚有肾、脾、四肢等动脉栓塞。下肢静脉血栓脱落产生肺动脉栓塞。

④心室壁瘤：主要见于左心室，发生率 5%～20%。较大的室壁瘤体检时可见左侧心界扩大，超声心动图可见心室局部有反常搏动，心电图示 ST 段持续抬高。

⑤心肌梗死后综合征：发生率为 10%。于 MI 后数周至数月内出现，可反复发生，表现为心包炎、胸膜炎或肺炎，有发热、胸痛等症状。

（3）辅助检查

1）ST 段抬高性 MI 心电图特点（2017）：①面向坏死区周围心肌损伤的导联，出现 ST 段抬高呈弓背向上；②面向透壁心肌坏死区的导联，出现宽而深的 Q 波（病理性 Q 波）；③面向损伤区周围心肌缺血区的导联，出现 T 波倒置；④背向心肌坏死区的导联则出现相反的改变，即 R 波增高，ST 段压低和 T 波直立并增高。

2）ST 段抬高性 MI 的心电图演变：①超急性期改变，即在起病数小时内可无异常或出现异常高大两肢不对称的 T 波。②急性期改变，即数小时后，**ST 段明显抬高，弓背向上**，与直立的 T 波连接，形成单相曲线；数小时至 2 天内**出现病理性 Q 波**，R 波减低。Q 波在 3～4 天稳定不变，此后 70%～80%永久存在。③亚急性期改变，即如果早期不进行治疗干预，抬高的 ST 段可在数天至 2 周内逐渐回到基线水平，T 波逐渐平坦或倒置。④慢性期改变，即数周至数月后，**T 波呈 V 形倒置**，两支对称。T 波倒置可永久存在或数月至数年逐渐恢复。

3）非 ST 段抬高性 MI 心电图特点：①无病理性 Q 波，有普遍性 ST 段压低＞0.1mV，但 aVR 导联（有时还有 V_1 导联）ST 段抬高或有对称性 T 波倒置，为心内膜下 MI 所致；②无病理性 Q 波，也无 ST 段变化，仅有 T 波倒置变化。

4）非 ST 段抬高性 MI 的心电图演变：先是 ST 段普遍压低（除 aVR，有时 V_1 导联外），继而 T 波倒置加深呈对称型；ST 段和 T 波的改变持续数日或数周后恢复。

5）实验室检查

血清心肌坏死标志物：

①**心肌肌钙蛋白 I（cTnI）或 T（cTnT）**：是诊断心肌坏死最特异和敏感的首选指标。在起病 2～4 小时后升高，cTnI 于 10～24 小时达高峰，7～10 天降至正常，cTnT 于 24～48 小时达高峰，10～14 天降至正常。

②肌酸激酶同工酶（CK-MB）：判断心肌坏死的临床特异性较高的指标。在起病后 4 小时内增高，16～24 小时达高峰，3～4 天恢复正常。由于首次 STEMI 后肌钙蛋白将持续升高一段时间（7～14 天），CK-MB 适于早期（＜4 小时）AMI 诊断和再发 MI 诊断。连续测定 CK-MB 还可判定溶栓治疗后梗死相关动脉开通，此时 CK-MB 峰值前移（14 小时以内）。

③肌红蛋白：有助于早期诊断，但特异性较差，于起病后 2 小时内即升高，12 小时内达高峰；24～48 小时恢复正常。

血液检查：起病 24～48 小时后白细胞计数高达（10～20）×10^9/L，中性粒细胞增多，红细胞沉降率增快，C 反应蛋白增高均可持续 1～3 周。

（4）治疗要点：强调早发现，早住院，并加强住院前的就地处理。治疗原则是尽快恢复心肌的血流灌注（到达医院后 30 分钟内开始溶栓或 90 分钟内行 PCI），以挽救濒死的心肌，防止梗死面积扩大和缩小心肌缺血范围，保护和维持心脏功能，及时处理各种并发症，防止猝死，注重二级预防。

1）一般治疗

①休息：病人未行再灌注治疗前，应绝对卧床休息，保持环境安静，防止不良刺激，解除焦虑。

②给氧：常规给氧。

③监测：急性期应常规安置于心脏重症监护病房，进行心电、血压、呼吸监测 3～5 天，除颤仪处于随时备用状态。严重泵衰竭者应监测肺毛细血管压和静脉压。

④阿司匹林：抗血小板聚集，为溶栓治疗前常规用药。

2）解除疼痛：①哌替啶（度冷丁）50～100mg 肌内注射或吗啡 5～10mg 皮下注射（2015），注意防止呼吸功能抑制。②疼痛较轻者可用可待因或罂粟碱 0.03～0.06g 肌内注射或口服。

③或再试用硝酸甘油 0.3mg 或硝酸异山梨酯 5～10mg 舌下含用或静脉滴注，注意心率增快和血压降低。

3）再灌注：心肌血管开通时间越早，挽救的心肌越多。积极的治疗措施是**起病 3～6 小时（最多 12 小时）**使闭塞的冠状动脉再通，心肌得到再灌注。

①PCI：有条件的医院对具备适应证的病人应尽快实施直接 PCI，可获得更好的治疗效果。为防止局部出血和栓塞，术后应注意观察双下肢足背动脉搏动情况（2015），皮肤颜色、温度、感觉改变，下床活动后肢体有无疼痛或跛行及有无突然咳嗽、呼吸困难、咯血或胸痛等。

②溶栓疗法：无条件施行介入治疗或延误再灌注时机者，无禁忌证应立即（接诊后 30 分钟内）溶栓治疗。发病 3 小时内，心肌梗死溶栓治疗血流完全灌注率高，获益最大。年龄＞75 岁者选择溶栓治疗时应慎重，并酌情减少溶栓药物剂量。

4）及时消除心律失常。

5）控制休克：应在血流动力学监测下，补充血容量及应用升压药、血管扩张药和纠正酸中毒等抗休克处理。

6）治疗心力衰竭主要是治疗急性左侧心力衰竭，以应用利尿药为主，也可选用血管扩张药减轻左心室的前、后负荷。MI 发生后 24 小时内不宜用洋地黄制剂，有右心室梗死的病人应慎用利尿药。

（5）护理问题

①疼痛：胸痛　与心肌缺血坏死有关。

②活动无耐力　与心肌氧的供需失调有关。

③有便秘的危险　与进食少、活动少、不习惯床上排便有关。

④潜在并发症：猝死、心力衰竭。

⑤恐惧　与剧烈疼痛伴濒死感有关。

⑥潜在并发症：心源性休克。

（6）护理措施

1）休息：发病 12 小时内应绝对卧床休息，保持环境安静，限制探视。

2）饮食：起病后 4～12 小时给予流质饮食，随后过渡到低脂、低胆固醇清淡饮食，提倡少量多餐。

3）给氧：鼻导管给氧，**氧流量 2～5L/min**，以增加心肌氧的供应，减轻缺血和疼痛（2011）。

4）心理护理：疼痛发作时应有专人陪伴，允许病人表达内心感受，给予心理支持。烦躁不安者可肌内注射地西泮使病人镇静。

5）镇痛治疗的护理：遵医嘱给予**吗啡或哌替啶**镇痛，注意有无呼吸抑制等不良反应。给予**硝酸酯类药物**时应随时监测血压的变化（2015），维持收缩压在 100mmHg 以上。

6）溶栓治疗的护理

①溶栓前询问病人有无活动性出血、消化性溃疡等溶栓禁忌证；检查血常规、出凝血时间和血型等；迅速建立静脉通路，准确配制并输注溶栓药物。

②应用溶栓药物时注意观察有无不良反应：a. 有无寒战、发热、皮疹等过敏反应；b. 低血压（收缩压低于 90mmHg）；c. 出血，包括皮肤黏膜出血、血尿、便血、咯血、颅内出血等，一旦出血，应立即处理。

③判断溶栓是否成功：根据以下指标可以间接判断。a. 胸痛 2 小时内基本消失；b. 心电图 ST 段于 2 小时内回降＞50%；c. 2 小时内出现再灌注性心律失常，如窦性心动过缓、加速性室性自主心律、房室传导阻滞或束支传导阻滞突然改变或消失；d. cTnI 或 cTnT 峰值提前至发病后 12 小时内，血清 CK-MB 峰值提前出现（14 小时以内）。上述 4 项中，b 和 d 最重要。也可根据冠状动脉造影直接判断溶栓是否成功。

④评估进行康复训练的适应证：评估病人的年龄、病情进展、MI 的面积及有无并发症等。如病人的生命体征平稳，无明显疼痛，安静时心率低于 100 次/分，无严重心律失常、心力衰竭和心源性休克时，可进行康复训练。

⑤解释合理运动的重要性：目前主张早期运动，实现早期康复。应循序渐进，既不能操之过急，过早或过度活动，也不能因担心病情而不敢活动。

⑥制定个体化运动处方案：a. 运动原则：有序、有度、有恒。b. 运动项目：<u>有氧步行、慢跑，家庭磁控固定自行车锻炼，简化太极拳等</u>。c. 运动强度：根据个体心肺功能，循序渐进选择 40%～80%VO$_{2max}$ 靶心率（即最大心率的 40%～80%）范围控制运动强度。d. 持续时间：初始是每次 6～10 分钟，含各 1 分钟左右的热身活动和整理活动；随着病人对运动的适应和心功能的改善，可逐渐延长每次运动持续时间至 30～60 分钟。e. 运动频率：每周 5～7 天，每日 1～2 次。

出现下列情况时应减缓运动进程或停止运动：a. 胸痛、心悸、气喘、头晕、恶心、呕吐等；b. 心肌梗死 3 周内活动时，心率变化超过 20 次/分或血压变化超过 20mmHg；c. 心肌梗死 6 周内活动时，心率变化超过 30 次/分或血压变化超过 30mmHg。

⑦评估排便情况：如排便的次数、性状及排便难易程度，平时有无习惯性便秘，是否服用通便药物。指导病人增加富含纤维素的食物如水果、蔬菜的摄入；无糖尿病者每天清晨给予蜂蜜 20ml 加温开水同饮；<u>适当腹部按摩（按顺时针方向）以促进肠蠕动</u>。一般在病人无腹泻的情况下常规应用缓泻药。<u>一旦出现排便困难，应立即告知医护人员，可使用开塞露或低压盐水灌肠</u>（2014）。

⑧心律失常病人的观察与护理：在 MI 溶栓治疗后 24 小时内易发生**再灌注性心律失常**，特别是<u>在溶栓治疗即刻至溶栓后 2 小时内应设专人床旁心电监测</u>。发现频发室性期前收缩、成对出现或呈非持续性室性心动过速，<u>多源性或 R on T 现象的室性期前收缩及严重的房室传导阻滞时，应立即通知医生，在床旁准备好除颤仪</u>（2016），**遵医嘱使用利多卡因**等药物，警惕心室颤动（2011）或心脏骤停、心脏性猝死的发生。监测电解质和酸碱平衡状况，因电解质紊乱或酸碱平衡失调时更容易并发心律失常。准备好急救药物和抢救设备如除颤器、起搏器等，随时准备抢救。

⑨心力衰竭病人的观察与护理：应严密观察病人有无呼吸困难、咳嗽、咳痰、少尿、颈静脉怒张、低血压、心率加快等，听诊肺部有无湿啰音。避免情绪激动、饱餐、用力排便等可加重心脏负担的因素。一旦发生心力衰竭，则按心力衰竭进行护理。

（7）健康教育：除参见"心绞痛"病人的健康教育外，还应注意如下几点。

①疾病知识指导：指导病人摄入低饱和脂肪和低胆固醇饮食，要求饱和脂肪占总热量的<u>7%以下，胆固醇＜200mg/d</u>。劝导病人戒烟。

②心理指导：指导病人保持乐观、平和的心情，正确对待自己的病情。

③康复指导：制订个体化运动方案，指导病人出院后的运动康复训练。个人卫生活动、

家务劳动、娱乐活动等也对病人有益。无并发症的病人，MI 后 6～8 周可恢复性生活。性生活应适度，若性生活后出现心率、呼吸增快持续 20～30 分钟，感到胸痛、心悸持续 15 分钟或疲惫等情况，应节制性生活。经 2～4 个月的体力活动锻炼后，酌情恢复部分或轻工作，以后部分病人可恢复全天工作，避免重体力劳动、驾驶员、高空作业及其他精神紧张或工作量过大的工作。

④用药指导与病情监测：指导病人按医嘱服药，告知药物的用法、作用和不良反应，并教会病人定时测脉搏、血压，定期电话随访，嘱病人胸痛发作频繁、程度较重、时间较长，服用硝酸酯制剂疗效较差时，应及时就医。

⑤教会家属心肺复苏的基本技术以备急用。

七、心脏瓣膜病病人的护理

心脏瓣膜病是由于炎症、缺血性坏死、退行性改变、黏液瘤样变性、先天性畸形、创伤等原因引起的单个或多个瓣膜的功能或结构异常，导致瓣口狭窄和（或）关闭不全。在我国，以风湿性心脏病最为常见，与 A 组 β 型溶血性链球菌反复感染有关。二尖瓣最常受累，约占 70%。

1. 二尖瓣狭窄　二尖瓣狭窄的最常见病因是风湿热。急性风湿热后，至少需 2 年始形成明显二尖瓣狭窄。

（1）病理解剖与病理生理：狭窄的瓣膜呈漏斗状，瓣口常呈"鱼口"状。

正常成年人二尖瓣口面积为 4～6cm²。当瓣口面积减少至 2cm² 以下（轻度狭窄）时，临床表现为代偿期。当瓣口面积减少到 1.5cm²（中度狭窄）甚至减少至 1cm²（重度狭窄）时，临床上出现劳力性呼吸困难，称左心房失代偿期。最终可导致右侧心力衰竭。

（2）临床表现

1）症状

①呼吸困难：是最常见的早期症状（2016），运动、精神紧张、性交、感染、妊娠或心房颤动为其常见诱因。多先有劳力性呼吸困难，随狭窄加重，出现夜间阵发性呼吸困难和端坐呼吸。

②咯血：可表现为血性痰或血丝痰，突然咯大量鲜血，常见于严重二尖瓣狭窄，可为首发症状。急性肺水肿时咳大量粉红色泡沫痰。

③咳嗽：常见，尤其在冬季明显。

④声音嘶哑：较少见。

2）体征：重度二尖瓣狭窄者常有"二尖瓣面容"，双颧绀红，口唇发绀（2011）。心尖区可触及舒张期震颤；若心尖区可闻及第一心音亢进和开瓣音，提示瓣膜前叶柔顺、活动度好。心尖区可有低调的隆隆样舒张中晚期杂音，局限，不传导。肺动脉高压时肺动脉瓣区第二心音亢进或伴分裂。

3）并发症

①心房颤动（2013、2017）：是最常见的心律失常，常为左侧心力房衰竭和右侧心力衰竭甚至急性肺水肿的常见诱因。

②心力衰竭：是晚期常见并发症及主要死亡原因。

③急性肺水肿：为重度二尖瓣狭窄的严重并发症。

④栓塞：以脑动脉栓塞最多见，栓子来源于左心耳或左心房。**心房颤动、栓塞史或心排血量明显降低**为其危险因素。

⑤肺部感染：较常见。

⑥感染性心内膜炎：较少见。

（3）辅助检查

①X 线检查：轻度 X 线表现可正常。中、重度二尖瓣狭窄（2015）左心房显著增大时，心影呈**梨形**（二尖瓣型心脏），是肺动脉总干、左心耳和右心室扩大所致。

②心电图：左心房扩大，可出现"二尖瓣型 P 波"

③**超声心动图：是确诊瓣膜病的最可靠方法（2012）**。

（4）治疗要点

①预防风湿热复发和感染性心内膜炎：有风湿活动的病人应长期甚至终身应用苄星青霉素。

②并发症治疗：急性肺水肿应选用扩张静脉、减轻心脏前负荷为主的硝酸酯类药物，正性肌力药无效，仅在心房颤动伴室性心动过速时用毛花苷丙减慢心室率。慢性心房颤动者如无禁忌证应长期服用华法林。右侧心力衰竭者应限制钠盐摄入，应用利尿药和地高辛。

③介入和外科治疗：包括经皮球囊二尖瓣成形术、二尖瓣分离术、人工瓣膜置换术等。

2．二尖瓣关闭不全

（1）临床表现

①症状：轻度二尖瓣关闭不全者可终身无症状，严重反流时有心排血量减少，首先出现的突出症状是**疲乏无力**，肺淤血的症状如呼吸困难出现较晚。

②体征：**心尖冲动呈高动力型**，向**左下移位**。第一心音减弱，心尖区可闻及全收缩期高调一贯性吹风样杂音，向左腋下和左肩胛下区传导，可伴震颤。

③并发症：与二尖瓣狭窄相似。

（2）辅助检查

①X 线检查：慢性重度反流常见左心房、左心室增大，左侧心力衰竭时可见肺淤血和间质性肺水肿征。

②心电图：主要为左心房增大，心房颤动常见。

③超声心动图：可确诊。

（3）治疗要点：内科治疗包括预防风湿活动和感染性心内膜炎，针对并发症治疗。外科治疗为恢复瓣膜关闭完整性的根本措施，包括瓣膜修补术和人工瓣膜置换术。

3．主动脉瓣狭窄

（1）临床表现

1）症状：出现较晚。**呼吸困难、心绞痛和晕厥**为典型主动脉瓣狭窄的三联症。

①呼吸困难：劳力性呼吸困难、夜间阵发性呼吸困难、端坐呼吸和急性肺水肿。

②心绞痛：常由运动诱发。

③晕厥：多发生于直立、运动中或运动后即刻。

2）体征：心尖搏动相对局限、持续有力。第一心音正常，第二心音常为单一性，严重狭窄者呈逆分裂。肥厚的左心房强有力收缩产生明显的第四心音。主动脉瓣第一听诊区可闻及**粗糙而响亮的吹风样收缩期杂音**，主要向颈动脉传导，常伴震颤。

3）并发症：心房颤动、主动脉瓣钙化、房室传导阻滞、室性心律失常、左侧心力衰竭等。

（2）辅助检查

①X 线检查：心影正常或左心室轻度增大，左心房可能轻度增大。

②心电图：重度狭窄者有左心室肥厚伴继发性 ST-T 改变。可有心律失常。

③**超声心动图**：为明确诊断和判定狭窄程度的重要方法。

④心导管检查：可同步测定左心室与主动脉内压力并计算压差。

（3）治疗要点

①内科治疗：包括预防感染性心内膜炎和风湿热复发。如有频发房性期前收缩，应给予抗心律失常药。心绞痛者可试用硝酸酯类药物。心力衰竭者宜限制钠盐摄入，可谨慎应用洋地黄和利尿药；不可使用小动脉扩张药，以防血压过低。

②介入和外科治疗：包括经皮球囊主动脉瓣成形术、人工瓣膜置换术。

4．**主动脉瓣关闭不全**

（1）临床表现

①症状：最先表现为与心搏量增多有关的心悸、心前区不适、头部动脉强烈搏动感等。晚期可出现左侧心力室衰竭的表现。

②体征：心尖冲动向左下移位，呈抬举性搏动。胸骨左缘第 3、4 肋间可闻及**高调叹气样舒张期杂音**（2017），坐位前倾和深呼气时易听到。重度反流者，常在心尖区听到舒张中晚期隆隆样杂音（Austin-Flint 杂音）。周围血管征常见，包括点头征、水冲脉、毛细血管搏动征、股动脉枪击音等。

③并发症：感染性心内膜炎、室性心律失常较常见，心脏性猝死少见。

（2）辅助检查

①X 线检查：左心室增大，升主动脉继发性扩张明显。

②心电图：左心室肥厚及继发性 ST-T 改变。

③**超声心动图**：确诊的主要方法。

（3）治疗要点：内科治疗参照主动脉瓣狭窄，人工瓣膜置换术为严重主动脉瓣关闭不全的主要治疗方法。

5．护理问题

（1）体温过高　与风湿活动、并发感染有关。

（2）活动无耐力　与心排血量减少有关（2017）。

（3）潜在并发症：心力衰竭、栓塞。

6．护理措施

（1）病情观察：监测生命体征。观察有无风湿活动的表现。积极预防和控制感染，纠正心律失常，避免劳累和情绪激动等诱因，以免发生心力衰竭。评估病人有无呼吸困难、乏力、食欲缺乏、少尿、肺部湿啰音、肝大、下肢水肿等体征。一旦发生则按心力衰竭进行护理。密切观察有无栓塞征象。

（2）饮食护理：给予高热量、高蛋白、高维生素易消化饮食，以促进机体恢复。

（3）休息与活动：风湿活动期卧床休息，限制活动量，以减少机体消耗。左心房内有巨大附壁血栓者应绝对卧床休息。病情允许时应鼓励并协助病人翻身、活动，防止下肢深静脉血栓形成。

（4）用药护理：遵医嘱给予抗生素及抗风湿药物治疗。阿司匹林可导致胃肠道反应、牙龈出血、血尿、柏油样便等不良反应，应饭后服药（2016）并观察有无出血。遵医嘱用抗心律失常、抗血小板聚集的药物，预防附壁血栓形成和栓塞。

7．健康教育

（1）疾病知识指导：告诉病人及家属本病的病因和病程进展特点，鼓励病人树立信心。告诉病人坚持按医嘱用药的重要性。

（2）预防感染（2012、2013）：适当锻炼，提高机体抵抗力。注意防寒保暖，避免感冒，避免与上呼吸道感染、咽炎病人接触，一旦发生感染应立即用药治疗。在拔牙、内镜检查、导尿术、分娩、人工流产等手术操作前应告诉医生自己有风湿性心脏病史，以便预防性使用抗生素，劝告反复发生扁桃体炎者在风湿活动控制后2～4个月手术摘除扁桃体。

（3）避免诱因：避免重体力劳动、剧烈运动或情绪激动。

八、感染性心内膜炎病人的护理

感染性心内膜炎（IE）指各种病原微生物经血流侵犯心内膜（心瓣膜）或邻近的大血管内膜所引起的一种感染性炎症。局部赘生物的形成，是其特征之一。以心瓣膜受累最为常见。

1．病因　急性感染性心内膜炎病原体主要是金黄色葡萄球菌，亚急性感染性心内膜炎病原体多见草绿色链球菌（2013）。

2．临床表现　IE的起病形式依不同类型而有差异。亚急性者多隐匿起病，急性者以突发或暴发性起病为多。

（1）发热：是最常见的症状，主要与感染和（或）赘生物脱落引起的菌血症或败血症有关。亚急性者体温一般低于39℃，呈弛张热型，常伴有乏力、头痛、肌肉关节痛等。急性者全身中毒症状极为明显，常有寒战、高热。

（2）心脏杂音：绝大多数病人有病理性杂音，由基础心脏病和（或）心内膜炎的局部赘生物形成、瓣膜损害所致。

（3）周围体征：不常见，多为非特异性。可能与微血管炎或微栓塞有关：①瘀点，以锁骨以上皮肤、口腔黏膜和睑结膜多见；②指（趾）甲下线状出血；③Osler结节：在指和趾垫出现的豌豆大的红或紫色痛性结节，多见于亚急性；④Roth斑：视网膜的卵圆形出血斑，中心呈白色；⑤Janeway损害：为手掌和足底处直径1～4mm的无痛性出血红斑。

（4）动脉栓塞：以开始抗生素治疗头2周内发生率最高，以脑和脾栓塞最为常见。

（5）非特异性症状：如贫血、脾大、杵状指（趾）等。

（6）并发症（2013、2015）：①心脏并发症：以心力衰竭最常见。②细菌性动脉瘤：受累动脉依次为近端主动脉、脑、内脏和四肢。③迁移性脓肿：常发生于肝、脾、骨髓和神经系统。④神经系统并发症：脑栓塞、脑细菌性动脉瘤、脑出血等。⑤肾脏并发症：大多数病人有肾损害，包括肾动脉栓塞、肾梗死、肾小球肾炎等。

3．辅助检查

（1）血培养：最重要、最有价值的诊断方法。

（2）血液的一般检查：进行性贫血，白细胞计数升高，红细胞沉降率升高。

（3）尿液：肉眼血尿提示肾梗死。红细胞管型和大量蛋白尿提示肾小球肾炎。

（4）免疫学检查：高丙种球蛋白血症，C反应蛋白阳性。类风湿因子阳性（亚急性）。

（5）超声心动图：为本病临床诊治最基本的检查方法。发现赘生物及瓣周并发症等可确诊。

4．治疗要点

（1）抗微生物药物治疗原则：**早期、大剂量、长疗程**地应用抗生素。病原微生物不明时，急性者选用广谱抗生素，亚急性者选用针对大多数链球菌的抗生素。已确定病原体时，应根据药物敏感试验结果选择用药。

（2）药物选择：本病大多数致病菌对**青霉素**敏感，可作为首选药物。联合用药以增强杀菌能力，如氨苄西林、万古霉素、庆大霉素或阿米卡星等，真菌感染者选两性霉素 B。

（3）手术治疗：有严重心脏并发症或抗生素治疗无效的病人，应考虑手术治疗。IE 病人早期手术的 3 大适应证是心力衰竭、感染不能控制、预防栓塞。

5．护理问题

（1）体温过高　与感染有关。

（2）潜在并发症：栓塞、心力衰竭。

（3）营养失调：低于机体需要量　与食欲下降、长期发热导致机体消耗过多有关。

6．护理措施

（1）发热护理：每 4～6 小时测量体温 1 次。评估病人有无皮肤瘀点、指（趾）甲下线状出血、Osier 结节和 Janeway 损害等及消退情况。

高热病人卧床休息，可采用冰袋降温或温水擦浴等物理降温措施。出汗较多者可在衣服与皮肤之间垫以柔软毛巾，便于潮湿后及时更换。

（2）正确采集血标本：对于未经治疗的亚急性病人，应在第一天每间隔 1 小时采血 1 次，共 3 次。已用过抗生素者，停药 2～7 天后采血。急性病人应立即采血，每隔 1 小时采血 1 次，共取 3 次。

（3）饮食护理：给予清淡、高蛋白、高热量、高维生素、易消化的半流质或软食。鼓励病人多饮水，做好口腔护理。

（4）动脉栓塞预防和护理：心脏超声可见巨大赘生物的病人，应绝对卧床休息，防止赘生物脱落。当病人突然出现胸痛、气急、发绀和咯血等症状，要考虑**肺栓塞**的可能；出现腰痛、血尿等考虑肾栓塞的可能；当病人出现神志和精神改变、失语、吞咽困难、肢体感觉或运动功能障碍、瞳孔大小不对称，甚至抽搐或昏迷征象时，警惕脑血管栓塞的可能。

7．健康教育（2012）

（1）注意防寒保暖，少去公共场所，避免感冒，加强营养，合理安排休息；勿挤压痤疮、疖、痈等感染病灶；良好的口腔卫生习惯和定期的牙科检查是最有效的预防措施。

（2）在施行口腔手术如拔牙、扁桃体摘除术、上呼吸道手术，泌尿、生殖、消化道侵入性诊治或其他外科手术治疗前，应说明自己有心内膜炎的病史，以预防性使用抗生素。

九、心肌疾病病人的护理

心肌病是由遗传、感染等不同原因引起的以心肌结构及功能异常为主的一组心肌疾病，分为扩张型心肌病（DCM）、肥厚型心肌病（HCM）、限制型心肌病（RCM）、致心律失常型右心室心肌病（ARVC）及未定型心肌病 5 型。

1．扩张型心肌病　指多种原因导致以左、右心室或双心腔扩大（2015）和心肌收缩功能减退为主要病理特征，常并发心力衰竭、心律失常的心肌病。好发于青、中年男性，是临床心肌病最常见的一种类型。

（1）病因与发病机制：暂不明确。DCM 中 30%～50%有基因突变和家族遗传背景。目前已定位了 26 个染色体位点与该病相关。近年来研究认为 DCM 与持续病毒感染和自身免疫反应有关，尤其以柯萨奇病毒 B 感染最为密切。其他还有流感病毒、腺病毒等。此外，围生期、酒精中毒、抗癌药物等也可引起扩张型心肌病。

（2）临床表现：起病缓慢，早期病人可有心脏轻度扩大而无明显症状。当病人出现气急甚至端坐呼吸、水肿等心力衰竭的表现时始被诊断。常出现各种心律失常，部分病人可发生栓塞或猝死。主要体征为心脏明显扩大、奔马律、肺循环和体循环淤血的表现等（2013）。

（3）辅助检查

①X 线检查：心影明显增大，心胸比＞50%，肺淤血征。

②心电图：可见多种心律失常如室性心律失常、心房颤动、房室传导阻滞等。此外尚有 ST-T 改变、低电压，R 波减低，少数病人可见病理性 Q 波。

③超声心动图：心脏各腔均增大，以左心室扩大早而显著，室壁运动减弱，LVEF 明显下降，提示心肌收缩力明显下降；彩色血流多普勒显示二尖瓣、三尖瓣反流；左心室心尖部附壁血栓等。

④其他：心导管检查和心血管造影、放射性核素检查、心内膜心肌活检等均有助于诊断。

（4）治疗要点：目前治疗原则是防治基础病因介导的心肌损害，控制心力衰竭和心律失常，预防栓塞和猝死，提高病人生活质量。

①病因治疗：排除任何引起心肌疾病的可能病因并给予积极的治疗。如控制感染、限制重体力活动（2016）、严格限酒或戒酒、改变不良的生活方式等。

②控制心力衰竭：心力衰竭早期使用 β 受体阻滞药，宜从小剂量开始。晚期慎用洋地黄（2017）。

③预防栓塞：栓塞是常见并发症。对有栓塞风险者，口服阿司匹林。已有附壁血栓形成和（或）发生栓塞者，须长期口服华法林抗凝治疗。

④预防猝死：针对性选择抗心律失常药物，控制诱发室性心律失常的可逆因素，纠正低钾低镁，改善神经激素功能紊乱，改善心肌代谢。

2．肥厚型心肌病　是一类由常染色体显性遗传造成的原发性心肌病，以心室壁非对称性肥厚、心室腔缩小、左心室血液充盈受阻为主要病理特征（2017），临床主要表现为劳力性呼吸困难、胸痛、心悸、心律失常，严重者并发心力衰竭、心脏性猝死。好发于男性，是青年人猝死的常见原因之一。临床上根据有无左心室流出道梗阻分为梗阻型与非梗阻型两种类型。

（1）病因与发病机制：本病多为家族性常染色体显性遗传（2016）。

（2）临床表现：不同类型病人的临床表现差异较大，50%病人可无症状或体征，尤其是非梗阻型病人。临床上以梗阻型病人的表现较为突出。

①症状：主要症状有劳力性呼吸困难、胸痛、心悸、头晕及晕厥（2014），尤其是梗阻型的病人，由于左心室舒张期充盈不足、心排血量减低，上述症状可因起立或运动而诱发或加重，甚至发生猝死。

②体征：主要体征有心脏轻度增大。梗阻型病人在胸骨左缘第 3、4 肋间可闻及喷射性

收缩期杂音，心尖部也常可闻及吹风样收缩期杂音。

③并发症：a．心律失常，HCM 病人易发生多形性室上性心律失常、室性心动过速、心室颤动，心房颤动、心房扑动等房性心律失常也多见。b．心脏性猝死，HCM 是青少年和运动员猝死的常见原因。恶性心律失常、左心室壁或室间隔厚度>30mm、流出道压力阶差>50mmHg 是猝死的主要危险因素。

（3）辅助检查

①X 线检查：心影增大多不明显，如有心力衰竭则心影明显增大。

②心电图：最常见左心室肥大，可有 ST-T 改变、深而不宽的病理性 Q 波。室内传导阻滞和室性心律失常亦常见。

③超声心动图：是临床主要诊断手段。可显示室间隔的非对称性肥厚，舒张期室间隔厚度与左心室后壁厚度之比>1：3，间隔运动低下。少数病例显示心肌均匀肥厚或心尖部肥厚。彩色多普勒血流显像可测定左心室流出道与主动脉压力阶差，判断 HCM 是否伴梗阻。

④其他：磁共振对诊断有重要价值。心导管检查及心血管造影有助确诊。心内膜心肌活检：心肌细胞畸形肥大，排列紊乱，有助于诊断。

（4）治疗要点

①β 受体阻滞药及钙通道阻滞药最常用，以减慢心率，降低心肌收缩力。常用药物有美托洛尔或维拉帕米、地尔硫䓬等。

②避免使用增强心肌收缩力的药物（如洋地黄）及减轻心脏负荷的药物（如硝酸甘油），以免加重左心室流出道梗阻。

③对重症梗阻性肥厚型心肌病者做无水乙醇化学消融术或置入 DDD 型起搏器可能有效。

④外科手术切除最肥厚部分心肌是目前有效治疗的标准方案。心房颤动者，易发生栓子脱落，用华法林抗凝。

⑤心房颤动者，易发生栓子脱落，推荐用华法林抗凝，避免栓塞。

3．护理问题

（1）疼痛：胸痛　与劳力负荷下肥厚的心肌需氧增加和供血供氧下降有关。

（2）有受伤的危险与梗阻性 HCM 所致头晕及晕厥有关。

（3）气体交换受损　与心力衰竭有关。

（4）潜在并发症：栓塞、心律失常、猝死、心力衰竭。

4．护理措施

（1）心力衰竭的护理：扩张型心肌病病人对洋地黄耐受性差，使用时尤应警惕发生中毒。严格控制输液量与速度，以免发生急性肺水肿。低盐饮食，限制含钠量高的食物。

（2）疼痛的护理（2014）：注意疼痛的部位、性质、程度、持续时间，监测血压、心率、心律及心电图变化。疼痛发作时立即停止活动，卧床休息；给氧，氧流量 3～4L/min。安慰病人解除其紧张情绪；遵医嘱使用 β 受体阻滞药或钙通道阻滞药，注意有无心动过缓等不良反应；梗阻性肥厚型心肌病病人禁用硝酸酯类药物。

（3）避免疼痛和晕厥的诱因：劳累、激烈运动、突然屏气（2015）或站立、持重、情绪激动、饱餐、寒冷刺激，戒烟酒，不包括长期卧床（2016）。疼痛加重或伴有冷汗、恶心、呕吐时告诉医护人员。

十、心包疾病病人的护理

心包炎按病因可分为感染性心包炎和非感染性心包炎（多由肿瘤、代谢性疾病、自身免疫性疾病、尿毒症等所致）。按病程进展可分为急性心包炎（伴或不伴心包积液）、慢性心包积液、粘连性心包炎、亚急性渗出性缩窄性心包炎、慢性缩窄性心包炎等。临床上以急性心包炎和慢性缩窄性心包炎最为常见。

1. 急性心包炎　为心包脏层和壁层的急性炎症，可由细菌、病毒、自身免疫、物理、化学等因素引起。心包炎常是某种疾病表现的一部分或为其并发症，但也可单独存在。

（1）病因：①感染性：病毒、细菌、真菌等感染引起。②非感染性：常见的有急性非特异性心包炎、自身免疫疾病（风湿热、系统性红斑狼疮类风湿关节炎等）、肿瘤、代谢性疾病（如尿毒症、痛风等）、外伤或放射性等物理因素、心肌梗死等邻近器官疾病。以往常见的病因为风湿热、结核及细菌性感染。近年来，病毒感染、肿瘤、尿毒症及心肌梗死引起的心包炎明显增多。

（2）临床表现

①纤维蛋白性心包炎

a．疼痛：心前区疼痛为主要症状，多见于急性非特异性心包炎和感染性心包炎，缓慢进展的结核性或肿瘤性心包炎疼痛症状可能不明显。疼痛可位于心前区，性质尖锐，与呼吸运动有关，常因咳嗽、变换体位或吞咽动作而加重。疼痛也可为压榨性，位于胸骨后，并可向左肩、背部放射，需注意与急性心肌梗死相鉴别。

b．心包摩擦音：**心包摩擦音**是纤维蛋白性心包炎的典型体征，因炎症而变得粗糙的壁层与脏层在心脏活动时相互摩擦而发生，呈搔刮样粗糙音，与心音的发生无相关性。多位于心前区，以胸骨左缘第3、4肋间最为明显，**坐位时身体前倾**（2015）、深吸气或将听诊器胸件加压更易听到。心包摩擦音可持续数小时或持续数天、数周，当积液增多将两层心包分开时，摩擦音即可消失。

②渗出性心包炎

a．呼吸困难：呼吸困难是最突出的症状，可能与支气管、肺受压及肺淤血有关。严重时可有端坐呼吸，伴身体前倾、呼吸浅速、面色苍白、发绀等。

b．其他症状：因压迫气管、喉返神经、食管而产生干咳、声音嘶哑及吞咽困难。全身症状可表现为发冷、发热、乏力、烦躁、上腹胀痛等。

c．体征：心尖冲动减弱或消失，心音低而遥远，心脏叩诊浊音界向两侧扩大，皆为绝对浊音区。大量积液时可在左肩胛骨下出现浊音及左肺受压迫所引起的支气管呼吸音，称心包积液征（Ewart征）。大量心包积液可使收缩压下降，而舒张压变化不大，故脉压变小；可累及静脉回流，出现颈静脉怒张、肝大、水肿及腹水等（2011）。

③心脏压塞：急性心脏压塞表现为心动过速、血压下降、脉压变小和静脉压明显上升，如心排血量显著下降可引起急性循环衰竭、休克。亚急性或慢性心脏压塞表现为因体循环静脉淤血而引起颈静脉怒张、静脉压升高、奇脉等。

（3）辅助检查

①实验室检查：感染引起者白细胞增加、红细胞沉降率增快。

②X线检查：对渗出性心包炎有一定诊断价值，可见心影向两侧增大，而肺部无明显充

血现象，是心包积液的有力证据。

③心电图：常规导联 ST 段抬高呈弓背向下型，数天后，回到基线，出现 T 波低平及倒置，数周后恢复正常。渗出性心包炎时 QRS 波群低电压。

④超声心动图：对诊断心包积液简单易行，迅速可靠。M 型或二维超声心动图中均可见液性暗区。

⑤心包穿刺：主要适应证是心脏压塞、超声心动图下舒张期积液厚度超过 20mm、怀疑化脓性或结核性心包积液。抽取积液进行常规涂片、细菌培养和寻找肿瘤细胞等。

⑥心包镜及心包活检：有助于明确病因。

（4）治疗要点

①病因治疗：抗生素、抗结核药物、化疗药物。

②对症治疗：呼吸困难者给予半卧位、吸氧；疼痛者应用镇痛药，首选非甾体消炎药，无效时可应用糖皮质激素。

③心包穿刺：解除心脏压塞和减轻大量渗液引起的压迫症状，必要时可经穿刺在心包腔内注入抗菌药物或化疗药物等。

④复发性心包炎应用秋水仙碱。

2．缩窄性心包炎　缩窄性心包炎指心脏被致密厚实的纤维化或钙化心包所包围，使心室舒张期充盈受限而产生的一系列循环障碍的病症。

（1）病因：缩窄性心包炎继发于急性心包炎，我国以结核性心包炎最为常见（2014、2016），其次为化脓性或创伤性心包炎后演变而来。少数与心包肿瘤、急性非特异性心包炎及放射性心包炎等有关。急性心包炎后，随着渗出液逐渐吸收可有纤维组织增生，心包增厚粘连、钙化，最终形成坚厚的瘢痕，使心包失去伸缩性，致使心室舒张期扩张受阻、充盈减少，心搏量下降而产生血液循环障碍。长期缩窄，心肌可萎缩。

（2）临床表现：出现疲乏及劳力性呼吸困难，与心搏量降低有关；静脉回流受阻可出现畏食、上腹胀满及颈静脉怒张、肝大、腹水等体循环淤血的症状及体征；可见 Kussmaul 征，即吸气时颈静脉怒张更明显。心脏体检可见心尖冲动减弱，心率增快，可出现奇脉和心包叩击音。

（3）辅助检查：X 线检查心影偏小、正常或轻度增大。心电图有 QRS 波群低电压、T 波低平或倒置。超声心动图可见心包增厚、室壁活动减弱、室间隔矛盾运动等。右心导管检查血流动力学可有相应改变。

（4）治疗要点：心包切除术是缩窄性心包炎的唯一治疗措施，切开指征由临床症状、超声心动图、心脏导管等决定术后病人应休息 6 个月。

3．护理问题

（1）气体交换受损　与肺淤血、肺或支气管受压有关。

（2）疼痛：胸痛　与心包炎症有关。

（3）体液过多　与渗出性、缩窄性心包炎有关。

（4）体温过高　与心包炎症有关。

（5）活动无耐力　与心排血量减少有关。

4．护理措施

（1）呼吸困难护理

①一般护理：注意呼吸状况，观察病人呼吸困难的程度，有无呼吸浅快、发绀，监测

血气分析结果。<u>协助病人取舒适卧位，如半坐卧位或坐位，出现心脏压塞的病人往往被迫采取前倾坐位</u>。保持环境安静，限制探视，注意病室的温度和湿度，注意保暖，以免发生呼吸道感染而加重呼吸困难。衣着应宽松，以免妨碍胸廓运动。遵医嘱用药，控制输液速度，避免加重心脏负荷。胸闷气急者给予吸氧。疼痛明显者应用镇痛药，以减轻疼痛对呼吸功能的影响。

②心包穿刺术的配合与护理（2013）

a．术前护理：<u>有咳嗽时用可待因镇咳；准备抢救药品如阿托品等</u>；术前常规行心脏超声检查，以确定积液量和穿刺部位，并对最佳穿刺点做好标记。

b．术中配合：嘱病人勿剧烈咳嗽或深呼吸。<u>严格无菌操作，抽液过程中随时夹闭胶管，防止空气进入心包腔</u>；抽液要缓慢，<u>每次抽液量不超过 300ml，第 1 次抽液量不宜超过 200ml</u>，若抽出新鲜血，应立即停止抽吸；记录抽液量、性质，按要求及时送检。

c．术后护理：穿刺部位覆盖无菌纱布，用胶布固定；穿刺后 2 小时内继续心电、血压监测。<u>心包引流者待间断每天心包抽液量<25ml 时拔除导管；术后卧床休息，不可马上下地活动</u>（2017）。

（2）疼痛护理：指导病人卧床休息，勿用力咳嗽、深呼吸或突然改变体位，遵医嘱给予非甾体类解热镇痛药，注意观察病人有无胃肠道反应、出血等不良反应。若疼痛加重，可应用吗啡类药物。应用抗菌、抗结核、抗肿瘤等药物治疗时做好相应观察与护理。

（3）饮食护理：<u>加强营养，进食高热量、高蛋白、高维生素的易消化饮食，限制钠盐摄入</u>（2013）。

5．健康教育

（1）疾病知识指导：对缩窄性心包炎病人讲明行心包切除术的重要性，解除思想顾虑，尽早接受手术治疗，以利于心功能的恢复。术后病人仍应休息 6 个月左右。

（2）用药指导与病情监测：告诉病人坚持足够疗程药物治疗（如抗结核治疗）的重要性，不可擅自停药，防止复发。注意药物不良反应，定期检查肝肾功能，定期随访。

（3）生活指导：嘱病人注意休息，避免受凉，防止呼吸道感染。<u>加强营养，进食高热量、高蛋白、高维生素的易消化饮食，限制钠盐摄入</u>。

十一、周围血管疾病病人的护理

1．原发性下肢静脉曲张　是指下肢浅静脉瓣膜关闭不全，使静脉内血流倒流，远端静脉瘀滞，继而病变静脉壁扩张、变性、出现不规则膨出和扭曲；多见于久站、体力活动强度高、久坐者。

（1）病因

①先天因素：静脉瓣膜缺陷和静脉壁薄弱，与遗传因素有关。

②后天因素：增加下肢血柱重力和循环血量超负荷，如长期站立、妊娠、慢性咳嗽等。

（2）临床表现：以大隐静脉曲张多见，单独的小隐静脉曲张比较少见；左下肢多见。<u>主要表现为下肢浅静脉曲张、蜿蜒扩张、纡曲</u>（2011）。

①早期：<u>久站后患肢小腿感觉沉重、酸胀、乏力和疼痛</u>（2017）。

②后期：深静脉和交通静脉瓣膜功能破坏后，<u>曲张静脉**明显隆起**，**蜿蜒成团**，皮肤萎缩、脱屑、瘙痒、色素沉着、皮肤和皮下组织硬结</u>。

（3）辅助检查

①特殊检查

a．大隐静脉瓣膜功能试验：病人平卧，抬高下肢排空静脉，在大腿根部扎止血带阻断大隐静脉，然后让病人站立，10 秒内放开止血带，若出现自上而下的静脉逆向充盈，提示瓣膜功能不全。

b．深静脉通畅试验：用止血带阻断大腿浅静脉主干，嘱病人连续用力踢腿或做下蹲活动 10 余次，随着小腿肌泵收缩迫使浅静脉血向深静脉回流而排空。若在活动后浅静脉曲张更为明显、张力增高，甚至出现胀痛，提示深静脉不通畅。

c．交通静脉瓣膜功能试验：病人仰卧，抬高下肢，在大腿根部扎上止血带，然后从足趾向上至腘窝缠缚第一根弹性绷带，再自止血带处向下，缠绕第二根弹性绷带；让病人站立，一边向下解开第一根弹性绷带，一边向下缚缠第二根弹性绷带，如果在第二根绷带之间的间隙内出现曲张静脉，即意味该处有功能不全的交通静脉。

②影像学检查

a．下肢静脉造影：可观察下肢静脉是否通畅、瓣膜功能情况及病变程度。

b．血管超声检查：超声多普勒血流仪能观察静脉反流的部位和程度。

（4）治疗要点

①非手术治疗：只能改善症状。适用于：病变局限，症状较轻；妊娠期间发病；症状虽然明显，但不能耐受手术者。主要方法如下。

a．促进静脉回流：避免久站、久坐，间歇性抬高患肢。患肢穿弹性袜或用弹性绷带。

b．注射硬化剂和压迫疗法。

c．处理并发症：血栓性浅静脉炎给予抗菌药及局部热敷治疗。湿疹和溃疡者抬高患肢并给予创面湿敷。曲张静脉破裂出血者抬高患肢和局部加压包扎止血，必要时予以缝扎止血。

②手术治疗：是治疗下肢静脉曲张的根本办法。适用于**深静脉通畅**、无手术禁忌证者。

a．传统手术：高位结扎大隐或小隐静脉；剥除大隐或小隐静脉主干及曲张静脉；结扎功能不全的交通静脉。

b．微创疗法：静脉腔内激光治疗等。

（5）护理问题

①活动无耐力　与下肢静脉回流障碍有关。

②皮肤完整性受损　与皮肤营养障碍、慢性溃疡有关。

③潜在并发症：深静脉血栓形成、小腿曲张静脉破裂出血。

（6）护理措施

①促进下肢静脉回流，改善活动能力。

a．穿弹性袜或缚扎弹性绷带：穿弹性袜时应**抬高患肢**，排空曲张静脉内的血液后再穿（2017）。弹性绷带应**自下而上包扎，松紧度**以能扪及足背动脉搏动和保持足部正常皮肤温度为宜。手术后弹性绷带一般需**维持 2 周方可拆除**（2013）。

b．保持合适体位：采取良好坐姿，**坐时双膝勿交叉过久**（2017），以免压迫腘窝、影响静脉回流；休息或卧床时**抬高患肢 30°～40°**，以利静脉回流。

c．避免引起腹内压和静脉压增高的因素：保持大便通畅、避免长时间站立。

②预防或处理创面感染。

a. 观察患肢情况。

b. 加强下肢皮肤护理：预防下肢创面继发感染。

③并发症的预防和护理。

a. 术后早期活动：病人卧床期间指导其做足部伸屈和旋转运动；术后 24 小时鼓励病人下地行走，促进下肢静脉回流，避免深静脉血栓形成。

b. 保护患肢：活动时避免外伤引起曲张静脉破裂出血。

（7）健康教育

①指导病人进行适当的体育锻炼，增强血管壁弹性。

②非手术治疗病人应坚持长期使用弹力袜或弹性绷带，行硬化剂注射疗法后宜继续使用 1～3 个月（2016）。

③平时应保持良好的坐姿，避免久站；坐时避免双膝交叉过久，休息时抬高患肢。

④去除影响下肢静脉回流的因素：避免用过紧的腰带和紧身衣物。

⑤保持大便通畅，避免肥胖。

2. **血栓闭塞性脉管炎**　是一种累及血管的炎症性、节段性和周期性发作的**慢性闭塞性疾病**。主要侵袭四肢的小动脉，小静脉也常受累。好发于男性青壮年。

（1）病因

①外在因素：主要有**吸烟**、寒冷与潮湿的生活环境、慢性损伤和感染。

②内在因素：自身免疫功能紊乱、性激素和前列腺素失调及遗传因素。

（2）病理生理：病变主要累及四肢的中、小动脉和静脉，常起始于动脉，后累及静脉，由远端向近端发展，病变呈节段性（2011）。

（3）临床表现：起病隐匿，进展缓慢，呈周期性发作。临床分为四期。

①局部缺血期：无明显临床症状，**患肢**麻木、针刺等**异常感觉**，患肢皮肤温度稍低，色泽较苍白，足背和（或）胫后动脉搏动减弱。此期还可能表现为反复发作的游走性血栓性静脉炎（2017）。

②营养障碍期：以患肢活动后出现间歇性跛行为突出症状。患肢皮肤温度降低、色泽更为苍白，同时出现皮肤干燥、趾（指）甲增厚变形；小腿肌萎缩，足背或胫后动脉搏动消失。患肢出现持续性剧烈疼痛，夜间更甚，为**静息痛**。

③组织坏死期：以出现趾（指）端发黑、干瘪、**坏疽**和**溃疡**为主要症状。临床症状继续加重，疼痛剧烈。大多为干性坏疽，若继发感染，则干性坏疽转为湿性坏疽。

（4）辅助检查

①特殊检查

a. 测定跛行距离和跛行时间。

b. 测定皮肤温度：若双侧肢体对应部位皮肤温度相差 2℃以上，提示皮温降低侧肢体动脉血流减少。

c. 检查患肢远端动脉搏动情况：若搏动减弱或不能扪及常提示血流减少。

d. **肢体抬高试验**：病人平卧，患肢抬高 70°～80°，持续 60 秒，若出现麻木、疼痛、苍白或蜡黄色者为阳性，提示动脉供血不足。再让病人下肢自然下垂于床沿以下，正常人皮肤色泽可在 10 秒内恢复正常。若超过 45 秒且皮肤色泽不均匀，进一步提示患肢存在动脉供血障碍。

②影像学检查

a．肢体血流图：有助于了解肢体血流通畅情况。

b．超声多普勒检查：可显示动脉的形态、直径和流速、血流波形等。

c．动脉造影：可以明确动脉阻塞部位、程度、范围及侧支循环建立的情况（2016）。

（5）治疗要点：防止病变进展，改善和促进下肢血液循环。

①非手术治疗

a．一般处理：**严格戒烟**、防止受潮和外伤，**肢体保暖但不进行热疗**，以免组织需氧量增加而加重症状。早期病人患肢进行适度锻炼，可促使侧支循环建立。

b．药物治疗：适用于早、中期病人。使用扩张血管和抑制血小板聚集；预防或控制感染；中医中药；高压氧疗法。处理创面。

②手术治疗。

（6）护理问题

①疼痛　与患肢缺血、组织坏死有关。

②焦虑　与患肢剧烈疼痛、久治不愈、对治疗失去信心有关。

③组织完整性受损　与肢端坏疽、脱落有关。

④活动无耐力　与患肢远端供血不足有关。

⑤潜在并发症：术后切口出血和栓塞。

（7）护理措施

①控制或缓解疼痛：a．**绝对戒烟**。b．**肢体保暖**：但应避免用热水袋或热水给患肢直接加温。c．有效镇痛：对早期轻症病人，可遵医嘱用血管扩张药、中医中药缓解疼痛。

②减轻焦虑：给病人以心理支持，帮助其树立战胜疾病的信心，积极配合治疗和护理。

③预防或控制感染：a．保持足部清洁、干燥：每天用温水洗脚，先用手试水温。b．预防组织损伤：皮肤瘙痒时，可涂止痒药膏，避免用手抓痒。c．预防继发感染：病人有皮肤溃疡或组织坏死时应卧床休息；保持溃疡部位的清洁、避免受压及刺激；加强创面换药，并遵医嘱应用抗菌药。d．预防术后切口感染：若发现伤口红肿、渗出和体温升高，应及早处理，并遵医嘱合理使用抗菌药。

④促进侧支循环，提高活动耐力。a．步行：行走时以不出现疼痛为度。b．指导病人进行 Buerger 运动：有助于促进患肢侧支循环建立，增加患肢血供（2014）。具体方法为：平卧位，抬高患肢 45°以上，维持 2～3 分钟。坐位，双足自然下垂 2～5 分钟，做足背屈、跖屈和旋转运动。患肢平放休息 2 分钟；如此重复练习 5 次，每日数次。

⑤并发症的预防和护理

a．体位：血管造影术后病人应平卧位，穿刺点**加压包扎 24 小时**，**患肢制动 6～8 小时**，患侧髋关节伸直、避免弯曲，以免降低加压包扎的效果。静脉手术后抬高患肢 30°（2012），制动 1 周；动脉手术后患肢平放、制动 2 周。

b．病情观察：密切观察生命体征的变化和切口渗血情况；观察患肢远端的皮肤温度、色泽、感觉和脉搏强度以判断血管重建后的通畅度（2012）。

⑥其他：血管造影术后鼓励病人多喝水，促进造影剂的排泄，必要时可给予补液。记录 24 小时的尿量。

（8）健康教育

①劝告病人坚持戒烟。

②体位：病人睡觉或休息时取**头高足低位**。告知病人避免长时间维持同一姿势（站或坐）不变，以免影响血循环。

③**保护患肢**：切勿赤足行走，避免外伤；注意患肢保暖，避免受寒；不穿高跟鞋；穿棉袜子。

④指导病人进行**患肢功能锻炼，促进侧支循环建立，改善局部症状**。

⑤合理使用镇痛药物。

十二、心脏骤停病人的护理

心脏骤停是指心脏射血功能的突然终止。心脏骤停发生后，由于脑血流的突然中断，10秒左右病人即可出现意识丧失。如能及时救治可获存活，否则将发生生物学死亡，罕见自发逆转者。

1. 病因　绝大多数心脏性猝死发生在有器质性心脏病者。

（1）心源性原因：**以冠心病最为多见**（2017），占80%。

（2）非心源性原因：电击、雷击、溺水、严重的电解质与酸碱平衡紊乱、药物中毒或过敏、麻醉和手术中的意外等。

2. 病理生理　①代谢性酸中毒；②细胞内水肿；③高血钾；④心脏骤停后各重要脏器对缺氧的耐受性不同，其中大脑对缺氧的耐受性只有6分钟。

3. 临床表现

（1）**心音消失，大动脉搏动消失**（主要指征）（2016）。病人突然**意识丧失**，伴有局部或**全身性抽搐**。

（2）呼吸断续，呈叹息样或短促痉挛性呼吸，随后**呼吸停止**。

（3）**皮肤苍白或发绀**。

（4）**瞳孔散大**。

（5）由于尿道括约肌和肛门括约肌松弛，可出现**大、小便失禁**。

（6）心电图表现：**心室颤动**或扑动最为常见；**心电-机械分离；心室静止**。

4. 心脏骤停的处理　一旦确定心脏骤停，立即实施抢救，抢救成功的关键是尽早进行心肺复苏（2011、2013）和复律治疗。心肺复苏又分为初级心肺复苏和高级心肺复苏。

（1）评估：首先观察病人对刺激的反应，如轻拍或摇动病人，并对其大声呼叫，同时立即触诊大动脉（颈动脉或股动脉）有无搏动（2014）。突发意识丧失，伴大动脉搏动消失，特别是心音消失，是心脏骤停的主要诊断标准。

（2）呼救：高声呼救，向他人求助。在不延缓实施心肺复苏的同时，应设法通知急救医疗系统。

（3）**初级心肺复苏**：即基础生命支持（BLS）。

①**胸外按压（C）**（2015）：a. 作用：通过胸外按压可维持一定的血液流动，配合人工呼吸可为心脏和脑等重要器官提供一定的含氧血流，为进一步复苏创造条件。b. 体位与部位。胸外按压时，病人应置于水平位，若在床上进行，**应在病人背部垫以硬板**（2011）。胸外按压的正确部位是**胸骨中下1/3交界处**（2011、2014）。c. 按压操作过程及深度、频率。用一

手掌根部放在胸骨的下半部，另一手重叠在上，手掌根部横轴与胸骨长轴确保方向一致，手指无论是伸展还是交叉，都不要接触胸壁。<u>按压时肘关节**伸直**</u>，依靠肩部和背部的力量垂直向下按压，<u>使胸骨压下至少 5cm（2011）</u>，随后放松让其回复，<u>按压和放松的时间大致相当，按压频率 100～120 次/分（2011、2017）</u>。胸廓完全回复，允许静脉回流，对有效的 CPR 是非常必要的。d. 并发症：主要是肋骨骨折、心包积血或心脏压塞、气胸、血胸、肺挫伤等，应遵循正确的操作方法，尽量避免发生。

②开放气道（A）（2013）：可采用**仰头抬颏法**。术者将一手置于病人前额加压使病人头后仰，另一手的示指、中指抬起下颏，使下颏尖、耳垂的连线与地面呈垂直，以畅通气道。但注意不要压迫病人颈前部颌下软组织，以防压迫气道。迅速清除病人口中异物和呕吐物，必要时使用吸引器，义齿松动者应取下。

③人工呼吸（B）：先将耳朵贴近病人的口鼻附近，感觉和倾听有无呼吸，如确定呼吸停止，在确保气道通畅的同时，立即开始人工通气，气管内插管是建立人工通气的最好方法。当时间或条件不允许时，<u>口对口呼吸是一项快捷有效的通气方法（2015）</u>。术者一手的拇指、示指捏住病人鼻孔，吸一口气，用口唇把病人的口全罩住，然后缓慢吹气，每次吹气应持续 1 秒以上，而且每次吹气应可见胸廓抬起。**每 30 次胸外按压连续给予 2 次通气**。但口对口呼吸只是临时性抢救措施，应争取尽快气管内插管，以人工气囊挤压或人工呼吸机进行辅助呼吸与给氧，纠正低氧血症。

（4）高级心肺复苏：即进一步生命支持（ACLS）是基础生命支持的延伸。

①纠正低氧血症：若病人自主呼吸没有恢复，应尽早行气管内插管，以纠正低氧血症。院外病人常用气囊维持通气，医院内病人常用呼吸机，开始可给予纯氧，然后根据血气分析结果进行调整。

②除颤和复律：心脏骤停时最常见的心律失常是心室颤动，心脏骤停后电除颤开始的时间是心肺复苏成功最重要的决定因素。目前，自动体外除颤仪包括单相波和双相波两类除颤波形。<u>若用双相波形电除颤，用 150J 能量即可有效终止心室颤动。在我国，大多用单相波形电除颤：首次 200J，第 2 次 200～300J，第 3 次 360J</u>。若连续 3 次除颤无效提示预后不良，应继续胸外按压和人工通气，并同时给予肾上腺素 1mg 静脉注射，随之再用 360J 能量除颤 1 次。如仍未成功，肾上腺素可每 3～5 分钟重复 1 次，中间给予除颤。电除颤虽然列为高级复苏手段，但如有条件应越早进行越好，提倡在初级心肺复苏中即行电复律治疗。胸外按压可使心肌灌注有所增加，使除颤成功的可能性加大，停止胸外按压与开始除颤之间的时间越短，除颤成功率越高。因此，应尽可能缩短停止按压与开始除颤之间的时间。

③药物治疗：尽早开通静脉通道，给予急救药物。外周静脉通常选用肘前静脉或颈外静脉，中心静脉可选用颈内静脉、锁骨下静脉和股静脉。<u>肾上腺素为救治心脏骤停的首选药（2012）</u>。

<u>应用**肾上腺素**并给予直流电复律后仍存在室性心动过速或心室颤动的病人，在继续复苏的过程中可静脉给予抗心律失常药物达到稳定心电的作用。</u>常用药物为<u>利多卡因 1～1.5mg/kg，3～5 分钟静脉注射，若无效可每 3～5 分钟重复 1 次，如果总剂量达 3mg/kg 仍不能成功除颤，下一步可给予胺碘酮或溴苄胺治疗。胺碘酮首次 150mg 缓慢静脉注射（10 分钟），可重复给药总量达 500mg，随后 10mg/（kg·d）维持静脉滴注。溴苄胺首次 5mg/kg 缓慢静脉注射（10 分钟）。5 分钟后重复 5～10mg/kg。如仍无效可试用普鲁卡因胺 30mg/min 静脉滴注，最大剂

量为 17mg/kg。

复苏过程中产生的代谢性酸中毒通过改善通气常可得到改善,不应过分积极补充碳酸氢钠。心脏骤停或复苏时间过长者,或早已存在代谢性酸中毒、高钾血症者可适当补充碳酸氢钠,最好通过动脉血气分析结果调整补给量。

缓慢性心律失常、心室停顿的处理不同于心室颤动。给予基础生命支持后,应设法稳定自主心律。常用药物为肾上腺素每隔 3～5 分钟静脉注射 1mg 及阿托品 1～2mg 静脉注射。有条件者应争取施行临时性人工心脏起搏,如体外心脏起搏或床旁经静脉心内膜起搏。

经过心肺复苏使心脏节律恢复后,应着重维持稳定的心电与血流动力学状态。肾上腺素、利多卡因、多巴胺或多巴酚丁胺常用。

5. 复苏后处理（2011）　心肺复苏后的处理主要是维持循环和呼吸稳定,预防再次心脏骤停,维持水、电解质和酸碱平衡,防治脑缺氧和脑水肿（脑复苏）、急性肾衰竭和继发感染等;脑复苏是心肺复苏最后成功的关键。同时做好病人的心理护理,减轻其恐惧。复苏后的主要措施如下。

（1）维持有效循环及呼吸功能:应对心血管系统及相关因素进行评价,寻找心脏骤停的原因并及时处理。复苏后病人仍可存在呼吸功能障碍,部分病人仍需机械通气和吸氧治疗,应根据监测结果及时调整。

（2）防治脑缺氧和脑水肿:①降温,体温增高可进一步导致脑缺氧,从而加重脑损伤。应密切观察体温变化,积极采取降温退热措施。②脱水,可选用渗透性利尿药 20%甘露醇或25%山梨醇快速静滴,以减轻脑水肿;亦可联合使用呋塞米,首次 20～40mg,必要时增加至 100～20mg 静脉注射。③防治抽搐,应用冬眠药物,如氢麦角碱 0.6mg、异丙嗪 50mg 稀释于 5%葡萄糖 100ml 中静脉滴注;亦可用地西泮 10mg 静脉注射。④高压氧治疗,可改善脑缺氧,降低颅内压,有条件者应尽早应用。⑤促进早期脑血流灌注:如抗凝以疏通微循环,钙通道阻滞药解除脑血管痉挛。

（3）防治肾衰竭:心脏骤停时间较长或复苏后持续低血压,则易发生急性肾衰竭。

附:小儿呼吸、心脏骤停

1. 复苏步骤　同成年人。

2. 气管内插管型号的选择　2 岁以上使用气管导管,小儿气管内插管内径公式为[年龄（岁）/4]+4。

3. 人工循环　年长儿心率<30 次/分,婴幼儿<80 次/分,新生儿<100 次/分,即应开始实施心肺复苏。胸外心脏按压部位为两乳头连线中点。年长儿同成年人采用双掌法,幼儿可用单掌法;婴儿可用双拇指重叠环抱按压法（即双手拇指重叠放在按压部位,其余手指及手掌环抱患儿胸廓）,新生儿亦可采用环抱法或单示指、中指按压法。按压频率新生儿 120 次/分,婴幼儿及儿童至少 100 次/分。按压深度为胸腔前后径 1/3～1/2,以产生大动脉搏动为准。按压通气比新生儿为 3:1;小于 8 岁儿童双人操作为 15:2;单人操作为 30:2;大于 8 岁儿童同成年人,无论单、双人操作均为 30:2。

第3章　消化系统疾病病人的护理

一、消化系统解剖生理

1．口腔

（1）婴幼儿口腔黏膜干燥、薄嫩，血管丰富，涎腺发育不够完善，因此容易损伤和发生局部感染。

（2）3个月以下婴儿因唾液中淀粉酶含量低，故不宜喂淀粉类食物。

（3）3～4个月婴儿唾液分泌开始增加，5～6个月时明显增多，但由于口底浅，不能及时吞咽所分泌的全部唾液，常可发生生理性流涎。

2．食管

（1）食管是连接咽和胃的通道，全长25cm。食管的功能是把食物和唾液等运送到胃内。

（2）食管壁由黏膜、黏膜下层和肌层组成。

（3）食管下括约肌（LES）是食管下端3～4cm长的环行肌束。正常人静息时LES压为10～30mmHg。

（4）**食管的三处狭窄**：一处位于食管上端；另一处在主动脉弓水平，有主动脉和左支气管横跨食管；最后一处在食管下端，即食管穿过膈肌的裂孔处。

（5）食管长度新生儿时为8～10cm，1岁时为12cm，5岁时为16cm，学龄期儿童时为20～25cm。婴儿的食管黏膜纤弱、腺体缺乏、弹性组织和肌层不发达，食管下端贲门括约肌发育不成熟，控制能力差，常发生胃食管反流，一般在8～10个月时症状消失。

3．胃

（1）胃分为贲门部、胃底、胃体和幽门部4部分。上端与食管相接，下端连接十二指肠。

（2）胃壁由黏膜层、黏膜下层、肌层和浆膜层组成。

（3）胃的外分泌腺主要有贲门腺、泌酸腺和幽门腺，腺体由3种细胞组成。①**壁细胞：分泌盐酸**和内因子；②主细胞：分泌胃蛋白酶原；③黏液细胞：分泌碱性黏液，可中和胃酸和保护胃黏膜。

（4）胃的功能是运动和分泌，具有储存和消化食物的作用。混合性食物从胃排空需4～6小时。

（5）胃容量在新生儿时30～60ml，1～3个月时为90～150ml，1岁时为250～300ml，5岁时为700～850ml，成年人时约为2000ml。婴儿胃排空时间因食物种类不同而异，水1.5～2小时，母乳2～3小时，牛乳3～4小时。早产儿胃排空慢，易发生胃潴留。

4．小肠

（1）构成：十二指肠、空肠和回肠。十二指肠始于幽门，下端相连于空肠，呈"C"形，全长约25cm。十二指肠分为壶腹部（球部）、降部、横部、升部。

（2）小肠内腺体：十二指肠腺和肠腺。十二指肠腺分泌含有黏蛋白的碱性液体，主要作用是保护十二指肠上皮不被胃酸侵蚀。肠腺分泌液为小肠液的主要部分。

（3）小肠的主要功能是消化和吸收，**小肠内消化是整个消化过程的主要阶段**。

（4）婴幼儿肠道正常菌群脆弱，易受许多内外因素的影响而致菌群失调，导致消化道功能紊乱。

5．大肠（2011）

（1）包括盲肠及阑尾、结肠、直肠三部分，全长约 1.5m。大肠的主要功能是吸收水分和盐类，并为消化后的食物残渣提供暂时的储存场所。

（2）结肠功能：吸收水分、储存和转运粪便，以及吸收部分电解质和葡萄糖（2013）。

（3）直肠上端连接乙状结肠，下端连接肛管，长 12～15cm。直肠主要功能是排便。

（4）食物残渣在大肠内的停留时间一般在十余个小时以上。

6．肝胆

（1）肝是人体最大的实质性腺体。肝外形呈不规则楔形，大部分位于右上腹部膈下和季肋深面。婴幼儿肝在右肋下可触及，6～7 岁后则不易触及。

（2）肝小叶是肝结构和功能的基本单位（2014）。

（3）肝脏的主要功能：①**物质代谢**；②**解毒作用**，肝脏是人体内主要的解毒器官，外来的或体内代谢产生的有毒物质如毒素、细菌、血氨及化学药物均要经过肝脏分解去毒后随胆汁或尿液排出体外；③**生成胆汁**，胆汁可促进脂肪在小肠内的消化和吸收。

（4）胆道系统起于肝内毛细胆管，开口于十二指肠乳头，分为肝内胆管和肝外胆道两部分。

（5）胆总管：起自胆囊管与肝总管汇合点，止于十二指肠乳头，长 4.0～8.0cm，直径0.6～0.8cm。

（6）胆囊：为一外观呈梨形的囊样器官，位于肝的脏面胆囊窝内。胆囊的作用是浓缩胆汁和调节胆流。

（7）胆道系统的主要生理功能是输送、储存和调节肝分泌的胆汁进入十二指肠。

（8）胆汁的作用：①水解和乳化食物中脂肪，促进胆固醇和各种脂溶性维生素的吸收；②刺激胰脂肪酶的分泌并使之激活；③中和胃酸。

7．胰腺

（1）胰腺是人体内仅次于肝的第二大腺体，属腹膜后器官，斜向左上方紧贴于第 1～2腰椎体前面。成年人胰腺长 15～20cm，可分为头、颈、体、尾 4 部分。

（2）胰的输出管为胰管，穿出胰头后与胆总管合并或分别开口于十二指肠乳头。

（3）胰腺具有外分泌和内分泌功能。外分泌产生胰液，主要成分为水、碳酸氢钠和消化酶，每日分泌量为 750～1500ml；胰液（2013）中的消化酶主要包括胰淀粉酶、胰脂肪酶、胰蛋白酶和糜蛋白酶。胰的内分泌结构为胰岛。**胰岛细胞：①A 细胞：分泌胰高血糖素；②B 细胞：分泌胰岛素**。

（4）新生儿胰液分泌量少，3～4 个月时随着胰腺的发育而增多，但 6 个月以内胰淀粉酶活性较低，1 岁后才接近成年人。婴儿胰脂肪酶和胰蛋白酶的活性均较低，故对脂肪和蛋白质的消化和吸收不够完善，易发生消化不良。

二、口炎病人的护理

口炎是指口腔黏膜的炎症，若病变仅局限于舌、齿龈、口角亦可称为舌炎、牙龈炎或口角炎，多由病毒、真菌、细菌引起。多见于婴幼儿。本病可单独发生，亦可继发于全身性疾病如急性感染、腹泻、营养不良、久病体弱和维生素 B、维生素 C 缺乏等。

1．病因及发病机制、临床表现、治疗　见表 3-1。

表 3-1　口炎病因、临床表现、治疗鉴别

	鹅口疮（雪口病）	溃疡型口腔炎	疱疹性口腔炎
病因	真菌：白念珠菌	链球菌、金黄色葡萄球菌、肺炎链球菌	单纯疱疹病毒
局部表现	口腔黏膜表面白色乳凝块样小点或片状物，颊黏膜最常见	口腔黏膜充血水肿，形成糜烂或溃疡，上有灰白色假膜	口腔黏膜小疱疹，破溃后有黄白色纤维素性分泌物覆盖
疼痛、流涎	无	有	有
拒食	轻时无，重症可有	有	有
发热	一般无	有，体温 38～40℃	常有，体温 39～40℃
治疗	2%碳酸氢钠清洁口腔、涂抹 10%制霉菌素鱼肝油混悬液（2016）	3%过氧化氢溶液或 0.1%依沙吖啶（利凡诺）清洗口腔，涂 5%金霉素鱼肝油、锡类散	3%过氧化氢溶液清洗口腔，涂抹疱疹净、西瓜霜、锡类散

2．护理问题

（1）口腔黏膜受损　与口腔感染有关。

（2）体温过高　与口腔炎症有关。

（3）疼痛　与口腔黏膜糜烂、溃疡有关。

（4）营养失调：低于机体需要量　与疼痛引起拒食有关。

（5）知识缺乏：患儿及家长缺乏本病的预防及护理知识。

3．护理措施

（1）口腔护理：根据不同病因选择不同溶液清洁口腔后涂药。鼓励患儿多饮水，进食后漱口，以保持口腔黏膜湿润和清洁。对流涎者，及时清除分泌物，保持皮肤干燥、清洁，避免引起皮肤湿疹及糜烂。

（2）遵医嘱正确涂药：为了确保局部用药达到目的，涂药前应先将纱布或干棉球放在颊黏膜腮腺管口处或舌系带两侧，以隔断唾液，然后用干棉球将病变部黏膜表面吸干净后再涂药，涂药后嘱患儿闭口 10 分钟，再取出隔离唾液的纱布或棉球（2015），并嘱患儿不可立即漱口、饮水或进食。

（3）饮食护理：以高热量、高蛋白、含丰富维生素的**温凉流质或半流质食物**为宜，避免摄入酸辣或粗硬食物。对因口腔黏膜糜烂、溃疡引起疼痛影响进食者，于进食前局部涂 2%利多卡因。

（4）发热护理：监测体温，体温超过 38.5℃时，给予松解衣服、物理降温，必要时给予药物降温。

4．健康教育

（1）向患儿家属讲解口炎的病因，正确清洁口腔和正确涂抹药物的方法。

（2）指导家长食具专用，患儿使用过的食具应煮沸消毒或压力灭菌消毒。鹅口疮患儿使用的奶瓶应浸泡于 5%碳酸氢钠溶液中 30 分钟后再煮沸消毒。

（3）教育孩子养成良好的卫生习惯，纠正吮指、不刷牙等不良习惯；年长儿应教导其进食后漱口。注意均衡饮食，避免偏食、挑食。

三、慢性胃炎病人的护理

慢性胃炎指各种病因引起的胃黏膜呈非糜烂性的改变。

1. 病因与发病机制

（1）幽门螺杆菌感染是慢性胃炎最常见的病因（2012）。发病机制：①幽门螺杆菌侵袭胃黏膜；②幽门螺杆菌所分泌的尿素酶，能分解尿素产生 NH_3，中和胃酸，损伤了上皮细胞膜；③幽门螺杆菌能产生细胞毒素使上皮细胞空泡变性，造成黏膜损害和炎症；④幽门螺杆菌的菌体胞壁还可作为抗原诱导自身免疫反应，后者损伤胃上皮细胞。

（2）饮食和环境因素，流行病学资料显示，饮食中高盐和缺乏新鲜蔬菜、水果与慢性胃炎的发生密切相关。

（3）自身免疫。

（4）其他因素。

2. 临床表现　慢性胃炎病程迁延，进展缓慢，缺乏特异性症状。症状轻重与胃黏膜病变程度并非一致，症状常与进食或食物种类有关（2012）。多数病人常无明显症状或有程度不等的消化不良症状，如上腹痛或不适、食欲缺乏、饱胀、嗳气、反酸、恶心和呕吐等。自身免疫性胃炎病人可出现明显畏食、贫血和体重减轻（2016）。少数可有少量上消化道出血。体征多不明显，有时可有上腹轻压痛。

3. 辅助检查

（1）胃镜及黏膜活组织检查。

（2）幽门螺杆菌检测。

（3）血清学检查。

4. 治疗要点

（1）根除幽门螺杆菌感染，多采用的治疗方案为一种胶体铋剂或（和）一种质子泵抑制药加上两种抗菌药物的联合用药（2016、2017）。

（2）根据病因给予对症处理，如因非甾体消炎药引起，应停药并给予抗酸药；如因胆汁反流，可用氢氧化铝凝胶来吸附或予以硫糖铝及胃动力药。

（3）自身免疫性胃炎的治疗目前尚无特异治疗，有恶性贫血可肌注维生素 B_{12}。

5. 护理问题

（1）疼痛：腹痛　与胃黏膜炎性病变有关。

（2）营养失调：低于机体需要量　与畏食、消化吸收不良等有关。

（3）焦虑　与病情反复、病程迁延有关。

（4）知识缺乏：缺乏对慢性胃炎病因和预防知识的了解。

6. 护理措施

（1）休息与活动：指导病人日常生活要有规律，慢性胃炎轻症者可适当活动，但应避免过度劳累。急性发作时应卧床休息，并可用转移注意力，做深呼吸等方法来减轻焦虑，缓解疼痛。病情缓解时，进行适当的锻炼，以增强机体抗病力。

（2）对症护理：对腹胀和腹痛病人，注意腹部保暖，避免腹部受凉，可用热水袋热敷胃部，以解除胃痉挛，减轻腹痛。

（3）用药护理：避免使用对胃黏膜有刺激的药物，给药时介绍药物的不良反应。

①胶体铋剂：胶体次枸橼酸铋（CBS）餐前 30 分钟服用（2017）。服 CBS 过程中可使齿、舌变黑，可用吸管直接吸入。部分病人服药后出现便秘和粪便变黑，停药后可自行消失。少数病人有恶心、一过性血清转氨酶升高等，极少出现急性肾衰竭。

②抗菌药物：阿莫西林服用前应询问病人有无青霉素过敏史，应用过程中注意有无迟发性过敏反应的出现，如皮疹。甲硝唑可引起恶心、呕吐等胃肠道反应（2017），应在餐后 30 分钟服用，并可遵医嘱用甲氧氯普胺、维生素 B_{12} 等拮抗。

（4）饮食护理（2011、2014）

①以高热量、高蛋白、高维生素、易消化的饮食为饮食原则。向病人说明摄取足够营养素的重要性，鼓励病人少量多餐进食。忌暴饮暴食及餐后从事重体力劳动，避免粗糙、辛辣、过咸、过冷、过热等刺激性食物和饮料，多吃蔬菜、水果，戒烟、酒。

②指导病人及家属改进烹饪技巧，增加食物的色、香、味，刺激病人食欲。胃酸低者食物应完全煮熟后食用，以利于消化吸收，并可给刺激胃酸分泌的食物，如肉汤、鸡汤等；高胃酸者应避免进酸性、多脂肪食物。

7. 健康教育　向病人介绍相关疾病知识，指导病人避免诱发因素。教育病人保持良好的心理状态，平时生活要有规律，合理安排工作和休息时间。指导病人加强饮食卫生和饮食营养，养成有规律的饮食习惯；根据病人的病因、具体情况进行药物指导，介绍药物的不良反应，如有异常及时复诊，定期门诊复查。

四、消化性溃疡病人的护理

1. 病因与发病机制　胃、十二指肠溃疡主要致病因素为胃酸分泌过多、胃黏膜屏障受损。在损害因素中，胃蛋白酶的蛋白水解作用和胃酸都对胃和十二指肠黏膜有侵袭作用。胃酸分泌增多在十二指肠溃疡的发病机制中起主导作用，是起决定性作用的因素。病理表现为慢性溃疡，多为单发。十二指肠溃疡较难愈合，幽门处溃疡愈合后形成瘢痕可导致幽门狭窄。

（1）幽门螺杆菌（Hp）：Hp 感染为消化性溃疡的重要发病原因（2011、2014）。Hp 可破坏胃十二指肠的黏膜屏障，还可引起高胃泌素血症，胃酸分泌增加，促使胃十二指肠黏膜损害，形成溃疡。

（2）遗传易感性。

（3）药物与食物：非甾体抗炎药如阿司匹林、布洛芬、吲哚美辛等，糖皮质激素，氯吡格雷，化疗药等，直接损伤胃黏膜，抑制前列腺素和依前列醇的合成而损伤黏膜的保护作用。粗糙、刺激性食物、饮料可引起黏膜的物理性或化学性损伤。刺激性饮料、烈性酒除直接损伤黏膜外，还能使胃酸过度分泌。

（4）胃排空障碍：十二指肠-胃反流，致胃黏膜损伤。胃排空延迟，食糜停留过久，持续刺激胃液分泌。

（5）精神因素：持久或过度精神紧张、情绪激动等精神因素可引起大脑皮质功能紊乱，使迷走神经兴奋和肾上腺皮质激素分泌增加，导致胃酸和胃蛋白酶分泌增多，促使溃疡形成。

（6）不良生活习惯：吸烟、饮食无规律等。

2．临床表现（2014）　消化性溃疡病程以慢性病程、**周期性发作**、**节律性**上腹痛为特点，春、秋季节易发作（表3-2）。

表 3-2　胃溃疡和十二指肠溃疡临床特点对比

	胃溃疡	十二指肠溃疡
发病年龄	中壮年	青壮年
好发部位	胃小弯，胃角多见（2013）	壶腹部（球部），前壁较常见
疼痛部位	剑突下正中或稍偏左	上腹正中或稍偏右
疼痛性质	烧灼或痉挛感	钝痛、灼痛、胀痛或剧痛，或仅有饥饿样不适感
疼痛规律	"进餐—疼痛—缓解"规律 餐后30分钟至1小时出现，至下次进餐前自行消失（2011）	"疼痛—进餐—缓解"规律 餐后3～4小时可以出现，若不服药或进食则持续至下次进餐后才缓解（2012）
空腹痛	无	有
午夜痛	少有	多有（50%病人）
可否癌变	可能	极少

3．常见并发症

（1）**大出血**：是消化性溃疡最常见的并发症（反之，上消化道大出血最常见的病因是消化性溃疡），十二指肠溃疡比胃溃疡易发生。大出血的溃疡多位于胃小弯或十二指肠壶腹部后壁，由于溃疡侵蚀基底大血管所致。主要表现为突然大量呕血和排柏油样便，常有头晕、目眩、无力、心悸甚至晕厥（2012）。当失血量超过循环血量的 20%（成年人 800～1000ml）时，可出现血压降低等休克现象。纤维胃镜检查可鉴别出血的原因和部位。

（2）急性穿孔：常发生于十二指肠溃疡（2012）。既往有溃疡病史，穿孔前数日溃疡病症状加剧。情绪波动、过度疲劳、刺激性饮食或服用皮质激素药物等常为诱发因素。穿孔多在夜间空腹或饱食后突然发生，表现为骤起上腹部**刀割样剧痛**（2012），迅速波及全腹，病人疼痛难忍，可有面色苍白、出冷汗、脉搏细速、血压下降等表现。常伴恶心、呕吐。查体病人表情痛苦，呈屈曲体位，腹式呼吸减弱或消失。出现急性腹膜炎的表现，腹膜刺激征，全腹压痛、反跳痛，腹肌紧张呈"板样"强直（2016），尤以穿孔处最明显。叩诊肝浊音界缩小或消失，可有移动性浊音；听诊肠鸣音消失或明显减弱。血白细胞增高。B超示液性暗区。站立位X线检查可见膈下新月状游离气体影，是急性穿孔最重要的诊断依据（2012）。腹腔穿刺可抽出黄色浑浊液体。

（3）瘢痕性幽门梗阻（2014）：主要发生于十二指肠溃疡或幽门管溃疡。呕吐是最为突出的症状，常发生在下午或晚间，呕吐物为宿食，呕吐量大，不含胆汁，有腐败酸臭味；

呕吐后自觉胃部舒适。腹部检查上腹可见胃型和自左向右的蠕动波，手拍上腹部时有振水音。梗阻严重者，有营养不良性消瘦、脱水、电解质紊乱和低钾低氯性碱中毒症状。X 线钡剂造影检查可见胃扩大，张力减低，排空延迟。胃镜检查可见胃内大量潴留的胃液和食物残渣。

（4）癌变：少数胃溃疡可发生癌变，十二指肠溃疡则少见。发生癌变时，疼痛节律发生改变，变为无规律性。

4．辅助检查

（1）胃镜和胃黏膜活组织检查：**胃镜检查**可直接观察溃疡部位、病变大小、性质，并可在胃镜直视下取活组织做病理检查和幽门螺杆菌测定，是确诊消化性溃疡的首选方法，是术前最可靠的检查，也是最有价值的诊断方法（2013）。

（2）X 线钡剂检查：溃疡的 X 线直接征象是龛影，对溃疡诊断有确诊价值。

（3）幽门螺杆菌检测：是消化性溃疡的常规检查项目，可对病因治疗提供依据。

（4）胃液分析：胃溃疡病人胃酸分泌正常或稍低于正常，十二指肠溃疡病人则常有胃酸分泌增高。

（5）大便隐血试验：消化性溃疡病人并不一定有大便隐血试验阳性，而隐血试验阳性往往提示溃疡活动，如胃溃疡病人持续阳性，且伴有疼痛的节律性改变，应怀疑有癌变的可能。

5．药物治疗　目的在于消除病因、控制症状、治愈溃疡、防止复发和避免并发症。

（1）抑制胃酸分泌

①H_2 受体拮抗药：常用药物有西咪替丁、雷尼替丁和法莫替丁。其机制为阻止组胺与 H_2 受体相结合，使壁细胞分泌胃酸减少。

②质子泵抑制药（PPI）：以**奥美拉唑**为代表，是目前最强的胃酸分泌抑制药（2012），作用时间长，其机制是可以抑制壁细胞分泌胃酸的关键酶 H^+-K^+-ATP 酶，使其失去活性，从而阻滞壁细胞内的 H^+ 转移至胃腔而抑制胃酸分泌。

（2）保护胃黏膜

①铋剂：枸橼酸铋钾、胶体果胶铋等。可形成防止酸和胃蛋白酶侵袭的保护屏障，兼有抗幽门螺杆菌的作用。

②弱碱性抗酸药：碱性抗酸药目前更多被认为是胃黏膜保护药。常用药物有氢氧化铝、铝碳酸镁、硫糖铝等。使胃内酸度降低，并可刺激内源性前列腺素合成，增加黏膜血流量。

（3）根除幽门螺杆菌治疗：对于幽门螺杆菌阳性的病人，应首先给予抗幽门螺杆菌治疗。目前推荐以质子泵抑制药和（或）胶体铋剂为基础、加上两种抗生素的三联或四联治疗方案。如四联疗法：质子泵抑制药（如奥美拉唑）＋枸橼酸铋钾（或胶体果胶铋）＋两种抗生素（克拉霉素、阿莫西林或甲硝唑）。

6．手术治疗

（1）胃大部切除术：是最常用的方法。切除范围为胃的远侧 2/3～3/4，包括胃体的大部、整个窦部、幽门和十二指肠壶腹部的近侧。

①毕Ⅰ式：适用于胃溃疡治疗，方法是胃大部切除后，将残胃与十二指肠吻合。优点是重建后的胃肠道接近于正常的解剖生理状态。

②毕Ⅱ式：适用于各种胃、十二指肠溃疡，特别是十二指肠溃疡。方法是切除远端胃大部后，缝闭十二指肠残端，残胃与上段空肠吻合。优点是胃空肠的张力低，术后溃疡不易复发；缺点是改变了正常的解剖生理状态，易发生胃肠道功能紊乱。

（2）迷走神经切断术：原理为消除了头相胃酸分泌；消除了迷走神经引起的促胃液素分泌，从而阻断了胃酸分泌，术后胃酸分泌量大大下降。治疗效果与胃大部切除术相似，主要有迷走神经干切断术、选择性迷走神经切断术和高选择性迷走神经切断术 3 种术式。

7．护理问题　①疼痛：上腹痛　与消化道黏膜溃疡有关。②营养不良：低于机体需要量与疼痛导致摄入量减少、消化吸收障碍有关。③知识缺乏：缺乏溃疡病防治的知识。④焦虑与疼痛症状反复出现，病程迁延不愈有关。⑤潜在并发症：上消化道大出血，胃穿孔。

8．护理措施

（1）疼痛护理：观察疼痛的特点，包括部位、程度、持续时间、诱发因素，与饮食的关系，有无放射痛、恶心、呕吐等伴随症状。指导病人减少或去除疼痛的诱发因素，如停用非甾体抗炎药、避免暴饮暴食和刺激性食物、戒除烟酒等。指导病人缓解腹痛的方法，十二指肠溃疡表现为空腹痛或午夜痛，可在疼痛前或疼痛时服用抗酸药或抑制胃酸分泌药，也可进食碱性食物如苏打饼干（2011）。无出血的病人也可采用局部热敷。也可针灸止痛。

（2）休息活动护理：活动性溃疡病人或粪便隐血试验阳性的病人应卧床休息，病情较轻的病人可边工作边治疗，注意劳逸结合，避免过度劳累、紧张，保持良好的心情。

（3）饮食护理：急性发作期病人可给予无渣、半流质的温热饮食；如有少量出血，可给予温牛奶、米汤等温凉、清淡无刺激性流食（2016），以中和胃酸，利于黏膜的恢复。缓解期给予高热量、高蛋白、高维生素、易消化的饮食。指导病人有规律地定时进食，在溃疡活动期，以少量多餐为宜，每天进餐 4～5 次，以中和胃酸。避免餐间零食，饮食不宜过饱，进餐时注意细嚼慢咽，避免急食，以减少胃酸分泌。以清淡、营养丰富的饮食为主。症状较重的病人最佳的食物是面食，因面食柔软易消化，且其因含碱，可有效中和胃酸。不喜面食者，可以软饭、米粥代替。避免粗糙、过冷、过热、刺激性食物（浓肉汤、辣椒、醋酸）或饮料（浓茶、咖啡）、粗纤维食物（芹菜、韭菜）和油炸食品等。戒烟、禁酒。两餐之间可给适量的脱脂牛奶，但牛奶中的钙质有刺激胃酸分泌的作用，不宜多饮。脂肪可致胃酸分泌增多，故摄取量也应适当。慢性胃炎胃酸缺乏者可酌情食用酸性食物如肉汤、鸡汤、山楂、食醋等；高胃酸者应避免进食酸性和高脂肪性的食物。

（4）用药护理（2014）

①H_2 受体拮抗药：应在餐中或餐后即刻服用，也可把 1 天的剂量在睡前服用。若需同时服用抗酸药，则两药应间隔 1 小时以上。不良反应较多，有头晕、乏力、嗜睡、腹泻、腹胀、肝损害、骨髓抑制、心动过缓、面色潮红、抗雄激素作用、皮炎、皮疹等。

②质子泵抑制药：餐前空腹服用。如奥美拉唑可引起头晕，特别是用药初期，应嘱病人用药期间避免开车或做其他必须高度集中注意力的工作。兰索拉唑的主要不良反应包括荨麻疹、皮疹、瘙痒、头痛、口苦、肝功能异常。

③铋剂：其在酸性环境中方起作用，故宜在餐前 30 分钟服。服此药过程中可使牙齿、舌变黑，故应用吸管直接吸入。不可与抗酸药同时服用。部分病人服药后出现便秘和粪便变黑（2011），停药后自行消失。少数有恶心、一过性转氨酶升高，极少出现急性肾衰竭。

④抗酸药（2012）：氢氧化铝凝胶、铝碳酸镁等应在餐后 1 小时或睡前服用（2013），

服用片剂时应嚼服，乳剂给药前充分摇匀。<u>硫糖铝宜在餐前 1 小时服用，可有便秘、口干、皮疹、眩晕、嗜睡等不良反应（2014）</u>。抗酸药应避免与奶制品同时服用，酸性的食物及饮料不宜与抗酸药同服。

⑤胃动力药：如多潘立酮、西沙必利等应在餐前 1 小时及睡前 1 小时服。

⑥甲硝唑：不良反应以胃肠道反应为主，故应在餐后 30 分钟服。治疗剂量不良反应很少，口服有苦味、金属味感，有轻微的胃肠道反应和头晕、眩晕、肢体感觉异常等。因其可干扰乙醛代谢，出现恶心、呕吐、腹痛、头痛等乙醛中毒的表现，服药期间和停药后不久应严格禁止饮酒。

⑦尽可能停用非甾体抗炎药、激素等药物。

（5）心理护理：紧张、焦虑的情绪可增加胃酸分泌，从而加重溃疡。护士应向病人解释，经过规范的治疗，溃疡是可以治愈的，使病人树立信心，保持良好的心态，缓解其焦虑、紧张的情绪。

9．手术相关护理

（1）术前护理

①心理护理：向病人讲解手术的大致过程，解答病人的疑惑，树立其战胜疾病的信心。

②饮食护理：给予高蛋白、高热量、富含维生素、易消化、无刺激的饮食，少食多餐。

③药物护理：应用抗酸、解痉、减少胃酸分泌的药物。

④<u>急性穿孔护理（2012）</u>：应密切观察腹痛、腹膜刺激征及肠鸣音等病情变化。最重要的护理措施是禁食、胃肠减压，胃肠减压可吸出胃肠道内容物和气体，减轻胃肠内积气，减轻呕吐和腹胀；减少胃肠内容物继续流入腹腔；减少胃酸、胰液等消化液分泌；改善胃肠壁的血液循环，有利于炎症局限，促进胃肠功能恢复。<u>合并休克者应采取平卧位，无休克者取半卧位</u>，输液、应用抗生素，监测生命体征，进行抗休克等对症治疗，同时做好急症手术准备。

⑤急性出血护理：应采取平卧位，密切监测生命体征，特别注意观察血压变化，观察并记录呕血和便血情况及量，输液、输血，抗休克治疗，禁食，对症治疗，有继续出血者，进行手术准备。

⑥幽门梗阻护理：应禁食，胃肠减压，观察呕吐情况，不完全梗阻者进无渣半流食；输血、输液，营养支持，纠正低氯、低钾性碱中毒；<u>术前 3 天每晚用 300～500ml 温等渗盐水洗胃，以减轻胃壁水肿和炎症</u>，有利于术后吻合口愈合。

⑦术前留置胃管。

（2）术后一般护理：术后 3 天最重要的措施是密切观察胃管引流液与血压的变化。

①病情观察：密切观察生命体征、神志、尿量等病情变化。

②<u>体位护理：术后一般采取平卧位。全身麻醉清醒、血压平稳后改为低半卧位（2012）</u>。

③引流管护理：术后留置胃管、腹腔引流管及导尿管。引流管妥善固定，防止脱出或打折；一旦脱出，不可重新插回。经常挤压引流管以防堵塞；若堵塞，可在医师指导下用注射器抽取生理盐水冲洗。胃肠减压可减轻胃肠道的张力，促进吻合口愈合。胃管的负压要适当。<u>保持胃管通畅，观察胃液的颜色、性质和量</u>。术后 24 小时内胃管可引出少量暗红色或咖啡色液体，一般为 100～300ml，以后渐少、转清。若引流出大量鲜红色血液，应警惕并发术后胃出血。胃肠减压期间每日进行口腔护理和雾化吸入。术后 3～4 天，胃液量减少，肛门排气后，可拔出胃管。

④补充液体和肠外营养支持：禁食期间静脉给予营养支持，必要时输入血浆、全血，改善病人的贫血状况，利于伤口愈合。禁食期间应详细记录 24 小时出入量，为合理输液提供依据。术后病人由手术室返回病房后，病房护士应重点了解术中的出入液量。

⑤活动护理：鼓励病人早期离床活动，预防肠粘连等并发症。

⑥用药护理：术后疼痛遵医嘱给予镇痛药。应用抗生素预防感染。

⑦饮食护理：饮食肠蠕动恢复后拔除胃管（2014），拔管当日可少量饮水或米汤。第 2 天半量流质饮食。第 3 天进全量流食，以蛋汤、菜汤、藕粉为宜。若进食后无腹痛、腹胀等不适，第 4 天可进半流质饮食，如稀饭。第 10～14 天可进软食。饮食恢复后，避免进食牛奶、豆类等产气食物，忌生、冷、硬和刺激性食物，少食多餐。

10．术后并发症护理

（1）胃出血：为早期并发症。表现为术后短期从胃管引流出大量鲜血。多采用非手术疗法，禁食、应用止血药、输新鲜血。如出血量大，有休克征象的病人，应立即平卧、加快输液速度，抗休克；止血效果不理想应尽早手术。

（2）十二指肠残端破裂：是毕Ⅱ式胃大部切除术后近期的严重并发症，多发生于术后 24～48 小时。表现为右上腹突发剧痛等急性弥漫性腹膜炎症状。应立即手术处理。

（3）胃肠吻合口破裂或瘘：常在术后 5～7 天发生。与缝合技术不当、吻合口张力过大、组织血供不足有关，在贫血、水肿、低蛋白血症的病人中更易出现。病人有高热、脉速、腹痛及弥漫性腹膜炎的表现，需立即手术修补、腹腔引流；症状较轻无弥漫性腹膜炎时，可先行禁食、胃肠减压、充分引流、肠外营养、抗感染等综合措施，必要时手术治疗。

（4）术后梗阻：多发生于毕Ⅱ式术后，按梗阻部位分为吻合口梗阻、输入段梗阻及输出段梗阻，共同特征是呕吐。

①吻合口梗阻：常由于吻合口过小或毕Ⅱ式胃切除胃空肠吻合术后、输出段逆行套叠堵塞吻合口等引起。表现为进食后上腹饱胀，呕吐；呕吐物为食物，不含胆汁。X 线检查可见造影剂完全停留在胃内。一般经禁食、胃肠减压、输液后可缓解，若 3～4 周后仍不缓解则须再次手术解除梗阻。

②输入段梗阻：若为急性完全性梗阻，频繁呕吐，量少不含胆汁，呕吐后症状不缓解，应及早手术解除梗阻。若为慢性不完全性梗阻，表现为进食后 15～30 分钟上腹突然胀痛或绞痛，并在喷射状呕吐物中含大量胆汁液体，呕吐后症状消失。数周或数月内不能缓解，则须手术治疗。

③输出段梗阻：多因粘连、大网膜水肿或炎性肿块压迫等所致。表现为上腹饱胀，呕吐物含食物和胆汁。先行非手术疗法，若不缓解，应手术解除梗阻。

（5）倾倒综合征

①早期倾倒综合征：多发生于毕Ⅰ式术后，主要由于胃大部切除术后丧失了幽门括约肌的控制，食物排空过快，高渗食物快速进入空肠，将大量细胞外液吸入肠腔，使循环血量骤然减少，同时肠管膨胀、肠蠕动亢进、排空加速引起。主要表现为进食 10～20 分钟后出现上腹胀满、恶心、呕吐，伴肠鸣和腹泻，心悸、大汗、头晕、乏力、面色苍白等，平卧数分钟后可缓解。预防方法：少食多餐，避免过甜、过咸、过浓、过热流食，宜进低糖类、高蛋白饮食，餐时限制饮水。进餐后平卧 10～20 分钟，多数病人 6～12 个月能逐渐自愈。

②晚期倾倒综合征：又称低血糖综合征，为高渗食物迅速进入小肠、快速吸收，由于高血糖使胰岛素大量释放，继而发生反应性低血糖。表现为餐后 2～4 小时，病人出现心慌、无力、眩晕、出汗、手颤、嗜睡，也可导致虚脱。出现症状时稍进饮食，尤其是糖类即可缓解。饮食中减少糖类含量，增加蛋白质比例，少量多餐可防止其发生。

11．健康教育

（1）疾病知识指导：告知消化性溃疡发病的原因、加重因素及常见并发症的表现和特点。

（2）用药指导：教育病人按医嘱正确服药，学会观察药效及不良反应，不随便停药或减量，防止溃疡复发。指导病人慎用或勿用致溃疡药物，如阿司匹林、泼尼松等。

（3）复诊指导：定期复诊。若上腹疼痛节律发生变化或加剧，或者出现呕血、黑粪时，应立即就医。

（4）生活习惯指导：纠正不良的生活和饮食习惯；合理作息，保证充足睡眠，避免劳累。

（5）饮食指导（2013）：进食高热量、易消化、非刺激性食品，如豆浆、蛋汤、牛奶等；定时进食，少食多餐，细嚼慢咽；忌暴饮暴食、过冷、过热，禁辛辣、浓茶、咖啡、过酸或油炸食品；戒烟、禁酒。但因豆浆、牛奶含钙和蛋白较高，可刺激胃酸分泌，不宜多食；高脂类食物如红烧肉、猪蹄等在胃内排空时间长，可使胃过度扩张，也应少食。

五、溃疡性结肠炎病人的护理

溃疡性结肠炎是一种病因不明的直肠和结肠慢性非特异性炎症性疾病。病变主要限于大肠的黏膜与黏膜下层。病情轻重不一，呈反复发作的慢性病程。好发部位是直肠、乙状结肠（2013）。

1．病因　病因不明，可能与免疫、遗传、感染、氧自由基损伤、精神因素等有关。

2．临床表现　起病多数缓慢，少数急性起病，偶见急性暴发起病。病程长，呈慢性经过，常有发作期与缓解期交替，少数症状持续并逐渐加重。

（1）症状

①消化系统表现：主要表现为腹泻、黏液脓血便与腹痛（2011），可有腹胀、食欲缺乏、恶心、呕吐等。轻者或缓解期病人多无腹痛或仅有腹部不适，每天排便 2～4 次，粪便呈糊状，便血轻或无；重者腹泻每天可达 10 次以上，大量脓血，甚至呈血水样粪便。活动期有轻或中度腹痛，为左下腹或下腹的阵痛，亦可涉及全腹，有**疼痛—便意—便后缓解**的规律，多伴有里急后重，黏液脓血便是活动期的重要表现。

②全身表现：发热，重症病人可有高热、衰弱、贫血、消瘦、低清蛋白血症、水和电解质平衡紊乱。部分病人会有口腔黏膜溃疡、结节性红斑、关节炎、虹膜睫状体炎等表现。

（2）体征：病人呈慢性病容，精神状态差，重者呈消瘦贫血貌。轻者有左下腹轻压痛，重者常有明显腹部压痛和鼓肠，如有反跳痛、腹肌紧张、肠鸣音减弱等应注意中毒性巨结肠和肠穿孔等并发症。

（3）并发症：中毒性巨结肠、直肠结肠癌变、大出血、急性肠穿孔、肠梗阻。

3．辅助检查（2015）

（1）血液检查：可有红细胞和血红蛋白减少。活动期白细胞计数增高。红细胞沉降率增快和 C 反应蛋白增高是活动期的标志。

（2）粪便检查：肉眼观常有黏液脓血，镜下可见红细胞和脓细胞。粪便病原学检查的目的是排除感染性结肠炎。

（3）结肠镜检查：是本病诊断和鉴别诊断最重要的检查。

（4）X线钡剂灌肠检查：病情严重者不宜做此检查，以免诱发中毒性巨结肠。

（5）自身抗体检测：鉴别溃疡性结肠炎和克罗恩病。

4. 治疗要点　治疗目的在于控制急性发作，缓解病情，减少复发，防治并发症。

（1）**柳氮磺吡啶**（SASP）：为本病首选药，适用于轻型、中型或重型经糖皮质激素治疗已有缓解者。

（2）肾上腺糖皮质激素：适用于重型活动期病人及急性暴发型病人。重症病人常先给予氢化可的松每日200～300mg，静脉滴注7～14天后，改为泼尼松每日60mg口服，病情好转后逐渐减量至停药。

（3）免疫抑制药硫唑嘌呤或巯嘌呤：可用于对糖皮质激素治疗效果不佳或对糖皮质激素依赖的慢性持续型病例。

（4）手术治疗：适用于对药物治疗无效或有严重并发症者。

5. 护理问题

（1）腹泻　与炎症导致肠黏膜对水钠吸收障碍及结肠运动功能失常有关。

（2）疼痛：腹痛　与肠道炎症、溃疡有关。

（3）营养失调：低于机体需要量　与长期腹泻及吸收障碍有关。

（4）有体液不足的危险　与肠道炎症致长期频繁腹泻有关。

（5）焦虑　与病情反复、迁延不愈有关。

（6）潜在并发症：中毒性巨结肠、直肠结肠癌变、大出血、肠梗阻。

6. 护理措施

（1）病情观察：观察病人腹泻的次数、性质，腹痛及生命体征，监测粪便检查结果。如腹痛性质突然改变，应注意大出血、肠梗阻、中毒性巨结肠、肠穿孔等并发症。

（2）用药护理：柳氮磺吡啶餐后服药时不良反应小，常见不良反应为恶心、呕吐、食欲缺乏、头痛、可逆性男性不育等，部分病人有过敏反应，出现皮疹、自身免疫性贫血、再生障碍性贫血等，因此，在用药期间要定期复查血常规。

（3）饮食护理：给予质软、易消化、少纤维素又富含营养、高热量的流质或半流质饮食或软食。避免食用冷饮、水果、多纤维的蔬菜及其他刺激性食物，忌食牛乳和乳制品。病情好转后病人，应进无渣流质或半流质富于营养的饮食，病情严重者应禁食，按医嘱给予静脉高营养，以改善全身状况。

（4）肛周皮肤护理：排便后应用温水清洗肛周，保持清洁干燥，涂无菌凡士林或抗生素软膏以保护肛周皮肤。保留灌肠时病人体位为左侧卧位（2012）。

（5）心理护理：做好疾病相关知识的宣教工作，缓解病人焦虑紧张的心情，使其能积极配合治疗。

7. 健康教育

（1）在急性发作期或病情严重时均应卧床休息，缓解期适当休息，注意劳逸结合。注意合理饮食。

（2）嘱病人坚持治疗，不要随意更换药物或停药。教会病人识别药物的不良反应，出现异常情况如疲乏、头痛、发热、手足发麻、排尿不畅等症状要及时就诊，以免耽误病情。

六、小儿腹泻病人的护理

1. 病因

（1）易感因素

①消化系统发育不成熟：胃酸和消化酶分泌不足。

②机体防御功能差：婴儿机体中免疫球蛋白、SIgA 浓度较低，对感染的防御能力差。

③生长发育快：对营养物质的需求相对较多，消化道负担较重。

④肠道菌群失调：新生儿出生后尚未建立正常肠道菌群，或因使用抗生素等导致肠道菌群失调，易引起肠道感染。

⑤人工喂养：人工喂养食物中的某些抗感染成分受到破坏，且食物和食具易受污染，故人工喂养儿肠道感染发生率明显高于母乳喂养儿。

（2）感染因素

①肠道内感染：可由病毒、细菌真菌、寄生虫引起，尤以病毒和细菌多见，尤其以**轮状病毒**引起的秋冬季儿童腹泻**最为常见**；细菌感染以致腹泻大肠埃希菌为主。真菌感染以白色念珠菌多见；寄生虫感染常见的有蓝氏贾第鞭毛虫、阿米巴原虫和隐孢子虫等。

②肠道外感染：小儿患中耳炎、上呼吸道感染、肺炎、肾盂肾炎、皮肤感染及急性传染病时可伴腹泻。有时病原体（主要是病毒）也可同时感染肠道。

③抗生素相关性腹泻（AAD）：抗生素的使用会破坏肠道正常菌群，引起肠道菌群失调，造成肠道黏膜屏障损伤（2011），消化吸收代谢受到影响，从而导致 AAD。杜绝滥用抗生素是预防 AAD 的关键。

（3）非感染性腹泻

①饮食因素：喂养不当。

②过敏因素：对食物不耐受。

③其他因素：包括原发性或继发性双糖酶缺乏，肠道对糖的消化吸收不良。

④气候因素：腹部受凉使肠蠕动增加；天气过热致消化液分泌减少或口渴喝奶过多，都可诱发消化功能紊乱。

2. 发病机制

（1）感染性腹泻：大多数病原微生物通过污染的食物、水，或通过污染的手、玩具及日用品，或带菌者传播进入消化道。当机体的防御功能下降、大量的微生物侵袭并产生毒力时可引起腹泻。

①病毒性肠炎：毒性肠炎病毒侵入肠道后，导致小肠黏膜回吸收水、电解质能力下降，肠液在肠腔内大量集聚而引起腹泻；同时，发生病变的肠黏膜细胞分泌双糖酶不足且活性低，使肠腔内的糖类消化不完全并被肠道内细菌分解，使肠腔的渗透压增高；微绒毛破坏亦造成载体减少，上皮细胞钠转运功能障碍，进一步造成水和电解质的丧失，加重腹泻。

②细菌性肠炎：a. 肠毒素性肠炎，各种产生肠毒素的细菌可引起分泌性腹泻，虽不直接侵袭破坏肠黏膜，但在肠腔内分泌两种肠毒素，使小肠液量增多，超过结肠吸收限度而发生腹泻。b. 侵袭性肠炎，各种侵袭性细菌直接侵入小肠或结肠肠壁，引起肠黏膜充血、水肿、炎症细胞浸润、溃疡和渗出等病变。患儿排出含有大量白细胞和红细胞的菌痢样粪便。

（2）非感染性腹泻：<u>主要是由饮食不当、气候变化引起</u>。当摄入食物超过消化道的承受能力时，导致食物不能被充分消化和吸收而积滞于小肠上部，<u>使肠腔局部酸度降低</u>，肠道下部细菌上移和繁殖，使食物发酵，分解产生短链有机酸使肠腔的渗透压增高，引起腹泻，进而发生脱水和电解质紊乱。

3．临床表现 <u>病程在 2 周以内的腹泻为急性腹泻；病程在 2 周至 2 个月的腹泻为迁延性腹泻（2016）；病程超过 2 个月的腹泻为慢性腹泻</u>。

（1）急性腹泻

1）轻型和重型急性腹泻

①轻型腹泻：常由饮食因素或肠道外感染引起。<u>以胃肠道症状为主</u>，表现为食欲缺乏，偶有恶心或呕吐，大便次数增多，每天可达 10 次左右，每次大便量不多，<u>呈**黄色或黄绿色**</u>，稀糊状或蛋花样，有酸臭，可有少量白色或黄白色的奶瓣和泡沫。一般无脱水及全身中毒症状，多在数日内痊愈。

②重型腹泻：多由肠道内感染引起，也可由轻型逐渐加重而致。患儿常有以下 3 种表现。

a．胃肠道症状：<u>大便频繁，每日大便数十次</u>；常伴有呕吐（严重者可吐咖啡样液体）、腹胀、腹痛、食欲缺乏等。<u>大便呈**黄绿色水样**或**蛋花汤样**</u>、量多，含水分多，可有少量黏液，少数患儿也可有少量血便。

b．水、电解质和酸碱平衡紊乱症状：<u>脱水、代谢性酸中毒、低钾及低钙、低镁血症等</u>（表 3-3）。

表 3-3　不同程度脱水的临床表现（2015）

	轻度（2017）	中度	重度
失水占体重比例（ml/kg）	3%～5%	5%～10%	>10%
精神状态	稍差或略烦躁	萎靡或烦躁不安	淡漠或昏迷
皮肤	稍干、弹性稍差	干、苍白、弹性差	花纹、弹性极差
前囟和眼窝	稍凹陷	凹陷	明显凹陷
眼泪	有	少	无
尿量	稍少	明显减少	极少或无尿

c．全身中毒症状：如发热，烦躁不安或萎靡、嗜睡，<u>甚至昏迷、休克等</u>（2014）。

2）几种常见类型肠炎的临床特点，见表 3-4。

表 3-4　几种常见类型肠炎的临床特点

种类	发病特点	症状	大便	大便镜检
轮状病毒肠炎	好发于秋、冬季，以秋季流行为主，故又称秋季腹泻。多见于 6 个月至 2 岁的婴幼儿（2011）。经粪口传播，也可通过气溶胶形式经呼吸道感染	潜伏期 1～3 天，起病急，常伴有发热和上呼吸道感染症状，多无明显中毒症状。病初即出现呕吐，大便次数多。常并发脱水、酸中毒及电解质紊乱	量多，呈黄色或淡黄色，水样或蛋花汤样，无腥臭味（2014）	偶有少量白细胞

种类	发病特点	症状	大便	大便镜检
产毒性细菌引起的肠炎	多发生在夏季	潜伏期 1~2 天，起病较急。轻症仅大便次数稍增，性状轻微改变。重症腹泻频繁。常伴呕吐，严重者可伴发热、脱水、电解质和酸碱平衡紊乱	量多，呈水样或蛋花汤样，混有黏液	无白细胞
侵袭性细菌性肠炎	全年均可发病，空肠弯曲菌肠炎多发生在夏季，耶尔森菌小肠结肠炎多发生在冬、春季节	起病急，高热甚至可以发生热惊厥。腹泻频繁，常伴恶心、呕吐、腹痛和里急后重，可出现严重的全身中毒症状甚至休克	呈黏液状，带脓血，有腥臭味	有大量白细胞及数量不等的红细胞
鼠伤寒沙门菌小肠结肠炎	夏季发病率高	/	深绿色黏液脓便或白色胶冻样便，有特殊臭味	/
出血性大肠埃希菌肠炎	/	常伴腹痛	开始呈黄色水样便，后转为血水便，有特殊臭味	有大量红细胞，一般无白细胞
金黄色葡萄球菌肠炎	多继发于使用大量抗生素后	发热、呕吐、腹泻，不同程度中毒症状、脱水和电解质紊乱，甚至发生休克	暗绿色，量多，带黏液，少数为血便	有大量脓细胞和成簇的 G^+ 球菌，培养有葡萄球菌生长
假膜性小肠结肠炎	由难辨梭状芽胞杆菌引起	腹泻，轻者每日数次，停用抗生素后很快痊愈；重者腹泻频繁	呈黄绿色水样便	
真菌性肠炎	多为白念珠菌感染所致，常并发于其他感染，如鹅口疮	大便次数增多	黄色稀便，泡沫较多带黏液，有时可见豆腐渣样细块	有真菌孢子和菌丝

（2）迁延性腹泻和慢性腹泻：迁延性腹泻和慢性腹泻多与营养不良和急性期未彻底治疗或治疗不当有关，人工喂养儿和营养不良儿患病率高。表现为腹泻迁延不愈，大便次数和性质不稳定，严重时可出现水、电解质紊乱。

（3）生理性腹泻：以出生 6 个月以内的婴儿多见，外观虚胖，常有湿疹，出生后不久即出现腹泻，但除大便次数增多外，无其他症状，精神、**食欲好**，生长发育正常，近年来发现此类腹泻可能为乳糖不耐受的一种特殊类型，添加换乳期食物后，大便即逐渐转为正常。

4．辅助检查

（1）血常规检查：白细胞总数及中性粒细胞增多提示细菌感染；嗜酸细胞增多提示寄生虫感染或过敏性病变。

（2）粪便检查：肉眼检查大便的次数和性状如外观、颜色、是否有黏液脓血等。

（3）病原学检查：细菌性肠炎大便培养可检出致病菌；真菌性肠炎，大便镜检可见真菌孢子和菌丝；疑为病毒性肠炎应做病毒分离等检查。

（4）血液生化血钠测定：测定血钠、血氯、血钾及血气，判断电解质及酸碱失衡程度及性质。重症患儿应同时测尿素氮，必要时查血钙和血镁。

5．治疗要点

（1）调整饮食，预防和纠正脱水。口服补液（ORS）可用于预防脱水及纠正轻、中度脱水，<u>中、重度脱水伴周围循环衰竭者需静脉补液（2014）</u>。

（2）合理用药，预防并发症的发生。

（3）纠正水、电解质及酸碱平衡紊乱。重度酸中毒或经补液后仍有酸中毒症状者，给予5%碳酸氢钠纠正酸中毒；有低钾血症者遵循"见尿补钾"的原则，可口服或静脉补充，但静脉补钾浓度不超过0.3%，且不可静脉推注。

（4）控制感染：**病毒性肠炎一般不用抗生素（2016）**，以饮食疗法和支持疗法为主。其他如大肠埃希菌肠炎可选用抗 G⁻杆菌抗生素；抗生素诱发性肠炎应停用原来使用的抗生素，可选用<u>万古霉素、新青霉素、抗真菌药物</u>等；寄生虫性肠炎可选用<u>甲硝唑、大蒜素</u>等。

（5）肠黏膜保护药：腹泻与肠黏膜屏障功能破坏有密切关系，因此<u>维护和修复肠黏膜屏障功能是治疗腹泻的方法之一，常用蒙脱石散（思密达）（2015）</u>。

（6）补锌治疗：WHO/联合国儿童基金会建议，对于急性腹泻患儿，年龄>6 个月者，应每日给予元素锌 20mg；年龄<6 个月者，应每日给予元素锌 10mg。疗程为 10～14 天，可缩短病程。

（7）对症治疗：<u>腹泻一般不宜用止泻药（2016）</u>，腹胀明显者可用新斯的明皮下注射或肛管排气；呕吐严重者可肌内注射氯丙嗪等。

6．护理问题

（1）腹泻　与感染、喂养不当、肠道功能紊乱等有关。

（2）体液不足　与腹泻、呕吐致体液丢失过多和摄入不足有关。

（3）营养失调：低于机体需要量　与腹泻、呕吐丢失过多和摄入不足有关。

（4）体温过高　与肠道感染有关。

（5）有皮肤完整性受损的危险　与大便刺激臀部皮肤有关。

（6）知识缺乏：家长缺乏喂养知识及相关的护理知识。

7．护理措施

（1）液体疗法的护理：液体疗法的目的是纠正水、电解质和酸碱平衡紊乱，以恢复机体的正常生理功能。补充液体的方法包括口服补液法和静脉补液法两种。

①口服补液（口服 ORS 溶液）：用于腹泻时脱水的预防及纠正轻、中度脱水。配制：<u>氯化钠 2.6g，枸橼酸钠 2.9g，氯化钾 1.5g，葡萄糖 13.5g，临用前以温开水 1000ml 溶解。总渗透压为 245mmol/L。其张力是 2/3 张（2013）</u>。补液量：轻度脱水需 50～80ml/kg，中度脱水需 80～100ml/kg，于 8～12 小时将累积损失量补足。

②静脉补液：用于中、重度脱水或吐泻严重或腹胀的患儿。

a. 第1天补液：定量，根据脱水程度决定补液总量，包括累积损失量、继续损失量和生理需要量。定性，补液的种类根据脱水性质而定，脱水性质尚未确定时，可先按等渗性脱水处理；输液速度：遵循**先快后慢**原则，若呕吐、腹泻缓解，可酌情减少补液量或改为口服补液。

b. 第2天及以后补液：此时脱水和电解质紊乱已基本纠正，一般只补继续损失量和生理需要量，于12~24小时均匀输入，能口服者应尽量口服。

（2）饮食护理

①腹泻患儿除严重呕吐者，**应继续进食**。限制饮食过严或禁食过久常造成营养不良，并发酸中毒，造成病情迁延不愈而影响生长发育。母乳喂养者可继续哺乳，**减少次数**，缩短每次时间，**暂停换乳期辅食添加**；人工喂养者，可喂**米汤**、**酸奶或其他代乳品**；腹泻次数减少后，给予**流质或半流质饮食**如粥、面条，少量多餐（2011）。

②随着病情稳定和好转，逐步过渡到正常饮食。病毒性肠炎多有双糖酶缺乏，**不宜用蔗糖**，并暂停乳类喂养，改用酸奶、豆浆等（2012）。腹泻停止后逐渐恢复营养丰富的饮食，并每日加餐1次，共2周。对少数严重病例口服营养物质不能耐受者，必要时全静脉营养。

（3）控制感染：护理人员及家属严格执行消毒隔离措施，包括正确洗手、正确处理患儿排泄物、用物及标本，防止交叉感染。按医嘱选用针对病原菌的抗生素以控制感染。

（4）臀部护理：选用吸水性强、透气好的、柔软布质或纸质尿布，勤更换（2015），防止尿部皮炎发生；每次便后用温水清洗臀部并擦干，以保持皮肤清洁、干燥；局部皮肤发红处涂以5%鞣酸软膏或40%氧化锌油并按摩片刻，促进局部血液循环；局部皮肤糜烂或溃疡者，可采用暴露法，臀下仅垫尿布，不加包扎，使臀部皮肤暴露于空气中或阳光下；也可用灯光照射，每次照射20~30分钟，每日1~2次，使局部皮肤蒸发干燥。

（5）病情观察：监测生命征检测；排便情况：观察并记录大便次数、颜色、气味、性状、量，做好动态比较，为治疗提供依据；观察全身中毒症状：如发热、精神萎靡、嗜睡、烦躁等；观察水、电解质和酸碱平衡紊乱症状：如脱水情况及其程度、代谢性酸中毒表现、低钾血症表现。脱水程度可根据前囟、眼窝、皮肤弹性、循环情况、精神状况和尿量等判断（2015）。

8. 健康教育

（1）做好护理指导：向家长解释腹泻的病因、潜在并发症及相关的治疗措施；说明调整饮食的重要性；示范ORS溶液的配制、使用方法和注意事项。

（2）做好病情观察的指导：向家长介绍出入量的监测及脱水表现的观察。

（3）做好预防：①宣传母乳喂养的优点，提倡母乳喂养。②注意饮食卫生，食物要新鲜，食具要定时消毒。教育儿童饭前便后洗手，勤剪指甲，培养良好的卫生习惯。③加强体格锻炼，适当户外活动；注意气候变化，防止受凉或过热。④避免长期滥用广谱抗生素。

七、肠梗阻病人的护理

肠内容物由于各种原因不能正常运行、顺利通过肠道，称肠梗阻，是常见的外科急腹症之一。

1. 病因与分类

（1）根据梗阻发生的基本原因分类

①机械性肠梗阻：最常见。是各种原因导致的肠腔缩窄、肠内容物通过障碍。原因有肠

外有粘连、肿瘤压迫等；肠壁有肠套叠、肠扭转等；肠腔内有蛔虫、异物、粪石堵塞等。

②动力性肠梗阻：由于神经反射或毒素刺激引起肠壁肌功能紊乱，使肠蠕动丧失或肠管痉挛所致，但无器质性肠腔狭窄。分为：a.麻痹性肠梗阻，常见于低钾血症、急性弥漫性腹膜炎、腹部大手术或细菌感染等。b.痉挛性肠梗阻，少见，继发于尿毒症、慢性铅中毒等。

③血运性肠梗阻：由于肠系膜血栓形成、栓塞或血管受压，引起肠失去蠕动能力，肠内容物不能运行。

（2）根据肠壁有无血运障碍分类

①单纯性肠梗阻：只有肠内容物通过受阻，而无肠管血供障碍。

②绞窄性肠梗阻：梗阻并伴有肠管血供障碍。

（3）其他分类：根据梗阻的程度分为完全性和不完全性肠梗阻；肠梗阻还可根据梗阻部位分为高位（如空肠上段）和低位肠梗阻（如回肠末段与结肠）；根据梗阻的发展过程分为急性和慢性肠梗阻。当发生肠扭转时致病变肠袢两端完全阻塞，称为**闭袢性肠梗阻**。肠扭转最常见的原因是饭后剧烈运动（2013）。

2. 临床表现（2013）

（1）症状

①腹痛：单纯性机械性肠梗阻由于梗阻部位以上肠管强烈蠕动，腹痛特点为**阵发性腹部绞痛**。绞窄性肠梗阻的表现为**腹痛间歇期缩短**，呈**持续性剧烈腹痛**。麻痹性肠梗阻病人腹痛的特点为**全腹持续性胀痛或不适**。

②呕吐：与肠梗阻的类型、部位有关。高位肠梗阻**呕吐出现早且频繁**，主要为**胃及十二指肠内容物**等；低位肠梗阻**呕吐出现较迟而晚**，呕吐物常伴有**粪样**；麻痹性肠梗阻时**呕吐呈溢出性**；绞窄性肠梗阻呕吐物为**血性或褐色液体**。

③腹胀：高位肠梗阻由于频繁呕吐，**腹胀不明显**；低位肠梗阻**腹胀明显**。麻痹性肠梗阻则表现为**均匀性全腹胀**。肠扭转时腹胀多不对称。

④停止肛门排便排气：完全性肠梗阻，**常无排便排气**；不完全性肠梗阻可有**多次少量排便排气**；绞窄性肠梗阻可排**血性黏液样便**。

（2）体征

①腹部体征：a.视诊：可见**机械性肠梗阻有肠型和蠕动波**。b.触诊：**单纯性肠梗阻**因肠管膨胀，可有**轻度压痛**，但**无腹膜刺激征**。绞窄性肠梗阻时，可有**明显压痛和腹膜刺激征**。c.叩诊：**绞窄性肠梗阻有移动性浊音**。d.听诊：机械性肠梗阻时有**肠鸣音亢进**，有气过水声或金属音。麻痹性肠梗阻**肠鸣音减弱或消失**。

②全身：单纯性肠梗阻早期多无明显变化。梗阻晚期或绞窄性肠梗阻病人可出现明显脱水体征、中毒和休克征象。

3. 辅助检查

（1）实验室检查

①血常规：脱水血液浓缩时可出现血红蛋白、血细胞比容及尿比重升高。绞窄性肠梗阻多出现有白细胞计数和中性粒细胞比例的升高。

②血气分析及血生化检查：血气分析、血清电解质、血尿素氮及肌酐检查出现异常。

③其他：呕吐物和粪便检查见大量红细胞或隐血试验阳性时提示肠管血供障碍。

（2）影像学检查：X线对诊断肠梗阻有很大价值。梗阻发生4～6小时，腹部立位或侧

卧位透视或摄片可见**多个气-液平面及胀气肠祥**；空肠梗阻时，空肠黏膜环状皱襞可显示"**鱼肋骨刺**"状改变。蛔虫堵塞者可见肠腔内成团的蛔虫成虫体阴影。绞窄性肠梗阻时可见孤立、突出的胀大肠祥。**麻痹性肠梗阻时，小肠、结肠全部胀气。**当怀疑肠套叠、乙状结肠扭转或结肠肿瘤时，可行钡剂灌肠或 CT 检查，以明确梗阻的部位和性质。

4. 治疗要点　处理原则是纠正肠梗阻引起的全身性生理紊乱和解除梗阻。

（1）基础治疗：主要措施包括**禁食、胃肠减压、纠正水、电解质及酸碱失衡、防治感染和中毒、酌情应用解痉药、镇静药**等。

（2）解除梗阻

①非手术治疗：主要措施有禁食、胃肠减压、纠正水电解质酸碱紊乱、抗生素防治感染、支持治疗改善机体营养。适用于单纯性粘连性肠梗阻、麻痹性或痉挛性肠梗阻、蛔虫或粪块堵塞引起的肠梗阻、肠结核等炎症引起的不完全性肠梗阻等。

②手术治疗：对非手术治疗不见好转的肠梗阻，原则是在最短的时间内、运用最简单的方法解除肠梗阻或恢复肠腔通畅。

5. 护理问题

（1）急性疼痛　与肠蠕动增强或肠壁缺血有关。

（2）体液不足　与频繁呕吐、腹腔及肠腔积液、胃肠减压等有关。

（3）潜在并发症：术后肠粘连、腹腔感染、肠瘘。

6. 护理措施

（1）非手术护理

①饮食：**禁食**，应给予胃肠外营养。若梗阻解除，病人开始排气、排便，腹痛、腹胀消失 12 小时后，可进流质饮食，忌食易产气的甜食和牛奶等。

②胃肠减压：机械性肠梗阻在非手术治疗期间，最重要的护理措施是保持有效的胃肠减压。胃肠减压可减少胃肠道积存的气体、液体，减轻肠腔膨胀，有利于肠壁血液循环的恢复，减轻肠壁水肿。

③解痉、镇痛：在确定无肠绞窄后，可应用**阿托品**类药物，以解除胃肠道平滑肌的痉挛，抑制胃肠道腺体的分泌，使病人腹痛得以缓解。禁用吗啡类镇痛药，以免掩盖病情而延误诊断。

④补液：纠正水、电解质及酸碱平衡紊乱。

⑤观察病情：梗阻解除的重要标志是肛门排便、排气。**若出现以下情况应警惕绞窄性肠梗阻**：a. 腹痛，发作急骤，开始即为持续性剧痛或持续性疼痛伴阵发性加重；b. 呕吐，出现早而频繁；c. 腹胀，不对称，有局限性隆起或触痛性肿块；d. 腹膜刺激征，体温升高、脉率增快、白细胞计数升高；e. 休克，病情进展迅速，早期出现休克，抗休克治疗无效；f. 呕吐物、胃肠减压液或肛门排出物为血性；g. 腹腔穿刺抽出血性液体；h. 腹部 X 线检查可见孤立、突出胀大的肠祥，位置固定不变或有假肿瘤状阴影；或肠间隙增宽，提示腹腔积液。此类病人病情危重，应在抗休克、抗感染的同时，积极做好术前准备。

（2）术后护理

①卧位：回病房后，全身麻醉术后予以**平卧位**；血压、脉搏平稳后给予半卧位。

②禁食：术后暂禁食，待肠蠕动恢复、肛门排气后可开始进少量流质；进食后若无不适，逐步过渡至半流质。

③胃肠减压：保持胃肠减压通畅、有效，观察引流液的颜色、性状及量。

④活动：鼓励病人早期活动，以利于肠功能恢复，防止肠粘连。

⑤防止感染：遵医嘱应用抗生素。

⑥病情观察：观察生命体征、伤口敷料及引流情况，发现异常及时报告医师并协助处理。

⑦术后并发症观察和护理

a．肠梗阻：鼓励病人术后早期活动，如病情平稳，<u>术后 24 小时即可开始床上活动，3 日后下床活动，以促进机体和胃肠道功能的恢复，防止肠粘连</u>（2014）。积极采取非手术治疗措施一般多可缓解。

b．腹腔内感染及肠瘘：监测生命体征变化及切口情况，<u>若术后 3～5 日出现体温升高、切口红肿及剧痛时应怀疑切口感染</u>；若出现局部或弥漫性腹膜炎表现，腹腔引流管周围流出液体带粪臭味时，应警惕腹腔内感染及肠瘘的可能。

7．健康教育　<u>注意饮食卫生，饭前便后洗手，不食不洁净的食物，不暴饮暴食，多吃易消化的食物，少吃刺激性强的辛辣食物，进食后不做剧烈运动。保持大便通畅。若出现腹痛、腹胀、呕吐、停止排便等不适，及时就诊。</u>

附：肠套叠病人的护理

肠套叠是指部分肠管及其肠系膜套入邻近肠腔内造成的一种绞窄性肠梗阻，多见于婴幼儿。

1．病因和发病机制　病因尚未清楚，原发性肠套叠多见于婴幼儿；继发性肠套叠多见于年长儿。

2．临床表现　分急性肠套叠和慢性肠套叠，2 岁以下婴幼儿多为急性发病。

（1）腹痛：突然发生<u>剧烈的阵发性肠绞痛</u>，患儿表现为哭闹不安，屈膝缩腹，面色苍白，出汗，拒食。持续数分钟后腹痛缓解，可安静或入睡，间歇 10～20 分钟又反复发作。

（2）呕吐：早期为因肠系膜受牵拉所致，呕吐物为<u>胃内容物</u>，为乳汁、食物残渣，可含胆汁；晚期为<u>梗阻性呕吐</u>，可吐出<u>粪便样液体</u>。

（3）血便：在发病后 6～12 小时发生，呈果酱样黏液血便或做直肠指检时发现血便。

（4）腹部包块：多数患儿在<u>右上腹部触及腊肠样肿块</u>，晚期发生肠坏死或腹膜炎时，可出现腹胀、腹水、腹肌紧张及压痛，不易扪及肿块。

（5）全身症状：随着病情加重，并发肠坏死或腹膜炎时，症状严重，常有严重脱水、高热、嗜睡、昏迷及休克等中毒症状。

3．辅助检查

（1）腹部 B 超检查：套叠部横断扫描可见同心圆图像，纵断扫描可见"套筒征"。

（2）空气灌肠：由肛门注入气体，在 X 线下可见<u>杯口阴影</u>，能清楚看见套叠头的块影即可诊断，并可同时进行复位治疗。

（3）B 超监视下水压灌肠：经肛门匀速注入等渗盐水，可见靶环状肿块影退至回盲部，"半岛征"由大到小，最后消失，诊断治疗同时完成。

（4）钡剂灌肠：可见套叠部位充盈缺损和钡剂前端的杯口影，以及钡剂进入鞘部与套入部之间呈现的线条状或弹簧状阴影，只用于慢性疑难肠套叠。

4．治疗要点

（1）非手术治疗：灌肠复位。病程在 48 小时以内，全身状况好，无腹胀、明显脱水及电解质紊乱者，可采用 B 超监视下水压灌肠、空气灌肠、钡剂灌肠复位三种。<u>**首选空气灌肠**</u>。

（2）手术疗法：<u>对于灌肠复位不能成功者、肠套叠超过 48～72 小时、疑有肠坏死或肠穿孔及小肠型肠套叠的患儿，需手术治疗</u>，包括手法复位、肠切除吻合术或肠造口术等。

5．护理问题

（1）疼痛　与肠系膜受牵拉和肠管强烈收缩有关。

（2）知识缺乏：患儿家长缺乏有关疾病护理的相关知识。

6．护理措施

（1）非手术治疗患儿的护理：密切观察患儿治疗后症状缓解的情况。**复位成功的表现**：①患儿安静，停止哭闹及呕吐；②拔出肛管后排出大量<u>带臭味</u>的**黏液血便或黄色粪水**；③腹部包块消失；④复位后给予口服 0.5～1g 活性炭，可见大便内炭末随大便排出。如患儿仍然烦躁哭闹，腹部包块未消失，应怀疑是否套叠还未复位或又重新发生套叠，应立即通知医师做进一步处理。

（2）手术患儿的护理：①术前准备应充分细致，观察患儿生命体征、意识状态，有无水及电解质紊乱、出血及腹膜炎等征象。②术后，注意维持胃肠减压功能，保持胃肠道通畅，预防感染及吻合口瘘。患儿排气、排便后可拔除胃肠引流管，逐渐恢复由口进食。患儿食物要以稀、少、清淡同时富有营养为原则，食物量与质要逐渐增加，有助于肠功能的恢复。

八、急性阑尾炎病人的护理

1．病因与发病机制

（1）<u>阑尾管腔阻塞是急性阑尾炎最常见的病因</u>。造成阑尾管腔阻塞的原因主要有淋巴滤泡明显增生，其次是粪石阻塞、异物、炎性狭窄、食物残渣、蛔虫、肿瘤以及阑尾管腔细，开口狭小。

（2）阑尾管腔阻塞后，阑尾壁间质压力升高，细菌繁殖并分泌内毒素和外毒素，损伤黏膜形成溃疡。

（3）根据急性阑尾炎的临床过程和病理解剖学变化，可分为 4 种类型：①急性单纯性阑尾炎：病变只局限于黏膜和黏膜下层；②急性化脓性阑尾炎；③坏疽性及穿孔性阑尾炎；④阑尾周围脓肿。

2．临床表现

（1）症状

①**转移性右下腹痛**：是急性阑尾炎的典型症状。腹痛发作始于上腹部，逐渐移向脐周，数小时（6～8 小时）后转移并局限在右下腹。单纯性阑尾炎仅有轻度隐痛；化脓性阑尾炎表现为阵发性胀痛和剧痛；坏疽性阑尾炎呈持续性剧烈腹痛；穿孔性阑尾炎腹痛可暂时减轻，如出现腹膜炎，则腹痛加剧。

②胃肠道症状：早期可有轻度厌食、恶心或呕吐；部分病人可发生腹泻、排便次数增多、里急后重等症状。

③全身症状：早期乏力，炎症重时出现中毒症状，发热可达 38℃左右。阑尾穿孔者，体温明显升高，达 39℃或 40℃。如果发生门静脉炎则可出现寒战、高热和轻度黄疸。

（2）体征

①<u>右下腹压痛</u>：是急性阑尾炎的最常见的重要体征，<u>压痛点常位于麦氏（McBurney）点，即右髂前上棘与脐连线的中外 1/3 交界处</u>。

②**腹膜刺激征**：包括腹肌紧张、压痛、反跳痛和肠鸣音减弱或消失等。提示阑尾炎症加重，有渗出、化脓、坏疽或穿孔等病理改变。

③**右下腹包块**：多为阑尾脓肿的表现。

④辅助体征

a．结肠充气试验（Rovsing 征）：病人仰卧位，检查者一手压迫左下腹降结肠区，另一手按压近端结肠，结肠内气体可传至盲肠和阑尾，引起右下腹疼痛者为阳性。

b．腰大肌试验（Psoas 征）：病人左侧卧位，右大腿向后过伸，引起右下腹疼痛者为阳性，常提示阑尾位于腰大肌前方，为盲肠后位或腹膜后位。

c．闭孔内肌试验（Obturator 征）：病人仰卧位，右髋和右膝均屈曲 90°，然后被动向内旋转，引起右下腹疼痛者为阳性，提示阑尾位置靠近闭孔内肌。

d．直肠指检：盆腔位阑尾炎常在直肠右前方有触痛。若阑尾穿孔，直肠前壁有广泛触痛。若发生盆腔脓肿，可触及痛性肿块。

3．辅助检查

（1）实验室检查：血常规检查白细胞计数和中性粒细胞比例增高。

（2）腹腔镜检查：可用于急性阑尾炎的诊断。

4．治疗要点

（1）绝大多数急性阑尾炎确诊后，应早期进行手术治疗。

（2）非手术治疗适用于早期单纯性阑尾炎及有手术禁忌者，治疗措施主要有抗生素和补液治疗等，一般 3 个月后再行手术切除阑尾。

5．护理问题

（1）疼痛　与阑尾炎症刺激壁腹膜或手术创伤有关。

（2）潜在并发症：腹腔脓肿、门静脉炎、出血、切口感染、粘连性肠梗阻及肠瘘等。

6．护理措施

（1）病情观察：定时测量体温、脉搏、血压和呼吸；观察病人的腹部症状和体征，尤其注意腹痛的变化；在非手术治疗期间，出现右下腹痛加剧、发热，应做好急诊手术的准备。

（2）体位：协助病人采取半卧位或斜坡卧位，可放松腹肌，减轻腹部张力，缓解腹痛。

（3）禁食和合理饮食：拟手术治疗的病人予以术前禁食，必要时遵医嘱给予胃肠减压，术后肠蠕动恢复前暂禁食，在此期间可给予静脉补液；肛门排气后，逐步恢复经口进食。非手术治疗的病人指导病人进食清淡饮食，禁服泻药及灌肠，以免肠蠕动加快增高肠内压力，导致阑尾穿孔或炎症扩散。

（4）控制感染：遵医嘱及时应用有效的抗生素。

（5）镇痛：诊断明确或已决定手术的病人疼痛剧烈时可遵医嘱给予解痉或镇痛药，以缓解疼痛。

（6）并发症的预防和护理

①**出血**：多因阑尾系膜的结扎线松脱而引起系膜血管出血，常发生在术后 24 小时内。表现为腹痛、腹胀和失血性休克等。一旦发生出血，应立即将病人平卧、输血、补液，紧急手术止血。

②**切口感染**：术后最常见的并发症。表现为术后 3 日左右体温升高，切口局部胀痛或跳

痛、红肿、压痛和波动感。应给予抗生素等治疗，若切口化脓应拆线引流，定期换药。

③粘连性肠梗阻：不完全梗阻者行胃肠减压，完全性肠梗阻者则应手术治疗。

④肠瘘：表现为发热、腹痛、切口处排出粪臭分泌物。经换药等非手术治疗后，多可自行闭合。

7．健康教育

（1）对非手术治疗病人，应强调禁食的目的和重要性。术后鼓励病人早期床上或床下活动，促进肠蠕动，避免肠粘连。

（2）阑尾周围脓肿未切除阑尾者，出院时告知病人 3 个月后再行阑尾切除术。

九、腹外疝病人的护理

体内某个脏器或组织离开其正常解剖部位，通过先天或后天形成的薄弱点、缺损或孔隙进入另一部位，称为疝。疝多发生于腹部，腹部疝以腹外疝较为多见。典型的腹外疝由疝环、疝囊、疝内容物和疝外被盖组成。常见的腹外疝有腹股沟疝、股疝、脐疝、切口疝等。其中，以腹股沟斜疝的发病率最高。疝内容物是进入疝囊的腹内脏器或组织，以小肠最为多见，大网膜次之。

1．病因及分类

（1）病因：腹壁强度降低和腹内压力增高是腹外疝发病的两个主要原因。

（2）分类

①易复性疝：疝内容物很容易回纳入腹腔，是最常见的腹外疝。

②难复性疝：疝内容物不能或不能完全回纳入腹腔内，但并不引起严重症状者。

③嵌顿性疝：疝环较小而腹内压突然增高时，疝内容物可强行扩张疝囊颈而进入疝囊，随后因囊颈的弹性回缩而将内容物卡住，使其不能回纳。疝囊可有淡黄色渗液。

④绞窄性疝（2016）：嵌顿如不能及时解除，肠管及其系膜受压情况不断加重可使动脉血流减少，最后导致完全阻断。疝囊内渗液变为淡红色或暗红色或红褐色（2017）。

2．临床表现

（1）腹股沟斜疝

①易复性斜疝：除腹股沟区有肿块和偶有胀痛外，并无其他症状。肿块常在站立、行走、咳嗽或劳动时出现。若病人平卧休息或用手将肿块推送向腹腔回纳而消失。

②难复性斜疝：除胀痛稍重外，主要特点是疝块不能完全回纳。

③嵌顿性斜疝：多发生在强体力劳动或用力排便等腹内压骤增时。表现为疝块突然增大，并伴有明显疼痛，平卧或用手推送不能使疝块回纳。

④绞窄性斜疝：临床症状多较严重，绞窄时间较长者，由于疝内容物发生感染，侵及周围组织，引起疝外被盖组织的急性炎症；严重者可发生脓毒症。

（2）腹股沟直疝：常见于年老体弱者，表现为病人站立时，在腹股沟内侧端、耻骨结节外上方出现一半球形肿块，并不伴有疼痛或其他症状。直疝囊颈宽大，平卧后疝块多能自行回纳腹腔而消失。直疝不会进入阴囊，疝内容物常为小肠或大网膜，极少发生嵌顿。

斜疝与直疝的区别见表 3-5。

表3-5 斜疝和直疝的临床特点

	斜 疝	直 疝
发病年龄	见于儿童及成年人	见于老年人
突出途径	经腹股沟管突出，可进阴囊	由直疝三角突出，不进阴囊
疝块外形	椭圆形或梨形，上部呈蒂柄状	半球形，基底较宽
回纳疝块后压住深环	疝块不再突出	疝块仍可突出
精索与疝囊的关系	精索在疝囊后方	精索在疝囊前外方
疝囊颈与腹壁下动脉的关系	疝囊颈在腹壁下动脉外侧	疝囊颈在腹壁下动脉内侧
嵌顿机会	较多	极少

3．辅助检查

（1）透光试验：腹股沟斜疝透光试验呈阴性。

（2）实验室检查：疝内容物继发感染时，血常规检查提示白细胞计数和中性粒细胞比例升高。

（3）粪便检查：显示隐血试验阳性或见白细胞。

（4）影像学检查：疝嵌顿或绞窄时X线检查可见肠梗阻征象。

4．治疗要点（2012） 腹股沟疝早期手术效果好、复发率，应尽早施行手术治疗。

（1）非手术治疗：婴幼儿有自行消失的可能，故半岁以下婴幼儿可暂不手术（2015）。可采用棉线束带或绷带压住腹股沟管深环，防止疝块突出。对年老体弱或有严重疾病不能耐受手术者，再回纳疝块后，用疝带压住内环，防止腹腔内容物突出。长期使用疝带可使疝囊颈经常受摩擦而增厚，增加疝嵌顿的发病率，并可促使疝囊与疝内容物粘连，增加难复性疝的发病率。

（2）手术治疗

①疝囊高位结扎术：为单纯疝囊切除，包括疝囊颈部高位结扎，切去疝囊。此方法适用于小儿，以及绞窄性斜疝因肠坏死而局部严重感染、不宜手术者。

②疝修补术

a．无张力疝修补术：具有创伤小、术后疼痛轻、康复快、复发率低等优点。常用的方法有以下几种：X线片无张力疝修补术、疝环充填式无张力疝修补术、巨大补片加强内脏囊手术、PHS手术及Kugel手术。

b．经腹腔镜疝修补术：基本原理是从腹腔内部用网片加强腹壁缺损或用钉（缝线）使内环缩小。

③嵌顿性疝和绞窄性疝的处理：嵌顿性疝具备下列条件可先试手法复位。

a．嵌顿时间在3~4小时，局部压痛不明显，也无腹部压痛或腹肌紧张等腹膜刺激征者。

b．年老体弱或伴有其他较严重疾病而估计肠祥尚未绞窄坏死者。

c．手法复位后，必须严密观察腹部体征，一旦出现腹膜炎或肠梗阻的表现，应尽早手术探查。

5．护理问题

（1）疼痛　与疝块嵌顿或绞窄、手术创伤有关。

（2）知识缺乏：缺乏腹外疝成因、预防腹内压升高及促进术后康复的有关知识。

（3）潜在并发症：术后阴囊水肿、切口感染。

（4）体液不足　与嵌顿疝或绞窄性疝性引起的机械性肠梗阻有关。

6．护理措施

（1）术前护理（2011）

①休息与活动：疝块较大者减少活动，多卧床休息；建议病人离床活动时使用疝带压住疝环口，避免腹腔内容物脱出而造成疝嵌顿。

②消除引起腹内压升高的因素：存在慢性咳嗽、腹水、便秘、排尿困难、妊娠等可引起腹内压升高的因素而暂不行手术者需积极治疗原发病，控制症状。

③术前晚灌肠，清除肠内积粪，防止术后腹胀及排便困难。病人进手术室前，嘱其排尿，以防术中误伤膀胱。

④术前 30 分钟完成阴囊及会阴部的皮肤准备。

（2）术后护理

①体位与活动：术后当日取平卧位，膝下垫一软枕，使髋关节微屈，以降低腹股沟区切口张力和减少腹腔内压力，利于切口愈合和减轻切口疼痛（2011、2014）。次日可改为半卧位，术后卧床期间鼓励床上翻身及活动肢体。

②饮食护理：术后 6～12 小时，若无恶心、呕吐，可进流质饮食，次日可进软食或普食。行肠切除吻合术者术后应禁食，待肠功能恢复后方可进食（2015）。

③活动：采用无张力疝修补术的病人一般术后次日即可下床活动，年老体弱、复发性疝、绞窄性疝、巨大疝等病人可适当推迟下床活动的时间。

④防止腹内压升高：剧烈咳嗽和用力大小便等均可引起腹内压升高，不利于愈合。

（3）并发症的预防和护理（2011）

①预防阴囊水肿：渗血、渗液易积聚于阴囊。为避免阴囊积肿，术后可用丁字带托起阴囊，并密切观察。

②预防切口感染：切口感染是引起疝复发的主要原因之一。手术前应做好阴囊及会阴部的皮肤准备，避免损伤皮肤；合理应用抗生素；及时更换并保持切口敷料干燥；密切观察切口愈合情况，发现感染征象，应尽早处理。

7．健康教育

（1）向病人宣教注意避免腹内压升高的因素（2016），如剧烈咳嗽、便秘、提举重物等。

（2）综合指导（2012）

①活动：病人出院后应逐渐增加活动量，3 个月内应避免重体力劳动或提举重物等。

②饮食：保持排便通畅，避免用力排便。

③疝带：应用疝带治疗者，在应用疝带时应经常检查压迫位置是否正确、随时调整松紧度，避免引起疝内容物受压。

④定期随访：若疝复发，应及早诊治。

十、痔病人的护理

1. 病因

（1）肛垫下移学说：反复便秘、妊娠等引起腹内压增高的因素，则肛垫逐渐向远侧移位，并伴有静脉丛充血、扩张、融合，从而形成痔。

（2）静脉曲张学说：久坐久立、用力排便、妊娠、腹水等引起腹压增加的因素均可阻滞直肠静脉回流，导致血液淤滞、静脉扩张及痔的形成。

（3）其他：食物中的纤维含量过低、嗜酒、营养不良、肛周感染等。

2. 病理生理和分类

（1）内痔：内痔由齿状线以上的直肠上静脉丛形成，表面覆盖直肠黏膜。痔的位置多位于截石位 3、7、11 点，基底较宽。

（2）外痔：外痔由齿状线下方的直肠下静脉丛形成，表面覆盖肛管皮肤。

（3）混合痔：位于齿状线上、下，表面被直肠黏膜和肛管皮肤覆盖。内痔发展到Ⅱ度以上时多形成混合痔。

3. 临床分度和表现

（1）**内痔**：主要表现为**便血**及**痔块脱出**。便血的特点是无痛性间歇性便后出鲜血（2014）。

Ⅰ度：排便时出血，便后出血自行停止，无痔块脱出。

Ⅱ度：常有便血，痔块在排便时脱出肛门，排便后可自行回纳。

Ⅲ度：偶有便血，痔块在腹内压增高时脱出，无法自行回纳，需用手辅助。

Ⅳ度：偶见便血，痔块长期脱出于肛门，无法回纳或回纳后又立即脱出。

（2）外痔：主要表现为肛门不适、潮湿、有时伴局部**瘙痒**。若形成血栓性外痔，则有剧痛；在肛门表面可见红色或暗红色硬结（2015）。

（3）混合性痔：兼有内痔及外痔的表现，严重时肛门脱出呈梅花状，又称环状痔；若发生嵌顿，可坏死。

4. 辅助检查　肛门镜检查可见肛管齿状线附近突出的痔。

5. 治疗要点　无症状痔无须治疗；有症状痔的治疗目标在于减轻及消除症状而非根治。首选非手术治疗，无效时才考虑手术治疗。

（1）非手术治疗

①一般治疗：适用于初期及无症状痔。

a. 养成良好的饮食和排便习惯，增加膳食纤维的摄入，多饮水，忌酒及刺激性食物，改变不良排便习惯，保持大便通畅。

b. 便后热水坐浴以改善局部血液循环。

c. 肛管内注入抗生素油膏或栓剂。

d. 血栓形成时可先予局部热敷、外敷消炎镇痛药物，若疼痛不缓解再行手术。

e. 嵌顿痔，应及早行手法复位，将痔核还纳肛门内。

②注射疗法：常用于Ⅰ、Ⅱ度内痔的治疗。方法是注入硬化剂，使痔与其周围组织产生无菌性炎症反应。

③胶圈套扎疗法：可用于Ⅰ、Ⅱ、Ⅲ度内痔的治疗，在内痔根部套入一特制胶圈，利用胶圈的弹性回缩力将痔的血供阻断，使痔缺血坏死。

④冷冻疗法：适用于内痔出血不止，术后复发、年老体弱或伴有心、肺、肝、肾病等而不宜于术者。

（2）手术疗法：主要适用于Ⅱ、Ⅲ、Ⅳ度内痔或发生血栓、嵌顿等并发症的痔及以外痔为主的混合痔等。

6. 护理问题

（1）疼痛　与血栓形成、痔块嵌顿等有关。

（2）便秘　与不良饮食、排便习惯等有关。

（3）潜在并发症：尿潴留、贫血、肛门狭窄等。

7. 护理措施

（1）有效缓解疼痛：局部热敷或温水坐浴；便后及时清洗，<u>1：5000 高锰酸钾溶液温水坐浴</u>。遵医嘱用药，及时回纳痔。

（2）保持大便通畅

①术前

a. 调节饮食结构：嘱病人多饮水，多吃新鲜水果蔬菜和粗粮，少饮酒，少吃辛辣刺激食物，少吃高热量零食。

b. 定时排便：保持心情愉快及规律的生活起居，养成定时排便习惯。

c. 活动：适当增加运动量，以促进肠蠕动；避免久站、久坐、久蹲。

②术后：<u>术后 1～2 天应以无渣或少渣流食、半流食为主，如藕粉、莲子羹、稀粥、面条等，以减少肠蠕动、粪便形成和排便，促进切口愈合（2015）</u>。之后应保持大便通畅，防止用力排便，崩裂伤口。若有便秘，可口服液状石蜡或其他缓泻药，但忌灌肠。

（3）并发症的预防和护理（2015）

①尿潴留：术后 24 小时内，每 4～6 小时嘱病人排尿 1 次。避免因手术、麻醉、疼痛等因素造成术后尿潴留。若术后 8 小时仍未排尿且感下腹胀满、隆起时，可行诱导排尿或导尿等。

②切口出血：<u>术后 24 小时内，病人可在床上适当活动四肢、翻身等，但不宜过早下床</u>。以免伤口疼痛及出血。24 小时后可适当下床活动，逐渐延长活动时间，并指导病人进行轻体力活动。伤口愈合后可以恢复正常工作、学习和劳动，但要避免久站或久坐。

③术后切口感染

a. 完善术前肠道准备：避免清洁灌肠。可于术前一天口服 20%甘露醇 250ml、饮水 1500ml 清洁肠道。

b. 术前及时纠正贫血，提高机体抵抗力。

c. 加强术后会阴部护理：保持肛门周围皮肤清洁，每次大便后可用 1：5000 高锰酸钾温水溶液坐浴。

④肛门狭窄：多为术后瘢痕挛缩所致。术后应观察病人有无排便困难及大便变细。若发生狭窄，应及早行扩肛治疗。

十一、肛瘘病人的护理

1. 病因　绝大多数肛瘘由直肠肛管周围脓肿发展而来（2013），以化脓性感染多见，少数为特异性感染，如结核、克罗恩病、溃疡性结肠炎等；其他如直肠肛管外伤继发感染、直肠肛管恶性肿瘤溃破感染等所致，但少见。

2. 病理生理　肛瘘的内口即原发感染灶，位于齿状线上的肛窦处；外口位于肛周皮肤，为脓肿破溃处或手术切开引流部位；由于致病菌不断由内口进入，且外口皮肤愈合较快，常致引流不畅而发生假性愈合并再形成脓肿；脓肿可从原外口溃破，也可从另处穿出形成新的外口，反复发作，可发展为瘘管纡曲、少数存在分支、有多个瘘口的复杂性肛瘘。

3. 分类

（1）根据瘘口与瘘管的数目分类

①单纯性肛瘘：只存在单一瘘管。

②复杂性肛瘘：存在多个瘘口和瘘管，甚至有分支。

（2）根据瘘管所在的位置分类

①低位肛瘘：瘘管位于外括约肌深部以下，包括低位单纯性肛瘘和低位复杂性肛瘘。

②高位肛瘘：瘘管位于外括约肌深部以上，包括高位单纯性肛瘘和高位复杂性肛瘘。

4. 临床表现

（1）症状：病人常有肛周脓肿的病史，因脓、血性分泌物刺激肛门周围皮肤而引起局部**瘙痒**。较大的高位肛瘘外口可排出粪便或气体。当外口因假性愈合而暂时封闭时，可再次形成脓肿，出现直肠肛管周围脓肿症状；脓肿破溃后脓液排出，则症状缓解。上述症状**反复发作**是肛瘘的特点。

（2）体征：肛门周围可见 1 个或数个外口，排出少量脓性、血性或黏液性分泌物，部分病人可发生湿疹。外口呈红色乳头状隆起，压之可排出少量脓液或脓血性分泌物，可有压痛。

5. 辅助检查

（1）直肠指检：瘘管位置表浅时，可有触痛、扪及硬结和条索状管。

（2）肛门镜检查：有时可发现内口。若无法判断内口位置，可自外口注入亚甲蓝溶液，肛门镜下可见蓝色液溢出；观察填入肛管及直肠下段白色纱布条蓝染部位可判断内口位置。

（3）瘘管造影：通过碘油瘘管造影，了解瘘管的部位和走向。

6. 治疗要点　手术切除。原则是切开瘘管，敞开创面，促进愈合。

（1）肛瘘切开术：适用于低位肛瘘。瘘管全部切开，并去除切口两侧边缘的瘢痕组织，保持引流通畅。

（2）肛瘘切除术：适用于低位单纯性肛瘘。全部切除瘘管壁直至健康组织，创面敞开，使其逐渐愈合。

（3）挂线治疗：适用于高位单纯性肛瘘。是利用橡皮筋或有腐蚀作用的药线的机械性压迫作用，使结扎处组织发生血运障碍而坏死，以缓慢切开肛瘘。优点是随着缓慢切割过程，可有效避免术后肛门失禁（2017）。

7. 护理问题

（1）便秘　与惧怕疼痛而拒绝排便有关。

（2）皮肤完整性受损　与肛周皮肤瘙痒有关。

（3）潜在并发症：伤口感染、肛门狭窄、肛门失禁等。

8. 护理措施

（1）保持大便通畅

①饮食：注意清淡，忌辛辣食物（2012），多进新鲜果蔬；多饮水。

②养成良好排便习惯：术后病人因惧怕疼痛，常拒绝排便，应向其解释术后排便的意义，在有便意时应及时排便；可口服缓泻药，必要时应用镇痛药以缓解疼痛。

（2）加强肛周皮肤护理

①保持肛周皮肤清洁、干燥：嘱病人局部皮肤瘙痒时不可用指甲抓，避免皮肤损伤和感染。

②温水坐浴（2011）：手术后第 2 天开始，每日早晚及便后用 1∶5000 高锰酸钾溶液坐浴，浴后擦干局部，涂以抗生素软膏。

③挂线后护理：嘱病人每 5～7 天至门诊收紧药线，直到药线脱落。脱线后局部可涂生肌散或抗生素软膏，以促进伤口愈合。

（3）术后并发症的预防和护理：定期行直肠指检，以及时观察伤口愈合情况。为防止肛门狭窄，术后 5～10 日可用示指扩肛，每日 1 次。肛门括约肌松弛者，术后 3 日起指导病人进行提肛运动。

十二、直肠肛管周围脓肿病人的护理

1. 病因　绝大多数直肠肛管周围脓肿源于肛腺感染（2012、2014），少数可继发于外伤、肛裂或痔疮药物注射治疗等。

2. 病理生理　肛腺形成脓肿后可蔓延至直肠肛管周围间隙，其间所含的疏松的脂肪、结缔组织使感染极易扩散，从而形成不同部位的脓肿。若未能及时有效处理，还可穿破间隙而扩散或形成肛瘘。

3. 临床表现（2012）

（1）肛门周围脓肿：以肛门周围皮下脓肿最为常见，以局部症状为主，全身感染症状少见。多表现为肛周持续跳动性疼痛，病人因疼痛而坐立不安、行动不便。早期局部红肿、发硬，压痛明显，脓肿形成后则有波动感。

（2）坐骨肛管间隙脓肿（坐骨直肠窝脓肿）：较为多见。全身感染症状重。病人在发病初期就出现寒战高热、乏力、食欲缺失、恶心等全身表现。病变局部由持续性胀痛逐渐发展为明显跳痛。有些病人可出现排尿困难和（或）里急后重。感染初期无明显局部体征，随病情发展可出现患处红肿及深压痛。较大脓肿可穿入肛管周围间隙，并穿出皮肤，形成肛瘘。

（3）骨盆直肠间隙脓肿（骨盆直肠窝脓肿）：较前两者少见。因此处位置深、空隙大，全身感染症状严重而无典型局部表现。早期就可出现持续高热、恶心、头痛等。局部症状为会阴和直肠坠胀感，排便不尽感等，有时伴排尿困难。肛门周围多无异常体征。

4. 辅助检查

（1）直肠指检：对直肠肛管周围脓肿有重要意义。病变位置表浅时可触及压痛性肿块，甚至波动感；深部脓肿则可有患侧深压痛，有时可扪及局部隆起。

（2）实验室检查：有全身感染症状的病人血常规可见白细胞计数和中性粒细胞比例增高，严重者可出现核左移及中毒颗粒。

（3）B 超：有助于深部脓肿的判断。

（4）诊断性穿刺：局部穿刺抽到脓液则可确诊。

5. 处理原则　脓肿未形成时可应用抗菌药治疗，控制感染；温水坐浴；局部理疗。为缓解病人排便时疼痛，可口服缓泻药或液状石蜡以促进排便。脓肿形成后应及早行手术切开引流（2012）。

6．护理问题

（1）疼痛　与肛周脓肿及手术有关（2014）。

（2）便秘　与疼痛惧怕排便有关。

（3）体温升高　与全身感染有关。

7．护理措施

（1）有效缓解疼痛

①体位：指导病人采取舒适体位，避免局部受压加重疼痛。

②热水坐浴（2012）：指导病人用 1∶5000 高锰酸钾溶液 3000ml 坐浴，温度为 43～46℃，每日 2～3 次，每次 20～30 分钟。

（2）保持大便通畅

①饮食：嘱病人多饮水，摄入有助于促进排便的食物，如香蕉、新鲜蔬菜等（2015），鼓励病人排便。对于惧怕疼痛者，应提供相关知识。

②予以缓泻药：根据医嘱，给予麻仁丸或液状石蜡等口服。

（3）控制感染

①应用抗菌药：遵医嘱，全身应用革兰阳性菌敏感的抗菌药控制感染（2016）；条件成熟时应穿刺抽取脓液，并根据药敏试验结果选择和调整敏感抗菌药。

②脓肿切开引流护理：对脓肿切开引流者，应密切观察引流液的颜色、量、性状并记录。定时冲洗脓腔，保持引流通畅。当脓液变稀、引流量<50ml/d 时，可考虑拔管。

③对症处理：高热病人给予物理降温。

十三、肝硬化病人的护理

肝硬化是一种常见的、由多种原因引起的长期反复作用的慢性进行性弥漫性肝病。病理特点为广泛的肝细胞变性坏死、再生结节形成、纤维组织增生，正常肝小叶结构破坏和假小叶形成（2015）。以青壮年男性多见。

1．病因

（1）病毒性肝炎：主要为乙型病毒性肝炎，其次为丙型肝炎，或乙型加丁型重叠感染，甲型和戊型一般不发展为肝硬化。

（2）酒精中毒：长期大量饮酒者，乙醇及其中间代谢产物（乙醛）直接引起酒精性肝炎，并发展为肝硬化，酗酒所致的长期营养失调也对肝脏起一定损害作用。

（3）药物或化学毒物：长期服用双醋酚丁、甲基多巴、异烟肼等药物，或长期接触四氯化碳、磷、砷等化学毒物，可引起中毒性肝炎，最终演变为肝硬化。

（4）胆汁淤积：持续存在肝外胆管阻塞或肝内胆汁淤积时，高浓度的胆汁酸和胆红素可损伤肝细胞，导致肝硬化。

（5）循环障碍：慢性充血性心力衰竭、缩窄性心包炎、肝静脉阻塞致肝脏长期淤血，肝细胞缺氧、坏死和纤维组织增生，最后发展为肝硬化。

（6）遗传和代谢性疾病：如肝豆状核变性、血色病、半乳糖血症等。

（7）血吸虫病：反复或长期感染血吸虫病。

（8）其他：部分病例发病原因难以确定，称隐源性肝硬化。自生免疫性肝炎可发展为肝硬化。

2. 临床表现　肝硬化的临床表现多样,起病常隐匿,病情进展缓慢,可潜伏 3～5 年或 10 年以上,少数因短期大片肝坏死,3～6 个月可发展成肝硬化。临床上分为代偿期和失代偿期肝硬化。

(1) **代偿期肝硬化**:早期症状轻,以乏力、食欲缺乏为主要表现,可伴有恶心、厌油腻、腹胀、上腹隐痛及腹泻等。常因劳累而出现症状,经休息缓解。肝功能多在正常范围或轻度异常。

(2) **失代偿期肝硬化**:主要是**肝功能减退**和**门静脉高压**所致的全身症状和体征。

1) 肝功能减退

①全身状况:状况较差,疲倦、乏力、精神萎靡;营养较差,消瘦、肝病面容(面色灰暗黝黑)、皮肤巩膜黄染、皮肤干枯粗糙、水肿、口角炎等。部分病人有不规则发热,常与病情活动或感染有关。

②消化系统症状:食欲缺乏,进食后上腹饱胀,有时伴恶心、呕吐,稍进油腻肉食易引起腹泻。肝细胞有进行性或广泛性坏死时可出现黄疸,是肝功能严重减退的表现。

③出血倾向(2017)和贫血:凝血功能障碍,出现鼻出血、牙龈出血、皮肤紫癜,女性常有月经量过多。病人可有不同程度的贫血。

④内分泌失调:雌激素增多、雄激素和糖皮质激素减少。雌激素增多及雄激素减少,男性病人常有性功能减退、不育、男性乳房发育、毛发脱落等;女性病人可有月经失调、闭经、不孕等。部分病人出现蜘蛛痣(2014);手掌大小鱼际和指端腹侧部位皮肤发红称为肝掌。肾上腺皮质功能减退,表现为面部和其他暴露部位皮肤色素沉着。

2) 门静脉高压的临床表现:门静脉高压症的三大临床表现是脾大、侧支循环的建立和开放、腹水。

①脾大:门静脉高压致脾静脉压力增高,脾淤血而肿胀,一般为轻、中度大,有时可为巨脾。上消化道大量出血时,脾脏可暂时缩小,待出血停止并补足血容量后,脾脏再度增大。晚期脾大常伴有对血细胞破坏增加,使周围血中白细胞、红细胞和血小板减少,称为脾功能亢进。

②侧支循环的建立和开放:门静脉压力增高时,来自消化器官和脾脏的回心血液流经肝脏受阻,使门腔静脉交通支开放并扩张,血流量增加,建立起侧支循环。重要的侧支循环有:a. 食管下段和胃底静脉曲张(2013):主要是门静脉系的胃冠状静脉和腔静脉系的食管静脉、奇静脉等沟通开放,曲张的静脉破裂出血时,出现呕血、黑粪及休克等表现。b. 腹壁静脉曲张。c. 痔静脉扩张。

③腹水:肝硬化肝功能失代偿期最为显著的临床表现。大量腹水时腹部隆起(2012),腹壁绷紧发亮,病人行动困难,可发生脐疝,膈抬高,出现呼吸困难、心悸。

腹水形成的因素有:a. 门静脉压力增高:门静脉压力增高时,腹腔脏器毛细血管床静水压增高,组织间液回吸收减少而漏入腹腔。b. 血浆胶体渗透压降低:肝功能减退使清蛋白合成减少及蛋白质摄入和吸收障碍,发生低清蛋白血症。低清蛋白血症时血浆胶体渗透压降低,血管内液体进入组织间隙,在腹腔可形成腹水。c. 肝淋巴液生成过多:肝静脉回流受阻时,肝内淋巴液生成增多,超过胸导管引流能力,淋巴管内压力增高,使大量淋巴液自肝包膜和肝门淋巴管渗出至腹腔。d. 有效循环血容量不足:血容量不足时,交感神经系统兴奋、肾素-血管紧张素-醛固酮系统激活及抗利尿激素分泌增多,导致肾小球滤过率降低及水钠重吸收增加，发生水钠潴留。

3）肝脏情况：早期肝脏增大，表面尚平滑，质中等硬；晚期肝脏缩小，表面可呈结节状，质地坚硬。

（3）并发症

①上消化道出血：是最常见的并发症，由于食管下段或胃底静脉曲张破裂出血所致（2015）。常在恶心、呕吐、咳嗽、负重等使腹内压突然升高。损伤、胃酸反流腐蚀损伤时，引起突然大量的呕血和黑粪，出血不能自行停止（2017），可致出血性休克或诱发肝性脑病。

②感染：病人可出现发热、腹痛、腹胀、腹膜刺激征、腹水迅速增长或持续不减，少数病例发生低血压或中毒性休克、难治性腹水或进行性肝衰竭。

③肝性脑病：是晚期肝硬化的最严重并发症，也是肝硬化病人最常见死亡原因。

④原发性肝癌。

⑤肝肾综合征（HRS）：又称功能性肾衰竭。是肝硬化终末期最常见的严重并发症之一。表现为少尿或无尿、氮质血症、稀释性低钠血症和低尿钠，但肾脏无明显器质性损害。

⑥电解质和酸碱平衡紊乱：常见低钠血症、低钾低氯血症与代谢性碱中毒。

⑦肝肺综合征（HPS）：临床表现为低氧血症和呼吸困难。吸氧只能暂时缓解症状，但不能逆转病程。

3. 辅助检查

（1）血常规：代偿期多正常，失代偿期常有不同程度的贫血。脾功能亢进时白细胞和血小板计数亦减少。

（2）尿液检查：代偿期正常，失代偿期可有蛋白尿、血尿和管型尿。有黄疸时尿中可出现胆红素，尿胆原增加。

（3）肝功能试验：代偿期正常或轻度异常，失代偿期重症病人血清结合胆红素、总胆红素增高，胆固醇酯低于正常。肝细胞严重坏死时 AST（GOT）常高于 ALT。

（4）腹水检查：叩诊法是评估有无腹水的最佳方法（2016）。包括腹水颜色、比重、蛋白定量、血清和腹水清蛋白梯度（SAAG）、细胞分类、腺苷脱氨酶（ADA）、血清和腹水 LDH、细菌培养及内毒素测定等。

（5）免疫功能检查：血清 IgG、IgA、IgM 也可升高；T 淋巴细胞数常低于正常。

（6）影像学检查：X 线钡剂检查对诊断食管和胃底静脉曲张有价值，食管静脉曲张者可见钡剂在黏膜上分布不均，有虫蚀样或蚯蚓状充盈缺损，纵行黏膜皱襞增宽；胃底静脉曲张时钡剂呈菊花样充盈缺损。

（7）上消化道内镜检查：可观察食管、胃底静脉有无曲张及其曲张的程度和范围。

（8）肝活组织检查：有诊断有确诊价值，有助于明确肝硬化的病因、病理类型、炎症和纤维化程度等。

4. 治疗要点　目前尚无特效治疗，应重视早期诊断，加强病因治疗，如乙型肝炎肝硬化者抗病毒治疗、酒精性肝硬化者需戒酒（2012），注意一般治疗，以缓解病情，延长代偿期和保持劳动力。

肝硬化代偿期病人可服用抗纤维化的药物（如秋水仙碱）及中药，使用保护肝细胞药物（如还原型谷胱甘肽、S-腺苷蛋氨酸、维生素），不宜滥用护肝药物，避免应用对肝有损害的药物。失代偿期主要是对症治疗、改善肝功能和处理并发症,有手术适应证者慎重选择时机进行手术治疗。

5．护理问题

(1)营养失调:低于机体需要量 与肝功能减退、门静脉高压引起食欲缺乏、消化和吸收障碍有关。

(2)体液过多 与肝功能减退、门静脉高压引起钠水潴留有关。

(3)潜在并发症:上消化道出血、肝性脑病。

(4)有皮肤完整性受损的危险 与营养不良、水肿、皮肤干燥、瘙痒、长期卧床有关。

(5)有感染的危险 与机体抵抗力低下、门腔静脉侧支循环开放等因素有关。

6．护理措施

(1)休息与体位:平卧位,失代偿期病人应多卧床休息。可抬高下肢,以减轻水肿。大量腹水者卧床时可取半卧位,以使膈肌下降,有利于呼吸运动。

(2)饮食护理:既保证饮食营养又遵守必要的饮食限制是改善肝功能、延缓病情进展的基本措施。饮食治疗原则:高热量、高蛋白质、高维生素、易消化饮食,严禁饮酒,适当摄入脂肪,动物脂肪不宜过多摄入,并根据病情变化及时调整。

①保证热量:每日供给 300～400g 糖,以利于肝细胞再生。

②蛋白质:以高蛋白含量食物为主,如豆制品、鸡蛋、牛奶、鱼、鸡肉、猪瘦肉。血氨升高时应限制或禁食蛋白质。

③维生素:宜进食富含维生素的食物,例如:西红柿、柑橘等富含维生素C(2011),以促进肝细胞修复、保护肝功能及增强肝解毒功能。

④限制钠和水的摄入:有腹水者应限制盐在 1.0～2.0g/d(2013),进水量限制在每天1000ml 左右。

⑤避免损伤曲张静脉:食管胃底静脉曲张者应食菜泥、肉末、软食,进餐时细嚼慢咽,咽下的食团宜小且外表光滑,切勿混入坚硬、粗糙食物,以防损伤曲张的静脉导致出血(2011)。

(3)营养支持:必要时遵医嘱给予静脉补充营养,如高渗葡萄糖液、复方氨基酸、白蛋白或新鲜血。

(4)用药护理:使用利尿药时应特别注意维持水、电解质和酸碱平衡。利尿速度不宜过快,每天体重减轻一般不超过 0.5kg,有下肢水肿者每天体重减轻不超过 1kg。

(5)病情观察:观察腹水和下肢水肿的消长,准确记录出入量,测量腹围、体重,并教会病人正确的测量和记录方法。进食量不足、呕吐、腹泻者,或遵医嘱应用利尿药、放腹水后更应密切观察,如病人在放腹水过程中突然出现昏迷,应立即停止放腹水(2015)。监测血清电解质和酸碱度的变化,以及时发现并纠正水电解质、酸碱平衡紊乱,防止肝性脑病、肝肾综合征的发生。

(6)腹腔穿刺放腹水的护理:术前说明注意事项,测量体重、腹围、生命体征,排空膀胱以免误伤;术中及术后监测生命体征,观察有无不适反应;术毕用无菌敷料覆盖穿刺部位,如有溢液可用明胶海绵处置;术毕缚紧腹带,以免腹内压骤然下降;记录抽出腹水的量、性质和颜色,腹水培养接种应在床旁进行,每个培养瓶至少接种 10ml 腹水,标本及时送检。

7．健康教育

（1）疾病知识指导：帮助病人和家属掌握本病的有关知识和自我护理方法，并发症的预防及早期发现，树立治病信心，保持愉快心情。告知病人切实遵循饮食治疗原则和计划，注意保暖和个人卫生。

（2）活动与休息：指导肝硬化代偿期病人无明显的精神、体力减退，可参加轻工作，避免过度疲劳；失代偿期病人以卧床休息为主，可适量活动，活动量以不加重疲劳感和其他症状为度。

（3）用药指导：按医师处方用药，加用药物需征得医师同意，以免服药不当而加重肝脏负担和肝功能损害。护士应向病人详细介绍所用药物的名称、剂量、给药时间和方法，教会其观察药物疗效和不良反应。

十四、细菌性肝脓肿病人的护理

细菌性肝脓肿指化脓性细菌引起的肝内化脓性感染。

1．病因

（1）**胆道系统**：**最主要**的入侵途径和**最常见**的病因（2011）。

（2）肝动脉：体内任何部位的化脓性病变并发菌血症时，细菌随肝动脉入侵。

（3）门静脉系统：化脓或坏疽性阑尾炎、化脓性盆腔炎等腹腔感染，菌痢、溃疡性结肠炎等肠道感染及结核感染等可引起门静脉属支血栓性静脉炎及脓毒栓子脱落经门静脉系统入肝引起肝脓肿。

（4）淋巴系统：肝毗邻部位化脓性感染，细菌可经淋巴系统入侵肝。

（5）直接入侵：肝开放性损伤时，细菌直接从伤口入侵；肝闭合性损伤伴有肝内小胆管破裂或肝内血肿形成均可使细菌入侵而引起肝脓肿。

（6）隐匿性感染。

2．临床表现

（1）症状

①全身症状：寒战、高热，是**最常见的早期症状**（2011、2017）。体温可高达 $39\sim40℃$，多为弛张热，伴多汗，脉率增快。病人常有乏力症状。

②肝区疼痛：肝区持续性胀痛或钝痛，有时可伴有右肩牵涉痛。

③消化道症状：食欲缺乏、恶心、呕吐；少数病人可有腹泻、腹胀等症状。

（2）体征：肝区压痛、肝大、右下胸部和肝区叩击痛最为常见。病人有**急性面容**。严重者或并发胆道梗阻可出现黄疸。病程较长者，常有贫血、消瘦、恶病质。

3．辅助检查

（1）实验室检查：①血白细胞计数明显升高，常大于 $20\times10^9/L$；②血清转氨酶升高。

（2）影像学检查：①X 线检查，肝阴影增大，膈肌抬高、隆起和活动受限；②B 超，**首选方法**；③CT、MRI、放射性核素扫描，对肝脓肿的定性有帮助。

（3）诊断性肝穿刺。

4．治疗要点

（1）非手术治疗：适用于急性期肝局限性炎症、多发性小脓肿的治疗。

①支持治疗：肠内、外营养支持，积极补液；纠正水、电解质酸碱失调；必要时反复多

次输清蛋白或血浆，纠正低蛋白血症；护肝治疗。

②应用抗生素：大量、联合应用抗生素。如青霉素或氨苄西林+氨基糖苷类抗生素、头孢菌素类+甲硝唑或替硝唑等药物，或根据脓液或血液细菌培养、药物敏感试验结果改用有效抗生素。

③积极处理原发病灶。

④经皮肝穿刺抽脓或脓肿置管引流术。

（2）手术治疗

①脓肿切开引流术：适用于脓肿较大有穿破可能或已并发腹膜炎、脓胸及胆源性肝脓肿或慢性肝脓肿者。

②肝叶切除术：适用于慢性厚壁肝脓肿切开引流术后长期不愈，或肝内胆管结石合并左外叶多发性肝脓肿致肝叶严重破坏者。

5．护理问题

（1）体温过高　与肝脓肿及其产生的毒素吸收有关。

（2）营养失调：低于机体需要量　与进食减少、感染、高热引起分解代谢增加有关。

（3）体液不足　与高热致大量出汗、进食减少等有关。

（4）潜在并发症：腹膜炎、膈下脓肿、胸腔内感染、休克。

6．护理措施

（1）引流管护理：妥善固定，防止滑脱；取半卧位，以利引流和呼吸；每日用生理盐水或含甲硝唑盐水多次或持续冲洗脓腔；每日更换引流袋并严格执行无菌操作；拔管：当脓腔引流量少于 10ml/d 时，可拔除引流管。

（2）高热护理

①病室内温度和湿度适宜：病室定时通风，保持空气新鲜，维持室内温度在 18～22℃，湿度在 50%～70%。

②保持舒适：病人衣着适量，床褥勿盖过多，及时更换汗湿的衣裤和床单，保持清洁和舒适。当体温过高时可给予物理降温，如无效则遵医嘱给予药物降温。

③观察：观察体温，特别是当病人发生寒战后或体温高于 39℃时，应每 2 小时测定 1 次体温（最好测口温或肛温），并适时抽血做血培养。注意观察病人有无因大量出汗引起虚脱或高热惊厥等并发症。

④摄水量：除须控制入水量者外，保证高热病人每日至少摄入 2000ml 液体。

（3）用药护理：①遵医嘱尽早合理使用抗生素，把握给药间隔时间与药物配伍禁忌，并注意观察药物不良反应。②长期应用抗生素者，应注意观察口腔黏膜，观察有无腹泻、腹胀等，警惕假膜性肠炎及继发双重感染，必要时做咽拭子、大小便等真菌培养。

（4）营养支持：鼓励病人多食高蛋白、高热量、富含维生素和膳食纤维的食物；保证足够的液体摄入量；贫血、低蛋白血症者应输注血液制品；进食较差、营养不良者，提供肠内、外营养支持。

（5）病情观察：加强生命体征、腹部及胸部症状与体征的观察，特别注意有无脓肿破溃引起的腹膜炎、膈下脓肿、胸腔内感染、心脏压塞等严重并发症。

7．健康教育　指导病人遵医嘱服药，不得擅自改变剂量或停药。若出现不适，及时就诊。

十五、肝性脑病病人的护理

肝性脑病，指严重肝病引起的、以代谢紊乱为基础的中枢神经系统功能失调的综合征，其主要临床表现是意识障碍、行为失常和昏迷。

1. 病因与发病机制

（1）病因：**各型肝硬化**，特别是肝炎后肝硬化是引起肝性脑病最常见的原因，重症肝炎、暴发性肝衰竭、原发性肝癌、严重胆道感染及妊娠期急性脂肪肝等肝病亦可导致肝性脑病。多数肝性脑病是由各型肝硬化引起，尤以肝炎后肝硬化最为常见，其次为改善门静脉高压的门体分流手术引起。部分肝性脑病由重症病毒性肝炎、中毒性肝炎和药物性肝病所致的急性或暴发性肝衰竭引起。少数由原发性肝癌后期、妊娠期急性脂肪肝、严重胆道感染等引起。

（2）诱因：肝性脑病的发生可有或可无诱因，但门体分流性脑病多有诱因，常见的有<u>上消化道出血、高蛋白饮食、大量排钾利尿和放腹水</u>、催眠镇静药和麻醉药、便秘、感染、尿毒症、低血糖等。

（3）发病机制：神经毒素氨是促发肝性脑病最主要的神经毒素，氨代谢紊乱引起氨中毒是肝性脑病，特别是门体分流性脑病的重要发病机制。氨对中枢神经系统的毒性作用：<u>干扰脑的能量代谢，抑制脑功能</u>（2015）。

2. 临床表现

（1）一期（前驱期）：轻度性格改变和行为异常，如欣快激动或淡漠少言、衣冠不整或随地便溺。应答尚准确，但吐词不清楚且较缓慢。可有**扑翼样震颤（2012）**，即嘱病人两臂平伸，肘关节固定，手掌向背侧伸展，手指分开时，可见到手向外侧偏斜，掌指关节、腕关节、甚至肘与肩关节急促而不规则地扑击样抖动。脑电图多正常。此期历时数日或数周。

（2）二期（昏迷前期）：以意识错乱、睡眠障碍、行为异常为主要表现。前一期的症状加重。嗜睡、行为异常（如衣冠不整或随地大小便）、言语不清、书写障碍及定向力障碍。有腱反射亢进、肌张力增高、踝阵挛及 Babinski 征阳性等神经体征。<u>此期**扑翼样震颤**存在</u>，脑电图异常。

（3）三期（昏睡期）：以昏睡和精神错乱为主。昏睡，但可以唤醒，醒时尚可应答，但常有神志不清和幻觉。各种神经体征持续存在或加重，肌张力增高，四肢被动运动常有抵抗力，锥体束征阳性。**扑翼样震颤仍可引出**，脑电图明显异常。

（4）四期（昏迷期）：神志完全丧失，不能唤醒。浅昏迷时，对疼痛等强刺激尚有反应，腱反射和肌张力亢进；深昏迷时，各种腱反射消失，肌张力降低。<u>扑翼样震颤**无法引出**</u>，脑电图明显异常。

3. 辅助检查

（1）血氨：慢性肝性脑病特别是门体分流性脑病病人多有血氨增高，急性肝性脑病病人的血氨可以正常。

（2）脑电图检查：节律变慢，二至三期病人出现普遍性每秒 4～7 次 S 波或三相波；昏迷时表现为高波幅的 S 波，每秒少于 4 次。

（3）心理智能测验：心理智能测验主要用于肝性脑病的早期诊断和轻微肝性脑病的筛选。

（4）影像学检查：行 CT 或 MRI 检查，急性肝性脑病病人可发现脑水肿、慢性肝性脑病病人则可发现不同程度的脑萎缩。

4. 治疗要点

（1）及早识别及去除肝性脑病发作的诱因：及时控制感染和上消化道出血并清除积血，避免快速和大量的排钾利尿和放腹水。纠正水、电解质和酸碱平衡失调。缓解便秘，并控制使用麻醉、镇痛、催眠、镇静等药物。

（2）减少肠内氮源性毒物的生成与吸收。

①灌肠或导泻：可用生理盐水或弱酸性溶液（如稀醋酸液）灌肠，或口服或鼻饲 25%硫酸镁 30～60ml 导泻。对急性门体分流性脑病昏迷者用乳果糖 500ml 加水 500ml 灌肠作为首选治疗。

②抑制肠道细菌生长：常用的有新霉素、甲硝唑、利福昔明等。

③乳果糖或乳梨醇：可降低肠道 pH，抑制肠道细菌生长，使肠道细菌产氨减少，并可以减少氨的吸收（2012），促进血液中的氨从肠道排出。

④益生菌制剂：维护肠道正常菌群、抑制有害菌群、减少毒素吸收。

（3）促进体内氨的代谢。

（4）调节神经递质。

（5）人工肝。

（6）肝移植：适用于严重和顽固性的肝性脑病有肝移植指征者。

（7）并发症治疗：重度肝性脑病病人常并发脑水肿和多器官功能衰竭，应积极防治各种并发症。

5. 护理问题

（1）意识障碍　与血氨增高，干扰脑细胞能量代谢和神经传导有关。

（2）营养失调：低于机体需要量　与肝功能减退、消化吸收障碍、限制蛋白摄入有关。

（3）活动无耐力　与肝功能减退、营养摄入不足有关。

（4）有感染的危险　与长期卧床、营养失调、抵抗力低下有关。

6. 护理措施

（1）休息与活动：病人以卧床休息为主，实行专人护理，以利于肝细胞再生，减轻肝脏负担。对曾经发生过肝性脑病而目前意识尚清楚的病人，应加强巡视，及早发现异常情况。对烦躁病人应注意保护，可加床栏，必要时使用约束带，防止发生坠床及撞伤等意外。

（2）饮食护理（2012、2013、2014、2017）

①保证高热量：保证每天热量供应 5～6.7MJ（1200～1600kcal）（2013）。因维持正氮平衡热量不够时，蛋白分解代谢增强，氨基酸生成及产氨过多，从而增加肝性脑病发生的危险性。每天入液总量以不超过 2500ml 为宜，肝硬化腹水病人一般以尿量加 1000ml 为标准控制入液量（2013）。脂肪可延缓胃的排空，应尽量少用（2013、2014）。

②蛋白质的摄入：重点不在于限制蛋白质的摄入，而在于保持正氮平衡。大多数肝硬化病人存在营养不良，长时间限制蛋白饮食会加重营养不良的程度。蛋白质摄入的原则：a. 急性期首日禁蛋白饮食（2012），给予葡萄糖保证供应能量，昏迷者可鼻饲饮食。b. 慢性肝性脑病病人无禁食蛋白质必要（2013）。c. 蛋白质摄入量为每天 1～1.5g/kg。d. 口服或静脉使用支链氨基酸制剂，可调整芳香族氨基酸/支链氨基酸（AAA/BCAA）比值。e. 植物和奶制品蛋白优于动物蛋白。

③其他：**不宜用维生素 B₆（2011）**。

（3）病情观察：肝性脑病治疗成功的关键是早期诊断、早期治疗，应注意观察病人有无性格和行为失常、理解和记忆力减退等早期肝性脑病迹象。观察病人思维及认知的改变，可通过刺激或定期唤醒等方法评估病人意识障碍的程度。监测并记录病人血压、脉搏、呼吸、体温及瞳孔变化。定期复查血氨、肝功能、肾功能、电解质，若有异常应及时协助医生进行处理。

（4）对症护理：①**上消化道出血**为最常见的诱因，可用**生理盐水或弱酸性溶液灌肠，忌用肥皂水（2016）**，以防止加速氨的产生和吸收。②避免快速利尿和大量放腹水，以防加重病情。可在放腹水的同时补充血浆白蛋白。③避免应用催眠镇静药、麻醉药等。**当病人狂躁不安或有抽搐时，禁用吗啡、水合氯醛、哌替啶及速效巴比妥类**，必要时遵医嘱减量使用**地西泮、东莨菪碱**，并减少给药次数。④防止及控制感染。**失代偿期肝硬化病人容易并发感染**，特别是有大量腹水或曲张静脉出血者。发生感染时，应遵医嘱及时、准确地应用抗生素，以有效控制感染。⑤保持排便通畅，防止便秘。

（5）心理护理。

（6）用药护理：①应用谷氨酸钾和谷氨酸钠时，谷氨酸钾、钠比例应根据血清钾、钠浓度和病情而定。病人尿少时少用钾剂，明显腹水和水肿时慎用钠剂。②**长期服用新霉素**的病人中少数可出现**听力或肾损害**，故服用新霉素不宜超过 1 个月，用药期间应监测听力和肾功能。③**乳果糖**因在肠内产气较多，可引起腹胀、腹绞痛、恶心、呕吐及电解质紊乱等，应用时应从小剂量开始。④大量输注葡萄糖的过程中，必须警惕低钾血症、心力衰竭。

（7）**昏迷病人的护理（2011）**：①病人取**仰卧位**，头略偏向一侧，以防舌后坠阻塞呼吸道。②保持呼吸道通畅，深昏迷病人应做气管切开以排痰，保证氧气的供给。③做好基础护理，保持床褥干燥、平整，定时协助病人翻身，按摩受压部位，防止压疮。对眼睑闭合不全、角膜外露的病人可用生理盐水纱布覆盖眼部。④尿潴留病人给予留置导尿，并详细记录尿量、颜色、气味。⑤给病人做肢体的被动运动，防止静脉血栓形成及肌肉萎缩。

7. 健康教育

（1）向病人及家属介绍肝性脑病有关知识，使病人和家属认识疾病的严重性和自我保健的重要性。指导病人在病程中保持乐观情绪，积极配合治疗，树立战胜疾病的信心；嘱病人家属给病人精神支持和生活照顾，促使疾病早日康复。

（2）指导病人及家属认识肝性脑病的诱发因素和预防措施，自觉避免诱发因素。

（3）和病人及家属一起制订合理的饮食方案，避免进食过量蛋白质，戒烟、酒，保持大便通畅。

（4）指导病人遵医嘱合理用药，了解药物的不良反应，慎用或避免使用对肝有损害的药物。

（5）定期随访复诊，如有肝性脑病的早期征象、消化道出血等应随时就诊。

十六、胆道感染病人的护理

胆道感染是指胆囊壁和（或）胆管壁受到细菌侵袭而发生的炎症反应。胆道感染与胆石症互为因果关系。

1．急性胆囊炎

（1）病因

①胆囊管梗阻：结石阻塞或嵌顿于胆囊管或胆囊颈。

②细菌感染：细菌多来源于胃肠道，主要致病菌是革兰阴性杆菌，常合并厌氧菌感染。

（2）临床表现

①症状

a．胆绞痛：常于饱餐、进食油腻食物后或夜间发作。典型的表现为突发性右上腹绞痛，阵发性加重，疼痛常向右肩、肩胛、右背部放射（2014）。

b．发热：据胆囊炎症反应程度不同，可有轻、中度发热。当胆囊化脓、坏疽、穿孔或合并急性胆管炎时，常出现寒战、高热。

c．消化道症状：常伴恶心、呕吐、食欲缺乏、腹胀、腹部不适等非特异性消化道症状。

②体征

a．病人右上腹有压痛和肌紧张。若胆囊穿孔，则出现急性弥漫性腹膜炎的症状和体征。

b．墨菲（Murphy）征阳性：是急性胆囊炎的典型体征。检查者将左手压于右上肋缘下（2016），嘱病人腹式呼吸，如出现突然吸气暂停称为 Murphy 征阳性。

（3）辅助检查

①实验室检查：血常规检查可见白细胞计数及中性粒细胞比例升高，部分病人可有血清胆红素、转氨酶或淀粉酶升高。

②影像学检查：B 超可显示胆囊增大，胆囊壁增厚，并可探及胆囊内结石影。

（4）治疗要点：主要为手术治疗。手术时机和手术方式取决于病人的病情。

①非手术治疗可作为手术前的准备。方法包括禁食、解痉、输液、抗感染、营养支持、纠正水电解质及酸碱代谢失调等。大多数病人经非手术治疗后病情缓解，再行择期手术；如病情无缓解，或已诊断为急性化脓性、坏疽穿孔性胆囊炎，则需尽早手术治疗。

②手术治疗：胆囊切除术，胆囊造口术，超声或 CT 引导下经皮经肝胆囊穿刺引流术。

（5）护理问题

①疼痛　与结石突然嵌顿、胆汁排空受阻致胆囊强烈收缩或继发感染有关。

②营养失调：低于机体需要量　与不能进食和手术前后禁食有关。

③潜在并发症：胆囊穿孔等。

（6）护理措施

①病情观察：严密监测生命体征，观察腹部体征变化。若出现寒战、高热、腹痛加重、腹痛范围扩大等，应考虑病情加重或胆囊穿孔，及时报告医师，积极处理。

②疼痛管理：嘱病人卧床休息，取舒适体位；指导病人进行有节律的深呼吸，达到放松和减轻疼痛的目的。对诊断明确且疼痛剧烈者，给予消炎利胆、解痉镇痛药物，以缓解疼痛。

③控制感染：遵医嘱合理运用抗生素，选用对革兰阴性细菌及厌氧菌有效的抗生素并联合用药。

④改善和维持营养状况：对非手术治疗的病人，病情严重者需禁食和（或）胃肠减压。不能经口进食或进食不足者，可经肠外营养途径补充和改善营养状况。拟行急诊手术的病人应禁食，经静脉补充足够的水、电解质、热量和维生素等，维持水、电解质及酸碱平衡。术后病人禁食 6 小时，术后 24 小时内饮食以无脂流质、半流质为主，逐渐过渡至低脂饮食。

（7）健康教育

①合理作息和饮食：合理安排作息时间，养成良好的生活规律，避免过度劳累及精神高度紧张。进食低脂饮食，宜少量多餐，忌油腻食物，忌暴饮暴食。

②定期复查：非手术治疗或行胆囊造口术的病人，遵医嘱服用消炎利胆药物，按时复查，以确定是否行胆囊切除手术。病情变化时如出现腹痛、发热和黄疸等症状，及时就诊。

2. 慢性胆囊炎　多是急性胆囊炎持续、反复发作的结果，超过 90% 的病人有胆囊结石。病人的症状常不典型，主要为上腹部饱胀不适、厌油腻饮食和嗳气等消化不良的症状，及右上腹和肩背部的隐痛。B 超检查显示胆囊壁增厚，胆囊排空障碍或胆囊内结石。临床症状明显并伴有胆囊结石者应行胆囊切除术。对年老体弱或伴有重要器官严重器质性病变者，可选择非手术治疗，方法包括限制脂肪饮食、口服胆盐和消炎利胆药物、中药治疗等。

3. 急性梗阻性化脓性胆管炎　又称急性重症胆管炎。急性胆管炎和急性梗阻性化脓性胆管炎是胆管感染发生和发展的不同阶段和程度。

（1）病因

①胆道梗阻：最常见的原因为胆总管结石，此外还有胆道蛔虫、胆管狭窄、胆肠吻合口狭窄、恶性肿瘤、先天性胆道解剖异常等。

②细菌感染。

（2）临床表现：本病发病急，病情进展迅速，除了具有急性胆管炎的 **Charcot 三联征（2012）（腹痛、寒战高热、黄疸）外，还有休克及中枢神经系统受抑制的表现，称为 Reynolds 五联症。**

①症状

a. 腹痛：表现为突发剑突下或右上腹持续性疼痛，阵发性加重，并向右肩胛下及腰背部放射。肝内梗阻者疼痛较轻，肝外梗阻时腹痛明显。

b. 寒战、高热：体温持续升高达 39～40℃或更高，呈弛张热。

c. 黄疸：多数病人可出现不同程度的黄疸。

d. 神经系统症状：意识淡漠、嗜睡、意识不清，甚至昏迷；合并休克者可表现为烦躁不安、谵妄等。

e. 休克：口唇发绀，呼吸浅快，脉搏快而弱，可达 120 次/分以上，血压下降，可出现全身出血点或皮下瘀斑。

f. 胃肠道症状：多数病人伴恶心、呕吐等消化道症状。

②体征：剑突下或右上腹部不同程度压痛，可出现腹膜刺激征；肝常肿大并有压痛和叩击痛，肝外梗阻者可触及肿大的胆囊。

（3）辅助检查

①实验室检查：白细胞计数升高，可超过 $20×10^9/L$，中性粒细胞比例明显升高，可出现中毒颗粒。肝功能出现不同程度损害，凝血酶原时间延长。

②影像学检查：B 超可显示胆管内有结石影，近段扩张。

③其他检查：PTC 和 ERCP 检查有助于明确肠梗阻部位、原因和程度。

（4）治疗要点：紧急手术解除胆道梗阻并引流。

①非手术治疗：可作为手术前的准备。抗休克；控制感染；纠正水、电解质及酸碱平衡紊乱；禁食、胃肠减压，降温，解痉镇痛等；对胆绞痛病人禁用吗啡。

②手术治疗：主要目的是解除梗阻、降低胆道压力，挽救病人生命。多采用胆总管切开

减压、T 管引流术。

（5）护理问题

①体液不足　与呕吐、禁食、胃肠减压和感染性休克等有关。

②体温过高　与胆管梗阻并继发感染有关。

③低效性呼吸型态　与感染中毒有关。

④潜在并发症：胆道出血、胆瘘、多器官功能障碍或衰竭。

⑤营养失调：低于机体需要量　与胆道疾病致长时间发热、肝功能损害及禁食有关。

（6）护理措施

①病情观察：观察神志、生命体征、腹部体征及皮肤黏膜情况，监测血常规、电解质、血气分析等结果的变化。

②维持体液平衡。严密监测生命体征，特别是体温和血压的变化；准确记录 24 小时尿液出入量，必要时监测中心静脉压及每小时尿量。补液扩容。

③维持正常体温：可采用物理降温和药物降温，应用有效的抗生素控制感染。

④维持有效气体交换：呼吸功能监测；非休克病人采取半卧位，休克病人取仰卧中凹位；给氧。

⑤营养支持：术后胃管拔除后由无脂流质逐渐过渡至低脂饮食。

（7）健康教育

①合理饮食：指导病人选择低脂肪、高蛋白、高维生素易消化的食物；避免肥胖。注意饮食卫生，定期驱除肠道蛔虫。

②自我监测：出现腹痛、黄疸、发热、厌油等，及时到医院就诊。

③对带 T 形管出院病人的指导：避免提举重物或过度活动，防止 T 形管脱出。穿宽松柔软的衣服，以防引流管受压；沐浴时采用淋浴，用塑料薄膜覆盖置管处，以防增加感染的机会；引流管口每日换药 1 次，周围皮肤涂氧化锌软膏加以保护；若发现 T 管脱出、引流异常或身体不适时，及时就诊。

十七、胆道蛔虫病病人的护理

胆道蛔虫病是指肠道蛔虫上行钻入胆道引起的一系列临床症状，是常见的外科急腹症之一。多见于青少年和儿童。

1．病因　蛔虫是肠道内寄生虫，寄生在人体小肠中下段内。当胃肠道功能紊乱、饥饿、发热、驱虫不当、妊娠等致肠道内环境发生改变时，蛔虫可窜至十二指肠，如遇 Oddi 括约肌功能失调，蛔虫可钻入胆道引起症状。

2．临床表现　本病的特点是剧烈的腹部绞痛与不相称的轻微腹部体征，即症状与体征不符（2017）。

（1）症状：突发性剑突下方钻顶样绞痛，伴右肩或左肩部放射痛，痛时辗转不安、呻吟不止、大汗淋漓，可伴有恶心、呕吐或呕出蛔虫。疼痛可突然平息，又可突然再发，无一定规律。合并胆道感染时，可出现寒战、高热，也可合并急性胰腺炎的临床表现。

（2）体征：剑突下或偏右有深压痛（2011），此点为本病的特点。

3．辅助检查

（1）实验室检查：血常规检查可见白细胞计数和嗜酸粒细胞比例升高。

（2）影像学检查：B超为首选方法，可显示蛔虫体影（2014）。ERCP可用于检查胆总管下段的蛔虫。

4．治疗要点

（1）非手术治疗：①解痉镇痛，疼痛发作时，可遵医嘱注射阿托品、山莨菪碱（654-2）等胆碱能阻滞药，必要时可注射哌替啶。②驱虫治疗，发作时可服用食醋、乌梅汤、驱虫药、33%硫酸镁或经胃管注入氧气可有驱虫作用；驱虫最好在症状缓解期进行，选用左旋咪唑等。③控制感染，多为大肠埃希菌感染，选择合适的抗菌药物。④ERCP检查如发现虫体，可用取石钳取出虫体。

（2）手术治疗：仅在非手术治疗无效或出现严重并发症时才考虑手术治疗，可行胆总管切开探查、T管引流术。应注意术后驱虫治疗，防止胆道蛔虫病复发。

5．护理问题

（1）疼痛　与蛔虫刺激致Oddi括约肌痉挛有关。

（2）知识缺乏：缺乏饮食卫生保健知识。

6．护理措施

（1）减轻和控制疼痛：嘱病人卧床休息，取舒适体位；指导病人进行有节律的深呼吸，达到放松和减轻疼痛的目的。遵医嘱给予解痉或镇痛药，缓解疼痛。

（2）对症处理：如病人有呕吐，应做好呕吐护理，大量出汗时应及时协助病人更衣。手术者按胆总管探查及T管引流术后的护理措施进行护理。

（3）心理护理：与病人建立良好的关系，如病人因呕吐物为蛔虫产生恐惧心理（2015）时，应及时安慰病人，舒缓其紧张、恐惧的心情。

7．健康教育

（1）养成良好的饮食及卫生习惯。不喝生水，蔬菜要洗净煮熟，水果应洗净或削皮后吃，饭前便后要洗手。

（2）正确服用驱虫药。驱虫药应于清晨空腹或晚上临睡前服用（2012、2015），服药后注意观察大便中是否有蛔虫排出。

十八、胆石症病人的护理

胆石症包括发生在胆囊和胆管内的结石，是胆道系统常见病和多发病。随着年龄增长发病率增高，女性比男性高1倍左右。胆囊结石发病率高于胆管结石。

1．胆囊结石

（1）病因：是综合性因素作用的结果，主要与胆汁中胆固醇过饱和、胆固醇成核过程异常及胆囊功能异常有关。这些因素引起胆汁的成分和理化性质发生变化，使胆汁中的胆固醇呈过饱和状态，沉淀析出、结晶而形成结石。

（2）临床表现：单纯性胆囊结石，未合并梗阻或感染时，常无临床症状或仅有轻微的消化系统症状。当结石嵌顿时，则可出现明显症状和体征。

①症状：腹痛是主要的临床表现，常在饱餐、进食油腻食物后或夜间发作。表现为右上腹或上腹部阵发性疼痛，或持续性疼痛阵发性加剧，可向右肩胛部或背部放射，伴恶心呕吐、畏食等，病情严重者会出现畏寒和发热。

②体征

a．腹部体征：有时可在右上腹触及肿大的胆囊。若合并感染，右上腹可有明显压痛、反跳痛或肌紧张，Murphy 征阳性。

b．黄疸：部分病人可有轻度黄疸。

（3）辅助检查

①实验室检查：合并胆囊炎时白细胞计数及中性粒细胞比例升高。

②B 超检查：B 超可显示胆囊增大，胆囊壁增厚，大部分病人可见到胆囊结石影像。

（4）治疗要点

①手术治疗：胆囊切除术是治疗胆囊结石的最佳选择。

a．适应证：结石反复发作引起临床症状；结石嵌顿于胆囊颈部或胆囊管；慢性胆囊炎和无症状，但结石已充满整个胆囊。

b．腹腔镜胆囊切除术：在腹腔镜窥视下，通过腹壁的小戳孔，将腹腔镜手术器械插入腹腔行胆囊切除术，具有伤口小、恢复快、瘢痕小等优点。

②非手术治疗：包括溶石治疗、体外冲击波碎石治疗、经皮胆囊碎石溶石等方法。

2．胆管结石

（1）病因：肝外胆管结石分为原发性和继发性结石。原发性结石的形成与胆汁淤滞、胆道感染、胆道异物（包括蛔虫残体等）、胆管解剖变异等有关。继发性结石主要是胆囊结石排入胆总管内引起，也可因肝内胆管结石排入胆总管引起。肝内胆管结石病因复杂。

（2）临床表现

①肝外胆管结石：病人平时无症状或仅有上腹不适，当结石阻塞胆道并继发感染时，可表现为典型的 Charcot 三联征，即腹痛、寒战高热及黄疸。

a．腹痛：位于剑突下或右上腹部，呈阵发性、刀割样绞痛或持续性疼痛阵发性加剧，可向右肩背部放射，伴有恶心、呕吐。是由于结石嵌顿于胆总管下端或壶腹部，刺激胆管平滑肌或 Oddi 括约肌痉挛所致。

b．寒战、高热：多发生于剧烈腹痛后。体温可高达 39～40℃，呈弛张热，系因胆管梗阻并继发感染后所致。

c．黄疸：胆管梗阻后胆红素逆流入血所致。其轻重程度与梗阻的程度、部位和是否继发感染有关。黄疸时病人常有尿色变黄、大便颜色变浅，有的可出现皮肤瘙痒。胆石梗阻所致的黄疸多呈间歇性和波动性。

②肝内胆管结石：可无症状或仅有上腹部和胸背部胀痛不适，绝大多数病人因寒战、高热和腹痛就诊。梗阻和感染仅发生在某肝叶、肝段胆管时，可无黄疸出现；结石位于肝管汇合处时可出现黄疸。查体可有肝大、肝区压痛和叩击痛等。可并发肝脓肿、肝硬化、肝胆管癌并出现相应的临床表现。

（3）辅助检查

①实验室检查：血常规检查白细胞计数及中性粒细胞比例明显升高；血清胆红素升高，其中直接胆红素升高明显，转氨酶、碱性磷酸酶升高。尿胆红素升高，尿胆原降低或消失。

②影像学检查：**B 超**可发现结石并明确其大小和部位，**作为首选检查**。

③其他检查：**CT、PTC 和 ERCP** 可显示梗阻部位、程度及结石大小、数量等。

（4）治疗要点：胆管结石以手术治疗为主。原则为尽量取尽结石，解除胆道梗阻，去除感染病灶，通畅引流胆汁，预防结石复发。肝外胆管结石的治疗方法主要有以下几种。

①胆总管切开取石、T管引流术：为首选方法，此法可保留正常的 Oddi 括约肌功能。

②Oddi 括约肌切开成形术：适用于胆总管结石合并胆总管下端短段（<1.5cm）狭窄或胆总管下端嵌顿结石的病人。

③纤维胆道镜微创手术。

3．护理问题

（1）疼痛　与胆道结石突然嵌顿、胆汁排空受阻，感染等有关。

（2）体温过高　与胆道感染、术后感染有关。

（3）营养失调：低于机体需要量　与疾病消耗、摄入不足及手术创伤等有关。

（4）有皮肤完整性受损的危险　与胆汁酸盐淤积于皮下导致皮肤瘙痒有关。

（5）潜在并发症：出血、胆瘘、感染等。

（6）知识缺乏：缺乏疾病及康复知识。

（7）焦虑与恐惧　与病情反复发作或加重、担心手术治疗效果等有关。

4．护理措施（2011）

（1）疼痛护理：评估疼痛的程度，观察疼痛的部位、性质、发作时间、诱因及缓解的相关因素，评估疼痛与饮食、体位、睡眠的关系，为进一步治疗和护理提供依据。对诊断明确且剧烈疼痛者，遵医嘱给予消炎利胆、解痉镇痛药物，以缓解疼痛，用哌替啶 50mg、阿托品 0.5mg 肌内注射（2017），但勿使用吗啡，以免胆道下端括约肌痉挛，使胆道梗阻加重。

（2）病情观察：术前注意观察病人情况，若病人出现寒战、高热、腹痛、黄疸等情况，应考虑发生急性胆管炎，及时报告医师，积极处理。术后严密监测病人生命体征、腹部体征及引流情况，评估有无出血及胆汁渗漏。对术前有黄疸的病人，观察和记录大便颜色并监测血清胆红素变化。

（3）维持正常体温：根据病人的体温情况，采取物理降温和（或）药物降温；遵医嘱应用足量有效的抗生素，以控制感染，恢复正常体温。

（4）营养支持：给予低脂、高蛋白、高糖、高维生素的普通饮食或半流质饮食。禁食、不能经口进食或进食不足者，通过肠外营养途径补充足够的热量、氨基酸、维生素、水、电解质等，维持病人良好的营养状态。术后胃管拔除后根据病人胃肠功能恢复情况，由无脂流质逐渐过渡至低脂饮食。

（5）皮肤护理：指导病人修剪指甲，不可用手抓挠皮肤，防止破损。保持皮肤清洁，用温水擦浴，穿棉质衣裤。瘙痒剧烈者，遵医嘱使用外用药物和其他药物治疗。

（6）心理护理（2015）：胆道疾病检查复杂，治疗后容易复发，要鼓励病人说出自己的想法，耐心倾听病人的诉说，减轻病人的焦虑；向病人介绍疾病相关知识，为其讲解医院环境，积极与病人及其家属沟通，使其能配合治疗；术前告知手术注意事项、手术方法及术后相关信息，缓解病人对手术的紧张和恐惧。

（7）T 形管引流的护理（2012、2013）

①妥善固定，保持引流通畅：将 T 形管妥善固定于腹壁，不可固定于床单，以防翻身、活动时牵拉而脱出。T 形管不可受压、扭曲、折叠。引流液中有血凝块、絮状物、泥沙样结石时要经常挤捏，保持引流通畅；或用生理盐水低压冲洗。不可每日冲洗（2016）。平卧时引流管的远端不可高于腋中线，坐位、站立或行走时不可高于腹部手术切口，以防胆汁逆流引起感染。

②观察并记录引流液的颜色、量和性状：正常胆汁呈黄绿色、清亮无沉渣、有一定黏性。

胆汁引流一般每天 300～700ml，术后 24 小时内引流量为 300～500ml，恢复饮食后可增至每日 600～700ml，以后逐渐减少至每日 200ml 左右。<u>若引流量过多，提示胆道下端有梗阻的可能（2017）</u>；如引流液浑浊，应考虑结石残留或胆管炎症未被控制。

③预防感染：严格无菌操作，定期冲洗，无菌引流袋每天更换 1 次。引流管口周围皮肤以无菌纱布覆盖，保持局部干燥，防止胆汁浸润皮肤引起炎症反应。

④拔管：<u>若 T 管引流出的胆汁正常且量逐渐减少，可在术后 10～14 天时试行夹管 1～2 天</u>；夹管期间<u>若无发热、腹痛、黄疸等症状</u>，可经 T 形管行胆道造影，造影后持续引流 24 小时以上，使造影剂完全排出。如胆道通畅无结石或其他病变，<u>再次夹管 24～48 小时，病人无不适可予拔管（2017）</u>。拔管后局部伤口用凡士林纱布填塞，1～2 天可自行闭合。若造影发现有结石残留，则需保留 T 管 6 周以上，待纤维窦道形成、坚固后再拔除 T 管经窦道行纤维胆道镜取石。

（8）并发症的预防和护理

①出血：可能发生在腹腔或胆管内。严密观察生命体征及腹部体征：腹腔引流管引流大量血性液体超过 100ml/h、持续 3 小时以上并伴有心率增快、血压波动时，提示腹腔内出血；胆管内出血表现为 T 管引流出血性胆汁或鲜血，粪便呈柏油样，可伴有心率增快、血压下降等休克表现，及时报告医师，防止发生低血容量性休克。<u>遵医嘱予以维生素 K_1 10mg 肌内注射，每日 2 次，纠正凝血功能障碍</u>。

②胆瘘：胆管损伤、胆总管下端梗阻、T 形管脱出所致。病人出现发热、腹胀和腹痛等腹膜炎表现，或腹腔引流液呈黄绿色胆汁样，常提示发生胆瘘。引流胆汁是治疗胆瘘最重要的原则，长期大量胆瘘者应补液并维持水、电解质平衡，及时更换引流管周围被胆汁浸湿的敷料，给予氧化锌软膏涂敷局部皮肤。

5. 健康教育

（1）饮食指导：合理饮食少量多餐，进食低脂、高维生素、富含膳食纤维饮食；少吃含脂肪多的食品，如花生、核桃、芝麻等。

（2）疾病指导：告知病人胆囊切除后出现消化不良、脂肪性腹泻等原因，解除其焦虑情绪；出院后如果出现黄疸、陶土样大便等情况应及时就诊。

（3）带 T 形管出院病人的指导：穿宽松柔软的衣服，以防管道受压；<u>淋浴时，可用塑料薄膜覆盖引流管处，以防感染（2016）</u>；避免提举重物或过度活动，以免牵拉 T 形管导致管道脱出。出现引流异常或管道脱出时，及时就诊。

（4）定期复查：中年以上未行手术治疗的胆道结石病人应定期复查或尽早手术治疗，以防结石及炎症的长期刺激诱发胆道癌。

十九、急性胰腺炎病人的护理

1. 病因

（1）胆道疾病：<u>是国内胰腺炎最常见的病因（2013）</u>，胆总管下端结石嵌顿、胆道蛔虫、Oddi 括约肌水肿和痉挛、壶腹部狭窄可导致**胆源性胰腺炎**。

（2）过量饮酒和暴饮暴食：酒精除能直接损害胰腺腺泡细胞外，还可间接刺激胰液分泌；暴饮暴食常促使胰液过度分泌。

（3）十二指肠液反流：当十二指肠内压力增高，十二指肠液可向胰管内逆流。

（4）创伤：上腹部损伤或手术可直接或间接损伤胰腺组织。

（5）其他：特异性感染性疾病、药物因素、高脂血症、高钙血症、妊娠有关的代谢、内分泌和遗传因素等。

2．病理生理　上述病因造成大量胰酶被激活而消化胰腺组织，胰腺发生充血、水肿及急性炎症反应，称为水肿性胰腺炎。若病变进一步发展，可引起胰腺及其周围组织的广泛出血和坏死，则形成出血坏死性胰腺炎。

3．临床表现

（1）症状

①腹痛：是主要症状（2017），常于饱餐和饮酒后突然发作，腹痛剧烈，呈持续性、刀割样。位于上腹正中或偏左，放射至腰背部（2012）。有时疼痛呈**束带状**。

②腹胀、恶心、呕吐：呕吐后腹痛不缓解。随病情发展，可出现持续性呕吐。

③其他：合并胆道感染时常伴寒战、高热。

（2）体征

①腹膜炎：急性水肿性胰腺炎时，压痛多只限于中上腹部，常无明显肌紧张。急性出血坏死性胰腺炎时，压痛明显，并有肌紧张和反跳痛；移动性浊音阳性；肠鸣音减弱或消失。

②皮下出血：在腰部、季肋部和腹部皮肤出现大片发绀色瘀斑，称 Grey-Turner 征；脐周围皮肤出现的蓝色改变，称 Cullen 征。见于少数严重出血坏死性胰腺炎（2016），主要系外溢的胰液沿组织间隙到达皮下，溶解皮下脂肪使毛细血管破裂出血所致。

③水、电解质紊乱：脱水、代谢性酸中毒、代谢性碱中毒及**低血钙**（表现为易激动、口周和指（趾）尖麻木及针刺感、肌肉抽动、手足抽搐、腱反射亢进）（2013）。

④休克：出血性坏死性胰腺炎病人可出现休克，表现为脉搏细速，血压下降等。早期以低血容量性休克为主，晚期合并感染性休克。

⑤黄疸：胆道结石或胰头肿大压迫胆总管可引起黄疸。

4．辅助检查

（1）实验室检查

①胰酶测定：血清、尿淀粉酶测定最为常用（2011，2013）。血清淀粉酶在发病 6~12 小时开始升高，48 小时下降，持续 3~5 天。血清（胰）淀粉酶超过正常值 3 倍可确诊为本病。尿淀粉酶在发病后 12~14 小时开始升高，下降缓慢。应注意淀粉酶升高的幅度和病变严重程度不一定成正比。

②血生化检查：血钙下降，主要与脂肪坏死后释放的脂肪酸与钙离子结合形成皂化斑有关；血糖升高，系胰高血糖素代偿性分泌增多或胰岛细胞破坏、胰岛素分泌不足有关；血气分析指标异常等。

（2）影像学检查：首选腹部 B 超，胸、腹部 X 线片及腹部 CT 可协助诊断。

5．治疗要点　急性胰腺炎尚无继发感染者，均首先采用非手术治疗。急性出血性坏死性胰腺炎继发感染者需手术治疗。

（1）非手术治疗

①禁食与胃肠减压：持续胃肠减压可减少促胰液素、缩胆囊素及促胰酶素的分泌，从而减少胰酶和胰液的分泌，使胰腺得到休息（2014）。另外可减轻恶心、呕吐和腹胀。

②补液、防治休克：静脉输液，补充晶体和胶体溶液，纠正酸中毒，改善微循环，预防和治疗休克。

③营养支持：视病情和胃肠道功能给予肠内、外营养支持。当血清淀粉酶恢复正常、症状、体征消失后可恢复饮食，开始时应给予低脂低糖流食，而后逐步恢复正常饮食，以便使胰腺分泌减少（2013）。

④镇痛和解痉：对腹痛较重的病人给予镇痛药，如哌替啶（2017）等，勿用吗啡（2014、2016），以免引起 Oddi 括约肌痉挛。可同时给予解痉药，如山莨菪碱、阿托品等，以松弛 Oddi 括约肌痉挛。

⑤抑制胰腺分泌及抗胰酶疗法：抑肽酶有抑制胰蛋白酶合成的作用。奥曲肽、施他宁则能有效抑制胰腺的外分泌功能。H_2 受体阻滞药，如西咪替丁，可间接抑制胰腺分泌；生长抑素可用于病情比较严重的病人。

⑥抗菌药的应用：一经诊断应立即使用抗菌药预防和控制感染。

⑦中药治疗：对恢复肠道功能有一定效果。

⑧腹腔灌洗：通过在腹腔和盆腔内置管、灌洗和引流，可将含有大量胰酶和多种有害物质的腹腔渗出液稀释并排出体外。

（2）手术治疗

①适应证：胰腺坏死继发感染；虽经非手术治疗，临床症状继续恶化；胆源性胰腺炎；重症胰腺炎经过短期（24 小时）非手术治疗、多器官功能障碍仍不能得到纠正；病程后期合并肠瘘或胰腺假性囊肿；不能排除其他外科急腹症。

②手术需要清除胰腺和胰周坏死组织，腹腔灌洗引流。若为胆源性胰腺炎，则应同时解除胆道梗阻，畅通引流。

6．护理问题

（1）疼痛　与胰腺及其周围组织炎症、胆道梗阻有关。

（2）有体液不足的危险　与渗出、出血、呕吐、禁食等有关。

（3）营养失调：低于机体需要量　与呕吐、禁食、胃肠减压和大量消耗有关。

（4）潜在并发症：MODS、感染、出血、胰瘘或肠瘘。

（5）知识缺乏：缺乏疾病防治及康复相关知识。

7．护理措施

（1）疼痛护理：禁食、胃肠减压（2015）。遵医嘱给予抗胰酶药、解痉药或镇痛药。协助病人变换体位，使之膝盖弯曲、靠近胸部以缓解疼痛（2014）；按摩背部，增加舒适感。

（2）补液护理：密切观察病人生命体征、意识状态；准确记录 24 小时出入水量和水、电解质失衡状况；记录每小时尿量；监测中心静脉压的变化。早期应迅速建立 2 条静脉输液通路，补充水、电解质，并及时补充胶体液。

（3）维持营养素供给：观察病人营养状况，如皮肤弹性、上臂肌皮肤厚度、体重等。禁食期间，根据医嘱给予营养支持。若病情稳定、淀粉酶恢复正常、肠麻痹消除，可通过空肠造瘘管给予肠内营养，多选要素膳或短肽类制剂。不足部分由胃肠外营养补充。肠内、外营养液输注期间需加强护理，避免导管性、代谢性或胃肠道并发症。若无不良反应，可逐步过渡到全肠内营养和经口进食。开始进食少量米汤或藕粉，再逐渐增加营养，但应限制高脂肪膳食。

（4）并发症的观察和护理

1）多器官功能障碍：常见有急性呼吸窘迫综合征和急性肾衰竭。

①急性呼吸窘迫综合征：观察病人呼吸型态，根据病情，监测血气分析；若病人出现严

重呼吸困难及缺氧症状,给予气管内插管或气管切开,应用呼吸机辅助呼吸并做好气道护理。

②急性肾衰竭:详细记录每小时尿量、尿比重及 24 小时出入水量。遵医嘱静脉滴注碳酸氢钠,应用利尿药或做血液透析。

2)感染

①加强观察和基础护理:监测病人体温和血白细胞计数;协助并鼓励病人定时翻身,深呼吸、有效咳嗽及排痰;加强口腔和尿道口护理。

②维持有效引流:急性胰腺炎病人术后多留置多根引流管,包括胃管、腹腔双套管、T形管、空肠造瘘管、胰引流管、导尿管等。应分清每根导管的名称和部位,贴上标签后与相应引流装置正确连接固定。防止引流管扭曲、堵塞和受压。定期更换引流瓶、袋,注意无菌操作,分别观察记录各引流液的颜色、性状和引流量。护理胃、肠造瘘管及腹腔双套管灌洗引流时应注意以下内容。

a. 保持各管道通畅,妥善固定。

b. 冲洗液常用生理盐水加抗菌药,现配现用,维持 20～30 滴/分。维持一定的负压,但吸引力不宜过大,以免损伤内脏组织和血管。若有脱落坏死组织、稠厚脓液或血块堵塞管腔,可用 20ml 生理盐水缓慢冲洗,无法疏通时需协助医生在无菌条件下更换内套管。

c. 观察和记录引流液的量、色和性状,若为浑浊、脓性或粪汁样液体,同时伴有发热和腹膜刺激征,应警惕消化道瘘而引起腹腔感染。须及时通知医生。

d. 保护引流管周围皮肤,可用凡士林纱布覆盖或氧化锌软膏涂抹,防止皮肤侵蚀并发感染。

e. 经空肠造瘘给予要素饮食时,营养液要现配现用,注意滴注的速度、浓度和温度。

③根据医嘱,合理应用抗菌药。

3)出血:应定时监测血压、脉搏;观察病人的排泄物、呕吐物和引流液色泽。若引流液呈血性,并有脉搏细数和血压下降,可能为大血管受腐蚀破裂引起的继发出血;若因胰腺坏死引起胃肠道穿孔、出血,应及时清理血迹和引流的污物,立即通知医师,遵医嘱给予止血药和抗菌药等,并做好急诊手术止血的准备。

4)胰瘘、胆瘘或肠瘘:若从引流出无色透明或胆汁样液体时应疑为胰瘘或胆瘘;若腹部出现明显的腹膜刺激征,且引流出粪汁样或输入的肠内营养样液体时,则要考虑肠瘘。故应密切观察引流液的色泽和性质,动态监测引流液的胰酶值;注意保持负压引流通畅和引流管周围皮肤干燥、清洁后涂以氧化锌软膏,防止胰液对皮肤的浸润和腐蚀。

(5)心理护理:病人可有恐惧、悲观消极等情绪。护士应安慰,并向病人介绍疾病知识及预后。

8. 健康教育

(1)帮助病人及家属正确认识胰腺炎,强调预防复发的重要性。出院后 4～6 周,避免举重物和过度疲劳。避免情绪激动,保持良好的精神状态。

(2)大多数急性胰腺炎由胆道疾病引起,因此待急性胰腺炎病情稳定、病人全身情况逐渐好转后,即应积极治疗胆道结石和胆道疾病,防止诱发胰腺炎。

(3)胰腺炎与暴饮暴食和嗜酒有关。应戒酒,避免暴饮暴食(2017)。高脂血症引起胰腺炎者,应长期服降脂药,并摄入低脂、清淡饮食。

(4)指导病人遵医嘱服药并了解服药须知,如药名、作用、剂量、途径、不良反应及注意事项。

（5）因胰腺内分泌功能不足而表现为糖尿病的病人，应遵医嘱服用降糖药物；如果行胰腺全切者，则需终身注射胰岛素。要定时监测血糖和尿糖；严格控制主食的摄入量，不吃或少吃含糖量较高的水果，多进食蔬菜；注意适度锻炼。

（6）加强自我观察，定期随访：胰腺炎渗出物往往需要 3～6 个月才能完全被吸收。在此期间，可能会出现胰腺囊肿、胰瘘等并发症。如果发现腹部肿块不断增大，并出现腹痛、腹胀、呕血、呕吐等症状，须及时就医。

二十、上消化道大量出血病人的护理

1．病因

（1）上胃肠道疾病

①食管疾病和损伤：食管疾病如反流性食管炎；食管物理性或化学性损伤。

②胃、十二指肠疾病：如消化性溃疡，急性糜烂出血性胃炎等。

③空肠疾病：如胃肠吻合术后空肠溃疡。

（2）门静脉高压引起食管胃底静脉曲张破裂出血：肝硬化或门静脉阻塞。

（3）上胃肠道邻近器官或组织的疾病：如胆道出血，胰腺疾病。

（4）全身性疾病：血液病、尿毒症、血管性疾病、风湿性疾病、应激相关胃黏膜损伤、急性传染性疾病。

2．临床表现

（1）**呕血与黑粪**：是上消化道出血的特征性表现。呕血呈鲜红色或血块提示出血量大且速度快。

（2）失血性周围循环衰竭：病人可出现头晕、心悸、乏力、出汗、口渴、晕厥等一系列组织缺血的表现。早期体征有脉搏细速、脉压变小，血压代偿升高，应予以及时抢救，否则血压将迅速下降。

（3）发热：大量出血后，多数病人在 24 小时内出现发热，一般不超过 38.5℃，可持续 3～5 天。

（4）氮质血症：可分为肠源性、肾前性和肾性氮质血症。

（5）血象：上消化道大出血后会导致急性失血性贫血。出血 24 小时内网织红细胞即见增高，白细胞计数在出血后 2～5 小时升高，血止后 2～3 天恢复正常。

3．辅助检查

（1）实验室检查：测定红细胞、白细胞和血小板计数，血红蛋白浓度、血细胞比容等。

（2）内镜检查：是上消化道出血病因诊断的首选检查方法。可以直接观察出血部位，明确出血的病因，同时对出血灶进行止血治疗。

（3）其他：X 线钡剂造影检查、放射性核素扫描、选择性动脉造影等。

4．治疗要点

（1）补充血容量：等待配血时先输入平衡液或葡萄糖盐水、右旋糖酐或其他血浆代用品，尽早输入浓缩红细胞或全血。

（2）止血

①非曲张静脉上消化道大量出血的止血措施：病因中以消化性溃疡出血最常见。

a．抑制胃酸分泌药：H_2 受体拮抗药或质子泵阻滞药，常用药物有西咪替丁等。

b．内镜直视下止血：适用于有活动性出血或暴露血管的溃疡。治疗方法包括激光光凝、高频电凝等。

c．手术治疗。

d．介入治疗：少数不能进行内镜止血或手术治疗的严重大出血病人，可经选择性肠系膜动脉造影寻找出血的病灶，给予血管栓塞治疗。

②食管胃底静脉曲张破裂出血的止血措施

a．药物止血：血管加压素和硝酸甘油；生长抑素。

b．三（四）腔二囊管压迫止血：病人痛苦、并发症多，故不作为首选。

c．内镜直视下止血：常用方法有硬化剂注射止血术等。

d．手术治疗：内科治疗无效时，考虑手术。

5．护理问题

（1）潜在并发症：血容量不足。

（2）活动无耐力　与失血性周围循环衰竭有关。

（3）有受伤的危险：如创伤、窒息、误吸　与气囊压迫使食管胃底黏膜长时间受压、气囊阻塞气道、血液或分泌物反流入气管有关。

6．护理措施（2011）

（1）上消化道大量出血的基本护理措施

①体位与保持呼吸道通畅：少量出血者应卧床休息。大出血者绝对卧床休息，取平卧位并将下肢略抬高，以保证脑部供血，并给予氧气吸入。呕吐时头偏向一侧；清除呕吐物。给予吸氧。

②治疗护理：立即建立静脉通道，遵医嘱用药。输液开始宜快，肝病病人忌用吗啡、巴比妥类药物；宜输新鲜血。准备好急救用品、药物。

③饮食护理：大出血者禁食。少量出血无呕吐者，可进温凉、清淡流质。出血停止后改为营养丰富、易消化、无刺激性半流质、软食，少量多餐，逐步过渡到正常饮食。

④心理护理：关心、安慰病人。抢救应快而不乱。大出血时陪伴病人，使其有安全感。

⑤病情监测

a．监测指标：生命体征；精神和意识状态；皮肤和甲床色泽；准确记录出入量；定期复查红细胞计数、血细胞比容等指标。

b．周围循环状况的观察：先测平卧时的心率与血压，然后测由平卧位改为半卧位时的心率与血压，如出现心率增快 10 次/分以上、血压下降幅度>15～20mmHg、头晕、出汗甚至晕厥，则表示出血量大，血容量已明显不足。

c．出血量的估计：大便隐血试验阳性提示每天出血量>5～10ml；出现黑粪表明出血量在 50～100ml；胃内积血量达 250～300ml 时可引起呕血；出血量超过 400～500ml，可出现头晕、心悸、乏力等症状；出血量超过 1000ml，休克。

d．继续或再次出血的判断：反复呕血，甚至呕吐物由咖啡色转为鲜红色；黑粪次数增多，伴肠鸣音亢进；周围循环衰竭的表现；红细胞计数不断下降；在补液足够、尿量正常的情况下，血尿素氮持续或再次增高；门静脉高压的病人原有脾大，不见脾恢复肿大。

e．病人原发病的病情观察：有无并发感染、黄疸加重、肝性脑病等。

⑥其他：应做好安全、口腔等护理。

（2）食管胃底静脉曲张破裂出血的特殊护理

①饮食护理：活动性出血时应禁食。止血后 1～2 天渐进高热量、高维生素流质饮食，限制钠和蛋白质摄入，避免粗糙、坚硬、刺激性食物，且应细嚼慢咽，防止损伤曲张静脉而再次出血。

②用药护理：血管加压素滴注速度应准确，并严密观察不良反应。

③三（四）腔二囊管的应用与护理：插管前仔细检查并做好标记，协助医生插管，插入 65cm 时抽取胃液，并抽出胃内积血。出血停止后，放松牵引，拔管前口服液状石蜡 20～30ml，润滑黏膜及管壁。置管期间的护理如下。

a. 防创伤：定时测量囊内压，以防压力不足而不能止血，或压力过高而引起组织坏死。12～24 小时应放气 15～30 分钟，以免食管胃底黏膜受压时间过长而发生糜烂、坏死。

b. 防窒息：食管囊和胃囊可向上移动，阻塞于喉部而引起窒息，一旦发生应立即抽出囊内气体，拔出管道。对昏迷病人应密切观察，防止拔管意外。

c. 防误吸：及时抽出食管内积聚的液体，以防误吸引起吸入性肺炎。嘱病人勿咽下唾液等分泌物。

7. 健康教育

（1）应帮助病人和家属掌握自我护理的有关知识，减少再度出血的危险。

（2）一般知识指导

①注意饮食卫生和饮食的规律；进食营养丰富、易消化的食物；避免过饥或暴饮暴食；避免粗糙、刺激性食物，或过冷、过热、产气多的食物、饮料；应戒烟、戒酒。

②生活起居有规律，劳逸结合；避免长期精神紧张，过度劳累。

③在医生指导下用药，以免用药不当。

（3）识别出血并及时就诊。

二十一、慢性便秘病人的护理

便秘指正常的排便形态改变，排便次数减少，排出过干过硬的粪便，且排便不畅、困难。

1. 病因　某些器质性病变；排便习惯不良；中枢神经系统功能障碍；排便时间或活动受限制；强烈的情绪反应；各类直肠肛门手术；某些药物的不合理使用；饮食结构不合理，饮水量不足；滥用缓泻药、栓剂、灌肠；长期卧床或活动减少等。

2. 症状和体征　排便次数减少，排便困难，粪便硬结，触诊腹部较硬实且紧张，有时可触及包块，肛诊可触及粪块。可伴有腹胀、腹痛、食欲缺乏、消化不良、乏力等。

3. 护理措施　见于第一章十一、排泄护理中"便秘病人的护理"的相关内容。

二十二、急腹症病人的护理

急腹症是一组起病急、变化多、进展快、病情重，需要紧急处理的腹部病症。

1. 病因

（1）空腔脏器

①穿孔：胃十二指肠溃疡穿孔、阑尾穿孔、胃癌、结肠癌穿孔、小肠憩室穿孔。

②梗阻：幽门梗阻、小肠梗阻、肠扭转、肠套叠、胃肠道肿瘤引起的梗阻、炎性梗阻。

③感染：急性阑尾炎、急性胆囊炎。

④出血：胃癌、结直肠癌出血、血管畸形引起出血。

（2）实质性脏器

①破裂出血：肝脾创伤、肝癌破裂出血。

②感染：急性胰腺炎、肝脓肿。

（3）血管：肠系膜血管血栓形成、栓塞；腹主动脉瘤破裂；其他原因所致血供障碍，如绞窄疝、肠扭转。

2．诱因

（1）进油腻食物后：胆囊炎、胆石症。

（2）过量饮酒、暴食：急性胰腺炎。

（3）饱餐后：胃十二指肠溃疡穿孔。

（4）剧烈运动：肠扭转。

3．分类

（1）内脏神经痛

①位置：定位模糊、范围大。如空腔脏器绞痛，部位不精确，且难以忍受；实质性脏器内虽无痛觉，但急性肿胀使包膜承受一定张力而致痛，部位固定且弥散，常呈持续性。

②性质：痛觉迟钝，对刺、割、灼等刺激不敏感，只对较强的张力（牵拉、膨胀、痉挛）及缺血、炎症等几类刺激较敏感。常伴消化道症状。

③时间：疼痛缓慢、持续。

（2）躯体神经痛

①位置：腹壁痛，主要是壁腹膜受腹腔病变（血液、尿液、消化液、感染等）刺激所致，是由躯体神经痛觉纤维传入的。常引起反射性腹肌紧张。

②特点：感觉敏锐，定位准确，如急性化脓性阑尾炎，当波及壁腹膜时，可出现明确的麦氏点疼痛和右下腹局限性腹膜刺激征表现。

（3）牵涉痛：又称放射痛，指在急腹症发生内脏痛的同时，体表的某一部位也出现疼痛感觉。如急性胆囊炎出现右上腹或剑突下疼痛的同时常伴有右肩背部疼痛；急性胰腺炎的上腹痛同时可伴有左肩至背部疼痛等。

4．不同急腹症的特点　　<u>急腹症最突出的表现即为腹痛（2014）</u>，但是不同病因所致的急腹症表现又有所不同。

（1）腹痛部位：通常腹痛起始和最严重部位即是病变所在，如胃肠道穿孔；但有以下特殊情况。

①**转移性腹痛**：阑尾炎，需与胃十二指肠溃疡穿孔鉴别。

②**牵涉痛、放射痛**：急性胆囊炎、胆石症可放射至右肩、右腰背；急性胰腺炎、十二指肠后壁穿孔可放射至右腰背；肾输尿管结石可放射至同侧下腹部、腹股沟、会阴部；腹部以外病变也可引起腹痛。

（2）**腹痛发生的缓急**：空腔脏器穿孔起病急，若穿孔立即引起剧烈腹痛；炎症性疾病起病缓，随炎症逐渐加重。

（3）腹痛的性质

①持续性钝痛：炎症、出血，如胰腺炎、肝破裂。

②阵发性疼痛：空腔脏器梗阻，如肠梗阻、泌尿结石。

③持续性疼痛阵发性加剧：炎症并梗阻、绞窄性。

④老年人往往临床症状与严重程度不符。

5．临床表现

（1）外科急腹症鉴别要点

①胃十二指肠溃疡急性穿孔

a．典型表现：板状腹、**膈下游离气体**。突发上腹部刀割样疼痛、迅速蔓延全腹。

b．溃疡病史、部分病人没有溃疡病史。

c．体征：腹膜刺激症状、板状腹。肝浊音界消失、膈下游离气体。

②急性胆囊炎

a．进食油腻食物后，多在午夜发病，右上腹绞痛、向右腰背部放射。

b．体征：右上腹压痛、反跳痛、肌紧张、**Murphy 征阳性**。

c．辅助检查：B 超检查可以确诊。

③急性胆管炎：最重要的表现为 Charcot **三联征**，即腹痛、寒战高热、黄疸。严重者可有 Reynods 五联征，即腹痛、寒战高热、黄疸、休克、中枢神经系受抑制。

④急性胰腺炎

a．饮酒、暴食后，左上腹疼痛、呈剧烈、持续性，常放射到肩背部。腹痛时伴有恶心呕吐、呕吐后腹痛不缓解。

b．辅助检查：血尿淀粉酶明显增高；增强 CT：胰腺弥漫性肿胀，胰周积液，胰腺有坏死时见皂泡征。

⑤急性阑尾炎

a．典型表现：**转移性右下腹痛**、右下腹固定压痛。

b．化脓后、坏疽：右下腹局限性腹膜炎。

c．穿孔后：腹膜炎扩大到全腹，右下腹最重。

⑥小肠急性梗阻

a．典型表现：痛、吐、胀、闭。高位梗阻以呕吐为主、腹胀不明显；低位梗阻则腹胀明显、呕吐发生晚。

b．体征：梗阻早期肠蠕动活跃、后期减弱或消失。机械性肠梗阻的特征是肠鸣音呈金属高调音。

c．辅助检查：X 线立位片见气-液平面、肠腔扩张，超声检查见肠套叠。

⑦腹部钝性伤：实质性脏器破裂出血、血管损伤以血容量降低表现为主（2014）；空腔脏器破裂穿孔则以腹膜刺激征为主。

（2）妇产科急腹症

①常见于急性盆腔炎、卵巢肿瘤蒂扭转、异位妊娠。

②临床表现：以下腹部或盆腔内疼痛为主，常伴有白带增多、阴道出血，或有停经史、月经不规则，或与月经周期有关。如育龄妇女月经周期前半期可发生卵巢滤泡破裂出血，后半期可发生黄体破裂出血；月经周期延长且本次出血量少时，可能有异位妊娠破裂出血。急性盆腔炎有发热、白带多。卵巢囊肿蒂扭转有腹部肿块史，突发局部剧痛。

③辅助检查：妇科检查可明确疾病诊断。

（3）内科急腹症

①急性胃肠炎：表现为上腹部或脐周隐痛。胀痛或绞痛，伴恶心、呕吐、腹泻和发热。

②心肌梗死：部分心肌梗死病人表现为上腹部胀痛，伴恶心和呕吐。

③腹型过敏性紫癜：除皮肤紫癜外，以腹痛为常见表现，呈脐周、下腹或全腹的阵发性绞痛，伴恶心、呕吐、呕血、腹泻和黏液血便等。

④大叶性肺炎：少数病人可出现上腹部疼痛。

（4）其他伴随症状

①恶心呕吐：高位肠梗阻，恶心呕吐早而频繁，呕吐物含大量胆汁；低位肠梗阻，恶心呕吐迟或无呕吐，呕吐物呈粪臭味；机械性肠梗阻呕吐可频繁而剧烈；腹膜炎致肠麻痹，其呕吐呈溢出性。血性或咖啡色呕吐物常提示发生肠绞窄。

②排便改变：胃肠炎可见大便次数增加或里急后重感；消化道梗阻可见便秘；肿瘤、溃疡可见便血，可呈柏油样、暗红色或鲜红色血便。

③厌食：小儿急性阑尾炎先厌食后腹痛。

④其他症状：炎症性疾病可见发热；消化道出血可伴贫血；胆管结石、胆管炎或肿瘤可出现梗阻性黄疸；泌尿系疾病可有膀胱刺激征。

6. 辅助检查

（1）实验室检查

①白细胞计数、分类：血白细胞计数升高提示炎症；尿白细胞计数升高提示泌尿系炎症。

②红细胞、血红蛋白、血细胞比容连续监测：可提示出血速度；尿红细胞可泌尿系出血、肿瘤或结石。

③尿胆红素：可提示梗阻性黄疸。

④粪便隐血：提示消化性溃疡。

⑤血、尿、腹腔穿刺液淀粉酶明显升高：提示胰腺炎。

⑥腹腔穿刺液涂片：见 G^-杆菌提示继发性腹膜炎；溶血性链球菌提示原发性腹膜炎；G^-双球菌提示淋球菌感染。

（2）影像学检查

①B超检查：有助于了解有无实质性器官损伤、破裂、占位性病变、强回声结石；也可用于腹腔积液定位、定量、穿刺。

②X线片：可见膈下游离气体、气-液平面、肠袢、结石。有助于胃肠道穿孔、肠梗阻、泌尿系结石的诊断。

③选择性动脉造影：可明确出血部位。

④钡剂灌肠或充气造影：肠扭转时可见典型的"鸟嘴征"，肠套叠时可见"杯口征"。

⑤CT 或 MRI：对实质性脏器的病变、破裂、腹腔内占位性病变及急性出血性坏死性胰腺炎的诊断均极有价值。

（3）内镜检查：消化道出血时胃镜可确定出血位置并在直视下止血；经内镜逆行胰胆管造影（ERCP）可协助诊断胆道疾病；小肠和结、直肠病变可采用肠镜。部分疑难急腹症或疑有妇科急腹症可采用腹腔镜协助诊断。

（4）诊断性穿刺：腹腔穿刺、阴道后穹窿穿刺，抽出不凝血，提示腹腔脏器出血；抽出脓性渗出液，提示腹膜炎。

7. 治疗要点　尽快明确诊断，针对病因采取措施，诊断不明的，注意维持重要脏器功能，严密观察病情，进一步明确诊断。

（1）<u>诊断未明确时，急腹症治疗有"四禁"</u>。

①<u>禁食（2016）</u>。急腹症的病变主要发生在腹腔脏器，进食会加重腹腔的炎症及液体的渗出，甚至加重呕吐、梗阻和发生术后出现肠胀气。

②禁用镇痛药。急腹症病人在未经明确诊断前禁止用镇痛药止痛，否则会掩盖病情，从而导致贻误诊断和失去抢救的时机。

③禁用泻药和灌肠。诊断不明时用<u>泻药或灌肠可直接刺激肠壁，增加肠蠕动，使肠腔压力增高、肠管破裂和炎症扩散（2012）</u>，甚至导致急性腹膜炎、肠瘘等。

④禁热敷。热敷可减轻疼痛但却可能掩盖症状。如果有出血时，热敷可使血管扩张而加重出血。

（2）诊断不能明确，但有下列情况需要手术探查：脏器有血运障碍，如肠坏死；腹膜炎不能局限有扩散倾向；腹腔内有活动性出血；非手术治疗病情无改善或恶化。

（3）需要进行手术治疗或探查者，必须依据病情进行相应术前准备。

8．护理问题

（1）疼痛：腹痛。

（2）焦虑或恐惧　与突然的发病、剧烈疼痛、紧急手术、担忧预后等因素有关。

（3）体温过高　与腹部器官炎症或继发腹腔感染有关。

（4）体液不足　与禁饮食和丢失过多有关。

（5）营养失调：低于机体需要量　与摄入不足和消耗、丢失过多有关。

（6）潜在的并发症：低血容量性或感染性休克　与腹腔内出血、穿孔、梗阻、感染等病变程度加重有关。

9．护理措施

（1）腹痛的监测：观察并记录病人腹痛的部位、性质及程度，发作的时间、频率，持续时间，以及相关疾病的其他临床表现；观察非药物性和（或）药物止痛治疗的效果。

（2）非药物性缓解疼痛的方法：是对疼痛，特别是慢性疼痛的主要处理方法，能减轻病人的焦虑、紧张，提高其疼痛阈值和对疼痛的控制感。具体方法如下。

①行为疗法：指导式想象（利用一个人对某特定事物的想象而达到特定的正向效果，如回忆一些有趣的往事可转移对疼痛的注意）、深呼吸、冥想、音乐疗法、生物反馈等。

②局部热疗法：除急腹症外，对疼痛局部可应用热水袋进行热敷，从而解除肌肉痉挛而达到镇痛效果。

③针灸镇痛：根据不同疾病和疼痛部位选择针疗穴位。

（3）用药护理：急性剧烈腹痛诊断未明时，<u>不可随意使用镇痛药物，尤其是吗啡（2011）</u>，以免掩盖症状，延误病情；<u>诊断明确后，应根据病情、疼痛性质和程度选择性给药，以减轻疼痛刺激并防止神经源性休克（2012）</u>。癌性疼痛应遵循按需给药的原则，有效控制病人的疼痛。观察药物不良反应，如口干、恶心、呕吐、便秘和用药后的镇静状态；根据医嘱使用抗生素，观察药物疗效及不良反应。

（4）休息与卧位：急性剧烈腹痛病人应卧床休息，要加强巡视，随时了解和满足病人所需，做好生活护理。应协助病人取弯腰屈膝侧卧位，以减轻疼痛感并有利于休息（2011）。烦躁不安者应采取防护措施，防止坠床等意外发生。

（5）饮食护理：一般病人入院后都暂禁饮食，尤其是诊断未明者。根据医嘱行胃肠减压，其中胃肠道穿孔及急性肠梗阻必须行胃肠减压。

（6）心理护理：疼痛是一种主观感觉。对疼痛的感受既与疾病的性质、病情有关，也与病人对疼痛的耐受性和表达有关。后者的主要影响因素有病人的年龄、个性、文化背景、情绪和注意力；周围人们的态度；疼痛对病人的生活、工作、休息、睡眠和社交活动的影响，这些影响对病人是否具有重要意义；以及疾病的性质，例如是否危及生命等。急骤发生的剧烈腹痛、持续存在或反复出现的慢性腹痛及预后不良的癌性疼痛，均可造成病人精神紧张、情绪低落，而消极悲观和紧张的情绪又可使疼痛加剧。因此，护士对病人和家属应进行细致全面的心理评估，取得家属的配合，有针对性地对病人进行心理疏导，以减轻紧张恐惧心理，稳定情绪，有利于增强病人对疼痛的耐受性。

（7）术前准备：应做好应急手术的准备，如配血、备皮等。

10．健康教育

（1）积极控制诱发急腹症的各类因素，如溃疡病者，按医嘱定时服药。

（2）告知病人及家属禁食及胃肠减压的目的及必要性。

（3）解释不使用镇痛药的原因及必要性。

第4章 呼吸系统疾病病人的护理

一、呼吸系统的解剖生理

呼吸系统由呼吸道、肺和胸膜组成。

1. **呼吸道** 以环状软骨为界，分成上、下呼吸道，是气体进出肺的通道。

（1）上呼吸道：由鼻、咽、喉构成。鼻对吸入气体有加温、湿化和净化作用。咽是呼吸道与消化道的共同通路，吞咽时会厌软骨将喉关闭，可防止食物及口腔分泌物进入呼吸道。喉由甲状软骨和环状软骨（内含声带）等构成，是发音的主要器官。

（2）下呼吸道：由气管和支气管构成。气管在隆凸处（相当于胸骨角处）分为左、右两主支气管（2014），在肺门处分为肺叶支气管，进入肺叶。右主支气管较左主支气管粗、短而陡直，因此异物及吸入性病变如肺脓肿多发生在右侧。从气管到呼吸性细支气管，随着气道的逐渐分支，气道相应的横断面积总数逐渐增大，但气道直径越来越小，使气流在呼吸区运行过程中流速逐渐减慢。临床上将小于 2mm 的细支气管称为小气道。由于小气道管腔纤细，管壁菲薄，无软骨支撑而易扭曲陷闭，是呼吸系统患病的常见部位。

2. **肺和胸膜**

（1）肺：肺是进行气体交换的器官，位于胸腔内膈的上方，纵隔两侧，左右各一。左肺由斜裂分为上下两叶；右肺除斜裂外，还有一水平裂将其分为上、中、下三叶。肺表面被胸膜覆盖。肺的纵隔面有一凹陷，称为肺门。在肺叶内，肺叶支气管又依支气管和血管分支再分为肺段。肺泡是气体交换的场所（2014），肺泡周围有丰富的毛细血管网，有利于气体交换。

（2）胸膜：是附着在胸壁内面和覆盖在肺表面的浆膜。包裹肺并深入肺叶间隙的是脏胸膜，而遮盖胸壁、横膈和纵隔的是壁胸膜，两者在肺门与脏胸膜处连接，形成左右两个互不相通的胸膜腔。胸膜腔为潜在的密封腔隙，内有少量的浆液起润滑作用。正常情况下胸膜腔为负压。

3. **呼吸系统的生理功能**

（1）呼吸功能：①通气功能：肺通气是气体流动进出肺的过程，通过肺泡与外界气体间的压力差完成。吸气时胸腔容量增大，胸膜腔内负压增高，肺内压下降，气体经呼吸道进入肺泡。呼气时，胸腔容量减少，胸膜腔内负压减小，肺内压力增高，气体经呼吸道排出体外。②换气功能：肺换气是指肺泡与肺毛细血管血液之间通过呼吸膜以弥散的方式进行的气体交换。正常的肺换气功能取决于空气通过肺泡膜的有效弥散、肺泡通气量、肺血流及呼吸膜两侧的气体分压差（2011）。肺有双重血液供应，即肺循环和支气管循环。

（2）防御功能、免疫功能：见表 4-1。

表 4-1　呼吸系统的防御、免疫功能

物理**防御**机制	通过对致病因子的沉积、滞留和气道黏液纤毛运载系统的作用完成
生物防御机制	上呼吸道的正常菌群是一种防御机制
神经防御机制	主要是由有害因子刺激所产生的咳嗽反射、喷嚏和支气管收缩等完成
气道-肺泡的**防御**作用	淋巴细胞等具有免疫功能的组织通过细胞免疫和体液免疫发挥防御作用
肺泡的防御作用	肺泡巨噬细胞的清除作用，肺泡表面活性物质能增强防御功能

（3）呼吸的调节：机体可通过呼吸中枢、神经反射和化学反射完成对呼吸的调节。基本呼吸节律产生于延髓，呼吸调整中枢位于脑桥。正常情况下，中枢化学感受器通过感受 CO_2 的变化进行呼吸调节（2011）。

4．儿童呼吸系统解剖生理特点　呼吸系统疾病是儿童常见病，以上呼吸道感染、支气管炎、支气管肺炎最为多见。

（1）婴幼儿鼻根扁而宽，鼻腔相对较短，后鼻道狭窄，血管丰富，无鼻毛，易受感染，感染后鼻腔易堵塞而致呼吸困难。鼻窦黏膜与鼻腔黏膜相延续，鼻窦口相对较大，故急性鼻炎可导致鼻窦炎。

（2）婴儿咽部富有淋巴组织，咽后壁淋巴组织感染时，可发生咽后壁脓肿。婴幼儿的咽鼓管宽、直、短，呈水平位，故鼻咽炎时易致中耳炎。

（3）儿童喉部呈漏斗形，较窄，软骨柔软，黏膜柔嫩，炎症时易肿胀，故喉炎时易梗阻引起窒息。

（4）婴幼儿气管和支气管的管腔相对狭窄，缺乏弹力组织，纤毛运动差，易发生感染和呼吸道阻塞。

（5）儿童肺组织尚未发育完善，肺的弹性纤维发育差，血管丰富，间质发育旺盛，使肺含血量丰富而含气量相对较少，故易发生肺部感染，又易导致间质性炎症、肺不张或肺气肿等。

（6）婴幼儿呼吸系统生理特点（2013）：①婴幼儿呼吸中枢发育尚未完全成熟，呼吸频率快，易出现呼吸节律不齐，甚至呼吸暂停。②婴幼儿呼吸类型呈腹膈式呼吸，7 岁以后以混合式呼吸为主。③儿童呼吸功能储备能力较差。

（7）儿童呼吸道的非特异性免疫功能和特异性免疫功能均较差。

二、急性感染性喉炎病人的护理

急性感染性喉炎为喉部黏膜急性弥漫性炎症，以犬吠样咳嗽、声音嘶哑、喉鸣和吸气性呼吸困难为特征，冬春季节多发，且多见于婴幼儿。

1．病因　由病毒或细菌感染引起，亦可并发于麻疹、百日咳和流感等急性传染病。常见的病毒为副流感病毒、流感病毒和腺病毒，常见的细菌为金黄色葡萄球菌、链球菌和肺炎链球菌。由于小儿喉腔狭小，软骨柔软，黏膜血管丰富，炎症时易充血、水肿而出现不同程度的喉梗阻。

2．临床表现　起病急、症状重，可有发热、**犬吠样咳嗽**，声嘶、**吸气性喉鸣和三凹征**。

严重时可出现烦躁不安、吸气性呼吸困难、发绀、心率增快等缺氧症状。咽部充血，喉镜检查可见喉部、声带有不同程度的充血、水肿。一般白天症状轻，夜间入睡后加重，喉梗阻者若不及时抢救，可窒息死亡。

临床上按吸气性呼吸困难的轻重，将喉梗阻分为 4 度（表 4-2）。

表 4-2　喉梗阻的分度

分度	症　状	体　征
Ⅰ度	仅于活动后出现吸气性喉鸣和呼吸困难	呼吸音及心率无改变
Ⅱ度	安静时有喉鸣和吸气性呼吸困难	可闻及喉传导音或管状呼吸音，心率增快
Ⅲ度	喉鸣和吸气性呼吸困难，烦躁不安、口唇及指（趾）端发绀，双眼圆睁，惊恐万状，头面出汗	呼吸音明显减弱，心音低钝，心率快
Ⅳ度	渐现衰竭，昏睡状态，由于无力呼吸，三凹征可不明显，面色苍白发灰	呼吸音几乎消失，仅有气管传导音，心音低钝，心律失常

3．治疗要点

（1）保持呼吸道通畅：雾化吸入肾上腺皮质激素和 1%～3% 的麻黄碱，消除黏膜水肿（2013）。

（2）控制感染：选择敏感抗生素，常用青霉素类、氨基糖苷类或头孢菌素类。

（3）肾上腺皮质激素：可减轻喉头水肿，缓解症状。

（4）对症治疗：缺氧者予以吸氧；烦躁不安者可用异丙嗪镇静，痰多者可选用祛痰药。

（5）经上述处理后仍严重缺氧或有Ⅲ度以上喉梗阻者，应立行气管切开术。

4．护理问题

（1）低效性呼吸型态　与喉头水肿有关。

（2）有窒息的危险　与喉梗阻有关。

5．护理措施

（1）改善呼吸功能：保持室内空气新鲜，温、湿度适宜，置患儿舒适体位。及时吸氧，保持安静，遵医嘱给予雾化吸入。

（2）严密观察病情变化：观察患儿呼吸、心率及精神状态、呼吸困难程度，做好气管切开的准备。

（3）保证营养和水分：选择清淡、富含维生素、易消化的食物，多饮水（2017）。

三、（急性）支气管炎病人的护理

急性气管-支气管炎是在无慢性肺部疾病基础上发生的一种急性病症，其症状包括咳嗽和提示下呼吸道感染（咳痰、气急、喘息、胸部不适/疼痛）的其他症状或体征，而不能以鼻窦炎或哮喘来解释。

1．病因与发病机制　感染是最主要病因，过度劳累和受凉是常见诱因。常见病因见表4-3。

表4-3　急性支气管炎病人的病因

感染	病毒或细菌感染是本病最常见的病因。可由病毒、细菌直接感染，或急性上呼吸道感染迁延而来，或病毒感染后继发细菌感染
理化因素	过冷空气、粉尘、刺激性气体或烟雾（氨气等）刺激气管-支气管黏膜而引起
过敏反应	花粉、有机粉尘、真菌孢子、寄生虫或对细菌蛋白质过敏等，均可引起本病

2. **临床表现**　好发于寒冷季节或气候突变时，临床主要表现为**咳嗽和咳痰（2011）**。

（1）症状：起病较急，常先有急性上呼吸道感染症状如鼻塞、流涕、咽痛、声音嘶哑等，继之出现频繁干咳或少量**黏液痰**，2～3天后可转为**黏液脓性痰**，痰量增多，偶有痰中带血。可有深呼吸和咳嗽时感胸骨后疼痛；伴支气管痉挛时，可有胸闷和气促。全身症状一般较轻，可有低或中等度发热伴乏力等，多3～5天后消退。咳嗽、咳痰可延续2～3周，吸烟者则更长。

（2）体征：两肺呼吸音粗，可闻及**散在干、湿啰音**。支气管痉挛时可闻及哮鸣音。

（3）哮喘性支气管炎：常见于婴幼儿，小儿常有湿疹或其他过敏史。大多数在上呼吸道感染2～3天后出现呼气性的呼吸困难、呼吸急促和鼻翼扇动，严重时可出现三凹征。两肺听诊以哮鸣音为主，呼气延长，常伴中等湿啰音。有反复发作的倾向。

3. **辅助检查**　病毒感染时，血常规白细胞计数多正常；细菌感染较重时，白细胞计数和中性粒细胞增高。痰涂片或培养可发现致病菌。X线胸片检查多无异常，或仅有肺纹理增粗。

4. **治疗要点**

（1）病因治疗：避免冷空气和粉尘等理化因素刺激，及时控制气管-支气管内炎症。一般选用抗革兰阳性菌为主的抗生素，如青霉素类、头孢菌素、大环内酯类等；或根据细菌培养和药敏试验结果选择药物。以口服给药为主。

（2）对症治疗：①平喘，喘息时加用**氨茶碱**，喘息严重时可加用泼尼松口服；喘憋严重者可用支气管扩张药，如沙丁胺醇雾化吸入。②镇咳、祛痰，剧烈干咳者，可选用喷托维林、氢溴酸右美沙芬等止咳药；有痰病人则不宜给予可待因等强力镇咳药，避免抑制咳嗽反射，加重痰液的积聚（2015）；痰液不易咳出者，可用N-乙酰半胱氨酸、**盐酸氨溴索**（沐舒坦），也可给予**雾化**治疗帮助祛痰（2012），还可选用**复方甘草合剂**，因其兼有**镇咳和祛痰**作用。

5. **护理问题**

（1）气体交换受损　与过敏、炎症引起支气管痉挛有关。

（2）疼痛：胸痛　与咳嗽、气管炎症有关。

6. **护理措施**

（1）病情观察：密切观察咳嗽、咳痰情况，详细记录痰液的颜色、量和性质。

（2）环境与休息：维持合适的室温（18～20℃）和湿度（50%～60%），使病人保持舒适体位，采取**坐位或半坐位**有助于改善呼吸和咳嗽排痰。

（3）饮食：慢性咳嗽使能量消耗增加，应给予足够热量的饮食。适当增加蛋白质和维生素；避免油腻、辛辣刺激的食物。如病人无心、肾功能障碍，应给予充足的水分，使每天饮水量达到 1.5～2L，有利于呼吸道黏膜的湿润，使痰液稀释以促进排痰。

（4）促进有效排痰：包括深呼吸、咳嗽、胸部叩击、体位引流、超声雾化和机械吸痰等（2011、2012）。

胸部叩击方法：病人侧卧位或在他人协助下取坐位，叩击者两手手指弯曲并拢，使掌侧呈杯状（2012），以手腕力量，从肺底自下而上、由外向内（2014）、迅速而有节律地叩击胸壁。注意事项：①用单层薄布覆盖叩击部位；②叩击时避开乳房、心脏、骨突部位及衣服拉链、纽扣等；③安排在餐后 2 小时或餐前 30 分钟完成。

（5）用药护理：遵医嘱给予抗生素、镇咳及祛痰药物，注意观察药物的疗效及不良反应。向慢性咳嗽及排痰困难病人解释并说明可待因等强镇咳药会抑制咳嗽反射，加重痰液的积聚（2015），切勿自行服用。

7. 健康教育

（1）疾病知识指导：指导病人和家属了解引起疾病的诱发因素及本病的有关知识。机体抵抗力低，易咳嗽、咳痰的病人，应注意保暖，避免寒冷空气对气管、支气管的刺激。积极防治上呼吸道感染，症状改变和加重时应及时就诊。

（2）生活指导：生活要有规律，避免过度劳累；平时加强体育活动和耐寒训练，如冬泳、冷水洗脸等；少去人员密集的公共场所；戒烟、酒。

四、肺炎病人的护理

肺炎指终末气道、肺泡和肺间质的炎症，是呼吸系统的常见病。可由多种病因引起，如感染、理化因素、免疫损伤等。典型病理改变分为充血期、红色肝变期、灰色肝变期和消散期（2014）。

1. 病因与分类

（1）按病因分类

①细菌性肺炎：是最常见的肺炎，最常见病原菌为肺炎链球菌。

②非典型病原体所致肺炎：常由支原体、军团菌和衣原体等引起。

③病毒性肺炎：由冠状病毒、腺病毒、呼吸道合胞病毒等引起。

④真菌性肺炎：由白念珠菌、曲菌、放线菌等引起。

⑤其他病原体所致肺炎：由立克次体、弓形虫、原虫等引起。

⑥理化因素所致肺炎：放射性损伤可引起放射性肺炎；胃酸吸入等可引起化学性肺炎。

（2）按患病环境分类

①社区获得性肺炎：是指在医院外罹患的感染性肺实质炎症，包括有明确潜伏期的病原体感染而在入院后平均潜伏期内发病的肺炎。传播途径为吸入飞沫、空气或血源传播。肺炎链球菌仍为最主要的病原体。

②医院获得性肺炎：指病人在入院时既不存在、也不处于潜伏期，而是在住院 48 小时后发生的感染，也包括出院后 48 小时内发生的肺炎。其中以呼吸机相关肺炎最为多见。常见病原体为铜绿假单胞菌、大肠埃希菌、肺炎克雷伯杆菌、金黄色葡萄球菌等。

（3）按解剖分类

①大叶性肺炎：致病菌以肺炎链球菌最为常见，又称肺泡性肺炎。主要表现为肺实质炎症，通常不累及支气管。

②小叶性肺炎：又称**支气管性肺炎**。X线显示病灶融合成不规则的片状或大片状阴影，密度深浅不一，且不受肺叶和肺段限制，区别于大叶性肺炎。

③间质性肺炎：是以**肺间质**为主的炎症，病变主要累及支气管壁及其周围组织。由于病变在肺间质，呼吸道症状较轻，异常体征较少。X线通常表现为肺下部的不规则条索状阴影。

2．**肺炎链球菌肺炎**　致病菌为肺炎链球菌，居社区获得性肺炎的首位，本病主要为**散发**，可借助**飞沫传播**，**冬季与初春**多见，常与呼吸道病毒感染并行，病人多为无基础疾病的**青壮年及老年人**，男性多见。感染后可获得特异性免疫。临床起病急骤，以高热、寒战、咳嗽、血痰和胸痛为特征。

（1）病因与发病机制：肺炎链球菌为**革兰阳性球菌**，是上呼吸道正常菌群，当机体防御功能下降或有免疫缺陷时，肺炎链球菌可进入下呼吸道而致病。发病前常有淋雨、受凉、醉酒、疲劳、病毒感染和生活在拥挤环境等诱因。

（2）临床表现

①症状：多有数日上呼吸道感染的前驱症状。临床以急性起病，寒战、高热、全身肌肉酸痛为特征。病人体温可在数小时内达 39～40℃，呈**稽留热**（2012）。可伴患侧胸痛并放射至肩部或腹部，深呼吸或咳嗽时加剧，故病人常取**患侧卧位**。痰少，可带血丝，24～48 小时后可呈**铁锈色痰**。

②体征：**急性病容，面颊绯红、鼻翼扇动、口角和鼻周有单纯疱疹**，心动过速、呼吸浅快、口唇发绀等。早期肺部无明显异常体征；**肺实变期可出现患侧呼吸运动减弱，语颤增强，叩诊浊音，听诊出现支气管呼吸音**；累及胸膜时胸膜摩擦音；消散期可闻及湿啰音。本病自然病程 1～2 周。应用有效抗菌药物后，体温于 1～3 天恢复正常，其他症状与体征也恢复正常。

③并发症：目前并发症已很少见。感染严重时可发生感染性休克，多见于老年人。此外，还可并发胸膜炎、脓胸、肺脓肿、脑膜炎和关节炎等。

④休克型肺炎：除有呼吸系统症状外，伴有低血压、外周循环衰竭、神志改变、尿闭等症状；体征：有低血压和神志恍惚或淡漠、面色苍白、四肢厥冷、口唇或指端发绀、脉搏细速、冷汗，血压降低等外周循环衰竭体征。

（3）辅助检查

①血常规：白细胞计数升高，多在（10～30）×10^9/L，中性粒细胞比例多＞80%，伴核左移，细胞内可见中毒颗粒。

②细菌学检查：痰革兰染色及荚膜染色镜检，如有革兰阳性、带荚膜的双球菌或链球菌，可做出初步病原诊断；痰培养 24～48 小时可确定病原体。部分病人合并菌血症，应做血培养，标本采集应在抗生素治疗前。血培养检出肺炎链球菌有确诊价值。

③X线检查：X线表现常呈多样性，可呈斑片状或大片状**实变阴影**，好发于右肺上叶、双肺下叶，在病变区可见多发性**蜂窝状小脓肿**，叶间隙下坠。消散期，因炎性浸润逐渐吸收可有片状区域吸收较快而呈"**假空洞**"征。一般起病 3～4 周后才完全消散。

（4）治疗要点

①抗感染治疗：一旦确诊即用抗生素治疗，不必等待细菌培养结果。**首选青霉素 G**，对青霉素过敏或耐药者，可用**红霉素或林可霉素**；重症者可改用**头孢菌素类**抗生素；多重耐药菌株感染者可用万古霉素。抗生素疗程一般为 5～7 天，或热退后 3 天停药，或由静脉用药改为口服，维持数日。

②对症及支持治疗：卧床休息，饮食补充足够热量、蛋白质和维生素，多饮水，休克型肺炎，首先应注意补充血容量；剧烈胸痛者，给予少量镇痛药，如可待因；当 $PaO_2 <$ 60mmHg 时，应给予吸氧；有明显麻痹性肠梗阻或胃扩张时应暂时禁食、禁饮和胃肠减压；烦躁不安、谵妄、失眠者给予地西泮 5mg 肌内注射或水合氯醛 1～1.5g 保留灌肠，禁用抑制呼吸的镇静药。

③并发症治疗：高热常在抗菌药物治疗后 24 小时内消退，或数日内逐渐下降。如 3 天后体温不降或降后复升，应考虑肺炎链球菌的肺外感染或其他疾病存在的可能性（2016），如脓胸、心包炎、关节炎等；密切观察病情变化，注意防治感染性休克。

（5）护理问题

①体温过高　与肺部感染有关。

②清理呼吸道无效　与气道分泌物多、痰液黏稠、胸痛、咳嗽无力等有关。

③潜在并发症：感染性休克。

（6）护理措施

1）高热的护理

①病情观察：监测并记录生命体征。

②休息与环境：高热病人应卧床休息，以减少耗氧量，缓解头痛、肌肉酸痛等症状。病室应尽可能保持安静并维持适宜的温、湿度。

③饮食：提供足够热量、蛋白质和维生素的流质或半流质食物，鼓励病人多饮水（2011），以保证足够的入量并有利于稀释痰液。

④高热护理：可采用温水擦浴、冰袋、冰帽等物理降温措施（2016），以逐渐降温为宜，防止虚脱（2017）。病人大汗时，及时协助擦拭和更换衣服，避免受凉。必要时遵医嘱使用退热药。必要时遵医嘱静脉补液，补充因发热而丢失较多的水分和盐。

⑤口腔护理：做好口腔护理，鼓励病人经常漱口，口唇疱疹者局部涂抗病毒软膏，防止继发感染。

⑥用药护理：遵医嘱使用抗生素，观察疗效和不良反应。应用头孢唑林钠（先锋 V）可出现发热、皮疹、胃肠道不适等不良反应；喹诺酮类药物（氧氟沙星、环丙沙星）偶见皮疹、恶心等不良反应；氨基糖苷类抗生素有肾、耳毒性，老年人或肾功能减退者应特别注意有无耳鸣、头晕、唇舌发麻等不良反应，病人一旦出现严重不良反应，应及时与医生沟通，并做相应处理。

2）清理呼吸道的护理：包括有效咳嗽、胸部叩击、体位引流、超声雾化和机械吸痰等。

3）潜在并发症感染性休克的护理

①病情监测：休克型肺炎的可能症状有心率增快，>140 次/分；血压逐步下降或降至正常以下；体温不升或高热；精神和意识状态异常；发绀，肢端湿冷等。

②感染性休克抢救配合

a. 体位：病人取仰卧中凹位（2011），头胸部抬高约 20°，下肢抬高约 30°，以利于呼吸和静脉血回流。

b. 吸氧：给予中、高流量吸氧，维持 $PaO_2 ≥ 60$mmHg，改善缺氧状况。

c. 补充血容量：快速建立两条静脉通道，遵医嘱补液，以维持有效血容量，必要时留置导尿以监测每小时尿量；可以中心静脉压作为调整补液速度的指标，中心静脉压 $<5cmH_2O$

常提示右心房充盈不足或血容量不足（2017），可适当加快输液速度；中心静脉压达到或超过 10cmH₂O 时，输液速度则不宜过快，以免诱发急性心力衰竭。下列证据提示血容量已补足：口唇红润、肢端温暖、收缩压>90mmHg、尿量>30ml/h 以上（2012）。

4）用药护理：见表 4-4。

表 4-4　肺炎病人感染性休克的用药护理

改善微循环	使用多巴胺、间羟胺（阿拉明）等血管活性药物，维持收缩压在 90～100mmHg。输注过程中注意防止药液溢出血管外引起局部组织坏死
纠正酸中毒	有明显酸中毒时可应用 5%碳酸氢钠静脉滴注，因其配伍禁忌较多，宜单独输入
抗感染	宜选用 2～3 种广谱抗生素联合、大剂量、静脉给药，应注意其疗效和不良反应

（7）健康教育

①疾病预防指导：避免上呼吸道感染、受寒、过劳、酗酒、吸烟等诱因（2011）。注意锻炼身体，加强耐寒训练；增加营养，合理作息。长期卧床者应注意经常改变体位、翻身、叩背，咳出气道痰液。对年老体弱者、慢性疾病病人可注射肺炎疫苗等，以预防再次感染。

②疾病知识指导：对病人及家属讲解肺炎的病因和诱因，强调预防的重要性，冬季预防肺炎发生的应重点关注慢性阻塞性肺疾病病人（2011），因其呼吸道功能差，易发生感染。指导病人遵医嘱按疗程用药，告知复诊时间及复诊需携带的资料。出现高热、咳嗽咳痰、胸痛等症状时应及时就诊。

3. 小儿肺炎病人的护理

（1）分类

①病理分类：支气管肺炎、大叶性肺炎和间质性肺炎等。儿童以支气管肺炎最常见。

②病因分类：感染性肺炎，如病毒性肺炎、细菌性肺炎、支原体肺炎等；非感染因素引起的肺炎如吸入性肺炎、坠积性肺炎、嗜酸粒细胞肺炎等。

③病程分类：急性肺炎（病程在 1 个月以内）、迁延性肺炎（病程为 1～3 个月）、慢性肺炎（病程在 3 个月以上）。

④病情分类：轻症肺炎（以呼吸系统症状为主，无全身中毒症状）、重症肺炎（除呼吸系统严重受累外，其他系统也受累，全身中毒症状明显）。

⑤临床表现典型与否分类：典型肺炎（肺炎链球菌、金黄色葡萄球菌、肺炎杆菌等引起的肺炎）；非典型肺炎（常见病原体为肺炎支原体、衣原体、军团菌、病毒等）。

⑥肺炎发生的地区分类：社区获得性肺炎、院内获得性肺炎。

（2）病因：常见的病原体为病毒和细菌。病毒以呼吸道合胞病毒最多见，细菌以肺炎链球菌多见。

（3）临床表现

1）轻症肺炎：仅表现为呼吸系统症状和相应的体征，包括发热、咳嗽、气促、肺部固定的中、细湿啰音等。

①发热：热型不一，多数为不规则热。新生儿、重度营养不良儿可不发热或体温不升。

②咳嗽：较频，初为刺激性干咳，以后有痰，新生儿、早产儿可仅表现为口吐白沫。

③气促：多在发热、咳嗽之后出现。呼吸增快可达 40～80 次/分，重者可有**鼻翼扇动、点头呼吸、三凹征、唇周发绀**。

④肺部啰音：早期不明显，以后可闻及较固定的中、细湿啰音，以背部两肺下方脊柱旁较多，吸气末更为明显。新生儿、小婴儿常不易闻及湿啰音。

⑤全身症状：常有精神不振、食欲缺乏、烦躁不安、轻度腹泻或呕吐等。

2）**重症肺炎**：除呼吸系统的症状和全身中毒症状外，常出现循环、神经、消化等系统的功能障碍，出现相应的临床表现。

①循环系统：轻度缺氧可致心率增快，重症肺炎常合并心肌炎、心力衰竭。肺炎合并心力衰竭的主要表现有：呼吸困难加重，呼吸>60 次/分；心率突然加快，婴儿心率>180 次/分，幼儿心率>160 次/分；心音低钝，奔马律；突然极度烦躁不安，面色苍白或发灰、发绀；肝脏迅速增大；尿少或无尿。

②神经系统：轻度缺氧表现为精神萎靡、烦躁不安或嗜睡；脑水肿时出现意识障碍、惊厥、前囟膨隆，可有脑膜刺激征，呼吸不规则，瞳孔对光反射迟钝或消失。

③消化系统：轻者常有食欲缺乏、吐泻、腹胀等；发生中毒性肠麻痹时出现明显的腹胀，呼吸困难加重，肠鸣音消失。发生消化道出血时可吐咖啡渣样物，大便隐血试验阳性或柏油样便。

④弥散性血管内凝血：表现为血压下降，四肢凉，脉细速，皮肤、黏膜及胃肠道出血。

⑤并发症：若延误诊断或病原体致病力强者，可引起并发症。如金黄色葡萄球菌肺炎可引起脓胸、脓气胸及肺大疱等并发症，表现为中毒症状或呼吸困难突然加重，体温持续不退或退而复升。

（4）几种不同病原体所致肺炎的特点，见表 4-5。

（5）辅助检查

①血常规检查：**细菌性肺炎白细胞总数及中性粒细胞增高，并有核左移**，胞质中可见中毒颗粒。**病毒性肺炎白细胞总数正常或降低**。

②血清 C 反应蛋白（CRP）浓度测定：**细菌感染时 CRP 升高**，非细菌感染时 CRP 上升不明显。

③病原学检查：取鼻咽拭子或气管分泌物做病毒分离鉴定；取痰液、血液、气管分泌物、胸腔穿刺液、肺穿刺液等做细菌培养和鉴定；病毒特异性抗原和抗体检测有助于早期诊断。

④胸部 X 线检查：支气管肺炎早期肺纹理增粗，以后出现大小不等的斑片状阴影，可融合成片，以双肺下野、中内带多见。可有肺气肿及肺不张。

（6）治疗要点

1）控制感染：①根据病原菌选用敏感药物；②早期治疗；③联合用药；④选用渗入下呼吸道浓度高的药物；⑤足量、足疗程。重症宜静脉给药。

肺炎链球菌肺炎：**首选青霉素 G 或阿莫西林（羟氨苄青霉素）**。金黄色葡萄球菌肺炎：首选苯唑西林（苯唑青霉素）或氯唑西林（氯唑青霉素），备选第一代、第二代头孢菌素。**肺炎支原体或衣原体肺炎：首选大环内酯类如红霉素、罗红霉素及阿奇霉素。**

抗生素一般用至体温正常后的 5～7 天，临床症状、体征消失后 3 天（2013）。**葡萄球菌性肺炎易复发及产生并发症，体温正常后继续用药 2 周，总疗程 6 周**。支原体肺炎至少用药 2～3 周。

病毒感染者，应选用病毒唑、干扰素等抗病毒药物。

表 4-5　几种不同病原体所致肺炎的特点

分类	发病特点	症状和体征	辅助检查	并发症
腺病毒肺炎	多见于 6 个月至 2 岁婴幼儿，冬、春季多发，病死率较高	起病急，高热持续时间长，中毒症状重。多呈稽留热，体温在 1～2 天即可达到 39℃或以上，可持续 2～3 周。咳嗽较剧，频咳或阵咳，呈阵发性喘憋、呼吸困难、发绀等。早期出现精神萎靡、嗜睡、烦躁、面色苍白等全身中毒症状。肺部啰音出现较晚，常在高热 3～7 天后才开始出现，病变融合后可出现肺实变体征	肺部 X 线改变较肺部体征早，可见大小不等的片状阴影或融合成大病灶	
金黄色葡萄球菌肺炎	多见于新生儿及婴幼儿，冬、春季多发。病原体由呼吸道侵入或经血行播散入肺	起病急，病情重，进展快，中毒症状明显。多呈弛张热。患儿烦躁不安，咳嗽、呻吟、呼吸困难，面色苍白，时有呕吐、腹胀，皮肤可见猩红热样皮疹或荨麻疹样皮疹，严重者出现惊厥甚至休克。肺部体征出现较早，双肺可闻及中、细湿啰音	外周血白细胞数明显增高，中性粒细胞增高，有核左移并有中毒颗粒。小婴儿及体弱儿白细胞数可正常或偏低，但中性粒细胞的比例仍高。胸部 X 线表现依病变不同，可出现小片浸润影、小脓肿、肺大疱或胸腔积液等	肺脓肿、脓胸、脓气胸、肺大疱等
肺炎支原体肺炎	由肺炎支原体感染所致。全年均可发生，各年龄段的儿童均可发病	起病缓慢，潜伏期 2～3 周。病初有全身不适、乏力、头痛等症状，2～3 天后出现发热，体温常达 39℃左右，可持续 1～3 周。常伴有咽痛和肌肉酸痛。除发热外，刺激性干咳为突出表现，有的类似百日咳样咳嗽，咳出黏稠痰，甚至带血丝。有些患儿有胸痛、食欲缺乏、恶心、呕吐、腹泻等症状。肺部体征常不明显，少数可听到干、湿啰音。婴幼儿以呼吸困难、喘憋和双肺哮鸣音较突出	胸部 X 线改变大体分为 4 种：①肺门阴影增浓为突出表现；②支气管肺炎改变；③间质性肺炎改变；④均一的片状影	部分患儿可出现多系统的损害，如心肌炎、肝炎、脑膜炎、肾炎等

　　2）对症治疗：有缺氧症状时应及时吸氧；发热、咳嗽、咳痰者，给予解热、祛痰、止咳，保持呼吸道通畅；喘憋严重者可用支气管解痉药；腹胀伴低钾者及时补钾，中毒性肠麻痹者，禁食，胃肠减压，皮下注射新斯的明等；纠正水、电解质、酸碱平衡紊乱。

　　3）其他：中毒症状明显或严重喘憋、脑水肿、感染性休克、呼吸衰竭者，可短期应用糖皮质激素。防治心力衰竭、中毒性肠麻痹、中毒性脑病等，积极治疗脓胸、脓气胸等并发症。

（7）护理问题

①气体交换受损　与肺部炎症有关。

②清理呼吸道无效　与呼吸道分泌物过多、黏稠，患儿体弱、无力排痰有关。

③体温过高　与肺部感染有关。

④营养失调：低于机体的需要量　与摄入不足、消耗增加有关。

⑤潜在并发症：心力衰竭、中毒性脑病、中毒性肠麻痹。

（8）护理措施

1）改善呼吸功能

①休息：保持室内空气清新，室温控制在 18～20℃、湿度 60%。嘱患儿卧床休息，减少活动。注意保暖，穿衣不要过多，衣被应宽松；勤换尿布，保持皮肤清洁，治疗护理应集中进行，尽量使患儿安静，以减少机体的耗氧量。

②氧疗：烦躁、口唇发绀等缺氧表现的患儿应及早给氧，以改善低氧血症。一般采用鼻前庭导管给氧，氧流量为 0.5～1L/min，氧浓度不超过 40%；缺氧明显者用面罩或头罩给氧，氧流量为 2～4L/min，氧浓度不超过 50%～60%。出现呼吸衰竭时，应使用人工呼吸器。

③遵医嘱给予抗生素治疗，促进气体交换。

2）保持呼吸道通畅：及时清除患儿口鼻分泌物；经常变换体位，以减少肺部淤血，促进炎症吸收。根据病情采取相应的体位，以利于肺的扩张及呼吸道分泌物的排出。指导患儿进行有效的咳嗽，排痰前协助转换体位，帮助清除呼吸道分泌物。病情许可时可进行体位引流。分泌物黏稠者应用雾化吸入，使痰液变稀薄利于咳出。分泌物过多影响呼吸时，可用吸痰器吸出痰液。

3）降低体温：先选物理降温，如冰袋降温（2016）。密切监测体温变化。

4）补充营养及水分：给予足量的维生素和蛋白质，少量多餐。婴儿哺喂时应耐心，每次喂食须将头部抬高或抱起，以免呛入气管发生窒息。高热病人，应给予流质或半流质食物，如稀粥（2016）。进食确有困难者，可按医嘱静脉补充营养。鼓励患儿多饮水（2016）使呼吸道黏膜湿润，以利于痰液的咳出。对重症患儿应准确记录 24 小时出入量。要严格控制静脉滴注速度，以免发生心力衰竭。

5）密切观察病情

①心力衰竭及肺水肿观察：注意观察患儿神志、面色、呼吸、心音、心率等变化（2012）。当患儿出现烦躁不安、面色苍白、呼吸加快＞60 次/分、心率＞160～180 次/分、心音低钝或奔马律、肝短期内迅速增大时，考虑肺炎合并心力衰竭（2012），应及时报告医师，立即给氧并减慢输液速度，准备强心药、利尿药，做好抢救的准备；若患儿突然咳粉红色泡沫痰则考虑为肺水肿，可给患儿吸入经 20%～30%乙醇湿化的氧气，但每次吸入不宜超过 20 分钟。

②脑水肿观察：重点观察意识、瞳孔、囟门、肌张力等。若患儿有烦躁或嗜睡、惊厥、昏迷、呼吸不规则、肌张力增高等脑水肿表现时，应立即报告医师并配合抢救。

③中毒性肠麻痹、出血观察：观察有无腹胀（2016）、肠鸣音减弱或消失、呕吐、便血情况等，及时发现中毒性肠麻痹及胃肠道出血。

④脓胸、脓气胸观察：如患儿病情突然加重，出现剧烈咳嗽、呼吸困难、烦躁不安、面色发绀、胸痛及一侧呼吸运动受限等，提示并发脓胸、脓气胸，应及时报告医师并配合胸穿或胸腔闭式引流。

（9）健康教育：向家长讲解本病的相关知识，教会家长处理呼吸道感染的方法，使患儿病情在疾病早期能得到及时控制。指导家长合理喂养，培养小儿良好的饮食、卫生、锻炼身体的习惯。注意保暖，避免着凉。尽量避免到人多的公共场所，防止交叉感染；定期健康检查，按时预防接种。有营养不良、佝偻病、贫血及先天性心脏病的患儿应积极治疗，增强抵抗力，减少呼吸道感染的发生。

4．**毛细支气管炎患儿的护理**　毛细支气管炎是一种婴幼儿较常见的下呼吸道感染，多见于 1～6 个月的小婴儿，以喘息、三凹征和气促为主要临床特点。国内认为是一种特殊类型的肺炎，称为喘憋性肺炎。

（1）主要由呼吸道合胞病毒引起。

（2）临床表现：喘息和肺部哮鸣音为其突出表现。主要表现为下呼吸道梗阻症状，出现呼气性呼吸困难、呼吸相延长伴喘息。全身中毒症状较轻，少见高热。呼吸浅而快，60～80 次/分，可达 100 次/分，伴鼻翼扇动和三凹征，心率可达 150～200 次/分。

（3）辅助检查：外周血白细胞总数及分类大多在正常范围内。采集咽拭子或分泌物，可明确病原。

（4）治疗原则：主要为氧疗、控制喘息、病原治疗等。

（5）护理问题、护理措施、健康教育：同小儿肺炎病人的护理。

五、支气管扩张症病人的护理

支气管扩张症（简称支扩）是因为急、慢性呼吸道感染和支气管阻塞后，反复发生支气管炎症，导致支气管壁结构破坏，引起的支气管异常和持久性扩张。慢性咳嗽，咳大量脓痰和反复咯血是其主要临床特点。多见于儿童和青年。

1．**病因与发病机制**

（1）支气管-肺组织感染和支气管阻塞是最主要的病因，如幼儿期的麻疹、百日咳、支气管肺炎。

（2）先天性支气管缺损及遗传因素也能引起支气管扩张。弥漫性的支气管扩张发生于存在遗传、免疫或解剖缺陷的病人。

（3）支气管扩张早期柱状扩张的管壁破坏较轻，随着病情进展，出现囊状扩张（2015）。

2．**临床表现**

（1）症状

①**慢性咳嗽和大量脓痰**：痰量与体位改变有关，晨起和卧床时由于体位改变致气管内痰液易流出而加重。严重程度可用痰量估计：每天少于 10ml 为轻度，10～150ml 为中度，多于 150ml 为重度。痰液收集于玻璃瓶中静置后出现分层的特征，即上层为泡沫；中层为浑浊黏液；下层为脓性物和坏死组织。

②**反复咯血**：反复咯血是本病的特点，可为痰中带血或大量咯血。咯血量有时与病情严重程度和病变范围不一致，少量咯血（每天<100ml）、中等量咯血（每天 100~500ml）和大量咯血（每天>500ml，或 1 次>300ml）（2012、2015）。

③**反复肺部感染**：同一肺段反复发生肺炎并迁延不愈。

④**慢性感染中毒症状**：如发热、乏力、食欲缺乏、消瘦、贫血等，儿童可影响生长发育。

（2）体征：早期或干性支气管扩张症无异常肺部体征，病变重或继发感染时，在下胸部、背部可闻及固定而持久的局限性粗湿啰音（2012），病程长者伴有**杵状指（趾）**（慢性缺氧引起）（2016）。

3．辅助检查

（1）胸部 X 线检查：囊状支气管扩张的气道表现为显著的囊腔，腔内可存在气液平面，纵切面可显示"双轨征"，横切面显示"环形阴影"，并可见气道壁增厚。

（2）纤维支气管镜检查：可用于鉴别病人的出血部位或阻塞原因，也可进行局部灌洗，取灌洗液进行细菌学和细胞学检查。

4．治疗要点　控制感染，保持引流通畅，必要时手术治疗。

（1）控制感染：急性感染时需根据症状、体征、痰液性状，必要时根据痰培养及药物敏感试验采用合适的抗生素。存在铜绿假单胞菌感染时可口服喹诺酮、静脉给氨基糖苷类或第三代头孢菌素。慢性咳脓痰的病人可口服阿莫西林或吸入氨基糖苷类药物。厌氧菌感染常加用甲硝唑或替硝唑。

（2）改善气流受限：应用支气管舒张药可改善气流受限。

（3）清除气道分泌物：采用祛痰药物、振动、叩背、体位引流和雾化吸入等方法促进气道分泌物的清除。痰液引流是重要的治疗方法，它可保持气道通畅，减少继发感染和减轻全身中毒症状（2015）。

5．护理问题

（1）清理呼吸道无效　与痰多黏稠和无效咳嗽有关。

（2）潜在并发症：大咯血、窒息。

（3）营养失调：低于机体需要量　与慢性感染导致机体消耗有关。

（4）焦虑与恐惧　与反复咯血、个体健康受到威胁有关（2013）。

（5）活动无耐力　与营养不良、贫血有关。

6．护理措施

（1）休息与卧位：小量咯血者以静卧休息为主，大量咯血病人应绝对卧床休息，取患侧卧位。

（2）饮食护理：给予高热量、高蛋白质、富含维生素饮食，少食多餐。但大量咯血者应禁食；小量咯血者宜进少量温、凉流质饮食。保持口腔清洁。多饮水，每天 1500ml 以上。

（3）用药护理：按医嘱使用抗生素、祛痰药和支气管舒张药，指导病人掌握药物的疗效、剂量、用法和不良反应。

（4）体位引流的护理（2013）

①引流前向病人解释体位引流的目的、过程和注意事项，引流前 15 分钟遵医嘱给予支气管舒张药雾化吸入。

②依不同的病变部位选取不同的引流体位。原则上抬高病灶部位的位置，使引流支气管开口向下，便于分泌物随重力作用流入支气管和气管排出。

③引流时间：宜在饭前进行，早晨清醒后立即进行效果最好，如需在餐后进行，应在饭后 1～2 小时进行，每次引流 15～20 分钟，引流过程中指导病人做腹式深呼吸和咳嗽，辅以叩击患部以提高引流效果。

④引流时如病人出现心率超过 120 次/分、心律失常、高血压、低血压、眩晕或发绀，应立即停止引流并通知医生。

⑤引流结束后漱口并记录咳痰的性状、量及颜色。

（5）保持呼吸道通畅：痰液黏稠无力咳出者，可经鼻腔吸痰。咯血时轻轻拍击健侧背部，嘱病人不要屏气，以免诱发喉头痉挛，使血液引流不畅形成血块，导致窒息。

7. 健康教育

（1）疾病知识指导：强调清除痰液的重要性。指导病人预防和及时治疗呼吸道感染；戒烟，避免吸入刺激性气体、烟雾和灰尘；避免食用刺激性食物和过度劳累等。指导病人监测病情，一旦发现症状加重，及时就诊。

（2）生活指导：主动摄取必需的营养素；鼓励无咯血和无急性感染的病人参加体育锻炼，但应避免剧烈运动。

六、慢性阻塞性肺疾病病人的护理

慢性阻塞性肺疾病（COPD）是一种以持续气流受限为特征的肺部疾病，气流受限呈进行性发展。COPD 的病理改变主要为慢性支气管炎和肺气肿的病理改变。慢性支气管炎指除外慢性咳嗽的其他各种原因后，病人每年慢性咳嗽、咳痰达 3 个月以上，并连续 2 年，不一定伴有气流受限。肺气肿指肺部远端的气室到末端的细支气管出现异常持久的扩张，并伴有肺泡壁和细支气管的破坏而无明显肺纤维化（2012）。若慢性气管炎和（或）肺气肿病人肺功能检查出现气流受限并且不能完全可逆时，则可诊断为 COPD。

1. 病因　确切的病因尚不清楚，可能与下列因素有关。

（1）吸烟：吸烟是最常见的重要的发病因素（2017）。

（2）感染因素：是 COPD 发生发展的重要因素之一，主要为病毒感染和细菌感染。

（3）职业粉尘和化学物质：如烟雾、变应原、工业废气及室内空气污染等。

（4）空气污染。

（5）蛋白酶-抗蛋白酶失衡：蛋白酶增多或抗蛋白酶不足可导致肺气肿。

（6）其他因素：如自主神经功能失调、营养不良、气温变化等。

2. 临床表现

（1）症状：起病缓慢，病程较长，反复急性发作。

①慢性咳嗽：晨间咳嗽明显，夜间有阵咳或伴有排痰。

②咳痰：清晨排痰较多，为白色黏液或浆液性泡沫痰，偶可带血。急性发作期痰量增多，可有脓性痰。长期反复咳嗽、咳痰为慢性支气管炎最突出的症状。

③呼吸困难或气短：慢性和进行性加重的呼吸困难是 COPD 的标志性症状。重度病人或急性加重时可出现喘息和胸闷。

④全身症状：体重下降，食欲缺乏等。

（2）体征：桶状胸，呼吸变浅、频率增快，严重者可有缩唇呼吸等。触诊语颤减弱。叩诊呈过清音，心浊音界缩小，肺下界和肝浊音界下降。听诊两肺呼吸音减弱、呼气延长，部分病人可闻及湿啰音（2016）和（或）干啰音。

（3）COPD 并发症：慢性呼吸衰竭、自发性气胸、慢性肺源性心脏病、肺部感染等。

3. 辅助检查

（1）肺功能检查：是判断气流受限的主要客观指标，对 COPD 诊断、严重程度评价、疾病进展、预后及治疗反应等有重要意义。吸入支气管舒张药后 $FEV_1/FVC < 70\%$ 及 $FEV_1 < 80\%$

预计值者，可确定为不能完全可逆的气流受限。肺总量（TLC）、功能残气量（FRC）和残气量（RV）增高，肺活量（VC）减低，表明肺过度充气。

（2）X线检查：早期X线胸片可无变化，以后可出现肺纹理增粗、紊乱，也可出现肺气肿改变，肺透明度增加，肋间隙增宽。

（3）血气检查：阻塞性肺气肿感染加重时可有低氧血症、高碳酸血症。

（4）血象检查：细菌感染时，血白细胞增高，核左移。喘息型病人可见嗜酸粒细胞增高。

（5）痰液检查：可检出病原菌。

4. 治疗要点

（1）稳定期治疗：①戒烟，避免接触诱发因素，加强锻炼，增强体质。②药物治疗：支气管舒张药如 $β_2$ 肾上腺素受体激动药、抗胆碱能药及茶碱类（松弛支气管平滑肌）（2016）。祛痰药如盐酸氨溴索。糖皮质激素用于有并发症或反复加重的COPD病人。③长期氧疗：可改善生活质量，提高生活率，氧流量为1～2L/min，吸氧持续时间＞15h/d。

（2）急性加重期治疗：①控制感染：根据病原菌种类及药物敏感情况选择抗生素，如青霉素类、头孢菌素、大环内酯类或喹诺酮类。②给予支气管舒张药和祛痰镇咳药，痰液黏稠者可用雾化器吸入治疗，雾化液中加入抗生素及痰液稀释剂。③低流量吸氧，一般给予鼻导管、低流量（1～2L/min）低浓度（28%～30%）持续吸氧，避免吸入氧浓度过高（2016）而引起二氧化碳潴留，加重呼吸衰竭。④急性发作期的重者可给予糖皮质激素治疗。

5. 护理问题

（1）气体交换受损　与气道阻塞、通气不足、呼吸肌疲劳、分泌物过多和肺泡呼吸面积减少有关。

（2）清理呼吸道无效　与分泌物增多而黏稠、气道湿度减低和无效咳嗽有关。

（3）焦虑：与健康状况的改变、病情危重、经济状况有关。

（4）活动无耐力　与疲劳、呼吸困难、氧供与氧耗失衡有关。

（5）营养失调：低于机体需要量　与食欲降低、摄入减少、腹胀、呼吸困难、痰液增多有关。

6. 护理措施

（1）病情观察：观察咳嗽、咳痰和呼吸困难的程度，痰液的颜色、量及性状，以及咳痰是否顺畅。监测动脉血气分析和水、电解质、酸碱平衡情况。

（2）用药护理：遵医嘱用药，观察疗效及不良反应。

（3）保持呼吸道通畅：①湿化气道：多饮水，雾化吸入；②有效咳痰；③协助排痰：背部叩击和体位引流。

（4）氧疗护理：呼吸困难伴低氧血症者，采用持续低流量吸氧，氧流量1～2L/min，每天氧疗时间不少于15小时（2015），睡眠时间不可停止氧疗。氧疗有效的指标：病人呼吸困难减轻、呼吸频率减慢、发绀减轻、心率减慢、活动耐力增加（2017）。

（5）呼吸功能锻炼（2012、2013、2017）

①缩唇呼吸：病人闭嘴经鼻吸气，然后通过缩唇（吹口哨样）缓慢呼气，同时收缩腹部。缩唇缓慢呼气可提高支气管内压，防止呼气时小气道过早塌陷，利于肺泡气排出。

②腹式呼吸：病人取立位、平卧位或半卧位。用鼻吸气，经口呼气，呼吸缓慢均匀。吸气时腹肌放松，腹部鼓起；呼气时腹肌收缩，腹部下陷。吸气与呼气时间比为1∶2或1∶3，

每日训练 2 次，每次 10～15 分钟。

（6）饮食护理：给予高热量、高蛋白、高维生素的饮食，避免在餐前和进餐时过多饮水，避免进食产气食物和易引起便秘的食物。

（7）心理护理：注意倾听病人的诉说，帮助病人消除导致焦虑的原因，增强战胜疾病的信心。

7. 健康教育（2012、2013）

（1）疾病预防指导：介绍引起疾病的相关因素，劝导吸烟者戒烟，避免或减少有害粉尘、烟雾或气体的吸入，积极防治呼吸道感染（2015），合理安排工作和活动。制订个体化锻炼计划，进行腹式呼吸或缩唇呼吸训练等，以及步行、慢跑、养生功等体育锻炼。

（2）饮食指导：制订高热量、高蛋白、高维生素的饮食计划。避免进食产气食物，防止腹部胀气；避免易引起便秘的食物，避免在餐前和进餐时过多饮水。安排少量多餐，防止因饱胀而引起呼吸困难。

（3）家庭氧疗指导：提倡长期家庭氧疗。介绍病人及家属了解氧疗的目的、必要性及注意事项。

七、支气管哮喘病人的护理

支气管哮喘简称哮喘，是由多种细胞（如嗜酸粒细胞、肥大细胞、T 淋巴细胞、中性粒细胞、气道上皮细胞等）和细胞组分参与的气道慢性炎性疾病（2014）。

1. 病因

（1）遗传因素：哮喘病人的亲属患病率高于群体患病率，且亲缘关系越近、病情越严重，其亲属患病率也越高。

（2）环境因素：主要为哮喘的激发因素，包括：①吸入性变应原，如尘螨、花粉、真菌、动物毛屑、二氧化硫、氨气等；②感染，如细菌、病毒、原虫、寄生虫等；③食物，如鱼、虾、蟹、蛋类、牛奶等；④药物，如普萘洛尔（心得安）、阿司匹林等；⑤其他，如气候改变、运动、妊娠等。

2. 临床表现

（1）症状

1）典型表现：为发作性呼气性呼吸困难（2016）或发作性胸闷和咳嗽，伴哮鸣音（2013），严重者呈被迫坐位或端坐呼吸，出现发绀。在夜间及凌晨发作和加重常为哮喘的特征之一，可在数分钟内发作，持续数小时至数天，应用支气管舒张药后或自行缓解。

2）其他类型：①咳嗽变异型哮喘，咳嗽为唯一症状，干咳或咳大量白色泡沫痰。②运动性哮喘，有些青少年的哮喘症状表现为运动时出现胸闷、咳嗽和呼吸困难。

3）哮喘危重状态（哮喘持续状态）：指哮喘严重发作，经合理应用缓解药物后仍有严重或进行性呼吸困难者。此时，由于通气量减少，两肺几乎听不到呼吸音，称"闭锁肺"，是支气管哮喘最危险的体征。

（2）体征：发作时胸部呈过度充气状态，双肺布满哮鸣音（2016），呼气音延长。但在轻度哮喘或非常严重哮喘发作时，哮鸣音可不出现。严重者常心率增快、发绀，出现奇脉、胸腹反常运动。非发作期无明显异常体征。

（3）并发症：发作时可并发气胸、纵隔气肿、肺不张，长期反复发作和感染可并发慢性支气管炎、肺气肿、支气管扩张症和肺源性心脏病等。

3．辅助检查

（1）痰液检查：痰涂片可见嗜酸性粒细胞增多。

（2）呼吸功能检查

①通气功能检测：发作时呈阻塞性通气功能改变，呼气流速指标显著下降，FEV_1、FEV_1/FVC 和呼气流量峰值（PEF）均减少；肺容量指标可见用力肺活量减少，残气量、功能残气量和肺总量增加。缓解期上述通气功能指标逐渐恢复。病变迁延、反复发作者，其通气功能可逐渐下降。

②支气管激发试验：用以测定气道反应性。

③支气管舒张试验：用以测定气道的可逆性。

④PEF 及其变异率测定：PEF 可反映气道通气功能的变化。

（3）动脉血气分析：严重发作时可有 PaO_2 降低。

（4）胸部 X 线检查：哮喘发作时双肺透亮度增加，呈过度充气状态。合并感染时，可见肺纹理增加和炎性浸润阴影。

（5）特异性变应原的检测：哮喘病人大多数伴有过敏体质，对众多的变应原和刺激物敏感。结合病史测定变应原指标有助于病因诊断和预防反复发作。

4．治疗要点

（1）脱离变应原：是防治哮喘最有效的方法（2011）。

（2）药物治疗：治疗哮喘的药物分为控制药物和缓解药物。控制药物指需要长期每天使用的药物，达到减少发作的目的；缓解药物指按需使用的药物，能迅速解除支气管痉挛、缓解哮喘症状。

1）糖皮质激素：控制气道炎症最为有效（2015），给药途径包括吸入、口服和静脉应用等。

2）β_2 肾上腺素受体激动药（2012、2016）：为控制哮喘急性发作的首选药物，常用沙丁胺醇等。用药方法有定量气雾剂吸入、干粉吸入、持续雾化吸入等，也可用口服或静脉注射，首选定量吸入法。

①短效 β_2 受体激动药：包括气雾剂、干粉剂和溶液等，常用有沙丁胺醇（舒喘宁）、特布他林（博利康尼、喘康速）。吸入或口服。

②长效 β_2 受体激动药：常用药物有沙美特罗（经气雾剂或碟剂装置给药），福莫特罗（经都保给药）。吸入法适用于哮喘（尤其是夜间哮喘和运动诱发哮喘）的预防和治疗。

③缓释型及控释型 β_2 受体激动药：疗效维持时间较长，用于防治反复发作性哮喘。

④注射用药：用于严重哮喘，一般每次用量为沙丁胺醇 0.5mg，静脉滴注，滴速 $2\sim4\mu g/min$。

3）色甘酸钠：是非糖皮质激素类抗炎药物，对预防运动或变应原诱发的哮喘最为有效。

4）茶碱类：具有舒张支气管平滑肌的作用，并具有强心、利尿、扩张冠状动脉、兴奋呼吸中枢和呼吸肌等作用，仍为目前控制哮喘症状的有效药物，与糖皮质激素合用具有协同作用。

①口服给药：氨茶碱和控（缓）释茶碱，一般剂量为每天 $6\sim10mg/kg$，口服控（缓）释茶碱尤适用于夜间哮喘。

②静脉给药：氨茶碱加入葡萄糖溶液中，缓慢静脉注射，注射速度 $<0.25mg/（kg \cdot min）$ 或静脉滴注。适用于哮喘急性发作且近 24 小时未用过茶碱类药物的病人。可引起心律失常、

血压下降、尿量增多等，严重者可引起抽搐甚至死亡。

5）抗胆碱药：有舒张支气管及减少痰液的作用。常用的吸入胆碱能受体（M 受体）拮抗剂有溴化异丙托品和溴化泰乌托品，有气雾剂和雾化溶液两种剂型。

6）其他：口服酮替酚、阿司咪唑、曲尼司特具有抗变态反应作用。

（3）急性发作期的治疗：见表 4-6。

表 4-6　哮喘急性发作期的治疗

病情分度	治　疗
轻度	每天定时吸入糖皮质激素（倍氯米松）200～500μg，出现症状时可间断吸入短效 β_2 受体激动药。效果不佳时可加服 β_2 受体激动药控释片或小量茶碱控释片（每天 200mg），或加用抗胆碱药如异丙托溴铵气雾剂吸入
中度	吸入倍氯米松每天 500～1000μg，规则吸入 β_2 受体激动药或联合抗胆碱药吸入，或口服长效 β_2 受体激动药。也可加服 LT 拮抗药，若不能缓解，可持续雾化吸入 β_2 受体激动药（或联合用抗胆碱药吸入），或口服糖皮质激素（每天＜60mg），必要时静脉注射氨茶碱
重度至危重度	持续雾化吸入 β_2 受体激动药，或合用抗胆碱药，或静脉滴注氨茶碱或沙丁胺醇，加服 LT 拮抗药。静脉滴注糖皮质激素

（4）免疫疗法

①特异性疗法（脱敏疗法）：通常采用特异性变应原（如螨、花粉、猫毛等）做定期反复皮下注射，剂量由低至高，以产生免疫耐受性，使病人脱敏。

②非特异性疗法：如注射卡介苗、转移因子等生物制品抑制变应原反应的过程。

5. 护理问题

（1）气体交换受损　与支气管痉挛、气道炎症、气道阻力增加有关。

（2）清理呼吸道无效　与支气管黏膜水肿、分泌物增多、痰液黏稠、无效咳嗽有关。

（3）知识缺乏：缺乏正确使用定量雾化吸入器用药的相关知识。

6. 护理措施

（1）气体交换受损

①环境与体位：有明确过敏原者应尽快脱离，提供安静、舒适、温湿度适宜的环境，保持室内空气流通，避免花草、地毯、皮毛、羽绒或蚕丝织物、烟及尘埃飞扬等诱因。安抚病人，防止情绪激动。根据病情提供舒适体位，如为端坐呼吸者（2011）提供床旁桌支撑，减少疲劳。

②饮食护理：不适当饮食可诱发或加重哮喘，应提供清淡、易消化、足够热量的饮食，避免进食硬、冷、油煎食物。避免食用鱼、虾、蟹、蛋类、牛奶等可能诱发哮喘的食物。若能找出与哮喘发作有关的食物，应避免使用。某些食物添加剂如酒石黄和亚硝酸盐可诱发哮喘发作，应当引起注意。劝导病人戒烟、戒酒。

③口腔与皮肤护理：哮喘发作时，病人常会大量出汗，应每天进行温水擦浴，勤换衣服和床单，保持皮肤的清洁、干燥和舒适。协助并鼓励病人咳嗽后用温水漱口，保持口腔清洁。

④缓解紧张情绪：应多巡视病人，耐心解释病情和治疗措施及治疗效果，同时尽快控制发作。给予心理疏导和安慰，消除过度紧张情绪，对减轻哮喘发作的症状和控制病情有重要意义。

⑤用药护理：观察药物疗效和不良反应（表 4-7）。

表 4-7　支气管哮喘病人的用药护理

糖皮质激素	吸入药物治疗，全身性不良反应少，少数病人可出现声音嘶哑、咽部不适和口腔念珠菌感染，指导病人吸药后立即用清水充分漱口等可减少上述不良反应。口服用药宜在饭后服用，以减少对胃肠道黏膜的刺激。气雾吸入糖皮质激素可减少其口服量，当用吸入剂替代口服剂时，通常需同时使用 2 周后再逐步减少口服量，指导病人不得自行减量或停药，以免引起肾上腺危象
β₂受体激动药	指导病人按医嘱用药，不宜长期、规律、单一、大量使用，避免出现耐药性。静脉滴注沙丁胺醇时应注意控制滴速（$2\sim4\mu g/min$）。用药过程中观察有无心悸、骨骼肌震颤、低血钾等不良反应
茶碱类	其不良反应有恶心、呕吐、心律失常、血压下降和呼吸中枢兴奋，严重者可致抽搐甚至死亡。发热、妊娠、小儿或老年人，有心、肝、肾功能障碍及甲状腺功能亢进者不良反应增加。合用西咪替丁、喹诺酮类、大环内酯类药物可影响茶碱代谢而使其排泄减慢，应加强观察。静脉注射时浓度不宜过高，速度不宜过快，注射时间宜在 10 分钟以上，以防中毒症状发生。用药时监测血药浓度可减少不良反应的发生，其安全浓度为 $6\sim15\mu g/ml$。茶碱缓（控）释片有控释材料，不能嚼服，必须整片吞服
其他	抗胆碱药吸入后，少数病人可有口苦或口干感。酮替芬有镇静、头晕、口干、嗜睡等不良反应，对高空作业人员、驾驶员、操纵精密仪器者应予以强调。白三烯调节剂的主要不良反应是轻微的胃肠道症状，少数有皮疹、血管性水肿、转氨酶升高，停药后可恢复

⑥氧疗护理：重症哮喘病人常伴有不同程度的低氧血症，应遵医嘱给予鼻导管或面罩吸氧，吸氧流量为 $1\sim3L/min$，吸入氧浓度一般不超过 40%（2016）。吸入的氧气应尽量温暖湿润。在给氧过程中，监测动脉血气分析。如哮喘严重发作，经一般药物治疗无效，或病人出现神志改变，$PaO_2<60mmHg$，$PaCO_2>50mmHg$ 时，应准备进行机械通气。

⑦病情观察：观察哮喘发作的前驱症状，如鼻咽痒、喷嚏、流涕、眼痒等黏膜过敏症状。哮喘发作时，观察病人意识状态、呼吸频率、节律、深度，是否有辅助呼吸肌参与呼吸运动等，监测呼吸音、哮鸣音变化，监测动脉血气分析和肺功能情况，了解病情和治疗效果。加强对急性期病人的监护，尤其夜间和凌晨是哮喘易发作的时间，应严密观察有无病情变化。

（2）清理呼吸道无效的护理

①促进排痰：痰液黏稠者可定时给予蒸汽或氧气雾化吸入。指导病人进行有效咳嗽，协助叩背，以促进痰液排出。无效者可用负压吸引器吸痰。

②补充水分：哮喘急性发作时，病人呼吸增快、出汗，常伴脱水、痰液黏稠，形成痰栓阻塞小支气管加重呼吸困难。应鼓励病人每天饮水 2500～3000ml，以补充丢失的水分，稀释痰液。重症者应建立静脉通道进行补液，以纠正水、电解质和酸碱平衡紊乱。

7．健康教育　旨在提高自我管理技能。

（1）疾病知识指导：指导病人增加对哮喘的激发因素、发病机制、控制目的和效果的认识，以提高病人的治疗依从性。

（2）避免诱因指导：针对个体情况，指导病人有效控制可诱发哮喘发作的各种因素，如避免摄入引起过敏的食物；避免强烈的精神刺激和剧烈运动；避免持续的喊叫等过度换气动作；不养宠物；避免接触刺激性气体及预防呼吸道感染；戴围巾或口罩避免冷空气刺激；在缓解期应加强体育锻炼、耐寒锻炼及耐力训练，以增强体质。

（3）病情监测指导：指导病人识别哮喘发作的先兆表现和病情加重的征象，学会哮喘发作时进行简单的紧急自我处理方法。

（4）用药指导：哮喘病人应了解自己所用各种药物的名称、用法、用量、注意事项、主要不良反应及如何采取相应的措施来避免。指导病人或家属掌握正确的药物吸入技术，遵医嘱用药。

（5）心理指导：哮喘病人的心理反应可有抑郁、焦虑、恐惧、性格改变等，应给予心理疏导，使病人保持有规律的生活和乐观情绪。

八、慢性肺源性心脏病病人的护理

慢性肺源性心脏病，简称慢性肺心病，指由于肺组织、肺血管或胸廓的慢性病变引起肺组织结构和（或）功能异常，产生肺血管阻力增加，肺动脉压力增高，使右心室扩张和（或）肥厚（2013），伴或不伴右侧心力衰竭的心脏病，并排除先天性心脏病和左心病变引起者。

1. 病因

（1）支气管、肺疾病：最多见为慢性阻塞性肺疾病（2014），其次为支气管哮喘、支气管扩张症、重症肺结核、肺尘埃沉着症、间质性肺炎等。

（2）胸廓运动障碍性疾病：较少见，严重脊椎侧后凸、脊椎结核、类风湿关节炎、胸膜广泛粘连及胸廓成形术后造成的严重胸廓或脊椎畸形，以及神经肌肉疾病如脊髓灰质炎等，均可导致肺功能受损。气道引流不畅，肺部反复感染，并发肺气肿或纤维化。

（3）肺血管疾病：慢性血栓栓塞性肺动脉高压、肺小动脉炎、原发性肺动脉高压等引起肺血管阻力增加、肺动脉高压和右心室负荷加重，发展为慢性肺心病。

（4）其他：原发性肺泡通气不足及先天性口咽畸形、睡眠呼吸暂停低通气综合征等均可产生低氧血症，引起肺血管收缩，导致肺动脉高压（2015），发展成慢性肺心病。

2. 临床表现

（1）肺、心功能代偿期

①症状：咳嗽、咳痰、气促，活动后可有心悸、呼吸困难、乏力和活动耐力下降。急性感染可加重上述症状。

②体征：可有不同程度的发绀和肺气肿体征，偶有干、湿啰音，心音遥远。有右心室肥厚的体征，部分病人可有颈静脉充盈。

（2）肺、心功能失代偿期

1）呼吸衰竭

①症状：呼吸困难加重，夜间为甚（2015），常有头痛、失眠、食欲缺乏、白天嗜睡，甚至出现表情淡漠、神志恍惚、谵妄等肺性脑病的表现（2012、2013）。

②体征：明显发绀、球结膜充血、水肿，严重时出现颅内压升高的表现，腱反射减弱或消失，出现病理反射。可出现皮肤潮红、多汗。

2）右侧心力衰竭

①症状：明显气促、心悸、食欲缺乏、腹胀、恶心等。

②体征（2017）：发绀更明显，颈静脉怒张，心率增快，可出现心律失常，剑突下可闻及收缩期杂音，甚至出现舒张期杂音。肝大并有压痛，肝颈静脉回流征阳性，下肢水肿，重者可有腹水。少数病人出现肺水肿及全心衰竭的体征。

（3）并发症：肺性脑病、电解质及酸碱平衡紊乱、心律失常、休克、消化道出血和弥散性血管内凝血等。其中，肺性脑病为首要死因。

3．辅助检查

（1）影像学检查

①X 线检查：除原有肺、胸基础疾病及急性肺部感染的特征外，尚有肺动脉高压征，如右下肺动脉干扩张，其横径≥15mm；其横径与气管横径比值≥1.07；肺动脉段明显突出或其高度≥3mm；中央动脉扩张，外周血管纤细，形成"残根"征；右心室增大征，皆为诊断慢性肺心病的**主要依据**。

②超声心动图检查：右心室流出道内径≥30mm、右心室内径≥20mm、右心室前壁厚度≥5mm、左右心室内径比值<2、右肺动脉内径或肺动脉干及右心房增大等，可诊断为慢性肺心病。

（2）心电图检查：主要表现为右心室肥大的变化，如电轴右偏、肺性 P 波。也可见低电压和右束支传导阻滞，可作为诊断慢性肺心病的参考条件。

（3）实验室检查

①血气分析：慢性肺心病失代偿期可出现低氧血症或合并高碳酸血症。当 $PaO_2<60mmHg$、$PaCO_2>50mmHg$ 时，提示呼吸衰竭。

②血液检查：红细胞及血红蛋白可升高，全血及血浆黏滞度增加；合并感染时白细胞总数增高，中性粒细胞增加。部分病人可有肝肾功能的改变。

（4）其他：肺功能检查对早期或缓解期慢性肺心病病人有意义。痰细菌学检查可指导抗生素的选用。

4．治疗要点

（1）急性加重期：积极控制感染，保持呼吸道通畅，改善呼吸功能，纠正缺氧和二氧化碳潴留，控制呼吸衰竭和心力衰竭，积极处理并发症。

1）控制感染：参考痰细菌培养及药敏试验选择抗生素。没有培养结果时，根据感染的环境及痰涂片结果选用抗生素。常用青霉素类、氨基糖苷类、喹诺酮类及头孢菌素类药物。

2）氧疗：保持呼吸道通畅，给予鼻导管或面罩给氧，以纠正缺氧和二氧化碳潴留。并发呼吸衰竭者的处理详见本章"十、呼吸衰竭病人的护理"。

3）控制心力衰竭：慢性肺心病病人一般经积极控制感染，改善呼吸功能后心力衰竭便能得到改善，病人尿量增多，水肿消退，不需使用利尿药。但对治疗无效者，可适当选用以下药物。

①利尿药：具有减少血容量、减轻右心负荷、消除水肿的作用。原则上选用作用轻的利尿药如氢氯噻嗪，宜短期、小剂量使用。重度而急需利尿者可用呋塞米（速尿）20mg，口服或肌内注射。

②正性肌力药：应选用作用快、排泄快的洋地黄类药物，剂量宜小。应用指征：感染已

控制、呼吸功能已改善、用利尿药后仍有反复水肿的心力衰竭病人；以右侧心力衰竭为主要表现而无明显感染的病人；合并急性左侧心力衰竭者。

③血管扩张药：可使肺动脉扩张，减低肺动脉高压，减轻右心负荷，但效果不理想。钙拮抗药和前列环素等有降低肺动脉压作用，具有一定的疗效。

4）控制心律失常：一般经抗感染、纠正缺氧等治疗后，心律失常可自行消失。如持续存在可根据心律失常的类型选用药物，详见第2章"三、心律失常病人的护理"。

5）抗凝治疗：应用普通肝素或低分子肝素防止肺微小动脉原位血栓的形成。

（2）缓解期：原则上采用中西医结合的综合治疗措施，目的是增强免疫功能，去除诱因，减少或避免急性加重的发生，使肺、心功能得到部分或全部恢复。如长期家庭氧疗、调节免疫功能和营养疗法等。

5. 护理问题

（1）气体交换受损　与肺血管阻力增高引起肺淤血、肺血管收缩导致肺血流量减少有关。

（2）清理呼吸道无效　与呼吸道感染、痰多而黏稠有关。

（3）活动无耐力　与心、肺功能减退有关。

（4）体液过多　与心排血量减少、肾血流灌注量减少有关。

（5）潜在并发症：肺性脑病。

（6）营养失调：低于机体需要量　与呼吸困难、疲乏等引起食欲缺乏有关。

（7）有皮肤完整性受损的危险　与水肿、长期卧床有关。

（8）潜在并发症：心律失常、休克、消化道出血。

6. 护理措施（2013）

（1）休息与活动：在心肺功能失代偿期，应绝对卧床休息，呼吸困难者取半卧位或坐位，有意识障碍者，给予床档进行安全保护，必要时专人护理。代偿期鼓励病人进行适量活动，活动量以不引起疲劳、不加重症状为度。对于卧床病人，应协助定时翻身、更换姿势。依据病人的耐受能力指导病人在床上进行缓慢的肌肉松弛活动。

（2）吸氧护理：持续低流量、低浓度给氧（2011），氧流量 1～2L/min（2014），浓度 28%～30%。防止高浓度吸氧抑制呼吸，加重缺氧和二氧化碳潴留。

（3）病情观察：观察病人的生命体征及意识状态；注意有无发绀和呼吸困难及其严重程度；定期监测动脉血气分析，观察有无右侧心力衰竭的表现，密切观察病情变化，出现头痛、烦躁不安、表情淡漠、神志恍惚、精神错乱、嗜睡和昏迷等症状时，及时通知医生。

（4）皮肤护理：注意观察全身水肿情况、有无压疮发生。因肺心病病人常有营养不良和身体下垂部位水肿，若长期卧床，极易形成压疮。指导病人穿宽松、柔软的衣服；定时更换体位，受压处垫气圈或海绵垫，或使用气垫床。

（5）饮食护理：给予高纤维素、易消化清淡饮食，防止因便秘、腹胀而加重呼吸困难。如病人出现水肿、腹水或尿少时，应限制钠水摄入，每天钠盐<3g、水分<1500ml、蛋白质 1.0～1.5g/kg，因糖类可增加 CO_2 生成量，增加呼吸负担，高糖食物可引起痰液黏稠，故一般糖类≤60%。少食多餐，减少用餐时的疲劳，进餐前后漱口，保持口腔清洁，促进食欲。必要时遵医嘱静脉补充营养。

（6）用药护理

①对二氧化碳潴留、呼吸道分泌物多的重症病人慎用镇静药、麻醉药、催眠药（2012），

必须用药者用药后需观察是否有神志改变、抑制呼吸、咳嗽反射减弱的情况。

②应用利尿药后易引起低钾、低氯性碱中毒、血液浓缩、痰液黏稠不易排出等不良反应，应注意观察及预防，遵医嘱督促病人补钾。利尿药尽可能在白天给药，避免因排尿夜间频繁而影响病人睡眠。

③应用洋地黄前应纠正缺氧和电解质紊乱，特别纠正低血钾。使用洋地黄类药物时，应询问有无洋地黄用药史，遵医嘱准确用药，注意观察药物毒性反应，如恶心呕吐、色视等。

④应用血管扩张药时，需注意病人心率及血压的变化情况，严格控制滴速。血管扩张药既扩张肺动脉又扩张体循环动脉，常造成血压下降，反射性心率增快、氧分压下降、二氧化碳分压上升等不良反应。

⑤使用抗生素时，注意观察感染控制的效果，防止继发性感染。

⑥遵医嘱应用呼吸兴奋剂，观察药物的疗效和不良反应。出现心悸、呕吐、震颤、惊厥等症状，立即通知医生。

7．健康教育（2012）

（1）疾病知识指导：对高危人群进行宣传教育，劝导戒烟，积极防治 COPD 等慢性支气管肺疾病，以降低发病率。使病人和家属了解疾病发生、发展过程，减少反复发作的次数。积极防治原发病，避免和防治各种可能导致病情急性加重的诱因，如戒烟等，坚持家庭氧疗等。不可长期应用抗生素以预防呼吸道感染（2016）。

（2）饮食、运动指导：加强饮食营养，以保证机体康复的需要。增强抗病力，病情缓解期应根据肺、心功能及体力情况进行适当的体育锻炼和呼吸功能锻炼，如散步、养生功、太极拳、腹式呼吸、缩唇呼吸等。

（3）病情监测指导：告知病人及家属病情变化的征象，如体温升高、呼吸困难加重、咳嗽剧烈、咳痰不畅、尿量减少、水肿明显或发现病人神志淡漠、嗜睡、躁动、口唇发绀加重等，均提示病情变化或加重，需及时就诊。

九、血气胸病人的护理

（一）气胸

胸膜腔是不含气体的密闭的潜在性腔隙。当气体进入胸膜腔造成内积气状态时，称为气胸。根据脏层胸膜破坏的情况及胸膜腔内的压力情况，可将气胸分为闭合性气胸、开放性气胸和张力性气胸。

1．临床表现

（1）闭合性气胸：轻者胸闷、胸痛，重者出现呼吸困难（2011）。叩诊呈鼓音，心、肝浊音区下移或者消失（2016）。

（2）开放性气胸：明显呼吸困难、鼻翼扇动、口唇发绀，重者伴有休克症状。呼吸时可闻及气体进出胸腔伤口的吹风声。患侧胸部叩诊呈鼓音，听诊呼吸音减弱或消失。

（3）张力性气胸（高压性气胸）：严重或极度呼吸困难、烦躁、意识障碍、发绀、大汗淋漓、昏迷、休克，甚至窒息。患侧胸部饱满，叩诊呈鼓音；呼吸幅度减低，听诊呼吸音消失；气管明显移向健侧，颈静脉怒张，多有皮下气肿（2012）。

2．辅助检查　X 线检查：是诊断气胸的重要方法，可显示出胸腔积气及肺萎陷的程度，气管和心脏等纵隔内器官向健侧移位（见于开放性气胸和张力性气胸者）。

3．治疗要点　以抢救生命为首要原则。处理：封闭胸壁开放性伤口，通过胸腔穿刺抽吸或胸腔闭式引流排除胸腔内的积气、积液，防治感染。以内科治疗为主，必要时采取外科治疗（2013、2014）。外科治疗包括胸腔减压、经胸腔手术治疗或开胸手术等。

4．护理措施

（1）休息与卧位：胸腔内气体较少，无明显呼吸困难者，以卧床休息为主；有明显呼吸困难者，取半坐卧位，并给予吸氧，必要时排气治疗。

（2）保持呼吸道通畅：呼吸困难和发绀者，及时给予吸氧，协助和鼓励病人有效咳嗽、排痰，避免用力屏气、咳嗽等增加胸内压的活动。痰液黏稠者，应用祛痰药物如盐酸氨溴索等进行雾化吸入（2013），以稀释痰液利于排出，必要时吸痰。不能有效排痰或呼吸衰竭者，实施气管内插管或气管切开给氧等。

（3）排气治疗：根据气胸类型而定。闭合性气胸气量少于该侧胸腔容积20%时，气体可自行吸收，可不抽气，但宜定期行胸部 X 线检查。开放性气胸需紧急处理使之变为闭合性气胸，然后行胸腔穿刺减压。张力性气胸病情危急，需紧急减压处理，一般行胸腔闭式引流，便于有效地持续排气。

（4）用药护理：遵医嘱给予抗感染的药物，合理使用抗生素（2017）。

（5）缓解疼痛：因疼痛不敢咳嗽、咳痰时，协助或指导病人及其家属用双手按压患侧胸壁，以减轻伤口振动产生疼痛；必要时遵医嘱给予镇痛药。

（6）病情观察：观察血压、心率、意识等变化；观察病人呼吸的频率、节律和幅度；有无气促、呼吸困难、发绀和缺氧等症状，如有发生，立即报告医生。

（7）胸腔闭式引流护理：胸腔引流的目的是排出胸膜腔内积气、血液和渗液；重建胸膜腔负压，保持纵隔的正常位置；促进肺复张。

气胸引流一般在前胸壁锁骨中线第2肋间隙；胸腔积液则在腋中线或腋后线间第6或第7肋间隙插管引流；脓胸通常选择脓液积聚的最低位置进行置管。

①保持引流通畅：观察并准确记录引流液的量、颜色和性质，定时挤压引流管，防止受压、扭曲和阻塞。密切注意水封瓶长玻璃管中水柱波动的情况，引流管通畅时水柱随呼吸上下波动。

②保持管道密闭：水封瓶长玻璃管没入水中3～4cm，并始终保持直立（2012）。若引流管从胸腔滑脱，立即用手捏闭伤口处皮肤，消毒处理后，以凡士林纱布封闭伤口。若引流瓶损坏或引流管连接处脱落，立即用双钳夹闭胸壁引流导管，并更换引流装置。更换引流瓶或搬动病人时，先用止血钳双向夹闭引流管（2012），防止空气进入。

③体位与活动：取半坐卧位，鼓励病人咳嗽和深呼吸，以利胸腔内液体和气体的排出，促进肺复张。病情稳定后，病人可在床上或下床活动。

④拔管护理：拔管时嘱病人先深吸一口气，在吸气末迅速拔管（2014），并立即用凡士林纱布和厚敷料封闭胸壁伤口，包扎固定。拔管后24小时内，应注意观察病人是否有胸闷、呼吸困难、发绀、切口漏气、渗液、出血和皮下气肿等，如发现异常及时通知医师处理。

5．健康教育（2013、2014）

（1）疾病知识指导，向病人讲解如何避免诱发因素及气胸的预防。

（2）指导病人进行有效咳嗽、咳痰和腹式呼吸，嘱病人出院后仍应坚持腹式呼吸和有效咳嗽。

（3）指导病人进行患侧肩关节功能锻炼，锻炼应早期进行并循序渐进，但<u>在气胸痊愈的1个月内，不宜参加剧烈的体育活动，如打球、跑步、抬举重物</u>等。

（4）定期复诊，发现异常及时治疗。

（二）血胸

血胸系指胸部损伤导致的胸膜腔积血。血胸可与气胸同时存在，称为血气胸。

1．**病因**　多数因胸部损伤所致，肋骨断端或利器损伤胸部。大量持续出血所导致的胸膜腔积血称为进行性血胸。

2．**临床表现**　与出血速度和出血量有关。

（1）<u>小量血胸（成年人在 0.5L 以下）</u>：症状不明显。

（2）<u>中量（0.5~1.0L）和大量（1.0L 以上）血胸</u>：特别是急性出血时，可出现

①<u>低血容量性休克表现</u>，表现为面色苍白、脉搏快弱、血压下降、四肢湿冷、末梢血管充盈不良等。

②<u>伴有胸腔积液表现，如呼吸急促、肋间隙饱满、气管移向健侧、患侧胸部叩诊呈浊音、心界向健侧移位、呼吸音减低或消失</u>等。

（3）感染症状：血胸病人多可并发感染，表现为高热、寒战、出汗和疲乏等。

3．**辅助检查**

（1）实验室检查：血常规显示血红蛋白和血细胞比容下降。

（2）影像学检查

①胸部 X 线：小量血胸者，肋膈角消失。<u>大量血胸时，纵隔移向健侧</u>。

②胸部 B 超：可明确胸部积液位置和量。

（3）<u>胸膜腔穿刺</u>：抽得血性液体时即可确诊。

4．**治疗要点**　包括非手术和手术处理。

（1）非进行性血胸：小量积血可自行吸收；积血量多者，应早期行胸腔穿刺抽除积血，必要时行胸腔闭式引流。

（2）进行性血胸：及时补充血容量，防治低血容量性休克；立即开胸探查、止血。

（3）凝固性血胸：手术清除积血和血块；对于已机化血块，于病情稳定后早期行血块和胸膜表面纤维组织剥除术；血胸已感染应按脓胸处理，及时做胸腔引流。

（4）抗感染处理。

5．**护理问题**

（1）组织灌注量改变　与失血引起的血容量不足有关。

（2）气体交换受损　与肺组织受压有关。

（3）潜在并发症：感染。

6．**护理措施**

（1）维持有效的心排血量和组织灌注量

①建立静脉通路，补充血容量和抗休克；按医嘱，合理安排和输注晶体和胶体溶液，根据血压和心肺功能状态等控制补液速度。

②密切监测生命体征：若每小时引流量超过 200ml（2015）并持续 3 小时及以上，引流

出的血液很快凝固，胸部 X 线显示胸腔大片阴影，说明有**活动性出血**的可能，应积极做好开胸手术的术前准备。

（2）促进气体交换，维持呼吸功能

①观察：密切观察呼吸型态、频率、呼吸音变化和有无反常呼吸运动。

②吸氧：根据病情给予鼻导管或面罩吸氧，观察血氧饱和度。

③体位：若生命体征平稳，可取半卧位，以利呼吸。

④排痰：协助病人叩背、咳痰，及指导病人有效呼吸和深呼吸，必要时遵医嘱使用祛痰药物盐酸氨溴索雾化吸入（2013）。

⑤镇痛：对因胸部伤口疼痛影响呼吸者，按医嘱予以镇痛。

（3）预防并发症

①合理足量使用抗菌药，并保持药物的有效浓度。

②指导和协助病人咳嗽、咳痰，排除呼吸道分泌物，保持呼吸道通畅，预防肺部并发症。

③密切观察体温、局部伤口和全身情况的变化。

④在进行胸腔闭式引流护理过程中，严格无菌操作，保持引流通畅，以防胸部继发感染。

十、呼吸衰竭病人的护理

呼吸衰竭简称呼衰，是指各种原因引起的肺通气和（或）换气功能严重障碍，以致在静息状态下亦不能维持足够的气体交换，导致低氧血症伴（或不伴）高碳酸血症，进而引起一系列病理生理改变和相应临床表现的综合征。

由于临床表现缺乏特异性，明确诊断需依据动脉血气分析，若在海平面、静息状态、呼吸空气条件下，动脉血氧分压（PaO_2）<60mmHg，伴或不伴二氧化碳分压（$PaCO_2$）>50mmHg，并除外心内解剖分流和原发于心排血量降低等因素所致的低氧，即可诊断为呼吸衰竭。

1．病因

（1）气道阻塞性病变：如慢性阻塞性肺疾病、重症哮喘等。

（2）肺组织病变：如严重肺结核、肺水肿等。

（3）肺血管疾病：如肺栓塞。

（4）胸廓与胸膜病变：如胸外伤造成的连枷胸、胸廓畸形、广泛胸膜增厚、气胸等。

（5）神经肌肉病变：如脑血管疾病、脊髓颈段或高位胸段损伤、重症肌无力（2015）等。

2．分类

（1）按动脉血气分析分类

①Ⅰ型呼吸衰竭：仅有缺氧，无 CO_2 潴留，血气分析特点：PaO_2<60mmHg，$PaCO_2$ 降低或正常，见于换气功能障碍。

②Ⅱ型呼吸衰竭：既有缺氧，又有 CO_2 潴留，血气分析特点：PaO_2<60mmHg，$PaCO_2$>50mmHg（2016），系肺泡通气不足所致。

（2）按发病急缓分类

①急性呼吸衰竭：由于多种突发致病因素使通气或换气功能迅速出现严重障碍，在短时间内发展为呼吸衰竭。因机体不能很快代偿，如不及时抢救，将危及病人生命。

②慢性呼吸衰竭：由于呼吸和神经肌肉系统的慢性疾病，导致呼吸功能损害逐渐加重，

经过较长时间发展为呼吸衰竭。

（3）按发病机制分类

①泵衰竭：由呼吸泵（驱动或制约呼吸运动的神经、肌肉和胸廓）功能障碍引起。

②肺衰竭：由肺组织及肺血管病变或气道阻塞引起。

3. **临床表现**　除呼衰原发疾病的症状、体征外，主要为缺氧和 CO_2 潴留所致的呼吸困难和多脏器功能障碍，大脑需氧量高，对缺氧的耐受性最差，呼吸衰竭发生时，最早因缺氧发生损害（2011）。

（1）**呼吸困难**：临床上最早出现的症状（2012、2014），急性呼吸衰竭者呼吸困难的表现有呼吸频率增加，呼吸困难，辅助呼吸肌活动增加，三凹征（胸骨上窝，锁骨上窝，肋间隙在吸气时明显下陷）（2011）。慢性呼吸衰竭者呼吸困难的表现有呼吸费力伴呼气延长，呼吸浅快，并发 CO_2 麻醉时出现浅慢呼吸或潮式呼吸。

（2）**发绀**：是缺氧的典型表现。发绀的程度与 SaO_2、还原型血红蛋白含量等相关。当 SaO_2 低于90%时，出现口唇、指甲和舌发绀；红细胞增多者发绀明显，而贫血病人则不明显。

（3）精神-神经症状：急性呼衰可出现精神错乱、狂躁、昏迷、抽搐等症状。慢性呼吸衰竭伴 CO_2 潴留时，随着 $PaCO_2$ 升高可表现为先兴奋后抑制现象。兴奋症状包括失眠、烦躁、昼夜颠倒甚至谵妄。CO_2 潴留加重时发生肺性脑病，其表现为意识淡漠、肌肉震颤、间歇抽搐、嗜睡甚至昏迷等。亦可出现腱反射减弱或消失，锥体束征阳性。

（4）循环系统表现：多数病人出现心动过速，严重缺氧和酸中毒时，可引起周围循环衰竭、血压下降、心肌损害、心律失常甚至心脏骤停。CO_2 潴留者出现体表静脉充盈、皮肤潮红、温暖多汗、血压升高；慢性呼衰并发肺心病时可出现体循环淤血等右心衰竭表现。因脑血管扩张产生搏动性头痛。

（5）消化和泌尿系统表现：严重呼衰时可损害肝、肾功能，并发肺心病时出现尿量减少。部分病人可引起应激性溃疡而发生上消化道出血。

4. **辅助检查**

（1）动脉血气分析：$PaO_2 < 60mmHg$ 伴或不伴 $PaCO_2 > 50mmHg$。

（2）影像学检查：X线胸片、胸部 CT 和放射性核素肺通气/灌注扫描等可协助分析呼吸衰竭的原因。

（3）其他检查：尿中可见红细胞、蛋白及管型，丙氨酸氨基转移酶和尿素氮升高；亦可有低血钾、高血钾、低血钠、低血氯等。

5. **治疗要点**

（1）保持呼吸道通畅：气道不通畅可加重呼吸肌疲劳，气道分泌物积聚时可加重感染，并可导致肺不张，减少呼吸面积，加重呼吸衰竭，因此，保持气道通畅是纠正缺氧和 CO_2 潴留最重要的措施。

①清除呼吸道分泌物及异物。

②缓解支气管痉挛：用支气管舒张药，必要时给予糖皮质激素以缓解支气管痉挛。急性呼吸衰竭病人需静脉给药。

③建立人工气道：如上述方法不能有效地保持气道通畅，可采用简易人工气道、气管内插管或气管切开建立人工气道，以方便吸痰和作机械通气治疗。

（2）**氧疗**：任何类型的呼衰都存在低氧血症，故氧疗是呼吸衰竭病人的重要治疗措施，但不同类型的呼吸衰竭其氧疗的指征和给氧的方法不同。原则是Ⅱ型呼吸衰竭应给予低浓度（<35%）持续吸氧；Ⅰ型呼吸衰竭则可给予较高浓度（>35%）吸氧。

（3）增加通气量，减少CO_2潴留

①呼吸兴奋剂：是通过刺激呼吸中枢或外周化学感受器，增加呼吸频率和潮气量，来改善通气。必须在保持气道通畅的前提下使用，否则会促发呼吸肌疲劳，加重CO_2潴留。主要用于以中枢抑制为主所致的呼衰，不宜用于以换气功能障碍为主所致的呼衰。常用药物有尼可刹米（可拉明）（2014）、洛贝林（2011）、多沙普仑等，以尼可刹米最常用。

②机械通气：对于呼吸衰竭严重、经上述处理不能有效地改善缺氧和CO_2潴留时，需考虑机械通气。

（4）抗感染：感染是慢性呼衰加重的最常见诱因，故需进行积极抗感染治疗。

（5）纠正酸碱平衡失调：急性呼吸衰竭病人常容易合并代谢性酸中毒，应及时加以纠正。慢性呼吸衰竭常有CO_2潴留，导致呼吸性酸中毒，宜采用改善通气的方法纠正。

（6）病因治疗：在解决呼吸衰竭本身造成危害的前提下，针对病因进行适当的治疗是治疗呼吸衰竭的根本所在。

（7）一般支持治疗：重症病人需转入 ICU 进行积极抢救和监测，预防和治疗肺动脉高压、肺源性心脏病、肺性脑病、肾功能不全和消化道功能障碍，尤其要注意防治多器官功能障碍综合征（MODS）。

6．护理问题

（1）气体交换受损　与呼吸衰竭有关。

（2）潜在并发症：重要器官缺氧性损伤。

（3）清理呼吸道无效　与呼吸道感染、分泌物过多或黏稠、咳嗽无力有关。

（4）自理缺陷　与严重缺氧、呼吸困难有关。

（5）语言沟通障碍　与建立人工气道、极度衰弱有关。

（6）急性意识障碍　与缺氧、二氧化碳潴留有关。

7．护理措施

（1）给氧

①浓度：急性呼衰的给氧原则是在保证PaO_2迅速提高到 60mmHg 或SaO_2达 90%以上的前提下，尽量降低吸氧浓度。Ⅰ型呼吸衰竭病人需吸入较高浓度（>35%）的氧，Ⅱ型呼吸衰竭病人应予以低浓度（<35%）持续给氧，以防因缺氧完全纠正，使外周化学感受器失去低氧血症的刺激而导致呼吸抑制，出现呼吸频率和幅度降低，加重缺氧和CO_2潴留。

②给氧方法：常用的有鼻导管、鼻塞和面罩给氧。鼻导管和鼻塞法使用简单方便，不影响咳痰和进食，但吸入氧分数不稳定，高流量时对局部黏膜有刺激，故氧流量不能大于7L/min，吸入氧分数（FiO_2）与吸入氧流量的关系：$FiO_2（\%）＝21＋4×氧流量（L/min）$，用于轻度呼吸衰竭和Ⅱ型呼吸衰竭的病人。

③效果观察：氧疗过程中，应注意观察氧疗效果；如果意识障碍加深或呼吸过度表浅、缓慢，可能为CO_2潴留加重。应根据动脉血气分析结果和病人的临床表现，及时调整吸氧流量或浓度，保证氧疗效果，防止氧中毒和CO_2麻醉。注意保持吸入氧气的湿化。

（2）体位、休息与活动：帮助病人取舒适且有利于改善呼吸状态的体位，一般呼吸衰竭的病人取半卧位或坐位，趴伏在床桌上。

（3）促进有效通气：指导Ⅱ型呼吸衰竭的病人进行缩唇呼吸，通过腹式呼吸时膈肌的运动和缩唇呼吸促使气体均匀而缓慢地呼出，以减少肺内残气量，增加有效通气量，改善通气功能。

（4）用药护理

①按医嘱及时准确呼吸兴奋剂，并观察疗效及不良反应。<u>烦躁不安、失眠病人，慎用镇静药，防止引起**呼吸抑制**</u>。

②病人使用呼吸兴奋剂时应保持呼吸道通畅，适当提高吸入氧分数，静脉滴注时速度不宜过快，注意观察呼吸频率、节律、神志变化及动脉血气的变化，以便调节剂量。<u>如出现恶心、呕吐、烦躁、面色潮红、皮肤瘙痒等现象，表示药物过量，需减慢滴速或停用</u>（2015）。若经4～12小时未见效，或出现肌肉抽搐等严重不良反应时，应及时通知医生。

③按医嘱正确使用抗生素，以控制肺部感染。密切观察药物的疗效与不良反应。

（5）心理支持：应多了解和关心病人的心理状况，特别是对建立人工气道和使用机械通气的病人，应经常巡视，让病人说出或写出引起或加剧焦虑的因素，指导病人应用放松、分散注意力和引导性想象技术，以缓解病人的紧张和焦虑。

（6）病情监测：见表4-8。

表 4-8　呼吸衰竭病人的病情监测

呼吸状况	呼吸频率、节律和深度，使用辅助呼吸肌呼吸的情况，呼吸困难的程度
缺氧及 CO_2 潴留情况	如有无发绀、球结膜水肿、肺部有无异常呼吸音及啰音
循环状况	监测心率、心律及血压，必要时进行血流动力学监测
意识状况及神经精神症状	观察有无肺性脑病的表现，如有异常应及时通知医生。昏迷者应评估瞳孔、肌张力、腱反射及病理反射
液体平衡状态	观察和记录每小时尿量和液体出入量，有肺水肿的病人需适当保持负平衡
实验检查结果	监测动脉血气分析和生化检查结果，了解电解质和酸碱平衡情况

（7）配合抢救：备齐有关抢救用品，发现病情变化时需及时配合抢救，赢得抢救时机，提高抢救成功率。同时做好病人家属的心理支持。

（8）保持呼吸道通畅，促进痰液引流

①指导并协助病人进行有效的咳嗽、咳痰。

②每1～2小时翻身1次，并给予叩背，促使痰液排出。

③病情严重、意识不清的病人其分泌物及舌后坠可堵塞气道，应取仰卧位，头后仰，托起下颌，并用多孔导管经鼻或经口进行机械吸引，以清除口咽部分泌物，并能刺激咳嗽，有利于气道内的痰液咳出。如有气管内插管或气管切开，则给予气管内吸痰。吸痰时应注意无菌操作。

④饮水、口服或雾化吸入祛痰药可湿化痰液，使痰液便于咳出或吸出。

⑤注意观察痰的色、质、量、味及痰液的实验室检查结果，并及时做好记录。按医嘱及实验室检查要求正确留取痰液检查标本。发现痰液出现特殊气味或痰液量、色及黏稠度等发

生变化，应及时与医生联系，以便调整治疗方案。

8．健康教育

（1）疾病知识指导：向病人及其家属讲解疾病的发生、发展和转归。

（2）呼吸锻炼的指导：教会病人有效呼吸和咳嗽咳痰技术，如缩唇呼吸、腹式呼吸、体位引流、叩背等技术，提高病人的自我护理能力，加速康复，延缓肺功能恶化。进行呼吸功能锻炼前注意评估其活动能力（2017）。

（3）用药指导：出院时应将病人使用的药物、剂量、用法和注意事项告诉病人，并写在纸上交给病人以便需要时使用。指导并教会低氧血症的病人及家属学会合理的家庭氧疗方法及其注意事项（2013）。

（4）活动与休息：根据病人的具体情况指导病人制订合理的活动与休息计划，教会病人避免氧耗量较大的活动，并在活动过程中增加休息。

（5）增强体质、避免诱因

①鼓励病人进行耐寒锻炼和呼吸功能锻炼，如用冷水洗脸等，以提高呼吸道抗感染的能力。

②指导病人合理安排膳食，加强营养，达到改善体质的目的。

③避免吸入刺激性气体，劝告吸烟病人戒烟。

④避免劳累、情绪激动等不良因素刺激。

⑤尽量少去人群拥挤的地方，避免与呼吸道感染者接触，减少感染的机会。

（6）呼吸衰竭的征象及处理：若有气急、发绀加重等变化，应尽早就医。

十一、急性呼吸窘迫综合征病人的护理

急性呼吸窘迫综合征（ARDS）是指各种肺内和肺外致病因素导致的急性弥漫性肺损伤，进而发展的急性呼吸衰竭。在临床上以呼吸急促、呼吸窘迫、顽固性低氧血症为特征。主要病理特征为肺微血管的高通透性所致的高蛋白质渗出性肺水肿和透明膜形成，晚期可有肺间质纤维化（2017）。病理生理改变以肺顺应性降低、肺内分流增加及通气/血流比例失调为主。

1．临床表现　除原发病的表现外，常在原发病起病后 5 天内（约 50%发生于 24 小时内）突然出现进行性呼吸窘迫（2014）、气促、发绀，不能被通常氧疗所改善，也不能用其他心肺原因所解释。常伴有烦躁、焦虑、出汗。早期多无阳性体征；中期可闻及细湿啰音；后期可闻及水泡音及管状呼吸音。

2．辅助检查

（1）X 线胸片：以演变快速多变为特点。早期无异常或出现边缘模糊的肺纹理增多。继之出现斑片状并逐渐融合成大片状浸润阴影，大片阴影中可见支气管充气征。后期可出现肺间质纤维化改变。

（2）动脉血气分析：以低 PaO_2、低 $PaCO_2$ 和高 pH 为典型表现。肺氧合功能指标包括肺泡-动脉氧分压差$[P_{(A-a)}O_2]$、氧合指数（PaO_2/FiO_2）等，其中 PaO_2/FiO_2 为最常使用的指标，是诊断 ALI 或 ARDS 的必要条件，正常值为 $400\sim500$mmHg；ARDS 时≤200mmHg（2017）。

3．治疗要点　治疗原则与一般急性呼吸衰竭相同。主要治疗措施包括：积极治疗原发病、氧疗、机械通气及调节液体平衡等。

（1）氧疗：一般需用面罩进行高浓度（＞50%）给氧，使 PaO_2≥60mmHg 或 SaO_2≥90%。

（2）机械通气：由于 ARDS 主要表现为常规吸氧难以纠正的顽固性低氧血症，故多数病人需及早应用机械通气。但由于 ARDS 病变的不均匀性，传统的机械通气潮气量可以使顺应性较好的处于非下垂位肺区的肺泡过度充气而造成肺泡破坏，称为容积伤；通气过度还可导致呼吸性碱中毒（2011）。主要措施如下。

①呼气末正压（PEEP）：适当的 PEEP 可以使萎陷的小气道和肺泡重新开放，减轻肺泡水肿，从而改善肺泡弥散功能和通气/血流比例，减少分流，达到改善氧合功能和肺顺应性的目的。需从低水平开始，先用 $5cmH_2O$，逐渐增加到合适水平，一般为 $10\sim18cmH_2O$，以维持 $PaO_2>60mmHg$ 而 $FiO_2<60\%$。

②小潮气量：由于 ARDS 导致肺泡萎陷和功能性残气量减少，有效参与气体交换的肺泡数减少，因此，要求以小潮气量通气，以防止肺泡过度充气。通气量为 $6\sim8ml/kg$，使吸气压控制在 $30\sim35cmH_2O$ 以下。

③通气模式的选择：目前尚无统一的标准，压力控制通气可以保证气道吸气压不超过预设水平，避免肺泡过度扩展而导致呼吸机相关肺损伤，较常用。

（3）液体管理：为了减轻肺水肿，需要以较低的循环容量来维持有效循环，保持双肺相对"干"的状态。在血压稳定的前提下，出入液量宜呈轻度负平衡（-500ml 左右）。适当使用利尿药可以促进肺水肿的消退。ARDS 早期不宜输胶体液，因其可渗入间质加重肺水肿。大量出血病人必须输血时，最好输新鲜血，用库存 1 周以上的血时应加用微过滤器，避免发生微血栓而加重 ARDS。

（4）积极治疗原发病：原发病是 ARDS 发生和发展的最重要病因，必须积极治疗，防止进一步损伤，如纠正休克、控制感染等。

（5）营养支持与监护：ARDS 时机体处于高代谢状态，应补充足够的营养。由于在禁食 $24\sim48$ 小时后即可以出现肠道菌群异位，且全静脉营养可引起感染和血栓形成等并发症，因此宜早期开始胃肠营养。病人应安置在 ICU，严密监测呼吸、循环、水、电解质、酸碱平衡等，以便及时调整方案。

（6）其他治疗：肾上腺糖皮质激素、表面活性物质替代治疗等。

4．护理措施

（1）给氧护理：迅速纠正低氧血症是抢救 ARDS 最重要的措施。遵医嘱给予高浓度（＞50%）、高流量（$4\sim6L/min$）氧以提高氧分压，在给氧过程中氧气应充分湿化，防止气道黏膜干裂受损。给氧时，应记录吸氧方式、吸氧浓度和时间，并观察氧疗效果和不良反应，防止发生氧中毒。但多数病人需要及早应用机械通气，应做好人工气道和机械通气的常规护理。

（2）休息：安置病人于呼吸监护病室实施特别监护。保持病室空气清新，定时进行通风换气和空气、地面消毒，通风换气时应做好病人的保暖工作，防止受凉。

（3）饮食护理：通过鼻饲或静脉高营养及时补充热量和高蛋白、高脂肪。

（4）体液平衡：遵医嘱输液，维持适当的体液平衡，严格控制输液速度，防止因输液不当而诱发或加重肺水肿。

（5）病情观察：观察生命征和意识状态，尤其是呼吸困难和发绀的病情变化；注意每小时尿量变化，准确记录 24 小时出入液量。遵医嘱及时送检血气分析和生化检测标本。

（6）心理护理：对神志清醒的使用机械通气的病人，应通过语言或非语言的方式与其加强沟通，给予心理支持，缓解病人的紧张和焦虑。

5．健康教育

（1）告知病人和家属积极治疗原发基础疾病，<u>机械通气的重要性及必要性（2015）</u>。

（2）指导病人加强营养和体格锻炼，达到增强体质的目的。注意劳逸结合，纠正不良的生活习惯，吸烟者应戒烟。预防呼吸道感染。

第5章 传染病病人的护理

一、传染病概述

传染病是由病原体感染人体后引起的具有传染性的疾病。

1. **传染病的流行过程** 构成传染病流行过程的 <u>3 个基本条件是传染源、传播途径和易感人群</u>。

（1）传染源：主要有病人、隐性感染者、病原携带者、被感染的动物。

（2）传播途径：临床常见传染病的传播途径主要为：①接触传播；②飞沫传播；③空气传播；④共同媒介传播；⑤生物媒介传播。

（3）人群易感性：易感者在某一特定人群中的比例决定该人群的易感性。易感人群越多，人群易感性越高，传染病越容易发生流行。

2. **影响流行过程的因素**

（1）自然因素：主要包括地理、气候和生态环境等。

（2）社会因素：包括社会制度、经济、文化水平、生产、生活条件、风俗习惯、宗教信仰等，其中社会制度起主导作用。

3. **传染病的预防**

（1）管理传染源：<u>早发现、早诊断、早报告、早隔离、早治疗</u>。

（2）切断传播途径：做好消毒隔离。

（3）保护易感人群：提高人群免疫力，包括增强非特异性免疫力；通过隐性感染、显性感染或预防接种获得对该种传染病的特异性免疫力，<u>其中以**预防接种**起关键作用</u>。

4. **传染病分类** 甲、乙、丙 3 类共 39 种。

（1）甲类：为强制管理传染病，共 2 种，<u>包括鼠疫（2012）、霍乱（2011、2014、2016）</u>。城镇要求发现后 6 小时内上报，农村不超过 12 小时。

（2）乙类：为严格管理传染病，共 26 种，要求于发现后 12 小时内上报。<u>乙类传染病中传染性非典型肺炎（2013、2014）和肺炭疽（2014），采取甲类传染病的管理措施</u>。

二、流行性感冒病人的护理

流行性感冒简称流感，是由流感病毒引起的急性呼吸道传染病。流感传染性强、传播速度快。

1. **流行病学** 流感病毒为 RNA 病毒，可分为甲、乙、丙 3 型。甲型流感病毒变异是常见的自然现象，主要是血凝素（H）和神经氨酸酶（N）的变异。病人和隐性感染者是本病的主要传染源，病初 2～3 天传染性最强。流行以冬、春季节多见，大流行主要由甲型流感病毒引起。<u>主要是空气飞沫传播</u>。人群对流感病毒普遍易感。

2．临床表现

（1）潜伏期一般 1～3 天。

（2）典型流感起病急，全身症状重，如发热、头痛、咽痛、肌肉酸痛、全身乏力等，呼吸道症状可不明显，可伴或不伴流涕、干咳、声音嘶哑等。肺部听诊可闻及干啰音。体检可见睑结膜外眦充血、咽部充血、软腭上滤泡。

3．辅助检查

（1）血常规：白细胞计数偏低或正常，中性粒细胞减少显著，淋巴细胞相对增多。

（2）病毒分离和血清学检查：可明确病原菌。

4．治疗要点

（1）一般治疗：注意休息、多饮水、补充大量的维生素 C 等，做好呼吸道隔离（应对疑似和确诊病人进行隔离），预防并发症的发生。

（2）病因治疗：可在病初应用**奥司他韦**口服，疗程 5 天。如病情严重，继发细菌感染者，可加用抗菌药物，疗程 3～5 天。

（3）对症治疗：高热者给予物理降温或药物降温，咽痛者可含服润喉片。

5．护理问题

（1）体温过高　与病毒感染有关。

（2）气体交换受损　与病毒性肺炎或合并细菌性肺炎有关。

（3）疼痛：头痛　与病毒感染导致的毒血症、发热等有关。

6．护理措施

（1）一般护理：注意休息，减少活动。做好呼吸道隔离，保持室内空气清新。

（2）促进舒适：保持室温 18～22℃，湿度 50%～60%。保持口腔清洁，咽部不适时可给予润喉含片或雾化吸入。

（3）发热的护理：卧床休息，保持室内安静、温度适中、通风良好。衣被不可过厚，以免影响机体散热。可用温热水擦浴，并及时更换被汗液浸湿的衣被。如有虚脱表现，应予以保暖，饮水，严重者给予静脉补液。体温超过 38.5℃时，给予物理降温或药物降温。

（4）保证充足的营养和水分：给予富含营养、易消化的饮食。有呼吸困难者，应少食多餐。多饮水，入量不足者进行静脉补液。

（5）用药护理：使用解热剂后应注意多饮水，以免大量出汗引起虚脱；使用青霉素等抗生素时，应注意观察有无过敏反应的发生。

7．健康教育

（1）经常开窗通风，保持室内的空气新鲜。加强体格锻炼，增强体质。在气候骤变时，应及时增减衣服，既要注意保暖、避免着凉，又要避免过多地出汗。

（2）在上呼吸道感染的高发季节，避免去人多拥挤的公共场所。如有流行趋势时，可用食醋熏蒸法消毒居室空气（每立方米用食醋 5～10ml，加水 1～2 倍，加热熏蒸到全部汽化）。

（3）接种疫苗是预防流感的基本措施，老年人、儿童、免疫抑制的病人及易出现并发症的者最适于接种疫苗。发热或急性感染期最好推迟接种。

三、麻疹病人的护理

麻疹是由麻疹病毒引起的一种急性出疹性呼吸道传染病，临床上以发热、上呼吸道炎、结膜炎、口腔麻疹黏膜斑（又称科氏斑）、全身斑丘疹及疹退后遗留色素沉着伴糠麸样脱屑为特征。

1．病因、发病机制及流行病学 病毒通过呼吸道进入人体，侵入血液，形成病毒血症。麻疹病人是唯一的传染源。感染早期病毒在病人呼吸道大量繁殖，通过病人的呼吸、咳嗽、喷嚏排出体外经呼吸道进行传播。密切接触者亦可经污染病毒的手传播。麻疹病人出疹前 5 天至出疹后的 5 天均有传染性，有并发症的病人传染性可延长至出疹后 10 天。本病好发年龄为 6 个月至 5 岁，四季均可发病，以冬、春季多见。

2．临床表现

（1）典型麻疹

1）潜伏期：一般 6～18 天，平均 10 天。潜伏期末可有低热、全身不适。

2）前驱期（出疹前期）：从发热至出疹一般 3～4 天。主要表现：①发热，多为中度以上发热，热型不一。②上呼吸道感染症状，在发热同时出现咳嗽、喷嚏、咽部充血等，流涕、结膜充血、眼睑水肿、畏光流泪等是本病特点。③麻疹黏膜斑（科氏斑），麻疹早期特征性的体征，具有早期诊断价值，一般在出疹前 24～48 小时出现。开始时见于第二磨牙相对的颊黏膜上，大小 0.5～1.0mm，灰白色，周围有红晕，常在 1～2 天迅速增多，可累及整个颊黏膜，于出疹后 1～2 天消失。④部分病人可有一些非特异症状，如全身不适、食欲缺乏、精神不振等。偶见皮肤荨麻疹、猩红热样皮疹等，在出现典型皮疹时消失。

3）出疹期：多在发热 3～4 天后出皮疹。皮疹初见于耳后、发际，渐及额、面、颈部，自上而下蔓延至躯干、四肢，最后达手掌与足底。皮疹先为红色斑丘疹，疹间可见正常皮肤，后融合成片，色加深呈暗红。此时全身中毒症状加重，体温可突然高达 40～40.5℃。皮疹 3～5 天出齐，此期易并发肺炎、喉炎等。

4）恢复期：一般为 3～5 天。若无并发症发生，出疹 3～4 天后皮疹按出疹的先后顺序消退，疹退后皮肤有棕色色素沉着伴糠麸样脱屑，一般 7～10 天痊愈。体温随之下降，其他症状逐渐改善。

（2）常见并发症

①肺炎：是麻疹最常见的并发症，多见于 5 岁以下患儿。

②喉炎：麻疹患儿常有轻度喉炎表现，疹退后症状逐渐消失。

③心肌炎：轻者仅有心音低钝、心率增快和一过性心电图改变，重者可出现心力衰竭、心源性休克。

④麻疹脑炎：一般在出疹后的 2～6 天发生，患儿的临床表现和脑脊液改变与病毒性脑炎相似。脑炎的轻重与麻疹轻重无关。

3．辅助检查

（1）血常规：血白细胞总数减少，淋巴细胞相对增多。

（2）血清学检查：多采用酶联免疫吸附试验进行麻疹病毒特异性 IgM 抗体检测，出疹早期即可出现阳性。

（3）病毒学检查：前驱期或出疹初期从呼吸道分泌物中分离出麻疹病毒，或用免疫荧光法检测到麻疹病毒抗原，可早期快速帮助诊断。

4．治疗要点

（1）一般治疗：卧床休息，保持室内适当的温湿度。保持水、电解质及酸碱平衡，必要时静脉补液。

（2）对症治疗：<u>高热时可酌情使用少量退热药，但应避免急骤退热</u>，特别是在出疹期。烦躁可适当给予镇静药。频繁剧咳者可用镇咳祛痰药或雾化吸入。继发细菌感染可给予抗生素。

（3）并发症的治疗：有并发症者给予相应治疗。

5. 护理问题

（1）体温过高　与病毒血症、继发感染有关。

（2）皮肤完整性受损　与麻疹病毒引起的皮损有关。

（3）营养失调：低于机体需要量　与食欲缺乏、高热消耗增加有关。

（4）潜在并发症：肺炎、脑炎、心肌炎。

6. 护理措施

（1）维持正常体温：<u>卧床休息至皮疹消退、体温正常为止。</u>处理高热时需兼顾透疹，不<u>宜用药物及物理方法强行降温，尤其**禁用冷敷及乙醇擦浴**</u>，以免皮肤血管收缩、末梢循环障碍，使皮疹不易透发或突然隐退。<u>如体温升至 40℃以上时</u>，可用**小剂量退热药**或温水擦浴，以免发生惊厥。

（2）生活护理：保持室内空气新鲜，室内温湿度适宜，衣被清洁、合适。<u>饮食以清淡、易消化、营养丰富的流食或半流食为宜，少量多餐。鼓励多饮水</u>，以利排毒、退热、透疹。<u>恢复期应添加高蛋白、高能量及多种维生素的食物，无须忌口。</u>

（3）保持皮肤黏膜的完整性：勤换内衣，保持皮肤和床单的清洁、干燥。勤剪指甲，防止抓伤皮肤引起继发感染。保持口、眼、耳、鼻部的清洁，常用<u>生理盐水或 2%硼酸溶液洗漱口腔</u>；眼部因炎性分泌物多而形成眼痂，应避免强光刺激，并用生理盐水洗净，<u>再滴入抗生素眼药水或眼膏</u>，一日数次，并加服鱼肝油预防干眼症；避免眼泪及呕吐物流入耳道引起中耳炎；保持鼻腔通畅，当鼻腔分泌物多时易形成鼻痂，可用生理盐水将棉签润湿后轻轻拭除。

（4）监测病情：患儿出现持续高热、咳嗽加剧、呼吸困难及肺部细湿啰音等为并发肺炎的表现；患儿出现声音嘶哑、犬吠样咳嗽、吸气性呼吸困难及三凹征等为并发喉炎的表现；患儿出现抽搐、意识障碍、脑膜刺激征等为并发脑炎的表现。

（5）预防感染传播

①隔离患儿：<u>隔离患儿至**出疹后 5 天**，并发肺炎者延长至**出疹后 10 天**</u>。对接触麻疹的易感儿应<u>**隔离观察 3 周**，并给予被动免疫</u>。

②切断传播途径：病室应通风并用紫外线照射消毒，患儿衣物应在阳光下暴晒。医护人员接触患儿前后应洗手、更换隔离衣。

③保护易感人群：流行期间易感儿应避免去公共场所。<u>预防小儿麻疹最有效的措施是接种疫苗（2017）</u>，8 个月以上未患过麻疹者均应接种麻疹减毒活疫苗，7 岁时进行复种。<u>体弱易感儿接触麻疹后，应及早注射免疫血清球蛋白，以预防发病或减轻症状。</u>

7. 健康教育　麻疹传染性较强，并发症较多，所以应向家长介绍麻疹的主要临床表现、常见并发症和预后，并向家长说明隔离的重要性，使其能积极配合治疗。无并发症的轻症患儿可在家中隔离，指导家长做好消毒隔离、皮肤护理等，防止继发感染。

四、水痘病人的护理

水痘是由水痘带状疱疹病毒引起的一种传染性极强的出疹性疾病。

1．病因、发病机制及流行病学　本病主要损害部位在皮肤和黏膜，偶尔累及内脏。水痘病人是唯一的传染源，病毒存在于患儿上呼吸道鼻咽分泌物及疱疹液中，主要通过空气飞沫经呼吸道传染，也可通过接触病人疱疹浆液而感染。从出疹前 1～2 天至病损结痂为止，均有很强的传染性。人群普遍易感，主要见于儿童，以 2～6 岁为高峰。四季均可发病，以冬、春季多见。感染后可获得持久免疫，但以后可发生带状疱疹。

2．临床表现

（1）典型水痘：潜伏期约 2 周，前驱期仅 1 天左右。症状较轻，表现为低热、不适、厌食等，次日出现皮疹。皮肤病变仅限于表皮（2012），水痘皮疹的特点：①首先出现于头、面和躯干，继而扩展到四肢。躯干多，四肢少，呈向心性分布，是水痘皮疹的一个特征。②皮疹初为红色斑疹或丘疹，迅速发展为清亮、椭圆形小水疱，周围伴有红晕。疱液先透明而后浑浊，且出现脐凹现象。水疱易破溃，2～3 天迅速结痂。③皮疹呈分批出现，伴明显痒感。在疾病高峰期可见到斑疹、丘疹、疱疹和结痂同时存在，这是水痘皮疹的重要特征。④黏膜皮疹出现在口腔、睑结膜、生殖器等处，易破溃形成浅溃疡。⑤轻型水痘多为自限性疾病，10 天左右痊愈，皮疹结痂后一般不留瘢痕。

（2）并发症：最常见的为皮肤继发性细菌感染，甚至由此导致败血症等；也可并发水痘后脑炎、面神经瘫痪、水痘肺炎、心肌炎等。

3．辅助检查

（1）血常规：外周血白细胞总数正常或稍低。

（2）疱疹刮片：刮取新鲜疱疹基底组织和疱疹液涂片，瑞氏染色见多核巨细胞；苏木素伊红染色可查到细胞核内包涵体。

（3）血清学检查：血清水痘病毒特异性 IgM 抗体检测，可早期帮助诊断；双份血清特异性 IgG 抗体滴度 4 倍以上增高也有助诊断。

4．治疗要点

（1）对症治疗：皮肤瘙痒可局部使用炉甘石洗剂，必要时可给少量镇静药。

（2）抗病毒治疗：抗病毒药物首选阿昔洛韦，在皮疹出现的 24 小时内应用才有效。一般口服，重症病人需静脉给药。此外，早期使用干扰素能较快抑制皮疹发展，加速病情恢复。

5．护理问题

（1）皮肤完整性受损　与水痘病毒引起的皮疹及继发感染有关。

（2）体温过高　与病毒血症有关。

（3）潜在并发症：脑炎、肺炎、败血症。

6．护理措施

（1）生活护理：卧床休息至热退、症状减轻。保持室内空气新鲜，温湿度适宜，衣被清洁，不宜过厚。勤换内衣，保持皮肤清洁、干燥。饮食以富含营养、清淡为宜，注意多饮水，保证机体足够的营养。

（2）维持皮肤完整

①剪短指甲，小婴儿可戴连指手套，避免搔破皮疹，引起继发感染或留下瘢痕。

②皮疹瘙痒难忍时，可分散其注意力，或在疱疹未破溃处涂炉甘石洗剂或 5%碳酸氢钠溶液，亦可遵医嘱口服抗组胺药。疱疹破溃、有继发感染者，局部用抗生素软膏，或遵医嘱给予抗生素口服控制感染。

（3）降低体温：患儿中、低度发热时，不必用药物降温。如有高热，可用物理降温或适量的退热药，**忌用阿司匹林**，以免增加 Reye 综合征的危险。

（4）监测病情：注意观察，及早发现肺炎、心肌炎等并发症。

（5）预防感染传播

①管理传染源：隔离患儿至皮疹全部结痂或出疹后 7 日为止。易感儿接触后应隔离观察 3 周（2013）。

②保护易感儿：可接种水痘减毒活疫苗。对正在使用大剂量激素、免疫功能受损、恶性病患儿及孕妇，在接触水痘后 72 小时内肌内注射水痘带状疱疹免疫球蛋白，可起到预防或减轻症状的作用。

7. 健康教育　加强预防知识教育。无并发症的患儿可在家中隔离治疗，指导家长进行皮肤护理，防止继发感染，并给予患儿足够的水分和营养。

五、流行性腮腺炎病人的护理

流行性腮腺炎是由腮腺炎病毒引起的急性呼吸道传染病，临床上以腮腺肿大及疼痛为特征，各种唾液腺体及器官均可受累。

1. 病原学、发病机制及流行病学　人是病毒的唯一宿主。腮腺炎病人和健康带病毒者是本病的传染源，病人在腮腺肿大前 1 天到消肿后 3 天均具有传染性。主要传播途径为呼吸道飞沫传播，或直接接触经唾液污染的食具和玩具传播。病毒通过口、鼻侵入人体后，扩散到多种腺体和中枢神经系统，引起非化脓性炎症。本病好发于 5～15 岁的儿童及青少年。全年均可发病，以冬春季为主。

2. 临床表现　潜伏期 14～25 天，平均 18 天（2013）。大多无前驱期症状。

（1）**腮腺肿大**：为首发体征。常先起于一侧，2～3 天波及对侧。肿大以耳垂为中心，向前、后、下发展，边缘不清，表面发热但多不红，触之有弹性感并有触痛，开口咀嚼或吃酸性食物时胀痛加剧。腮腺肿大可持续 5 天左右，以后逐渐消退。

（2）下颌下腺和舌下腺肿大：下颌下腺肿大时颈前下颌处明显肿胀，可触及椭圆形腺体。舌下腺肿大时可见舌下及颈前下颌肿胀。

（3）发热：可有不同程度发热，伴有头痛、乏力、食欲缺乏等。

（4）并发症

①脑膜脑炎：常见，常在腮腺炎高峰时出现，也可出现在腺腮肿大前或腮腺肿大消失以后。表现为发热、头痛、呕吐、颈项强直等，脑脊液呈无菌性脑膜炎样改变。

②睾丸炎：是男孩最常见的并发症，多为单侧受累。开始为睾丸疼痛，随之肿胀伴剧烈触痛，一般 10 天左右消退。

③卵巢炎：见于青春期后女孩，可出现下腹痛及压痛、月经不调等，不影响受孕。

④胰腺炎：腮腺肿大数日后发生，表现为上腹部剧痛和触痛，伴发热、寒战、呕吐等。

⑤其他并发症：可有耳聋、心肌炎、肾炎等。

3. 辅助检查

（1）血、尿淀粉酶测定：90%病人的血清和尿淀粉酶有增高，增高程度大致与腮腺肿大程度成正比，第 1 周达高峰，2 周左右恢复正常。血脂肪酶增高有助于胰腺炎的诊断。

（2）血清抗体检测：血清腮腺炎病毒特异性 IgM 抗体阳性提示近期感染。

（3）病毒分离：发病早期时取病人唾液、尿液、脑脊液或血液标本可分离出病毒，有助于本病的诊断。

4．治疗要点　无特殊治疗，以对症处理为主。对高热、头痛和并发睾丸炎者给予解热镇痛药物。睾丸肿痛时可局部冷敷并用丁字带托起以减轻疼痛。发病早期可使用**利巴韦林**静脉滴注。重症患儿可短期使用肾上腺素激素治疗。

5．护理问题

（1）疼痛　与腮腺非化脓性炎症有关。

（2）体温过高　与病毒感染有关。

（3）潜在并发症：脑膜脑炎、睾丸炎、胰腺炎。

6．护理措施

（1）减轻疼痛

①腮腺肿胀处局部**冷敷**可减轻炎症充血及疼痛。亦可用中药湿敷，以发挥药效并防止干裂引起疼痛。

②给予清淡、易消化的半流质或软食，忌酸、辣、硬而干燥的食物，以免引起唾液分泌增多及咀嚼使疼痛加剧。

③注意保持口腔清洁，鼓励患儿多饮水，进食后用**生理盐水**或 4%**硼酸溶液**漱口，防止继发感染。

（2）控制体温：发热伴并发症者应卧床休息至体温正常。高热者给予物理或药物降温。

（3）密切观察病情变化：注意有无脑膜脑炎、睾丸炎、急性胰腺炎等临床征象，发现异常及时通知医生并给予相应治疗和护理。

（4）预防感染传播

①管理传染源：隔离患儿至腮腺肿大消退后 3 天。易感儿接触后应隔离观察 3 周。

②保护易感儿：易感儿可接种腮腺炎减毒活疫苗，可采用皮下接种、喷喉、喷鼻或气雾吸入等方法。流行期间应加强托幼机构的晨检。居室应空气流通，对患儿口、鼻分泌物及污染物应进行消毒。

7．健康教育　应向家长说明腮腺炎传染性较强，并发症较多，强调隔离治疗的重要性，获得其积极配合。向患儿和家长介绍减轻疼痛的方法。无并发症的患儿可在家中隔离治疗（2013），指导家长做好隔离、发热、饮食、清洁口腔、用药等护理。

六、病毒性肝炎病人的护理

病毒性肝炎是由多种肝炎病毒引起的以肝脏病变为主的一组传染性疾病。目前确定的肝炎病毒有甲型、乙型、丙型、丁型及戊型，临床表现基本相似，以疲乏、食欲缺乏、肝大、肝功能异常为主要表现，部分病例出现黄疸。甲型及戊型主要表现为急性肝炎。而乙型、丙型及丁型可转化为慢性肝炎并可发展为肝硬化，且与肝癌的发生有密切的关系。

1．病原学与流行病学

（1）甲型肝炎：传染源主要是急性期病人和隐性感染者，尤其以后者多见。病人在发病前 2 周和起病后 1 周，从粪便中排出病毒的数量最多，传染性最强。主要经粪-口传播。HAV阴性者均易感。

（2）乙型肝炎：急、慢性乙型肝炎病人和病毒携带者均可传播乙型肝炎，慢性病人和

HBsAg 携带者是乙型肝炎最主要的传染源。血液传播是主要的传播方式（2015）。生活密切接触传播是次要的传播方式。还有母婴传播。HBsAg 阴性者均易感。婴幼儿期是获得 HBV 感染最危险的时期。

（3）丙型肝炎：传染源为急、慢性病人和病毒携带者。传播途径与乙型肝炎相似（2015）。传播途径：血液传播（是 HCV 感染的主要方式）；性传播；生活密切接触、母婴传播。各个年龄组均普遍易感。

（4）丁型肝炎：传染源和传播途径与乙型肝炎相似（2015）。人类对 HDV 普遍易感。

（5）戊型肝炎：传染源和传播途径与甲肝相似。戊肝病人或隐性感染者是主要传染源，主要经粪-口传播。散发为主，暴发流行均由粪便污染水源所致。春冬季高发，隐性感染为主。发病者主要见于成年人，孕妇感染戊型肝炎病毒者病死率高。

2．临床表现 潜伏期：甲型肝炎 5～45 天，平均 30 天；乙型肝炎 30～180 天，平均 70 天；丙型肝炎 15～150 天，平均 50 天；丁型肝炎 28～140 天；戊型肝炎 10～70 天，平均 40 天。甲型和戊型肝炎主要表现为急性肝炎。乙、丙、丁型肝炎除了表现为急性肝炎外，慢性肝炎更常见。

（1）急性肝炎：分为急性黄疸型肝炎和急性无黄疸型肝炎。

1）急性黄疸型肝炎：典型的临床表现有阶段性，分 3 期，病程 1～4 个月。

①黄疸前期（2011）：平均 5～7 天。表现为：病毒血症：畏寒、发热、疲乏及全身不适等。甲型及戊型肝炎起病较急，发热多在 38℃以上。乙型肝炎起病较缓慢，多无发热或发热不明显。消化系统症状：食欲缺乏、厌油、恶心、呕吐、腹胀、腹痛和腹泻等。其他症状：部分乙型肝炎病例可出现荨麻疹、斑丘疹、血管神经性水肿和关节痛等。本病期末出现尿黄。

②黄疸期：持续 2～6 周。前期症状好转，而黄疸逐渐加深，尿色深如**浓茶**，巩膜、皮肤黄染，约 2 周达到高峰。部分病人可有短暂粪便颜色变浅、皮肤瘙痒、心动过缓等肝内阻塞性黄疸的表现。体检常见肝大、质软，有轻压痛及叩击痛。部分病人有轻度脾大。血清胆红素和转氨酶升高、尿胆红素阳性。

③恢复期：平均持续 4 周。上述症状消失，黄疸逐渐消退，肝脾回缩，肝功能逐渐恢复正常。

2）急性无黄疸型肝炎：较黄疸型肝炎多见。主要表现为消化道症状，多较黄疸型肝炎轻。

（2）慢性肝炎：见于乙、丙、丁型肝炎。

（3）重型肝炎：最严重的临床类型。主要表现为肝衰竭，包括：①黄疸迅速加深，血清胆红素高于 171μmol/L。②肝脏进行性缩小，出现肝臭。③有出血倾向，凝血酶原活动度（PTA）低于 40%。④迅速出现腹水、中毒性鼓肠。⑤出现肝性脑病。⑥肝肾综合征。

（4）淤胆型肝炎：主要表现为肝内胆汁淤积，自觉症状轻。而黄疸深，伴全身皮肤瘙痒，粪便颜色变浅或灰白色。

（5）肝炎后肝硬化：在肝炎基础上发展为肝硬化，表现为肝功能异常及门静脉高压征。

3．辅助检查

（1）血清酶检测：丙氨酸氨基转移酶（ALT）在肝功能检测中最为常用，是判定肝细胞损害的重要指标。急性黄疸型肝炎常**明显升高**；慢性肝炎可持续或反复升高；肝衰竭时，ALT 随黄疸迅速加深反而下降，称为胆-酶分离。ALT 升高时，天冬氨酸氨基转移酶（AST）

也升高。其他血清酶类，如 ALP、γ-GT 在肝炎时亦可升高。

（2）血清蛋白检测：慢性肝病可出现清蛋白下降、球蛋白升高和 A/G 比值下降。

（3）血清和尿胆红素检测：黄疸型肝炎尿胆原和尿胆红素明显增加，淤胆型肝炎时尿胆红素增加，而尿胆原减少或阴性。黄疸型肝炎时，直接和间接胆红素均升高。淤胆型肝炎则以直接胆红素升高为主。

（4）凝血酶原活动度（PTA）检查：PTA 与肝脏损害程度成反比，可用于肝衰竭临床诊断及预后判断。

（5）血氨浓度检测：若并发肝性脑病，可有血氨升高。

（6）肝炎病毒病原学（标志物）检测

1）甲型肝炎：①血清抗-HAV-IgM，是甲肝病毒（HAV）近期感染的指标，是确诊甲型肝炎最主要的标志物。②血清抗-HAV-IgG，为保护性抗体，见于甲型肝炎疫苗接种后或既往感染 HAV 的病人。

2）乙型肝炎

①表面抗原（HBsAg）与表面抗体（抗-HBs 抗体）：HBsAg 阳性见于 HBV 感染者。HBV 感染后 3 周血中首先出现 HBsAg。抗-HBs 抗体阳性主要见于预防接种乙型肝炎疫苗后或过去感染 HBV 并产生免疫力的恢复者（2012）。

②e 抗原（HBeAg）与 e 抗体（抗-HBe 抗体）：HBeAg 阳性提示 HBV 复制活跃，传染性较强。

③核心抗原（IIBcAg）与其抗体（抗-HBc 抗体）：如检测到 HBcAg，表明 HBV 有复制，抗-HBe 抗体出现于 HBsAg 出现后的 3～5 周。

④乙型肝炎病毒脱氧核糖核酸（HBV-DNA）：是反映 HBV 感染最直接、最特异和最灵敏的指标。阳性提示 HBV 的存在、复制，传染性强。HBV-DNA 定量检测有助于抗病毒治疗病例选择及判断疗效。

3）丙型肝炎

①丙型肝炎病毒核糖核酸（HCV-RNA）：在病程早期即可出现，而于治愈后很快消失，因此可作为抗病毒治疗病例选择及判断疗效的重要指标。

②丙型肝炎病毒抗体（抗-HCV 抗体）：是 HCV 感染的标志物而不是保护性抗体。抗-HCV-IgM 见于丙型肝炎急性期，治愈后可消失。

4）丁型肝炎：血清或肝组织中的 HDAg 和（或）HDV-RNA 阳性有确诊意义。

5）戊型肝炎：常检测抗-HEV-IgM 及抗-HEV-IgG。两者均可作为近期感染的指标。

4．治疗要点　病毒性肝炎目前仍无特效治疗。治疗原则为综合性治疗，以休息、营养为主，辅以适当药物治疗，避免使用损害肝的药物。

5．护理问题

（1）活动无耐力　与肝功能受损、能量代谢障碍有关。

（2）营养失调：低于机体需要量　与食欲缺乏、呕吐、腹泻、消化和吸收功能障碍有关。

（3）潜在并发症：出血、肝性脑病、肾衰竭。

（4）潜在并发症：干扰素治疗的不良反应。

（5）有皮肤完整性受损的危险　与胆盐沉着刺激皮肤神经末梢引起瘙痒；肝衰竭大量腹水形成、长期卧床有关。

（6）有感染的危险　与免疫功能低下有关。

6. 护理措施

（1）休息与活动：<u>急性肝炎、慢性肝炎活动期、肝衰竭应卧床休息</u>。待症状好转、黄疸减轻、肝功能改善后，逐渐增加活动量，以不感疲劳为度。肝功能正常 <u>1～3 个月后</u>可恢复日常活动及工作，但仍应避免过度劳累和重体力劳动。病情严重者需协助病人做好进餐、沐浴、如厕等生活护理。

（2）饮食原则

①肝炎急性期：病人此期常表现为食欲缺乏、厌油、恶心、呕吐等，故不宜强调"高营养"或强迫进食，进食以清淡、易消化、富含维生素的流质饮食为宜。进食量太少、不能满足生理需要者，可遵医嘱静脉补充葡萄糖、脂肪乳和维生素。

②黄疸消退期：食欲好转后，可逐渐增加饮食，注意调节饮食的色、香、味，保证营养摄入。避免暴饮暴食，少食多餐。慢性期病人饮食原则如下：<u>卧床或休息者</u>能量摄入以 84～105kJ/（kg·d）为宜，<u>恢复期</u>以 126～147kJ/（kg·d）为宜。<u>蛋白质 1.5～2.0g/（kg·d），</u>以<u>优质蛋白</u>为主，如牛奶、猪瘦肉、鱼等；<u>糖类 300～400g/d，</u>以保证足够热量；脂肪 50～60g/d，多选用植物油；多食水果、蔬菜等含维生素丰富的食物。

③肝炎后肝硬化、肝衰竭：血氨偏高时的饮食要求参见第 3 章"十五、肝性脑病病人的护理"。

④各型肝炎病人的饮食禁忌：<u>禁饮酒</u>。<u>不宜长期摄入高糖、高热量饮食</u>，尤其有糖尿病倾向和肥胖者，以防诱发糖尿病和脂肪肝。<u>腹胀者可减少牛奶、豆制品等产气食品的摄入。</u>

（3）观察胃肠道症状：观察病人的食欲，观察有无恶心、呕吐、反酸等消化道症状及其与饮食的关系，及时调整饮食。如果病人消化道症状较重，特别是伴有中毒性肠麻痹所致的进行性腹胀，则提示病情重。

（4）评估病人营养情况：体重需每周测量且最好维持在病前水平或略有增加。评估每天进食量，监测有关指标如红细胞计数、血红蛋白水平等。病情好转以后，病人的休息状况、食欲、食量可得到改善，应防止肥胖和脂肪肝。

7. 健康教育

（1）疾病预防指导：<u>甲型和戊型</u>肝炎应预防<u>消化道传播</u>，重点在于加强粪便管理，保护水源，严格饮用水的消毒，加强食品卫生和食具消毒。<u>乙、丙、丁型</u>肝炎预防重点则在于<u>防止通过血液和体液</u>传播。病人单位要有隔离标记，设立泡手桶、泡器械桶等消毒设施。病人餐具要固定，与其他病人分开消毒或使用一次性餐具。病人的排泄物、分泌物要使用 5%含氯消毒剂混合 30 分钟消毒后再倾倒。单独使用体温表、血压计、听诊器、止血带等，隔离解除后要使用含氯消毒剂或过氧乙酸进行终末消毒。被污染的物品可在 0.5%的含氯消毒剂中浸泡 30 分钟或沸水煮 30 分钟消毒，<u>乙型肝炎病人入院时换下的衣服应用含氯消毒剂消毒后存放</u>（2013）。

（2）保护易感人群：<u>甲型肝炎易感者可接种甲型肝炎减毒活疫苗，对接触者可接种人血清免疫球蛋白以防止发病</u>（2013）。乙型肝炎疫苗全程需接种 3 针。为阻断母婴传播，对新生儿最适宜采用用<u>乙肝疫苗＋高效价乙肝免疫球蛋白</u>注射进行预防。

（3）意外暴露后乙型肝炎预防：在意外接触 HBV 感染者的血液和体液后，应立即检测 HBVDNA、HBsAg、抗-HBs 抗体、HBeAg、抗-HBc 抗体、ALT 和 AST，<u>并在 3 个月和 6</u>

个月后复查。

（4）疾病知识指导：应向病人及家属宣传病毒性肝炎的家庭护理和自我保健知识。慢性病人和无症状病毒携带者应做到：正确对待疾病，保持乐观情绪。**恢复期**病人应生活规律，劳逸结合。加强营养，适当增加蛋白质摄入，但要避免长期高热量、高脂肪饮食。戒烟酒。不滥用药物，如吗啡、苯巴比妥类、磺胺类及氯丙嗪等药物，以免加重肝损害。病人的食具、用具和洗漱用品应专用，家中密切接触者可行预防接种。

（5）用药指导与病情监测指导：病人遵医嘱抗病毒治疗，明确用药剂量、使用方法、漏用药物或自行停药可能导致的风险。定期复查肝功能、病毒的血清学指标，以指导调整治疗方案。

七、获得性免疫缺陷综合征病人的护理

获得性免疫缺陷综合征（AIDS），又称艾滋病，是由人免疫缺陷病毒（HIV）所引起的传染病。主要通过性接触和血液传播。

HIV 在外界的抵抗力不强，对热比较敏感，56℃ 30 分钟、25%以上浓度的乙醇、0.2%次氯酸钠和漂白粉能将其灭活。但对 0.1%甲醛、紫外线、γ 射线不敏感。

1. 病因与流行病学　由 HIV 感染所致。HIV 侵入人体后，可直接侵犯辅助性 T 细胞及单核-吞噬细胞或间接作用于 B 细胞和 NK 细胞等，使多种免疫细胞受损，细胞免疫及体液免疫均受到不同程度的损害而致免疫功能严重缺陷，导致各种严重的机会性感染和肿瘤的发生。

（1）传染源：病人和 HIV 无症状病毒携带者。病毒主要存在于血液、精液、子宫和阴道分泌物中，其他体液如唾液、眼泪和乳汁也有传染性。

（2）传播途径：①性接触传播，为获得性免疫缺陷综合征的主要传播途径。②血液传播，输注含病毒的血液或成分血、血制品，共用针头或注射器，应用 HIV 感染者的器官移植或人工授精，被 HIV 污染的针头刺伤或破损皮肤意外受感染。③母婴传播。

（3）高危人群：男性同性恋者、多个性伴侣者、静脉药瘾者和血制品使用者。

2. 临床表现　本病潜伏期平均 9 年，可短至数月，长达 15 年。

（1）**急性期**：轻微发热、全身不适、头痛，畏食、肌肉关节疼痛及颈、枕部淋巴结肿大等，易被忽略。在被感染 2～6 周后，血清 HIV 抗体可呈阳性。

（2）**无症状期**：无任何症状。可检出 HIV 及 HIV 核心蛋白和包膜蛋白的抗体。此期持续 2～10 年或更长。

（3）**获得性免疫缺陷综合征期**：获得性免疫缺陷综合征病毒感染的最终阶段。此期临床表现复杂，易发生机会性感染及恶性肿瘤。

①HIV 相关症状：主要表现为持续 1 个月以上的发热、盗汗、腹泻；体重减轻 10%以上。部分病人表现为神经精神症状，另外还可出现持续性全身淋巴结肿大，其特点为：a. 除腹股沟以外有 2 个或 2 个以上部位的淋巴结肿大；b. 淋巴结直径≥1cm，无压痛，无粘连；c. 持续时间 3 个月以上。

②各系统的临床表现

a. 肺部：以肺孢子菌肺炎最为常见，且是本病机会性感染死亡的主要原因。

b. 消化系统：口腔和食管炎症或溃疡最为常见。

c．皮肤黏膜：肿瘤性病变，如卡波西肉瘤可引起紫红色或深蓝色浸润或结节。

d．眼部：巨细胞病毒、弓形虫引起视网膜炎等。

3．辅助检查

（1）血常规检查：不同程度的红细胞、白细胞及血小板减少。

（2）免疫学检查：T细胞绝对值下降，CD4$^+$T淋巴细胞计数下降（2016），CD4/CD8比值<1.0，此检查有助于判断治疗效果和预后。

（3）血清学检查：①HIV-1抗体检查，p24和gp120抗体，用ELISA法连续两次阳性，经免疫印迹法或固相放射免疫沉淀法证实阳性可确诊。②HIV抗原检查，可用ELISA检测p24抗原。

（4）HIV-RNA的定量检测：既有助于诊断，又可判断治疗效果和预后。

4．治疗要点　早期抗病毒治疗最为关键。目前缺乏根治HIV感染的药物，主要采取综合治疗：抗HIV病毒治疗，抗机会性感染、肿瘤治疗，支持及对症治疗，预防性治疗。

5．护理问题

（1）有感染的危险　与免疫功能受损有关。

（2）营养失调：低于机体需要量　与食欲缺乏、慢性腹泻及获得性免疫缺陷综合征期并发各种机会性感染和肿瘤消耗有关。

（3）恐惧　与疾病折磨、预后不良、担心受到歧视有关。

（4）活动无耐力　与HIV感染、并发各种机会性感染和肿瘤有关。

（5）腹泻　与并发胃肠道机会性感染和肿瘤有关。

（6）知识缺乏：对获得性免疫缺陷综合征及其传播方式的不了解。

（7）社交孤立　与获得性免疫缺陷综合征病人被强制管理、隔离及受人歧视有关。

6．护理措施

（1）隔离：对获得性免疫缺陷综合征病人实施血液/体液隔离和保护性隔离。医务工作者预防获得性免疫缺陷综合征病毒感染的防护措施应当遵照标准预防原则（2011、2012）。

（2）病情观察：密切观察有无肺部、胃肠道、中枢神经系统、皮肤黏膜等机会性感染的发生，如有无发热、咳嗽、呼吸困难、呕吐、腹泻等症状，早发现、早治疗。

（3）休息与活动：在急性感染期和发病期应卧床休息，以减轻症状；无症状感染期可以正常工作，但应避免劳累。

（4）饮食护理：给予高热量、高蛋白、高维生素、易消化饮食，以保证营养供给，增强机体抗病能力。若有呕吐，在饭前30分钟给止吐药。若有腹泻，能进食者应给予少渣、少纤维素、高蛋白、高热量、易消化的流质或半流质；鼓励病人多饮水或给肉汁、果汁等；忌食生冷及刺激性食物。不能进食、吞咽困难者给予鼻饲。必要时静脉补充所需营养和水分。

（5）用药护理：抗病毒治疗可减少机会性感染。用药期间应注意有无恶心、呕吐和头痛等不良反应发生，需查血型，做好输血准备，定期检查血象。

（6）心理护理：加强与病人的沟通，注意倾听，了解病人的心理状态，避免病人发生报复和自杀的行为。护士应真正关心体谅病人，并注意保护病人隐私。

（7）社会支持：了解病人的社会支持资源状况及病人对资源的利用度，鼓励亲属、朋友给病人提供生活上和精神上的帮助，解除病人孤独、恐惧感。

（8）生活护理：加强口腔护理和皮肤清洁，防止继发感染。长期腹泻的病人要注意肛周皮肤的护理。每次排便后用温水清洗局部，再用吸水性良好的软布或纸巾吸干，可涂抹润肤油保护皮肤。

7．健康教育

（1）疾病预防指导：使用多种途径使群众了解获得性免疫缺陷综合征的病因和感染途径，采取自我防护措施进行预防，尤其应加强性道德的教育。

（2）疾病知识指导：指导教育病人充分认识本病的基本知识、传播方式、预防措施及保护他人和自我健康监控的方法。对 HIV 感染者的管理包括：①<u>定期或不定期的访视及医学观察（2012）</u>。②<u>严禁献血</u>，严禁捐献器官、精液；<u>性生活应使用避孕套（2011）</u>。③出现症状、并发感染或恶性肿瘤者，应住院治疗。④<u>病人的血、排泄物和分泌物应用 0.2% 次氯酸钠或漂白粉等消毒液进行消毒（2011）</u>。⑤已感染 HIV 的育龄妇女应避免妊娠、生育，以防止母婴传播。<u>HIV 感染的哺乳期妇女应人工喂养婴儿</u>。

（3）为病人讲解抗病毒药、抗真菌药和预防用药的药物作用、用药途径、药物剂量及不良反应。

八、流行性乙型脑炎病人的护理

流行性乙型脑炎简称乙脑，是由乙型脑炎病毒引起，<u>以脑实质炎症为主要病变的**中枢神经系统**急性传染病（2017）</u>。<u>蚊虫为主要传播媒介</u>。临床特点是高热、意识障碍、抽搐、病理反射及脑膜刺激征。

1．病因、发病机制及流行病学　乙型脑炎病毒通过感染的蚊虫叮咬人或动物时侵入机体，在单核-吞噬细胞内繁殖，继而进入血液循环引起病毒血症，如侵入中枢神经系统，则引起脑炎。

（1）传染源：乙脑是人畜共患的疾病，人和动物感染病毒后出现病毒血症是本病的传染源。<u>猪是本病最主要的传染源和中间宿主</u>。

（2）传播途径：<u>通过蚊虫叮咬而传播</u>。

（3）高危人群：普遍易感，以隐性感染最为常见，感染后可获持久免疫力。病人多为10 岁以下儿童，流行于夏秋季。

2．临床表现　本病分为 5 期 4 型。

（1）分期

1）**潜伏期**：<u>4～21 天，一般为 10～14 天</u>。

2）**前驱期**：1～3 天，起病急，体温在 1～2 天升至 39～40℃，伴头痛、恶心和呕吐。

3）**极期**：一般为 7 天左右，主要表现为脑实质受损症状。

①高热：体温达 40℃以上，持续 7～10 天。

②意识障碍：嗜睡、谵妄、昏迷或定向力障碍等。一般持续 1 周以上。

③惊厥：可有局部小抽搐、肢体阵挛性抽搐、全身抽搐或强直性痉挛，持续数分钟至数十分钟，均伴有意识障碍。

④呼吸衰竭：常发生在重症病例，脑实质病变为主要原因。<u>高热、惊厥及呼吸衰竭是乙脑极期的严重症状（2016）</u>，呼吸衰竭为致死的主要原因。

⑤颅内高压：表现为剧烈头痛、喷射性呕吐、血压升高和脉搏变慢。婴幼儿常有前囟隆起，重者发展为脑疝，脑膜刺激征阳性。

4）**恢复期**：体温逐渐下降，精神神经症状逐渐好转。

5）**后遗症期**：指恢复期精神神经症状半年后仍存在，称为后遗症。表现为意识障碍、痴呆、失语及肢体瘫痪、癫痫等。

（2）分型

①轻型：体温 38～39℃，头痛、呕吐或浅昏迷，无惊厥与呼吸困难。一般无后遗症。

②中型：体温 39～40℃，意识清楚或轻度嗜睡，惊厥，脑膜刺激征阳性。恢复期有轻度精神神经症状。

③重型：体温 40～41℃，昏迷、反复惊厥，颅内压升高，明显的脑膜刺激征。一般有后遗症。

④极重型：体温 41℃以上，深昏迷，出现呼吸衰竭和脑疝。病死率高，存活者有明显后遗症。

3．**辅助检查**

（1）血常规检查：白细胞计数增高，中性粒细胞增高。

（2）脑脊液检查：白细胞计数轻度增加。

（3）血清学检查：特异性 IgM 抗体在病后 3～4 天出现，2 周达到高峰，可用于早期诊断。

4．**治疗要点** 全面治疗和对症治疗。处理好高热、抽搐和呼吸衰竭等危重症状是乙脑病人抢救成功的关键。

5．**护理问题**

（1）体温过高 与病毒血症及脑部炎症有关。

（2）意识障碍 与中枢神经系统损伤有关。

（3）潜在并发症：惊厥、呼吸衰竭。

（4）焦虑 与预后差有关。

（5）有受伤的危险 与惊厥、抽搐发作有关。

6．**护理措施**

（1）降温：密切观察和记录体温，及时采取有效降温措施。以物理降温为主，可用小量阿司匹林或肌注安乃近或采用亚冬眠疗法（2016、2017）。评价降温的效果，观察降温过程中病人有无虚脱等不适出现。

（2）病情观察：注意病人的意识状态，瞳孔大小、生命体征等的变化。备好急救药品及抢救用物，以便随时进行抢救。

（3）惊厥护理：病人如出现烦躁不安、口角抽动、指（趾）抽动、两眼凝视、肌张力增高等惊厥先兆时，协助病人取仰卧位，头偏向一侧，松解衣服和领口，清除口腔分泌物，给予吸痰，保持呼吸道通畅。遵医嘱给予脱水药和镇静药。

（4）生活护理：做好眼、鼻、口腔的清洁护理，定时翻身、叩背。有吞咽困难或昏迷者，以鼻饲或静脉补充足够水分和营养。早期以清淡流质饮食为宜，恢复期病人注意增加营养，防止继发感染。注意病人安全，防止坠床，必要时用床栏或约束带约束。

7．健康教育（2015）

（1）疾病预防指导：加强对家畜管理。加强宣传，大力开展防蚊、灭蚊工作，消灭蚊虫滋生地。流行季节使用驱蚊剂、蚊帐等防止蚊虫叮咬。

（2）对重点人群及其家属加强预防接种的教育。

（3）疾病知识指导：宣传乙脑的疾病知识和防治知识，使群众认识乙脑的临床特征。

九、猩红热病人的护理

猩红热是一种由 A 族溶血性链球菌所致的急性呼吸道传染病，其临床以发热、咽峡炎、全身弥漫性红色皮疹及疹退后皮肤脱屑为特征。多见于 3～7 岁儿童。

1. 病因和流行病学　病原菌为 <u>A 组 β 型溶血性链球菌（2012）</u>，对热及干燥抵抗力不强，经 55℃ 处理 30 分钟可全部灭活，也容易被各种消毒剂杀死，但在 0℃ 环境中可存活几个月。

猩红热通过**飞沫传播**，带菌者和不典型病例为主要传染源。皮肤脱屑本身没有传染性。人群普遍易感，冬、春季为发病高峰。

2. 发病机制　溶血性链球菌侵入人体，形成猩红热皮疹。舌乳头红肿突起，形成杨梅舌。部分患儿于 2～3 周后出现变态反应，主要表现为<u>肾小球肾炎或风湿热（2014）</u>。

3. 临床表现

（1）潜伏期：通常为 2～3 天，短者 1 天，长者 5～6 天。

（2）前驱期：一般不超过 24 小时，少数可达 2 天。起病急骤，以畏寒、高热伴头痛、恶心、呕吐、咽痛为主，婴儿起病时烦躁或惊厥。检查可见咽部炎症，可有假膜形成。颈及颌下淋巴结肿大及压痛。

（3）出疹期：<u>多见于发病后**第 2 天**出疹</u>。出疹顺序为耳后、颈及上胸部，躯干及上肢，下肢。皮疹特点为：①全身弥漫性点状红色皮疹，高出皮面，伴痒感；扪之粗糙，压之褪色，疹间无正常皮肤，以手按压则红色可暂时消退数秒，出现苍白的手印，即贫血性皮肤划痕现象。②在皮肤皱褶处皮疹密集成线称**帕氏线**，压之不褪色。③前驱期或出疹初期，舌质淡红，其上被覆灰白色苔，边缘充血肿，舌刺突起，3～4 天后舌苔由边缘消退，舌面清净，舌刺红肿明显，突出于舌面上，形成"**杨梅舌**"。④部分病例可有<u>口周苍白区（2015）</u>。

（4）恢复期：皮疹于 48 小时达高峰，持续 1 周左右并按出疹先后顺序脱皮，皮疹愈多，脱屑愈明显。轻症者呈细屑状或片状屑，重症者有时呈大片脱皮，以指（趾）部明显。全身中毒症状及局部炎症也很快消退。<u>躯干为糠皮样脱屑，手掌足底可见大片状脱皮，呈"手套""袜套"状</u>。无色素沉着。

4. 辅助检查

（1）血常规：白细胞总数增加，中性粒细胞占 80% 以上，严重可出现中毒颗粒。

（2）血清学检查：可用免疫荧光法检测咽拭子涂片进行快速诊断。

（3）细菌培养：取咽拭子或其他病灶内分泌物培养，可检测到溶血性链球菌。

5. 治疗要点

（1）一般治疗：供给充分的营养、热量。发热、咽痛期间可给予流质或半流质饮食，保持口腔清洁，较大儿童可用温盐水漱口。高热患儿，应使用物理或药物降温。

（2）抗菌治疗：<u>首选青霉素</u>，能预防并发症的发生。青霉素过敏者可选用红霉素。

6. 护理问题

（1）体温过高　与毒血症有关。

（2）舒适度减弱：咽痛、头痛、皮肤瘙痒　与炎症反应及皮疹有关。

（3）皮肤完整性受损　与猩红热皮疹有关。

7. 护理措施

（1）降低体温：高热时可用物理降温，<u>必要时遵医嘱使用退热药，禁止冷水或乙醇擦浴</u>。

（2）减轻疼痛：保持口腔清洁，鼓励患儿多饮水或用温盐水漱口；咽部疼痛明显时，给予富有营养、易消化的流质、半流质或软食，忌酸、辣、干、硬食物。

（3）皮肤护理：保持皮肤清洁，勤换衣服。<u>避免抓挠皮肤，勤剪指甲。沐浴时避免水温过高，避免使用刺激性强的肥皂或沐浴液，以免加重皮肤瘙痒感。在恢复期脱皮时，应待皮屑自然脱落，不宜人为剥离，以免损伤皮肤</u>（2012）。

（4）预防感染：传播明确诊断后及时隔离，呼吸道隔离（2014）至症状消失后 1 周，有化脓性并发症者应隔离至治愈为止。病情不需住院患儿，尽可能在家隔离治疗。最好咽拭子培养 3 次阴性后解除隔离。对密切接触者应严密观察 7 天。

8. 健康教育　向家长讲解猩红热的相关知识，指导家长做好隔离、饮食、皮肤护理等。流行季节儿童避免去公共场所。

十、中毒型细菌性痢疾病人的护理

细菌性痢疾是由志贺菌属引起的肠道传染病，而中毒型细菌性痢疾则是急性细菌性痢疾的危重型。起病急骤，以<u>高热、嗜睡、惊厥、迅速发生休克及昏迷为特征，病死率高</u>。

1. 病因和流行病学　本病的病原体为痢疾杆菌，属志贺菌属。<u>急性、慢性痢疾病人及带菌者是主要传染源，其传播方式是通过**消化道传播**</u>。主要流行于夏、秋季，多见于 2～7 岁体格健壮的儿童。

2. 发病机制　志贺菌侵袭人体后，产生大量内毒素和少量外毒素。引起发热、毒血症及微循环障碍，可发生脑水肿，甚至脑疝，<u>临床表现为昏迷、抽搐及呼吸衰竭，是中毒型细菌性痢疾死亡的主要原因</u>。

3. 临床表现　潜伏期 1～2 天，起病急骤，体温可达 40℃以上，迅速发生呼吸衰竭、休克或昏迷，肠道症状多不明显。根据其临床表现可分为 4 型。

（1）休克型：感染性休克。初起面色灰白，唇周青灰，四肢冷，指（趾）甲发白，脉细速，心率增快。后期伴心、肺、肾等多器官功能障碍。

（2）脑型：初起患儿烦躁或萎靡、嗜睡，严重者反复惊厥，呼吸节律不齐、瞳孔大小不等、对光反射消失。病死率高。

（3）肺型：又称呼吸窘迫综合征，以肺微循环障碍为主。

（4）混合型：以上 2 型或 3 型同时或先后出现为混合型，最为凶险，病死率高。

4. 辅助检查

（1）血常规：白细胞总数增高，以中性粒细胞为主。

（2）大便常规：<u>取脓血黏液便</u>（2011），镜检可见大量脓细胞、红细胞和吞噬细胞。

（3）大便培养：<u>确诊依据为粪便培养出痢疾杆菌。早期、连续多次、抗菌治疗前、采新鲜粪便的脓血部分可提高培养阳性率</u>。

5. 治疗要点

（1）降温止惊：可用地西泮、水合氯醛或苯巴比妥钠。

（2）控制感染：通常选用两种痢疾杆菌敏感的抗生素静脉滴注，如阿米卡星。

（3）抗休克治疗：扩充血容量，纠正酸中毒，维持水、电解质酸碱平衡。

（4）防治脑水肿和呼吸衰竭：保持呼吸道通畅，吸氧。首选甘露醇降低颅内压。

6．护理问题

（1）体温过高　与毒血症有关。

（2）组织灌注量不足　与微循环障碍有关。

（3）潜在并发症：脑水肿、呼吸衰竭等。

（4）焦虑（家长）　与病情危重有关。

7．护理措施

（1）降低体温：高热时可用物理降温，必要时遵医嘱药物降温或亚冬眠疗法。

（2）保证营养供给：<u>给予营养丰富、易消化的流质或半流质饮食（2013）</u>，多饮水。禁食易引起胀气的食物及多渣等刺激性食物。

（3）维持有效血液循环：遵医嘱进行抗休克治疗。

（4）防治脑水肿和呼吸衰竭：保持室内安静，减少刺激。遵医嘱使用镇静药、脱水药、利尿药等。抽搐患儿注意安全，防止外伤。

（5）预防感染传播：采取**消化道隔离**<u>至症状消失后 7 天或连续 3 次大便培养阴性</u>。指导家长对患儿食具要煮沸消毒 15 分钟，粪便要用 1%含氯石灰澄清液浸泡消毒后才能倾入下水道或粪池，患儿尿布和衬裤要煮过或用沸水浸泡后再洗。

十一、流行性脑脊髓膜炎病人的护理

流行性脑脊髓膜炎简称流脑，是出脑膜炎奈瑟菌又称脑膜炎球菌引起的急性化脓性脑膜炎。临床以起病急、突发高热、头痛、呕吐、**皮肤黏膜瘀点（2017）**、瘀斑及脑膜刺激征为主要表现。重者可留有后遗症或死亡。

1．病因、发病机制及流行病学　病人和带菌者为该病主要传染源，从潜伏期末开始至发病 10 天内具有传染性。通过**飞沫传播**。该病全年均有发病，以冬春季节为主。6 个月到 2 岁婴幼儿发病率最高。

2．临床表现　潜伏期 1～10 天，平均 2～3 天。可分为普通型、暴发型、轻型和慢性败血症型 4 种类型。

（1）**普通型（2017）**：最常见，占 90%左右。

①呼吸道感染期（前驱期）：传染性最强。主要表现为上呼吸道感染症状。

②败血症期：多突发高热、头痛、呕吐等毒血症状。**皮肤黏膜瘀点、瘀斑**为本期特征性表现。先为玫瑰疹，迅速发展为瘀点、瘀斑，渐成为暗紫色大疱坏死。

③脑膜炎期：高热不退、头痛呕吐、烦躁不安、惊厥、昏迷、脑膜刺激征阳性。婴幼儿常表现为拒奶、惊叫、双眼凝视和前囟隆起。

（2）暴发型：凶险、病死率高。

①休克型：多见于 2 岁以下婴幼儿，以高热、呕吐、惊厥起病。患儿于短时间内出现全身皮肤、黏膜广泛瘀点和瘀斑。随后出现面色苍白、发绀等周围循环衰竭表现。

②脑膜炎型：多见于年长儿，脑实质损害临床表现明显，出现颅内压增高症状。

③混合型。

（3）轻型：有低热、细小出血点。

（4）慢性败血症型：以间歇发热、皮疹、关节疼痛为特征。

3．辅助检查

（1）血常规：白细胞总数升高，中性为主。

（2）脑脊液检查：脑膜炎者脑脊液改变同其他化脓性脑膜炎。

（3）细胞学检查：脑脊液涂片或皮肤瘀点涂片找到致病菌，脑脊液、血培养致病菌阳性。

4．治疗　抗生毒治疗（首选青霉素）、对症及支持治疗。

5．护理问题

（1）组织灌注量改变　与内毒素所致微循环障碍有关。

（2）体温过高　与细菌感染有关。

（3）皮肤完整性受损　与瘀点、瘀斑有关。

6．护理措施

（1）保持有效循环灌注：迅速建立静脉通路，保证输液通畅。

（2）高热的护理：密切监测体温，遵医嘱给予物理降温或药物降温。

（3）保持呼吸道通畅：及时吸氧、吸痰。

（4）保持皮肤完整：较大瘀斑坏死让其自行脱落。瘀斑、瘀点在吸收过程中有痒感，应剪短患儿指甲，避免抓破皮肤。

（5）防止感染传播：呼吸道隔离至症状消失后 3 天，但不少于发病后 7 天。密切接触者可用药物预防，连用 3 天，并医学观察 7 天（2017）。

十二、结核病病人的护理

结核病是由结核杆菌引起的一种慢性感染性疾病。可累及全身各脏器但以肺结核最常见，严重病例可引起血行播散而发生粟粒型结核或结核性脑膜炎，后者是小儿结核病致死的主要原因。小儿时期的结核感染常是成年人结核的诱因。

（一）肺结核

1．病因与发病机制

（1）结核分枝杆菌：引起人类结核病的主要为人型结核分枝杆菌，少数为牛型菌感染。结核分枝杆菌的生物学特性有：抗酸性；生长缓慢；抵抗力强（但对热敏感，80℃ 5 分钟、95℃ 1 分钟或煮沸 5 分钟即可杀死。70%乙醇接触 2 分钟即可杀菌）；菌体结构复杂。将痰吐在纸上直接焚烧是最简易的灭菌方法（2011、2014）。

（2）肺结核的传播：飞沫传播是肺结核最重要的传播途径。传染源主要是痰中带菌的肺结核病人，尤其是未经治疗者。

（3）结核分枝杆菌感染和肺结核的发生与发展

1）原发感染：首次吸入结核分枝杆菌微滴的人，是否感染取决于侵入菌的数量和毒力及肺泡内巨噬细胞的吞噬杀菌能力。如果侵入菌能够存活下来，并生长繁殖，导致炎性病变，称为原发病灶。且可致肺门淋巴结肿大。原发病灶和肿大的气管支气管淋巴结合称为原发综合征或原发性结核。

2）结核病的免疫和迟发性变态反应

①免疫力：人体对结核分枝杆菌的免疫力分非特异性免疫力和特异性免疫力两种。后者是通过接种卡介苗或感染结核分枝杆菌后所获得的免疫力，其免疫力强于自然免疫。

②变态反应：结核杆菌侵入人体后 4～8 周，身体组织对结核分枝杆菌及其代谢产物所发生的敏感反应称为变态反应，为第Ⅳ型（迟发型）变态反应，可通过结核菌素试验来测定。

③Koch 现象：机体对结核分枝杆菌再感染和初感染所表现不同反应的现象。

3）继发性结核：继发性肺结核的发病方式有两种，一种发病慢，临床症状少而轻，多发生在肺尖或锁骨下，痰涂片检查阴性，预后良好。另一种发病快，几周时间即出现广泛的病变、空洞和播散，痰涂片检查阳性。

（4）结核的基本病理改变：结核病的基本病理变化是炎性渗出、增生和干酪样坏死，以破坏与修复同时进行为特点，或以某种变化为主，且可相互转化，取决于结核分枝杆菌的感染量、毒力大小及机体的抵抗力和变态反应状态。

2．临床表现

（1）症状

1）全身症状：<u>发热最常见</u>，多为长期**午后低热**。部分病人有乏力、食欲缺乏、盗汗和体重减轻等全身毒性症状。<u>慢性者可有慢性病容，即面色晦暗、消瘦（2013）</u>。若肺部病灶进展播散时，可有不规则高热、畏寒等。育龄女性可有月经失调或闭经。

2）呼吸系统症状

①咳嗽、咳痰：是肺结核最常见症状。多为干咳或有少量白色黏液痰。有空洞形成时，痰量增多；合并细菌感染时，痰呈脓性且量增多；合并厌氧菌感染时有大量脓臭痰；合并支气管结核时表现为刺激性咳嗽。

②咯血：1/3～1/2 病人有不同程度咯血，咯血量不等，多为小量咯血，少数严重者可大量咯血，甚至发生失血性休克。

③胸痛：病变累及壁层胸膜时有胸壁刺痛，并随呼吸和咳嗽而加重。

④呼吸困难：多见于干酪样肺炎和大量胸腔积液病人，也可见于纤维空洞性肺结核的病人。

（2）体征：取决于病变的性质和范围。病变范围小或位置深者多无异常体征。渗出性病变范围较大或干酪样坏死时可有肺实变体征。肺有广泛纤维化或胸膜粘连增厚者，对侧可有代偿性肺气肿体征。<u>结核性胸膜炎时有胸腔积液体征</u>。支气管结核可有局限性哮鸣音。

（3）并发症：有自发性气胸、脓气胸、支气管扩张、慢性肺源性心脏病。结核分枝杆菌随血行播散可并发淋巴结、脑膜、骨及泌尿生殖器官等肺外结核。

3．辅助检查

（1）<u>痰结核分枝杆菌检查（2014）</u>：痰涂片抗酸染色镜检快速简便，<u>若抗酸杆菌阳性，肺结核诊断基本可成立</u>。痰培养更为精确。

（2）影像学检查：<u>胸部 X 线检查</u>可以早期发现肺结核，其常见 X 线表现如原发综合征呈哑铃状阴影；纤维钙化的硬结病灶表现为密度较高、边缘清晰的斑点、条索或结节；干酪样病灶表现为密度较高、浓淡不一、有环形边界的不规则透光区或空洞形成等。肺部 CT 检查可发现微小或隐蔽性病灶，了解病变范围，帮助鉴别肺病变。

（3）结核菌素试验：用于检出结核分枝杆菌感染，不能检出结核病。通常在左前臂屈侧中部皮内注射 0.1ml（5U），48～72 小时后测量皮肤**硬结直径**，而不是红晕的直径。硬结是特异性变态反应，红晕是非特异性变态反应。<u>硬结直径≤5mm 为阴性，5～9mm 为弱阳性，10～19mm 为阳性（2011）</u>；≥20mm 或局部有水疱和淋巴管炎为强阳性。

结核菌素试验阳性仅表示曾有结核分枝杆菌感染，并不一定是现症病人，<u>若呈强阳性，常提示活动性结核病</u>。结核菌素试验对婴幼儿的诊断价值大于成年人，因年龄越小，自然感染率越低。<u>3 岁以下强阳性反应者，应视为有新近感染的活动性结核病，应进行治疗</u>。如果 2 年内结核菌素反应从 <10mm 增加至 10mm 以上，并增加 6mm 以上时，可认为有新近感染。结素试验阴性除见于机体未感染结核分枝杆菌，还见于如下。

①结核感染后 4～8 周，处于变态反应前期。

②免疫力下降或免疫受抑制，如应用糖皮质激素或免疫抑制药、淋巴细胞免疫系统缺陷、麻疹、百日咳、严重结核病和危重病人。

（4）其他检查：急性活动性肺结核病人血常规白细胞计数可在正常范围或轻度增高；急性粟粒型肺结核时白细胞计数降低或出现类白血病反应。红细胞沉降率增快，严重病例常有继发性贫血。纤维支气管镜检查对支气管结核的诊断有重要价值。

4. 治疗要点

（1）肺结核化学治疗：化学治疗的主要作用在于迅速杀死病灶中大量繁殖的结核分枝杆菌，使病人由传染性转为非传染性。防止获得性耐药变异菌的产生。彻底杀灭结核病变中静止或代谢缓慢的结核分枝杆菌，使病人达到临床治愈和生物学治愈的目的。

1）化学治疗的原则：<u>早期、联合、适量、规律和全程治疗（2011、2013）</u>是化学治疗的原则。整个化疗方案分强化和巩固两个阶段。

2）常用抗结核药物：异烟肼、利福平、链霉素、吡嗪酰胺、乙胺丁醇、对氨基水杨酸钠等。

3）化学治疗方案：执行全程督导短程化学治疗管理，有助于提高病人在治疗过程的依从性，达到最高治愈率。初治涂阳肺结核治疗方案如下。

①每天用药方案

a. 强化期：前 2 个月用异烟肼、利福平、吡嗪酰胺和乙胺丁醇，顿服。

b. 巩固期：后 4 个月用异烟肼及利福平，顿服。简写为：2HRZE/4HR。

②间歇用药方案

a. 强化期：异烟肼、利福平、吡嗪酰胺和乙胺丁醇，隔天 1 次或每周 3 次，2 个月。

b. 巩固期：异烟肼及利福平，隔天 1 次或每周 3 次，4 个月。简写为：$2H_3R_3Z_3E_3/4H_3R_3$。

（2）对症治疗

①毒性症状：在有效抗结核治疗 1～2 周，毒性症状多可消失，无须特殊处理。高热或大量胸腔积液者可在使用有效抗结核药物同时，加用糖皮质激素如泼尼松，可能减轻炎症和变态反应引起的症状。通常使用中小剂量，疗程在 1 个月以内。

②咯血：<u>若仅痰中带血或小量咯血，以卧床休息、止咳、镇静等对症治疗为主</u>。可用氨基己酸、氨甲苯酸、酚磺乙胺等药物止血。<u>中等或大量咯血时应严格卧床休息，取患侧卧位，应用垂体后叶素</u>。必要时可经支气管镜局部止血，或插入球囊导管，压迫止血。若咯血量过多，可酌情适量输血。<u>咯血窒息是致死的主要原因</u>，需严加防范和紧急抢救。

（3）手术治疗：适用于经合理化学治疗无效、多重耐药的厚壁空洞、大块干酪灶、结核性脓胸、支气管胸膜瘘和大咯血非手术治疗无效者。但如病人全身情况差，或有明显心、肺、肝、肾功能不全，则不能手术。

5．护理问题

（1）知识缺乏：缺乏配合结核病药物治疗的知识。

（2）营养失调：低于机体需要量　与机体消耗增加、食欲缺乏有关。

（3）潜在并发症：大咯血、窒息。

（4）体温过高　与结核分枝杆菌感染有关。

6．护理措施

（1）休息与活动

①肺结核病人症状明显，有咯血、高热等严重结核病毒性症状，或结核性胸膜炎伴大量胸腔积液者，应卧床休息。

②恢复期可适当增加户外活动，如散步、打太极拳、做保健操等，加强体质锻炼，充分调动人体内在的自身康复能力，增进机体免疫功能，提高机体的抗病能力。

③轻症病人在坚持化学治疗的同时，可进行正常工作，但应避免劳累和重体力劳动，保证充足的睡眠和休息，做到劳逸结合。

④痰涂片阴性和经有效抗结核治疗 4 周以上的病人，没有传染性或只有极低的传染性，应鼓励病人过正常的家庭和社会生活，有助于减轻肺结核病人的社会隔离感和因患病引起的焦虑情绪。

（2）药物治疗指导

①有计划、有目的向病人及家属逐步介绍有关药物治疗的知识，如借助科普读物帮助病人加深理解。

②强调早期、联合、适量、规律、全程化学治疗的重要性，使病人树立治愈疾病的信心，积极配合治疗。督促病人按医嘱服药、建立按时服药的习惯。

③及时发现药物的不良反应，如利福平可出现黄疸等肝损害表现及变态反应（2014）；链霉素可出现耳聋和肾功能损害（2011、2012、2013）；对氨基水杨酸钠可有胃肠道刺激、变态反应；异烟肼可有周围神经炎、中毒性反应；乙胺丁醇可以出现球后视神经炎，一旦出现不良反应及时就诊。

（3）饮食护理：为肺结核病人提供高热量、高蛋白、富含维生素（2011）的饮食。蛋白质不仅能提供热量，还可增加机体的抗病能力及机体修复能力，病人饮食中应有鱼、肉、蛋、牛奶、豆制品等动、植物蛋白，成年人每天蛋白质为 1.5～2.0g/kg，其中优质蛋白应占一半以上；食物中的维生素 C 有减轻血管渗透性的作用，可以促进渗出病灶的吸收；B族维生素对神经系统及胃肠神经有调节作用，可促进食欲。每天摄入一定量的新鲜蔬菜和水果，以补充维生素。

（4）降温：做好高热病人护理，温水擦浴或酒精降温，必要时遵医嘱用药。汗湿衣物、被褥及时更换。

（5）咯血护理

①避免搬动病人。绝对卧床休息，取患侧卧位（2013、2014），可减少患侧胸部的活动度，既防止病灶向健侧扩散，同时有利于健侧肺的通气功能。

②大量咯血者应禁食；小量咯血者宜进少量温、凉流质饮食，因过冷或过热食物均易诱发或加重咯血。多饮水，多食富含纤维素食物，以保持排便通畅，避免排便时腹压增加而引起再度咯血。

③安排专人护理并安慰病人，缓解病人紧张恐惧，情绪（2013）。保持口腔清洁，咯血后为病人漱口，擦净血迹。

④嘱病人将气管内痰液和积血轻轻咳出，保持气道通畅。咯血时轻轻拍击健侧背部，嘱病人不要屏气（2013），以免诱发喉头痉挛，使血液引流不畅形成血块，导致窒息。

⑤垂体后叶素可收缩小动脉，减少肺血流量，从而减轻咯血。冠心病、高血压病人及孕妇忌用。年老体弱、肺功能不全者在应用镇静药和止咳药后，应注意观察呼吸中枢和咳嗽反射受抑制情况。

⑥对大咯血及意识不清的病人，应在病床旁备好急救器械，一旦病人出现窒息征象，应立即报告医生（2013），并取头低足高45°俯卧位，面向一侧，轻叩背部，迅速排出在气道和口咽部的血块，或直接刺激咽部以咳出血块。必要时用吸痰管进行负压吸引。给予高浓度吸氧。做好气管内插管或气管切开的准备与配合工作。

⑦密切观察病人咯血的量、颜色、性质及出血的速度，观察生命体征及意识状态的变化，有无胸闷、气促、呼吸困难、发绀、面色苍白、出冷汗、烦躁不安等窒息征象，有无阻塞性肺不张、肺部感染及休克等并发症的表现。若高热持续不退，脉搏快速、呼吸急促，提示病情较重（2017）。

7. 健康教育

（1）结核病预防控制

1）控制传染源：早期发现病人并登记管理，及时给予合理化学治疗和良好护理，是预防结核病疫情的关键。肺结核病程长、易复发和具有传染性，必须长期随访。掌握病人从发病、治疗到治愈的全过程。

2）切断传播途径

①有条件的病人应单居一室；涂阳肺结核病人住院治疗时需进行呼吸道隔离（2014），室内保持良好通风，每天用紫外线消毒。

②注意个人卫生，做好用具、餐具、病室和痰的消毒（2016）。严禁随地吐痰，不可面对他人打喷嚏或咳嗽，以防飞沫传播。在咳嗽或打喷嚏时，用双层纸巾遮住口鼻，纸巾焚烧处理。留置于容器中的痰液须经灭菌处理再弃去。接触痰液后应流水清洗双手。

③餐具煮沸消毒或用消毒液浸泡消毒，同桌共餐时使用公筷，以预防传染。

④被褥、书籍在烈日下暴晒6小时以上。

⑤病人外出时戴口罩。

3）保护易感人群

①给未受过结核分枝杆菌感染的新生儿、儿童及青少年接种卡介苗（2011、2014）（活的无毒力牛型结核分枝杆菌疫苗），使人体产生对结核分枝杆菌的获得性免疫力。卡介苗不能预防感染，但可减轻感染后的发病与病情。

②密切接触者应定期到医院进行有关检查，必要时给予预防性治疗。

③对受结核分枝杆菌感染易发病的高危人群，如HIV感染者、硅沉着病、糖尿病等，可应用预防性化学治疗。

（2）病人指导

①日常生活调理：嘱病人戒烟、戒酒；保证营养的补充；合理安排休息，避免劳累；避免情绪波动及呼吸道感染；住处应尽可能保持通风、干燥，有条件者可选择空气新鲜、气候

温和处疗养，以促进身体的康复，增加抵抗疾病的能力。

②用药指导：强调坚持规律、全程、合理用药的重要性，取得病人与家属的主动配合，使 DOTS 能得到顺利完成。

③定期复查：定期复查 X 线胸片和肝、肾功能，了解治疗效果和病情变化。

（二）结核性脑膜炎

结核性脑膜炎是结核菌侵犯脑膜所引起的炎症，常为血行播散所致的全身性粟粒性结核病的一部分，是小儿结核病中最严重的类型。常在结核原发感染后 1 年内发生，尤其是初次感染结核 3～6 个月最易发生结脑。多见于 3 岁以内的婴幼儿。是小儿结核病致死的主要原因。

1. 发病机制　由于小儿神经系统发育不成熟，血脑屏障功能不完善，免疫功能低下，入侵的结核杆菌易通过血行播散而引起结核性脑膜炎。

2. 临床表现　典型结脑起病较缓慢，临床上大致可分为 3 期。

（1）早期（前驱期）：1～2 周。主要症状为性格改变，精神呆滞，对周围事物不感兴趣，易疲倦或烦躁不安，可有低热、厌食、盗汗、消瘦、便秘及不明原因的呕吐，年长儿可诉头痛。

（2）中期（脑膜刺激期）：1～2 周。由于颅内压逐步增高，患儿出现持续性头痛、喷射性呕吐、感觉过敏、体温升高、两眼凝视，意识逐渐模糊，以后进入昏睡状态，并可有惊厥发作。患儿脑膜刺激征明显（颈项强直、Kernig 征和 Brudzinski 征阳性）。婴幼儿则表现为前囟隆起、骨缝裂开。此期可出现脑神经障碍，最常见为面神经瘫痪，其次为动眼神经和外展神经瘫痪。部分患儿出现脑炎体征。

（3）晚期（昏迷期）：1～3 周。上述症状逐渐加重，由意识朦胧、半昏迷进入昏迷。强直性惊厥频繁发作。患儿极度消瘦，呈舟状腹。最终因颅内压急剧增高导致脑疝死亡。

3. 辅助检查

（1）脑脊液检查：脑脊液压力增高，外观透明或呈毛玻璃状；白细胞增高，分类以淋巴细胞为主；蛋白定量增加，糖和氯化物均降低是结核性脑膜炎的典型改变。脑脊液静置 12～24 小时后，取之表面薄膜涂片可查到抗酸杆菌。脑脊液结核菌培养阳性则可确诊。

（2）抗结核抗体：测定 PPD-IgG、PPD-IgM 抗体测定有助于早期诊断。

（3）胸部 X 线检查：X 线胸片证实有血行播散对确诊结脑很有意义。

（4）结核菌素试验：阳性对诊断有帮助，但晚期可呈假阴性。

4. 治疗要点

主要抓住两个重点环节：一是抗结核治疗；二是降低颅内高压。

（1）抗结核治疗：联合应用易透过血脑屏障的抗结核杀菌药物，分阶段治疗。

（2）降低颅内压：常用 20%甘露醇、利尿药，视病情可考虑做侧脑室穿刺引流、腰椎穿刺减压、分流手术等。

（3）应用糖皮质激素：降低颅内压，并可减少粘连，防止或减轻脑积水的发生。

5. 护理问题

（1）潜在并发症：颅内高压症。

（2）营养失调：低于机体需要量　与摄入不足及消耗增多有关。

（3）有皮肤完整性受损的危险　与长期卧床、排泄物刺激有关。

（4）焦虑（家长）　与患儿病程较长、疾病预后较差有关。

6．护理措施

（1）密切观察病情变化，维持正常生命体征

①密切观察患儿体温、呼吸、脉搏、血压、神志、瞳孔大小和尿量，及早发现颅内高压或脑疝，以便及时采取急救措施。

②保持室内安静，避免一切不必要的刺激，治疗、护理操作尽量集中完成。

③惊厥发作时，应在上下白齿之间安置牙垫，以防舌咬伤；有呼吸功能障碍时，给予吸氧，保持呼吸道通畅，必要时进行人工辅助呼吸。

④遵医嘱给予脱水药、利尿药、肾上腺皮质激素、抗结核药物等，注意液体药物的不良反应。

⑤配合做好腰椎穿刺术、侧脑室引流术，以减低颅内压。做好术后护理。定期复查脑脊液结果。

（2）改善患儿营养状况：给予患儿营养丰富、易消化的饮食，保证足够能量以增强机体的抵抗力。清醒的患儿采取舒适体位并协助进食，对昏迷、不能吞咽者，可鼻饲和静脉补液，维持水、电解质平衡。

（3）维持皮肤、黏膜的完整性：保持皮肤的清洁干燥和床铺的清洁平整，及时清除呕吐物和大小便。对昏迷及瘫痪患儿，每2小时翻身、叩背1次，以预防压疮和坠积性肺炎的发生。每日进行口腔护理2～3次，以防口腔炎发生或并发吸入性肺炎。昏迷眼睑不能闭合者，可涂眼膏并用纱布覆盖，保护角膜。

（4）消毒隔离：大部分结脑患儿伴有肺部结核病灶，应采取呼吸道隔离措施。

（5）心理护理：结脑病情重、病程长，疾病和治疗给患儿带来不少痛苦。应给予耐心解释和心理上的支持，使其克服焦虑心理，配合治疗护理。

7．健康教育　对留有后遗症的患儿，指导家长对瘫痪肢体进行被动活动等功能锻炼，帮助肢体功能恢复，防止肌挛缩。对失语和智力低下者，进行语言训练和适当教育。

（三）骨与关节结核、肠结核病人的护理

骨与关节结核、肠结核均是由结核分枝杆菌引起的特异性感染。常继发于**肺结核，即原发病灶多位于肺部（2017）**。

1．发病特征　骨与关节结核好发于儿童和青壮年，男、女比例无明显差异；**多发生在活动多、负重大、易于发生创伤的脊椎骨（2016）**。肠结核一般见于中青年，女性稍多于男性，约为1.85∶1；肠结核主要位于回盲部，也可累及结肠和直肠。

2．临床表现　骨与关节结核、肠结核病人全身症状主要为结核病的全身表现，包括低热、疲乏、盗汗、食欲缺乏、消瘦、贫血等症状。

骨与关节结核的局部症状主要是病变部位的疼痛、关节肿胀、寒性脓肿及窦道、还可出现功能障碍和畸形。肠结核的腹痛多位于右下腹或脐周，并有大便习惯的改变。

3．治疗　全身抗结核治疗同肺结核，是治疗的关键。

4．护理措施　按时服药、坚持全疗程治疗，监测药物不良反应，定期随访。

第6章 皮肤及皮下组织疾病病人的护理

一、皮肤及皮下组织化脓性感染病人的护理

1. 疖 疖常与皮肤不洁、局部擦伤或摩擦、环境温度高及机体抵抗力降低有关（2011）。也可由局部化脓性感染直接扩散或经淋巴血液传播而发生。**致病菌大多为金黄色葡萄球菌。**

（1）临床表现：疖初期局部皮肤出现红、肿、痛的小结节，然后逐渐肿大，化脓后其中心呈白色，触之稍有波动，继而破溃流脓并见黄白色脓栓，脓栓脱落、脓液流尽后，局部炎症即可消退愈合；有的疖无脓栓（无头疖），自溃稍迟；面疖常较严重，红肿范围较大；鼻、上唇及其周围称为"危险三角区"，该部位的疖如被挤压或处理不当，致病菌可沿内眦静脉和眼静脉向颅内扩散，引起颅内**化脓性海绵状静脉窦炎**（2011、2012、2013），眼部及其周围出现进行性肿胀，病人可有寒战、高热、头痛、呕吐、意识障碍等表现，可危及生命。

（2）处理要点

①早期促使炎症消退：红肿阶段可选用**热敷**、超短波照射、红外线等理疗措施，亦可外涂碘酊、鱼石脂软膏或金黄膏。

②局部化脓时及早排脓：疖顶见脓点时可用**苯酚**（石炭酸）点涂脓点；有**波动感**时，应及时**切开排脓**。未成熟的疖，禁忌挤压，以免引起感染扩散。

③抗菌治疗：全身症状明显、面部疖或并发急性淋巴管炎和淋巴结炎时，可选用青霉素或复方新诺明等抗生素治疗。

2. 痈 致病菌大多为金黄色葡萄球菌。

（1）临床表现：早期为小片皮肤硬肿、色暗红，界线不清，表面有数个突出点或脓点，疼痛较轻。随着病情加重，皮肤硬肿范围扩大，局部疼痛加剧，全身症状加重；脓点增大增多，中心处破溃流脓、组织坏死脱落，疮口呈蜂窝状如同"火山口"。病灶周围可出现浸润性水肿，区域淋巴结肿大，局部皮肤因组织坏死可呈现紫褐色。病人多伴有全身症状，包括寒战、高热、食欲缺乏、乏力等。严重者可致全身化脓性感染而危及生命。**唇痈容易引起颅内化脓性海绵状静脉窦炎。**

（2）处理原则

①局部治疗：初期仅有红肿时，可用 **50%硫酸镁**或 **75%乙醇**湿敷，也可用 0.5%络合碘湿敷，或蒲公英等鲜草捣烂外敷以促进炎症消退、减轻疼痛。已有溃破者及时切开引流，但**唇痈**不宜采用。可采用"十"或"艹"形切口，尽量清除坏死组织，伤口内填塞纱布或碘仿纱布止血。术后每日换药，伤口内用生肌膏，以促进肉芽组织生长。较大创面者需行植皮术治疗。

②全身治疗：及时给予有效的抗生素，可选用磺胺甲基异噁唑加甲氧嘧啶或青霉素、红霉素等抗菌药物，以后根据细菌培养和药物敏感试验结果选药。有糖尿病者应控制血糖。

3. 急性蜂窝织炎 致病菌多为溶血性链球菌。

（1）临床表现

①一般性皮下蜂窝织炎：表现为局部明显红肿、疼痛，病变界线不清，并向四周蔓延，病变的中央部位常出现缺血性坏死。病变位于较疏松的组织时，疼痛较轻；深部感染者，局部表现多不明显，但有表面组织水肿和深部压痛，全身症状明显。

②产气性皮下蜂窝织炎：以厌氧菌感染为主。多见于会阴部或下腹部。病变主要局限于皮下结缔组织，不侵犯肌层。病变进展快，局部有皮下捻发音，蜂窝组织和筋膜出现坏死，且伴进行性皮肤坏死，脓液恶臭，全身症状严重。

③新生儿皮下坏疽：多见于背部、臀部等经常受压的部位。

④**颌下急性蜂窝织炎**：炎症可迅速波及咽喉部致**喉头水肿**和**气管受压**，引起呼吸困难甚至窒息。

（2）处理要点

①局部治疗：早期一般性皮下蜂窝织炎，可用 50%硫酸镁湿敷，或外涂金黄膏、鱼石脂膏等，脓肿形成后切开引流和清除坏死组织；颌下急性蜂窝织炎应尽早切开减压，以防喉头水肿压迫气管引起呼吸困难甚至窒息（2012）；其他各型皮下蜂窝织炎，可在病变处做多个小切口，以浸有药液的湿纱条引流；对厌氧菌感染者，用 3%过氧化氢冲洗伤口和湿敷。

②全身治疗：注意休息，加强营养，必要时给予镇痛退热药物，高度重视并发症的发生，做好急救准备。应用磺胺类药或广谱抗生素，或根据药敏试验结果选用抗生素（2012），疑有厌氧菌感染者加用甲硝唑。

4. 急性淋巴管炎及淋巴结炎　致病菌多为溶血性链球菌和金黄色葡萄球菌。

（1）临床表现：因致病菌毒力和原发感染程度不同，病人常有畏寒、发热、头痛、全身不适、食欲缺乏等全身症状。

1）急性淋巴管炎：分为网状淋巴管炎和管状淋巴管炎。

①网状淋巴管炎（**丹毒**）：起病急，病人常有全身症状。皮肤可见鲜红色片状红疹，略隆起，中间颜色稍淡，周围较深，边界清楚。局部有烧灼样疼痛，红肿区可有水疱，附近淋巴结常肿大、有触痛，感染严重者可出现全身性脓毒症。下肢丹毒反复发作可引起淋巴水肿，甚至发展成"象皮肿"。

②管状淋巴管炎：分深、浅两种。浅层急性淋巴管炎表现为皮下可见一条或多条"红线"，病变部位质硬有压痛。深层淋巴管炎无"红线"表现，但有条形压痛区，患肢肿胀。两种淋巴管炎都可引起畏寒等全身症状。

2）急性淋巴结炎：初期局部淋巴结肿大、触痛，与周围组织分界清楚。感染加重时形成肿块，往往为多个淋巴结融合所致，疼痛加剧，表面皮肤发红发热，并伴有全身症状。淋巴结炎可发展为脓肿，脓肿形成时有波动感，少数可破溃流脓。

（2）处理要点：主要是对原发病灶的处理。应用抗菌药物（首选青霉素）（2015）、休息和抬高患肢（2016），均有利于早期愈合。急性淋巴管炎肢体肿胀明显时可用 50%硫酸镁外敷（2017）。急性淋巴结炎形成脓肿时，应做切开引流。丹毒可经接触传染，应接触隔离。

二、手部急性化脓性感染病人的护理

临床常见的手部急性化脓性感染包括甲沟炎、脓性指头炎、腱鞘炎、滑囊炎和掌深间隙感染。常由手部微小擦伤、刺伤和切伤等引起。

1. 临床表现

（1）甲沟炎：初期表现为指甲一侧的皮下组织出现红、肿、痛，一般无全身症状。炎症可自行或经治疗后消退，也可迅速形成脓肿。脓液自甲沟一侧可蔓延至甲根部或对侧甲沟，形成半环形脓肿。若未及时切开引流，脓肿向深层蔓延可形成指头炎或指甲下脓肿，此时可见甲下有黄白色脓液，甲与甲床分离。若处理不当，可发展为慢性甲沟炎或指骨骨髓炎。

（2）**脓性指头炎（2013）**：初期指头发红、轻度肿胀、针刺样疼痛，继而肿胀加重、疼痛剧烈。当指动脉受压时，疼痛转为**搏动性跳痛**，患指下垂时加重，疼痛常使病人烦躁、彻夜不眠。多伴有发热、全身不适、白细胞升高等全身症状。感染继续加重时，出现局部组织缺血坏死，神经末梢因受压和营养障碍而麻痹，指头疼痛反而减轻，皮色由红转白。若治疗不及时，常导致指骨缺血性坏死，形成慢性骨髓炎，伤口经久不愈。

2. 治疗要点

（1）甲沟炎：早期局部热敷、理疗，外敷鱼石脂软膏、金黄膏等，应用磺胺类药或抗生素。已形成脓肿者可在甲沟处行**纵行切开**引流术。若甲下积脓，应拔除指甲或剪去覆盖于脓腔上的指甲。拔甲时，应避免损伤甲床以免引起新生指甲发生畸形。

（2）脓性指头炎：初发生时，应悬吊前臂平置患手，避免下垂以减轻疼痛。患指外敷金黄膏，给予**青霉素**等抗菌药物等。一旦出现跳痛、明显肿胀，应及时切开减压和引流，不能等到波动出现后才手术，手术时应在**患指侧面做纵行切口（2015）**。防止发生指骨坏死和骨髓炎。

3. 护理问题

（1）疼痛　与炎症刺激、局部组织肿胀、压迫神经纤维有关。

（2）潜在并发症：指骨坏死。

（3）知识缺乏：缺乏预防感染的知识。

4. 护理措施

（1）缓解疼痛：患指抬高并制动，以促进静脉血和淋巴液回流，减轻局部充血、水肿和缓解疼痛。创面换药时，动作轻柔、避免加重疼痛；敷料紧贴于创面者，可先用无菌生理盐水浸透敷料后再换药，必要时换药前适当应用镇痛药以减轻疼痛。

（2）控制感染，维持正常体温：①监测体温、脉搏变化，观察体温变化，高热者给予物理或药物降温。②未形成脓肿者，按医嘱予以局部热敷、理疗，外敷中、西药等，以促进炎症消退；行脓肿切开引流者，保持脓腔引流通畅，观察伤口渗出情况和引流物颜色、性状及量的变化，保持敷料清洁、干燥，及时更换浸湿的敷料。③保证休息和睡眠，多饮水，给予高能量、高蛋白、含丰富维生素的饮食，提高病人的抗感染能力。④遵医嘱及时、合理应用抗生素。

（3）病情观察：密切观察患手的局部症状，观察有无局部肿胀、疼痛和肤色改变；注意有无感染扩散的征象。

5. 健康教育　告知病人日常保持手部清洁，剪指甲不宜过短；加强劳动保护，预防手损伤。重视手部任何微小的损伤，伤后应用碘酊消毒，无菌纱布包扎，以防发生感染。手部轻度感染应及早就诊。

第7章 妊娠、分娩和产褥期疾病病人的护理

一、女性生殖系统解剖生理

1. **外生殖器** 女性外生殖器又称**外阴**，是女性生殖器官的外露部分，位于耻骨两股内侧间，前为耻骨联合，后为会阴。

（1）阴阜：耻骨联合前面隆起的脂肪垫。

（2）大阴唇：起自阴阜，止于会阴，外阴受伤易形成血肿。

（3）小阴唇：位于大阴唇内侧的一对薄皱襞。

（4）阴蒂：位于小阴唇顶端的联合处，富含神经末梢，极为敏感。

（5）阴道前庭：两侧小阴唇之间的菱形区。前有尿道外口，后有阴道口。阴道口覆盖一层处女膜，膜中央有一小孔。

2. **内生殖器**

（1）阴道：阴道上皮呈粉红色，上宽下窄，表面为**复层鳞状上皮**（2012）。后壁与直肠贴近，前壁与膀胱、尿道相邻。阴道后穹窿较深，其顶端与**子宫直肠陷凹**贴接，后者是腹腔的最低部分。阴道由于富有静脉丛，故局部受损易出血或形成血肿。

（2）子宫：是产生月经和孕育胎儿的空腔器官。

①成年人的子宫约重 50g，长 7～8cm，宽 4～5cm，厚 2～3cm。宫腔的容积约 5ml。子宫上部宽，下部窄。成年人子宫体与子宫颈的比例为 2∶1；婴儿期为 1∶2。

②子宫体与子宫颈之间形成的最狭窄部分，称子宫峡部，在非孕期长约 1cm。子宫峡部的上端因解剖上较狭窄，称为解剖学内口；下端因黏膜组织在此处由宫腔内膜转变为宫颈黏膜称为组织学内口。

③**子宫颈外口**柱状上皮与鳞状上皮交界处，是**宫颈癌**的好发部位。

④子宫壁：外层为浆膜层，最薄；中层为子宫肌层，最厚；内层为黏膜层，即**子宫内膜**。

⑤子宫韧带：**圆韧带有维持子宫前倾位的作用；阔韧带维持子宫在盆腔的正中位置；主韧带是固定子宫颈正常位置的重要组织**；宫骶韧带将宫颈向后上牵引，间接保持子宫于前倾的位置。

（3）输卵管：是精子和卵子相遇的场所。由内向外可分为间质部、峡部、壶腹部（正常受精部位）、伞部。

（4）卵巢：具有**生殖**与**内分泌**功能。

（5）内生殖器的邻近器官：尿道、膀胱、输尿管、直肠和阑尾。

3. **骨盆**

（1）组成：骨盆由左右两块髋骨和 1 块骶骨及 1 块尾骨组成。

（2）分界：以耻骨联合上缘、髂耻缘、骶岬上缘的连线为界，分界线以上为假骨盆；以下为真骨盆。耻骨角正常为 90°～100°。

（3）骨盆的平面

①入口平面：为真假骨盆的交界。

②中骨盆平面：最狭窄，前为耻骨联合下缘，两侧为坐骨棘，后为骶骨下端。

③出口平面：由两个不在同一平面的三角形组成，前三角形的顶端是耻骨联合下缘，两侧为耻骨联合降支，后三角的顶端是骶尾关节，两侧为骶结节韧带，坐骨结节间径为2个三角形的共同底边。

（4）骨盆底：由多层肌肉和筋膜组成，封闭骨盆出口，但有尿道、阴道及直肠穿过。骨盆底组织包括会阴。

4．妇女一生各时期的生理特点

（1）新生儿期：出生后4周内的新生儿。可有生理性乳房肿大及阴道少量出血等现象，短期内可自然消退。

（2）儿童期：从出生4周至12岁。10岁后卵巢内有少量卵泡发育。

（3）青春期：从月经初潮至生殖器官发育成熟的时期。月经初潮是青春期的重要标志。

（4）性成熟期：卵巢功能成熟并分泌性激素，引起周期性排卵和行经。

（5）围绝经期：卵巢功能逐渐减退，月经不规则，丧失生育能力。

（6）老年期：一般认为60岁以后的妇女即进入老年期。

5．月经的临床表现 周而复始发生的子宫内膜剥脱性出血，称为月经。月经第一次来潮，称为**初潮**。两次月经第1天的间隔时间，称为月经周期，一般为21~35天，平均28天。月经持续的天数称为月经期，一般为3~7天。月经量为30~50ml。月经血呈**暗红色**，其主要特点是**不凝固**。

6．卵巢的周期性变化及内分泌功能 卵巢能产生卵子并排卵（生殖功能）和分泌性激素（内分泌功能）。

（1）卵巢的周期性变化

①卵泡的发育与成熟：每一个月经周期一般只有一个卵泡达到成熟程度，称成熟卵泡。

②排卵：一般在下次月经来潮之前14天左右。

③黄体形成和退化：若卵子未受精，在排卵后9~10天黄体开始萎缩形成外观色白的白体。

（2）卵巢分泌的激素：雌激素、孕激素及少量雄激素。

①**雌激素**：促进卵泡及子宫发育，使子宫内膜增生，增强子宫平滑肌对催产素的敏感性；使宫颈黏液分泌增多，变稀；增加输卵管上皮细胞的活动；促进阴道上皮的增生、角化，使细胞内糖原增加；促进乳腺管增生；促进体内水钠潴留及骨中钙质沉着。

②**孕激素**：使子宫肌松弛，降低妊娠子宫对催产素的敏感性，宫颈黏液分泌减少，变稠；使增生期子宫内膜转化为分泌期内膜，抑制输卵管节律性收缩；促进阴道上皮细胞脱落；促进乳腺腺泡发育；升温作用，正常妇女在排卵后基础体温可升高0.3~0.5℃；促进体内水与钠的排泄。

③雄激素：合成雌激素的前体；维持女性正常生殖功能。

7．月经的周期性变化及月经周期的调节

（1）子宫内膜的变化

①增殖期：月经周期的第5~14天。

②分泌期：月经周期的第15~28天。

③月经期：在月经周期的第 1～4 天。

（2）月经周期的调节：主要通过**下丘脑-垂体-卵巢轴**实现。

二、妊娠期妇女的护理

妊娠是胚胎和胎儿在母体内发育成长的过程。卵子受精是妊娠的开始，胎儿及其附属物自母体排出是妊娠的终止。妊娠全过程约 40 周。

1. 妊娠生理

（1）受精与着床

①受精：精子与卵子的结合过程称为受精，通常发生在排卵后 12 小时内。

②着床：晚期囊胚侵入到子宫内膜的过程，称为着床。

③蜕膜的形成：包括底蜕膜、包蜕膜及真蜕膜。

（2）胎儿附属物的形成与功能：胎儿附属物是指胎儿以外的组织，包括胎盘、胎膜、脐带和羊水。

1）胎盘：由羊膜、叶状绒毛膜和底蜕膜构成，是母体与胎儿间进行物质交换的重要器官。胎盘的功能包括：气体交换、营养物质供应、排除胎儿代谢产物、防御功能和合成功能等。

①人绒毛膜促性腺激素（HCG）：在受精后 10 天左右即可测出。至妊娠第 8～10 周时分泌达高峰，持续 1～2 周后逐渐下降，产后 2 周内消失。

②人胎盘生乳素（HPL）：由合体滋养细胞分泌。于妊娠的第 2 个月开始分泌，第 9 个月达高峰，产后迅速下降，产后 7 小时即不能测出。

③雌激素和孕激素。

④酶：包括缩宫素酶和耐热性碱性磷酸酶。

2）胎膜：由**绒毛膜和羊膜组成**（2015）。

3）脐带：足月胎儿的脐带长 30～70cm，内有一条脐静脉和两条脐动脉。胎儿通过脐带血循环与母体进行营养和代谢物质的交换。

4）羊水：正常足月妊娠羊水量约为 800ml。羊水能保护胚胎，使胚胎在羊水中自由活动；防止胎体粘连；防止胎儿受直接损伤；减少胎动给母体带来的不适感；临产时，避免胎儿局部受压；临产后，减少感染的发生机会。

（3）胎儿发育及生理特点：妊娠前 8 周称胚胎，从第 9 周起称胎儿。胎儿发育的特征见表 7-1。

2. 妊娠期母体变化

（1）生理变化

1）生殖系统：子宫明显增大变软，妊娠 12 周时，子宫增大均匀并超出盆腔；子宫峡部在非妊娠期长约 1cm，临产时长 7～10cm。子宫颈在妊娠早期充血、组织水肿，质地软。形成黏稠的黏液栓，保护宫腔不受感染；卵巢略增大，停止排卵；输卵管伸长；阴道黏膜着色、增厚、皱襞增多。阴道 pH 降低。外阴局部充血，皮肤增厚，大小阴唇有色素沉着。

2）乳房：妊娠早期乳房开始增大，充血明显。

表 7-1 胎儿发育的特征

胎龄	身长（cm）/体重（g）	特 征
8 周末		胚胎初具人形，超声下可见早期心脏已形成且有搏动
12 周末	9/20	外生殖器已发育，四肢有微弱活动，外耳已发育
16 周末	16/100	外生殖器可辨胎儿性别，部分孕妇可感觉胎动
20 周末	25/300	全身有胎脂有毳毛，开始出现排尿及吞咽运动
24 周末	30/700	各脏器均已发育，皮下脂肪开始沉积
28 周末	35/1000	若出生，能啼哭，会吞咽，四肢能活动，但生命力弱，出生后易患特发性呼吸窘迫综合征，需特殊护理方能生存
32 周末	40/1700	面部毳毛已脱，生活力尚可，注意护理可存活
36 周末	45/2500	皮下脂肪发育良好，生后能啼哭及吸吮，生活力良好
40 周末	50/3400	胎儿已成熟，体形外观丰满，皮肤粉红色；男性睾丸已下降，女性大小阴唇发育良好；能大声啼哭，有强烈吸吮反射，能很好存活

3）循环及血液系统

①心搏出量和血容量：心搏出量自妊娠 10 周开始增加，至妊娠 32～34 周时达高峰，维持此水平直至分娩。临产后，尤其是第二产程期间，心搏出量显著增加；血容量自妊娠 6 周起开始增加，至妊娠 32～34 周时达高峰。血浆的增加多于红细胞的增加，使血液稀释，出现生理性贫血。孕妇合并心脏病，在妊娠 32～34 周、分娩期（尤其是第二产程）及产褥期最初 3 天内，心脏负荷较重，需密切观察病情，防止心力衰竭。

②静脉压：孕妇长时间仰卧位，可引起回心血量减少，心搏出量降低，血压下降，称仰卧位低血压综合征。

③血液成分：妊娠期血液处于高凝状态。

4）泌尿系统：肾脏负担加重。孕妇仰卧位时尿量增加，故夜尿量多于日尿量。自妊娠中期，孕妇易发生肾盂肾炎，且以右侧多见。

5）呼吸系统：妊娠中期孕妇有过度通气现象。妊娠后期孕妇以胸式呼吸为主。

6）消化系统：妊娠早期（停经 6 周左右）可出现恶心、呕吐等早孕反应。肠蠕动减弱，易便秘。

7）内分泌系统：妊娠期腺垂体增大。垂体催乳素随妊娠进展而增量，至分娩前达高峰，与其他激素协同作用，促进乳腺发育，为产后泌乳做准备。

8）其他：体重于妊娠 12 周前无明显变化，以后平均每周增加 350g，至妊娠足月时，体重平均约增加 12.5kg。

（2）心理社会调适

①孕妇常见的心理反应有：惊讶和震惊、矛盾、接受、情绪波动及内省。

②孕期母性心理发展任务：确保自己及胎儿能安全顺利地度过妊娠期、分娩期；促使家庭重要成员接受新生儿；学习为孩子贡献自己；情绪上与胎儿连成一体。

（3）妊娠诊断：妊娠 12 周末以前称为**早期妊娠**；第 13～27 周末称为**中期妊娠**；第 28 周及其后称为**晚期妊娠**。

1）早期妊娠诊断

①病史：**停经**为最早、最重要的症状。大部分妇女停经 6 周左右出现晨起恶心、呕吐、食欲缺乏、喜食酸物或偏食，称**早孕反应**。一般于妊娠 12 周左右自行消失。妊娠早期因增大的子宫压迫膀胱而引起尿频，约至 12 周，增大的子宫进入腹腔，该症状自然消失。

②临床表现：自妊娠 8 周起乳房逐渐增大。孕妇自觉乳房轻度胀痛、乳头刺痛，乳房增大，乳头及周围乳晕着色，有深褐色蒙氏结节出现。妇科检查显示子宫增大变软，妊娠 6～8 周时，阴道黏膜及子宫颈充血，呈**紫蓝色**。子宫峡部极软，子宫体与子宫颈似不相连，称**黑加征，是早孕典型的体征**。

③辅助检查：血、尿中的 HCG 含量测定，有助于诊断早期妊娠。**超声检查**是检查早期妊娠快速准确的方法。最早在 5 周时可见到有节律的胎心搏动和胎动。宫颈黏液检查时，宫颈涂片不见羊齿植物叶状结晶。

④黄体酮试验。

⑤基础体温测定：具有**双相型**体温的妇女，停经后高温持续 18 天不见下降者，早孕可能性大。

2）中、晚期妊娠诊断

①病史：有早期妊娠的经过，且子宫明显增大，可感觉到胎动，触及胎体，听诊有胎心音，容易确诊。

②临床表现：随着妊娠进展，自觉腹部逐渐增大。妊娠 18～20 周时开始自觉胎动，胎动每小时 3～5 次。妊娠 12 周，用多普勒胎心听诊器在孕妇腹壁上能听到胎心音，胎心率为 110～160 次/分（2011）。妊娠 18～20 周，用普通听诊器在孕妇腹壁上能听到胎心音。妊娠 20 周后，可经孕妇腹壁触到胎体，妊娠 24 周后更为清楚。

③辅助检查：B 型超声显像法不仅能显示胎儿数目、胎方位、胎心搏动和胎盘位置，且能测定胎头双顶径，观察胎儿有无体表畸形。

3）胎产式、胎先露、胎方位

①胎产式：胎儿身体纵轴与母体身体纵轴之间的关系。两轴平行者称纵产式，两轴垂直者称横产式。

②胎先露：最先进入骨盆入口的胎儿部分。

③胎方位：胎儿先露部指示点与母体骨盆的关系。枕先露以枕骨、面先露以颏骨、臀先露以骶骨、肩先露以肩胛骨为指示点。

（4）妊娠期管理：产前检查从确诊早孕开始，妊娠 28 周前每 4 周查 1 次，妊娠 28 周后每 2 周查 1 次，妊娠 36 周后每周查 1 次。

1）护理评估

①病史：询问个人资料、目前健康状况、过去史、月经史、家族史及丈夫健康状况等健康史及既往孕产史及本次妊娠经过。预产期（EDC）推算方法为末次月经（LMP）第 1 天起，月份减 3 或加 9，日期加 7；如为阴历，月份仍减 3 或加 9，但日期加 15（2014）。

②身体评估：包括全身检查及产科检查（表7-2）。

表7-2 产科检查的项目、方法及注意事项

检查项目		方法及注意事项
腹部检查	视诊	注意腹形及大小，腹部有无妊娠纹、手术瘢痕和水肿
	触诊	用四步触诊法检查子宫大小、胎产式、胎先露、胎方位及先露是否衔接
	听诊	妊娠24周前在脐下方可听到胎心音，24周后根据胎位选择胎心音听诊部位。因胎心音多自胎背传出，在胎背近肩胛骨处听得最清楚，故头先露可在孕妇下腹两侧听取；臀先露可在孕妇上腹两侧听取；肩先露可在孕妇脐上或脐下腹中线附近听取
骨盆测量	外测量	坐骨结节间径：又称出口横径，正常值为8.5～9.5cm
		耻骨弓角度：正常为90°，<80°为异常，此角度反映骨盆出口横径大小
	内测量	适用于骨盆外测量有狭窄者
		骶耻内径（对角径）：正常值为12.5～13cm，此值减去1.5～2cm即为骨盆入口前后径长度
		坐骨棘间径：正常值约为10cm
阴道检查		确诊早孕时即应行阴道检查，妊娠最后1个月及临产后，应避免不必要的检查
肛诊		了解胎先露部、骶骨前面弯曲度、坐骨棘及坐骨切迹宽度及骶骨关节活动度
绘制妊娠图		将各项检查结果填于妊娠图中，绘成曲线图，观察动态变化，及早发现并处理孕妇或胎儿的异常情况

2）护理措施

①恶心、呕吐：妊娠6周左右出现，12周左右消失。应避免空腹，少量多餐，饮食清淡。

②尿频、尿急：常发生在妊娠初3个月及末3个月。无须处理。

③白带增多：于妊娠初3个月及末3个月明显，是妊娠期正常的生理变化。嘱孕妇每日清洗外阴，保持外阴部清洁，但严禁阴道冲洗。

④水肿：孕妇在妊娠后期易发生下肢水肿，经休息后可消退，属正常。嘱孕妇左侧卧位，下肢稍垫高，避免久站或久坐。适当限制孕妇对盐的摄入，但不必限制水分。

⑤下肢、外阴静脉曲张：避免两腿交叉或长时间站立、行走，并注意时常抬高下肢；避免穿紧身衣裤。

⑥便秘：养成每日定期排便的习惯，多吃水果、蔬菜等含纤维素多的食物，增加每日饮水量，适当运动。不可随意使用大便软化药或轻泻药（2011）。

⑦腰背痛：穿低跟鞋，在俯拾或抬举物品时，保持上身直立，弯曲膝部，用两下肢的力量抬起。

⑧下肢痉挛：增加钙的摄入，注意下肢保暖，避免久站久坐。

⑨仰卧位低血压综合征：孕妇长时间仰卧位，可引起回心血量减少，心搏出量降低，血压下降，称仰卧位低血压综合征。侧卧位后血压很快即可恢复。

⑩失眠：每日坚持户外活动，如散步。睡前用梳子梳头，温水洗脚，或喝热牛奶等方式

均有助于入眠。

⑪贫血：适当增加含铁食物的摄入。如需补充铁剂，可用温水或水果汁送服，且应在**餐后 20 分钟**服用。

3）健康教育

①营养指导：**早期叶酸缺乏是导致胎儿神经管畸形的主要原因**（2014）。

②休息与活动：每日应有 8 小时的睡眠，午休 1～2 小时。

③孕期自我监护：最简单有效的方法是胎动计数（2016、2017）。嘱孕妇每日早、中、晚各数 1 小时胎动，每小时胎动数应不少于 3 次，12 小时内胎动累计数不少于 10 次。胎动 12 小时少于 10 次为胎动减少（2016）。

④药物使用：在妊娠最初 2 个月，用药更需注意（2011）。

⑤性生活指导：妊娠前 3 个月及末 3 个月，均应避免性生活（2011）。

三、分娩期妇女的护理

妊娠满 28 周及以上，胎儿及其附属物从临产开始到全部从母体娩出的过程，称为分娩。妊娠满 28 周至不满 37 足周期间分娩，称为**早产**；妊娠满 37 周至不满 42 足周期间分娩，称为**足月产**；妊娠满 42 周及以后分娩，称为**过期产**。

1. 影响分娩的因素　决定分娩的因素包括产力、产道、胎儿及待产妇的精神心理因素。

（1）产力：将胎儿及其附属物从宫腔内逼出的力量称为产力。产力包括子宫收缩力（简称宫缩）、腹壁肌及膈肌收缩力和肛提肌收缩力。

1）**子宫收缩力**：是临产后的主要产力，贯穿于整个分娩过程（2012）。

①节律性：宫缩的节律性是临产的重要标志。

②对称性：正常宫缩起自两侧子宫角部，约在 15 秒内均匀协调地扩展至整个子宫。

③极性：宫缩以宫底部最强、最持久，向下逐渐减弱。

④缩复作用：经反复收缩，肌纤维越来越短。

2）腹壁肌及膈肌收缩力：简称腹压，是第二产程时娩出胎儿的重要辅助力量。腹压在第二产程末期配合宫缩时运用最有效。

3）肛提肌收缩力：有协助胎先露部在骨盆腔进行内旋转的作用。

（2）产道：是胎儿娩出的通道，分骨产道与软产道两部分。

1）骨产道：①骨盆腔分为 3 个平面，骨盆入口平面、中骨盆平面、骨盆出口平面。②骨盆轴，分娩时，胎儿沿此轴娩出。③骨盆倾斜度，一般为 60°。若骨盆倾斜度过大，常影响胎头衔接和娩出。

2）软产道：软产道是由子宫下端、宫颈、阴道、外阴及骨盆底组织构成的弯曲管道。①子宫下段的形成：子宫下段由非孕时长约 1cm 的子宫峡部形成。由于子宫肌纤维的缩复作用，子宫上下段的肌壁厚薄变得不同，在两者间的子宫内面有一环状隆起，称生理缩复环。②宫颈的变化：初产妇多是宫颈管先消失，宫口后扩张；经产妇多是宫颈管消失与宫口扩张同时进行；胎膜多在宫口近开全时自然破裂。

3）骨盆底组织、阴道及会阴的变化：分娩时若保护会阴不当，易造成裂伤。

（3）胎儿：胎儿能否顺利通过产道，除了产力和产道因素外，还取决于胎儿大小、胎位及有无畸形。

　　1）胎儿大小

　　①胎头颅骨：颅骨间缝隙称颅缝，两颅缝交界空隙较大处称为囟门。

　　②胎头径线主要有：a. **双顶径**，是胎头的最大横径，足月时平均约为 9.3cm；b. 枕额径，足月时平均约 11.3cm；c. 枕下前囟径，足月时平均约 9.5cm。是胎头的最小径线。d. 枕额径，足月时平均约 13.3cm。

　　2）胎位：纵产式时，胎体纵轴与骨盆轴相一致，容易通过产道。胎头的矢状缝及囟门是确定胎位的重要标志。

　　3）胎儿畸形：胎儿某一部分发育异常，如脑积水、联体儿等，使胎头或胎体过大，通过产道发生困难。

　　4）心理社会因素：分娩虽是生理现象，但对于产妇却是一种持久而强烈的应激源。分娩应激既可以产生生理上的应激，也可以产生心理上的应激，影响机体内部的平衡、适应力和健康。大多数初产妇曾听到过有关分娩时的负面诉说，害怕和恐惧分娩，产妇常处于焦虑和恐惧的状态。同时，住院分娩所造成的陌生感、医院环境的刺激及与家人分离的孤独感、产妇的丈夫及家人对胎儿性别的强烈期望等都可使产妇产生焦虑和恐惧。产科工作者应该对产妇进行分娩前的健康教育，让产妇了解分娩的生理过程及其影响因素，缓解其消极情绪，顺利度过分娩过程。

　　2. 正常分娩妇女的护理

　　（1）枕先露的分娩机制：临床上**枕先露**占 95.55%～97.55%，又以**枕左前位**为最多见。

　　①衔接：胎头双顶径进入骨盆入口平面，颅骨最低点接近或达到坐骨棘水平，称为衔接。

　　②下降：胎头沿骨盆轴前进的动作称为下降，是胎儿娩出的首要条件，下降动作贯穿于分娩全过程（2012）。

　　③俯屈：当胎头继续下降至骨盆底时，原来处于半俯屈状态的胎头遇肛提肌阻力，借杠杆作用进一步俯屈，使下颏接近胸部，将胎头衔接时的枕额径变为枕下前囟径，以适应产道，有利于胎头继续下降。

　　④内旋转：胎头围绕骨盆纵轴旋转，使矢状缝与中骨盆及骨盆出口前后相一致的动作称为内旋转。内旋转动作从中骨平面开始至骨盆出口平面完成，以适应中骨盆及骨盆出口前后径大于横径的特点，有利于胎头下降。一般在第一产程末完成内旋转动作。

　　⑤仰伸：内旋转后，俯屈的胎头顺产道下降至阴道口外，胎头双顶径已越过骨盆出口。宫缩及腹压所产生的力量使胎头继续向外前进，胎头压迫盆底反射性引起的肛提肌收缩又将胎头推向上方，两者的合力则使胎头向前向上，此时胎头枕骨便以耻骨弓为支点，顶、额、面、颏部相继娩出，此动作称为仰伸。

　　⑥复位及外旋转：当胎头仰伸娩出时，胎儿双肩径沿骨盆入口左斜径下降。为使胎头与胎肩恢复正常关系，胎头枕部向左旋转 45°，称复位。胎肩在盆腔内继续下降时，前（右）肩向母体前方旋转 45°，胎儿双肩径转成与骨盆出口前后径相一致的方向，以适应骨盆出口前后径大于横径的特点。与此同时，胎头则随胎儿肩的转动继续向左旋转 45°，保持头与肩的垂直关系，称外旋转。

　　⑦胎肩及胎儿娩出：胎头完成外旋转后，胎儿前（右）肩在耻骨弓下先娩出，随即后（左）肩从会阴前缘娩出。胎儿双肩娩出后，胎体及下肢随之娩出，完成分娩全过程。

　　（2）先兆临产：分娩发动前，出现预示孕妇不久即将临产的症状。

①假临产：不规律宫缩；不伴随出现宫颈管消失和宫颈口扩张；常在夜间出现，白天消失；给予镇静药可以抑制假临产。

②胎儿下降感：随着胎先露下降入骨盆，宫底随之下降，多数孕妇会感觉上腹部较前舒适，进食量也增加，呼吸轻快，尿频。

③见红：在分娩发动前24～48小时，阴道排出少量血液，与宫颈管内的黏液相混排出，称之为见红，是分娩即将开始的比较可靠的征象。

（3）临产诊断：临产的标志为有规律且逐渐增强的子宫收缩，持续30秒或以上，间歇5～6分钟，同时伴随进行性子宫颈管消失、宫颈口扩张和胎先露下降。

（4）产程分期：总产程是指从开始出现规律宫缩至胎儿胎盘完全娩出为止。临床上分为3个产程。

①第一产程：又称宫颈扩张期。从出现间歇5～6分钟的规律宫缩开始至宫口开全。初产妇宫颈口扩张较慢，需11～12小时；经产妇宫颈口扩张较快，需6～8小时。

②第二产程：又称胎儿娩出期，从宫口开全至胎儿娩出。初产妇需1～2小时；经产妇一般数分钟即可完成，也有长达1小时者，但不应超过1小时。

③第三产程：又称胎盘娩出期。从胎儿娩出后至胎盘胎膜娩出，需5～15分钟，不应超过30分钟。

（5）产程护理

1）第一产程妇女的护理

①临床表现

a．规律宫缩：产程开始时，出现伴有疼痛的子宫收缩，开始宫缩持续时间较短（约30秒）且弱，间歇期较长（5～6分钟）。随着产程进展，宫缩的持续时间渐长（50～60秒）且强度不断增加，间歇期渐短（2～3分钟）。当宫口近开全时，宫缩持续时间可长达1分钟或以上，间歇期仅1～2分钟。

b．宫口扩张：宫口扩张是临产后规律宫缩的结果。

c．胎先露下降：胎头下降的程度以颅骨最低点与坐骨棘平面的关系为标志。

d．胎膜破裂：当羊膜腔内压力增加到一定程度时胎膜自然破裂。

②护理措施

a．入院护理：协助办理住院手续，评估产妇情况。外阴部剃除阴毛，并用温肥皂水和温开水清洗。

b．心理护理：安慰产妇，增强产妇对自然分娩的信心。

c．观察生命体征：每隔4～6小时，测量血压1次。若发现血压升高，或妊娠期高血压疾病及子痫病人，应酌情增加测量次数，并给予相应处理。

d．观察产程进展

行胎心监测：每隔0.1～1小时听胎心1次，胎心率超过160次/分或低于110次/分或不规律，提示胎儿窘迫。

观察子宫收缩。

宫口扩张及胎头下降是产程进展的重要标志，临床上为了细致观察产程，及时记录检查结果，多绘制**产程图**（2015）。

胎膜破裂及羊水观察：对于胎位异常的孕妇或胎头未衔接的孕妇，发生破膜时，应立即卧床，并抬高臀部预防脐带脱垂，听胎心音，记录破膜时间，羊水的性状及羊水量等。破膜超过 12 小时者应遵医嘱给予抗生素预防感染。

e. 促进舒适：产房保持安静。鼓励产妇在宫缩间隙期少量多次进食高热量、易消化、清淡食物，摄入足够的水分，必要时可静脉补液。临产后，若宫缩不强且未破膜，鼓励产妇于宫缩间歇期走动，有助于加速产程进展。若初产妇宫口近开全或经产妇宫口已扩张 4cm 时，应卧床取左侧卧位。协助产妇擦汗、更衣、更换床单等，大小便后及时会阴冲洗，保持清洁卫生。

f. 临产后，鼓励产妇每 2～4 小时排尿 1 次，以免膀胱充盈影响宫缩及胎先露下降。

g. 鼓励产妇描述对疼痛的感受，产妇家属及助产人员陪伴在侧聆听，帮助其采取有效的措施来缓解疼痛，如指导产妇深呼吸等。

2）第二产程妇女的护理

①临床表现：宫缩的频率和强度达到高峰。宫缩持续约 1 分钟或以上，间歇期仅 1～2 分钟。当胎头降至骨盆出口压迫骨盆底组织时，产妇有排便感，不自主地向下屏气。随着产程进展，会阴渐膨隆和变薄，肛门括约肌松弛。胎头于宫缩时露出于阴道口，露出部分不断增大，在宫缩间歇期，胎头又缩回阴道内，称胎头拨露。当胎头双顶径越过骨盆出口，宫缩间歇时胎头也不再回缩，称胎头着冠。着冠后胎头开始仰伸，继之复位及外旋转，胎肩、胎体相继娩出后，羊水也一并涌出。

②护理措施

a. 第二产程期间，助产士应陪伴在旁，及时提供产进展信息，给予安慰、支持和鼓励，缓解其紧张和恐惧，同时协助其饮水、擦汗等生活护理。

b. 需密切监测胎心，通常每 5～10 分钟听 1 次。若发现胎心减慢，需尽快结束分娩。若发现第二产程延长，应及时查找原因，尽量采取措施结束分娩，避免胎头长时间受压。宫口开全后，胎膜多已自然破裂，若仍未破膜，常影响胎头下降应行人工破膜。

c. 宫口开全后，指导产妇正确运用腹压。

d. 初产妇宫口开全、经产妇宫口扩张 4cm 且宫缩规律有力时，应做好接产准备工作。

3）第三产程妇女的护理

①临床表现

a. 子宫收缩：宫底降至脐平，宫缩暂停数分钟后再现。

b. 胎盘娩出：胎盘附着面与子宫壁发生错位而剥离。剥离面出血形成胎盘后血肿；子宫继续收缩，增大剥离的面积，直至胎盘完全剥离而排出。

c. 阴道出血：正常分娩的出血量一般不超过 300ml。

②新生儿护理

a. 清理呼吸道（2013）：是首要护理措施。用吸痰管轻轻吸除新生儿咽部及鼻腔黏液和羊水，用手轻拍新生儿足底。

b. Apgar 评分：指标有：皮肤颜色、呼吸、肌张力、反射、心率。4～7 分，需清理呼吸道、人工呼吸、吸氧、用药等措施；0～3 分缺氧严重，需紧急抢救，8～10 分为正常。

c. 处理脐带：用消毒溶液消毒脐带根部及其周围，用 20%高锰酸钾液或 5%聚维酮碘溶液消毒脐带断面。

d. 一般护理：擦净新生儿足底胎脂，打足印及拇指印于新生儿病历上，经仔细体格检查，核实信息后系上手腕带。让母亲将新生儿抱在怀中进行早吸吮。

③母体的护理

a. 协助胎盘娩出：接产者切忌在胎盘尚未完全剥离时用手按揉、下压宫底或牵拉脐带，以免引起胎盘部分剥离而出血或拉断脐带（2013），甚至造成子宫内翻。当确认胎盘已完全剥离时，于宫缩时以左手握住宫底并按压，同时右手轻拉脐带，协助胎盘娩出。

b. 检查胎盘胎膜：若有残留，应告知医生。

c. 检查软产道：胎盘娩出后，应仔细检查会阴、小阴唇内侧、尿道口周围、阴道及宫颈有无裂伤。若有裂伤，应立即缝合。

d. 预防产后出血：正常分娩出血量多数不超过 300ml。遇有产后出血史或易发生宫缩乏力的产妇，可在胎儿前肩娩出时静脉注射**麦角新碱** 0.2mg，或**缩宫素** 10U 加于 25%葡萄糖液静脉注射，也可在胎儿娩出后立即经脐静脉快速注入生理盐水 20ml 内加缩宫素 10U，均能促使胎盘迅速剥离减少出血。若胎盘未完全剥离而出血多时，应行人工剥离胎盘术。若胎儿已娩出 30 分钟，胎盘仍未排出，但出血不多时，应注意排空膀胱，再轻轻按压子宫及静脉注射子宫收缩药后仍不能使胎盘排出时，再行人工剥离胎盘术。若胎盘娩出后出血多时，可经下腹部直接注入宫体肌壁内或肌内注射麦角新碱 0.2～0.4mg，并将缩宫素 20U 加于 5%葡萄糖液 500ml 内静脉滴注。

e. 产后观察：产后应在产房观察 2 小时（2015），重点观察血压、脉搏、子宫收缩情况、宫底高度、阴道出血量、是否膀胱充盈，会阴及阴道有无血肿等（2012、2017），发现异常及时处理。

f. 提供舒适：为产妇擦汗更衣，及时更换床单及会阴垫，提供清淡、易消化流质食物，帮助产妇恢复体力。

g. 情感支持：帮助产妇接受新生儿，协助产妇和新生儿进行皮肤接触和早吸吮，建立母子情感。

四、产褥期妇女的护理

从胎盘娩出至产妇全身器官除乳腺外恢复至正常未孕状态所需的一段时期，称为产褥期，一般为 6 周。

1. 产褥期妇女的生理变化

（1）生殖系统

1）子宫：产褥期变化最大的是生殖系统，其中又以**子宫**变化最大。妊娠子宫自胎盘娩出后逐渐恢复至未孕状态的过程称子宫复旧。

①子宫体肌纤维缩复：子宫体逐渐缩小，产后当日，子宫底平脐或脐下，**产后 1 周子宫缩小至约妊娠 12 周大小**，在耻骨联合上方可扪及；于产后 10 **天**子宫降至骨盆腔内，在腹部检查摸不到子宫底；产后 6 周子宫恢复至正常非孕大小。

②子宫内膜再生：产后第 3 周除胎盘附着部位以外的子宫内膜基本修复，胎盘附着部位的内膜修复约需至产后 6 周（2017）。

③子宫颈复原及子宫下段变化：产后 2～3 天宫口可容纳 2 指，产后 1 周宫颈内口关闭，宫颈管复原。产后 4 周，子宫颈完全恢复至非孕时形态。

④子宫血管变化：如胎盘附着面被新生的内膜修复期间，因复旧不良出现血栓脱落，可

引起晚期产后出血。

2）阴道：阴道壁肌张力逐渐恢复，黏膜皱襞约在产后 3 周重新出现。

3）外阴：分娩后的外阴轻度水肿，产后 2～3 天自行消退。会阴部若有轻度的撕裂或会阴切口缝合后，均能在产后 3～4 天愈合。

4）盆底组织：弹性减弱，且常伴有肌纤维部分断裂。

（2）乳房：主要是泌乳。产后 7 天内分泌的乳汁称初乳，初乳中含有丰富的蛋白质，尤其是免疫球蛋白 G（IgG）和分泌型免疫球蛋白 A（IgA），脂肪和乳糖含量较成熟乳少，极易消化，是新生儿早期的天然食物。产后 7～14 天分泌的乳汁为过渡乳，蛋白质含量逐渐减少，脂肪和乳糖含量逐渐增多。产后 14 天以后分泌的乳汁为成熟乳。

（3）血液及其循环系统：血容量于产后 2～3 周恢复至未孕状态。但产后最初 3 天内，体循环血容量增加 15%～25%。特别是产后 24 小时，心脏负担加重，心脏病产妇此时极易发生心力衰竭。产妇血液于产后仍处于高凝状态。

（4）消化系统：产后 1～2 天常感口渴，喜进流食或半流饮食，但食欲差，以后逐渐好转。易发生便秘和肠胀气。

（5）泌尿系统：产后最初 1 周尿量增多（2016）。

（6）内分泌系统：不哺乳产妇一般在产后 6～10 周月经复潮，产后 10 周左右恢复排卵。哺乳期产妇月经复潮延迟，平均在产后 4～6 个月恢复排卵。

（7）腹壁的变化：腹壁明显松弛，其紧张度需产后 6～8 周恢复。初产妇腹部紫红色妊娠纹变为银白色。

2. **产褥期妇女的心理调适**　产褥期妇女的心理调适过程一般经历 3 个时期。

（1）依赖期：产后前 3 天。表现为产妇的很多需要是通过别人来满足，同时产妇喜欢用语言表达对孩子的关心，较多地谈论自己妊娠和分娩的感受。

（2）依赖独立期：产后 3～14 天。产妇表现出较为独立的行为，但这一时期容易产生压抑。

（3）独立期：产后 2 周至 1 个月。此期，新家庭形成并正常运作。

3. **产褥期妇女的护理**

（1）临床表现

①发热：有些产妇产后 24 小时内体温稍升高，但不超过 38℃。产后 3～4 天可有 37.8～39℃发热，称为泌乳热，一般持续 4～16 小时后降至正常，不属于病态。

②恶露：含有血液及坏死的蜕膜组织经阴道排出的液体。

③会阴伤口水肿或疼痛：于产后 3 天内可出现局部水肿、疼痛，拆线后症状自然消失。

④产后宫缩痛：产褥早期因宫缩引起下腹部阵发性剧烈疼痛。经产妇宫缩痛较初产妇明显，哺乳者较不哺乳者明显。子宫疼痛时呈强直性收缩，产妇一般可以承受，于产后 1～2 天出现，持续 2～3 天自然消失，不需特殊用药。

⑤褥汗：产后 1 周内，孕妇潴留的水分通过皮肤排泄，在睡眠时明显，产妇醒来满头大汗，习称"褥汗"，不属于病态。

⑥排尿困难及便秘：产后 2～3 天产妇往往多尿，并且容易发生排尿困难，特别是产后第 1 次小便，容易发生尿潴留及尿路感染。还常发生便秘。

⑦乳房胀痛或皲裂：产后 1～3 天若没有及时哺乳或排空乳房，产妇可有乳房胀痛。哺乳产妇尤其是初产妇在最初几日哺乳后容易出现乳头皲裂，表现为乳头红、裂开，有时有出

血，哺乳时疼痛。

⑧乳腺炎：<u>当产妇乳房出现局部红、肿、热、痛时，或有痛性结节，提示患有乳腺炎。</u>

⑨产后压抑：主要表现为易哭、易激惹、忧虑、不安，有时喜怒无常，一般 2～3 天后自然消失，有时可持续达 10 天。

（2）护理措施

1）一般护理：为产妇提供一个空气清新，通风良好，舒适、安静的病室环境；保持床单位的清洁、整齐、干净。保证产妇有足够的营养和睡眠，护理活动应不打扰产妇的休息。

①生命体征：每日测体温、脉搏、呼吸及血压，<u>正常脉搏为 60～70 次/分（2011）。如体温超过 38℃，应加强观察，查找原因，并向医师汇报。</u>

②饮食：<u>产后 1 小时可让产妇进流食或清淡半流饮食，以后可进普通饮食。</u>食物应富有营养、足够热量和水分。若哺乳，应多进蛋白质和多吃汤汁食物，同时适当补充维生素和铁剂，推荐补充铁剂 3 个月。

③排尿与排便：保持大小便通畅。特别是产后 4 小时内要鼓励产妇及时排尿，如有排尿困难，可嘱产妇坐起排尿或用热敷、暗示、针灸等方法，必要时导尿。多饮水、多吃富含纤维素食物，防止便秘。

④活动：<u>产后应尽早适当活动，经阴道自然分娩的产妇，产后 6～12 小时即可起床轻微活动，于产后第 2 天可在室内随意走动。</u>行会阴后侧切开或剖宫产的产妇，可适当推迟活动时间，鼓励产妇床上适当活动，预防下肢静脉血栓形成。由于产妇产后盆底肌肉松弛，应避免负重劳动或蹲位活动，以防止子宫脱垂。

2）症状护理

①产后 2 小时的护理：<u>产后 2 小时内极易发生严重并发症，</u>如出现产后出血、产后心力衰竭、产后子痫和羊水栓塞等。故产后应严密观察生命体征、子宫收缩情况及阴道出血量，注意宫底高度及膀胱是否充盈。

②观察子宫复旧及恶露：每日在同一时间评估子宫复旧情况及恶露。如发现异常及时排空膀胱、按摩子宫（子宫部位），按医嘱给予子宫收缩药；<u>产后最初 3 天为红色血性恶露（2017），产后 4～14 天为淡红色浆液性恶露，产后 14 天以后为白色恶露。如恶露有异味，常提示有感染的可能。</u>

③会阴及会阴伤口的护理（2012）：用 0.05%聚维酮碘液擦洗外阴，每日 2～3 次；或用苯扎溴铵（新洁而灭）冲洗或擦洗外阴。擦洗的原则为<u>由上到下，从内到外，会阴切口单独擦洗，擦过肛门的棉球和镊子应弃之。</u>大便后，用水清洗会阴，保持会阴部清洁，<u>禁止盆浴。</u>会阴部有缝线者，应每日观察伤口周围有无渗血、血肿、红肿、硬结及分泌物，<u>并嘱产妇向会阴伤口对侧卧。会阴或会阴伤口水肿的病人，可以用 50%硫酸镁湿热敷，产后 24 小时可用红外线照射外阴。会阴部小血肿者，</u>24 小时后可湿热敷或远红外线灯照射，大的血肿应配合医师切开处理。会阴伤口有硬结者用大黄、芒硝外敷或用 95%乙醇湿热敷。<u>会阴切口疼痛剧烈或产妇有肛门坠胀感，应考虑阴道壁及会阴部血肿（2017）。</u>会阴伤口感染者，应提前拆线引流，并定时换药。

④乳房护理：乳房应保持清洁、干燥，经常擦洗。每次哺乳前柔和地按摩乳房，刺激泌乳反射。<u>哺乳时应让新生儿吸空乳房，如乳汁充足孩子吸不完时，应用吸乳器将剩余的乳汁吸出，以免乳汁淤积影响乳汁分泌，并预防乳腺管阻塞及两侧乳房大小不一等情况。</u>

　　a. 一般护理：哺乳期建议产妇使用棉质乳罩，大小适中，避免过松或过紧。每次哺乳前，产妇应用清水将自己乳头洗净，并清洗双手。乳头处如有痂垢，应先用油脂浸软后再用温水洗净，切忌用乙醇之类擦洗，以免引起局部皮肤干燥、皲裂。如吸吮不成功，则指导产妇挤出乳汁喂养。

　　b. 平坦及凹陷乳头护理：有些产妇的乳头凹陷，一旦受到刺激乳头呈扁平或向内回缩，婴儿很难吸吮到奶头，可指导产妇做乳头伸展练习和乳头牵拉练习。从妊娠 7 个月起佩戴乳头罩，对乳头周围组织起到稳定作用。此外，可指导产妇改变多种喂奶的姿势和使用假乳套以利婴儿含住乳头，也可利用吸乳器进行吸引。

　　c. 乳房胀痛护理：尽早哺乳：于产后 30 分钟内开始哺乳，促进乳汁畅流（2012）。外敷乳房：哺乳前热敷乳房，可促使乳腺管畅通。在两次哺乳间冷敷乳房，可减少局部充血、肿胀。按摩乳房：哺乳前按摩乳房，方法为从乳房边缘向乳头中心按摩，可促进乳腺管畅通，减少疼痛。佩戴乳罩：乳房肿胀时，产妇穿戴合适的具有支托性的乳罩，可减轻乳房充盈时的沉重感。生面饼外敷：用生面饼外敷乳房，可促使乳腺管畅通，减少疼痛。服用药物：可口服维生素 B_6 或散结通乳的中药，常用方剂为柴胡（炒）、当归、王不留行、木通、漏芦各 15g，水煎服。

　　d. 乳腺炎护理：轻度乳腺炎时，在哺乳前湿热敷乳房 3～5 分钟，并按摩乳房，轻轻拍打和抖动乳房，哺乳时先喂患侧乳房，因饥饿时婴儿的吸吮力强，有利于吸通乳腺管。每次哺乳时应充分吸空乳汁，同时增加哺乳的次数，每次哺乳至少 20 分钟。哺乳后充分休息，饮食要清淡。

　　e. 乳头皲裂护理（2013）：轻者可继续哺乳。哺乳时产妇取舒适的姿势，哺乳前湿热敷乳房 3～5 分钟，挤出少许乳汁使乳晕变软，让乳头和大部分乳晕含吮在婴儿口中。哺乳后，挤出少许乳汁涂在乳头和乳晕上。疼痛严重者，可用吸乳器吸出喂给新生儿或用乳头罩间接哺乳，在皲裂处涂抗生素软膏或 10%复方安息香酸酊，于下次喂奶时洗净。

　　3）母乳喂养指导

　　①一般护理指导：为产妇创造良好修养环境，产后 3 天内，应主动为产妇及婴儿提供日常生活护理，以避免产妇劳累。嘱产妇保证充足的休息。

　　②饮食护理：热量，每日应多摄取 2100kJ（500kcal），但总量不要超过 8370～9620kJ/d（2000～2300kcal/d）；蛋白质，每日增加蛋白质 20g；脂肪，控制食物中总的脂肪摄入量，保持脂肪提供的热量不超过总热量的 25%，每日胆固醇的摄入量应低于 300mg；无机盐类，补充足够的钙、铁、硒、碘等必需的无机盐；饮食中应有足够的蔬菜、水果及谷类；适当锻炼。

　　③喂养方法指导：每次喂奶前产妇应用香皂洗净双手，用清水擦洗乳房和乳头，母亲及婴儿均取一个舒适的姿势，最好坐在直背椅子上，如会阴伤口疼痛无法坐起哺乳，可取侧卧位，使母婴紧密相贴。

　　a. 哺乳时间：原则是按需哺乳。一般产后半小时内开始哺乳。产后 1 周内，是母体泌乳的过程，哺乳次数应频繁些，每 1～3 小时哺乳 1 次，开始每次吸吮时间 3～5 分钟，以后逐渐延长，但不要超过 15～20 分钟，以免使乳头浸泽、皲裂而导致乳腺炎。

　　b. 哺乳方法：哺乳时，先挤压乳晕周围组织，挤出少量乳汁以刺激婴儿吸吮，然后把乳头和大部分乳晕放在婴儿口中，用一只手托扶乳房，防止乳房堵住婴儿鼻孔。哺乳结束时，用示指轻轻向下按压婴儿下颏，避免在口腔负压情况下拉出乳头而引起局部疼痛或皮肤损伤。哺乳后，挤出少许乳汁涂在乳头和乳晕上。

c. 注意事项：每次哺乳时都应该吸空一侧乳房后，再吸吮另一侧乳房，每次哺乳后，应将婴儿抱起轻叩背部 1~2 分钟，排出胃内空气，以防吐奶；哺乳后产妇佩戴合适棉制乳罩；乳汁确实不足时，应及时补充按比例稀释的牛奶；哺乳期以 10 个月至 1 年为宜。

（3）健康教育（2014）

①一般指导：产妇居室应清洁通风，合理饮食保证充足的营养。注意休息，合理安排家务及婴儿护理，注意个人卫生和会阴部清洁，禁止盆浴。保持良好的心情。

②适当活动：经阴道分娩的产妇，产后 6~12 小时即可起床轻微活动，于产后第 2 日可在室内随意走动。行会阴侧切或行剖宫产的产妇，可适当推迟活动时间。产后 2 周时开始做膝胸卧位，可预防或纠正子宫后倾。

③出院后喂养指导：强调母乳喂养的重要性，评估产妇母乳喂养知识和技能，对有关知识缺乏的产妇及时进行宣教；保证合理的睡眠和休息，保持精神愉快并注意乳房的卫生，特别是哺乳母亲上班期间应注意摄取足够的水分和营养，适当做产后锻炼。产后 42 天之内禁止性交。

五、流产病人的护理

流产，指妊娠不足 28 周、胎儿体重不足 1000g 而终止者。流产发生于妊娠 12 周以前者称早期流产，发生在妊娠 12 周至不足 28 周者称晚期流产。

1. 病因

（1）胚胎因素：胚胎或胎儿染色体异常是流产最常见的原因（2013）。

（2）母体因素：如全身性疾病、生殖器官疾病、内分泌功能失调、身体或精神创伤等。

（3）胎盘因素：滋养细胞的发育和功能不全是胚胎早期死亡的重要原因。

（4）环境因素：如免疫因素双方免疫不适应，母儿血型不合，过多接触有害的化学物质和物理因素，妊娠早期行腹部手术，劳动过度、性交，或有吸烟、酗酒、吸毒等不良习惯，均可刺激子宫收缩而引起流产。

2. 临床表现　流产的主要临床症状为停经、腹痛及阴道出血。

（1）先兆流产（2015）：表现为停经后先出现少量阴道出血，量比月经量少，有时伴有轻微下腹痛。宫颈口未开，胎膜未破，妊娠产物未排出。

（2）难免流产：表现为阴道出血量增多，阵发性腹痛加重。宫颈口已扩张，但组织尚未排出；晚期难免流产还可有羊水流出或见胚胎组织或胎囊堵于宫口。

（3）不全流产：妊娠产物已部分排出体外，尚有部分残留于宫内，阴道出血持续不止，严重时可引起休克，下腹痛减轻。

（4）完全流产：妊娠产物完全排出，阴道出血逐渐停止，腹痛渐渐消失。宫颈口已关闭。

（5）稽留流产：指胚胎或胎儿已死亡滞留在宫腔内尚未自然排出者。

（6）复发性流产：指同一性伴侣连续发生 3 次或 3 次以上的自然流产。

3. 辅助检查

（1）妇科检查：了解宫颈口及子宫情况，检查双侧附件有无肿块及压痛。

（2）实验室检查：测定绒毛膜促性腺激素、胎盘催乳素、孕激素等的动态变化。

（3）B 超：诊断并鉴别流产及其类型。

4．治疗要点　先兆流产的处理原则是<u>卧床休息，禁止性生活；减少刺激；必要时给予</u>对胎儿危害小的镇静药；对于黄体功能不足的孕妇，每日肌内注射黄体酮；注意及时进行超声检查，了解胚胎发育情况。<u>难免流产一旦确诊，应尽早使胚胎及胎盘组织完全排出。</u><u>不全流产的处理原则是一经确诊，应行吸宫术或钳刮术以清除宫腔内残留组织。</u>完全流产如无感染征象，一般不需特殊处理。<u>稽留流产处理原则是及时促使胎儿和胎盘排出。</u>复发性流产以预防为主，在受孕前男女双方均应进行详细检查。

5．护理问题

（1）有感染的危险　与阴道出血时间过长、宫腔内有残留组织等因素有关。

（2）焦虑　与担心胎儿健康等因素有关。

6．护理措施

（1）先兆流产孕妇护理：<u>卧床休息，禁止性生活、禁灌肠等</u>，减少各种刺激。遵医嘱给孕妇适量镇静药、孕激素等。加强心理护理，稳定孕妇情绪，增强保胎信心。

（2）妊娠不能再继续者的护理：积极采取措施，及时做好终止妊娠的准备。

（3）预防感染：监测病人的体温、血象及阴道出血、分泌物的性质、颜色、气味等，加强会阴部护理。发现感染征象后应及时报告医师，遵医嘱给予抗感染治疗。

7．健康教育

（1）讲解流产相关知识，使病人对流产有正确的认识，帮助她们为再次妊娠做好准备。

（2）有复发性流产史的孕妇在下一次妊娠确诊后应卧床休息，加强营养，禁止性生活，补充维生素，<u>治疗期必须超过以往发生流产的妊娠月份。</u>

（3）病因明确者，应积极接受对因治疗，<u>宫颈内口松弛者应在未妊娠前做宫颈内口松弛修补术，如已妊娠，则可在妊娠 14～16 周时行子宫内口缝扎术。</u>

（4）嘱病人流产后 1 个月返院复查，确定无禁忌证后，方可进行性生活。

六、早产病人的护理

<u>早产是指妊娠满 28 周至不满 37 足周之间分娩者</u>（2016）。此时娩出的新生儿称早产儿，<u>出生体重多小于 2500g。</u>

1．病因　（2017）

（1）孕妇因素：如合并有感染性疾病、子宫畸形或肌瘤，急、慢性疾病及妊娠并发症时易诱发早产，孕妇有吸烟、酗酒不良行为或精神受到刺激及压力大时也可发生早产。

（2）胎儿、胎盘因素：胎膜早破、绒毛膜羊膜炎最常见。

2．临床表现　<u>主要是子宫收缩</u>，最初为不规则宫缩，伴有少许阴道血性分泌物或出血，继之可发展为规律有效宫缩，与足月临产相似，宫颈管消失和宫口扩张。诊断为早产临产的依据是<u>妊娠晚期出现 20 分钟≥4 次或 60 分钟≥8 次的规律宫缩，并伴有宫颈管缩短 80%以上及宫颈口扩张 1cm 以上。</u>

3．辅助检查　全身检查、产科检查及阴道分泌物生化指标检测，核实孕周，评估胎儿成熟度、胎方位等。

4．治疗要点　若胎儿存活，无胎儿窘迫、胎膜未破，通过休息和药物治疗<u>控制宫缩</u>（2016），尽量维持妊娠至足月；若胎膜已破，早产不可避免时，则尽可能提高早产儿的存活率。

5．护理问题

（1）有新生儿受伤的危险　与早产儿发育不成熟有关。

（2）焦虑　与担心早产儿预后有关。

6．护理措施

（1）预防早产：做好孕期保健工作、指导孕妇加强营养，保持平静的心情。高危孕妇多左侧卧床休息，慎行阴道检查，积极治疗合并症，宫颈内口松弛者应于妊娠 14～18 周做宫颈环扎术。

（2）用药护理：明确具体药物的作用和用法，并能识别药物的不良反应。

（3）预防新生儿合并症的发生：保胎过程中，每日行胎心监护，教会病人自数胎动。在分娩前按医嘱给孕妇糖皮质激素。

（4）分娩准备：如早产已不可避免，应尽早决定合理分娩的方式。

（5）心理护理：提供心理支持，让病人对早产的发生有正确的认识，减轻病人的心理负担。

7．健康教育

（1）介绍早产的发生因素，加强孕期监护。

（2）指导病人识别早产征象，若出现先兆临产征兆应及时就诊。

（3）有生育需求者至少半年后方可受孕。

七、过期妊娠病人的护理

过期妊娠指平时月经周期规律，妊娠达到或超过 42 周尚未分娩者称为过期妊娠（2013）。

1．病因　引起过期妊娠的原因有：雌、孕激素比例失调，头盆不称胎儿畸形和遗传因素。

2．辅助检查

（1）核实孕周：诊断过期妊娠前必须仔细核查孕周。

（2）判断胎儿安危状况

①胎动：孕妇自数胎动，早、中、晚各数 1 小时，3 个小时胎动之和乘以 4，大于 30 次为正常。②胎心监护。③腹部超声。

3．治疗要点　根据胎盘功能、胎儿大小、宫颈成熟度等综合分析，选择合适的分娩方式。出现以下情况时需立即终止妊娠：宫颈条件成熟、胎儿体重≥4000g 或胎儿生长受限、12 小时内胎动小于 10 次或胎心监护异常、尿 E/C 比较持续低值、羊水过少和胎粪污染、并发重度子痫前期或子痫。

4．护理问题

（1）知识缺乏：缺少过期妊娠危害的相关知识。

（2）潜在并发症：胎儿窘迫、难产。

5．护理措施

（1）指导孕妇休息，保证营养摄入。核实预产期，做好母儿监护及监护配合。

（2）病情观察：指导病人进行自测胎动，密切观察胎心变化及羊水的色、量和性状。

（3）配合治疗：无胎儿窘迫、胎儿可以耐受阴道试产情况下，可进行阴道试产，宫颈条件成熟的孕妇可以进行引产，宫颈条件不成熟的孕妇可在促宫颈成熟后引产；存在胎盘功能减退、胎儿储备能力下降，胎儿不能耐受宫缩时，应剖宫产终止妊娠。

（4）心理护理：提供心理支持，采取必要手段减轻和转移孕妇的焦虑和恐惧，告诉病人各种检查的目的及注意事项。

6．健康教育

（1）加强孕期监护，定期进行产前检查。

（2）指导病人自测胎动。

（3）嘱孕妇超过预产期 1 周未临产者及时就诊。

八、妊娠期高血压疾病病人的护理

妊娠期高血压疾病包括妊娠期高血压、子痫前期、子痫、慢性高血压并发子痫前期及妊娠合并慢性高血压。妊娠期高血压、子痫前期和子痫以往统称为妊娠高血压综合征。

1．病因

（1）易发因素：具有慢性高血压、慢性肾炎；孕前糖尿病或妊娠期糖尿病；孕前肥胖；母亲或姐妹患有子痫前期病史；多胎妊娠；孕早期收缩压≥130mmHg，或舒张压≥80mmHg 等。

（2）病因学说：①免疫机制；②子宫螺旋小动脉重铸不足；③血管内皮功能障碍；④营养缺乏；⑤胰岛素抵抗；⑥遗传因素。

（3）妊娠期高血压的基本病理生理变化：全身小动脉痉挛（2014、2016）。

2．临床表现

（1）**妊娠期高血压**：BP≥140/90mmHg，妊娠期首次出现，并于产后 12 周内恢复正常，尿蛋白（－），病人可伴有上腹部不适或血小板减少。产后方可确诊。

（2）**子痫前期**

①轻度：妊娠 20 周后出现 BP≥140/90mmHg，尿蛋白≥0.3g/24h 或（＋）。可伴有上腹不适、头痛等症状。

②重度：BP≥160/110mmHg；尿蛋白≥2.0g/24h 或（＋＋）；血肌酐>106μmol/L；血小板<100×10⁹/L；微血管溶血（LDH 升高）；血清 ALT 或 AST 升高；持续性头痛或其他脑神经或视觉障碍；持续性上腹不适。

（3）**子痫**：子痫前期的基础上孕妇出现抽搐。

（4）**慢性高血压并发子痫前期**：慢性高血压孕妇于妊娠 20 周以前无蛋白尿，若出现尿蛋白≥0.3g/24h；妊娠 20 周后突然出现尿蛋白增加，血压进一步升高或血小板<100×10⁹/L。

（5）**妊娠合并慢性高血压**：BP≥140/90mmHg，妊娠前或妊娠 20 周前或妊娠 20 周后首次诊断高血压并持续到产后 12 周以后。

3．辅助检查

（1）尿常规检查：根据蛋白定量确定病情严重程度。

（2）血液检查：包括全血细胞计数、血红蛋白含量、血细胞比容、血黏度和凝血功能测定。重度先兆子痫与子痫应测定血电解质与二氧化碳结合力。

（3）眼底检查：眼底视网膜小动脉变化是反映妊娠期高血压疾病严重程度的一项重要参考指标。动静脉管径比例可由正常的 2∶3 变为 1∶2，甚至 1∶4。

（4）肝肾功能测定。

（5）其他检查：心电图、超声心动图、胎盘功能、胎儿成熟度检查等。

4．治疗要点　治疗目的是在保证母体安全的前提下，尽量延长孕周，提高胎儿存活率和远期预后。妊娠期高血压疾病的基本处理原则是镇静、解痉、降压、利尿,适时终止妊娠(2014)。

(1)子痫前期:重度子痫前期应住院治疗,积极处理,防治发生子痫及并发症。治疗原则为解痉、降压、镇静,合理扩容及利尿,适时终止妊娠。

①解痉药物:首选硫酸镁(2015)。硫酸镁有预防子痫和控制子痫发作的作用,适用于先兆子痫和子痫。

②镇静药物:选用地西泮。具有镇静、抗惊厥及肌肉松弛作用。

③降压药物:选用的药物以对胎儿无不良反应、不影响心排血量、肾血流量、子宫胎盘灌注量、不致血压急剧下降或下降过低为宜。常用药物有肼屈嗪、卡托普利等。

④利尿药物:不主张常规应用,仅用于全身性水肿、急性心力衰竭、肺水肿、脑水肿或血容量过多且伴有潜在性脑水肿者。常用药物有呋塞米、甘露醇。

⑤终止妊娠的方法:包括引产和剖宫产,是彻底治疗妊娠期高血压疾病的重要手段。

(2)**子痫的处理**:子痫直接关系到母儿安危,处理原则:控制抽搐,纠正缺氧和酸中毒,在控制血压、抽搐的基础上终止妊娠。

5.护理问题

(1)体液过多 与下腔静脉受增大子宫压迫使血液回流受阻或营养不良性低蛋白血症有关。

(2)有受伤的危险 与发生抽搐有关。

(3)潜在并发症:胎盘早剥。

(4)知识缺乏:缺乏妊娠期高血压疾病的相关知识。

(5)焦虑 与担心胎儿受损有关。

6.护理措施

(1)一般护理:加强孕期教育,定期产前检查;保证足够休息,以左侧卧位为宜;合理饮食,增加蛋白质(100g/d)、维生素及富含铁、钙、锌的食物,不必严格限制食盐(2014);密切监护母儿状态,定期监测血压、胎儿发育状况和胎盘功能。

(2)用药护理:硫酸镁为目前治疗子痫前期和子痫的首选解痉药物,应明确硫酸镁的用药方法、毒性反应及注意事项。

1)给药方法:硫酸镁采用肌内注射或静脉用药。

2)硫酸镁的滴注速度以 1g/h 为宜,不超过 2g/h(2013)。硫酸镁过量会使呼吸及心肌收缩功能受到抑制甚至危及生命。中毒现象首先表现为膝反射减弱或消失,随着血镁浓度的增加可出现全身肌张力减退及呼吸抑制,严重者心脏骤停(2012、2014)。

3)注意事项(2012、2013):用药前及用药过程中均应监测孕妇血压及以下指标:①膝腱反射存在;②呼吸不少于 16 次/分;③尿量每 24 小时不少于 600ml,或每小时不少于 25ml。备好 10%的葡萄糖酸钙注射液,以便出现毒性作用时及时予以解毒。

(3)子痫病人的护理

①控制抽搐:硫酸镁为首选药物,必要时加用镇静药物。

②专人护理,防止受伤:子痫发生后,应保持呼吸道通畅,立即给氧,用开口器或于上、下磨牙间放置一缠好纱布的压舌板,用舌钳固定舌以防咬伤唇舌或致舌后坠的发生。病人去枕平卧,头偏向一侧,以防黏液吸入呼吸道或舌头阻塞呼吸道,也可避免发生低血压综合征。在病人昏迷或未完全清醒时,禁止给予饮食和口服药,防止误吸而致吸入性肺炎。

③减少刺激，以免诱发抽搐：将病人置于单人暗室，保持绝对安静，避免声、光刺激。

④严密监护：切注意血压、脉搏、呼吸、体温及尿量、记出入量。做好终止妊娠准备和母子抢救准备。

（4）分娩期及产褥期的护理：根据母儿的情形决定分娩方式，若决定经阴道分娩，在第一产程中，应密切监测病人的血压、脉搏、尿量、胎心及子宫收缩情况和有无自觉症状；在第二产程中，应尽量缩短产程，避免产妇用力；在第三产程中，应预防产后出血，在胎儿娩出前肩后立即静脉推注缩宫素，禁用麦角新碱。胎儿娩出后测血压，产后 48 小时内应至少每 4 小时观察 1 次血压。重症病人产后应继续硫酸镁治疗 1～2 天。

7．健康教育

（1）向病人及家属介绍妊娠期高血压疾病对母儿的危害，使其能自觉进行产前检查，定期接受产前保护措施。

（2）指导病人合理饮食和活动，指导病人自测胎动，加强胎心监护。

（3）嘱出院后定期复查血压和尿蛋白，如有异常，及时就诊。

九、异位妊娠病人的护理

正常妊娠时，受精卵着床于子宫体腔内膜。受精卵在子宫体腔外着床发育时，称为异位妊娠。异位妊娠包括输卵管妊娠、卵巢妊娠、腹腔妊娠、宫颈妊娠及阔韧带妊娠等，其中输卵管妊娠最为常见。

1．病因

（1）输卵管炎症：是引起输卵管妊娠的主要原因。

（2）输卵管发育不良或功能异常。

（3）输卵管手术。

（4）其他：内分泌失调、神经精神功能紊乱、输卵管手术及子宫内膜异位症等都可增加受精卵着床于输卵管的可能性。

2．临床表现（2012）

（1）停经：多数病人停经 6～8 周以后出现不规则阴道出血。

（2）腹痛：是输卵管妊娠病人常见的就诊原因。

（3）阴道出血：胚胎死亡后常有不规则阴道出血，色暗红或深褐，量少呈点滴状，一般不超过月经量。

（4）晕厥与休克：休克程度取决于内出血速度及出血量，与阴道出血量不成正比。

（5）腹部包块。

3．辅助检查

（1）腹部检查：下腹有明显压痛、反跳痛，出血较多时，叩诊有移动性浊音。

（2）盆腔检查：异位妊娠破裂者，阴道后穹窿饱满，有触痛及宫颈抬举痛或摇摆痛，是输卵管妊娠的主要体征之一。

（3）阴道后穹窿穿刺：是一种简单可靠的诊断方法。

（4）妊娠试验放射免疫法：测血中 HCG、动态观察 PHCG 有助于诊断。

（5）B 超：有助于诊断异位妊娠。

（6）腹腔镜检查：适用于输卵管妊娠尚未流产或破裂的早期病人和诊断有困难的病人，

腹腔内大量出血或伴有休克者，禁做腹腔镜检查。

4．治疗要点　以手术治疗为主，其次是药物治疗。

5．护理问题

（1）潜在并发症：失血性休克。

（2）恐惧　与担心手术失败有关。

6．护理措施

（1）手术治疗病人的护理：做好术前准备，严密监测病人生命体征的同时，配合医师积极纠正病人休克症状，开放静脉，交叉配血，做好输血及输液的准备。提供心理支持，向病人及家属讲明手术的必要性，帮助病人以正常的心态接受此次妊娠失败的现实。

（2）非手术治疗病人的护理

①密切观察病人的一般情况、生命体征，重视病人的主诉，注意阴道出血量与腹腔内出血量。

②加强药物治疗，用药期间注意病人的病情变化及药物毒副反应。

③指导病人卧床休息，避免腹部压力增大，减少异位妊娠破裂的机会（2016）。指导病人摄取足够的营养物质，尤其是富含铁蛋白的食物，增强病人的抵抗力。

7．健康教育

（1）教育病人保持良好的卫生习惯，勤洗浴、勤换衣，性伴侣稳定。

（2）发生盆腔炎后须立即彻底治疗。

（3）告诫病人，下次妊娠时要及时就医。

十、胎盘早剥病人的护理

妊娠20周后或分娩期，正常位置的胎盘在胎儿娩出前，部分或全部从子宫壁剥离称为胎盘早期剥离，简称胎盘早剥。

1．病因

（1）血管病变：妊娠高血压综合征、慢性高血压病和肾炎病人常并发胎盘早剥。

（2）机械性因素：如腹部受撞击、挤压，摔伤或行外倒转术纠正胎位，均可造成胎盘早剥。

（3）子宫静脉压突然升高：长时间取仰卧位，巨大的妊娠子宫压迫下腔静脉，子宫静脉淤血，静脉压升高导致蜕膜静脉床淤血或破裂，部分或全部胎盘自子宫壁剥离。

（4）其他：包括吸烟、营养不良、吸毒等。

2．临床表现（2017）　突发性持续性腹部疼痛，伴或不伴阴道出血，其严重程度与剥离面大小及剥离部位的位置有关，见表7-3。

表7-3　胎盘早剥的分型及临床表现

	发病时间	剥离面积	出血情况	腹痛	腹部检查
轻型	分娩期	<1/3	外出血为主，量多，色暗红	轻或无	子宫软，大小符合妊娠月份，压痛不明显
重型	妊娠中、晚期	≥1/3	内出血为主，量少或无，贫血程度与外出血量不相符	突发持续腹痛、腰酸、腰背痛	子宫硬如板状，压痛明显，子宫大于孕周，胎位触不清

3．辅助检查

（1）产科检查：通过四步触诊判定胎方位、胎心、宫高、腹部压痛范围和程度等。

（2）B 超检查：可见胎盘增厚，胎儿面凸向羊膜腔。

（3）实验室检查：主要了解病人贫血程度及凝血功能。

（4）胎心监护。

4．治疗要点　纠正休克、及时终止妊娠是处理胎盘早剥的原则。积极补充血容量，输入新鲜血液。一旦确诊，及时终止妊娠。对并发症如凝血功能障碍、产后出血和急性肾衰竭等进行处理。

5．护理问题

（1）潜在并发症：弥散性血管内凝血。

（2）恐惧　与胎盘早剥起病急、进展快，危及母儿生命有关。

（3）预感性悲哀　与死产、切除子宫有关。

6．护理措施

（1）纠正休克和凝血功能障碍，迅速开放静脉，及时输入新鲜输血，补充血容量，同时密切监测胎儿状态。

（2）严密观察病情变化，及时发现并发症。

（3）为终止妊娠和新生儿抢救做好准备。

（4）预防产后出血。分娩后应及时给予宫缩药并按摩子宫，做好切除子宫的术前准备。同时预防晚期产后出血。

（5）产褥期护理。加强营养，纠正贫血，防止感染。死产者及时给予退乳措施。

十一、前置胎盘病人的护理

妊娠 28 周后若胎盘附着于子宫下段，甚至胎盘下缘达到或覆盖宫颈内口处，其位置低于胎儿先露部时，称为前置胎盘。前置胎盘是妊娠晚期阴道出血最常见的原因。

1．病因　可能与子宫内膜病变、宫腔异常、胎盘面积过大、胎盘异常或受精卵发育迟缓等因素有关。

2．临床表现及分类　妊娠晚期或临产时，发生无诱因、无痛性反复阴道出血（2014）是前置胎盘的主要症状，偶有发生于妊娠 20 周左右者。可分为 3 种类型。

（1）完全性前置胎盘：子宫颈内口全部为胎盘组织所覆盖，又称中央性前置胎盘。初次出血的时间早，反复出血次数频繁，量较多。

（2）部分性前置胎盘：子宫颈内口部分为胎盘组织所覆盖，出血情况介于完全性前置胎盘和边缘性前置胎盘之间。

（3）边缘性前置胎盘：胎盘附着于子宫下段，边缘不超越子宫颈内口。初次出血发生较晚，多于妊娠 37～40 周或临产后，量也较少。

病人可有贫血，程度与出血量成正比；常合并胎位异常、胎先露下降受阻；分娩时易发生产后出血及产褥感染。体检：子宫大小与停经月份一致，胎方位清楚，先露高浮，胎心可以正常或异常。

3．辅助检查

（1）超声检查：是目前最安全、有效的首选方法。

（2）阴道检查：目前一般不主张应用。

（3）产后检查胎盘及胎膜：可确立诊断。

4．治疗要点　原则是制止出血、纠正贫血和预防感染。

（1）期待疗法：适用于妊娠不足 36 周或估计胎儿体重小于 2300g，阴道出血量不多，孕妇全身情况良好，胎儿存活者。

（2）终止妊娠：适用于入院时出血性休克者，或期待疗法中发生大出血盆腔出血量虽少，但妊娠已近足月或已临产者。其中剖宫产术能迅速结束分娩，是处理前置胎盘的主要手段。阴道分娩适用于边缘性前置胎盘。

5．护理问题

（1）潜在并发症：出血性休克。

（2）有感染的危险　与前置胎盘剥离面靠近子宫颈口，细菌易经阴道上行感染有关。

6．护理措施

（1）终止妊娠者的护理：取去枕侧卧位，开放静脉，做好输血准备。在抢救休克的同时进行术前准备，并做好母儿生命体征监护及抢救准备工作。

（2）接受期待疗法者的护理

①保证休息，减少刺激，有活动性出血的前置胎盘孕妇需绝对卧床休息，以左侧卧位为佳，并定时间断吸氧，医护人员进行腹部检查时动作要轻柔，慎做阴道检查及肛查（2014、2016）。

②纠正贫血，除口服硫酸亚铁、输血等措施外，还应加强饮食营养指导。

③监测生命体征，及时发现病情变化：发现异常及时报告医师并配合处理。

④预防产后出血和感染。

⑤孕妇可有紧张恐惧的情绪，应进行心理护理（2014、2015）。

7．健康教育　护士应加强对孕妇的管理和宣教。指导围孕期妇女避免吸烟、酗酒等不良行为，避免多次刮宫、引产或宫内感染，防止多产，减少子宫内膜损伤或子宫内膜炎。妊娠出血者及时就医与诊断。

十二、羊水量异常病人的护理

1．羊水过多　凡在妊娠任何时期内羊水量超过 2000ml 者，称为羊水过多。

（1）病因：多胎妊娠、胎儿畸形、孕妇患病、胎盘脐带病变、特发性羊水过多（2014）。

（2）临床表现

①急性羊水过多：较少见。多发生于妊娠 20～24 周，病人出现呼吸困难，不能平卧，甚至出现发绀，表情痛苦，腹部疼痛，食量减少。下肢及外阴部水肿、静脉曲张。子宫明显大于妊娠月份，胎位不清，胎心遥远或听不清。

②慢性羊水过多：较多见。多发生于妊娠晚期，孕妇子宫大于妊娠月份，腹部膨隆、腹壁皮肤发亮、变薄，触诊时感到皮肤张力大，胎位不清，胎心遥远或听不到。

（3）辅助检查：B 超是羊水过多的重要辅助检查方法。B 超示羊水最大暗区垂直深度＞7 或 8cm，羊水指数＞18cm，即可诊断为羊水过多。

（4）治疗要点：①经诊断为羊水过多合并胎儿畸形者应及时终止妊娠。②羊水过多但仍为正常胎儿者，则应根据羊水过多的程度与胎龄决定处理方法。

（5）护理问题

①有胎儿受伤的危险　与破膜时易并发胎盘早剥、脐带脱垂、早产等有关。

②焦虑　与胎儿可能有畸形的结果有关。

（6）护理措施

①一般护理：适当休息，注意孕期运动。减少增加腹压的活动以防胎膜早破。

②病情观察：观察孕妇的生命体征，定期测量宫高、腹围和体重。

③配合治疗：腹腔穿刺放羊水时应防止速度过快、量过多，一次放羊水量不超过 1500ml，放羊水后腹部放置沙袋或加腹带包扎以防血压骤降发生休克（2015）。

（7）健康教育：①指导病人出院后注意休息，防止产后出血和感染。②指导病人再次受孕时加强孕期检查。

2．羊水过少　妊娠足月时羊水量少于 300ml 者称为羊水过少（2011）。

（1）病因：①母体因素，孕妇脱水、服用某些药物。②胎儿畸形。③胎盘功能异常。④其他，如羊膜病变等。

（2）临床表现：孕妇于胎动时感觉腹痛，检查时发现宫高、腹围小于同期正常妊娠孕妇，子宫的敏感度较高，轻微的刺激即可引起宫缩，临产后阵痛剧烈，宫缩不协调，宫口扩张缓慢，产程延长。可导致肺发育不全，胎儿生长迟缓等；同时，易发生胎儿宫内窘迫与新生儿窒息。

（3）辅助检查：①产科检查，羊水过少者宫高、腹围增长缓慢。②B 超测量，除羊水测量外，B 超还可了解胎儿情况。③直接测量，羊水量破膜时羊水量少于 300ml 即可诊断。

（4）治疗要点：针对病因，并根据胎儿及孕周情况制订处理方案。

（5）护理问题

①有胎儿受伤的危险　与羊水过少导致的胎儿发育畸形、宫内发育迟缓等有关。

②恐惧　与担心胎儿畸形有关。

（6）护理措施

①一般护理：孕妇休息时取左侧卧位，改善胎盘血液供应；教会孕妇自我监测宫内胎儿情况的方法和技巧。

②病情观察：观察孕妇和胎儿情况，判断病情进展，严格 B 超监测羊水量。

③配合治疗：合并有过期妊娠、胎儿宫内发育迟缓等须及时终止妊娠。进行预防性羊膜腔灌注治疗者应注意严格无菌操作，同时按医嘱给予抗感染药物。

（7）健康教育：同羊水过多。

十三、多胎妊娠及巨大胎儿病人的护理

1．多胎妊娠　一次妊娠子宫腔内同时有 2 个及以上的胎儿。

（1）分类

①双卵双胎：由 2 个卵子分别受精而形成的双胎妊娠。

②单卵双胎：由 1 个卵子受精后分裂而形成的双胎妊娠。

（2）临床表现：妊娠期早孕反应较重，子宫大于妊娠孕周，尤其是妊娠 24 周以后。因子宫增大明显，使横膈抬高，引起呼吸困难；胃部受压、胀满，食欲缺乏，摄入量减少，孕妇会感到极度疲劳和腰背部疼痛。孕妇自诉多处有胎动。

（3）辅助检查

①产前检查：有下列情况应考虑双胎妊娠：子宫比孕周大，羊水量也较多；孕晚期触及多个小肢体和两胎头；胎头较小，与子宫大小不成比例；在不同部位听到两个频率不同的胎心，同时计数 1 分钟，胎心率相差 10 次以上，或两胎心音之间隔有无音区；孕中晚期体重增加过快，不能用水肿及肥胖进行解释者。

②B 超检查：可以早期诊断双胎、畸胎，能提高双胎妊娠的孕期监护质量（2011），对中晚期的双胎诊断率几乎达 100%。

③多普勒胎心仪：在妊娠 12 周后听到两个频率不同的胎心音。

（4）治疗要点

①妊娠期：及早诊断出双胎妊娠者，增加其产前检查次数，注意休息，加强营养，注意预防并发症。

②分娩期：观察产程和胎心变化，如发现有宫缩乏力或产程延长，应及时处理。

③产褥期：第 2 胎儿娩出后应立即肌内注射或静脉滴注缩宫素，腹部放置沙袋，防止腹压骤降引起休克，同时预防发生产后出血。

（5）护理问题

①有受伤的危险　与双胎妊娠引起早产有关。

②潜在并发症：早产、脐带脱垂或胎盘早剥。

（6）护理措施

1）一般护理：①增加产前检查的次数。②注意多休息，尤其是妊娠最后 2～3 个月，要求卧床休息，卧床时最好取左侧卧位。③加强营养。

2）心理护理。

3）加强病情观察，及时发现并处理并发症。

4）症状护理：鼓励孕妇少量多餐，必要时增加铁、叶酸、维生素的供给。指导其做骨盆倾斜运动或局部热敷可缓解腰背部疼痛。采取措施预防静脉曲张。

5）治疗配合

①严密观察产程和胎心率变化，有异常及时处理。

②第 1 胎儿娩出后，立即断脐，协助扶正第 2 胎儿的胎位，以保持纵产式，通常在等待 20 分钟左右，第 2 胎儿自然娩出。如等待 15 分钟仍无宫缩，则可协助人工破膜或遵医嘱静脉滴注缩宫素促进宫缩。产程过程中应严密观察，及时发现脐带脱垂或胎盘早剥等并发症。

③为预防产后出血的发生，产程中开放静脉通道，做好输液、输血准备；第 2 胎儿娩出后应立即肌内注射或静脉滴注缩宫素，腹部放置沙袋，并以腹带紧裹腹部，防止腹压骤降引起休克。产后严密观察子宫收缩及阴道出血情况，发现异常及时配合处理。

④双胎妊娠者如系早产，产后应加强对早产儿的观察和护理。

（7）健康教育：指导孕妇注意休息，加强营养，注意阴道出血量和子宫复旧情况，及早识别产后出血、感染等异常情况。并指导母乳喂养和避孕。

2．巨大胎儿　指出生体重达到或超过 4000g 者。

（1）高危因素：父母身材高大；孕妇患糖尿病；孕妇营养过剩、肥胖、孕期增重过多等。

（2）临床表现：妊娠期子宫增大较快，妊娠后期孕妇可出现呼吸困难，自觉腹部及肋两侧胀痛等症状。

（3）辅助检查

①腹部检查：腹部明显膨隆，先露部高浮，宫底高。

②B超：测定胎儿双顶径、腹径、股骨长度等预测胎儿体重。

（4）治疗要点：①糖尿病孕妇应积极控制血糖。②胎儿体重≥4000g 合并糖尿病者宜剖宫产；胎儿体重≥4000g 无糖尿病者可阴道试产。③如先露部已大达坐骨棘水平下 3cm，第二产程延长时，可在会阴部侧切后行胎头吸引术或产钳术。

（5）护理问题

①有窒息的危险　与胎儿过大、难产有关。

②营养失调：低于机体的需要量　与糖尿病母亲的婴儿易出现低血糖有关。

（6）护理措施：①增加产前检查次数，密切监测产程的进展，及早发现产程异常及胎儿宫内窘迫。随时做好剖宫产准备。②检查新生儿的健康状况：糖尿病孕妇所生巨大儿应注意有无低血糖表现。③产后宜持续监测母亲的生命体征、恶露量等。

十四、胎儿窘迫病人的护理

胎儿窘迫是指胎儿在宫内有缺氧征象，危及胎儿健康和生命者。急性胎儿窘迫多发生在分娩过程中，慢性胎儿窘迫常发生在妊娠晚期。

1. 病因

（1）母体因素：孕妇患有高血压、慢性肾炎、妊娠期高血压疾病、重度贫血、心脏病、肺心病、高热、吸烟、产前出血性疾病和创伤、急产或子宫不协调性收缩、缩宫素使用不当、产程延长、子宫过度膨胀、胎膜早破等；或者产妇长期仰卧位，镇静药、麻醉药使用不当等。

（2）脐带、胎盘因素：脐带因素有长度异常、缠绕、打结、扭转、狭窄、血肿、帆状附着；胎盘因素有植入异常、形状异常、发育障碍、循环障碍等。

（3）胎儿因素：胎儿心血管系统功能障碍、胎儿畸形，如严重的先天性心血管病、母婴血型不合引起的胎儿溶血，胎儿贫血、胎儿宫内感染等。

2. 临床表现　主要表现为**胎心音改变、胎动异常**及羊水胎粪污染或羊水过少，严重者胎动消失。根据其临床表现，可以分为急性胎儿窘迫和慢性胎儿窘迫。

急性胎儿窘迫多发生在分娩期，主要表现为**胎心率加快或减慢**（2015），**初期胎动频繁**（2017），继而转弱及次数减少。宫缩压力试验或缩宫素压力试验等出现频繁的晚期减速或变异减速；羊水胎粪污染和胎儿头皮血 pH 下降，出现酸中毒。羊水胎粪污染可以分为 3 度：Ⅰ度为浅绿色，Ⅱ度为黄绿色并浑浊，Ⅲ度为棕黄色，稠厚。

慢性胎儿窘迫常发生在妊娠末期，往往延续至临产并加重，主要表现为胎动减少或消失，NST 基线平直，胎儿生长受限，胎盘功能减退，羊水胎粪污染等。

3. 治疗要点　急性胎儿窘迫者，积极寻找原因并给予及时纠正，如宫颈未完全扩张，胎儿窘迫情况不严重者，给予吸氧，嘱产妇**左侧卧位**，如胎心率变为正常，可继续观察（2013）；如宫口开全，胎先露部已达坐骨棘平面以下 3cm 者，应尽快助产经阴道娩出胎儿；如因缩宫素使宫缩过强造成胎心率减慢者，应立即停止使用，继续观察，病情紧迫或经上述处理无效者，立即剖宫产结束分娩。慢性胎儿窘迫者，应根据孕周、胎儿成熟度和窘迫程度决定处理方案。首先应指导孕妇采取左侧卧位，间断吸氧，积极治疗各种合并症或并发症，密切监护病情变化。如果无法改善，则应在促使胎儿成熟后迅速终止妊娠。

4．护理问题

（1）气体交换受损（胎儿）　与胎盘子宫的血流改变、血流中断（脐带受压）或血流速度减慢（子宫胎盘功能不良）有关。

（2）焦虑　与胎儿宫内窘迫状态有关。

（3）预期性悲哀　与胎儿可能死亡有关。

5．护理措施

（1）指导产妇取侧位休息，减少宫缩频率，降低子宫内压，给予吸氧。严密监测胎心变化，一般每 15 分钟听 1 次胎心或进行胎心监护，注意胎心变化型态（2012）。给予葡萄糖和维生素 C，可加强胎儿对缺氧的耐受性（2017）。

（2）做好术前准备及阴道助产准备。

（3）做好新生儿抢救和复苏的准备。

（4）心理护理：向孕产妇夫妇提供相关信息，帮助产妇减轻焦虑。

十五、胎膜早破病人的护理

胎膜早破指在临产前胎膜自然破裂，是常见的分娩期并发症。胎膜早破可引起早产、脐带脱垂及母儿感染。

1．病因与发病机制

（1）下生殖道感染。

（2）胎膜受力不均。

（3）羊膜腔内压力升高：常见于多胎妊娠、羊水过多等。

（4）营养因素，如缺乏维生素 C、锌及铜，可使胎膜张力下降而破裂。

（5）宫颈内口松弛。

（6）其他，如细胞因子、机械性刺激创伤或妊娠后期性交都可导致胎膜早破。

2．临床表现

（1）孕妇突感有较多液体自阴道流出，可混有胎脂及胎粪，继而少量间断性排出。咳嗽、打喷嚏、负重等腹压增加时，羊水流出。

（2）肛诊检查：触不到羊膜囊，上推胎儿先露部可见到流液量增多。

3．辅助检查

（1）阴道液酸碱度检查：正常阴道液 pH 为 4.5～5.5；羊水的 pH 为 7.0～7.5；尿液的 pH 为 5.5～6.5。

（2）阴道液涂片检查：阴道液干燥片检查有羊齿植物叶状结晶。结果比试纸测定可靠。

（3）羊膜镜检查：可直视胎先露部，看不到前羊膜囊，即可确诊为胎膜早破。

（4）超声检查：羊水量减少可协助诊断。

4．治疗要点　胎膜早破处理应根据孕周、胎儿有无畸形、有无宫内感染等考虑。

（1）妊娠 24 周内的胎膜早破应终止妊娠。

（2）妊娠 28～33 周的孕妇无妊娠禁忌、无宫内感染，可以在严密监护下延长孕周，并给予糖皮质激素促胎肺成熟（2017）。

（3）妊娠大于 34 周的孕妇，原则上不予保胎；足月胎膜早破 2～12 小时给予引产。

（4）存在宫内感染、胎儿窘迫者无论孕周多少，均不宜保胎。

（5）胎膜早破大于 12 小时，给予抗生素预防感染。

5．护理问题

（1）有感染的危险　与胎膜破裂后，下生殖道内病原体上行感染有关。

（2）有胎儿受伤的危险　与脐带脱垂和早产儿肺部不成熟有关。

6．护理措施（2013）

（1）密切观察胎心率的变化，定时观察羊水性状、颜色、气味等。

（2）住院待产妇应绝对卧床，采取左侧卧位，注意抬高臀部防止脐带脱垂（2012）。如有脐带先露或脐带脱垂，应在数分钟内结束分娩。多进食富含粗纤维的食物。

（3）预防感染（2014）：保持外阴清洁，每日用 1%苯扎溴铵（新洁尔灭）棉球擦洗会阴部 2 次；勤换会阴垫，保持清洁干燥，防止上行性感染；严密观察产妇的生命体征，进行白细胞计数检查，遵医嘱于胎膜破裂后 12 小时给予抗生素预防感染。

（4）心理护理：给予心理疏导，讲解胎膜早破相关疾病知识和治疗方式，缓解病人的担心与焦虑。

7．健康教育

（1）讲解胎膜早破的影响，使孕妇重视妊娠期卫生保健并积极参与产前保健指导活动。

（2）嘱孕妇妊娠后期禁止性交。

（3）指导病人补充足够的维生素及钙、锌、铜等元素。

（4）宫颈内口松弛者，应卧床休息，并于妊娠 14～18 周行宫颈环扎术。

十六、妊娠期合并症病人的护理

1．妊娠合并心脏病病人的护理　妊娠合并心脏病包括妊娠前已患有的心脏病、妊娠后发现或发生的心脏病。妊娠期、分娩期及产褥期均可加重心脏病病人的心脏负担而诱发心力衰竭。

（1）心脏病与妊娠的相互影响

①妊娠对心脏病的影响：妊娠 32～34 周、分娩期及产褥期的最初 3 天内，是患有心脏病孕妇最危险的时期（2015），易发生心力衰竭并危及生命。

②心脏病对妊娠的影响：心功能Ⅰ～Ⅱ级，无心力衰竭病史，且无其他并发症者，在密切监护下可以妊娠，必要时给予治疗。心功能Ⅲ～Ⅳ级，既往有心力衰竭病史、肺动脉高压、严重心律失常、右向左分流型先天性心脏病（法洛四联症等）、围生期心肌病遗留有心脏扩大、并发细菌性心内膜炎、风湿热活动期者，不宜妊娠，如已妊娠应在早期终止。

（2）临床表现：通常情况下，孕妇无特异性症状，但其发生心力衰竭时有以下表现。

1）早期心力衰竭征象：①轻微活动后即有胸闷、心悸、气短。②休息时心率每分钟超过 110 次，呼吸每分钟大于 20 次。③夜间需端坐呼吸。④肺底部出现少量持续性湿啰音，咳嗽后不消失。

2）左侧心力衰竭：主要临床表现为肺淤血和心排血量降低。

3）右侧心力衰竭：主要临床表现为体静脉淤血。

4）全心衰竭：右侧心力衰竭继发于左心衰竭形成全心衰竭。

（3）辅助检查

①心电图检查：提示各种严重的心律失常。

②X 线检查：可显示心脏扩大。

③超声心动图：精确地反映各心腔大小的变化，心瓣膜结构及功能情况。

④胎儿电子监护仪：预测宫内胎儿储备能力，评估胎儿健康状况。

（4）治疗要点：积极防治心力衰竭和感染。心力衰竭和严重感染是心脏病孕妇死亡的主要原因。

①非孕期：依据病人心脏病类型、病情及心功能状态确定病人是否可以妊娠（2015）。

②妊娠期：凡不宜妊娠者，应在妊娠 12 周前行人工流产术。妊娠超过 12 周者密切监护，积极预防心力衰竭。对于顽固性心力衰竭者，在严密监护下行剖宫产术终止妊娠。

③分娩期：合并其他并发症者，可放宽选择剖宫产终止妊娠。

④产褥期：产后 3 天内，尤其 24 小时内，仍是心力衰竭发生的危险时期，严密监护，按医嘱应用广谱抗生素预防感染。心功能Ⅲ级或以上者不宜哺乳。

（5）护理问题

①活动无耐力　与心排血量下降有关。

②潜在并发症：心力衰竭。

③焦虑　与不确定的妊娠结果有关。

（6）护理措施

1）妊娠期：①加强孕期保健，定期产前检查或家庭访视，尽早发现心力衰竭诱因。重点评估心脏功能及胎儿宫内情况。②识别早期心力衰竭的征象。③预防心力衰竭，保证孕妇每天至少 10 小时的睡眠且中午宜休息 2 小时，休息时应采取左侧卧位或半卧位。指导心脏病孕妇摄入高热量、高维生素、低盐低脂饮食，少量多餐，多食蔬菜和水果，保持排便通畅，勿用力排便。妊娠 16 周起，应限制食盐摄入，每日食盐量不超过 4～5g，防止水肿。整个妊娠期体重增加不宜超过 10kg（2017）。④预防治疗诱发心力衰竭的各种因素，尤其是上呼吸道感染。⑤指导孕妇及家属掌握妊娠合并心脏病的相关知识。

2）分娩期：①严密观察产程进展，防止心力衰竭的发生。产程中可以给予抬高床头，必要时吸氧。②缩短第二产程。③预防产后出血和感染，胎儿娩出后，应腹部立即放置沙袋。静脉或肌内注射缩宫素，禁用麦角新碱。遵医嘱进行输血、输液时应控制滴速。④给予心理及情感支持。

3）产褥期：①产后 72 小时严密监测生命体征，产妇应半卧位或左侧卧位，遵医嘱给予镇静药，在心功能允许的情况下，鼓励早期下床活动。②心功能Ⅰ～Ⅱ级的产妇可以母乳喂养，Ⅲ级或以上者及时回乳。

（7）健康教育

①饮食指导：清淡饮食，避免便秘。

②指导病人及家属人工喂养的方法。

③指导产妇注意保持外阴清洁。

④促进亲子关系建立，避免产后抑郁发生。

⑤不宜再妊娠者，在产后 1 周做绝育术。未做绝育术者应严格避孕。

⑥制订出院计划，确保产妇和新生儿得到良好的照顾，根据病情及时复诊。

2. 妊娠合并糖尿病病人的护理　妊娠合并糖尿病具有两种类型：一种是糖尿病合并妊娠，即妊娠前已有糖尿病的病人妊娠；另一种是妊娠期糖尿病，即妊娠期首次发病或发现的糖尿病。

（1）糖尿病与妊娠的相互影响

1）妊娠对糖尿病的影响：妊娠可使原有糖尿病病人的病情加重，使隐性糖尿病显性化，使既往无糖尿病的孕妇发生糖尿病。分娩过程中，易发生低血糖。胎盘娩出后，若不及时调整胰岛素用量，也极易发生低血糖。

2）糖尿病对妊娠的影响：取决于糖尿病病情及血糖控制水平。①对孕妇影响，流产率、妊娠期高血压、羊水过多、手术产率、产伤及产后出血发生率增高。泌尿系统感染最为常见，感染后易引发酮症酸中毒。②对胎儿影响，提高了巨大儿、胎儿畸形、早产及胎儿生长受限的发生率。③对新生儿的影响，新生儿呼吸窘迫综合征发生率增加，易发生新生儿低血糖。

（2）辅助检查

①血糖测定：2 次或 2 次以上空腹血糖≥5.8mmol/L 者。

②糖筛查试验：用于糖尿病筛查，孕妇于妊娠 24～28 周进行。

③口服葡萄糖耐量试验：诊断标准：空腹 5.6mmol/L，1 小时 10.3mmol/L，2 小时 8.6mmol/L，3 小时 6.7mmol/L，若其中有 2 项或 2 项以上达到或超过正常值者，可诊断为 GDM。

④肝肾功能检查：检查 24 小时尿蛋白定量、尿酮体及眼底等相关检查。

（3）治疗要点：严格控制血糖在正常值，减少母儿并发症。判断糖尿病的程度，以确定妊娠的可能性，选择正确的分娩方式。

（4）护理问题

①营养失调：低于或高于机体需要量　与血糖代谢异常有关。

②知识缺乏：缺乏糖尿病饮食的相关知识。

③有胎儿受伤的危险　与血糖控制不良导致巨大儿、畸形儿有关。

④潜在并发症：低血糖（2011）。

（5）护理措施

1）非孕期：嘱糖尿病妇女进行产前咨询，确定糖尿病的病情程度。

2）妊娠期（2011）：①指导孕妇正确控制血糖，指导孕妇掌握注射胰岛素的正确方法，讲解预防感染的方法，保持良好的心理状态。②监测血糖变化，定期进行肾功能及眼底检查。③了解胎儿健康状况。④控制饮食，少食多餐提倡低盐饮食。⑤适宜运动，以有氧运动最好，以不引起心悸、宫缩、胎心率的变化为宜。⑥提供心理支持。⑦合理用药，孕妇不宜采用口服降糖药物治疗。

3）分娩期：根据胎儿大小、宫颈及病情，选择分娩方式。无论体重大小均按早产儿处理，注意保暖和吸氧。新生儿娩出后取脐血检测血糖，并在 30 分钟后定时滴服 25%葡萄糖液防止低血糖（2012）。

4）产褥期：根据产妇血糖情况调整胰岛素用量，分娩后胰岛素减至分娩前的 1/2，并根据产后空腹血糖量调整。

（6）健康教育

①指导孕妇注意保持外阴清洁，避免感染。

②指导病人母乳喂养的正确方法。

③指导病人进行血糖自我监测，指导产妇定期接受产科和内科复查。

④建立亲子关系，提供避孕指导。

3．贫血

（1）贫血与妊娠的相互影响

①对母体的影响：妊娠可使原有贫血病情加重，而贫血则使孕妇妊娠风险增加。

②对胎儿影响：一般情况下胎儿缺铁程度不会太严重。若孕妇缺铁严重时，可造成胎儿生长受限、胎儿宫内窘迫、早产、死胎或死产等不良后果。

（2）辅助检查

①血象：小细胞低色素性贫血，血红蛋白<100g/L，血细胞比容<0.30 或红细胞<3.5×10^{12}/L，即可诊断为贫血。妊娠所致的生理性贫血，血红蛋白在 100～110g/L。

②血清铁测定：孕妇血清铁<6.5μmol/L 为缺铁性贫血。

（3）治疗要点：补充铁剂，治疗并发症；积极预防产后出血和感染。

（4）护理问题

①活动无耐力　与贫血引起的疲倦有关。

②有受伤的危险　与贫血引起的头晕，眼花等症状有关。

（5）护理措施

1）预防：积极治疗慢性失血性疾病，改变不良饮食习惯，适度增加营养，必要时补充铁剂。

2）妊娠期：①饮食护理，摄取高铁、高蛋白质及高维生素 C 食物，改善体内缺铁现状。②正确服用铁剂，首选口服制剂，补充铁剂的同时应服维生素 C 或稀盐酸促进铁的吸收。饭后或餐中服用铁剂。对于妊娠末期重度缺铁性贫血或口服铁剂胃肠道反应较重者，可采用深部肌内注射法补充铁剂。③加强母儿监护，积极预防各种感染。

3）分娩期：配血备用，严密观察产程，预防产后出血。胎儿前肩娩出时，遵医嘱注射宫缩剂。

4）产褥期：密切观察子宫收缩及阴道出血情况，补充铁剂，纠正贫血，应用抗生素预防和控制感染。注意休息，合理饮食，加强母乳喂养指导，提供家庭支持。

（6）健康教育：①指导母乳喂养，对于因重度贫血不宜哺乳者，详细讲解原因，并指导产妇及家人掌握人工喂养的方法。指导病人正确的回乳方法，如口服生麦芽冲剂或芒硝外敷乳房。②指导病人合理饮食，加强休息和营养。

十七、产力异常病人的护理

1．子宫收缩乏力

（1）病因

①精神因素：多见于初产妇，对分娩有恐惧心理，精神过度紧张，影响子宫收缩。

②产道与胎儿因素：骨盆异常或胎位异常是导致继发性子宫收缩乏力的最常见原因。

③子宫因素：子宫壁过度膨胀；多次妊娠分娩、子宫的急慢性炎症；子宫肌瘤等。

④内分泌失调：雌激素、缩宫素等分泌不足。

⑤药物影响：临产后不适当地使用大药量镇静药、镇痛药及麻醉药。

⑥其他：营养不良、贫血等。

（2）临床表现

1）协调性子宫收缩乏力：子宫收缩节律性、对称性和极性正常，但收缩力弱，宫腔压力低，持续时间短，间歇期长且不规律，宫缩小于 2 次/10 分。

2）不协调性子宫收缩乏力：多见于初产妇，表现为子宫收缩的极性倒置，产妇自觉宫缩强，持续腹痛，拒按，精神紧张，体力消耗，产程延长或停滞，严重者出现水、电解质紊乱、肠胀气、尿潴留、胎儿宫内窘迫。

3）产程曲线异常

①潜伏期延长：从临产规律宫缩开始至宫口开大 3cm 为潜伏期。初产妇潜伏期正常约需 8 小时，最大时限 16 小时，超过 16 小时为潜伏期延长。

②活跃期延长：从宫口开大 3cm 开始至宫口开全为活跃期。初产妇活跃期正常约需 4 小时，最大时限 8 小时，超过 8 小时为活跃期延长。

③活跃期停滞：进入活跃期后，宫口不再扩张达 2 小时以上，为活跃期停滞。

④第二产程延长：第二产程初产妇超过 2 小时，经产妇超过 1 小时尚未分娩，为第二产程延长。

⑤胎头下降延缓：活跃期晚期及第二产程胎头下降速度每小时小于 1cm，称胎头下降延缓。

⑥胎头下降停滞：活跃期晚期胎头停留在原处不下降达 1 小时以上，称胎头下降停滞。

⑦滞产：指总产程超过 24 小时。

（3）对母儿影响

①对产妇的影响：体力损耗；膀胱被压迫于胎先露部与耻骨联合之间，可形成膀胱阴道瘘或尿道阴道瘘；产后出血或感染。

②对胎儿、新生儿的影响：胎儿窘迫，新生儿窒息、产伤、新生儿颅内出血或死亡。

（4）治疗要点

①协调性子宫收缩乏力：病因治疗。

②不协调性子宫收缩乏力：原则上是恢复子宫收缩协调性，然后按协调性子宫收缩乏力处理，但在子宫收缩恢复其协调性之前，严禁应用缩宫素。

（5）护理问题

①疲乏　与产程延长、孕妇体力消耗、水电解质紊乱有关。

②有体液不足的危险　与产程延长、过度疲乏影响摄入有关。

（6）护理措施

1）协调性子宫收缩乏力者：明显头盆不称不能从阴道分娩者，应积极做剖宫产的术前准备。估计可经阴道分娩者做好以下护理。

①第一产程的护理：关心和安慰产妇、消除精神紧张与恐惧心理。补充营养、水、电解质。保持膀胱和直肠的空虚状态。针刺穴位、刺激乳头、人工破膜、缩宫素静脉滴注等方法加强宫缩。将缩宫素 2.5U 加于 0.9% 生理盐水 500ml 内，从 4~5 滴/分开始静脉滴注，滴速常不超过 60 滴/分；滴注时须专人监护，随时调节剂量、浓度和滴速，若出现 10 分钟内宫缩超过 5 次、宫缩持续 1 分钟以上或胎心率有变化，应立即停止滴注。必要时做好剖宫产的术前准备。

②第二产程的护理：应做好阴道助产和抢救新生儿的准备。

③第三产程的护理：预防产后出血及感染。于胎儿前肩娩出时肌内注射或静脉滴注缩宫素；胎儿、胎盘娩出后加大宫缩药用量，防止产后出血。凡破膜时间超过 12 小时、总产程超过 24 小时、肛查或阴道助产操作多者，应用抗生素预防感染。

2）不协调性宫缩乏力者：使产妇经过充分休息后恢复为协调性子宫收缩，若宫缩仍不协调或伴胎儿窘迫、头盆不称等，应及时通知医师，并做好剖宫产术和抢救新生儿的准备。

3）提供心理支持，减少焦虑与恐惧（2011）：重视评估产妇的心理状况，及时给予解释和支持，防止精神紧张。

2．子宫收缩过强

（1）病因：急产、缩宫素应用不当、待产妇的精神过度紧张等有关。

（2）临床表现

1）协调性子宫收缩过强：子宫收缩的节律性、对称性和极性均正常，仅子宫收缩力过强、过频，若产道无阻力，无头盆不称及胎位异常，可致急产，即总产程不超过3小时，多见于经产妇。

2）不协调性子宫收缩过强有两种表现

①强直性子宫收缩：子宫肌层出现强直性痉挛性收缩，宫缩间歇期短或无间歇，产妇烦躁不安、持续腹痛、拒按。胎方位触诊不清，胎心音听不清。有时可在脐下或平脐处见一环状凹陷，即病理性缩复环。导尿为血尿等先兆子宫破裂的征象。

②子宫痉挛性狭窄环：狭窄环可发生在宫颈、宫体的任何部位，以胎颈、胎腰处多见。产妇持续性腹痛、烦躁、宫颈扩张缓慢、胎先露下降停滞、胎心律不规则，时快时慢。此环特点是不随宫缩上升，阴道检查时在宫腔内可触及狭窄环。

（3）对母儿的影响

①对母体的影响：可致初产妇宫颈、阴道及会阴撕裂伤，甚至子宫破裂。产后子宫肌纤维缩复不良易发生胎盘滞留或产后出血。

②对胎儿及新生儿的影响：胎儿窘迫甚至胎死宫内、新生儿窒息、颅内出血等。

（4）治疗要点：识别发生急产的高危人群和急产征兆，正确处理急产，预防并发症。

（5）护理问题

①急性疼痛　与过频过强的子宫收缩有关。

②焦虑　与担心自身及胎儿安危有关。

（6）护理措施

①预防宫缩过强对母儿的损伤：有急产史者，有临产征象及时住院待产，一旦出现产兆，不能给予灌肠，应左侧卧位卧床休息。

②临产期：有产兆后提供缓解疼痛、减轻焦虑的支持性措施。嘱其不要向下屏气，给予宫缩抑制剂。

③正确处理分娩期：分娩时尽可能做会阴侧切术，以防止会阴撕裂。新生儿按医嘱给维生素 K_1 肌内注射，预防颅内出血。

④做好产后护理：观察宫体复旧、会阴伤口、阴道出血、生命体征等情况外。

十八、产道异常病人的护理

产道包括骨产道及软产道，是胎儿娩出的通道。产道异常可使胎儿娩出受阻，临床上以骨产道异常多见。

1．骨产道异常及临床表现

（1）骨盆入口平面狭窄：呈横扁圆形，常见于扁平骨盆。由于骨盆入口平面狭窄，于妊娠末期或临产后胎头衔接受阻，不能入盆。易致胎膜早破或胎头骑跨在耻骨联合上方（即**跨耻征阳性**），表现为继发性宫缩乏力。

（2）中骨盆及骨盆出口平面狭窄：常见于漏斗骨盆。临产后先露入盆不困难，但胎头下降至中骨盆和出口平面时，形成**持续性枕横位或枕后位**，产程停滞。

（3）骨盆 3 个平面狭窄：称均小骨盆。中等大小以上的胎儿经阴道分娩则有困难。

（4）畸形骨盆：骨软化症骨盆、偏斜骨盆。

2．软产道异常及临床表现

（1）外阴异常：外阴瘢痕、坚韧、水肿，使组织缺乏弹性，造成撕裂伤。

（2）阴道异常：阴道纵隔、横膈。

（3）宫颈异常：宫颈外口粘连、水肿、坚韧、瘢痕、宫颈癌、宫颈肌瘤等。

3．护理问题

（1）有感染的危险 与胎膜早破、产程延长、手术操作有关。

（2）有新生儿窒息的危险 与产道异常、产程延长有关。

（3）潜在并发症：子宫破裂、胎儿窘迫。

4．护理措施

（1）产程处理过程的护理

①有明显头盆不称、不能从阴道分娩者，按医嘱做好剖宫产术的术前准备与护理。

②轻度头盆不称者在严密监护下可以试产，试产 2～4 小时，减少阴道检查次数。胎头仍未入盆，并伴胎儿窘迫者，则应停止试产，及时行剖宫产术结束分娩。试产过程应专人守护，注意产程进展情况，必要时可用胎头吸引、产钳等阴道助产术。

（2）心理护理：为产妇及其家属提供心理支持。

（3）预防产后出血和感染：胎儿娩出后，及时按医嘱使用宫缩药、抗生素。

（4）新生儿护理：严密观察颅内出血或其他损伤的症状。

十九、胎位异常病人的护理

1．临床表现

（1）**持续性枕后位**：表现为产程延长，产妇自觉肛门坠胀及排便感，常致第二产程延长。

（2）**臀先露**：是最常见的异常胎位，由于臀小于头，后出头困难，易发生胎膜早破、脐带脱垂、胎儿窘迫、新生儿产伤等并发症。表现为孕妇常感觉肋下或上腹部有圆而硬的胎头，子宫收缩乏力，产程延长。

（3）肩先露：临产后由于先露部不能紧贴子宫下段，常出现宫缩乏力和胎膜早破。破膜后可伴有脐带和上肢脱垂等情况，可导致胎儿窘迫甚至死亡。

（4）面先露：多在临产后发现，因胎头极度仰伸，使胎儿枕部与胎背接触。引起子宫收缩乏力、会阴裂伤、产程延长。

（5）其他：额先露，常表现为产程延长，一般需剖宫产；复合先露，常见头与手的复合先露。表现为产程进展缓慢，产程延长。

2．治疗要点

（1）临产前：胎位异常者，定期产前检查，妊娠 30 周以前顺其自然；妊娠 30 周以后胎位仍不正常者，则根据不同情况给予矫治（2017）。

（2）临产后：根据产妇及胎儿具体情况综合分析，以对产妇和胎儿造成最少的损伤为原则，采用阴道助产或剖宫产术。

3．护理问题

（1）有新生儿窒息的危险　与分娩因素异常有关。

（2）恐惧　与难产及胎儿发育异常的结果有关。

4．护理措施　加强孕期及分娩期的监测与护理，减少母儿并发症。

（1）加强孕期保健。胎位异常者于 30 周前多能自行转为头先露，若 30 周后仍不纠正，可采取膝胸卧位纠正（2013），做 1 周后复查；还可以采用激光或艾灸"至阴穴"等。

（2）有明显头盆不称的产妇，按医嘱做好剖宫产术的术前准备。

（3）选择阴道分娩的孕妇应做好如下护理。

①鼓励待产妇进食；指导产妇合理用力；枕后位者，嘱其不要过早屏气用力。

②防止胎膜早破：尽量少做肛查，禁灌肠。一旦胎膜早破，立即观察胎心，抬高床尾。

③协助医师做好阴道助产及新生儿抢救的准备。

（4）心理护理：针对产妇及家属的疑问、焦虑与恐惧，提供心理支持。

二十、产后出血病人的护理

产后出血是指胎儿娩出后 24 小时内出血量超过 500ml 者（2014）。产后出血是分娩期的严重并发症，是导致产妇死亡的重要原因之一，在我国居产妇死亡原因首位。

1．病因

（1）子宫收缩乏力：是产后出血最常见的原因。

1）全身因素：产妇精神过度紧张；临产后过多使用镇静药、麻醉药或宫缩抑制剂；产妇合并有急、慢性的全身性疾病等。

2）局部因素：①子宫过度膨胀；②子宫肌纤维发育不良；③子宫肌壁损伤；④子宫肌水肿或渗血；⑤胎盘早剥所致子宫胎盘卒中及前置胎盘等。

（2）胎盘因素：胎盘滞留、胎盘粘连或植入、胎盘部分残留。

（3）软产道裂伤。

（4）凝血机制障碍。

2．临床表现

（1）症状：产后出血者面色苍白、出冷汗，主诉口渴、心慌、头晕，尤其是子宫出血潴留于宫腔及阴道内时，产妇表现为怕冷、寒战、打哈欠、懒言或表情淡漠、呼吸急促甚至烦躁不安，很快转入昏迷状态。软产道损伤造成阴道壁血肿的产妇会有尿频或肛门坠胀感，且有排尿疼痛。

（2）体征：血压下降，脉搏细数，子宫收缩乏力性出血及胎盘因素所致出血者，子宫轮廓不清，触不到宫底，按摩后子宫收缩变硬，停止按摩又变软，按摩子宫时阴道有大量出血。血液积存或胎盘已剥离而滞留于子宫腔内者，宫底可升高，按摩子宫并挤压宫底部刺激宫缩，可促使胎盘和淤血排出。因软产道裂伤或凝血功能障碍所致的出血，腹部检查宫缩较好，轮廓较清晰。

3．辅助检查

（1）评估产后出血量。

（2）测量生命体征与中心静脉压。

（3）实验室检查：血常规，出、凝血时间，凝血酶原时间及纤维蛋白原测定等。

4．治疗要点　针对出血原因，迅速止血；补充血容量，纠正失血性休克；防治感染。

5．护理问题

（1）潜在并发症：出血性休克。

（2）有感染的危险　与失血后抵抗力降低及手术操作有关。

6．护理措施

（1）预防产后出血

1）妊娠期

①加强孕期保健，定期接受产前检查，及时治疗高危妊娠或必要时及早终止妊娠。

②对高危妊娠者应提前入院。

2）分娩期

①第一产程：密切观察产程进展，防止产程延长。

②第二产程：胎肩娩出后立即肌内注射或静脉滴注缩宫素，以加强子宫收缩。

③第三产程：胎盘未剥离前，不可过早牵拉脐带或按摩、挤压子宫，待胎盘剥离征象出现后，及时协助胎盘娩出，并仔细检查胎盘、胎膜是否完整。

3）产褥期

①产后 2 小时内，产妇仍需留在产房接受监护。要密切观察产妇的子宫收缩、阴道出血及会阴伤口情况，定时测量产妇的血压、脉搏、体温、呼吸。

②督促产妇及时排空膀胱，以免影响宫缩致产后出血。

③早期哺乳，可刺激子宫收缩，减少阴道出血量。

④对可能发生产后出血的高危产妇，充分做好输血和急救的准备并做好保暖。

（2）针对原因止血，纠正失血性休克，控制感染

1）产后子宫收缩乏力所致大出血，可以通过使用宫缩药、按摩子宫、宫腔内填塞纱布条或结扎血管等方法达到止血的目的（2013）。

①按摩子宫：为常用有效的方法。

②应用宫缩药：根据产妇情况，可采用肌内注射、静脉滴注、舌下含服、阴道上药等方式给药。

③宫腔纱布填塞法：24 小时取出纱布条，取出前应先肌内注射宫缩药，并给予抗生素预防感染。宫腔填塞纱布条后应密切观察生命体征及宫底高度和大小。

④结扎盆腔血管：经上述积极处理后出血仍不止，可经阴道结扎子宫动脉上行支，若无效再经腹结扎子宫动脉或髂内动脉。必要时按医嘱做好切除子宫的术前准备。

2）胎盘因素导致的大出血要及时将胎盘取出，检查胎盘、胎膜是否完整，必要时做好刮宫准备。胎盘已剥离尚未娩出者，可协助产妇排空膀胱，然后牵拉脐带，按压宫底协助胎盘娩出；胎盘粘连者，可行徒手剥离胎盘后协助娩出；胎盘、胎膜残留者，可行钳刮术或刮宫术；胎盘植入者，应及时做好子宫切除术的术前准备；若子宫狭窄环所致胎盘嵌顿，应配合麻醉师使用麻醉药，待环松解后徒手协助胎盘娩出。

3）软产道损伤造成的大出血应按解剖层次逐层缝合裂伤处直至彻底止血。软产道血肿应切开血肿、清除积血、彻底止血缝合。

4）凝血功能障碍者所致出血首先应排除子宫收缩乏力、胎盘因素、软产道损伤等原因

引起的出血。<u>尽快输新鲜全血。</u>

5）失血性休克的护理：对失血过多尚未有休克征象者，应及早补充血容量；对失血多，甚至休克者应输血，以补充同等血量为原则；注意为病人提供安静的环境，保持平卧、吸氧、保暖；严密观察并详细记录病人的意识状态、皮肤颜色、血压、脉搏、呼吸及尿量；观察子宫收缩情况，有无压痛，恶露量、色、气味；观察会阴伤口情况及严格会阴护理；按医嘱给予抗生素防治感染。鼓励产妇进食营养丰富易消化饮食，多进富含铁、蛋白质、维生素的食物，如瘦肉、鸡蛋、牛奶、绿叶蔬菜、水果等，注意少量多餐。

7. 健康教育　关心产妇，鼓励其表达内心感受。出院时，指导产妇有关加强营养和适量活动的自我保健技巧，继续观察子宫复旧及恶露情况，按时复查。并提供避孕指导，<u>产褥期禁止盆浴，禁止性生活</u>。

二十一、羊水栓塞病人的护理

羊水栓塞是指在分娩过程中羊水突然进入母体血液循环引起的急性肺栓塞、过敏性休克、弥散性血管内凝血（DIC）、肾衰竭或猝死等一系列极严重的综合征。其发病急、病情凶险，是造成孕产妇死亡的重要原因之一。

1. 病因　高龄初产、经产妇、子宫收缩过强、急产、胎膜早破、前置胎盘、子宫破裂、剖宫产等是羊水栓塞的诱因。

2. 临床表现

（1）休克期：<u>主要发生于产程中或分娩前后一段时间内，尤其是刚破膜不久，产妇常有突发寒战、烦躁不安、恶心、呕吐、气急等先兆症状，随之出现呼吸困难、发绀、昏迷、脉搏细数、血压急剧下降，短时间内进入休克状态</u>。

（2）出血期：经历休克期幸存者便进入凝血功能障碍阶段，表现为<u>难以控制的大量阴道出血、切口渗血、全身皮肤黏膜出血、血尿及消化道大出血</u>。

（3）肾衰竭期：病人出现少尿（或无尿）和尿毒症表现，部分病人在休克出血控制后亦可因肾衰竭死亡。

3. 辅助检查

（1）身体检查：可以发现全身皮肤黏膜有出血点及瘀斑，切口渗血，心率增快，肺部可闻啰音等体征。

（2）实验室检查：痰涂片可查到羊水内容物，腔静脉取血可查出羊水中的有形物质，DIC各项血液检查指标呈阳性。

（3）心电图：右侧房室扩大。

（4）X线床边摄片：约90%的病人可见肺部双侧弥漫性点状、片状浸润影，沿肺门周围分布，伴轻度肺不张及心脏扩大。

4. 治疗要点　及时确诊后应立即抢救产妇，主要原则是抗过敏、纠正呼吸循环功能衰竭和改善低氧血症；抗休克，纠正凝血障碍，防治肾衰竭及感染。

5. 护理问题

（1）气体交换受损　与肺动脉高压、肺水肿有关。

（2）组织灌注不足　与弥散性血管内凝血及失血有关。

（3）有胎儿窘迫的危险　与羊水栓塞、母体呼吸循环功能衰竭有关。

6．护理措施

（1）羊水栓塞的预防：加强产前检查，注意诱因，及时发现前置胎盘、胎盘早剥等并发症并及时处理；严密观察产程进展，正确使用缩宫素，防止宫缩过强；严格掌握破膜时间，人工破膜宜在**宫缩的间歇期**，破口要小并控制羊水的流出速度；中期引产者，羊膜穿刺次数不应超过 3 次。

（2）羊水栓塞病人的处理与配合

1）最初阶段：首先是纠正缺氧，解除肺动脉高压，防止心力衰竭，抗过敏，抗休克。

①吸氧：取**半卧位，正压给氧**。

②抗过敏：按医嘱立即静脉推注地塞米松或氢化可的松静脉推注或静脉滴注。

③解痉挛：按医嘱使用阿托品、罂粟碱、氨茶碱等药，并观察治疗反应。

④纠正心力衰竭消除肺水肿：常用毛花苷 C（西地兰）静脉推注。

⑤抗休克纠正酸中毒：a．右旋糖酐-40（低分子右旋糖酐）补足血容量后血压仍不回升，可用多巴胺加于葡萄糖液静脉滴注；b. 5%碳酸氢钠 250ml 静脉滴注，并及时纠正电解质紊乱。

2）DIC 阶段：应早期抗凝，补充凝血因子，应用肝素；晚期抗纤溶同时也补充凝血因子，防止大出血。

3）少尿或无尿阶段：要及时应用利尿药，预防与治疗肾衰竭。

（3）产科处理：原则上应在产妇呼吸循环功能得到明显改善，并已纠正凝血功能障碍后再处理分娩。

（4）提供心理支持：对于神志清醒的病人，应给予鼓励，使其增强信心。

7．健康教育　对出院病人进行保健指导，包括增加营养和避孕。

二十二、子宫破裂病人的护理

子宫破裂是指子宫体部或子宫下段于妊娠晚期或分娩期发生的破裂，是产科最严重的并发症之一，威胁母儿生命，此病多发生于经产妇，特别是多产妇。

1．病因

（1）梗阻性难产：是引起子宫破裂最常见的原因。骨盆狭窄、头盆不称、胎位异常、胎儿异常、软产道阻塞等。

（2）瘢痕子宫：较常见的原因。

（3）宫缩药使用不当。

（4）手术创伤。

2．临床表现

（1）先兆子宫破裂：先兆子宫破裂的四大主要临床表现是子宫形成病理性缩复环、下腹部压痛、胎心率改变及血尿出现（2014）。

①症状：常见于发生梗阻性难产的产妇。产妇烦躁不安、疼痛难忍、下腹部拒按、表情极其痛苦、呼吸急促、脉搏加快。由于胎先露部紧压膀胱使之充血，出现排尿困难，甚至形成血尿。

②体征：**子宫呈强直性收缩，胎心表现为先加快后减慢或听不清**，胎动频繁。由于子宫收缩过频，胎儿供血受阻，表现为胎儿宫内窘迫。强有力的宫缩使子宫下段拉长变薄，而宫体更加增厚变短，两者间形成明显的环状凹陷，此凹陷逐渐上升达脐部或脐部以上，称为病

理性缩复环。子宫下段压痛明显，甚至出现血尿。这种情况若不及时排除，子宫将很快在病理性缩复环处及其下方发生破裂。

（2）子宫破裂

①症状：继先兆子宫破裂症状后，产妇突感下腹部撕裂样剧痛，子宫收缩骤然停止，腹痛稍缓解后不久又出现全腹持续性疼痛，伴有面色苍白、出冷汗、脉搏细速、呼吸急促、血压下降等休克征象。

②体征：病人出现全腹压痛、反跳痛等腹膜刺激征；腹壁下可清楚扪及胎体，子宫缩小位于侧方，胎心、胎动消失。阴道检查可见鲜血流出，肛查发现曾扩张的宫口回缩，下降中的胎先露升高甚至消失。

3. 辅助检查

（1）腹部检查。

（2）实验室检查：血常规检查可见血红蛋白值下降，白细胞计数增加。尿常规检查可见有红细胞或肉眼血尿。

（3）其他：腹腔穿刺可证实腹腔内出血；行超声检查可协助发现子宫破裂的部位及胎儿与子宫关系。

4. 治疗要点

（1）先兆子宫破裂：立即采取有效措施抑制子宫收缩，如全身麻醉或肌内注射哌替啶100mg 等，立即行剖宫产术，迅速结束分娩。

（2）子宫破裂：在积极抢救休克的同时，无论胎儿是否存活均应尽快做好剖宫产术前准备。

5. 护理问题

（1）疼痛　与强直性子宫收缩、病理性缩复环或子宫破裂血液刺激腹膜有关。

（2）组织灌注量不足　与子宫破裂后大量出血有关。

（3）预感性悲哀　与切除子宫及胎儿死亡有关。

6. 护理措施

（1）预防子宫破裂

①加强产前检查。

②对有剖宫产史或有子宫手术史的病人，应在预产期前 2 周住院待产。

③避免滥用宫缩药。

（2）先兆子宫破裂病人的护理

①密切观察产程进展，注意胎心变化。

②待产时出现宫缩过强及下腹部压痛或腹部出现病理性缩复环时，应立即报告医师并停止缩宫素引产及一切操作，同时监测产妇的生命体征，按医嘱给予抑制宫缩、吸氧并做好剖宫产的术前准备。

（3）子宫破裂病人的护理

①迅速给予输液、输血，短时间内补足血容量；纠正酸中毒。

②术中、术后按医嘱应用大剂量抗生素以防感染。

③严密观察并记录生命体征、出入量；急查血红蛋白，评估失血量。

（4）提供心理支持

①做好解释工作。

②对胎儿已死亡的产妇，要帮助其度过悲伤阶段，允许其表现悲伤情绪，甚至哭泣，倾听产妇诉说内心感受。

③为产妇提供生活上的护理和陪伴，鼓励其进食。

7. 健康教育 子宫破裂者 2 年内不宜妊娠（2015）。

二十三、产褥感染病人的护理

产褥感染是指产褥期内生殖道受病原体侵袭而引起局部和全身的炎性变化。产妇分娩 24 小时以后的 10 天内用口表每日测量体温 4 次，有 2 次≥38℃。其原因包括各系统感染，但以产褥感染为主。产褥感染为常见的产褥期并发症及产妇死亡的常见原因之一。

1. 病因

（1）诱发因素：如胎膜早破、羊膜腔感染、产程延长、产前产后出血、产科手术操作或慢性疾病、孕期贫血、营养不良、体质虚弱及妊娠晚期性生活等。

（2）感染途径：①内源性感染，诱因出现时，正常孕产妇生殖道或其他部位寄生的病原体由非致病菌转化为致病菌而引起感染。②外源性感染，外界的病原体侵入生殖道而引起的感染。

（3）病原体：产妇生殖道内有大量的病原体，以厌氧菌为主。

2. 临床表现 发热、疼痛、异常恶露为产褥感染三大主要症状。

（1）外阴伤口感染：表现为会阴部疼痛。局部伤口有红肿、硬结、脓性分泌物流出，较重时可伴有低热。

（2）急性阴道、宫颈炎：表现为黏膜充血、水肿、溃疡、脓性分泌物增多。轻度发热、畏寒、脉速等全身症状。

（3）急性子宫内膜炎、子宫肌炎：若为子宫内膜炎，表现为子宫内膜充血、坏死，恶露量多且有臭味，伴有下腹疼痛、子宫复旧不良（2017）。若为子宫肌炎，高热、寒战、头痛、心率增快、白细胞增多，下腹疼痛、子宫复旧不良，子宫压痛明显，恶露增多有臭味。

（4）急性盆腔结缔组织炎、急性输卵管炎：表现为下腹痛伴肛门坠胀，伴有持续高热、寒战、脉速、头痛等全身症状。

（5）急性盆腔腹膜炎及弥漫性腹膜炎：出现全身中毒症状，如高热、恶心、呕吐、腹胀，检查发现腹部压痛、反跳痛、肌紧张。

（6）血栓性静脉炎：反复发作寒战、高热。当髂总静脉或股静脉栓塞时影响下肢静脉回流，出现下肢水肿、皮肤发白和疼痛，称股白肿。

（7）脓毒血症及败血症：出现严重全身症状及感染性休克症状，如寒战、高热、脉细速、血压下降、呼吸急促、尿量减少等。

3. 辅助检查

（1）血液检查：白细胞计数增高，红细胞沉降率加快，血清 C 反应蛋白大于 8mg/L，有助于早期诊断感染。

（2）细菌培养：用于确定病原体及敏感的抗生素。

（3）B 超、CT 及磁共振成像检查：用于定位及定性诊断。

4. 治疗要点

（1）支持疗法：纠正贫血和水、电解质紊乱。

（2）抗生素治疗：依据细菌培养和药敏试验结果调整抗生素种类和剂量，<u>首选广谱高效抗生素</u>。严重者，短期加用肾上腺皮质激素。

（3）其他：清除感染灶，盆腔脓肿者行切开引流。

5．护理问题

（1）体温过高　与感染因素的存在及产后机体抵抗力下降有关。

（2）疼痛　与产褥感染有关。

（3）营养失调：低于机体需要量　与发热消耗多，摄入量降低有关。

（4）焦虑　与担心疾病预后有关。

6．护理措施

（1）一般护理：保证充足休息，<u>采取半卧位，或抬高床头，促进恶露引流</u>，防止感染扩散。加强营养，<u>给予高蛋白、高热量、高维生素易消化饮食</u>。鼓励产妇多饮水，保证足够的液体摄入。保持会阴部清洁干净，及时更换会阴垫；<u>治疗期间不要盆浴</u>，可采用淋浴。

（2）病情观察：密切观察产后生命体征的变化。观察是否有恶心、呕吐、全身乏力、腹胀、腹痛等症状。同时<u>观察记录恶露的颜色、性状与气味，子宫复旧情况及会阴伤口情况</u>。

（3）注意抗生素使用的间隔时间，维持血液中有效浓度。严重病例有感染性休克或肾衰竭者应积极配合抢救。

（4）心理护理：向病人及家属介绍病情及治疗方案，增加治疗信息，缓解其焦虑。

7．健康教育

（1）指导产妇自我观察，保持会阴部清洁。

（2）给予饮食活动指导，嘱病人产褥期结束返院复查。

二十四、晚期产后出血病人的护理

晚期产后出血指<u>分娩 24 小时后</u>，于产褥期内发生子宫大量出血（2017）。<u>多于产后 1～2 周发生</u>，也有迟至产后 6 周发病者。

1．病因

（1）<u>胎盘、胎膜残留</u>：为最常见原因，一般在产后 10 天左右发生。

（2）蜕膜残留：蜕膜剥离不全。

（3）子宫胎盘附着面感染或复旧不全：常发生在 2 周左右。

（4）剖宫产术后切口愈合不良。

（5）感染：多见于子宫内膜炎。

（6）肿瘤：滋养细胞瘤及子宫黏膜下肌瘤等。

2．临床表现　<u>产后 24 小时出现反复出血或突然大量出血</u>。

3．辅助检查

（1）血常规及尿常规：了解贫血及感染情况。

（2）超声检查：用于判断宫腔有无残留物及子宫切口愈合情况。

（3）血 HCG 测定：用于排除胎盘及绒毛膜癌。

（4）宫腔分泌物培养或涂片检查。

（5）病理检查。

4．治疗要点　根据出血原因针对性治疗，如药物治疗和手术治疗；同时，给予抗生素预防。

5．护理问题

（1）体温不足　与产后出血有关。

（2）有感染的危险　与阴道出血时间过长、侵入性操作等有关。

（3）焦虑　与突然出血、担心自身健康有关。

（4）潜在并发症：失血性休克。

6．护理措施（2011、2013）

（1）病情观察：密切观察产后生命体征的变化，严密观察出血征象，观察皮肤颜色、血压及脉搏，防止出现失血性休克。同时注意观察子宫复旧、有无压痛及阴道出血情况，记录出血量。

（2）一般护理：为病人提供安静的环境，保证充足休息，采取平卧位。鼓励产妇进食营养丰富易消化饮食，多进富含铁、蛋白质、维生素的食物，少量多餐。

（3）预防感染：注意保持会阴部清洁。遵医嘱给予抗生素。

（4）心理护理：向病人及家属介绍晚期产后出血的病因及治疗方法，缓解病人焦虑。

7．健康教育

（1）指导产妇自我保健技巧。

（2）指导产妇按时接受产后复查。

（3）提供避孕指导，产褥期禁止盆浴和性生活。

第 8 章　新生儿和新生儿疾病的护理

一、正常新生儿的护理

从脐带结扎至出生后满 28 天称为新生儿期。**正常足月儿**是指胎龄满 37～42 周出生，出生体重在 2500～4000g，无任何畸形和疾病的活产婴儿 。

1. 新生儿分类

（1）根据胎龄分类

①足月儿：胎龄满 37 周至未满 42 周的新生儿。

②早产儿：胎龄<37 周的新生儿。

③过期产儿：胎龄≥42 周的新生儿。

（2）根据出生体重分类

①正常体重儿：指出生体重为 2500～4000g 的新生儿。

②低出生体重儿：指出生体重<2500g 者。其中，体重<1500g 者又称极低出生体重儿；体重<1000g 者又称为超低出生体重儿。

③巨大儿：指出生体重>4000g 者，包括正常和有疾病者。

（3）根据出生体重和胎龄关系分类

①适于胎龄儿：指出生体重在同胎龄儿平均体重的第 10～90 百分位者。

②小于胎龄儿：指出生体重在同胎龄儿平均体重的第 10 百分位以下的新生儿。

③大于胎龄儿：指出生体重在同胎龄儿平均体重的第 90 百分位以上的新生儿。

（4）高危儿：指已发生或有可能发生危重情况而需要密切观察的新生儿。包括以下几种情况。

①母亲有异常妊娠史的新生儿：母亲有糖尿病、妊娠高血压综合征、先兆子痫、阴道出血、感染、吸烟、酗酒史及母亲为 Rh 阴性血型等；母亲过去有死胎、死产史等。

②异常分娩的新生儿：各种难产如高位产钳、臀位娩出，分娩过程中使用镇静和镇痛药物等。

③出生时有异常的新生儿：如出生时 Apgar 评分低于 7 分、脐带绕颈、各种先天性畸形等，以及早产儿、小于胎龄儿、巨大儿、多产儿等。

2. 正常新生儿的神经系统特点　足月儿出生时已具有原始的神经反射如觅食反射、吸吮反射、握持反射、拥抱反射和交叉伸腿反射。新生儿巴氏征、克氏征、佛斯特征阳性属正常现象。出生时已存在终身不消失的反射包括角膜反射、瞳孔对光反射、结膜反射及吞咽反射等。出生时已存在以后逐渐消失的反射包括觅食反射、拥抱反射、握持反射、吸吮反射及颈肢反射等（2012）。

3. 常见几种特殊生理状态（2011）

（1）**生理性体重下降**：新生儿出生后数日内，因丢失水分较多及胎粪排出，出现体重下降，但一般不超过 10%，<u>出生后 10 天左右恢复到出生时体重（2015）</u>。

（2）**生理性黄疸**：参见本章"六、新生儿黄疸的护理"。

（3）**乳腺肿大**：出生后第 3～5 天，男、女新生儿均可发生乳腺肿大，切勿挤压，以免感染。一般出生后 2～3 周消退（2013）。

（4）**"马牙"和"螳螂嘴"**：新生儿上腭中线和牙龈切缘上常有黄白色小斑点，俗称"马牙"，系上皮细胞堆积或黏液腺分泌物积留所致，于出生后数周至数月自行消失。新生儿面颊部有脂肪垫，俗称"螳螂嘴"，对吸乳有利，不应挑割，以免发生感染。

（5）**假月经**：有些女婴出生后 5～7 天阴道可见血性分泌物，可持续 1 周，称假月经（2012）。系因妊娠后期母亲雌激素进入胎儿体内，出生后突然中断，形成类似月经的出血，<u>一般不必处理（2014）</u>。

（6）**栗粒疹**：新生儿出生后 3 周内，可在鼻尖、鼻翼、面颊部长出细小的、白色或黑色的、突出在皮肤表面的皮疹，系新生儿皮脂腺功能未完全发育成熟所致，多自行消退，一般不必处理。

4．**护理措施**

（1）**保持呼吸道通畅**：新生儿娩出后，一切操作均应在保暖条件下进行。在新生儿开始呼吸前应迅速清除口、鼻部的黏液及羊水，以免引起吸入性肺炎。保持新生儿舒适体位，如仰卧时避免颈部前屈或过度后仰，俯卧时头侧向一侧。根据吸吮、吞咽能力选择喂养方式，喂奶后应竖抱小儿轻叩背部，取右侧卧位，防止溢乳和呕吐引起窒息。

（2）**维持体温稳定**

①保暖：新生儿出生后应立即擦干身体，用温暖的毛巾包裹，以减少辐射、对流及蒸发散热，并应因地制宜采取不同的保暖措施，使新生儿处于"适中温度"。保暖方法有戴帽、母体胸前怀抱、母亲"袋鼠"式怀抱，应用热水袋、婴儿暖箱和远红外辐射床等。此外，接触新生儿的手、仪器、物品等均应保持温暖。

②新生儿室条件：新生儿室应安置在阳光充足、空气流通的朝南区域。室内最好备有空调和空气净化设备，<u>保持室温在 22～24℃（2013）</u>、相对湿度在 55%～65%。每张床最好拥有 $3m^2$ 的空间，床间距宜 1m 以上。

（3）**预防感染**

①严格执行消毒隔离制度：接触新生儿前后勤洗手，避免交叉感染。各类医疗器械定期消毒，每季度对工作人员做 1 次咽拭子培养，对患病或带菌者暂调离新生儿室。

②保持脐部清洁干燥（2013）：一般在新生儿分娩后立即结扎脐带，<u>用棉签蘸酒精溶液消毒脐带残端</u>。脐带脱落前应注意脐部有无渗血，保持脐部不被污染。脐带脱落后应注意脐窝有无分泌物及肉芽，有分泌物者先用 3% 的过氧化氢（双氧水）棉签擦拭，再用 0.2%～0.5% 的碘伏棉签擦拭，并保持干燥。有肉芽组织可用硝酸银烧灼局部。

（4）**做好皮肤护理**：体温稳定后，每天沐浴 1 次，以保持皮肤清洁和促进血液循环。检查脐带、皮肤完整性及有无肛旁脓肿等情况，每次大便后用温水清洗会阴及臀部，以防尿布性皮炎。衣服宽大、质软，不用纽扣。

（5）**合理喂养**

①喂养：正常足月儿提倡早哺乳，一般出生后半小时内即可让母亲怀抱新生儿使其吸吮，以促进乳汁分泌，并可防止低血糖。鼓励按需哺乳。无法母乳喂养者先试喂 5%～10% 葡萄

糖水，如无消化道畸形，吸吮吞咽功能良好者可给予配方乳。人工喂养者，奶具专用并严格消毒，奶汁流速以连续滴入为宜。奶量以喂奶后安静、不吐、无腹胀和理想的体重增长（15～30g/d，生理性体重下降期除外）为标准。4～6个月婴儿提倡纯母乳喂养（2015）。

②监测体重：定时、定秤测量。每次测量前均要调节磅秤零点，确保测得体重的精确度，为解营养状况提供可靠依据。

（6）确保安全避免让新生儿处于危险的环境，如高空台面，可能触及的热源、电源及尖锐物品等。照顾者指甲要短而钝。

5．健康教育

（1）促进母婴感情建立：提倡母婴同室和母乳喂养。在母婴情况允许下，应尽早将新生儿安放在母亲身旁，进行皮肤接触，鼓励提早吸吮，促进感情交流（2016），利于新生儿身心发育。

（2）宣传有关育儿保健知识：与家长沟通时，介绍喂养、保暖、皮肤护理、预防接种、添加辅食的原则等知识。

（3）新生儿筛查：目的是早诊断某些疾病、早治疗，防止损伤。避免患儿发生智力低下、严重的疾病或死亡。护士应了解新生儿筛查的相关项目，并给予相应的指导。

二、早产儿的护理

1．外观特点（2011）　早产儿体重大多在2500g以下，身长不到47cm，哭声轻，颈肌软弱，四肢肌张力低下，皮肤红嫩，胎毛多，耳壳软，指（趾）甲未达指（趾）端，乳晕不清，足底纹少，男婴睾丸未降或未完全下降，女婴大阴唇不能盖住小阴唇。

2．护理措施

（1）维持体温恒定：根据早产儿的体重、成熟度及病情，给予不同的保暖措施，加强体温监测。一般体重小于2kg者，应尽早置婴儿暖箱保暖（2012）。体重大于2kg在箱外保暖者，应给予戴帽保暖，以降低氧耗量和散热量。暴露操作应在远红外辐射床保暖下进行；没有条件者，因地制宜，加强保暖，尽量缩短操作时间。维持室温在24～26℃（2011）、相对湿度在55%～65%（2016）。

（2）合理喂养：尽早开奶，以防止低血糖。出生体重在1500g以上而无发绀的患儿，可于出生后2～4小时喂葡萄糖水2ml/kg（2012）。提倡母乳喂养，无法母乳喂养者以早产儿配方乳为宜。喂乳量根据早产儿耐受力而定，以不发生胃潴留及呕吐为原则。吸吮能力差和吞咽不协调者可用间歇鼻饲喂养、持续鼻饲喂养，能量不足者以静脉高营养补充并合理安排，补液与喂养时间交叉，尽可能减少血糖浓度波动。每天详细记录出入量、准确测量体重，以便分析、调整喂养方案，满足能量需求。早产儿缺乏维生素K依赖凝血因子，出生后应及时补充维生素K，预防出血症。除此之外，还应补充维生素A、维生素C、维生素D、维生素E和铁剂等物质。

（3）维持有效呼吸：保持呼吸道通畅，早产儿仰卧时可在肩下放置小的软枕，避免颈部弯曲、呼吸道梗阻。出现发绀时应查明原因，同时给予吸氧，吸入氧浓度以维持动脉血氧分压50～80mmHg（6.7～10.7kPa）或经皮血氧饱和度在85%～93%为宜（2016）。一旦症状改善立即停用，预防氧疗并发症。呼吸暂停者给予拍打足底、托背、刺激皮肤等处理，条件允许放置水囊床垫，利用水振动减少呼吸暂停的发生。反复发作者可遵医嘱给予氨茶碱静脉输注。

（4）密切观察病情：早产儿各器官系统功能不成熟，护理人员应加强巡视，密切观察病情变化。如发现异常表现，如体温低、呼吸不规则或呻吟、面部或全身发绀或苍白、烦躁不安、反应低下、惊厥发生、黄疸出现早或程度重、拒食等，应及时报告医生，并协助查找原因，进行处理。

（5）预防感染：加强口腔、皮肤和脐部的护理，对于脐带未脱落者，<u>用 75％乙醇和 2.5％的碘酊消毒局部皮肤，保持脐部清洁干燥</u>。每日口腔护理 1～2 次，每天沐浴 1 次。严格执行消毒隔离制度，防止交叉感染。强化洗手意识，每次接触早产儿前后要洗手或用快速消毒液擦拭手部，严格控制医源性感染。

（6）健康教育：应在提供隔离措施的前提下，鼓励父母进入早产儿室，探视和参与照顾患儿的活动，如抱抚、亲自喂奶等。指导父母冲调奶粉、沐浴、预防接种、门诊随访的相关事项等，以使他们得到良好的信息支持并树立照顾患儿的信心。

三、新生儿窒息的护理

新生儿窒息是指出生后 1 分钟内无自主呼吸或未能建立规律性呼吸的缺氧状态，可导致低氧血症和混合性酸中毒。

1. 病因

（1）孕母因素：患有全身性疾病如糖尿病、心脏病等；妊高征；吸毒、吸烟；年龄＞35 岁或＜16 岁等。

（2）胎盘和脐带因素：前置胎盘、胎盘早剥、胎盘老化等；脐带受压、打结、绕颈等。

（3）分娩因素：难产，手术产如高位产钳；产程中药物使用不当等。

（4）胎儿因素：早产儿、小于胎龄儿、巨大儿；先天畸形如呼吸道畸形；羊水或胎粪吸入气道；胎儿宫内感染所致神经系统受损等。

2. 临床表现

（1）<u>Apgar 评分（2012、2015、2016）：内容包括心率、呼吸、对刺激的反应、肌张力和皮肤颜色等 5 项（2013）</u>；每项 0～2 分，总共 10 分，8～10 分为正常。出生后 1 分钟评分可区别窒息程度，5 分钟及 10 分钟评分有助于判断复苏效果及预后。详见表 8-1。

表 8-1　新生儿 Apgar 评分法

体　　征	评分标准		
	0	1	2
皮肤颜色	发绀或苍白	躯干红、四肢发绀	全身红
心率（次/分）	无	＜100	＞100
弹足底或插胃管反应	无反应	有些动作、如皱眉	哭、喷嚏
肌肉张力	松弛	四肢略屈曲	四肢能活动
呼吸	无	慢、不规则	正常，哭声响

（2）轻度窒息：Apgar 评分 4～7 分。表现为躯干红、四肢发绀，呼吸表浅或不规则，心搏规则有力，心率减慢，多为 80～120 次/分，弹足底或插鼻管有动作，肌张力好，四肢稍屈。

（3）重度窒息：Apgar 评分 0～3 分。表现为全身皮肤苍白、口唇发绀，无呼吸或微弱呼吸，心搏不规则，心率＜80 次/分且弱，弹足底或插鼻管无反应，肌张力松弛。

3．辅助检查　血气分析可显示呼吸性酸中毒或代谢性酸中毒。根据病情需要还可选择性测血糖、血电解质、血尿素氮及肌酐等生化指标。

4．治疗要点

（1）预防及积极治疗孕母疾病。

（2）早期预测，估计胎儿娩出后有窒息危险时，应充分做好准备工作。

（3）及时复苏，按 ABCDE 复苏方案。A：清理呼吸道；B：建立呼吸，增加通气；C：维持正常循环；D：药物治疗；E：评价。

（4）复苏后处理，评估和监测生命体征、尿量、肤色等。

5．护理问题

（1）自主呼吸受损　与羊水、气道分泌物吸入导致低氧血症和高碳酸血症有关。

（2）体温过低　与缺氧有关。

（3）焦虑（家长）　与病情危重及预后不良有关。

6．护理措施

（1）复苏

1）复苏程序：严格按照 A-B-C-D-E 步骤进行，顺序不能颠倒。

A（通畅气道）：①置于预热的保暖台上；②温热干毛巾揩干头部及全身；③摆好体位，肩部以布卷垫高 2～2.5cm，使颈部轻微伸仰；④立即吸净口、咽、鼻黏液，吸引时间不超过 10 秒，先吸口腔，再吸鼻腔黏液。

B（建立呼吸）：①拍打足底和摩擦婴儿背来促使呼吸出现；②复苏器加压给氧，通气频率为 40～60 次/分，吸呼比 1：2（2016）。

C（恢复循环）：可采用双拇指法：操作者双拇指并排或重叠于患儿胸骨体下 1/3 处，其他手指围绕胸廓托在后背；中示指法：操作者一手的中示指按压胸骨体下 1/3 处，另一只手或硬垫支撑患儿背部；按压频率为 120 次/分（每按压 3 次，正压通气 1 次）压下深度为 1.5～2cm。

D（药物治疗）：①建立有效的静脉通路；②胸外心脏按压不能恢复正常循环时，遵医嘱静脉或气管内注入 1：10 000 肾上腺素。

E（评价）：复苏过程中要每 30 秒评价新生儿情况，以确定进一步采取的抢救方法。

2）复苏后监护：监护主要内容为生命体征、尿量、肤色和窒息所导致的神经系统症状等。

（2）保温：可将患儿置于远红外保暖床上，病情稳定后置暖箱中保暖或热水袋保暖，维持患儿肛温 36.5～37.6℃。

（3）家庭支持：提供情感支持。

7．健康教育　出院指导时向家长重点强调预防患儿感染（2016）。

四、新生儿缺氧缺血性脑病的护理

新生儿缺氧缺血性脑病（HIE）是由于各种围生期因素引起的缺氧和脑血流减少或暂停而导致胎儿和新生儿的脑损伤，是新生儿窒息后的严重并发症。

1．病因

（1）缺氧：HIE 发病的核心。其中围生期窒息是主要原因。

（2）缺血：心搏停止或严重的心动过缓；重度心力衰竭或周围循环衰竭。

2．临床表现

（1）轻度：表现为兴奋、激惹，肢体及下颌可出现颤动，吸吮反射正常，拥抱反射活跃，肌张力正常，呼吸平稳，前囟平，一般不出现惊厥。症状于 24 小时后逐渐减轻。

（2）中度：表现为嗜睡、反应迟钝，肌张力减低，肢体自发动作减少，可出现惊厥。前囟张力正常或稍高，拥抱反射和吸吮反射减弱，瞳孔缩小，对光反应迟钝。

（3）重度：意识不清，昏迷，肌张力低下，肢体自发动作消失，惊厥频繁，反复呼吸暂停，前囟张力高，拥抱反射、吸吮反射消失，瞳孔不等大或瞳孔放大，对光反应差，心率减慢。存活者多数留有后遗症。

3．治疗要点

（1）支持方法：供氧；纠正酸中毒；维持血压及血糖；补液。

（2）控制惊厥：首选苯巴比妥钠，也可用地西泮。

（3）治疗脑水肿：呋塞米或甘露醇静脉注射。

（4）亚低温治疗：采用人工诱导方法将体温下降 2~4℃，减少脑组织的基础代谢，可以采用全身性或选择性头部降温。目前亚低温治疗新生儿缺氧缺血性脑病，仅适用于足月儿，对早产儿尚不宜采用。

4．护理问题

（1）低效性呼吸型态　与缺氧缺血致呼吸中枢损害有关。

（2）潜在并发症：颅内压升高、呼吸衰竭。

（3）有失用综合征的危险　与缺氧缺血导致的后遗症有关。

5．护理措施

（1）给氧：及时清除呼吸道分泌物，根据患儿缺氧情况，可给予鼻导管吸氧或头罩吸氧，如缺氧严重，可考虑气管内插管及机械辅助通气。

（2）监护：严密监护患儿的生命体征、神志、瞳孔、前囟张力及抽搐等症状。

（3）亚低温治疗的护理

①降温：亚低温治疗选择性头部降温。脑温下降至 34℃时间应控制在 30~90 分钟，否则将影响效果。

②维持：头颅温度维持在 34~35℃。可给予远红外或热水袋保暖。患儿给予持续的肛温监测（2014），维持体温在 35.5℃左右。

③复温：复温宜缓慢，时间>5 小时，保证体温上升速度不高于 0.5℃/h，避免快速复温引起低血压，仍须肛温监测。体温恢复正常后，须每 4 小时测体温 1 次。

④监测：给予持续的动态心电监护、肛温监测、SPO_2 监测、呼吸监测及每小时测量血压等，如出现心率过缓或心律失常，及时与医生联系是否停止亚低温的治疗。

（4）早期康复干预：对疑有功能障碍者，将其肢体固定于功能位。恢复期指导家长掌握康复训练的内容，坚持有效的功能训练。定期医院随访，根据患儿的康复状态，指导康复训练的内容，促进康复。

五、新生儿颅内出血的护理

新生儿颅内出血主要因缺氧或产伤引起，早产儿发病率较高。

1．病因

（1）**产伤**：胎头过大、臀产、急产、产程过长、高位产钳、多次吸引器助产。

（2）缺氧缺血：≤32周早产儿毛细血管网未成熟、脆弱。

（3）其他：不适当地输注高渗液体、频繁吸引、新生儿肝功能不成熟和气胸等。

2．临床表现　颅内出血的症状和体征与出血部位及出血量有关。一般出生后数小时至1周左右出现。常见症状有意识形态改变，如**激惹、嗜睡、表情淡漠**；眼症状，如凝视、斜视、眼球震颤；颅内压增高表现；呼吸改变；如增快；肌张力改变；早期增高以后减低；瞳孔不等大，对光反应差；黄疸和贫血。

3．辅助检查　脑脊液检查、影像学检查、CT和B超等有助于诊断和判断预后。

4．治疗要点

（1）止血：维生素K、酚磺乙胺（止血敏）等。

（2）镇静、止痉：选用地西泮、苯巴比妥等。

（3）降低颅内压：呋塞米或甘露醇。

（4）其他：应用脑代谢激活剂、外科处理。

5．护理问题

（1）潜在并发症：颅内压升高。

（2）低效性呼吸型态　与呼吸中枢受损有关。

（3）有窒息的危险　与惊厥、昏迷有关。

（4）体温调节无效　与体温调节中枢受损有关。

6．护理措施

（1）密切观察病情，降低颅内压：保持绝对静卧，抬高头肩部15°～30°，减少噪声，减少对患儿移动和刺激，防止加重颅内出血。

（2）合理用氧。

（3）维持体温稳定：体温过高时应给予物理降温，体温过低时用远红外床、暖箱或热水袋保暖。

7．健康教育　向家长解答病情、减轻紧张情绪；如有后遗症，应告知功能训练的意义并鼓励坚持治疗和随访，教会家长给患儿功能训练的技术，增强战胜疾病的信心（2011）。

六、新生儿黄疸的护理

新生儿黄疸是胆红素在体内积聚而引起巩膜、皮肤、黏膜、体液和其他组织被染成黄色的现象，可分为生理性黄疸和病理性黄疸两种。重者可致中枢神经系统受损，产生胆红素脑病，可引起死亡或严重后遗症。

1．病因及发病机制

（1）胆红素生成较多：新生儿每日生成胆红素约8.8mg/kg，而成年人仅为3.8mg/kg。

①胎儿期处于氧分压偏低的环境，故生成的红细胞数较多，出生后环境氧分压提高，红细胞相对过多、破坏亦多。

②胎儿血红蛋白半衰期短。

③其他来源的胆红素生成较多。

（2）运转胆红素的能力不足：酸中毒、早产儿。

（3）肝功能发育未完善。

（4）肠肝循环的特性：初生婴儿的肠道内细菌量少，不能将肠道内的胆红素还原成粪胆原、尿胆原；肠腔内葡萄糖醛酸酶活性较高，能将结合胆红素水解成葡萄糖醛酸及未结合胆红素，后者又被肠吸收经门脉而达肝脏。

2．新生儿黄疸的分类

（1）生理性黄疸（2011、2015）：一般情况良好，足月儿出生后 2～3 天出现黄疸，4～5 天达高峰，5～7 天消退，最迟不超过 2 周；早产儿多于出生后 3～5 天出现黄疸，5～7 天达高峰，7～9 天消退，最长可延迟到 3～4 周。每日血清胆红素升高小于 85μmol/L（5mg/dl）或每小时上升＜8.5μmol/L（0.5mg/dl）。

（2）病理性黄疸：常有以下特点。

①黄疸在出生后 24 小时内出现（2017）。

②黄疸程度重，血清胆红素足月儿＞221μmol/L（12.9mg/dl）（2012），早产儿＞257μmol/L（15mg/dl）。

③黄疸持续时间长（足月儿＞2 周，早产儿＞4 周）。

④黄疸退而复现。

⑤血清结合胆红素＞34μmol/L。

对病理性黄疸应积极查找病因，引起病理性黄疸的主要原因有：新生儿肝炎、新生儿败血症、新生儿溶血症、胆道闭锁、母乳性黄疸、红细胞 6-磷酸葡萄糖脱氢酶（G-6-PD）缺陷、药物性黄疸。

3．治疗要点

（1）找出引起病理性黄疸的原因，采取相应的措施，治疗基础疾病。

（2）降低血清胆红素，给予蓝光疗法（2011、2012）；提早喂养诱导正常菌群的建立，减少肠肝循环；保持大便通畅，减少肠壁对胆红素的再吸收。

（3）保护肝脏，不用对肝脏有损害及可能引起溶血、黄疸的药物。

（4）控制感染、注意保暖、供给营养、及时纠正酸中毒和缺氧。

（5）适当用酶诱导剂、输血浆和白蛋白，降低游离胆红素。

4．护理问题

（1）潜在并发症：胆红素脑病。

（2）知识缺乏（家长）：缺乏黄疸护理的有关知识。

5．护理措施

（1）观察病情，做好相关护理。

①密切观察病情：注意皮肤黏膜、巩膜的色泽（2012），根据患儿皮肤黄染的部位和范围，估计血清胆红素的近似值，评价进展情况。注意神经系统的表现，如患儿出现拒食嗜睡、肌张力减退等胆红素脑病的早期表现（2013），立即通知医生，做好抢救准备。观察大小便次数、量及性质，如存在胎粪延迟排出，应给予灌肠处理，促进粪便及胆红素排出。

②喂养：黄疸期间常表现为吸吮无力、纳差，应耐心喂养，按需调整喂养方式如少量多次、间歇喂养等，保证奶量摄入。

（2）遵医嘱给予白蛋白和酶诱导剂。纠正酸中毒，以利于胆红素和白蛋白的结合，减少胆红素脑病的发生。

（3）合理安排补液计划，根据不同补液内容调节相应的速度，切忌快速输入高渗性药物，以免血脑屏障暂时开放，使已与白蛋白联结的胆红素也进入脑组织。

（4）光照疗法，蓝光光源（主峰波长 425～475nm）。光疗箱要预热，待灯下温度 30℃左右放入患儿。患儿进行光照治疗时，全身裸露，注意保护眼睛及会阴部（2014）。光疗中患儿体温保持在 36～37℃。如肛温超过 37.8℃或低于 35℃，要暂停光疗。光照治疗时不显性失水增加，应保证营养及水分供给。喂食速度不宜过快，进食后 30 分钟内给予头肩部抬高，用柔软布类固定患儿背部使其成右侧卧位。

6．健康教育　使家长了解病情，取得家长的配合；若为母乳性黄疸，嘱可继续母乳喂养，如吃母乳后仍出现黄疸，可改为隔次母乳喂养逐步过渡到正常母乳喂养。若黄疸严重，患儿一般情况差，可考虑暂停母乳喂养，黄疸消退后再恢复母乳喂养。若为红细胞 G-6-PD 缺陷者，需忌食蚕豆及其制品，患儿衣物保管时勿放樟脑丸，并注意药物的选用，以免诱发溶血（2013）。发生胆红素脑病者，注意后遗症的出现，给予康复治疗和护理。

七、新生儿寒冷损伤综合征的护理

新生儿寒冷损伤综合征简称新生儿冷伤，也称为新生儿硬肿症，主要由受寒引起，其临床特征是低体温和多器官功能损伤，严重者出现皮肤和皮下脂肪变硬和水肿。

1．病因及发病机制　寒冷、早产、低体重、感染和窒息为主要病因。

（1）新生儿体温调节功能不足：以棕色脂肪组织的化学产热方式为主。

（2）寒冷可使新生儿失热增加，当产热低于失热时，体温随即下降，继而引起外周小血管收缩，皮肤血流量减少，出现肢端发冷和微循环障碍，更进一步引起心功能低下表现。

2．临床表现（2012、2013）　发病初期表现为体温降低、吮乳差或拒乳、哭声弱，加重时发生硬肿和多器官损害体征。

（1）低体温：轻者体温低于 35℃，重者低于 30℃。

（2）硬肿：皮肤发凉、硬肿，颜色暗红，按之如硬橡皮，有水肿者压之有轻度凹陷。硬肿发生顺序是：小腿－大腿外侧－整个下肢－臀部－面颊－上肢－全身。硬肿可按范围分为轻度＜20%，中度 20%～50%，重度＞50%。

（3）多器官功能损害：早期心音低钝、心率缓慢、微循环障碍表现，严重时可出现休克、弥散性血管内凝血、急性肾衰竭和肺出血等多器官功能衰竭表现。

3．辅助检查　依据临床需要，检查血常规、电解质、血糖及动脉血气。

4．治疗要点

（1）复温：是治疗关键（2013）。复温原则是逐步复温，循序渐进。

（2）支持疗法。

（3）合理用药，对症处理。

5．护理问题

（1）体温过低　与新生儿体温调节功能低下、寒冷、早产、感染、窒息等有关。

（2）营养失调：低于机体需要量　与吸吮无力、热量摄入不足有关。

（3）皮肤完整性受损　与皮肤硬肿、水肿有关。

（4）角色紊乱（2015）　与寒冷损伤综合征患儿家长心理反应有关。

（5）潜在并发症：肺出血、弥散性血管内凝血。

6．护理措施

（1）复温：①肛温＞30℃，腋-肛温差为正值的病人可置于预热至中性温度的暖箱中，一般在6～12小时恢复正常体温。②肛温＜30℃，腋-肛温差为负值的病人置于箱温比肛温高1～2℃的暖箱中，并逐渐提高暖箱温度，每小时升高1℃，每小时监测肛温、腋温1次，在12～24小时体温恢复正常。③无条件者，可采用热水袋、电热毯或母亲怀抱等方式复温，注意防止烫伤。

（2）合理喂养：能吸吮者可经口喂养，吸吮无力者用滴管、鼻饲或静脉营养，保证足够能量及热量供给。

（3）预防感染：做好消毒隔离，加强皮肤护理。

（4）病情观察：注意体温、脉搏、呼吸、硬肿范围及程度、尿量、有无出血症状等，详细记录护理单，备好抢救药物和设备。

（5）心理护理：由于寒冷导致疾病，家长有护理不当的责任，易产生自我责怪、焦虑不安及害怕担忧的心理反应，护士应向家长介绍疾病病因、治疗方式和正确的保暖措施，缓解其不安情绪。

7．健康教育

（1）介绍有关硬肿症的疾病知识。

（2）指导病人家长注意新生儿保暖，鼓励母乳喂养，保证足够热量。

八、新生儿脐炎的护理

新生儿脐炎是由于断脐时或出生后处理不当而被金黄色葡萄球菌、大肠埃希菌、铜绿假单胞菌或溶血性链球菌等侵染脐部所致的局部炎症。

1．病因 由于断脐时或生后处理不当而引起的细菌感染，金黄色葡萄球菌为主要致病菌。

2．临床表现（2014） 脐带根部发红，脐窝湿润，脐周围皮肤发生红肿，脐窝有脓性分泌物并带有臭味。病重者可形成败血症，伴有发热，吃奶差，精神不好，烦躁不安等。

3．辅助检查 血常规：重症者白细胞增高。有脐炎表现者脐部分泌物培养阳性。

4．治疗要点

（1）轻者：用安尔碘或0.5%碘伏和75%乙醇消毒。

（2）重者：选用适宜抗生素，对症治疗。若致病菌为金黄色葡萄球菌，首选苯唑西林钠或头孢呋辛钠（2011）。

5．护理问题

（1）皮肤完整性受损 与脐炎感染性病灶有关。

（2）潜在并发症：败血症、腹膜炎。

6．护理措施

（1）观察脐带有无潮湿、渗液或脓性分泌物，如有应及时治疗。

（2）彻底清除感染伤口，从脐带的根部由内向外环形彻底清洗消毒。

（3）脐带残端脱落后，注意观察脐窝内有无樱红色的肉芽肿增生，及早处理。

（4）保持脐部感染，注意婴儿腹部保暖。避免大小便污染。

7．健康教育

（1）指导患儿家长正确地进行脐部护理。

（2）指导患儿家长正确的脐部消毒方法。

九、新生儿低血糖的护理

凡全血血糖＜2.2mmol/L（40mg/dl）都诊断为新生儿低血糖，不考虑出生体重、胎龄和日龄。

1．病因

（1）暂时性低血糖：低血糖持续时间短，不超过新生儿期。①葡萄糖产生过少和需要量增加，多见于早产儿、小于胎龄儿、败血症、寒冷损伤、先天性心脏病等。②葡萄糖消耗增加，多见于糖尿病母亲婴儿、Rh 溶血病。

（2）持续性低血糖：指低血糖持续到婴儿或儿童期。一般见于先天性垂体功能不全、胰岛细胞瘤等。

2．临床表现　无症状或无特异性症状，表现为反应差或烦躁、喂养困难、哭声异常、肌张力低、激惹、惊厥、呼吸暂停等。

3．辅助检查　通常采用微量纸片法测定血糖，异常者采静脉血测定血糖。高危儿应在出生后 4 小时内反复监测血糖，之后每隔 4 小时复查，直至血糖浓度稳定。

4．治疗要点　控制血糖浓度，避免低血糖发生。

（1）无症状低血糖者可口服葡萄糖，如无效改为静脉输注葡萄糖，速度为 6～8mg/（kg·min）。

（2）对有症状者静脉输注葡萄糖。

（3）对持续或反复低血糖者，静脉输注葡萄糖，依病情给予氢化可的松和胰高血糖素。

5．护理问题

（1）营养失调：低于机体需要量　与摄入不足、消耗增加有关。

（2）潜在并发症：惊厥。

6．护理措施

（1）定期监测血糖，防止低血糖发生（2014）。静脉输注葡萄糖时及时调整输注量及速度，用输液泵控制并每小时观察记录 1 次。

（2）喂养：能进食者尽早喂养，不能进食者静脉输注葡萄糖，并密切监测血糖变化。

（3）观察病情变化，注意有无震颤、多汗、呼吸暂停等，发现异常及时处理。

7．健康教育　介绍新生儿低血糖的疾病知识，指导家长定期带患儿进行门诊复查。

十、新生儿低钙血症的护理

血清总钙＜1.75mmol/L（7mg/dl）或血清游离钙＜0.9mmol/L（3.5mg/dl）即为低钙血症。新生儿低钙血症是新生儿惊厥的常见原因之一。

1．病因

（1）母亲供钙停止、外源性钙摄入不足、新生儿甲状旁腺激素低、骨质钙不能入血，都可导致低钙血症。

（2）早期低血钙：发生于出生后 72 小时内，多见于早产儿、小于胎龄儿、窒息等新生儿。

（3）晚期低血钙：发生在出生 72 小时以后，常见于牛乳喂养的足月儿。还可见于先天性永久性甲状旁腺功能不全

2．临床表现　症状多发生于出生后 5～10 天，主要表现为烦躁不安、肌肉抽动及震颤，手腕内屈，踝部伸直，可有惊跳及惊厥，常伴有呼吸暂停和发绀。

3．辅助检查

（1）血清：血清总钙＜1.75mmol/L（7mg/dl），血清游离钙＜0.9mmol/L（3.5mg/dl），血清磷＞2.6mmol/L（8mg/dl）。

（2）心电图：Q-T 间期延长，早产儿＞0.2 秒，足月儿＞0.19 秒。

4．治疗要点　静脉或口服补钙及抗惊厥治疗。甲状旁腺功能不全者，加用维生素 D。

5．护理问题

（1）有窒息的危险　与低血钙造成喉痉挛有关。

（2）焦虑　与惊厥发生有关。

6．护理措施

（1）遵医嘱补钙。缓慢推注或滴注稀释后的葡萄糖酸钙溶液，并给予心电监护，防止注入过快引起呕吐和心脏停搏。如心率＜80 次/分，应停用（2013）。确保输液通畅，如有外渗，应立即停止注射，局部用 25%～50%硫酸镁湿敷，避免组织坏死。

（2）鼓励母乳喂养，若不允许，应给予母乳化配方奶喂养，保证钙摄入，防止低钙血症。

（3）病情观察。注意观察病情变化，备好急救物品，一旦发生喉痉挛、惊厥等紧急情况，应立即抢救。

7．健康教育

（1）疾病知识指导。向家长介绍低钙血症的发病原因、治疗方式及预后。

（2）指导家长正确的喂养方式，保证钙的摄入，防止低钙血症发生。

第9章 泌尿生殖系统疾病病人的护理

一、泌尿系统的解剖生理

泌尿系统由肾、输尿管、膀胱和尿道等器官组成。

1. **泌尿系统的解剖结构和生理功能**

（1）肾：肾为实质性器官，左右各一。每个肾由 100 万个肾单位组成。肾单位是肾结构和功能的基本单位，由肾小体和肾小管组成。

①肾小体：肾小体是由肾小球及肾小囊构成的球状结构。肾小球为肾单位的起始部分，包括入球小动脉、毛细血管丛、出球小动脉及系膜组织。肾小囊包绕肾小球，分为脏、壁两层，其间为肾小囊腔，与近曲小管相通。肾小球毛细血管内的血浆经滤过膜滤过进入肾小囊。滤过膜由肾小球毛细血管的内皮细胞、基底膜和肾小囊脏层上皮细胞（足细胞）的足突构成。

②肾小管：肾小管分为近端小管、细段和远端小管，近、远端小管又分为曲部和直部两段，近、远端小管的直部和细段组成 U 字形的肾小管袢。远端小管最后汇入集合管。

③肾小球旁器：肾小球旁器由球旁细胞、致密斑和球外系膜细胞组成。球旁细胞位于入球小动脉终末部的中膜内，其内有许多分泌肾素的特殊颗粒。致密斑位于皮质部髓袢升支，可感受远曲小管内液体容量和钠浓度的变化，调节球旁细胞分泌肾素。球外系膜细胞是入球小动脉和出球小动脉之间的一群细胞，具有吞噬功能，其细胞内的肌丝收缩可调节肾小球的滤过面积。

④肾的皮质和髓质：肾实质分为皮质和髓质两部分。皮质位于表层，主要由肾小体和肾小管曲部构成。髓质位于深部，由 10 余个肾锥体组成，主要为髓袢和集合管，锥体的尖端终止于肾乳头。肾间质为充填于肾单位各部分和血管之间的少量结缔组织，内有血管、淋巴管和神经穿行。从皮质到髓质内区，肾间质数量和间质细胞的数目不断增加。

（2）输尿管、膀胱和尿道

①输尿管：有 3 个狭窄部，即输尿管的起始部、跨越髂血管处、膀胱壁内，是结石易滞留之处。

②膀胱：容量为 300～500ml。

③尿道：有 3 处狭窄（尿道内口、尿道膜部、尿道外口），是尿路结石最易滞留处。女性尿道较男性宽、短、直（2015），易患尿路逆行感染。

2. **女性生殖系统炎症特点** 女性生殖系统炎症包括来自下生殖道的外阴、阴道、宫颈至盆腔内的子宫、输卵管、卵巢、盆腔腹膜、盆腔结缔组织而来的炎症。

（1）女性生殖器的解剖和生理特点

①外阴：两侧大阴唇自然合拢，遮掩阴道口、尿道口，防止外界微生物污染。

②阴道：由于盆底肌的作用，阴道口闭合，阴道前、后壁紧贴，减少外界微生物的侵入。

③子宫颈：子宫颈内口紧闭，宫颈管黏膜为分泌黏液的高柱状上皮所覆盖，分泌大量黏

液形成胶陈状黏液栓，为上生殖道感染的机械屏障；宫颈管黏膜形成皱褶、嵴突或陷窝，从而增加黏膜表面积；黏液栓内含乳铁蛋白、溶菌酶等，可抑制细菌侵入子宫内膜。

④子宫内膜：育龄妇女子宫内膜周期性剥脱，是消除宫腔感染的有利条件。子宫内膜分泌液也有清除少量病原体的作用。

⑤输卵管：输卵管黏膜上皮细胞的纤毛向子宫腔方向摆动及输卵管的蠕动，均有利于阻止病原体的侵入。输卵管分泌液也能清除少量病原体。

⑥生殖道的免疫系统：生殖道黏膜聚集有一些淋巴组织和散在的淋巴细胞。此外，中性粒细胞、巨噬细胞、补体及一些细胞因子均在局部有重要的免疫功能，发挥抗感染作用。

（2）病原体

①细菌：大多为化脓菌如葡萄球菌、链球菌、大肠埃希菌、厌氧菌、变形杆菌、淋病奈瑟菌、结核分枝杆菌等。

②原虫：以阴道毛滴虫最为多见，其次为阿米巴原虫。

③真菌：以假丝酵母菌为主。

④病毒：以疱疹病毒、人乳头瘤病毒为多见。

⑤螺旋体：多见苍白密螺旋体。

⑥衣原体：常见为沙眼衣原体。

⑦支原体：是正常阴道菌群的一种，在一定条件下可引起生殖道炎症。

（3）传染途径

①沿生殖器黏膜上行蔓延。

②经血液循环蔓延。

③经淋巴系统蔓延。

④直接蔓延。

二、肾小球肾炎病人的护理

1. 急性肾小球肾炎　急性肾小球肾炎简称急性肾炎，是一组起病急，以血尿、蛋白尿、水肿和高血压为主要临床表现的肾脏疾病，可伴有一过性肾功能损害（氮质血症）。

（1）病因：常见于 A 组 β 溶血性链球菌急性感染后引起的免疫复合物肾小球肾炎。常发生于上呼吸道感染、猩红热或皮肤感染后。

（2）临床表现（2015）：本病好发于儿童，高峰年龄为 5～14 岁，男性多见。发病前常有前驱感染，潜伏期为 1～3 周，平均 10 天。起病多较急，轻者可无明显临床症状，仅表现为镜下血尿及血清补体异常，重者表现为少尿型急性肾衰竭。典型表现如下。

1）水肿：常为首发症状。主要为肾小球滤过率下降导致水钠潴留所引起（2011），多表现为晨起眼睑、面部水肿，可伴有双下肢水肿，严重者全身性水肿、胸腔积液和腹水。

2）尿量减少：见于大部分病人起病初期，1～2 周后逐渐增多，但无尿少见。

3）血尿、蛋白尿：血尿常为首发症状，几乎见于所有病人。肉眼血尿多于数日或 1～2 周后转为镜下血尿。绝大多数病人有蛋白尿，多为轻至中度。

4）高血压：多为一过性的轻至中度高血压。其发生主要与水钠潴留有关。严重高血压较少见。

5）并发症：心力衰竭（与水钠潴留、循环血量过多有关）、高血压脑病、急性肾衰竭（主要死因）。

（3）辅助检查

①尿液检查：几乎所有病人均有镜下血尿，尿沉渣中常有白细胞管型、上皮细胞管型，并可见红细胞管型、颗粒管型。尿蛋白多为（＋）～（＋＋），少数病人可有大量蛋白尿。

②抗链球菌溶血素"O"抗体（ASO）测定：在咽部感染的病人中，90%ASO 滴度可高于 200U，且常表现为在链球菌感染后 2～3 周出现，3～5 周滴度达高峰而后逐渐下降。

③血清补体测定：发病初期总补体（CH50）及补体 C3 均明显下降，8 周内逐渐恢复至正常水平。

④肾功能检查：可有轻度肾小球滤过率降低，出现一过性血尿素氮升高。

（4）治疗要点：急性期应卧床休息。限制水钠摄入，使用利尿药、降压药；控制感染灶；透析治疗。

（5）护理问题

①体液过多　与肾小球滤过率下降导致水钠潴留有关。

②有皮肤完整性受损的危险　与皮肤水肿、营养不良有关。

③活动无耐力　与疾病所致高血压、水肿等有关。

④潜在并发症：急性左侧心力衰竭、高血压脑病、急性肾衰竭。

（6）护理措施

①饮食护理：急性期应严格限制钠的摄入。一般每天盐的摄入量应低于 3g。病情好转，水肿消退、血压下降后，可由低盐饮食逐渐转为正常饮食。还应控制水和钾的摄入，尤其尿量明显减少者。应根据肾功能调整蛋白质的摄入量，氮质血症时应适当减少蛋白质的摄入，同时注意给予足够的热量和维生素。

②休息：急性期病人应绝对卧床休息 2～3 周，部分病人需卧床休息 4～6 周，待肉眼血尿消失、水肿消退、血压恢复正常后，方可逐步增加活动量。病情稳定后可从事一些轻体力活动，但 1～2 年应避免重体力活动和劳累。

③病情观察：记录 24 小时出入液量，监测尿量变化；定期测量病人体重；观察水肿的消长情况，观察有无胸腔、腹腔和心包积液；监测病人的生命体征，尤其是血压；观察有无急性左侧心力衰竭和高血压脑病的表现；密切监测尿常规、肾小球滤过率、血尿素氮、血肌酐、血浆蛋白、血清电解质等。

④用药护理：长期使用利尿药应监测血清电解质和酸碱平衡情况，观察有无低钾血症、低钠血症、低氯性碱中毒。

⑤皮肤护理：水肿较重者衣着应柔软、宽松。长期卧床者，应经常变换体位，防止压疮；协助病人做好皮肤的清洁；严重水肿者应避免肌内注射。

（7）健康教育

①疾病预防指导：讲解疾病的诱因，指导病人预防上呼吸道或皮肤感染，有感染时应及时就医。

②疾病知识指导：介绍本病的预后；指导其注意休息，痊愈后可适当参加体育活动，但在 1～2 年不应从事重体力劳动。定期随访，监测病情。

2. 慢性肾小球肾炎　慢性肾小球肾炎简称慢性肾炎，是一组以血尿、蛋白尿、高血压和水肿为临床表现的肾小球疾病。病程长，起病初期常无明显症状，以后缓慢持续进行性发展，最终可至慢性肾衰竭。

（1）病因：多数慢性肾炎的病因不明，与急性肾炎无肯定的因果关系。发病的起始因素主要是免疫介导的炎症，多数病例肾小球内有免疫复合物沉积。

（2）临床表现：本病以青中年男性多见。起病缓慢、隐匿，蛋白尿、血尿、高血压和水肿为基本表现。蛋白尿（本病必有的表现）和血尿出现较早，多为轻度蛋白尿和镜下血尿，部分病人可出现大量蛋白尿或肉眼血尿。水肿可有可无，多为眼睑和（或）下肢的凹陷性水肿，晚期持续存在。多数病人可有不同程度的高血压。肾功能呈慢性进行性损害，最后发展为慢性肾衰竭。

（3）辅助检查

①尿液检查：多数尿蛋白（＋）～（＋＋＋），尿蛋白定量为 1～3g/24h。镜下可见多形性红细胞，可有红细胞管型。

②血常规检查：早期多正常或轻度贫血。晚期红细胞计数和血红蛋白明显下降。

③肾功能检查：酚红排泄试验及尿浓缩稀释功能减退。

④B超检查：晚期双肾对称性缩小，皮质变薄。

（4）治疗要点

①低蛋白、低磷饮食：60%以上的蛋白质为优质低蛋白，低蛋白饮食时可使用必需氨基酸或 α-酮酸，极低蛋白饮食者［0.4g/（kg·d）］应增加必需氨基酸的摄入（8～10g/d）。有明显水肿和高血压时，需低盐饮食。

②降压治疗：为控制病情恶化的重要措施。主要包括低盐饮食和使用降压药，首选 ACEI 和 ARB。

③应用抗血小板药。

④防治引起肾损害的各种原因：a. 预防与治疗感染；b. 禁用肾毒性药物；c. 及时治疗高脂血症、高尿酸血症等。

（5）护理问题

①体液过多 与肾小球滤过率下降导致水钠潴留等因素有关。

②有营养失调的危险：低于机体需要量 与低蛋白饮食，长期蛋白尿致蛋白丢失过多有关。

③焦虑 与疾病的反复发作、预后不良有关。

④潜在并发症：慢性肾衰竭。

（6）护理措施

1）休息：严重水肿的病人应卧床休息。下肢明显水肿者，卧床休息时可抬高下肢，阴囊水肿者可用吊带托起。

2）饮食护理（2012）

①钠盐：限制钠的摄入，予以少盐饮食，每天以 2～3g 为宜。

②液体：液体入量视水肿程度及尿量而定。若每天尿量＞1000ml，不需严格限水；若每天尿量＜500ml 或有严重水肿者需限水，重者应量出为入，每天液体入量不应超过前一天 24 小时尿量加上不显性失水量（约 500ml）。

③蛋白质：低蛋白血症所致水肿者，若无氮质潴留，可给予 0.8～1.0g/（kg·d）的优质蛋白质，如牛奶、鸡蛋、鱼肉等。肾功能减退时应予以优质低蛋白饮食，0.6～0.8g/（kg·d）（2012）。慢性肾衰竭病人需根据 GFR 来调节蛋白质摄入量。

④热量：补足热量以免引起负氮平衡，低蛋白饮食者每天摄入的热量不应低于 126kJ/（kg·d），即 30kcal/（kg·d）。

⑤其他：控制磷的摄入，注意补充各种维生素及锌元素。

3）营养监测：遵医嘱静脉补充必需氨基酸。观察并记录进食情况，观察口唇、指甲和皮肤色泽有无苍白；定期监测体重和上臂肌围，有无体重减轻、上臂环围缩小；检测血红蛋白浓度和血清白蛋白浓度是否降低。应注意体重指标不适合水肿病人的营养评估。

4）病情观察：监测病人生命体征，尤其是血压变化（2013）。监测尿量、肾功能、水肿的消退情况。注意有无高血压脑病的征象，如剧烈头痛、呕吐、视物模糊等。

5）心理护理（2012）：注意病人的心理活动，及时发现病人的不良情绪，并做好疏导。

（7）健康教育：多休息；摄入优质低蛋白、低磷、低盐、高热量饮食；定期随访。

附：小儿肾小球肾炎的特点

1. 小儿尿量的特点　小儿的尿量有很大的个体差异，具体见表 9-1。

表 9-1　小儿尿量特点

年龄	正常尿量	少尿	无尿
新生儿	1～3ml/（kg·h）	每小时<1.0ml/kg	每小时<0.5ml/kg
婴儿	400～500ml/d	<200ml/d	每天尿量<50ml
幼儿	500～600ml/d		
学龄前期	600～800ml/d	<300ml/d	
学龄期	800～1400ml/d	<400ml/d	

2. 小儿急性肾小球肾炎的特点

（1）症状：发病前多有呼吸道或皮肤链球菌前驱感染史。典型表现为水肿（为最常见和最早出现的症状）、少尿、血尿、蛋白尿、高血压。

（2）并发症

①严重循环充血：由于水钠潴留所致，轻者仅有呼吸增快和肺部湿啰音；严重者表现为明显气急、端坐呼吸、咳嗽、咳泡沫痰甚至带粉红色，两肺布满湿啰音，心脏扩大，心率增快，有时可出现奔马律，肝大而硬，水肿加重可出现胸腔积液和腹水等。

②高血压脑病：血压（尤其舒张压）骤升而致脑水肿。临床上出现头痛、烦躁不安、恶心呕吐、一过性失明，严重者突然出现惊厥和昏迷。

③急性肾衰竭：急性肾炎患儿在尿量减少的同时可出现暂时性氮质血症，严重少尿或无尿患儿出现电解质紊乱和代谢性酸中毒及尿毒症症状。

（3）护理措施

1）休息、利尿、控制水盐摄入

①休息：一般起病 2 周内应卧床休息，待水肿消退、血压降至正常、肉眼血尿消失后，可下床轻微活动或户外散步；1～2 个月活动量宜加限制，3 个月内避免剧烈活动；尿内红细

胞减少、红细胞沉降率正常可上学，但需避免体育活动；Addis 计数正常后恢复正常生活。

②饮食管理：尿少水肿时期，限制钠盐摄入；有氮质血症时应限制蛋白质的入量，每日 0.5g/kg；供给高糖饮食；除非严重少尿或循环充血，一般不必严格限水。在尿量增加、水肿消退、血压正常后，可恢复正常饮食。

2）观察病情变化

①应用利尿药时每日测体重，每周留尿标本送尿常规检查 2 次。患儿尿量增加，肉眼血尿消失，提示病情好转。如尿量持续减少，出现头痛、恶心、呕吐等，要警惕急性肾衰竭的发生，除限制钠、水入量外，应限制蛋白质及含钾食物的摄入。

②观察血压变化，若出现血压突然升高、剧烈头痛、呕吐、眼花等，提示高血压脑病，除降压外需镇静，脑水肿时给脱水药。

③密切观察呼吸、心率、脉搏等变化，如发生循环充血将患儿安置于半卧位、吸氧等。

（4）健康教育：指导患儿及家长前 2 周应限制患儿活动。指导患儿锻炼身体、增强体质、避免或减少上呼吸道感染或皮肤感染。

三、肾病综合征病人的护理

肾病综合征是指由各种肾脏疾病所致的，以大量蛋白尿、低蛋白血症、水肿、高脂血症为临床表现的一组综合征。

1. 病因与发病机制　肾病综合征可分为原发性和继发性两大类。原发性肾病综合征是指原发于肾脏本身的肾小球疾病，急性肾炎、急进性肾炎等。继发性肾病综合征是指继发于全身性或其他系统的疾病，如系统性红斑狼疮等。本部分仅讨论原发性肾病综合征。

原发性肾病综合征的发病机制为免疫介导性炎症所致的肾损害。基本病变是肾小球通透性增加，导致蛋白尿，而低蛋白血症、水肿和高胆固醇血症是继发性病理生理改变（2012）。

2. 临床表现

（1）大量蛋白尿。

（2）低蛋白血症：大量蛋白尿中所致。

（3）水肿：水肿是肾病综合征最突出的体征，其发生与低蛋白血症所致血浆胶体渗透压明显下降有关（2014）。严重水肿者可出现胸腔、腹腔和心包积液。

（4）高脂血症：以高胆固醇血症最为常见，其发生与低清蛋白血症刺激肝脏代偿性地增加脂蛋白合成及脂蛋白分解减少有关。

（5）并发症

①感染：为肾病综合征常见的并发症（2013），感染部位以呼吸道、泌尿道、皮肤感染最多见。

②血栓、栓塞：由于有效血容量减少，血液浓缩及高脂血症使血液黏稠度增加；血液处于高凝状态，易发生血管内血栓形成和栓塞，其中以肾静脉血栓最为多见。

③急性肾衰竭。

④其他：动脉硬化，冠心病，营养不良，机体抵抗力下降，钙、磷代谢障碍等。

3. 辅助检查

（1）尿液检查：尿蛋白定性一般为（＋＋＋）～（＋＋＋＋），尿蛋白定量＞3.5g/d。尿中可有红细胞、颗粒管型等。

（2）**血液检查：血浆清蛋白**＜30g/L，血中胆固醇、三酰甘油、低及极低密度脂蛋白均可增高，血 IgG 可降低。

（3）肾功能检查：内生肌酐清除率正常或降低，血肌酐、尿素氮可正常或升高。

（4）肾 B 超检查：双肾正常或缩小。

（5）肾活组织病理检查：可明确肾小球病变的病理类型，指导治疗及判断预后。

4．治疗要点

（1）一般治疗：卧床休息至水肿消退，肾病综合征缓解后，可逐步增加活动量。给予高热量、低脂、高维生素、低盐及富含可溶性纤维的饮食。肾功能良好者给予正常量的优质蛋白，肾功能减退者则给予优质低蛋白。

（2）对症治疗

①利尿消肿：常用氢氯噻嗪、氨苯蝶啶、呋塞米等。注意利尿不能过猛，以免导致血容量不足，诱发血栓形成和肾损害。

②减少尿蛋白：应用血管紧张素转化酶抑制药和其他降压药，可通过有效控制高血压达到不同程度的减少尿蛋白的作用。

③降脂治疗：洛伐他汀为首选的降脂药。

（3）抑制免疫与炎症反应：为肾病综合征的主要治疗。

①肾上腺糖皮质激素：激素的使用原则为起始足量、缓慢减药和长期维持。应注意肾上腺皮质激素的不良反应，如骨质疏松首先表现为疼痛，病人双下肢疼痛（2012）。

②细胞毒药物：最常用环磷酰胺，常与激素合用。

③环孢素：用于激素抵抗和细胞毒药物无效的难治性肾病综合征。

（4）并发症防治

①感染：发生感染时选择敏感、强效及无肾毒性的抗生素进行治疗。

②血栓及栓塞：当血液出现高凝状态时应给予抗凝药及血小板解聚药。一旦出现血栓或栓塞时，应及早予尿激酶或链激酶溶栓。

③急性肾衰竭：利尿无效且达到透析指征时应进行透析治疗。

（5）中医中药治疗：如雷公藤等。

5．护理问题

（1）体液过多　与低蛋白血症致血浆胶体渗透压下降等有关（2013）。

（2）营养失调：低于机体需要量　与大量蛋白尿、摄入减少及吸收障碍有关。

（3）有感染的危险　与机体抵抗力下降、应用激素和（或）免疫抑制药有关。

（4）有皮肤完整性受损的危险　与水肿、营养不良有关。

6．护理措施

（1）休息：严重水肿的病人应卧床休息（2013），以增加肾血流量和尿量，缓解水钠潴留。下肢明显水肿者，可抬高下肢，以增加静脉回流。阴囊水肿者可用吊带托起。水肿减轻后，病人可起床活动，但应避免劳累。

（2）饮食护理

①钠盐：限制钠的摄入，予以少盐饮食，每天不超过 3g。

②液体：液体入量视水肿程度及尿量而定。严重水肿者需限制水的摄入，并记录出入量。

③蛋白质：低蛋白血症所致水肿者，若无氮质潴留，可给予 1.0g/（kg·d）的优质蛋白质。

有氮质血症的水肿病人，则应限制蛋白质的摄入，一般给予 $0.6\sim0.8g/(kg\cdot d)$ 的优质蛋白。

④补充足够的热量以免引起负氮平衡。补充各种维生素。

（3）病情观察：记录 24 小时出入液量，监测生命体征、尿量、体重、水肿情况；密切监测实验室检查结果。

（4）用药护理：遵医嘱使用利尿药，观察药物的疗效及不良反应。呋塞米等强效利尿药具有耳毒性，可引起耳鸣、眩晕及听力丧失，应避免与链霉素等氨基糖苷类抗生素同时使用。

（5）皮肤护理：衣着柔软、宽松。长期卧床者，应嘱其经常变换体位；清洗皮肤时勿过分用力，避免损伤皮肤。肌内注射时，应先将水肿皮肤推向一侧后进针，拔针后用无菌干棉球按压穿刺部位。严重水肿者应避免肌内注射。

（6）预防感染：定时开窗通风，每日 2 次；每日紫外线消毒病室 1 小时，限制探访。加强营养和休息，增强机体抵抗力；遇寒冷季节，注意保暖。

7．健康教育

（1）休息与运动：注意休息，避免劳累。同时应适当活动。

（2）饮食指导：告诉病人优质蛋白、高热量、低脂、高膳食纤维和低盐饮食的重要性。

（3）预防感染：避免受凉、感冒，注意个人卫生。

（4）用药指导：告诉病人不可擅自减量或停用激素，介绍各类药物的使用方法、使用时注意事项及可能的不良反应。

（5）自我病情监测与随访的指导：监测水肿、尿蛋白和肾功能的变化。注意随访。

四、慢性肾衰竭病人的护理

慢性肾衰竭是各种原发性或继发性慢性肾脏病进行性发展引起肾小球滤过率下降和肾功能损害，出现以代谢产物潴留、水、电解质和酸碱平衡紊乱为主要表现的一组临床综合征。

1．病因　国外常见的病因为糖尿病肾病；我国常见的病因为肾小球肾炎。

2．临床表现

（1）水、电解质和酸碱平衡失调：可出现高钾或低钾血症、高钠或低钠血症、水肿或脱水、低钙血症（2014）、高磷血症、代谢性酸中毒等。

（2）各系统症状体征

1）心血管系统和呼吸系统表现

①高血压和左心室肥大：高血压主要是由于水钠潴留引起，也与肾素活性增高有关。高血压可引起左心室肥大。

②心力衰竭：是慢性肾衰竭常见的死亡原因。

③其他：心包炎、动脉粥样硬化。

④呼吸系统症状：可出现尿毒症性支气管炎、肺炎、胸膜炎等表现。若发生酸中毒，可表现为深而长的呼吸。尿毒症晚期病人的呼气中可有尿味（2014）。

2）血液系统表现

①贫血：正细胞、正色素性贫血。导致贫血的原因包括：肾促红细胞生成素（EPO）生成减少（2012）、铁摄入不足、各种原因造成的急慢性失血、体内叶酸和蛋白质缺乏、血中存在抑制血细胞生成的物质及红细胞寿命缩短等。

②出血倾向：常表现为皮下出血、鼻出血、月经过多等。

③白细胞异常：部分病人可有白细胞计数减少，易发生感染。

3）神经、肌肉系统表现：中枢神经系统异常称为尿毒症脑病，可出现性格改变、抑郁、记忆力下降、谵妄、幻觉、昏迷等。外周神经病变可出现肢体麻木、感觉异常，深反射消失。

4）胃肠道表现：<u>食欲缺乏是常见的最早期表现</u>。恶心、呕吐也很常见。

5）皮肤表现：常有<u>皮肤瘙痒</u>，面色深而萎黄，轻度水肿，呈"尿毒症"面容。

6）肾性骨营养不良症：简称肾性骨病，可出现纤维性骨炎，肾性骨病的发生与活性维生素 D_3 不足、继发性甲状腺旁腺功能亢进等有关。

7）内分泌失调：肾衰竭时可出现多种内分泌功能紊乱。如空腹血胰岛素、肾素、泌乳素及促胃液素水平升高，促甲状腺素、睾丸素及皮质醇偏低，甲状腺和性腺功能低下，生长发育障碍。

8）感染：感染为主要死因之一，其发生与机体免疫功能低下、白细胞功能异常等有关。<u>最常见的感染为肺部感染和尿路感染</u>。

9）代谢失调：可有体温过低、糖类代谢异常、高尿酸血症和脂代谢异常等。

3．辅助检查

（1）血常规检查：红细胞计数下降，血红蛋白浓度降低，白细胞计数可升高或降低。

（2）尿液检查：夜尿增多，尿渗透压下降。<u>尿沉渣有管型</u>。

（3）肾功能检查：内生肌酐清除率降低，血肌酐、血尿素氮水平增高。

（4）血生化检查：血浆清蛋白降低，血钙降低，血磷增高，血钾和血钠可增高或降低，可有代谢性酸中毒等。

（5）B 超或 X 线平片：双肾缩小。

4．治疗要点

（1）治疗原发病和纠正加重慢性肾衰竭的因素：纠正某些可逆因素，如水、电解质紊乱、感染、尿路梗阻、心力衰竭等。

（2）延缓慢性肾衰竭的发展

①饮食治疗：个体化低蛋白饮食，监测营养指标。

②控制高血压和（或）肾小球内高压力：首选药物为血管紧张素Ⅱ抑制药，包括 ACEI 和 ARB，如氯沙坦。

③其他西医治疗：应用必需氨基酸。高尿酸血症若有痛风，口服别嘌醇。

（3）并发症的治疗

①纠正水、电解质和酸碱平衡失调：如水肿者，限制盐和水的摄入，使用利尿药。

②高血压：减少血容量、清除水钠潴留。无效时可选用利尿药。

③透析疗法：适用于尿毒症心包炎、肾衰竭并发心力衰竭、尿毒症肺炎。

④贫血：常用重组人类促红细胞生成素（EPO）。

⑤感染：抗感染治疗时，选择对肾无毒性或毒性低的抗菌药物治疗，不用或少用氨基糖苷类抗生素。

⑥神经-精神和肌肉系统症状：骨化三醇和加强营养补充可改善部分病人肌病的症状。

⑦肾移植：同种肾移植是目前治疗终末期肾衰竭最有效的方法。

5．护理问题

（1）营养失调：低于机体需要量　与长期限制蛋白质摄入、消化吸收功能紊乱等因素有关。

（2）潜在并发症：水、电解质、酸碱平衡失调。

（3）有皮肤完整性受损的危险　与体液过多致皮肤水肿、瘙痒、凝血机制异常、机体抵抗力下降有关。

（4）活动无耐力　与心血管并发症、贫血、水、电解质和酸碱平衡紊乱有关。

（5）有感染的危险　与机体免疫功能低下、白细胞功能异常、透析等有关。

6. 护理措施

（1）营养失调的护理。

①饮食护理：应根据病人的 GFR 来调整蛋白质的摄入量。当 GFR＜50ml/min 时，应限制蛋白质的摄入，且饮食中 50%以上的蛋白质是富含必需氨基酸的蛋白，如鸡蛋、牛奶、瘦肉等，摄入 0.6～0.8g/（kg·d）。当内生肌酐清除率＜5ml/min 时，每天蛋白质摄入量不应超过 20g/d 或 0.3g/（kg·d），此时需经静脉补充必需氨基酸；当内生肌酐清除率为 5～10ml/min 时，蛋白质摄入量为 25g/d 或 0.4g/（kg·d）；内生肌酐清除率为 10～20ml/min 者则为 35g/d 或 0.6g/（kg·d）；内生肌酐清除率＞20ml/min 者可给予 40g/d 或 0.7g/（kg·d）的优质蛋白。尽量少食植物蛋白，如花生、豆类及其制品。供给病人足够的热量，以减少体内蛋白质的消耗（2011）。

②改善病人食欲：提供色、香、味俱全的食物。

③必需氨基酸疗法的护理：能口服者以口服为宜。静脉输入必需氨基酸时应注意输液速度。若有恶心、呕吐应给予止吐药，同时减慢输液速度。切勿在氨基酸内加入其他药物，以免引起不良反应。

④监测肾功能和营养状况：定期监测病人的体重变化、血尿素氮、血肌酐、血清白蛋白和血红蛋白水平等，以了解其营养状况。

（2）水、电解质、酸碱平衡失调的护理。

①休息与体位：应绝对卧床休息，抬高水肿的下肢。

②维持与监测水平衡：坚持"量出为入"的原则。严格记录 24 小时出入液量。

③监测并及时处理电解质、酸碱平衡失调：监测血清电解质的变化，如发现异常及时通知医生处理。密切观察有无高钾血症的征象，如脉律不齐、肌无力、心电图改变等。血钾高者应限制钾的摄入，少用或忌用富含钾的食物，如紫菜。及时纠正代谢性酸中毒、禁止输入库存血等。密切观察有无低钙血症的征象，如手指麻木、易激惹、腱反射亢进、抽搐等，可摄入含钙量较高的食物如牛奶，并可遵医嘱使用活性维生素 D 及钙剂等。

（3）心理护理（2013）：向病人介绍尿毒症的治疗进展，鼓励病人参加力所能及的社会活动，争取工作单位和家属配合，帮助病人适应特殊治疗要求，培养自我护理能力。

五、急性肾衰竭病人的护理

急性肾衰竭是由于各种病因引起的短时间内（数小时或数天）肾功能突然下降而出现的临床综合征。主要表现为少尿，血肌酐和尿素氮升高，水、电解质和酸碱平衡失调及全身各系统并发症。

1. 病因

（1）肾前性：肾本身无器质性病变，而是有效循环血量减少、心排血量下降及引起肾血管收缩的因素导致肾血流灌注不足，以至肾小球滤过率下降而发生急性肾衰竭。常见病因包括：

①血容量减少：主要为各种原因的液体丢失和出血。

②有效动脉血流量减少和肾内血流动力学改变：包括肾前小动脉收缩或肾后小动脉扩张。

（2）肾后性：由于各种原因的急性尿路梗阻所致。肾后性因素多为可逆性，及时解除病因常可使肾功能得以恢复。常见病因有尿路结石、双侧肾盂积液、前列腺增生和肿瘤等。

（3）肾性：由于肾实质损伤所致，最常见的是肾缺血或肾毒性物质损伤肾小管上皮细胞。常见的肾性因素如下。

①急性肾小管坏死：为最常见的急性肾衰竭类型。

②急性肾间质病变。

③肾小球和肾小血管病变。

2．临床表现　急性肾衰竭临床上将其分为少尿期、多尿期及恢复期 3 个阶段。

（1）少尿期

①少尿或无尿期：一般持续 1～2 周。每日尿量持续少于 400ml 为少尿（2012），少于 100ml 为无尿。尿色深而浑浊，尿内有蛋白、红细胞、白细胞、上皮细胞及其碎片和颗粒管型。尿比重常为 1.010～1.015。

②进行性氮质血症：血肌酐绝对值每日升高 44.2μmol/L，或在 24～72 小时相对值增加 25%～100%。在创伤、高热等情况时，血尿素氮、肌酐、钾和有机酸的浓度增长较迅速。

③水、电解质和酸碱平衡失调：稀释性低钠血症、高血压、心力衰竭、急性肺水肿和脑水肿等；代谢性酸中毒；高钾血症，最严重的并发症之一，也是少尿期的首位死因（2017）；可有低钙、高磷、低氯血症等。

④其他：消化系统症状常为急性肾衰竭的首发症状；多因尿少、水钠潴留出现高血压、心力衰竭和急性肺水肿表现（2011）；因毒素滞留、电解质紊乱、贫血及酸中毒，可引起各种心律失常及心肌病变；可出现意识障碍等尿毒症脑病症状；可表现为贫血、白细胞升高、血小板减少及功能障碍、出血倾向；常并发感染，是少尿期常见且严重的并发症，也是急性肾衰竭的主要死亡原因之一；还可并发多脏器功能衰竭。

（2）多尿期：尿量增加的速度较快，经 5～7 天达到多尿高峰，甚至每日尿量可达 3000～5000ml 或更多，是肾功能开始恢复的标志。多尿期血尿素氮、肌酐等随尿量增多而逐渐下降，尿毒症症状也随之好转。多尿期早期仍可有高钾血症，后期则易发生低钾血症。此外，此期仍易发生感染、心血管并发症和上消化道出血等。此期持续 1～3 周。

（3）恢复期：病人尿量正常，病情稳定，各项化验指标平稳。

3．辅助检查

（1）血液检查：可有轻、中度贫血，血肌酐平均每天增加 ≥44.2μmol/L，高分解代谢者上升速度更快，平均每天增加 ≥176.8μmol/L。血清钾浓度常 >5.5mmol/L。血气分析示血 pH 常低于 7.35。

（2）尿液检查：尿液外观多浑浊，尿蛋白多：（＋）～（＋＋＋）。尿比重降低且固定，多在 1.015 以下，尿与血渗透浓度之比低于 1∶1。尿钠增高，多在 40～60mmol/L，尿肌酐与血肌酐之比常低于 10。

（3）其他：肾活组织检查、影像学检查。

4. 治疗要点

（1）纠正可逆病因，预防额外损伤：如各种严重外伤、心力衰竭、急性失血，积极处理血容量不足、休克和感染等。应停用影响肾灌注或具有肾毒性的药物。

（2）维持体液平衡：原则为"量出为入"。具体计算每天的进液量可按前一天尿量加500ml 计算（2011）。

（3）饮食和营养：补充营养以维持机体的营养状况和正常代谢，有助于损伤细胞的修复和再生，提高存活率。

（4）高钾血症：密切监测血钾的浓度，当血钾超过 6.5mmol/L，心电图表现异常变化时，应予以紧急处理：予以 10% 葡萄糖酸钙稀释后缓慢静脉注射，以拮抗钾离子对心肌及其他组织的毒性作用（2015）；或 5%NaHCO$_3$ 或 11.2% 乳酸钠静脉滴注，纠正酸中毒并同时促使钾离子向细胞内移动；50% 葡萄糖液加普通胰岛素缓解静脉注射；口服钠型离子交换树脂。以上措施无效时，透析治疗是最有效的治疗。

（5）代谢性酸中毒：HCO$_3^-$ 低于 15mmol/L 可选用 5%NaHCO$_3$ 静脉滴注。对严重酸中毒者应立即开始透析。

（6）感染：一旦出现感染迹象，应尽早使用对肾无毒性的抗生素，不用或慎用或少用氨基糖苷类抗生素，如链霉素（2011）。

（7）透析治疗：明显尿毒症综合征，包括心包炎、严重脑病、高钾血症、严重代谢性酸中毒、容量负荷过重且对利尿药治疗无效者，均是透析治疗的指征。

（8）多尿期的治疗：此期治疗重点仍为维持水、电解质和酸碱平衡，控制氮质血症，治疗原发病和防治各种并发症。

（9）恢复期的治疗：一般无须特殊处理，定期随访肾功能，避免肾毒性药物的使用。

5. 护理问题

（1）营养失调：低于机体需要量　与病人食欲缺乏、限制蛋白质摄入、透析和原发疾病等因素有关。

（2）有感染的危险　与机体抵抗力降低及侵入性操作等有关。

（3）潜在并发症：水、电解质、酸碱平衡失调。

6. 护理措施

（1）休息与体位：应绝对卧床休息以减轻肾负担，抬高水肿的下肢，昏迷者按昏迷病人护理常规进行护理。

（2）维持与监测水平衡：坚持"量出为入"的原则。严格记录 24 小时出入液量。严密观察病人有无体液过多的表现，如有无水肿。

（3）监测并及时处理电解质、酸碱平衡失调

①监测血清电解质的变化，如发现异常及时通知医生处理。

②密切观察有无高钾血症的征象，如脉律不齐、肌无力、心电图改变等。血钾高者应限制钾的摄入，少用或忌用富含钾的食物，如紫菜、菠菜、苋菜、薯类、山药、坚果、香蕉、香菇、榨菜等（2011）。预防高钾血症的措施还包括积极预防和控制感染、及时纠正代谢性酸中毒、禁止输入库存血等。

③限制钠盐。

④密切观察有无低钙血症的征象，如手指麻木、易激惹、腱反射亢进、抽搐等。如发生

低钙血症，可摄入含钙量较高的食物如牛奶，并可遵医嘱使用活性维生素 D 及钙剂等。

（4）饮食护理：给予高生物效价的优质蛋白，蛋白质的摄入量应限制为 0.8g/（kg·d），并适量补充必需氨基酸。<u>对有高分解代谢或营养不良及接受透析的病人，其蛋白质摄入量为 1.0～1.2g/（kg·d）</u>。供给足够的热量，保持机体正氮平衡，急性肾衰竭病人每天所需热量为 135～145kJ/kg。尽可能减少钠、钾、氯的摄入量。

（5）对症护理：对于有恶心、呕吐的病人，应用止吐药，不能以口进食者可用鼻饲或静脉补充营养物质。

（6）监测营养状况：监测反映机体营养状况的指标是否改善，如血浆白蛋白等。

7. 健康教育

（1）预防疾病指导：慎用氨基糖苷类等肾毒性抗生素。尽量避免需用大剂量造影剂的 X 线检查，尤其是老年人及肾血流灌注不良者（如脱水、失血、休克）。加强劳动防护，避免接触重金属、工业毒物等。误服或误食毒物时，应立即进行洗胃或导泻，并采用有效解毒剂。

（2）对病人的指导：恢复期病人应加强营养，增强体质，适当锻炼；注意个人清洁卫生，注意保暖，防止受凉；避免妊娠、手术、外伤等。强调监测肾功能、尿量的重要性，叮嘱病人定期随访，并教会其测量和记录尿量的方法。

六、尿石症病人的护理

尿路结石又称尿石症，包括<u>肾结石、输尿管结石、膀胱结石及尿道结石</u>。<u>尿路结石以草酸钙结石最常见</u>。

1. 病因

（1）流行病学因素：性别、年龄、种族、职业、地理环境和气候、营养和饮食、水分摄入量及遗传等。

（2）尿液因素：①尿液中形成结石的物质增加；②尿 pH 改变，在碱性尿中易形成磷酸盐及磷酸镁铵沉淀，在酸性尿中易形成尿酸结石和胱氨酸结晶；③尿液浓缩；④尿中抑制晶体形成的物质不足。

（3）泌尿系统局部因素：①<u>尿路梗阻</u>；②<u>尿路感染</u>；③<u>尿路异物</u>。

2. 临床表现

（1）肾和输尿管结石：主要表现为与活动相关的<u>肾区疼痛与血尿</u>。

①**疼痛**：<u>肾结石可引起肾区疼痛伴肋脊角叩痛</u>。结石大、移动小的肾盂、肾盏结石无明显症状。结石活动引起输尿管完全梗阻时可引起突发性的肾绞痛。疼痛性质为刀割样阵发性绞痛，发作时病人坐卧不安，面色苍白、冷汗，伴恶心、呕吐。

②**血尿**：有肉眼或镜下血尿，<u>多为镜下血尿</u>。部分病人活动后出现镜下血尿是其唯一临床表现。

③其他症状：结石继发急性肾盂肾炎或肾积脓时，会有发热、畏寒、脓尿、肾区压痛。结石引起肾积水时，可在上腹部触及增大的肾脏。<u>双侧上尿路完全性梗阻时可导致无尿</u>。

（2）<u>膀胱结石</u>：典型症状为排尿突然中断，改变体位尿可继续排出，伴排尿困难和膀胱刺激症状。

（3）<u>尿道结石</u>：<u>典型症状为排尿困难、点滴状排尿及尿痛</u>，甚至造成急性尿潴留。

3．辅助检查

（1）实验室检查

①尿常规检查：可见镜下血尿，感染时可见脓细胞。

②尿生化检查：测定钙、磷、尿酸、草酸等，有助于分析结石原因。

③血生化检查：了解代谢情况。

（2）影像学检查

①泌尿系 X 线平片：能发现 90% 以上的尿路结石。

②排泄性尿路造影：可用于确定结石位置。

③B 超：可发现小结石和透 X 线结石，能显示肾积水和肾实质萎缩情况。

④CT：发现 X 线检查不能显示的或较小的输尿管中、下段结石。

⑤逆行肾盂造影：用于其他方法不能确定时。

⑥放射性核素肾显像：判断泌尿系统梗阻程度及双侧肾功能。

4．治疗要点

（1）非手术治疗：包括自行排石及药物排石，适用于结石直径＜0.6cm、表面光滑、无尿路梗阻、无感染、肾功能正常者。

（2）体外冲击波碎石：适用于上尿路结石，肾、输尿管上端＜2.5cm 的结石。两次治疗间隔时间不少于 7 天。

（3）手术治疗：①经皮肾镜取石或碎石术，输尿管镜取石或碎石术。②开放手术适用于结石远端存在梗阻、部分泌尿系统畸形、结石嵌顿紧密、其他治疗无效、肾积水感染严重或病肾功能丧失的尿石症病人。

5．护理问题

（1）急性疼痛　与结石刺激引起的炎症、损伤及平滑肌痉挛有关。

（2）知识缺乏：缺乏预防尿石症的知识。

（3）潜在并发症：感染、"石街"形成。

6．护理措施

（1）非手术治疗的护理

①缓解疼痛，嘱病人卧床休息，局部热敷。遵医嘱给予解痉镇痛药物，并观察疼痛的缓解情况。

②鼓励病人大量饮水、多活动，可稀释尿液、预防感染、促进排石。每日饮水量 3000ml 以上，夜间起床排尿后再饮水，保持每日尿量在 2000ml 以上。在病情允许的情况下，可适当进行跳跃运动或经常改变体位，有助于结石排出。

③病情观察。观察尿液颜色与性状、体温、尿液检查结果及结石排出情况，及早发现感染征象。

④体外冲击波碎石后应注意生命体征、排尿情况、尿液性状及排石情况。肾结石碎石后，一般取健侧卧位，同时叩击患侧肾区；巨大肾结石碎石后宜取患侧卧位，利于结石随尿液缓慢排出。

⑤合理饮食：根据结石分析结果，为病人制定合适的饮食安排。

（2）手术治疗的护理

1）术前护理：向病人介绍内镜碎石术的方法与优点，告诉病人术中配合要点和注意事项，减轻病人焦虑与恐惧。做好术前准备，协助病人完善相关术前检查。

2）术后护理：①观察病人生命体征，尿液颜色和性状。②妥善固定肾造瘘管，告知病人翻身、活动时勿牵拉，以防脱出。引流管的位置不得高于肾造瘘口。保持引流管的通畅，勿压迫、折叠管道。若堵塞，挤捏无效时可进行低压冲洗，冲洗量不超过 5～10ml，严格无菌操作。观察引流液的量、颜色和性状，并做好记录。③肾实质切开取石及肾部分切除的病人，应绝对卧床 2 周，以减少肾损伤，防止出血。④并发症的观察与护理：术后观察病人生命体征，密切监测体温变化。碎石术后多数病人出现肉眼血尿，无须处理（2011）。若术后短时间内造瘘管引出大量鲜红色血性液体，须防止大出血，遵医嘱给予止血药和抗生素。嘱病人多饮水，保持各管道通畅，做好尿道口和会阴部护理，保持清洁和皮肤干燥。

7．健康教育

（1）嘱病人大量饮水。

（2）饮食指导，动物蛋白和食糖的摄入量要适宜（除主食外，每天补充蛋白质 25～30g）。含钙结石者应合理摄入钙量，适当减少牛奶、奶制品、豆制品等含钙量高的食物；草酸盐结石者，限制浓茶、菠菜、番茄、芦笋、花生等食物；尿酸结石者，不宜食用含嘌呤高的食物，如动物内脏、啤酒。

（3）药物预防，采用药物降低有害成分，预防结石复发。指导病人自测尿液 pH。

（4）鼓励长期卧床者多活动，防止骨脱钙，减少尿钙排出。

（5）定期行 X 线或 B 超检查，观察有无残余结石或结石复发。若出现腰痛、血尿等症状，及时就诊。

七、泌尿系统损伤病人的护理

1．肾损伤

（1）病因

①开放性损伤：由锐器所致，常伴有胸部、腹部等其他脏器损伤。

②闭合性损伤：临床上最为多见，由直接暴力或间接暴力造成。外力撞击或挤压是肾损伤最常见的原因。

（2）临床表现

①血尿，肾损伤的常见症状，轻微肾损伤仅见镜下血尿，如肾挫伤；严重肾裂伤则呈大量肉眼血尿，血块可阻塞尿道；肾蒂血管断裂或输尿管断裂时，血尿可不明显，甚至无血尿。

②疼痛，由肾实质损伤和肾包膜张力增加所致。血液或尿液进入腹腔或合并腹腔内器官损伤时，可出现腹膜刺激征。血块通过输尿管时可引起肾绞痛。

③腰腹部包块：出血及尿液外渗可使肾周围组织肿胀形成腰腹部包块，有触痛和肌紧张。

④严重肾裂伤、肾蒂裂伤或合并其他脏器损伤时，可发生失血性休克。

⑤感染与发热：血肿及尿外渗易继发感染并导致发热。

（3）辅助检查

1）实验室检查：血尿是诊断肾损伤的重要依据。血常规检查，血红蛋白与血细胞比容持续降低提示有活动性出血。

2）影像学检查：①B 超，可提示肾损伤的部位和程度。②CT，是首选检查，可清晰显示肾皮质裂伤，尿外渗及血肿范围，显示无活力的肾组织。③排泄性尿路造影，评价肾损伤的范围、程度及对侧肾功能。

（4）治疗要点：首先治疗危及生命的伤情，肾挫伤、轻型肾裂伤及无其他脏器合并损伤的病人可经非手术治疗而治愈。

①紧急处理大出血、休克者：迅速抢救，观察生命体征，予以输血及复苏，做好手术准备。

②非手术治疗：绝对卧床休息，早期应用广谱抗生素预防感染，镇痛、镇静和止血。

③手术治疗：肾修补术、肾部分切除术或肾切除术。血或尿外渗引起肾周脓肿时应进行肾周引流术。

（5）护理问题

①焦虑与恐惧　与出现血尿、害怕手术和担心预后不良等有关。

②组织灌流量改变　与肾损伤引起的大出血有关。

③疼痛　与肾周血肿、肾包膜紧张有关。

④潜在并发症：感染。

（6）护理措施

1）休息：绝对卧床休息 2～4 周，血尿消失后仍需继续卧床休息至预定时间。

2）病情观察：①定时测量体温、血压、脉搏、呼吸，并观察其变化；②观察尿液颜色，若血尿颜色加深，说明出血加重；③观察腰、腹部肿块的大小变化；④定时监测血红蛋白和血细胞比容变化，判断出血情况；⑤定时观察体温和血白细胞计数，判断有无继发感染；⑥观察疼痛的部位及程度。

3）维持水、电解质及血容量平衡：遵医嘱及时输液，鼓励病人多饮水，必要时输血，以维持有效循环血量。

4）有手术指征者，在抗休克同时，紧急做好各项术前准备。

5）注意心理护理，解释肾损伤的病情发展情况，稳定病人及家属情绪，减轻焦虑和恐惧。

（7）健康教育

①肾损伤病人须绝对卧床休息，非手术治疗、病情稳定后的病人，恢复后 2～3 个月不宜从事重体力劳动或剧烈运动。

②肾切除者须注意保护健肾，防止外伤。

③5 年内定期复查，以便及时发现并发症。

2．膀胱损伤

（1）病因

①开放性损伤：多见于战伤，大多数为火器、利刃所致，常合并其他脏器损伤。

②闭合性损伤：腹部遭撞击、挤压或骨盆骨折片刺破膀胱壁所致。

③医源性损伤：常见原因是分娩异常，也可见于膀胱镜检查或治疗。

（2）临床表现

①休克，骨盆骨折引起大出血或膀胱破裂引起尿外渗和腹膜炎所致。

②腹痛：腹膜外型损伤，表现为下腹部疼痛，可有压痛及腹肌紧张。腹膜内型损伤，表现为急性腹膜炎症状，并有移动性浊音。

③血尿和排尿困难：有尿意，但不能排尿或仅排出少量血尿。

④尿瘘。

（3）辅助检查

1）导尿试验：是确定膀胱破裂简单有效的检查方法。膀胱损伤时，导尿管可顺利插入膀胱（尿道损伤常不易插入）。经导尿管注入无菌生理盐水 200ml，片刻后吸出，若液体进出量差异很大，提示膀胱破裂。

2）影像学检查：①腹部 X 线检查，可显示骨盆骨折或其他骨折。②膀胱造影，是确诊膀胱破裂的主要手段。

（4）治疗要点：为尿流改道、充分引流外渗尿液、尽早闭合缺损膀胱壁。

①紧急处理：积极抗休克治疗，早期应用抗生素预防感染。

②非手术治疗：留置导尿管，持续引流尿液 7～10 天。

③手术治疗：严重膀胱破裂者需尽早手术。

（5）护理问题

①焦虑与恐惧　与外伤打击、害怕手术有关。

②组织灌流量改变　与出血、尿外渗或腹膜炎有关。

③疼痛　与组织损伤、尿外渗致腹膜炎有关。

④潜在并发症：休克。

⑤排尿异常　与膀胱损伤有关。

（6）护理措施

1）病情观察：①定时测量病人的体温、呼吸、脉搏和血压；②观察有无排尿困难和血尿，记录尿量；③观察疼痛的部位及程度。

2）维持体液平衡：遵医嘱及时输液，鼓励病人多饮水，维持有效循环血量。

3）预防感染：保持伤口及尿道口周围清洁干燥，保持引流管通畅，遵医嘱应用抗生素。

4）耻骨上造瘘管的护理：保持引流管通畅。术后出血量多时可采用连续滴入、间断开放法冲洗导管，冲洗速度每分钟 60 滴，每次冲洗量不超过 100ml。一般于 10 天左右拔管。

（7）健康教育：指导病人进行膀胱功能训练，如夹闭导尿管，使膀胱扩张到一定程度，达到训练目的。对于有勃起障碍的病人，加强心理性勃起训练，或采取辅助治疗方法。

3．尿道损伤　多见于男性，按尿道损伤程度分为：尿道挫伤、尿道裂伤和尿道断裂。男性尿道以尿生殖膈为界，分为前、后两段。前尿道包括壶腹部（即球部）和阴茎体部，损伤多发生于壶腹部；后尿道包括前列腺部和膜部，损伤多见于膜部。

（1）病因

①开放性损伤：因弹片、锐器伤所致。

②闭合性损伤：因外来暴力所致，多为挫伤或撕裂伤。

（2）临床表现：主要是尿道出血、排尿困难及尿潴留。

1）疼痛：尿道球部损伤时受伤处疼痛，排尿时加重。后尿道损伤表现为下腹部疼痛，局部肌紧张并有压痛。

2）尿道出血：前尿道损伤可见尿道外口流血，后尿道破裂可无尿道口流血或仅少量血液流出。

3）排尿困难：尿道断裂时，可发生尿潴留。

4）并发症：①休克，骨盆骨折合并大出血所致。休克程度与损伤严重程度一致，出血性休克常为早期死亡原因之一。②尿外渗及血肿。

（3）辅助检查

①导尿检查：检查尿道是否完整、连续。

②X 线检查：可显示骨盆骨折。

③尿道造影：可显示尿道损伤部位及程度，是确定尿道损伤程度的主要方法。

（4）治疗要点

①紧急处理：积极抗休克治疗，尽早手术。尿潴留者可行耻骨上膀胱穿刺。

②非手术治疗：试插导尿管成功者留置导尿管 7～14 天，应用抗生素预防感染。

③手术治疗：试插导尿管不成功者可进行手术治疗。

（5）护理问题

①焦虑与恐惧　与外伤打击、害怕手术有关。

②组织灌流量改变　与创伤、骨盆骨折引起的出血有关。

③疼痛　与组织损伤、尿外渗致腹膜炎有关。

④潜在并发症：休克。

⑤排尿困难　与尿道损伤有关。

（6）护理措施

①病情观察：监测病人的神志、脉搏、呼吸、血压、体温、尿量、腹肌紧张度、腹痛、腹胀等的变化，并详细记录。

②维持体液平衡：遵医嘱及时输液、输血，维持有效循环血量。

③预防感染：术后常规留置导尿管 2～3 周，保持伤口清洁干燥，遵医嘱应用抗生素，早期发现感染征象。

④骨盆骨折者须卧硬板床，勿随意搬动，以免加重损伤。

⑤心理护理：解释膀胱损伤的病情发展情况及预后、主要的治疗护理措施，稳定病人及家属情绪，减轻焦虑和恐惧。

（7）健康教育

①向病人解释尿道扩张术的方法及目的，指导尿道狭窄病人定期返院进行尿道扩张术。

②指导病人自我观察，如有尿液不畅、尿线变细、滴沥、尿液浑浊等现象，及时就诊。

八、尿路感染病人的护理

1．病因与发病机制

（1）致病菌：以大肠埃希菌最常见，其次为变形杆菌、克雷伯杆菌。5%～10%的尿路感染由革兰阳性菌引起，主要是粪链球菌和葡萄球菌，偶见厌氧菌、真菌、病毒和原虫。

（2）感染途径：①上行感染，是最常见的感染途径（2013），当抵抗力下降、尿道黏膜损伤或入侵细菌毒力大时，细菌可沿尿路上行引发感染。②血行感染，较少见，细菌经由血循环到达肾，金黄色葡萄球菌为主要致病菌。③淋巴感染。④直接感染。

（3）易感因素

①尿路梗阻：如结石，肿瘤等，引起尿路梗阻导致尿流不畅。

②机体抵抗力低下：如糖尿病和长期使用糖皮质激素的病人。

③女性因尿道短而直，尿道口离肛门近而易被细菌污染。在经期、妊娠期、绝经期和性生活后较易发生感染。

④使用尿道插入性器械可引起尿道黏膜损伤，并将细菌带入膀胱或上尿路而致感染。

⑤尿道口周围或盆腔炎症。

2．临床表现

（1）膀胱炎：表现为尿频、尿急、尿痛，伴耻骨上不适。

（2）急性肾盂肾炎：起病急，常有寒战、高热、头痛、全身无力、食欲缺乏等全身症状；泌尿系统常有尿频、尿急、尿痛，伴有腰痛或肾区不适，肋脊角压痛和叩击痛，可有脓尿和血尿。

（3）慢性肾盂肾炎：多由于急性肾盂肾炎发展而来，临床表现不典型，病程长，反复发作。慢性肾盂肾炎后期有肾功能减退症状。

（4）并发症：常见于严重急性肾盂肾炎，可有肾周围炎、肾脓肿和败血症。

3．辅助检查

（1）尿常规：白细胞显著增加，红细胞也增加，尿蛋白少量。白细胞管型提示肾盂肾炎。

（2）尿细菌学检查：菌落计数≥10^5/ml 为有意义，10^4～10^5/ml 为可疑阳性，＜10^4/ml 可能是污染。

（3）血常规：急性期白细胞和中性粒细胞增加，慢性期血红蛋白可降低。

（4）肾功能检查。

4．治疗要点

（1）急性膀胱炎一般采用单剂量或短程疗法的抗菌药物治疗。单剂量疗法：可选用磺胺甲噁唑、甲氧苄啶、碳酸氢钠 1 次顿服或喹诺酮类（如氧氟沙星）顿服（2015）。

（2）肾盂肾炎：①应用抗菌药，首选对革兰染色阴性杆菌有效的药物；②碱化尿液，口服碳酸氢钠片（2015）。疗效评价标准：症状完全消失，复查菌尿转阴，继续用药 3～5 天，停药观察，以后每周复查尿常规和尿细菌培养 1 次，共 2～3 周，若均为阴性，可认为临床治愈。

5．护理问题

（1）疼痛　与炎症致肾被膜牵拉有关。

（2）排尿障碍　与泌尿系统感染有关。

（3）体温过高　与急性肾盂肾炎有关。

（4）知识缺乏：缺乏预防尿路感染的知识。

（5）潜在并发症：肾乳头坏死、肾周脓肿等。

6．护理措施

（1）急性发作期的第 1 周应卧床休息，采用屈曲位，尽量不要站立和坐。慢性肾盂肾炎病人不宜从事重体力活动。

（2）给予清淡、营养丰富、易消化食物。尽量多饮水、勤排尿，每天摄水量不应低于 2500ml，保证每天尿量在 1500ml 以上，嘱病人每 2 小时排尿 1 次。

（3）加强个人卫生，保持皮肤黏膜的清洁，增加会阴清洗次数。

（4）病情观察：监测体温、尿液性状的变化，有无腰痛加剧。如高热持续不退或体温升高，且出现腰痛加剧等，应考虑可能出现肾周脓肿、肾乳头坏死等并发症，需及时通知医生。

（5）物理降温：高热病人可采用冰敷、酒精擦浴等措施进行物理降温。

（6）用药护理：遵医嘱给予抗菌药物，注意药物用法、剂量、疗程和注意事项。

（7）清洁中断尿培养标本的采集：应在使用抗生素药物前或停药后 5 天收集标本（2011），不宜多饮水，并保证尿液在膀胱内停留 6～8 小时。留取标本前用肥皂水清洗外阴、包皮，消毒尿道口，留取中间一段尿置于无菌容器内，于 1 小时内送检。

7．健康教育（2013）

（1）疾病预防指导：①保持规律生活，避免劳累，加强锻炼，增加机体免疫力。②多饮水、勤排尿。每天摄入充足的水分，保证足够的尿量及排尿次数。③注意个人卫生，保持会阴部及肛周皮肤的清洁。④膀胱-输尿管反流者，需要"二次排尿"，即每次排尿后数分钟再排尿1次。

（2）疾病知识指导：告知病人尿路感染的病因、疾病特点和治愈标准。教会病人识别尿路感染的临床表现，一旦发生尽快诊治。

（3）用药指导：嘱病人按时、按量、按疗程服药，勿随意停药，并按医嘱定期随访。

附：小儿泌尿道感染特点

1．临床表现

（1）新生儿期：多由血行感染引起。以全身症状为主，症状轻重不一，可为无症状性菌尿或呈严重的败血症表现，可有发热、体温不升、体重不增、拒奶、腹泻、黄疸、嗜睡和惊厥等。

（2）婴幼儿期：仍以全身症状为主，局部症状轻微或缺如。主要表现为发热、呕吐、腹痛、腹泻等。部分患儿可有尿路刺激症状如尿线中断、排尿时哭闹、夜间遗尿等。由于尿频致尿布经常浸湿可引发顽固性尿布皮炎。

2．健康教育　向患儿及家长解释本病的护理要点及预防知识，如幼儿不穿开裆裤，为婴儿勤换尿布，便后洗净臀部，保持清洁；女孩清洗外阴时从前向后擦洗，单独使用洁具，防止肠道细菌污染尿道；及时发现男孩包茎、女孩处女膜伞、蛲虫前行尿道等情况，并及时处理。指导按时服药，定期复查，防止复发与再感染。

九、前列腺增生病人的护理

良性前列腺增生简称前列腺增生，俗称前列腺肥大，是引起老年男性排尿障碍原因中最为常见的一种良性疾病。

1．病因　病因尚未完全明确。目前公认老龄和有功能的睾丸是发病的两个重要因素。

2．临床表现

（1）症状

①尿频、尿急：尿频是最常见的早期症状，夜间更为明显。若合并感染或结石，可有尿频、尿急、尿痛等膀胱刺激症状。

②排尿困难：进行性排尿困难是前列腺增生最主要的症状（2012）。典型表现是排尿迟缓、断续、尿细而无力、射程短、终末滴沥、排尿时间延长。

③尿潴留、尿失禁：严重梗阻者膀胱残余尿增多，长期可导致膀胱无力，发生尿潴留或充盈性尿失禁。

（2）体征：直肠指检可触及增大的前列腺，表面光滑、质韧、有弹性，边缘清楚，中间沟变浅或消失。

（3）并发症：①增生的腺体表面黏膜血管破裂时，可发生不同程度的无痛性肉眼血尿；②长期梗阻可引起严重肾积水、肾功能损害；③长期排尿困难者可并发腹股沟疝、膀胱结石、内痔或脱肛。

3．辅助检查

（1）B超：测量前列腺体积，判断增生腺体是否突入膀胱，还可测定膀胱残余尿量。

（2）尿流率检查：可确定前列腺增生病人排尿的梗阻程度。

（3）血清前列腺特异抗原（PSA）测定：有助于排除前列腺癌。

（4）前列腺直肠指检：主要用于评估前列腺大小、质地、有无压痛和结节等，同时还可检查肛门括约肌收缩力。

4．治疗要点

（1）非手术治疗

①观察随访：无明显症状或症状较轻者，一般无须治疗，但需密切随访。

②药物治疗：适用于刺激期和代偿早期的前列腺增生病人。

（2）手术治疗：前列腺增生梗阻严重、残余尿量较多、症状明显而药物治疗效果不好，身体状况能耐受手术者，应考虑手术治疗。

（3）其他疗法：用于尿道梗阻较重而又不能耐受手术者。主要包括激光治疗、经尿道气囊高压扩张术、前列腺尿道网状支架、经尿道热疗、体外高强度聚焦超声等。

5．护理问题

（1）排尿障碍　与膀胱出口梗阻有关。

（2）急性疼痛　与逼尿肌功能不稳定、导尿管刺激、膀胱痉挛有关。

（3）潜在并发症：TUR 综合征、出血、尿失禁。

6．护理措施

（1）非手术治疗的护理/术前护理

1）心理护理：理解关心病人，帮助病人树立战胜疾病的信心。

2）急性尿潴留的预防与护理

①预防：避免因受凉、过度劳累、饮酒、便秘引起的急性尿潴留。鼓励病人多饮水、勤排尿、不憋尿；冬天注意保暖，防止受凉；多摄入粗纤维食物，忌辛辣食物，以防便秘。

②护理：急性尿潴留者应及时留置导尿管引流尿液，恢复膀胱功能，预防肾功能损害。如无法插入尿管，可行耻骨上膀胱穿刺或造口以引流尿液。同时做好留置导尿管或膀胱造瘘管的护理。

3）药物治疗的护理：观察用药后排尿困难的改善情况及药物的不良反应。告知病人应坚持长期服药。

4）其他：夜尿频繁者，嘱病人白天多饮水，睡前少饮水，睡前在床边准备便器。

5）术前准备

①协助做好心、脑、肝、肺、肾等重要器官功能的检查，评估其对手术的耐受力。

②慢性尿潴留者，应先留置尿管引流尿液，改善肾功能；尿路感染者，应用抗生素控制炎症。

③术前指导病人有效咳嗽、排痰的方法；术前晚灌肠，防止术后便秘。

（2）术后护理

1）观察病情：持续心电监护，密切观察病人意识、体温、脉搏、血压、呼吸等的变化，观察有无出血征象（2011）。

2）饮食：术后 6 小时无恶心、呕吐者，即可进流食。病人宜进食易消化、富含营养与纤维的食物，以防便秘。留置尿管期间鼓励病人多饮水，以稀释尿液、预防感染。

3）膀胱冲洗的护理：术后生理盐水持续冲洗膀胱 3～7 天（2014），防止血凝块形成致尿管堵塞。

护理：

①冲洗液温度：控制在 25～30℃，可有效预防膀胱痉挛的发生。

②冲洗速度：根据尿色而定，色深则快、色浅则慢。

③确保膀胱冲洗及引流通畅：若血凝块堵塞管道致引流不畅，可采取挤捏尿管、加快冲洗速度、施行高压冲洗、调整导管位置等方法；如无效可用注射器吸取无菌生理盐水进行反复抽吸冲洗，直至引流通畅（2014）。

④观察、记录引流液的颜色与量：术后均有肉眼血尿，随冲洗持续时间的延长，血尿颜色逐渐变浅；若尿液颜色加深，应警惕活动性出血，及时通知医师处理；准确记录尿量、冲洗量和排出量，尿量＝排出量－冲洗量。

4）膀胱痉挛的护理：前列腺切除术后病人可能因逼尿肌不稳定、导管刺激、血块堵塞冲洗管等，发生膀胱痉挛。病人表现为强烈尿意、肛门坠胀、下腹部痉挛，膀胱冲洗速度减慢，甚至逆流，冲洗液血色加深，尿道及膀胱区疼痛难忍等症状。及时安慰病人，缓解其紧张焦虑情绪；术后留置硬脊膜外麻醉导管者，按需定时注射小剂量吗啡有良好效果；也可口服硝苯地平、丙胺太林、地西泮或生理盐水内加入维拉帕米冲洗膀胱。

5）并发症的观察与护理

①TUR 综合征：行 TURP 的病人因术中大量冲洗液被吸收，血容量急剧增加，出现稀释性低钠血症。病人可在几小时内出现烦躁、恶心、呕吐、抽搐、昏迷，严重者出现肺水肿、脑水肿、心力衰竭等，称为 TUR 综合征。术后加强病情观察，注意监测电解质变化。一旦出现，立即给予氧气吸入，遵医嘱给予利尿药、脱水药，减慢输液速度，静脉滴注 3%氯化钠纠正低血钠等。

②尿失禁：多为暂时性，一般无须药物治疗，可做膀胱区及会阴部热敷、针灸等，大多数尿失禁症状可逐渐缓解。指导病人做提肛训练与膀胱训练，以预防术后尿失禁。

③出血：指导病人术后逐渐离床活动；保持排便通畅，预防大便干结及用力排便时腹内压增高引起出血；术后早期禁止灌肠或肛管排气，以免造成前列腺窝出血。

6）引流管护理

①导尿管：术后利用导尿管的水囊压迫前列腺窝与膀胱颈，起到局部压迫止血的目的（2014）。护理：妥善固定导尿管，注意松紧度合适；将导尿管固定于大腿内侧，稍加牵引，防止因坐起或肢体活动致气囊移位，影响压迫止血效果；保持尿管引流通畅：防止尿管受压、扭曲、折叠；保持会阴部清洁，用碘伏擦洗尿道外口，每日 2 次。

②各导管的拔管时间：TURP 术后 5～7 天尿液颜色清澈，即可拔除导尿管；耻骨后引流管术后 3～4 天，待引流量很少时拔除；耻骨上前列腺切除术后 7～10 天拔除导尿管；膀胱造瘘管通常留置 10～14 天后拔除。

7. 健康教育

（1）生活指导：避免诱发急性尿潴留因素。前列腺切除术后 1～2 个月避免久坐、提重物，避免剧烈活动，如跑步、骑自行车、性生活等（2013），防止继发性出血。

（2）康复指导：若有溢尿现象，指导病人继续做提肛训练（2016），以尽快恢复尿道括约肌功能。

（3）自我观察：TURP 病人术后可能发生尿道狭窄。术后若尿线逐渐变细，甚至出现排尿困难者，应及时到医院检查和处理。附睾炎常在术后 1～4 周发生，故出院后若出现阴囊肿大、疼痛、发热等症状应及时去医院就诊。

（4）性生活指导：前列腺经尿道切除术后 1 个月、经膀胱切除术 2 个月后，原则上可恢复性生活。

（5）定期复查：定期做尿流动力学、前列腺 B 超检查，复查尿流率及残余尿量。

十、外阴炎病人的护理

外阴炎主要指外阴部的皮肤与黏膜的炎症。由于外阴部暴露于外，又与尿道、肛门、阴道邻近，与外界接触较多，因此外阴易发生炎症，其中以大、小阴唇为最多见。

1. 病因　阴道分泌物、月经血、产后恶露、尿液、粪便的刺激均可引起外阴不同程度的炎症。其次如尿瘘病人的尿液、粪瘘病人的粪便、糖尿病病人的糖尿的长期浸渍等。此外，穿紧身化纤内裤，月经垫通透性差，局部经常潮湿等均可引起外阴部的炎症。

2. 临床表现　外阴皮肤瘙痒、疼痛、红肿、灼热感，于性交、活动、排尿、排便时加重。病情严重时形成外阴溃疡而致行走不便。检查见局部充血、肿胀、糜烂，常有抓痕，严重者形成溃疡或湿疹。慢性炎症者外阴局部皮肤或黏膜增厚、粗糙、皲裂等。

3. 治疗要点　包括病因治疗和局部治疗。积极寻找病因，由糖尿病的尿液刺激引起的外阴炎，应治疗糖尿病；由尿瘘、粪瘘引起的外阴炎则应及时修补。保持局部清洁、干燥，局部使用 0.1%聚维酮碘液和 1：5000 高锰酸钾坐浴（2013），水温 40℃左右，每次 15～30 分钟，5～10 次为 1 个疗程。急性期还可选用微波或红外线局部物理治疗。

4. 护理措施　教会病人坐浴的方法，包括液体的配制、温度、坐浴的时间及注意事项。局部使用 0.1%聚维酮碘液和 1：5000 高锰酸钾溶液坐浴，水温在 40℃左右，每次坐浴 15～30 分钟，每日 1～2 次。注意配制的溶液浓度不宜过浓，以免灼伤皮肤。坐浴时要使会阴部浸没于溶液中，月经期停止坐浴。

5. 健康教育　指导护理对象注意个人卫生，勤换内裤，保持外阴清洁、干燥，做好经期、孕期、分娩期及产褥期卫生。勿饮酒，少进辛辣食物。局部严禁搔抓，勿用刺激性药物或肥皂擦洗。外阴溃破者要预防继发感染，使用柔软无菌会阴垫，减少摩擦和混合感染的机会。

十一、阴道炎病人的护理

1. 滴虫阴道炎

（1）病因：由厌氧寄生阴道毛滴虫引起。滴虫生长温度为 25～40℃，pH 为 5.2～6.6 的潮湿环境。月经前后、妊娠期、产后阴道 pH 发生变化，滴虫得以繁殖。滴虫能阻碍乳酸生成，使病人阴道 pH 升高，达到 5.0～6.5。传播方式以性交直接传播为主，也可经浴池、浴巾、污染的器械等间接传播。

（2）临床表现：潜伏期 4～28 天。典型症状是稀薄的泡沫状白带增多（2013）及外阴瘙痒，若合并其他细菌混合感染则分泌物呈脓性，可有臭味。若尿道口有感染，可有尿频、尿痛，有时可见血尿。阴道毛滴虫能吞噬精子，可致不孕。

妇科检查时见病人阴道黏膜充血，严重者有散在出血点，甚至宫颈有出血点，形成"草莓样"宫颈。少数病人阴道内有滴虫存在而无炎症反应，称为带虫者。

（3）治疗要点：切断传播途径，杀灭阴道毛滴虫，恢复阴道正常 pH，保持阴道自净功能。

①全身用药：口服甲硝唑；性伴侣应同时治疗；孕早期及哺乳期妇女慎用。

②局部用药：1%乳酸或 0.1%～0.5%醋酸溶液阴道灌洗后（2011），阴道放甲硝唑泡腾片。

（4）护理措施

①注意个人卫生，保持外阴部清洁、干燥，尽量避免搔抓外阴部。治疗期间禁止性生活、勤换内裤。内裤、坐浴及洗涤用物应煮沸消毒，避免交叉和重复感染的机会。

②指导病人配合检查做分泌物培养（2015）之前，告知病人取分泌物前 24～48 小时避免性交、阴道灌洗或局部用药。

③告知全身用药注意事项甲硝唑口服后偶见胃肠道反应，如食欲缺乏、恶心、呕吐。此外，偶见头痛、皮疹、白细胞减少等，一旦发现应报告医师并停药。甲硝唑用药期间及停药 24 小时内禁止饮酒。甲硝唑可透过胎盘到，亦可从乳汁中排泄，故妊娠 20 周前禁用，哺乳期不宜用药。

④阴道用药应在酸性药液冲洗阴道后再塞药。在月经期间暂停坐浴、阴道冲洗及阴道用药。

⑤强调治愈标准及随访滴虫阴道炎常于月经后复发，故治疗后检查滴虫阴性时，仍应每次月经后复查阴道分泌物，若经 3 次检查均阴性，方可称为治愈。

⑥滴虫阴道炎主要由性行为传播，性伴侣应同时进行治疗，治疗期间禁止性交。

2. 外阴阴道假丝酵母菌病

（1）病因：外阴阴道假丝酵母菌病（VVC）是由假丝酵母菌引起。酸性环境适宜假丝酵母菌生长，假丝酵母菌感染的病人阴道 pH 多在 4.0～4.7，通常<4.5。假丝酵母菌对热的抵抗力不强，加热至 60℃后 1 小时即可死亡，但对于干燥、日光、紫外线及化学制剂等抵抗力较强。白假丝酵母菌为条件致病菌，只有在全身及阴道局部细胞免疫能力下降、假丝酵母菌大量繁殖并转变为菌丝相才出现症状。

常见发病诱因有：①长期应用抗生素；②妊娠及糖尿病者；③大量应用免疫抑制药；④应用含高剂量雌激素的避孕药、穿紧身化纤内裤、肥胖等。

（2）临床表现：主要为外阴瘙痒、灼痛、性交痛及尿痛，部分病人阴道分泌物增多。典型阴道分泌物白色稠厚呈凝乳或豆腐渣样。

妇科检查可见外阴红斑、水肿，常伴有皮肤抓痕，严重者可见皮肤皲裂、表皮脱落。阴道黏膜红肿，小阴唇内侧及阴道黏膜附有白色膜状物，擦除后露出红肿黏膜面，急性期还可见到糜烂及浅表溃疡。

（3）治疗要点：消除诱因，根据病人具体情况选择局部或全身用药。

①消除诱因：积极治疗糖尿病，及时停用广谱抗生素、雌激素及皮质类固醇激素。

②局部用药：首选 2%～4%碳酸氢钠溶液坐浴或冲洗阴道，并且阴道内放入制霉菌素片。

③全身用药：若不能耐受局部用药者、未婚妇女及不愿采用局部用药者，可选用口服药物。

（4）护理措施：基本同滴虫阴道炎病人。

①健康指导保持局部清洁；避免交叉感染。勤换内裤，用过的内裤、盆及毛巾均应用开水烫洗。

②用药护理：需要阴道用药的病人应洗手后戴手套，用示指将药沿阴道后壁推进达阴道

深部，为保证药物局部作用时间，宜在晚上睡前放置。

③性伴侣治疗：对有症状男性应进行假丝酵母菌检查及治疗，预防女性重复感染。

④妊娠期合并感染者为避免胎儿感染，应坚持局部治疗，禁用口服唑类药物，可选用克霉唑栓剂等，以 7 天疗法效果为佳。

3. 老年性阴道炎

（1）病因：老年性阴道炎常见于自然绝经及卵巢切除术后妇女，也可见于产后闭经或药物假绝经治疗的妇女。因卵巢功能衰退，雌激素水平降低，阴道壁萎缩，黏膜变薄，上皮细胞内糖原含量减少，阴道内 pH 增高，多为 5.0～7.0，局部抵抗力降低，其他致病菌过度繁殖或容易入侵引起炎症。

（2）临床表现：主要症状为外阴灼热不适、瘙痒及阴道分泌物增多。阴道分泌物稀薄，呈淡黄色，感染严重者呈血样脓性白带。由于阴道黏膜萎缩，可伴有性交痛。妇科检查可见阴道呈萎缩性改变，上皮皱襞消失、萎缩、菲薄。阴道黏膜充血，常伴有散在小出血点或点状出血斑，有时见浅表溃疡。溃疡面可与对侧粘连，严重时造成狭窄甚至闭锁，炎症分泌物引流不畅形成阴道积脓或宫腔积脓。

（3）治疗要点：治疗原则为抑制细菌生长，补充雌激素，增强阴道抵抗力。

①抑制细菌生长阴道局部应用抗生素如甲硝唑 200mg 或诺氟沙星 100mg，放入阴道深部，每日 1 次，7～10 天为 1 个疗程。对于阴道局部干涩明显者，可应用润滑剂。

②增加阴道抵抗力针对病因，补充雌激素是老年性阴道炎的主要治疗方法（乳腺癌或子宫内膜癌病人慎用）。雌激素制剂可局部给药，也可全身用药。

（4）护理措施

①加强健康教育：注意保持会阴部清洁，勤换内裤，出现症状应及时诊断并治疗。

②用药护理：病人可采用 1%乳酸或 0.1%～0.5%醋酸冲洗阴道，每日 1 次，以增加阴道酸度，抑制细菌生长繁殖。通常在阴道冲洗后进行阴道局部用药。

十二、宫颈炎和盆腔炎病人的护理

1. 宫颈炎　宫颈炎症是妇科最常见的下生殖道炎症之一，包括宫颈阴道部炎症及宫颈管黏膜炎症，临床上多见的是宫颈管黏膜炎。

（1）病因：不洁性生活、产后宫颈损伤、产褥期感染、感染性流产等；同时，宫颈管的单层柱状上皮抗感染的能力较差容易发生感染。急性宫颈炎病原体主要为淋病奈瑟菌、沙眼衣原体。慢性宫颈炎病原体主要为葡球菌、链球菌、大肠埃希菌及厌氧菌。因宫颈阴道部鳞状上皮与阴道鳞状上皮相延续，阴道炎症可引起宫颈阴道部炎症。

（2）临床表现

1）症状：主要症状表现为阴道分泌物增多（2012）。呈黏液脓性，分泌物刺激引起外阴瘙痒及灼热。还出现经间期出血、接触性出血、性交后出血及尿急、尿频、尿痛。

2）体征：宫颈充血、水肿、肥大、黏膜外翻，宫颈外口有黏液脓性分泌物附着或从宫颈管流出。若为淋病奈瑟菌感染，见尿道口、阴道口黏膜充血、水肿及大量脓性分泌物。

"宫颈糜烂"这一术语在西方国家的妇产科教材中已被废弃，而改称宫颈柱状上皮异位，可为生理性或病理性的。

3）宫颈糜烂的分度：根据糜烂面积大小分为 3 度。

①轻度：糜烂面积小于整个宫颈面积的 1/3。

②中度：糜烂面积占整个宫颈面积的 1/3～2/3（2015）。

③重度：糜烂面积占整个宫颈面积 2/3 以上。

（3）治疗要点：排除早期宫颈癌后，针对病原体及时采用足量抗生素治疗。目前，对于宫颈糜烂的治疗，临床最常用的有效治疗方法是物理治疗，如激光治疗、冷冻治疗、红外线凝结疗法及微波疗法等。

（4）护理措施

1）一般护理：①加强会阴部护理，保持外阴清洁、干燥，减少局部摩擦；②针对病原体选择有效抗生素，按医嘱及时、足量、规范应用。

2）手术及物理治疗注意事项：治疗时间以月经干净后 3～7 天为宜。术后外阴清洗每天 2 次，禁性交、盆浴 2 个月，术后 10 天左右避免剧烈活动及搬运重物，以免出血。

3）指导妇科体检：指导妇女定期接受妇科检查，及时发现有症状的宫颈炎病人，并予以积极治疗。治疗前常规行宫颈刮片细胞学检查，以除外癌变可能。

4）随访：治疗后症状持续存在者，应告知病人随诊。

5）健康教育：向病人传授防病知识，注意个人卫生，尤其是经期、孕期及产褥期卫生；指导已婚妇女定期做妇科检查，发现宫颈炎症应及时治疗。

2. 盆腔炎　盆腔炎性疾病（PID）是指女性上生殖道的一组感染性疾病，主要包括子宫内膜炎、输卵管炎、输卵管卵巢脓肿、盆腔腹膜炎，是妇科常见疾病。如未能及时彻底治疗，可导致不孕、输卵管妊娠、慢性盆腔痛及炎症反复发作，严重影响妇女的生殖健康。炎症可局限于 1 个部位，也可同时累及几个部位，最常见的是输卵管炎及输卵管卵巢炎。

（1）病因及发病机制：女性生殖系统有较完整的自然防御功能，但当机体免疫力下降、内分泌发生变化及致病体侵入时，即可导致炎症的发生。病原体有内源性病原体（来自寄居于阴道内的菌群）与外源性病原体（主要是性传播疾病的病原体）两种。

（2）临床表现

1）急性盆腔炎性疾病

①轻者：常见症状为下腹痛、发热、阴道分泌物增多。腹痛为持续性、活动或性交后加重。妇科检查可发现宫颈举痛或宫体压痛或附件区压痛等。

②重者：可有寒战、高热、头痛、食欲缺乏等。月经期发病者可出现经量增多、经期延长。腹膜炎者出现消化系统症状如恶心、呕吐、腹胀、腹泻等。

身全身情况：病人呈急性病容，体温升高，心率加快，下腹部有压痛、反跳痛及肌紧张，叩诊鼓音明显，肠鸣音减弱或消失。盆腔检查：阴道充血，可见大量脓性臭味分泌物从宫颈口外流；穹窿有明显触痛，宫颈充血、水肿、举痛明显；宫体增大，有压痛，活动受限；子宫两侧压痛明显。

2）盆腔炎性疾病后遗症病人有时出现低热、乏力等，临床多表现为不孕、异位妊娠、慢性盆腔痛或盆腔炎性疾病反复发作等症状。根据病变涉及部位，妇科检查可呈现不同特点：通常发现子宫大小正常或稍大、常呈后位、活动受限或粘连固定、触痛；宫旁组织增厚，骶韧带增粗，触痛；或在附件区可触及条索状物、囊性或质韧包块、活动受限，有触痛。如果子宫被固定或封闭于周围瘢痕化组织中，则呈"冰冻骨盆"状态。

（3）治疗要点：主要为及时、足量的抗生素治疗，必要时手术治疗。对于盆腔炎性疾病后遗症者，多采用综合性治疗方案控制炎症，缓解症状，增加受孕机会。包括中西药治疗、物理治疗、手术治疗等，同时注意增强机体抵抗力。

（4）护理措施

①心理护理：向病人及家属解释本病的原因、发展及预后、手术的重要性，解除病人困惑和恐惧。

②减轻不适：必要时，按照医嘱给予镇静、镇痛药物缓解病人的不适。

③手术护理：为接受手术病人提供手术前后的常规护理。

（5）健康教育：指导病人保持良好的个人卫生习惯，增加营养，积极锻炼身体，注意劳逸结合，遵医嘱执行治疗方案。按时随访。

十三、功能失调性子宫出血病人的护理

功能失调性子宫出血（DUB）简称功血，是由于调节生殖的神经内分泌机制失常引起的异常子宫出血，而全身及内外生殖器宫无明显器质性病变存在。常表现为月经周期长短不一、经期延长、经量过多或不规则阴道出血。DUB 可分为无排卵性和排卵性功血两类。

1. 病因　恐惧、紧张、过劳、疾病等导致的下丘脑垂体对雌激素的正反馈反应异常及严重贫血、代谢紊乱、长期营养不良等导致的月经异常或持续无排卵。

2. 临床表现

（1）无排卵性 DUB：常见的症状是子宫不规则出血，少数表现为类似正常月经的周期性出血，但量较多。出血期不伴有下腹疼痛或其他不适，出血多或时间长的病人常伴贫血。

（2）排卵性 DUB：①黄体功能不足者表现为月经周期缩短，月经频发。有时月经周期虽在正常范围内，但是卵泡期延长，黄体期缩短，故不孕或早孕期流产发生率高。②子宫内膜不规则脱落者，表现为月经周期正常，但经期延长，多达 9～10 天，且出血量多，后几日常表现为少量淋漓不断出血。

3. 治疗要点

（1）无排卵性 DUB

1）支持治疗：加强营养，改善全身状况。

2）药物治疗：青春期少女和生育期妇女应以止血、调整周期、促使卵巢恢复功能和排卵为原则；围绝经期妇女止血后则以调整周期、减少经量、防止子宫内膜病变为原则。通常遵医嘱采用性激素止血和调整月经周期。大剂量雌激素可促使子宫内膜生长，短期内修复创面而止血（2017）。

3）手术治疗

①刮宫术：最常用，既能明确诊断，又能迅速止血。

②子宫内膜切除术：适用于经量多的围绝经期妇女和经激素治疗无效且无生育要求的生育期妇女。

③子宫切除术：使用于各种治疗无效且无生育要求者。

（2）排卵性 DUB

①黄体功能不足：促进卵泡发育，刺激黄体功能及黄体功能替代。常用雌激素、HCG、黄体酮。

②子宫内膜不规则脱落：治疗原则为调节下丘脑-垂体-卵巢轴的反馈功能，使黄体及时

萎缩，常用药物有孕激素和 HCG。

4．护理问题

（1）疲乏　与子宫异常出血导致的继发性贫血有关。

（2）有感染的危险　与子宫不规则出血、出血量多导致严重贫血，机体抵抗力下降有关。

5．护理措施

（1）补充营养：应加强营养，改善全身情况，可补充铁剂、维生素 C 和蛋白质。向病人推荐含铁较多的食物如猪肝、豆角、蛋黄、胡萝卜、葡萄干等。

（2）维持正常血容量：观察并记录病人的生命体征、出入量。出血量较多者，督促其卧床休息，避免过度疲劳和剧烈活动。贫血严重者，遵医嘱做好配血、输血、止血措施。

（3）预防感染：严密观察体温、脉搏、子宫体压痛等，监测白细胞计数和分类，同时做好会阴护理保持局部清洁。

（4）遵医嘱使用性激素：按时按量服用性激素，保持药物在血中的稳定程度，不得随意停服和漏服，以免因性激素使用不当引起子宫出血。

（5）加强心理护理：鼓励病人表达内心感受，耐心倾听病人的诉说，了解病人的疑虑。帮助病人澄清问题，解除思想顾虑，摆脱焦虑。也可交替使用放松技术，如看电视、听广播、看书等分散病人的注意力。

十四、痛经病人的护理

1．病因　原发性痛经的发生与月经时子宫内膜释放前列腺素含量增高有关。

（1）内分泌因素：常发生在有排卵的月经周期。

（2）精神、神经因素。

（3）遗传因素。

（4）免疫因素。

2．临床表现　月经期下腹痛是原发性痛经的主要症状，疼痛多数位于下腹中线或放射至腰骶部、外阴与肛门，少数人的疼痛可放射至大腿内侧。疼痛的性质以坠痛为主，重者呈痉挛性（2014）。

3．辅助检查

（1）超声检查：排除继发性痛经。

（2）腹腔镜、宫腔镜检查：排除其他妇科疾病。

4．治疗要点　避免精神刺激和过度疲劳，以对症治疗为主。疼痛不能忍受时使用镇痛、镇静、解痉药，口服避孕药有治疗痛经的作用，未婚少女可行雌、孕激素序贯疗法减轻症状，还可配合中医中药治疗。

5．护理问题

（1）疼痛　与月经期子宫收缩，子宫肌组织缺血缺氧，刺激疼痛神经元有关。

（2）恐惧　与长时期痛经造成的精神紧张有关。

（3）睡眠型态紊乱　与痛经有关。

6．护理措施　缓解症状。

（1）腹部局部热敷和进食热的饮料如热汤或热茶。

（2）服用镇痛药：应防止成瘾。

（3）药物处理：口服避孕药和前列腺素合成酶抑制药。

（4）增加病人的自我控制感，使身体放松。

7．健康教育

（1）进行月经期保健的教育工作：包括注意经期清洁卫生，经期禁止性生活，加强经期保护，预防感冒，注意合理休息和充足睡眠，加强营养。

（2）重视精神心理护理。

十五、围绝经期综合征病人的护理

围绝经期指妇女绝经前后的一段时期，出现与绝经有关的内分泌学、生物学及临床特征起至绝经一年内的时期。部分围绝经期妇女可出现一系列因性激素减少所致的综合征，被称为围绝经期综合征。

1．病因

（1）内分泌因素：卵巢功能减退，血中雌孕激素水平降低，使正常的下丘脑-垂体-卵巢轴之间平衡失调。

（2）神经递质：血 β 内啡肽及其自身抗体含量明显降低，引起神经内分泌调节功能紊乱。神经递质 5-羟色胺（5-HT）水平异常，与情绪变化密切相关。

（3）种族、遗传因素。

2．临床表现

（1）近期症状

①月经改变：月经紊乱、不规则子宫出血或闭经。

②血管舒缩症状：主要表现为潮红、潮热，为围绝经期最常见且典型的症状，伴有出汗和畏寒。持续时间一般 3～5 分钟，多在凌晨乍醒时、黄昏或夜间，活动进食、穿衣、盖被过多等热量增加的情况下或情绪激动时容易发作。

③自主神经失调症状：常出现心悸、眩晕、头痛、耳鸣、失眠等自主神经失调症状。

④精神神经症状：主要包括情绪、记忆及认知功能症状。

（2）远期症状

1）泌尿、生殖道症状：出现外阴、阴道干燥，性交痛及反复发生阴道炎。排尿困难、尿急、尿失禁，易反复发作膀胱炎，常有张力性尿失禁。

2）骨质疏松：绝经后妇女骨质吸收速度快于骨质生成，促使骨质丢失变为疏松，约25%的妇女有骨质疏松症。

3）阿尔茨海默病。

4）心血管病变：①血压升高或血压波动；②假性心绞痛。

5）皮肤和毛发的变化：皮肤皱纹增多加深；皮肤变薄、干燥甚至皲裂；皮肤色素沉着，出现斑点；皮肤营养障碍易发生围绝经期皮炎、瘙痒、多汗、水肿及烧灼痛；暴露区皮肤经常受到日光刺激易发生皮肤癌。毛发的分布改变。

3．辅助检查

（1）妇科检查：内外生殖器呈现不同程度的萎缩性改变。

（2）血液检查：了解卵巢功能状况。

（3）尿常规、细菌学检查、膀胱镜检查：以排除泌尿系病变。

（4）宫颈刮片：进行防癌涂片检查。

（5）分段诊断性刮宫：除外器质性病变，同时是围绝经期异常阴道出血病人首选的一种诊断和治疗方法。

（6）其他：必要时行骨密度测定；X 线、B 超、心电图、阴道脱落细胞、腹腔镜等检查。

4．治疗要点

（1）一般治疗：进行心理治疗，必要时可选用适量的镇静药以助睡眠，谷维素有助于调节自主神经功能，可以缓解潮热症状。为预防骨质疏松，病人应坚持身体锻炼，增加日晒时间，饮食注意摄取足量蛋白质及含钙丰富食物，并按医嘱补充钙剂（2011）。

（2）激素替代治疗（HRT）：给予具有性激素活性的药物，以纠正与性激素不足有关的健康问题（2013）。

5．护理问题

（1）自我形象紊乱　与月经紊乱、出现精神和神经症状等围绝经期综合征症状有关。

（2）焦虑　与围绝经期内分泌改变、家庭和社会环境改变、个性特点、精神因素等有关。

（3）有感染的危险　与绝经期膀胱黏膜变薄，反复发作膀胱炎有关；与内分泌及局部组织结构改变，抵抗力低下有关。

6．护理措施

（1）心理护理：关心理解病人。

（2）指导用药

①帮助病人了解用药的目的、药物剂量、适应证、禁忌证、用药时可能出现的反应等。雌激素剂量过大时可引起乳房胀痛、白带多、阴道出血、头痛、水肿或色素沉着等。孕激素不良反应包括抑郁、易怒、乳腺痛和水肿。雄激素有发生高血脂、动脉粥样硬化、血栓栓塞性疾病危险，大量应用出现体重增加、多毛及痤疮，口服时影响肝功能。

②督促长期使用性激素者接受定期随访。开始 HRT 后，可于 1～3 个月复诊，以后随诊间隔可为 3～6 个月，1 年后的随诊间隔可为 6～12 个月。若出现异常的阴道出血或其他不良反应应随时复诊。

③推荐每年 1 次体检，如血压、体重、身高、乳腺及妇科检查、盆腔 B 超、血糖、血脂及肝肾功能检查、乳腺 B 超或钼靶照相；每 3～5 年 1 次骨密度测定。根据病人情况，可酌情调整检查频率。

7．健康教育

（1）向围绝经期妇女及其家属介绍绝经是一个生理过程，帮助病人消除恐惧心理。

（2）介绍绝经前后减轻症状的方法，以及预防围绝经期综合征的措施。如适当地摄取钙和维生素 D，将减少因雌激素降低所致骨质疏松；规律的运动如散步、骑自行车等可以促进血液循环，维持肌肉良好的张力，延缓老化的速度，还可以刺激骨细胞的活动，延缓骨质疏松症的发生；正确对待性生活等。

（3）设立"妇女围绝经期门诊"，以利咨询、指导和加强护理。

十六、子宫内膜异位症病人的护理

当具有生长能力的子宫内膜组织出现在子宫腔被覆内膜及宫体肌层以外的其他部位时，称为子宫内膜异位症。子宫内膜异位症是良性病变，好发于生育年龄妇女，以 25～45 岁妇女多见，且发病率有逐年增高趋势。

1．病因　尚未完全阐明，目前主要有下列学说。

（1）种植学说。

（2）体腔上皮化生学说。

（3）诱导学说。

2．临床表现

（1）痛经和慢性盆腔痛：约50%以上病人**以痛经为主要症状**，其特点为**继发性痛经**且进行性加重（2013）；典型的痛经常于经前1～2天开始，经期第1天最重，以后逐渐减轻并持续至整个月经期。疼痛的部位多为下腹深部和腰骶部，并可向会阴、肛门、大腿放射。部分病人伴有直肠刺激症状，表现为稀便和大便次数增多。直肠子宫陷凹处的子宫内膜异位症者表现为腰骶部疼痛、性交痛或肛门坠痛。少数病人长期下腹痛，形成慢性盆腔痛，至经期加剧。

（2）月经失调：有15%～30%的病人有经量增多、经期延长或月经淋漓不尽。

（3）不孕：高达40%。

（4）其他

①脐部、腹壁切口瘢痕等处的内异症，可在月经期明显增大，并有周期性局部疼痛。肺部、肠道、膀胱等处内异症，可发生周期性咯血、便血及血尿等。

②**卵巢巧克力样囊肿**是子宫内膜异位症卵巢病变最常见的类型（2017）。囊肿破裂后易导致使卵巢活动受限或引起急腹症。

3．辅助检查

（1）妇科检查：除双合诊检查外，还需进行三合诊检查。

（2）超声检查：可确定卵巢子宫内膜异位囊肿的位置、大小和形状，并可发现盆腔检查时未能扪及的包块。

（3）CA125测定：中、重度子宫内膜异位症病人血清CA125值可能升高，定期测定血CA125可用于疗效观察或追踪随访。

（4）腹腔镜检查：是目前国际公认的诊断子宫内膜异位症的最佳方法，也是治疗子宫内异症最常用的方法（2015）。

4．治疗要点

（1）定期随访：适用于盆腔病变不严重、无明显症状者。一般可每3～6个月随访并做盆腔检查1次。

（2）药物治疗：可采用性激素抑制排卵以达到缓解痛经的目的。口服避孕药或孕激素类药物。

（3）手术治疗：腹腔镜手术是子宫内膜异位症首选的治疗方法，目前认为以腹腔镜确诊、手术联合药物治疗是内异症治疗的"金标准"。

（4）手术与药物联合治疗：有利于缩小病灶，巩固手术疗效。

（5）不孕的治疗：腹腔镜手术能提高术后妊娠率。

5．护理问题

（1）疼痛　与疾病引起的局部病变有关。

（2）恐惧/焦虑　与疗程长、药物及手术治疗效果不佳、不孕和不能正常性生活有关。

（3）知识缺乏：缺乏疾病、手术及性激素相关知识。

6．护理措施

（1）一般护理：①全面评估病人的月经史、孕育史、家族史及手术史。②提供心理支持。

（2）非手术疗法病人的护理：①解释定期随访的意义、具体时间和内容，以取得主动配合。②指导用药目的、剂量、用法及不良反应。

（3）手术病人的护理

1）术前准备

①评估病人的身心状况，核实手术适应证并完成各项术前准备。

②向病人讲解手术的目的和过程，消除病人的顾虑。

2）术中护理

①病人排空膀胱，取膀胱截石位。手术中随着 CO_2 气体进入腹腔，将病人取头低臀高位。

②观察病人生命体征的变化。

3）术后护理

①根据手术需要确定拔除尿管的时间，通常于术后第 1 天早晨拔除。

②继续严密观察病人生命体征。

③一般术后 24 小时内，可以按医嘱给予各种镇痛药物，并向其说明术后出现肩痛及上肢不适等症状是因腹腔残留气体所致，术后会逐渐缓解直至消失。

④注意观察伤口情况，鼓励病人及时下床活动，以尽快排出腹腔气体。一般手术后第 1 天可进半流食，术后第 1 天肠蠕动恢复后可进普食。

⑤行全子宫切除术者，术后 3 个月内禁止性生活、盆浴；行单纯卵巢或附件切除术者，术后 1 个月内禁止性生活、盆浴；行宫颈锥形切除术者，术后 2 个月禁止性生活及盆浴（2016）。复查时应避开月经期。

⑥按医嘱给予抗生素。

4）腹部手术病人的护理：对于粘连严重、病灶广泛、巨大卵巢子宫内膜异位囊肿者则需要开腹手术。按腹部手术病人常规进行术前、术中和术后护理。

7．健康教育

（1）指导病人保持心情愉快，加强营养，注意休息。

（2）对用药病人告知服药期间出现少量出血，可遵医嘱加大剂量，直至闭经。不能因此而停药，否则可能出现子宫出血，会造成月经紊乱，并影响效果。

（3）手术治疗后的病人应定期随访，避免从事增加盆腔压力的活动。术后 3 个月内避免阴道冲洗和性生活。出现异常症状及时就诊。

十七、子宫脱垂病人的护理

子宫脱垂是指子宫从正常位置沿阴道下降，宫颈外口达坐骨棘水平以下甚至子宫全部脱出于阴道口以外，常伴有阴道前后壁膨出。

1．病因

（1）分娩损伤：为子宫脱垂最主要的原因。

（2）长期腹压增加：长期慢性咳嗽、排便困难、经常超重负荷（举重、蹲位、长期站立）及盆、腹腔的巨大肿瘤、腹水等，均可使腹压增加，使子宫向下移位。

（3）盆底组织发育不良或退行性变。

2. 临床分度

（1）Ⅰ度：轻型为宫颈外口距离处女膜缘小于 4cm 但未达处女膜缘；重型为宫颈外口已达处女膜缘，在阴道口可见到宫颈。

（2）Ⅱ度：轻型为宫颈已脱出阴道口外、宫体仍在阴道内（2014、2017）；重型为宫颈及部分宫体已脱出阴道口外。

（3）Ⅲ度：宫颈及宫体全部脱出至阴道口外。

3. 临床表现　Ⅰ度病人多无自觉症状，Ⅱ、Ⅲ度病人主要有如下表现。

（1）下坠感及腰背酸痛：由于下垂子宫对韧带的牵拉，盆腔充血所致。常在久站、走路、蹲位、重体力劳动以后加重，卧床休息以后减轻。

（2）肿物自阴道脱出：常在走路、蹲、排便等腹压增加时阴道口有一肿物脱出。开始时肿物在平卧休息时可变小或消失，严重者休息后亦不能回缩，需用手还纳至阴道内。

（3）排便异常：伴膀胱、尿道膨出的病人易出现排尿困难、尿潴留或压力性尿失禁等症状。

4. 辅助检查

（1）妇科检查：病人屏气增加腹压时可见子宫脱出并伴有膀胱、直肠膨出。

（2）压力性尿失禁的检查：让病人先憋尿，在膀胱截石位下咳嗽，如有尿液溢出，检查者用示、中两指分别置于尿道口两侧，稍加压再嘱病人咳嗽，如能控制尿液外溢，证明有压力性尿失禁。

5. 治疗要点

（1）非手术治疗：用于Ⅰ度轻型子宫脱垂、年老不能耐受手术或需生育的病人。

①支持疗法：加强营养，合理安排休息和工作，避免重体力劳动；加强盆底肌肉的锻炼；积极治疗便秘、慢性咳嗽及腹腔巨大肿瘤等增加腹压的疾病。

②子宫托治疗：适用于各度子宫脱垂及阴道前后壁膨出者。重度子宫脱垂伴盆底肌肉明显萎缩及宫颈、阴道壁有炎症、溃疡者不宜使用，经期和妊娠期停用。

（2）其他疗法

①盆底肌肉锻炼：指导病人行收缩肛门运动，增加盆底肌肉群的张力，可减轻压力性尿失禁症状，但对Ⅲ度脱垂者无效。

②绝经后妇女可适当补充雌激素，增加肌肉筋膜组织张力。

③中药补中益气汤（丸）：可促进盆底肌张力恢复，缓解局部症状。

（3）手术治疗：适应证包括严重子宫脱垂，非手术治疗无效者；子宫脱垂伴有重度会阴裂伤、有明显宫颈延长、肥大者及有症状的阴道前、后壁膨出者。术式有阴道前、后壁修补术加主韧带缩短及宫颈部分切除术（Manchester 手术）、经阴道全子宫切除术及阴道前后壁修补术、阴道纵隔成形术等。

6. 护理问题　焦虑　与长期的子宫脱出影响正常生活及不能预料手术效果有关。

7. 护理措施

（1）心理护理：护士应理解病人，针对其具体思想活动做好心理疏导。

（2）改善病人一般情况：加强病人营养，卧床休息。积极治疗原发疾病，如慢性咳嗽、便秘等。教会病人做盆底肌肉、肛门肌肉的运动锻炼。

（3）教会病人子宫托的放取方法：在使用子宫托时应注意如下。①放置前阴道应有一定水平的雌激素作用。绝经后妇女可选用阴道雌激素霜剂，一般在用子宫托前 4~6 周开始应用，并在放托的过程中长期使用。②子宫托应每日早上放入阴道，睡前取出消毒后备用，避免放置过久压迫生殖道而致糜烂、溃疡甚至坏死造成生殖道瘘。③保持阴道清洁，月经期和妊娠期停止使用。④上托以后，分别于第 1、3、6 个月时到医院检查 1 次，以后每 3~6 个月到医院检查 1 次。

（4）做好术前准备：术前 5 天开始，Ⅰ度子宫脱垂病人应每天坐浴 2 次，一般采取 1∶5000 的高锰酸钾或 0.2% 的聚维酮碘（碘伏）液；对Ⅱ、Ⅲ度子宫脱垂的病人特别是有溃疡者，行阴道冲洗后局部涂 40% 紫草油或含抗生素的软膏，并勤换内裤。冲洗的温度一般在41~43℃为宜，冲洗后戴上无菌手套将脱垂的子宫还纳于阴道内，让病人平卧于床上 30 分钟；必要时用清洁的卫生带或丁字带支撑脱出的子宫。

（5）术后护理：术后给予一般外阴、阴道手术的护理，还应严密观察病人生命体征及阴道分泌物的情况；术后应卧床休息 7~10 天；遵医嘱保留尿管；避免做增加腹压的动作，如蹲、咳嗽等；术后用缓泻药预防便秘；每日行外阴擦洗，注意观察阴道分泌物的特点；应用抗生素预防感染。

8. 健康教育　出院指导：术后一般休息 3 个月，半年内避免重体力劳动，禁止盆浴及性生活。术后 2 个月到医院复查伤口愈合情况；3 个月后再到门诊复查，医师确认完全恢复以后方可有性生活。

十八、急性乳腺炎病人的护理

急性乳腺炎是乳腺的急性化脓性感染，多见于产后哺乳期妇女，尤以初产妇多见。

1. 病因

（1）乳汁淤积：是最常见的原因。

（2）细菌入侵：乳头破损或皲裂是细菌沿淋巴管入侵感染的主要途径。主要致病菌为金黄色葡萄球菌。

2. 临床表现　患侧乳房胀痛，局部红肿、发热，有压痛性肿块；脓肿形成时，可有波动感，肿胀明显；常伴患侧腋窝淋巴结肿大和触痛。可有寒战、高热、脉搏加快、食欲缺乏等全身症状。

3. 辅助检查

（1）实验室检查：血常规可见白细胞计数及中性粒细胞比例升高。

（2）诊断性穿刺：在乳房肿块波动最明显的部位或压痛最明显的区域穿刺，若抽出脓液可确定脓肿形成。

4. 治疗要点　包括控制感染，排空乳汁。脓肿形成前主要以抗生素等治疗为主；脓肿形成后，则需及时行脓肿切开引流。

（1）非手术治疗

1）局部处理：①患乳停止哺乳，外力协助排空乳汁；②热敷、药物外敷或理疗，以促进炎症消散。外敷药可用金黄散或鱼石脂软膏；局部皮肤水肿明显者可用 25% 硫酸镁溶液湿热敷。

2）抗感染：应用有效抗生素，原则为早期、足量应用。如主要病原菌为金黄色葡萄球菌，首选青霉素类抗生素；或根据脓液的细菌培养和药物敏感试验结果选择。

3）终止乳汁分泌：感染严重、脓肿引流后或并发乳瘘者终止乳汁分泌。

（2）手术治疗：术中应注意如下问题。①为避免损伤乳管形成乳瘘，做放射状切口；乳晕部脓肿应沿乳晕边缘做弧形切口；乳房深部脓肿或乳房后脓肿可沿乳房下缘做弧形切口；②切开后以手指轻轻分离多房脓肿的房间隔膜以利引流；③脓腔较大时，可在脓腔的最低部位放引流条，必要时另加切口做对口引流。

5．护理问题

（1）急性疼痛　与乳腺炎症、肿胀、乳汁淤积有关。

（2）体温过高　与乳腺炎症有关。

6．护理措施

（1）缓解疼痛：①防止乳汁淤积，患乳暂停哺乳，定时用吸乳器吸净乳汁；②局部托起，用宽松胸罩托起患乳，以减轻疼痛和肿胀；③热敷、药物外敷或理疗，以促进局部血液循环和炎症消散。

（2）控制体温和感染：①控制感染，遵医嘱早期应用抗生素；②病情观察，定时测量体温、脉搏和呼吸，监测血白细胞计数及分类变化，必要时做血培养及药物敏感试验；③降温，高热者给予物理或药物降温。

（3）脓肿切开引流后，保持引流通畅，注意观察引流脓液量、颜色及气味的变化，及时更换切口敷料。

7．健康教育

（1）孕期经常用肥皂和温水清洗乳头，妊娠后期每日清洗 1 次。产后哺乳前后均用温开水清洗乳头，保持局部清洁干燥。

（2）乳头内陷者在妊娠期和哺乳期每日挤捏、提拉乳头，矫正内陷。

（3）定时哺乳，每次哺乳时将乳汁吸净，如有淤积应通过按摩或用吸乳器排空乳汁。不让婴儿含乳头睡觉。

（4）保持婴儿口腔卫生，及时治疗婴儿口腔炎症。

（5）及时处理乳头破损：乳头、乳晕破损或皲裂者，暂停哺乳，改用吸乳器吸出乳汁哺育婴儿；局部用温水清洗后涂抗生素软膏，待愈合后再哺乳；症状严重时应及时诊治。

第 10 章　精神障碍病人的护理

一、精神障碍症状学

精神障碍是指在生物、心理和社会因素影响下，人体出现的各种精神活动紊乱，表现为具有临床诊断意义的认知、情感和行为等方面的异常，可伴有痛苦体验和（或）功能损害。

异常的精神活动通过人的外显行为如言谈、书写、表情、动作行为等表现出来，称之为精神症状。

精神症状特点：①症状内容与周围客观环境不相符合；②症状出现不受病人意识控制；③症状会给病人带来社会功能损害；④症状出现后难以通过转移而消失。

1. **感觉障碍**

（1）感觉过敏：对外界一般强度的刺激的感受性增加。如对声音感到刺耳、对阳光感到刺眼等。

（2）感觉减退：对外界一般强度的刺激的感受性减低。病人对强烈的刺激仅有轻微感受或没有感觉。

（3）内感性不适：身体内部产生各种不舒适的或难以忍受的异样感觉，难以用言语准确描述。

2. **知觉障碍**　是大多数精神障碍的主要症状。

（1）错觉：对客观事物歪曲的知觉。临床上多见错听和错视。

（2）幻觉：没有相应的客观刺激作用于人的感觉器官而出现的类似知觉。真性幻觉，病人感知的幻觉形象与真实事物完全相同；假性幻觉，病人所感受到的幻觉表象不够清晰且不完整，存在于主观空间。按感觉器官不同分为幻听、幻视、幻嗅、幻味、幻触、内脏性幻觉等。

①幻听：临床上最为常见的幻觉。最具有诊断意义的是言语性幻听，通常为对病人的命令、赞扬、辱骂或斥责。

②幻视：多在意识清晰度下降的情况下出现。

③幻嗅：病人闻到一些难闻的气味。

④幻味：病人感受到食物中有特殊味道，因而拒食。多见于精神分裂症。

⑤幻触：多见于可卡因中毒所引起的周身麻木感、刀刺感、触电感、虫爬感等。

⑥内脏性幻觉：病人能清楚描述自己某一器官或躯体内部结构的感受，如肠扭转。

（3）感知综合障碍：对客观事物的本质属性或整体能正确认识，但是对该事物的个别属性如事物大小、形状、颜色等发生错误感知。

3. **思维障碍**

（1）联想障碍：①思维奔逸，又称观念飘忽，指联想速度加快、数量增多、内容丰富生动。常见于躁狂发作。②思维迟缓，即联想抑制，联想速度减慢、数量的减少和困难。常见于抑郁发作。③思维贫乏，联想数量减少，概念与词汇贫乏。④思维散漫，又称思维松弛，指思维的目的性、连贯性和逻辑性障碍。多见于精神分裂症。⑤思维破裂，病人在意识清晰的情况下，<u>概念之间联想断裂，缺乏内在意义上的连贯与逻辑</u>。⑥思维不连贯，在意识障碍的背景上出现破裂性思维的表现。⑦病理性赘述，思维过程中抓不住主题，做累赘的细节描<u>述</u>。但最终还是会回到主题。

（2）思维逻辑障碍：①象征性思维，将简单的具体概念与抽象概念混淆，<u>不经病人的解释，别人无法理解</u>。多见于精神分裂症。②语词新作，概念的融合、浓缩，无关概念的拼凑。③逻辑倒错，推理缺乏逻辑性，既无前提也无根据。④矛盾观念，指同一时间脑中出现两种相反出现的矛盾的对立的概念。见于精神分裂症，也见于强迫性神经症。⑤思维中断，思维过程突然停顿，感到脑子一片空白，表现说话突然停顿，片刻又重复说话。多见于精神分裂症。⑥强制性思维，指思维不受病人意愿的支配，强制性大量涌现在脑中。

（3）思维内容障碍：主要包括妄想。妄想指一种个人所独有的和与自身密切相关的坚信不疑的观念，不接受事实与理性的纠正。其特点是：①信念歪曲，无关于事实存在与否；②坚信不疑，不接受事实与理性纠正；③内容为个人所独有。

①被害妄想：是最常见的一种妄想。病人认为自己<u>受到了迫害、诽谤、造谣中伤、放毒等</u>，达到坚信不疑的程度。多见于精神分裂症。

②关系妄想：将环境中与其无关的事物坚信为与其有关。

③影响妄想：坚信自己的心理活动与行为受到外界某种特殊东西或仪器的干扰与控制，可有明显的不自主感、被迫感。此症状是<u>精神分裂症的特征性症状</u>。

④夸大妄想：坚信自己具有明显超过实际的能力。

⑤罪恶妄想：坚信自己犯有某种严重罪行。多见于精神分裂症、严重的抑郁症。

⑥嫉妒妄想：坚信自己的爱人对自己不忠另有外遇。见于精神分裂症、妄想性障碍等。

⑦钟情妄想：<u>坚信某异性对自己产生了爱情</u>。多见于精神分裂症。

⑧被洞悉感：坚信其内心所想的事，未经语言文字表达就被别人以某种方式知道了。

⑨疑病妄想：病人毫无根据地坚信自己患了某种严重躯体疾病或不治之症。

4．注意障碍

（1）注意增强：为主动注意的增强。如有疑病观念的病人过分注意自己的健康状态，见于焦虑症、偏执型精神分裂症、抑郁症等。

（2）注意涣散：为主动注意的不易集中，注意稳定性降低所致。多见于焦虑症、精神分裂症和儿童多动综合征。

（3）注意减退：主动及被动注意兴奋性减弱。多见于焦虑症、脑器质性精神障碍及伴有意识障碍时。

（4）注意转移：表现为主动注意不能持久，注意稳定性降低，很容易受外界环境的影响而注意的对象不断转换。

（5）注意狭窄：指注意范围的显著缩小，当注意集中于某一事物时，不能再注意与之有关的其他事物。见于意识障碍病人。

5．记忆障碍　记忆包括识记、保持、再认或回忆3个基本过程。

（1）记忆增强：对病前不能够且不重要的事都能回忆起来。主要见于躁狂发作、轻躁狂或偏执性精神障碍病人。

（2）记忆减退：指记忆的 3 个基本过程普遍减退，轻者表现为回忆的减弱，严重时远记忆力也减退。可见于<u>正常老年人、神经衰弱及痴呆病人</u>。

（3）遗忘：<u>指部分或全部地不能回忆以往的经验</u>。按程度可分为完全性遗忘与部分性遗忘；按发生的时间阶段可分为顺行性遗忘、逆行性遗忘、进行性遗忘和界限性遗忘。

（4）错构：是记忆的错误。<u>对过去曾经历过的事件，在发生的地点、情节、特别是在时间上出现错误回忆，并坚信不疑</u>。多见于老年性痴呆和酒精中毒性精神障碍。

（5）虚构：指由于遗忘，<u>病人以想象的、未曾亲身经历过的事件来填补自身经历的记忆缺损</u>。多见于各种原因引起的痴呆。

6．智能障碍

（1）精神发育迟滞：指个体生长发育成熟以前（18 岁以前），大脑的发育不良或受阻，智能发育停留在一定的阶段。随着年龄增长智能明显低于正常的同龄人智力水平。

（2）痴呆：是一种综合征，是指在智力发育成熟后由于各种原因导致的智力再次受损或下降的情况，涉及各种高级皮质功能损害，包括记忆、智能和人格的受损。可见于阿尔茨海默病和麻痹性痴呆等。

7．定向力障碍　定向力指个体对时间、地点、人物及自身状态的认识能力。包括自我定向力和对周围环境的定向力。定向障碍多见于躯体疾病所致的精神障碍及脑器质性精神病伴有意识障碍时。

（1）自我定向障碍：包括对自己姓名、性别、年龄及职业等状况的认识发生障碍。

（2）对环境的定向障碍：包括时间定向障碍、地点定向或空间定向障碍和人物定向障碍。时间定向力指对昼夜、上下午、年月日、季节的认识；地点定向指对所处地点的认识；人物定向力指辨别周围人物与自身的关系。

8．情感障碍

（1）情感高涨：表现为与环境不相符的过分的愉快，自我感觉良好，语音高昂，表情丰富。常伴有思维奔逸、意志活动增多，多见于躁狂症。

（2）欣快：表现不易理解的、自得其乐的情感高涨状态。

（3）情绪低落：病人表情忧愁、唉声叹气、心境苦闷，严重时悲观绝望而出现自杀观念及企图，常伴有思维迟缓。<u>情感低落是抑郁症的主要症状</u>。

（4）焦虑：指在没有明确客观因素的情况下，过分担心发生威胁自身安全和其他不良后果的心境。表现为恐惧不安、紧张害怕，伴有心悸、出汗、手抖、尿频等自主神经功能紊乱症状。

（5）情感淡漠：<u>对外界任何刺激均缺乏相应的情感反应</u>。

（6）情感爆发：在强烈的精神刺激下，突然出现短暂的情感宣泄状态。表现为哭笑无常、叫喊吵骂、打人毁物等。

9．意志障碍

（1）意志增强：意志活动增多。病人可以持续坚持某些行为。多见于躁狂发作、偏执性精神障碍等。

（2）意志减弱：指意志活动的减少。表现为动机不足，缺乏主动性及进取心，对周围事物无兴趣，不愿活动，严重时日常生活都懒于料理。多见于抑郁症。

（3）意志缺乏：指意志活动缺乏，表现为对任何活动都缺乏动机、主动要求，处处需要别人督促和管理，严重时本能的要求也没有，行为孤僻、退缩，且常伴有情感淡漠和思维贫乏。

（4）木僵：指动作行为和言语活动的抑制或减少，病人长时间保持一种固定姿势。轻度木僵称为亚木僵状态；严重木僵见于精神分裂症，称为紧张性木僵。

（5）蜡样屈曲：指在木僵的基础上出现的病人肢体任人摆布，即使是不舒服的姿势，也较长时间似蜡塑一样维持不动。见于紧张型精神分裂症。

10．自知力缺乏　自知力又称领悟力或内省力，是指病人对自己精神疾病的认识和判断能力。临床上自知力缺乏多见于精神分裂症、双相情感障碍病人，他们不认为自己有病，因而拒绝治疗。自知力完整是精神病病情痊愈的重要指标之一。

二、精神分裂症病人的护理

精神分裂症是一组病因尚未完全阐明的精神疾病，具有感知觉、思维、情感和行为等方面的障碍，以精神活动与环境不协调为特征，通常无意识及智能障碍。

1．病因　病因尚不明确，可能与下列因素有关。

（1）遗传因素：遗传因素在发病中有着主要作用，精神分裂症可能是多基因遗传（2013）。

（2）社会心理因素。

（3）神经生化病理研究：多巴胺假说、神经发育假说。

2．临床表现

（1）阳性症状群

①幻觉：最突出的感知觉障碍。幻听最常见（2016），内容多半是言语性的。

②妄想：是精神分裂症最常见的症状之一。被害妄想与关系妄想最多见。原发性妄想是精神分裂症的特征性症状。

③被动体验：病人感觉自己是受人控制的，有一种被强加的被动体验。常与被害妄想联系起来。

④思维形式障碍：是指病人在意识清楚的情况下，思维联想过程缺乏连贯性和逻辑性。其中破裂性思维是最典型的表现。

（2）阴性症状群：指正常精神活动减退或缺失所引起的表现。

①情感平淡或淡漠：是精神分裂症的重要特征，表现为表情呆板、缺乏变化，自发动作减少、缺乏体态语言，讲话语音单调，对亲人感情冷淡。

②思维贫乏：语量贫乏，缺乏主动言语。

③意志减退：病人活动减少，不注意个人卫生。

④兴趣减退和社交缺乏。

（3）情感症状群：包括情感不协调、情感倒错、矛盾情感、情感平淡或淡漠。

（4）行为症状群

①紧张综合征：是精神分裂症紧张型的典型表现，包括紧张性木僵和紧张性兴奋两种状态，两者可交替出现。木僵病人中可出现蜡样屈曲。

②行为障碍：表现为退缩、无故发笑、独处、发呆及冲动行为。

（5）认知症状群：认知功能障碍是精神分裂症常见症状之一。包括智力损害、学习与记忆功能损害、运动协调损害、注意的损害及言语功能损害。

（6）临床分型

①**偏执型**：是精神分裂症最常见的类型。临床表现以妄想为主，常伴有幻觉，以幻听较多见。多中年起病发展缓慢，对抗精神药物反应较其他型好，预后较好。

②**青春型**：发病年龄早，常在青年期起病，以思维、情感、行为障碍或紊乱等症状为主要表现。可出现言语增多，思维破裂；表情做作，行为幼稚、怪异，常有兴奋冲动。易复发。预后较偏执型稍差。

③**单纯型**：较少见，常在青少年期起病。以不知不觉发展起来的离奇行为、社会退缩和工作能力下降等为临床特征。以思维贫乏、情感淡漠或意志减退等阴性症状为主。预后较差。

④**紧张型**：急性起病，多见于青年或中年。临床表现为紧张性木僵与紧张性兴奋交替或单独出现。紧张型治疗效果理想，预后最好。

⑤**未分化型**：此型病人符合精神分裂症诊断标准，但不符合上述任何一种亚型的标准。或为偏执型、青春型，或紧张型等分型的混合形式，有明显阳性症状。在临床较多见。

3．**治疗要点**　以降低复发率，最大限度地改善病人的社会功能和提高生活质量为目的。抗精神病药物治疗是首选的、最关键的治疗手段。

（1）药物治疗：早发现、早诊断、早治疗，足量足程，尽量单一用药。急性期治疗时间一般至少 6～8 周，巩固期治疗一般持续 3～6 个月。首次发病者药物维持 1～2 年，多次发病者药物维持至少 5 年，具有自杀、暴力或攻击行为者药物维持更长。

（2）电抽搐治疗：可用于治疗精神分裂症病人中极度兴奋躁动、冲动伤人者，拒食、紧张性木僵者，精神药物治疗无效或对药物治疗不能耐受者。

（3）心理社会干预：包括家庭干预、社会技能训练、职业康复训练、认知行为治疗等。

4．**护理问题**

（1）有暴力行为的危险　与幻觉、自知力缺乏等有关。

（2）有自杀的危险　与命令性幻听、自罪妄想等有关。

（3）不依从行为　与幻觉妄想状态、自知力缺乏、木僵等有关。

（4）营养失调：低于机体需要量　与拒食、消耗量增加有关。

（5）睡眠型态紊乱　与兴奋、妄想有关。

（6）感知觉紊乱　与注意力不集中、感知觉改变有关。

（7）社交孤立　与情感障碍、思维过程改变有关。

5．**护理措施**

（1）**安全护理**：①做好安全检查工作，保证病人安全。②严密观察，掌握病情，每 15～30 分钟巡视病房 1 次，对于重点病人须 24 小时不离视线。做好特护及危重、兴奋、有自杀倾向等高意外风险病人的安全评估及护理，必要时进行约束。

（2）饮食护理：评估进食情况，分析原因，加强病人的饮食管理，保证每人每日入量2500～300ml。如被害妄想者可采取集体进餐制。

（3）保证充足睡眠：提供安静的睡眠环境，白天可多参加活动，睡前避免服用咖啡、茶、兴奋类饮料，避免睡前访谈病人（2014）。

（4）卫生护理：督促或协助病人料理个人卫生，做好口腔护理和皮肤护理。对于便秘者，鼓励多饮水、多活动、多吃水果和含粗纤维的食物。

（5）药物治疗的护理：遵医嘱按时按量给予药物，需确保病人药物服下，一人发药一人检查病人口腔，观察用药后的反应及服药效果。

（6）心理护理（2015）：建立良好的护患关系，尊重病人人格；正确应用沟通技巧，<u>注意倾听，鼓励病人表达内心感受</u>。

6. 健康教育（2014）

（1）向病人及家属解释疾病的治疗方式，使其明白相关治疗的意义及重要性。

（2）疾病预防指导：①彻底治疗，足疗程治疗。②<u>坚持服药，是目前认为减少复发的最有效办法（2015）</u>，指导病人正确的服药方式。③保持和谐的家庭关系和良好的家庭气氛。④注意复发的早期症状，如失眠、早醒、多梦等睡眠障碍。⑤养成规律的生活和卫生习惯，戒除不良嗜好，<u>多参加社交活动，提高社会适应能力</u>。

三、抑郁症病人的护理

抑郁症是一组以明显而持久的心境低落为主并伴有相应的思维和行为改变的精神障碍。

1. 病因

（1）遗传因素

①家系调查：心境障碍先证者亲属患本病的概率远高于一般人群，血缘关系越近，患病概率越高。一级亲属患病率远高于其他亲属。

②双生子调查：单卵双生子的同病率显著高于双卵双生子。

③寄养子调查：即使将患病父母的亲生子女寄养到基本正常的环境中仍具有较高的情感障碍发生率。

（2）社会心理因素：抑郁症者病前负性生活事件发生率远高于一般人群。

2. 临床表现　抑郁心境、兴趣缺乏和乐趣丧失是抑郁症的核心症状（2014）。

（1）**抑郁心境**：抑郁状态的特征症状。<u>情感基调低沉、灰暗，心境不佳，苦恼、沮丧、忧伤，甚至悲观、绝望，丧失了以往生活的热情和乐趣（2015）</u>，感到快感缺乏或愉快不起来。

（2）**自我评价过低**：过分贬低自己，以批判的眼光、消极的否定态度看待自己，认为自己无用感、无价值感、罪恶感和羞耻感，强烈的内疚和自责，对自己的一生表示无助、绝望。随着症状加重，可出现罪恶妄想。

（3）**精神运动迟滞**：表现思维迟缓，思路闭塞，联想抑制，思考问题吃力，言语少、声低简单，交谈困难。严重者基本生活不能料理，不语、不动、不食，可达木僵程度。

（4）**自杀观念和行为**：<u>是抑郁症最危险的症状</u>，病人采取的自杀行为往往计划周密，难以防范。

（5）**昼夜节律**：<u>指病人晨重夕轻的变化，是抑郁症的典型症状（2015）</u>。清晨病人情绪最为低落，而黄昏时分低落情绪和症状有所好转。此症状是"内源性抑郁症"的典型表现之一。

（6）**躯体症状**：面容憔悴、目光呆滞，食欲缺乏，体重下降明显，病人普遍有躯体不适主诉：头痛、心悸、胸闷、恶心、呕吐、口干、便秘、消化不良、胃肠胀气等早起可有性欲的降低。睡眠障碍也是抑郁病人突出的躯体症状，早醒和夜间易醒最为突出。

（7）**其他**：可出现强迫、恐怖、癔症、人格解体、现实解体，抑郁性假性痴呆等症状。

3. 治疗要点　心境障碍的治疗主要包括躯体治疗（含药物治疗和其他躯体治疗方法，

如电抽搐）和心理治疗两大类。治疗的目的在于控制急性发作和预防复发，降低心理社会性不良后果，并增强发作间歇期的心理社会功能。

（1）药物治疗：缓解痛苦，防止自杀，减少社会负担，恢复工作生活能力。倡导全程治疗，分为急性期治疗、恢复期治疗和维持期治疗。尽可能单一用药，不主张联合用两种以上的抗抑郁药。仅在足量、足疗程治疗和换药无效时才考虑联合使用。

①新型抗抑郁药物：选择性 5-羟色胺再摄取抑制药如氟西汀、帕罗西汀、舍曲林、西酞普兰等一线药物，这类药物起效时间需要 2～3 周（2016）。

②其他新型抗抑郁药物：如万拉法新、米氮平等。

（2）电抽搐治疗：适用于具有强烈自杀观念及使用药物治疗无效的抑郁症者。电抽搐治疗后仍需要药物维持治疗。一般隔日一次，8～12 次为 1 个疗程。

（3）心理社会治疗：①心理干预；②家庭干预和家庭教育；③康复及社区干预。

4．护理问题

（1）有自伤（自杀）的危险　与抑郁、自我评价低、悲观绝望等情绪有关。

（2）睡眠形态紊乱：早醒、入睡困难　与情绪低落、沮丧、绝望等因素有关。

（3）自理缺陷　与精神运动迟滞、兴趣减低、无力照顾自己有关。

（4）营养失调：低于机体需要量　与抑郁导致食欲缺乏及自罪妄想内容有关。

（5）自我认同紊乱　与抑郁情绪、自我评价过低、无价值感有关。

（6）焦虑　与无价值感、罪恶感、内疚、自责、疑病等因素有关。

（7）有受伤害的危险　与精神运动抑制、行为反应迟缓有关。

5．护理措施

（1）护理评估：①生理评估；②心理社会评估；③精神状况评估：包括情感与认知特点的评估，如有无易激惹、兴奋、情感高涨、夸大、自负或抑郁、焦虑，尤其是有无自杀意念等表现（2015）。

（2）保证营养的供给：给予高热量、高蛋白、高维生素的饮食，保证病人的营养摄入。根据病人的不同具体情况，制订出相应的护理对策。

（3）改善睡眠状态：　提供良好的睡眠环境，必要时遵医嘱给予药物。

（4）心理护理：与病人建立良好关系，保持高度的耐心和同情心，进行有效的治疗性沟通，鼓励病人抒发内心感受（2013），交谈中不可表现出不耐烦、冷漠甚至嫌弃的表情和行为。改善病人的消极情绪，减少病人的负性体验（2011），协助病人改善以往消极被动的交往方式，逐步建立起积极健康的人际交往能力。

（5）协助做好日常护理工作。

（6）保证用药安全及药物治疗的进行：确保病人药物完全服下，注意观察用药后反应及效果（2012）。

（7）安全护理：①密切观察病情变化，及时辨认出抑郁症病人自杀意图的强度与可能性和可能采取的自伤、自杀方式，若病人出现较为明显的情绪转变，言谈中表情欠自然；交代后事；书写遗书；反复叮嘱重要的问题等情况时，均视为危险行为的先兆，加倍防范。②抑郁症自杀的危险因素，严重的抑郁情绪，顽固而持久的睡眠障碍；伴有自罪妄想、严重自责及紧张激越；缺乏家庭支持系统；有抑郁和自杀家族史；有强烈的自杀观念或曾经有过自杀史。③妥善安置病人，做好危险物品的管理，在疾病的急症期切忌让病人独居一室（2012）。

（8）做好病人及家属的卫生宣教工作。

6．健康教育

（1）讲解抑郁症的相关疾病知识，从疾病的发生、发展、治疗、预后等多层面进行宣教，使病人、家属对疾病知识有比较全面的了解和认识。

（2）坚持服药治疗，不要漏服或随意停药（2016），讲解药物常见的不良反应，如百忧解可引起胃肠功能紊乱（2016）。

（3）讲解疾病复发可能出现的先兆表现，如睡眠不佳、情绪不稳、烦躁、疲乏无力等，尽早识别复发症状，及时到医院就医。并嘱病人即使病情稳定，也要按时门诊复查，在医生的监护、指导下服药，巩固疗效。不可擅自加药、减药或停药。

（4）培养健康的身心和乐观生活的积极态度，积极参加社会娱乐活动，避免精神刺激，保持稳定的心境。

四、焦虑症病人的护理

焦虑症原称焦虑性神经症，以广泛和持续性的焦虑或以反复发作的惊恐不安为主要特征的神经症性障碍，往往伴有头晕、胸闷、心悸、呼吸困难、口干、尿频、出汗等自主神经系统症状和运动性不安等症状。

1．病因

（1）遗传因素：焦虑症病人近亲的患病率显著高于一般居民。

（2）神经生化因素：神经递质系统的正常及平衡与否可以影响焦虑的产生。

（3）心理因素：行为主义理论认为焦虑是害怕某些环境或情景刺激所形成的条件反射（2017），精神分析学派认为过度的内心冲突对自身威胁的结果可以导致焦虑症的发生。

2．临床表现

（1）广泛性焦虑症：多见于 40 岁之前，起病缓慢，以泛化且持久的、无明显对象的烦恼、过分担心和紧张不安为特征。主要表现为：①精神方面，过分担心而引起的焦虑体验，是广泛性焦虑症的核心症状；②躯体方面，运动性不安（小动作增多、不能静坐、搓手顿足），肌肉紧张（紧张性疼痛），自主神经功能紊乱，表现为心动过速、胸闷气短、皮肤潮红或苍白、口干、便秘或腹泻、出汗、尿急尿频等；部分病人可出现阳萎、早泄、月经紊乱；③警觉性增高，表现为对外界过于敏感、注意力难以集中、易受干扰、难以入眠、睡眠中易于警醒、情绪激惹、易出现惊跳反应；④其他症状，合并疲劳、抑郁、强迫、恐惧、惊恐发作及人格解体等。

（2）惊恐障碍：伴濒死感和自主神经功能紊乱症状，突然出现，历时 5～20 分钟，自行缓解。发作后一切正常、不久后可再发。①惊恐发作，病人日常活动时，突然出现强烈的恐惧感，感到自己马上就要失控（失控感）、即将死去（濒死感），会伴有一些躯体的不适，如心悸、胸闷或胸痛、过度换气或喉头梗塞感，有的伴有冷汗、头晕、震颤、面部潮红或苍白、手脚麻木、胃肠道不适等自主神经症状。一般发作突然，10 分钟内达到高潮，往往不超过 1 小时即可自行缓解，病人意识清晰，事后能够回忆。②回避及求助行为，在发作时极度的恐惧感使得病人做出各种求助行为，包括向周围人群和医疗机构求救。病人因担心再次发作时无人在旁，或发作时被围观的尴尬，会采取明显的回避行为，如不能独处、不去热闹的地方。③预期焦虑，大多数病人会一直担心是否会再次发作、发作时间及地点等，从而在发作间期表现紧张不安、担心害怕等明显的焦虑情绪。

（3）儿童青少年期情绪障碍：①**儿童分离性焦虑障碍**，指儿童与他所依恋的对象分离时产生过度的焦虑情绪，依恋对象多是患儿的母亲。表现为与其亲人离别时出现过分地焦虑、惊恐不安（2014）。②儿童社交焦虑障碍，指对新环境或陌生人产生恐惧、焦虑情绪和回避行为。

3．治疗要点

（1）心理治疗：选择适合病人病情的方式，可单独使用，也可与药物合用。

①解释性心理治疗：向病人宣教焦虑症的相关知识。

②认知行为疗法：包括认知重建疗法和焦虑控制训练。

③生物反馈疗法：利用生物信息反馈的方法训练病人学会有效放松，从而减轻焦虑。

（2）药物治疗：①苯二氮䓬类，使用广泛、有效，如地西泮、阿普唑仑、劳拉西泮、氯硝西泮（2014）。②丁螺环酮，对广泛焦虑障碍有效，较少产生药物依赖和戒断症状。③抗抑郁药物。

4．护理问题

（1）睡眠型态紊乱　与焦虑症状有关。

（2）营养失调：低于机体需要量　与焦虑症状导致的食欲差有关。

（3）自理缺陷　与紧张不安、担心出事的焦虑症状有关。

（4）焦虑　与焦虑症状，担心再次发作有关。

（5）有孤立的危险　与担心发作而采取回避的行为方式有关。

5．护理措施

（1）护理评估：①躯体功能，生命体征及营养情况，有无入睡困难和早醒、病人情绪（是否有提心吊胆、惶恐不安的内心体验），有无突然出现的恐惧感，并伴有如心悸、胸闷。②心理社会评估，病前性格评估、寻找焦虑源、病人对挫折及压力的应对方式及效果。

（2）减轻精神症状或接受症状（2011）

①建立良好的护患关系，能使病人对医务人员产生信任，对治疗抱有信心，对病人的症状不能简单地否认或评判，耐心倾听，鼓励病人表达自己的情绪和不愉快的感受，了解病人感受，尊重及理解病人。

②帮助病人学会放松，教给病人应用意向引导、深呼吸或其他放松技巧来逐步放松肌肉。

③护理人员可用说明、解释、分析、推理等技巧使病人认识其症状行为，以帮助病人接受症状，顺其自然，转移注意，尽量忽视它；参加力所能及的劳动。

（3）提供安静舒适的环境，减少外界刺激。提供基础护理，保证病人饮食、睡眠、排泄等生理需要的满足，满足病人合理要求。必要时遵医嘱给予药物，注意观察用药后反应，若出现药物不良反应，及时上报医生。

（4）保障病人安全，密切观察病人病情变化，对有自杀、自伤倾向的病人，注意防患（2012）。做好安全检查，避免环境中的危险物品及其他不安全因素。

6．健康教育

（1）讲解焦虑症的相关疾病知识。

（2）与病人共同探讨其压力源及诱因，与病人制订出适合的压力应对方式，并提供环境和机会让病人学习和训练新的应对技巧。

五、强迫症病人的护理

强迫症是以反复出现强迫观念、强迫意向和强迫动作为主要特征的一类神经症性障碍。特点是病人意识清晰，明知强迫内容不必要、无意义，但不能控制，因无法摆脱强迫症状而痛苦、焦虑，自知力良好，主动求治。通常青壮年期起病，童年期发病者男孩高出女孩 3 倍，成年人中以脑力劳动者多见（2011）。

1. 病因

（1）遗传因素：强迫行为的素质与遗传有关。

（2）生物因素：5-HT 系统功能亢进与强迫症有关。眶额-边缘-基底节的功能失调可以导致强迫症状的发生。

（3）个性特征：个性与强迫症有密切关系。其人格特点包括优柔寡断，办事古板，胆小怕事，凡事求全，一丝不苟（2013）。弗洛伊德学派认为强迫症状是在固着、孤立、退化、反应形式等心理机制作用下，强迫人格的发展。

（4）心理社会因素：长期的精神因素，如工作压力大，家庭关系紧张、性生活不满意及剧烈的心理冲突和突然打击，可诱发本病。

2. 临床表现　强迫症的临床基本症状是强迫观念和强迫行为。

（1）**强迫观念**：是本症的核心症状，最为常见。表现为反复而持久的观念、思想、印象或冲动念头等反复出现在病人的意识中，对病人的正常思维过程造成干扰。

①**强迫怀疑**：对自我言行的正确性产生反复的怀疑。

②**强迫性穷思竭虑**：对日常生活中的琐事或自然现象，寻根问底，反复思考。

③**强迫联想**：病人看到或在脑子里出现一个词或一句话时，便不由自主联想到意思完全相反的词语。

④**强迫回忆**：病人经历过的事情，不自主的反复显现于脑海中，不能摆脱。

⑤**强迫意向**：病人反复感受到自己要做违背意愿的事情或强烈的内心冲动（2012），明知这样是不对的，也不会去做，但却无法克制内心冲动。

（2）**强迫动作**：通常发生于强迫观念，是为减轻强迫观念所致的焦虑而出现的不自主的顺应或屈从性行为。

①**强迫检查**：为减轻强迫性怀疑引起的不安，而采取的"措施"。

②**强迫询问**：为缓解穷思竭虑或消除疑惑，病人不断要求他人做出解释或保证。

③**强迫洗涤**（2014）：为消除强迫情绪造成的担心，反复洗涤。

④**强迫性仪式动作**：为自己的行为规定一套复杂、在他人看来可笑的仪式或程序。

3. 治疗要点（2015）

（1）**药物治疗**：5-HT 再摄取抑制剂如氯米帕明、氟西汀最为常用。药物治疗不短于 6 个月。

（2）**心理治疗**：解释性心理治疗、支持性心理治疗、行为治疗及精神分析，均可用以治疗强迫症。心理治疗对强迫症病人具有重要意义。

4. 护理问题

（1）焦虑　与强迫观念有关。

（2）睡眠障碍　与强迫症状有关。

（3）皮肤完整性受损　与强迫行为有关。

（4）舒适度减弱　与疑病症状有关。

5．护理措施

（1）护理评估：①躯体功能，强迫症的诱发因素、强迫症状的内容、持续时间，对躯体有无伤害；生命体征、皮肤情况、睡眠情况；②心理社会评估，病前性格评估、有无重大生活事件发生，教育背景等。

（2）建立良好的护患关系：能使病人对医务人员产生信任，对治疗抱有信心，满足病人的合理要求，密切观察病人的症状表现及情绪变化，耐心倾听病人对疾病的感受。

（3）与病人共同制订护理计划：使病人能够感受到被关注、被信任和支持，减轻病人的焦虑和无助感。

（4）**减少和控制症状**（2017）：①协助病人分析其不良感受，转移注意力，引导其参与愉悦的活动。②当病人按计划执行时，给予奖励和强化，使病人体验成功。③治疗中护士全程陪伴，给予支持和鼓励。④及时了解病人的体验，依据具体情况调整护理措施。

（5）安全护理：①密切观察病人情绪变化，及时疏导和安慰；观察强迫症行为对躯体的损害情况，采取相应的保护措施。②自身伤害严重时应制止。③对自杀和伤害他人行为的病人，严加看护，清除危险物品。

6．健康教育

（1）讲解强迫症的相关疾病知识。

（2）指导病人调整心态、自我控制和训练的方法。

六、分离（转换）性障碍病人的护理

以往也称癔症，是指一种以解离症状和转换症状为主的精神症状。

1．病因

（1）个性因素：自我中心，常自觉不自觉地寻求他人关注；暗示性强，表现得比较轻信；富于幻想（2013），常以幻想替代现实；情感丰富而肤浅，情绪反应不稳定。

（2）精神因素（2014）：紧张、压力、恐惧等精神刺激，常是本病首次发作的直接因素，之后发病情景的再现或以前发病经历的再体验，可导致再次发病。

（3）病理心理学解释：转换，泛指通过躯体症状表达心理痛苦的病理心理过程；分离，是一种积极的防卫过程，它的作用在于令人感到痛苦的情感和思想从意识中排除掉。

2．临床表现

（1）解离性障碍：大多数病人的症状是无意识的，但表现出的症状常与其有密切关系的亲友所具有的躯体或精神症状相类似，而且会给旁人一种病人通过患病有所收益的感觉，如获得同情、帮助，摆脱困境等。

1）分离性遗忘：在没有器质性病变或损伤的基础上，突然丧失对某些事件的记忆，被遗忘的事件往往与病人的精神创伤有关，遗忘常具有选择性，也有部分病人表现为丧失全部记忆。

2）分离性漫游：发生在觉醒状态下，突然的离开日常生活环境进行的旅行。病人给人清醒正常的感觉，能自我照顾、进行简单的人际交往，有明确的目的地，有些病例甚至采取新的身份去完成旅行。但其意识范围缩小，自我身份识别障碍等，且事后均有遗忘。

3）分离性身份识别障碍：病人表现为两种或两种以上的人格交替出现，不同人格间的转换常很突然，对以往身份遗忘而以另一身份进行日常活动，每种人格都较完整，甚至可与病人的病前人格完全对立，首次发作常与精神创伤关系密切。

4）分离性精神病：包括分离性木僵和分离性附体障碍。

①分离性木僵：往往发生于精神创伤或创伤性体验后，呈木僵或亚木僵状态，但姿势、肌张力等无明显异常，数十分钟可缓解。

②分离性附体障碍：发病时病人意识范围缩小，往往只局限于当前环境的一两个方面，处于自我封闭状态。常见亡灵、神鬼附体，从言谈到举止都似被外界力量控制，这个过程是病人不能控制的，有别于迷信活动的神鬼附体。

（2）转化性障碍：病人的躯体症状没有任何可以证实的相应的器质性改变，也常与生理或解剖学原理不符。旁人可以明确感到病人症状带有的情绪性，如逃避冲突、对内心欲求或怨恨的指向等，但病人一概予以否认，有时还会伴有形式不同、数量不等的寻求他人关注的行为。

①运动障碍：临床可表现为肢体瘫痪、肢体震颤、起立或步行不能、缄默症或失声症。肢体瘫痪可以是单瘫、截瘫或偏瘫，没有相应的神经系统阳性体征，慢性病例可以出现失用性肌肉萎缩。

②抽搐发作：一般在受到暗示或情绪激动时突然发生，或缓慢躺倒不语不动，或翻滚扭动，或撕衣揪发、捶胸咬人，数十分钟后可自行缓解。

③感觉障碍：临床可表现为感觉缺失、感觉过敏、感觉异常、视觉障碍和听觉障碍。感觉缺失可以是半身痛觉缺失、也可以表现为手套或袜套式感觉消失，缺失的感觉可为痛觉、温觉、冷觉、触觉，且缺失范围与神经分布不一致。

3．治疗

（1）心理治疗：较常用的是暗示治疗、催眠治疗、解释性心理治疗、分析性心理治疗、行为治疗和家庭治疗。

（2）药物治疗：根据病情对症选用药物。如失眠、紧张可用抗焦虑药，情感爆发、朦胧状态可选用地西泮或抗精神病药注射，抽搐发作可用地西泮（2015）。

4．护理问题

（1）有失用综合征的危险。

（2）部分自理能力缺陷。

（3）预感性悲哀。

（4）舒适的改变。

5．护理措施

（1）接纳病人并接受其症状，保持不批判的态度来接纳病人躯体症状，耐心倾听病人的诉说和感受。

（2）在病人疑病的相关问题上，医、护一定要保持高度一致。

（3）熟练地应用支持性心理护理；引导病人学会放松，调试心态的方法，减轻压力造成的焦虑情绪。

（4）保证病人的入量和营养；协助病人料理生活，但要以暗示法逐渐训练病人自身的生活能力；观察用药情况，出现药物不良反应及时上报医生和给予相应的处理。

（5）鼓励其多参加文娱治疗活动，发泄过多的精力，转移注意力。

（6）特殊护理

①在分离（转换）性障碍发作时，及时采取保护措施，同时将病人和家属隔离。不过分关心，不表示轻视，不表现惊慌失措，避免其他病人围观。

②当分离（转换）性障碍相关的焦虑反应表现为挑衅和敌意时，须加以适当限制。如出现情感爆发或痉挛发作，应安置在单间，适当约束。

③对分离（转换）性障碍性失明、失聪病人，应让其了解功能障碍是短暂的，在暗示治疗见效时，应加强功能训练。

七、睡眠障碍病人的护理

脑电图是评估睡眠障碍的最重要检查方法（2017）。

1. 失眠症　是一种对睡眠的质和量持续相当长时间的不满意状况，是最常见的睡眠障碍。

（1）病因（2016）：引起失眠的原因很多，最常见的原因为心理生理因素，如遭遇生活事件，个人损失、考试前焦虑、精神紧张、不安恐惧等；另外躯体因素有，疼痛、瘙痒、频频咳嗽、夜尿、吐泻等；也有环境因素，如更换场所、声音嘈杂、光线刺激等；生物药剂因素有，咖啡、浓茶、中枢兴奋药物等；以及其他神经系统和精神疾病所引起。

（2）临床表现：主要表现为入睡困难（2013）睡眠不深、易惊醒、自觉多梦、早醒、醒后不易再睡（2015）、醒后感到疲乏或缺乏清醒感。

（3）治疗

①失眠症的治疗首先应针对病因，消除或减轻造成失眠的各种因素。一般采用心理治疗为主，适当配合镇静催眠药物治疗。另外各种放松训练疗法、生物反馈疗法、电针及中医治疗均有助于睡眠的改善。

②药物作为辅助治疗手段，可短期使用，避免长期用药，一般以 1～2 周为宜，常用催眠药物主要为苯二氮䓬类，入睡困难者应选用超短效类药物作为催眠用；夜间易醒、多梦者可用短效或中效类药物，以加深睡眠；早醒者则使用中至长效类药物，可起到延长睡眠的作用。

2. 嗜睡症　是指日间睡眠过度，或反复短暂睡眠发作，或觉醒维持困难的状况，并无法用睡眠时间不足来解释，且影响到职业和社会功能。

（1）病因：较多，包括心理社会因素、精神障碍及躯体器质性疾病等。部分病人有家族遗传倾向。

（2）临床表现：白昼睡眠时间延长，醒转时要想达到完全的觉醒状态非常困难，醒转后常有短暂意识模糊，呼吸及心率增快，常可伴有抑郁情绪。部分病人可有白天睡眠发作，发作前多有难以控制的困倦感，常影响工作、学习和生活，病人常为此感到苦恼。脑电波检查为正常的睡眠脑波。

（3）治疗：主要是对症治疗，首先消除发病的诱导因素，此外可适当给予中枢神经兴奋剂如哌甲酯，药物应从小剂量开始，症状改善后及时停药。其次可辅以支持疗法和疏导疗法，以达到治疗和预防疾病的目的。

3．护理问题

（1）睡眠型态紊乱　与社会心理因素刺激、焦虑、睡眠环境改变、药物影响等有关。

（2）焦虑　与睡眠型 态紊乱有关。

（3）有危险事件发生的可能。

4．护理措施

（1）对失眠病人的护理：重在心理护理，帮助病人认识失眠，纠正不良睡眠习惯，重建规律、有质量的睡眠模式。

1）消除诱因

①心理护理：重点在于建立良好的护患关系，加强护患间的理解和沟通，了解病人深层次的心理问题。

②支持性心理护理：帮助病人认识心理刺激、不良情绪对睡眠的影响，使病人学会自行调节情绪，正确面对心理因素，消除失眠诱因。

③认知疗法：失眠病人由于过分担心失眠，常常造成焦虑，结果愈加睡不着，形成恶性循环，这也是失眠的诱因之一。对这样的病人，需要使用认知疗法，帮助其了解睡眠的基本知识，如睡眠的生理规律。

2）<u>睡眠卫生宣教（2013）</u>：教会病人自我处理失眠的各种措施，包括：生活规律；<u>睡前两小时避免易兴奋的活动</u>，如看刺激紧张的电视节目，进食等，<u>避用浓茶、咖啡、巧克力、可乐等兴奋剂</u>；白天多在户外活动；用熟悉的物品或习惯帮助入睡；使用睡前诱导放松的方法，包括腹式呼吸、肌肉松弛法等；睡眠环境避免光线过亮或直射脸部；温湿度适宜；避免噪声干扰；选择合适的寝具；正确应用镇静催眠药物。

3）重建规律、有质量的睡眠模式

①刺激控制训练：把床当作睡眠的专用场所；感到想睡觉才上床；不在床上从事与睡眠无关的活动，如看书等。

②睡眠定量疗法：主要目的是教导失眠者减少在床上的非睡眠时间，限制待在床上的时间，在于拥有有效的入睡时间。

③其他疗法：用暗示疗法、各种健身术及音乐疗法等。

（2）对嗜睡症病人的护理：主要在于保证病人发作时的安全、消除诱因。

①保证病人安全：增强病人及家属的安全意识。对于睡行症病人，要保证夜间睡眠环境的安全，如给门窗加锁；清除环境中的障碍物；收好各种危险物品。<u>避免从事可能因睡眠障碍而导致意外的各种工作或活动，如高空作业、开车、进行带危险性的操作等</u>。

②消除心理恐惧：进行详尽的健康宣教，帮助他们认识疾病的实质、特点及发生原因，以纠正其错误认识，消除恐惧、害怕心理。

③减少发作次数：指导病人减少诱因，如睡眠不足，饮酒等。另外，建立生活规律性，避免过度疲劳和高度紧张。

八、阿尔茨海默病病人的护理

阿尔茨海默病（AD）是一种中枢神经系统原发性退行性变性疾病，主要临床表现是痴呆综合征。其特点是形态学上出现<u>大脑皮质萎缩</u>。潜隐起病，病程呈进行性发展。

1．病因与发病机制

（1）病因

①遗传学：家系研究显示 AD 与一级和二级亲属的痴呆家族史有关。

②社会心理因素：病前性格孤僻，兴趣狭窄，重大不良生活事件与 AD 的发病相关。有研究发现，晚发 AD 的相关危险因素是营养不良、噪声；早发 AD 相关的危险因素是精神崩溃和躯体活动过少。

（2）发病机制

①大脑皮质萎缩：大脑皮质各区出现萎缩以前额叶、颞叶及顶叶受累最多，特别是海马结构。大脑重量减轻。

②神经元改变：神经元数量减少或丧失，皮质神经元脂褐质聚集，星形细胞增生。随着神经元丧失伴有大量的神经元纤维缠结、老年斑或神经炎性斑，这是 AD 的特征性病理改变。

③突触变性和消失：突触变性出现较早，突触脱失可能与病人认知障碍有关。

④神经元存在颗粒性空泡变性：该变化是由胞质内成簇的空泡组成，见于海马的锥体细胞。在正常老年人的海马也可以看到颗粒空泡变性，但程度很轻。

⑤胆碱能功能：记忆和认知功能与胆碱能系统有关。AD 病人胆碱能系统受损部位主要在海马、杏仁核、蓝斑和中缝核。

2．临床表现　AD 起病潜隐，病程发展缓慢，病人及家属常说不清楚何时起病。临床表现为持续进行性的记忆、智能障碍，伴有言语、视空间技能障碍、人格改变及心境障碍。轻度的近事遗忘和性格改变是本病的早期症状（2011、2013），随后理解、判断、计算、概括等智能活动全面下降，导致不能工作或操持家务，直至终日卧床不起，生活不能自理，发音困难，口齿不清，言语杂乱。

认知功能障碍

①早期表现：记忆障碍是 AD 的早期突出症状或核心症状。以近期记忆的损害最为明显，远期记忆受损不明显。早期往往不容易发现，经常是经历过重大的躯体疾病或严重的精神创伤后症状才明显。病人对近记忆力下降讳莫如深，不肯承认。这一点与焦虑症病人不一样，焦虑症病人是四处求医，反复强调自己的问题。人格改变也往往出现在疾病的早期。最初的人格改变是病人变得主动性不足，活动减少，孤独，自私，对周围环境兴趣减少，对人缺乏热情。此后兴趣范围愈加狭窄，对人冷淡，甚至对亲人漠不关心，懒散，退缩，情绪变化大，易激惹。抑郁情绪是 AD 病人较为常见的心境障碍，通常发生在 AD 病程的早期。

②中期表现：病人的远期和近期记忆力均受损，不能回忆自己的出生年月、工作经历、结婚日期等。部分病人为了弥补这些记忆的缺损，会以虚构的内容来填补记忆的空白。理解力受损、判断力差、概括、分析能力丧失、逻辑和推理能力也明显受损。比如，病人看不懂报纸、电影，听不懂别人说的话，不能完成自己以前熟悉的工作，甚至丧失日常生活能力。在此基础是可能会出现妄想，被害妄想、被窃妄想、嫉妒妄想多见。病人会出现时间、地点和人物定向力障碍，表现为无法准确识别周围人物甚至自己。病人四处徘徊，无目的走动时应高度关注走失的可能性（2016）。将当前所处环境当作自己原来工作的地点或自己家、无法判断时间、出现错构。此外，病人的言语功能明显下降，出现感觉性失语，不能交谈，可有重复言语、模仿言语、刻板言语。对检查者给出的指

令无法理解和执行，出现观念运动性失用。中晚期的病人在进食时，不会使用筷子；在洗漱时，不会使用牙刷等。

③晚期表现：除病人的远期和近期记忆力全面受损，无法回忆外，还会出现某些神经系统症状。言语能力方面，此期病人仅能发出不可理解的声音，或者缄默不语，思维内容贫乏。进而缺乏羞耻感和伦理感，不注意卫生，常常拾捡破烂、垃圾，乱取他人之物据为己有，争吃抢喝有如孩童，甚至出现本能活动亢进，当众裸体，或出现性行为异常。

④神经系统症状：多见于晚期病人，如下颌反射，强握反射，口面部不自主动作如吸吮、噘嘴等。不能命名或描述3种所熟悉的东西；乱食，面前放的东西有往嘴里放的倾向；过多口部行为及性欲改变。偶见癫痫，表现为抽搐、意识丧失（2014）。晚期病人可见吞咽困难、厌食及明显体重下降。

3．心理学检查　是诊断有无痴呆及痴呆严重程度的重要方法。我国已经引进和修订了许多国际通用的简捷、快速的筛查工具，具有良好的诊断效度，敏感性与特异性均较好。如简易智力状况检查、长谷川痴呆量表、日常生活能力量表。

4．治疗要点

（1）药物治疗

①乙酰胆碱酯酶抑制剂（2012）：最常用，如多奈哌齐、艾斯能、石杉碱甲。

②促脑代谢及推迟痴呆进程：二氢麦角碱。

（2）对症治疗

①抗焦虑药物：苯二氮䓬类、丁螺环酮等药。

②抗抑郁药：首先予以心理社会支持、改善环境，必要时应用5-羟色胺再摄取抑制药。

③抗精神病药：利培酮、奥氮平、奎硫平等。

5．护理问题

（1）有受伤的危险。

（2）自尊紊乱。

（3）个人应对无效。

（4）有暴力行为的危险。

（5）自理能力缺陷。

6．护理措施

（1）安全护理

①建立舒适、安全的病房环境，室内无危险物品。重点病室重点照顾。

②增加现实感：不随意变更病人病室内的物品陈设。

③建立良好的护患关系。

④环境的安全：注意预防跌倒、骨折、外伤等。提供病人穿着轻便、防滑的软底鞋。

⑤专人陪护：病人外出时须有人陪伴。给病人佩戴身份识别卡（姓名、地址、联系人、电话等），走失时方便寻找。

⑥对有自杀、自伤或攻击行为的病人，密切观察其情绪反应，及时发现轻生观念和暴力倾向，去除危险因素，主动提供护理，严禁单独活动；必要时采取保护性约束，必要时专人护理。

（2）症状护理

①妄想状态的护理：在妄想观念的影响下，病人的情绪会愤怒、激动、仇视，甚至导致

伤害他人的行为，对此护理人员应该做到事先掌握妄想的内容及所怀疑的对象，细致观察，予以解释和劝导，并将其与被怀疑的对象隔离开，避免发生不良后果。

②人格改变的护理：其表现形式不一，有的病人表现为自私、不知廉耻；有的则不知脏净、拣食赃物。护理人员对此应表示同情和理解，照顾好病人的生活，并维护其尊严。

③痴呆的护理：痴呆的护理原则以根据病人的自理能力提供不同程度的照护；维持病人现有的日常生活能力；帮助病人养成基本的生活习惯；进行难度适宜的智力与功能训练；鼓励病人，避免责备与争执（2012）。具体对策见表 10-1。

表 10-1　痴呆病人的护理对策

问题	护理对策
近期记忆和短时记忆受损	简化新的任务；将治疗方案与病人的日常生活习惯相结合；使用记忆辅助工具如日历、记事本、提示条；限制新信息的传入
远近记忆均受损	环境要结合病人的能力和需要；尝试以做代说来唤起病人的记忆；将病人置于熟悉的环境中；不要期望病人能自己完成一件事，要陪伴病人左右，支持他们所付出的努力
人格改变	帮助家属降低他们在对病人态度上的改变；避免责骂和惩罚，接受病人对其行为结果不负责任；避免冲突和威胁情景——不与病人争执，帮助他们做适当的让步；维护病人的尊严
定向力障碍	照顾者固定，治疗地点固定；时间标识要清楚，如使用挂钟、白天要敞开窗帘等；如果病人要离开熟悉的环境，要有专人陪伴（2012）；用颜色标识病人的房间和床位（颜色的标识作用优于数字）；如果可能的话，允许病人在餐厅或小区内使用固定的椅子；在病人的衣服里放入救护卡（包括病人的姓名、住址、联系电话、血型、年龄、有何疾病）；让病人穿自己的衣服

④语言沟通障碍的护理：首先是与病人谈话时距离不要过远，以一臂的距离比较合适，要与病人的目光对视，使用简短的语言，每次交谈只谈一个话题，尽量称呼其名，避免应用代词。每次在给病人检查或操作之前，要解释清楚，以免产生误会。对视力和听力有困难的病人，应鼓励其戴上眼镜或助听器，可有助于病人获得信息。在病房内应为病人提供与病友进行交流的活动场所。为了唤起病人对谈话的兴趣，应该谈一些使病人感到有兴趣的话题，比如病人的工作、家庭、爱好等。

（3）基础护理：包括生活护理、饮食护理、排泄护理、睡眠护理等。

第11章　损伤、中毒病人的护理

一、创伤病人的护理

创伤是指机械性致伤因素作用于人体造成的组织结构完整性的破坏或功能障碍，是临床最常见的一种损伤。

1. 分类

（1）按受伤部位分类：可分为颅脑、颌面部、颈部、胸（背）部、腹（腰）部、骨盆、脊柱脊髓和四肢损伤等。

（2）按受伤组织分类：可分为软组织、骨骼或内脏器官损伤等。

（3）按皮肤完整性分类

1）闭合性损伤：伤后皮肤黏膜保持完整。

①挫伤：最为常见，由钝器直接作用于人体软组织而发生的损伤。

②扭伤：因旋转、牵拉或肌肉猛烈而不协调的收缩等间接暴力，使关节突然发生超出生理范围的活动，造成肌肉、肌腱、韧带、筋膜、关节囊等组织撕裂、断裂或移位等。

③挤压伤：<u>受重物长时间挤压后所造成的损伤（2013）。</u>

④震荡伤：头部受钝力打击所致的暂时性意识丧失，无明显或仅有轻微的脑组织形态变化。

⑤关节脱位和半脱位：关节部位受到不均匀的暴力作用后所引起的损伤。骨骼完全脱离关节面者称为完全性脱位，部分脱离关节面者称为半脱位。

⑥闭合性骨折：强暴力作用于骨组织所产生的骨断裂。

⑦闭合性内脏伤：强暴力传入体内后所造成的内脏损失。

2）开放性损伤：损伤部位皮肤或黏膜有破损。

①擦伤：皮肤与表面较粗糙的物体快速摩擦造成的损伤。

②刺伤：多由尖锐物体所致，易伤及深部组织和脏器，容易发生感染，尤其是厌氧菌感染。

③切割伤：皮肤、皮下组织或深层组织受到玻璃碎片、刀刃等锐器划割而发生的破损裂伤，可造成血管、神经和肌腱等深部组织损伤。

④撕裂伤：由于急剧的牵拉或扭转导致浅表和深部组织的撕脱与断裂，伤口多不规则。

（4）按伤情轻重分类

①轻度：伤及局部软组织，只需局部处理或小手术治疗。大多不影响生活、学习和工作。

②中度：广泛软组织损伤、四肢长骨骨折及一般腹腔脏器损伤等，需手术治疗，但一般无生命危险。

③重度：指危及生命或治愈后留有严重残疾者。

2. 病理生理

（1）局部反应：主要表现为局部创伤性炎症反应。创伤后组织破坏释放各种炎性介质，引起毛细血管壁通透性增高、血浆成分外渗；白细胞等趋化因子迅速集聚于伤处吞噬和清除病原微生物或异物，并出现**疼痛、发热**等炎症表现。一般 3～5 天后逐渐消退。

（2）全身反应：是致伤因素作用于机体后引起的一系列神经内分泌活动增强并引发各种功能和代谢改变的过程，是一种**非特异性应激反应**。

①神经、内分泌系统反应：由于疼痛、精神紧张、失血、失液等原因，下丘脑-垂体-肾上腺皮质轴和交感神经-肾上腺髓质轴可出现应激效应，分泌大量儿茶酚胺、肾上腺皮质激素、生长激素、高血糖素等，同时肾素-血管紧张素-醛固酮系统被激活，以调节全身器官功能与物质代谢，减轻致伤因素对机体的损害作用。

②体温变化：创伤后释放大量的炎性介质，如肿瘤坏死因子、白细胞介素等作用于下丘脑体温调节中枢引起机体发热。

③代谢变化：在神经内分泌反应的作用下，基础代谢率增高，分解代谢亢进，机体处于负氮平衡状态；还可引起水、电解质及酸碱代谢紊乱。

④免疫反应：严重创伤可使机体的免疫功能下降，增加感染的机会。

3．创伤的修复

（1）组织修复方式：**由伤后增生的细胞和细胞间质充填、连接或代替缺损组织。**

（2）创伤的修复过程

①炎症反应阶段：伤后立即发生，常持续 3～5 天。主要是血管和细胞反应、免疫应答、血液凝固和纤维蛋白的溶解，目的在于清除受损和坏死组织，为组织再生和修复奠定基础。

②组织增生和肉芽形成阶段：局部炎症开始不久，即可有新生细胞出现。成纤维细胞、内皮细胞等增殖、分化、迁移，分别合成、分泌胶原等组织基质和逐渐形成新生毛细血管，并共同构成**肉芽组织，充填伤口**，形成瘢痕愈合。

③组织塑形阶段：主要是胶原纤维交联增加、强度增加；多余的胶原纤维被胶原蛋白酶降解；过度丰富的毛细血管网消退及伤口黏蛋白和水分减少等，最终达到受伤部位外观和功能的改善。

（3）创伤愈合的类型

①一期愈合：又称原发愈合。**组织修复以原来细胞为主**，仅含少量纤维组织，局部无感染、血肿及坏死组织，伤口边缘整齐、严密、呈线状，组织结构和功能修复良好。多见于创伤程度轻、范围小、无感染的伤口或创面。

②二期愈合：又称瘢痕愈合。**以纤维组织修复为主**，修复较慢，瘢痕明显，愈合后对局部结构和功能有不同程度的影响。多见于损伤程度重、范围大、坏死组织多及伴有感染的伤口。

（4）影响创伤愈合的因素

①局部因素：**伤口感染是最常见的影响因素。**其他如创伤范围大、坏死组织多、异物存留、局部血液循环障碍、伤口引流不畅、伤口位于关节处、局部制动不足、包扎或缝合过紧等也不利于伤口愈合。

②全身性因素：如老年人，营养不良，低蛋白血症，贫血，肥胖，慢性疾病（如糖尿病、肝硬化、结核、尿毒症、肿瘤），使用某些药物（如皮质激素、细胞毒药物），免疫功能低下（白血病或艾滋病）等。

4．临床表现

（1）局部表现

①疼痛：与创伤程度、部位、性质、范围、炎症反应强弱及个人耐受力等有关。疼痛于

活动时加剧，制动后减轻，常在受伤 2～3 天后逐渐缓解。

②肿胀：因局部出血及液体渗出所致，常伴有皮肤发绀、瘀斑、血肿。严重肿胀可致局部或远端肢体血供障碍。

③功能障碍：因局部组织结构破坏、疼痛、肿胀或神经系统损伤等原因所致。

④伤口和出血：开放性创伤多有伤口和出血。因创伤原因不同，伤口特点不同，如擦伤的伤口多较浅，刺伤的伤口小而深，切割伤的伤口较整齐，撕裂伤伤口多不规则。受伤程度和部位不同，出血量不同。若有小动脉破裂，可出现喷射性出血。

（2）全身表现

①体温升高：中、重度创伤病人常有发热，体温一般不超过 38.5℃，并发感染时可有高热。

②全身炎症反应综合征：创伤后释放的炎性介质、疼痛、精神紧张和血容量减少等可引起体温、心血管、呼吸和血细胞等方面的异常。主要表现为：体温＞38℃或＜36℃；心率＞90 次/分；呼吸＞20 次/分或 $PaCO_2$＜32mmHg；血白细胞计数＞12×10^9/L 或＜4×10^9/L，或未成熟细胞＞0.1%。

5．辅助检查

（1）实验室检查：血常规和血细胞比容可判断失血或感染情况；尿常规有助于判断有无泌尿系统损伤和糖尿病。血电解质和血气分析有助于了解有无水、电解质、酸碱平衡紊乱。

（2）影像学检查：X 线片可了解有无骨折、脱位、胸腹腔有无积液及积气、伤处异物情况等。超声、CT 和 MR 检查有助于实质性器官损伤及脊髓、颅底、骨盆底部等处损伤的诊断。

（3）诊断性穿刺和置管检查：一般胸腔穿刺可明确血胸或气胸；腹腔穿刺或灌洗可明确有无内脏破裂、出血；心包穿刺可证实心包积液或积血。放置导尿管或灌洗可诊断尿道或膀胱的损伤，留置中心静脉导管可监测中心静脉压，辅助判断血容量和心功能。

6．治疗要点

（1）现场急救：急救措施包括循环和呼吸功能的支持，伤口的止血、包扎、固定等。优先解决危及生命的紧急问题，并将病人迅速安全运送至医院。

（2）进一步救治

1）全身处理

①维持呼吸和循环功能：保持呼吸道通畅，给氧，必要时行气管内插管或气管切开，机械辅助通气。输液、输血，尽快恢复有效循环血容量。

②镇静镇痛：正确包扎、固定及适当制动有助于减轻疼痛。在诊断明确前应慎用麻醉性镇痛药，以免误诊。

③防治感染：开放性创伤在伤后 12 小时内注射破伤风抗毒素，并合理使用抗菌药物。

④支持治疗：维持水电解质、酸碱平衡，保护重要脏器功能，并给予营养支持治疗。

⑤心理支持：创伤后病人可出现恐惧、焦虑等，甚至可发生创伤后压力综合征，因此需注意对创伤后病人的心理支持。

2）局部处理

①闭合性损伤：单纯软组织损伤者，予以局部制动，患肢抬高，局部冷敷，12 小时后改用热敷或红外线治疗、服用云南白药等。局部如有血肿形成时可加压包扎（2011）。闭合

性骨折和脱位者，需进行复位、固定；合并重要脏器、组织损伤者，应手术探查和修复处理。

②开放性损伤：大多数开放性损伤需要手术处理，以修复断裂的组织。

a. 清洁伤口：可以直接缝合。

b. 污染伤口：指有细菌污染但尚未构成感染的伤口。开放性创伤早期为污染伤口，采用清创术，对伤口进行清洗、扩创、缝合等处理，以将污染伤口变为清洁伤口。清创时间越早越好，伤后 6～8 小时是最佳时间，此时清创一般可达到一期缝合。若伤口污染较重或超过 8～12 小时后方处理，清创后伤口放置引流条并行延期缝合。

c. 感染伤口：先引流，再行换药。目的是清除伤口的分泌物、坏死组织和脓液，保持引流通畅，控制感染；改善肉芽组织状态，减少瘢痕形成。

7．护理问题

（1）体液不足　与伤后失血、失液有关。

（2）疼痛　与创伤、局部炎症反应或伤口感染有关。

（3）组织完整性受损　与组织器官受损伤、结构破坏有关。

（4）潜在并发症：休克、感染、挤压综合征等。

8．护理措施

（1）急救护理

1）抢救生命：在现场经简单的评估，找出危及生命的紧迫问题，立即就地救护。必须优先抢救的急症主要包括心搏和（或）呼吸骤停、窒息、大出血、张力性气胸和休克等。其措施主要包括：①保持呼吸道通畅（2013），立即解开病人衣领，清理口鼻腔，置通气道、给氧等；②心肺复苏，一经确诊为心搏、呼吸骤停，立即采取胸外心脏按压及口对口人工呼吸；③止血及封闭伤口，采用手指压迫、加压包扎、扎止血带等迅速控制伤口大出血；胸部开放性伤口要立即封闭；④恢复循环血量，有条件时，现场开放静脉通路，快速补液；⑤监测生命体征、意识的变化。

2）包扎：目的是保护伤口、减少污染、压迫止血、固定骨折、减轻疼痛。用无菌敷料或清洁布料包扎，如有腹腔内脏脱出，应先用干净器皿保护后再包扎，勿轻易还纳，以防污染。

3）固定：肢体骨折或脱位可使用夹板、就地取材或利用自身肢体、躯干进行固定，以减轻疼痛、防止再损伤。较重的软组织损伤也应局部固定制动。

4）迅速、安全、平稳地转送伤员。

（2）维持有效循环血量：①密切监测意识、呼吸、血压、脉搏、中心静脉压和尿量等；②有效止血后，迅速建立 2～3 条静脉输液通道；给予输液、输血或应用血管活性药物等，以尽快恢复有效循环血量并维持循环的稳定。

（3）缓解疼痛：肢体受伤时可用绷带、夹板、石膏、支架等维持有效固定和制动姿势，避免因活动而加重疼痛。疼痛严重者遵医嘱使用镇静、镇痛药物。

（4）妥善护理伤口

①开放性伤口清创术后护理：伤肢抬高制动，注意观察伤口有无出血、感染征象、引流是否通畅，肢端循环情况；定时更换伤口敷料。遵医嘱应用破伤风抗毒素及抗菌药物。

②闭合性损伤病人的护理：软组织损伤，抬高或平放受伤肢体；12 小时内予以局部冷敷（2012、2013）和加压包扎，以减少局部组织的出血和肿胀。伤后 12 小时起改用热敷、

理疗、药物外敷等，以促进血肿和炎症的吸收。注意观察皮下出血及血肿的变化情况。伤情稳定后指导病人进行功能锻炼。

（5）并发症的观察与护理：观察受伤部位的出血、疼痛、伤口修复等情况，肢体损伤严重者，应定时测量肢体周径，注意末梢循环、肤色和温度。尤其是闭合性内脏损伤，需要严密观察有无休克及创伤后各种并发症的发生。

1）感染：开放性损伤易发生感染，应及早行清创术，使用抗菌药物和破伤风抗毒素。若伤口已发生感染，及时引流、换药处理。健康的肉芽组织可用等渗盐水或凡士林纱条覆盖；若肉芽生长过快，应予剪平后压迫止血，或用10%～20%硝酸银烧灼后生理盐水湿敷；若肉芽水肿，可用5%氯化钠溶液湿敷（2015），促使水肿消退；若创面脓液量多而稀薄，可用0.1%依沙吖啶或0.02%呋喃西林溶液纱布湿敷。若创面脓液稠厚且坏死组织多，应用硼酸溶液湿敷。若肉芽色苍白或暗红、质硬、表面污秽或有纤维素覆盖，可用搔刮、部分肉芽清除等方法处理。

2）挤压综合征：凡四肢或躯干肌肉丰富的部位受到重物长时间挤压致肌肉组织缺血性坏死，继而引起肌红蛋白血症、肌红蛋白尿、高血钾和急性肾衰竭为特点的全身性改变，称为挤压综合征。当局部压力解除后，出现肢体肿胀、压痛、肢体主动活动及被动牵拉活动引起疼痛、皮温下降、感觉异常、弹性减弱，在24小时内出现茶褐色尿或血尿等改变时，提示可能并发了挤压综合征，应及时报告医师。①早期患肢禁止抬高、按摩及热敷；②协助医师切开减压，清除坏死组织；③遵医嘱应用碳酸氢钠及利尿药，防止肌红蛋白阻塞肾小管；对行腹膜透析或血液透析治疗的肾衰竭病人做好相应护理。

（6）健康教育

①普及安全知识，加强安全防护意识，避免受伤。一旦受伤，无论是开放性或闭合性创伤，都要及时到医院就诊，接受正确的处理，以免延误抢救。

②伤后恢复期加强功能锻炼，促进机体功能恢复，防止肌肉萎缩和关节僵硬等并发症的发生。

二、烧伤病人的护理

烧伤泛指由热力、电流、化学物质、激光、放射线等所造成的组织损伤。热力烧伤是指由火焰、热液、蒸汽、热固体等引起的组织损伤。通常所称的烧伤或狭义的烧伤，一般指热力所造成的烧伤。

1. 病理生理

（1）急性体液渗出期：组织烧伤后的立即反应是体液渗出，伤后2～3小时最为急剧，8小时达高峰，随后逐渐减缓，至48小时渐趋稳定并开始回吸收。此期由于体液的大量渗出和血管活性物质的释放（2013），容易发生低血容量休克（2014），临床又称休克期。

（2）感染期：烧伤后皮肤生理屏障被损坏，创面的坏死组织和富含蛋白质的渗出液成为致病菌的培养基；在深度烧伤区的周围还因为血栓形成阻塞血管导致局部组织缺血和代谢障碍，使白细胞、抗体和抗菌药物等难以到达创面，不利于控制细菌的繁殖和生长；严重烧伤后，发生全身应激反应，使机体的免疫力功能降低，对致病菌的易感性增加。

（3）修复期：烧伤创面的修复始于早期炎症反应后不久。一度烧伤3～7天痊愈，不留痕迹。浅二度烧伤2周左右痊愈，留有色素沉着，不留瘢痕。深二度烧伤3～4周痊愈，留有瘢痕。三度烧伤，小面积可通过瘢痕愈合，大面积必须靠植皮愈合，可形成严重瘢痕，瘢痕挛缩可引起畸形和功能障碍。

（4）康复期：深度创面愈合后，可形成瘢痕，严重者影响外观和功能，需要功能锻炼、工疗、体疗和整形以期恢复。肢体应处于功能位（2012）；某些器官功能损害及心理异常也需要一个恢复过程；深二度和二度创面愈合后，常有瘙痒或疼痛、反复出现水疱，甚至破溃，并发感染，形成残余创面，这种现象的终止往往需要较长时间；严重大面积深度烧伤愈合后常需 2～3 年的调整、适应过程。

2．临床表现

（1）烧伤面积：目前国内多采用中国新九分法和手掌法。

①中国新九分法（2011、2015、2016、2017）：将全身体表面积划分为 11 个 9%的等份，另加 1%，其中头颈部为 9%（1 个 9%）、双上肢为 18%（2 个 9%）、躯干（包括会阴）为 27%（3 个 9%）、双下肢（包括臀部）为 46%（5 个 9%+1%）（表 11-1）。

②手掌法：用病人自己的手掌测量其烧伤面积。不论年龄或性别，若将五指并拢、单掌的掌面面积占体表面积的 1%。此法适用于小面积烧伤的估计，也可辅助九分法评估烧伤面积。

（2）烧伤深度：目前普遍采用 3 度 4 分法，即一度、浅二度、深二度、三度。其中，一度及浅二度烧伤属浅度烧伤；深二度和三度烧伤属深度烧伤。烧伤深度的判断见表 11-2。

表 11-1　中国新九分法

部位		占成年人体表面积（％）	占儿童体表面积（％）
头颈	头部	3	9+（12－年龄）
	面部	3	
	颈部	3	
双上肢	双手	5	9×2
	双前臂	6	
	双上臂	7	
躯干	躯干前	13	9×3
	躯干后	13	
	会阴	1	
双下肢	双臀	5	46－（12－年龄）
	双大腿	21	
	双小腿	13	
	双足	7	

表头说明：头颈占成年人体表面积 9×1；双上肢 9×2；躯干 9×3；双下肢 9×5+1。

表 11-2　烧伤局部临床特点

烧伤深度		组织损伤	局部表现	预后
红斑性	一度	表皮浅层	皮肤红斑，干燥、灼痛，无水疱	3～7 天脱屑痊愈
二度（水疱性）	浅二度	表皮全层、真皮浅层（2017）	红肿明显，疼痛剧烈；有大小不一的水疱（2014），疱壁薄，创面基底潮红	1～2 周愈合，多有色素沉着，无瘢痕
	深二度	真皮深层	水肿明显，痛觉迟钝，拔毛痛；水疱较小，疱壁较厚，创面基底发白或红白相间	3～4 周愈合，常有瘢痕形成和色素
焦痂性	三度	皮肤全层、皮下、肌肉或骨骼	痛觉消失，创面无水疱，干燥如皮革样坚硬，呈蜡白或焦黄色甚至炭化，形成焦痂，痂下可见树枝状栓塞的血管	3～4 周后焦痂自然脱落，愈合后留有瘢痕或畸形

（3）烧伤严重程度判断：按烧伤的总面积和烧伤的深度将烧伤程度分为 4 类（通常情况下，烧伤总面积的计算不包括一度烧伤）。

①轻度烧伤：二度烧伤总面积在 9%以下。

②中度烧伤：二度烧伤面积在 10%～29%内，或三度烧伤面积不足 10%（2015）。

③重度烧伤：烧伤总积 30%～49%，或三度烧伤面积 10%～19%；或总面积、三度烧伤面积虽未达到上述范围，但若合并有休克、吸入性损伤或有较重复合伤者。

④特重烧伤：烧伤总面积在 50%以上，或三度烧伤面积在 20%以上，或存在较重的吸入性损伤、复合伤等。

3.治疗要点

（1）现场急救：去除致伤原因，迅速抢救危及病人生命的损伤，如窒息、大出血、开放性气胸、中毒等。若心搏、呼吸停止，立即就地实施心肺复苏术。

①迅速脱离致热源：如火焰烧伤应尽快脱离火场，脱去燃烧衣物，就地翻滚或是跳入水池灭火。互救者可就近用非易燃物品（如棉被、毛毯）覆盖，以隔绝灭火。忌奔跑或用双手扑打火焰。小面积烧伤立即用冷水连续冲洗或浸泡，既可减轻疼痛，又可防止余热继续损伤组织。

②保护创面：剪开取下伤处衣裤，不可剥脱；创面可用干净敷料或布类简单包扎后送医院处理，避免受压，防止创面再损伤和污染。避免用有色药物涂抹，以免影响对烧伤深度的判断。

③保持呼吸道通畅：火焰烧伤后呼吸道受热力、烟雾等损伤，引起呼吸困难、呼吸窘迫，特别注意保持呼吸道通畅（2015），必要时放置通气管、行气管内插管或切开。如合并一氧化碳中毒，应移至通风处，给予高流量氧气或纯氧吸入。

④其他救治措施：尽快建立静脉通道，给予补液治疗，避免过多饮水，以免发生呕吐及水中毒，可适量口服淡盐水或烧伤饮料。安慰和鼓励病人，使其保持情绪稳定。疼痛剧烈可酌情使用镇静、镇痛药物。

（2）防治休克：严重烧伤特别是大面积烧伤病人，防治休克至关重要。液体疗法是防治休克的主要措施。

1）补液总量：根据烧伤早期体液渗出的规律估计补液总量。国内通常按病人的烧伤面积和体重计算补液量。

①伤后第 1 个 24 小时：第一个 24 小时补液量=体重（kg）×烧伤面积×1.5ml（儿童为 1.8ml，婴儿为 2ml）＋2000ml（儿童 60~80ml/kg，婴儿 100ml/kg）。补液应遵循先快后慢、先晶后胶交替输入的原则，补液总量的一半应在伤后 8 小时内输入。

②伤后第 2 个 24 小时：电解质液和胶体液为第 1 个 24 小时的一半，再加每日生理需要量 2000ml。

2）补液种类：胶体液和电解质液的比例为 1∶2，大面积深度烧伤者与小儿烧伤其比例可改为 1∶1。胶体液首选血浆，紧急抢救时可用低分子量的血浆代用品，但总用量不宜超过 1000ml，三度烧伤病人可适量输全血。电解质溶液首选平衡盐液，并适当补充碳酸氢钠溶液。生理需要量一般用 5%~10%葡萄糖液（2017）。

（3）处理创面：主要目的是清洁、保护创面，防治感染，促进创面愈合；减少瘢痕产生，最大限度恢复功能。

①初期清创在控制休克之后尽早清创，即清洗、消毒、清理创面。浅二度创面的小水疱可不予处理，大水疱可用无菌注射器抽吸，疱皮破裂应剪除。深二度创面的水疱皮及三度创面的坏死表皮应去除。清创后创面根据烧伤的部位、面积及医疗条件等选择采用包扎疗法或暴露疗法。

②包扎疗法：是用灭菌厚敷料包扎创面，以保护创面，减轻痛苦；创面渗液被厚敷料吸收，引流较充分；使创面保持湿润，利于创面修复。适用于小面积烧伤、四肢烧伤、浅二度烧伤或天气较冷、病房条件差等情况。方法是清创后先用一层油纱布紧贴创面，外加多层脱脂纱布，均匀加压包扎。包扎范围一般超出创缘 5cm，早期包扎的厚度应达到 3~5cm，以防敷料湿透发生感染。禁用不透气材料，致使创面浸渍、感染。

③暴露疗法：将病人暴露在清洁、温暖、干燥的空气中，使创面的渗液及坏死组织干燥成痂，以暂时保护创面。适用于头面、会阴部烧伤及大面积烧伤或创面严重感染者。创面可涂 1%磺胺嘧啶银霜（2012）、碘伏等。

④手术疗法：对深度烧伤创面，有条件时应及早实施手术切痂、植皮术。

（4）防治感染：烧伤感染来源有外源性与内源性感染，常见病菌有铜绿假单胞菌、金黄色葡萄球菌、大肠埃希菌、白色葡萄球菌等。

①改善机体防御功能：积极纠正休克，根据病情给予肠内或肠外营养。

②正确处理烧伤创面：是防治全身性感染的关键措施。特别是深度烧伤创面，是主要感染源，应早期切痂、削痂、植皮。

③合理应用抗菌药物：及早使用抗菌药物和破伤风抗毒素，以后再根据创面细菌培养和药物敏感试验结果进行调整。

4．护理问题

（1）有窒息的危险（2012）　与头面部、呼吸道或胸部等部位烧伤有关。

（2）体液不足　与烧伤创面渗出液过多、血容量减少有关。

（3）皮肤完整性受损　与烧伤导致组织破坏有关。

（4）有感染的危险　与皮肤完整性受损有关。

（5）悲伤　与烧伤后毁容、肢残及躯体活动障碍有关。

5．护理措施

（1）维持有效呼吸：①清除口鼻腔分泌物，防止窒息；②鼓励咳嗽、深呼吸，帮助病人翻身、叩背、改变体位等，促进分泌物排出；③气管内痰液过多时，可行气管内吸痰；④给氧，吸入性损伤病人多有不同程度缺氧，一般用鼻导管或面罩给氧，氧浓度 40%左右，氧流量 4～5L/min。

（2）维持有效循环血量

1）烧伤较轻者可予口服淡盐水或烧伤饮料（100ml 液体中含食盐 0.3g，碳酸氢钠 0.15g，糖适量）。

2）重度烧伤者：迅速建立 2～3 条能快速输液的静脉通道，以保证各种液体及时输入；遵循"先晶后胶，先盐后糖，先快后慢"的输液原则（2015）合理安排输液种类和速度，以尽早恢复有效循环血量。根据动脉血压、中心静脉压、心率、尿量、末梢循环、精神状态等判断液体复苏的效果。液体复苏有效的指标是：①尿量是判断血容量是否充足的简单而可靠的指标。成年人每小时尿量为 30～50ml，小儿每公斤体重每小时不低于 1ml（2012）；②病人安静，无烦躁不安；③无明显口渴；④脉搏、心搏有力，脉率在 120 次/分以下，小儿脉率在 140 次/分以下；⑤收缩压维持在 90mmHg、脉压在 20mmHg 以上，中心静脉压为 5～12cmH$_2$O；⑥呼吸平稳。

（3）加强创面护理，促进愈合

1）包扎疗法护理：①指（趾）包扎时要分开包扎，防止愈合后相互粘连。将患肢放置于功能位并适当抬高，以利于静脉回流；②包扎松紧度适当，包扎后注意观察末梢循环，若发现肢端发绀、苍白，感觉异常，考虑包扎过紧，及时予以松解；③保持敷料干燥，浅度烧伤可在伤后 1 周，深度烧伤在伤后 3～4 天更换敷料，若被渗液浸湿、污染或有异味，应及时更换；发现创面感染征象时，应改为暴露疗法，同时积极抗感染治疗。

2）暴露疗法护理：①环境应清洁，有必要的消毒和隔离条件；控制室温于 30～32℃，湿度 40%左右。②创面暴露，随时用无菌吸水敷料或棉签吸净创面渗液，尤其是头面部创面。③适当约束肢体，防止无意抓伤。④焦痂可用 2%碘酊涂擦，每日 4～6 次。⑤定时翻身或使用翻身床，交替暴露受压创面。⑥密切观察创面情况，注意有无痂下感染。

3）特殊烧伤部位的护理

①眼部烧伤：及时用无菌棉签清除眼部分泌物，局部涂烧伤膏或用烧伤膏纱布覆盖加以保护，以保持局部湿润。

②耳部烧伤：及时清理流出的分泌物，外耳道入口处放置无菌干棉球并经常更换；耳周部烧伤应用无菌纱布铺垫，尽量避免侧卧，以免耳郭受压，防止发生中耳炎或耳软骨炎。

③鼻烧伤：及时清理鼻腔内分泌物及痂皮，鼻黏膜表面涂烧伤膏以保持局部湿润、预防出血；合并感染者用抗菌药液滴鼻。

④会阴部烧伤：多采用暴露疗法。及时清理创面分泌物，保持创面干燥、清洁；在严格无菌操作下留置导尿管，并每日行膀胱冲洗及会阴冲洗，预防尿路及会阴部感染。

（4）防治感染

①遵医嘱及早应用抗菌药物，观察全身情况及创面变化，及时发现创面感染、全身性感染及感染性休克的发生。反复做细菌培养以掌握创面的菌群动态和药物敏感情况。若创面有黄绿色分泌物伴恶臭味，则为铜绿假单胞菌感染（2015）。

②正确处理创面，采取必要的消毒隔离措施，防止交叉感染。

③营养支持，增强抗感染能力。大面积烧伤后人体丢失大量水、电解质及蛋白质，可依据病人具体病情给予口服、鼻饲或经肠内或肠外营养支持，输入适量的血浆、全血或人体血清蛋白，补液维持水、电解质平衡，提高人体抗感染能力。

（5）心理护理（2015）：耐心倾听病人对烧伤的不良感受，给予真诚的安慰和劝导，取得病人的信任；耐心解释病情，说明各项治疗的必要性和安全性，使其了解病情、创面愈合和治疗的过程，消除顾虑、积极合作；利用社会支持系统的力量，<u>鼓励病人面对现实，树立战胜疾病的信心</u>，并鼓励病人积极参与社交活动和工作，减轻心理压力、放松精神和促进康复。

6. 健康教育　①宣传防火知识，消除居住、工作环境的火灾隐患，杜绝火灾事故的发生。②宣传烧伤现场急救知识，教给人们自救方法。指导恢复期病人坚持功能锻炼，尤其是作业锻炼，以最大限度恢复机体的生理功能。③对因瘢痕挛缩造成毁容、功能障碍的病人，应指导其在合适的时间接受整形手术。

三、咬伤病人的护理

1. 毒蛇咬伤病人的护理　毒蛇咬伤后伤口局部常有一对较深齿痕，蛇毒注入体内，引起严重全身中毒症状，甚至危及生命。本部分仅述及毒蛇咬伤。

（1）病因病理：蛇毒含有多种毒性蛋白质、多肽及酶类。

（2）临床表现

①局部表现：<u>局部伤处疼痛，肿胀蔓延迅速</u>，淋巴结肿大，皮肤出现血疱、瘀斑，甚至局部组织坏死。

②全身表现：全身虚弱、口周感觉异常、肌肉震颤，或发热恶寒、烦躁不安、头晕目眩、言语不清、恶心呕吐、吞咽困难、肢体软瘫、腱反射消失、呼吸抑制，最后导致循环呼吸衰竭。

（3）治疗要点

①局部处理：<u>伤口上方绑扎</u>；伤口局部抽吸、冲洗、清创，促进毒素排出；伤口周围用胰蛋白酶局部封闭。

②全身治疗：解蛇毒中成药。抗蛇毒血清。

③其他治疗：使用破伤风抗毒素和抗菌药物防治感染；静脉快速大量输液或用利尿药；积极抗休克、改善出血倾向，治疗心、肺、肾等功能障碍。

（4）护理问题

①恐惧　与毒蛇咬伤、生命受到威胁及担心预后有关。

②皮肤完整性受损　与毒蛇咬伤、组织结构破坏有关。

③潜在并发症：感染、多脏器功能障碍。

（5）护理措施

①急救护理

a. 伤肢绑扎：蛇咬伤后忌奔跑，伤肢制动、放置低位，立即用布带等绑扎伤肢的近心端。

b. 伤口排毒：现场用<u>大量清水冲洗伤口及其周围皮肤</u>，挤出毒液；入院后用 0.05%高锰酸钾或 3%过氧化氢反复冲洗伤口，清除残留的毒液及污物。伤口较深者，可切开或以三棱针扎刺伤口周围皮肤（若伤口流血不止，则不宜切开），再以拔火罐、吸乳器等抽吸促使毒液流出，并将肢体放在低位，以利于伤口渗液引流。

c. 局部冷敷：可减轻疼痛，减慢毒素吸收，降低毒素中酶的活性。将伤肢浸入4～7℃冷水中，3～4小时后改用冰袋冷敷，持续24～36小时。

d. 破坏毒素：根据伤口局部反应大小，用胰蛋白酶2000～5000U加入0.05%普鲁卡因或注射用水20ml做局部环形封闭，能够降解蛇毒。

②伤口护理：保持创面清洁和伤口引流通畅。注意观察伤口渗血、渗液情况，有无继续坏死或脓性分泌物等。经彻底清创后，伤口可用1：5000高锰酸钾或高渗盐水溶液湿敷，利于消肿。

③抗毒排毒：迅速建立静脉通道，遵医嘱尽早使用抗蛇毒血清、利尿药、快速大量输液等以中和毒素、促进毒素排出。对症支持治疗。

④营养支持：给予高能量、高蛋白、高维生素、易消化饮食，鼓励病人多饮水，忌饮酒、浓茶、咖啡等刺激性饮料。

⑤观察病情：密切监测病人生命体征、意识、面色、尿量及伤肢温度的变化等。

⑥心理护理：安慰病人，以减轻恐惧。

（6）健康教育：宣传毒蛇咬伤的有关知识，强化自我防范意识。在野外作业时，做好自我防护。

2. 犬咬伤病人的护理　狂犬病是狂犬病毒所致的急性传染病，人兽共患。临床表现为特有的恐水、怕风、咽肌痉挛、进行性瘫痪等。因恐水症状比较突出，故本病又名恐水症。我国的狂犬病主要由犬传播。

（1）病因病理：狂犬病病毒进入人体后首先感染肌细胞，扩散后主要侵犯脑干和小脑等处的神经元。沿神经下行到达唾液腺、角膜、鼻黏膜、肺、皮肤等部位。

（2）临床表现：潜伏期多在3个月以内。

①前驱期或侵袭期：低热、食欲缺乏、恶心、头痛、倦怠、周身不适等，酷似"感冒"；继而出现恐惧不安，对声、光、风、痛等较敏感。较有诊断意义的早期症状是伤口及其附近感觉异常，有麻、痒、痛及蚁走感等。

②兴奋期：突出表现为极度恐怖、恐水、怕风、发作性咽肌痉挛、呼吸困难、排尿排便困难及多汗流涎等。本期持续1～3日。恐水是狂犬病的特殊症状，典型者见水、饮水、听流水声甚至仅提及水时，均可引起严重咽喉肌痉挛。怕风也是常见症状之一。

③麻痹期：出现迟缓性瘫痪，以肢体软瘫为多见。

狂犬病的整个病程一般不超过6日。吸血蝙蝠啮咬所致的麻痹型病人无兴奋期及恐水现象，以高热、头痛、呕吐、咬伤处疼痛开始，继而出现肢体软弱、腹胀、大小便失禁等。最终因呼吸肌麻痹与延髓性麻痹而死亡。

（3）治疗原则

①单室严格隔离，专人护理：一旦发生痉挛，立即遵医嘱使用巴比妥类镇静药等。

②对症处理，防治并发症。

（4）护理问题

①恐惧　与犬咬伤所致恐水有关。

②潜在并发症：窒息。

（5）护理措施

①避免发生窒息，保持气道通畅：保持病室安静，避免光、声、风的刺激，防止病人痉挛发作。尽量集中或在应用镇静药后进行各项护理操作。气道分泌物多时，应及时用吸引器吸出，必要时气管切开或插管。

②发作期病人常呈缺水状态，需静脉输液。

③有恐水现象者应禁食、禁饮，尽量减少各种刺激。痉挛发作可予苯妥英钠、地西泮等。脑水肿可予甘露醇及速尿等脱水药，无效时可予侧脑室引流。抗利尿激素过多者应限制水分摄入，尿崩症者予静脉补液，用垂体后叶升压素。

④预防感染：早期患肢应下垂，保持伤口清洁和引流。遵医嘱按时应用抗菌药物。医护人员须戴口罩及手套、穿隔离衣。病人的分泌物、排泄物及其污染物，均须严格消毒。

（6）健康教育：若被犬抓伤但无明显伤痕，或被犬舔，或疑与病犬有密切接触者，应尽早注射疫苗。犬咬伤后，应尽早处理伤口及注射疫苗。立即、就地、彻底冲洗伤口是预防狂犬病的关键。

四、腹部损伤病人的护理

腹部损伤是指由各种原因所致的腹壁和（或）腹腔内器官损伤。腹部损伤常伴有内脏损伤，严重的可危及生命。因此，早期诊断和及时处理是降低腹部损伤病人病死率的关键。

1. 病因与分类

（1）病因

1）外力因素：①开放性损伤，多由刀刺、枪弹、弹片等各种锐器或火器伤所引起；②闭合性损伤，常由高处坠落、碰撞、冲击、挤压、拳打脚踢等钝性暴力所致，常见受损腹腔脏器依次为脾、肾、小肠、肝、肠系膜等。

2）内在因素：腹部解剖特点、内脏原有病理情况。

（2）分类

①开放性损伤：腹膜穿破者为穿透伤（多伴内脏损伤）；无腹膜破损者为非穿透伤（偶伴内脏损伤）。

②闭合性损伤：体表无伤口，损伤可能仅局限于腹壁，也可同时伴有内脏损伤。

2. 临床表现

（1）实质性脏器损伤

①症状：以腹腔内（或腹膜后）出血症状为主，表现为面色苍白、脉率加快，严重时脉搏微弱、血压不稳、尿量减少，甚至出现失血性休克。腹痛一般不严重，腹膜刺激征不剧烈。但若肝、脾受损导致胆管、胰管断裂可出现剧烈的腹痛和明显的腹膜刺激征。肩部放射痛常提示肝（右）或脾（左）损伤。

②体征：移动性浊音是内出血晚期体征。肾损伤时可出现血尿。肝、脾包膜下破裂或系膜、网膜内出血，腹部触诊可扪及腹部肿块。

（2）空腔脏器损伤

①症状：主要表现为弥漫性腹膜炎，病人出现持续性的剧烈腹痛，伴恶心、呕吐，稍后出现体温升高、脉率增快、呼吸急促等全身性感染症状；严重者可发生感染性休克。空腔脏器损伤也可有少量出血，如合并有邻近的大血管损伤，可出现呕血、黑粪等。

②体征：**有典型腹膜刺激征**。胃液、胆汁或胰液对腹膜的刺激最强，肠液次之，血液最轻。空腔脏器破裂后病人可有气腹征，腹腔内游离气体常致肝浊音界缩小或消失；可因肠麻痹而出现腹胀，肠鸣音减弱或消失；直肠损伤时直肠指检可发现直肠内出血，有时还可扪及直肠破裂口。

3．辅助检查

（1）实验室检查：腹腔内实质性脏器破裂出血时，血红细胞、血红蛋白、血细胞比容等数值下降，白细胞计数略有升高。空腔脏器破裂时，白细胞计数和中性粒细胞比例明显上升。胰腺、胃肠道或十二指肠损伤时，血、尿淀粉酶多见升高。泌尿系统损伤时，尿常规检查多发现血尿。

（2）影像学检查

①B超检查：主要用于诊断实质性脏器的损伤，能提示脏器损伤的部位和程度。若发现腹腔内积液和积气，则有助于空腔脏器破裂或穿孔的诊断。

②X线检查：腹腔游离气体是胃肠道（主要是胃、十二指肠和结肠，少见于小肠）破裂的主要证据。

③CT检查：能清晰地显示肝、脾、肾等脏器的被膜是否完整、大小及形态结构是否正常。

（3）诊断性腹腔穿刺术和腹腔灌洗术：诊断阳性率可达90%以上，对于判断腹腔脏器有无损伤和哪一类脏器损伤有很大帮助。

（4）诊断性腹腔镜探查：若穿刺液为不凝血，提示实质性脏器或大血管破裂，因腹膜的去纤维作用使血液不凝固。

4．治疗要点

（1）急救处理：首先处理对生命威胁最大的损伤。对最危急的病例，首先积极进行心肺复苏，其中解除气道梗阻是最重要一环。其次要控制明显的外出血，处理开放性气胸或张力性气胸，迅速恢复循环血容量，控制休克和进展迅速的颅脑损伤。如无上述情况，则立即处理腹部创伤。实质性脏器损伤常发生威胁生命的大出血，比空腔脏器损伤处理应更为紧急。

（2）非手术治疗：关键是要观察是否合并腹腔内脏器损伤。

1）适应证：①暂时不能确定有无内脏损伤者；②诊断明确，为轻度的单纯性实质性脏器损伤，生命体征稳定者；③血流动力学稳定、收缩压在90mmHg以上、心率小于100次/分；④无腹膜炎体征；⑤未发现其他脏器的合并伤。

2）治疗措施：①密切观察病情变化，尽早明确诊断；②输血、输液，防治休克；③应用广谱抗生素，预防或治疗可能存在的腹腔内感染；④禁饮食，疑有空腔脏器破裂或明显腹胀时行胃肠减压；⑤对腹部损伤较严重的病人，在非手术治疗的同时做好手术前准备。

（3）手术治疗：适应证为已确诊为腹腔内脏器破裂者。在非手术治疗期间，经观察仍不能排除腹内脏器损伤或在观察期间出现以下情况时，应终止观察，及时行手术探查，必要时在积极抗休克的同时进行手术：①腹痛和腹膜刺激征进行性加重或范围扩大者；②肠鸣音逐渐减弱、消失或出现明显腹胀者；③全身情况有恶化趋势，出现口渴、烦躁、脉率增快，或体温及白细胞计数上升者；④腹部X线平片膈下见游离气体者；⑤红细胞计数进行性下降者；⑥血压由稳定转为不稳定甚至下降者；⑦经积极抗休克治疗情况不见好转或继续恶化者；⑧腹腔穿刺抽得气体、不凝血、胆汁或胃肠内容物者；⑨胃肠道出血不易控制者。

5．护理问题

（1）体液不足　与损伤致腹腔内出血，严重腹膜炎、呕吐、禁食等有关。

（2）急性疼痛　与腹部损伤有关。

（3）潜在并发症：损伤器官再出血、腹腔脓肿、休克。

6．护理措施

（1）急救护理：首先处理危及生命的情况。①心肺复苏，保持呼吸道通畅；②合并有张力性气胸，配合医师行胸腔穿刺排气；③止血：经静脉采血行血型及交叉配血实验；④迅速建立 2 条以上有效的静脉输液通路，根据医嘱及时输液，必要时输血；⑤密切观察病情变化；⑥对有开放性腹部损伤者，妥善处理伤口，如伴腹内脏器或组织自腹壁伤口突出，可用消毒碗覆盖保护，切勿在毫无准备的情况下强行回纳。

（2）非手术治疗护理/术前护理（2011）

1）休息与体位：绝对卧床休息，若病情稳定，可取半卧位。观察期间不随意搬动病人，以免加重伤情。

2）病情观察：①每 15～30 分钟测定 1 次脉搏、呼吸、血压；②每 30 分钟检查 1 次腹部体征；③动态了解红细胞计数、白细胞计数、血红蛋白和血细胞比容的变化，以判断腹腔内有无活动性出血；④观察每小时尿量变化，监测中心静脉压，准确记录 24 小时的输液量、呕吐量、胃肠减压量等；⑤必要时可重复 B 超检查、协助医师行诊断性腹腔穿刺术或腹腔灌洗术。

3）禁食、禁灌肠：因腹部损伤病人可能有胃肠道穿孔或肠麻痹，故诊断未明确之前应绝对禁食、禁饮和禁灌肠，防止加重病情。

4）胃肠减压：对怀疑有空腔脏器损伤的病人，应尽早行胃肠减压，在胃肠减压期间做好口腔护理，观察并记录引流情况。

5）维持体液平衡和预防感染：遵医嘱合理使用抗生素。补充足量的平衡盐溶液、电解质等，使收缩压升至 90mmHg 以上。

6）镇静、镇痛：全身损伤情况未明时，禁用镇痛药，诊断明确者，可根据病情遵医嘱给予镇静解痉药或镇痛药。

7）心理护理：关心病人，向病人解释病情发展过程。告知相关的注意事项。

8）完善术前准备（2011）：除上述护理措施外，其他主要措施有：①必要时导尿；②协助做好各项检查、皮肤准备、药物过敏试验；③通知血库备血；④给予术前用药。

（3）术后护理（2011）

1）体位：全身麻醉未清醒者置平卧位，头偏向一侧。待全身麻醉清醒或硬膜外麻醉平卧 6 小时后，血压平稳者改为半卧位，以利于腹腔引流，减轻腹痛，改善呼吸循环功能。

2）观察病情变化：严密监测生命体征变化，危重病人加强呼吸、循环和肾功能的监测和维护。注意腹部体征的变化，及早发现腹腔脓肿等并发症。对于痰多不易咳出者，可协助其翻身、叩背（2011）。

3）禁食、胃肠减压：做好胃肠减压的护理。待肠蠕动恢复、肛门排气后停止胃肠减压，若无腹胀不适可拔除胃管。从进少量流质饮食开始，根据病情逐渐过渡到半流质饮食，再过渡到普食。

4）静脉输液与用药：禁食期间静脉补液，维持水、电解质和酸碱平衡。术后继续使用有效的抗生素，控制腹腔内感染。

5）鼓励病人早期活动：指导病人多翻身，及早下床活动，促进肠蠕动恢复，预防肠粘连。

6）腹腔引流护理：妥善固定，保持引流通畅。普通引流袋每日更换，抗反流型引流袋可 2～3 天更换 1 次，更换时严格遵守无菌操作原则。引流管不能高于腹腔引流出口，以免引起逆行性感染。观察并记录引流液的性质和量，若发现引流液突然减少，病人伴有腹胀、发热，应及时检查管腔有无堵塞或引流管是否滑脱。

7）并发症的观察与护理

①受损器官再出血：多取平卧位，禁止随意搬动病人，以免诱发或加重出血。密切观察和记录生命体征及面色、神志、末梢循环情况，观察腹痛的性质、持续时间和辅助检查结果的变化。若病人腹痛缓解后又突然加剧，同时出现烦躁、面色苍白、肢端温度下降、呼吸及脉搏增快、血压不稳或下降等表现；腹腔引流管间断或持续引流出鲜红色血液；血红蛋白和血细胞比容降低；常提示腹腔内有活动性出血。一旦出现以上情况，通知医师并协助处理。建立静脉通路，快速补液、输血等，以迅速扩充血容量，积极抗休克，同时做好急症手术的准备。

②腹腔脓肿：剖腹探查术后数日，病人体温持续不退或下降后又升高，伴有腹胀、腹痛、呃逆、直肠或膀胱刺激症状，血白细胞计数和中性粒细胞比例明显升高，多提示腹腔脓肿形成。伴有腹腔感染者可见腹腔引流管引流出较多浑浊液体，或有异味。主要护理措施：合理使用抗生素；较大脓肿多采用经皮穿刺置管引流或手术切开引流；盆腔脓肿较小或未形成时应用 40～43℃水温保留灌肠或采用物理透热等疗法；给予病人高蛋白、高热量、高维生素饮食或肠内外营养治疗。

7. 健康教育

（1）加强宣传劳动保护、安全生产、户外活动安全、安全行车、交通法规的知识，避免意外损伤。

（2）普及各种急救知识，在发生意外事故时，能进行简单的急救或自救。

（3）一旦发生腹部损伤，无论轻重，都应经专业医务人员检查，以免延误诊治。

（4）出院后要适当休息，加强锻炼，增加营养，促进康复。若有腹痛、腹胀、肛门停止排气排便等不适，应及时到医院就医。

五、一氧化碳中毒病人的护理

一氧化碳（CO）是无色、无臭和无味气体，吸入过量 CO 引起的中毒称急性一氧化碳中毒，俗称煤气中毒。急性一氧化碳中毒是常见的生活中毒和职业中毒。

1. 病因 工业上，在炼钢、炼焦和烧窑等生产过程中，如炉门、窑门关闭不严、煤气管道漏气或煤矿瓦斯爆炸产生大量CO，会导致吸入中毒。失火现场空气中CO浓度高达10%，也可引起现场人员中毒。日常生活中，一氧化碳中毒最常见的原因是家庭中煤炉取暖及煤气泄漏。连续大量吸烟也可致 CO 中毒。

2. 发病机制 CO 吸入体内后，与血液中红细胞的血红蛋白结合，形成稳定的 COHb。CO 与血红蛋白的亲和力比氧与血红蛋白的亲和力大 240 倍。COHb 不能携带氧，且不易解离，是氧合血红蛋白解离速度的1/3600。COHb 还能使血红蛋白氧解离曲线左移，血氧不易释放给组织而造成细胞缺氧。CO 抑制细胞色素氧化酶活性，影响细胞呼吸和氧化过程。CO 中毒时，脑、心对缺氧最敏感，常最先受损。

3. 临床表现

（1）急性中毒：按中毒程度可为三级。

①轻度中毒：病人有不同程度头痛、头晕、恶心、呕吐、心悸和四肢无力等。脱离中毒环境吸入新鲜空气或氧疗，症状很快消失。

②中度中毒：病人常出现浅昏迷、脉快、皮肤多汗、面色潮红，口唇黏膜可呈樱桃红色。氧疗后病人可恢复正常且无明显并发症。

③重度中毒：迅速出现昏迷、呼吸抑制、肺水肿、心律失常或心力衰竭。病人可呈去皮质综合征状态。部分病人合并吸入性肺炎。

（2）急性一氧化碳中毒迟发脑病（神经精神后发症）：急性一氧化碳中毒病人在意识障碍恢复后，经过 2～60 天的"假愈期"，可出现下列精神意识障碍，如痴呆木僵；锥体外系神经障碍，如震颤麻痹综合征；锥体系神经损害，如偏瘫；大脑皮质局灶性功能障碍：如失语、失明，脑神经及周围神经损害，如视神经萎缩、听神经损害及周围神经病变等。

4. 辅助检查

（1）血液 COHb 测定：目前临床上常用直接分光光度法定量测定 COHb 浓度。轻度中毒时血液碳氧血红蛋白浓度为 10%～20%，中度中毒时血液碳氧血红蛋白浓度为 30%～40%，重度中毒时为 50% 以上（2017）。

（2）脑电图检查：可见弥漫性低波幅慢波，与缺氧性脑病进展相平行。

5. 治疗要点

（1）迅速将病人转移到空气新鲜处，终止 CO 继续吸入。卧床休息，保暖，保持呼吸道畅通。

（2）氧疗：轻中度中毒者给予鼻导管高浓度（＞60%）、高流量（8～10L/min）吸氧，重度中毒者给予高压氧治疗（2013）。

（3）生命脏器功能支持：有严重冠状动脉粥样硬化病变基础的病人，COHb 浓度仅超过 20% 时，就有心搏骤停的危险，应密切进行心电监测。CO 中毒病人（无高压氧舱治疗指征者）推荐给予 100% 氧治疗，直至症状消失及 COHb 浓度降至 10% 以下；有心肺基础疾病病人，建议 100% 氧治疗至 COHb 浓度降至 2% 以下。

（4）防治脑水肿：严重中毒后，脑水肿可在 24～48 小时发展到高峰。在积极纠正缺氧同时给予脱水治疗。最常用 20% 甘露醇 250ml 静脉快速滴注，每日 2 次。有频繁抽搐者，首选地西泮。

（5）防治并发症及后遗症：保持呼吸道通畅，必要时行气管切开。定时翻身以防发生压疮和肺炎。注意营养支持，必要时鼻饲。

6. 护理问题

（1）头痛　与 CO 中毒引起脑缺氧有关。

（2）急性意识障碍　与 CO 中毒有关。

（3）潜在并发症：迟发型脑病。

7. 护理措施

（1）病情观察：定时测量生命体征，观察神志变化。观察病人有无头痛、喷射性呕吐等脑水肿征象。

（2）保持呼吸道通畅：昏迷病人平卧，头偏向一侧（2013）。

（3）吸氧：迅速给病人吸高浓度（＞60%）、高流量氧（8～10L/min），有条件可用高压氧舱治疗。

（4）建立静脉通道、及时用药。

（5）恢复期护理：病人清醒后仍要休息2周，可加强肢体锻炼。

8．健康教育

（1）家庭用火炉、煤炉要安装烟筒或排风扇，定期开窗通风。

（2）厂矿应加强劳动防护措施，煤气发生炉和管道要经常维修（2015），定期测定空气中CO浓度。

（3）在可能产生CO的场所停留，若出现头痛、头晕、恶心等先兆，应立即离开。

（4）进入高浓度CO环境内执行紧急任务时，应注意戴好防毒面具及系好安全带。

六、有机磷中毒病人的护理

有机磷中毒是指有机磷进入体内抑制乙酰胆碱酯酶（AChE）活性，引起体内生理效应部位ACh（2015）大量蓄积，出现毒蕈碱样、烟碱样和中枢神经系统等中毒症状和体征，严重者常死于呼吸衰竭。

1．病因

（1）生产中毒：在杀虫药精制、出料和包装过程中，手套破损或衣服和口罩污染；也可因生产设备密闭不严所致。

（2）使用中毒：在使用过程中，施药人员喷洒时，药液污染皮肤或湿透衣服由皮肤吸收及吸入空气中有机磷农药所致；配药时手沾染原液也可引起中毒。

（3）生活中毒：误服、摄入有机磷农药污染的水或食品；此外还有服毒自杀及谋杀他人而中毒者。

2．临床表现

（1）急性中毒：口服中毒在10分钟至2小时发病；吸入后约30分钟发病；皮肤吸收后2～6小时发病。

①毒蕈碱样症状：出现最早。表现为瞳孔缩小、腹痛、腹泻；大小便失禁；大汗、流泪和流涎；咳嗽、气促、呼吸困难、双肺啰音，病人呼气呈蒜臭味（2011、2013）。

②烟碱样症状：出现肌纤维颤动、全身肌强直性痉挛，也可出现肌力减退或瘫痪，呼吸肌麻痹引起呼吸衰竭或停止。还可致血压增高和心律失常。

③中枢神经系统症状：出现头晕、头痛、烦躁不安、谵妄、抽搐和昏迷，有的发生呼吸、循环衰竭死亡。

④局部损害：过敏性皮炎、皮肤水疱或剥脱性皮炎；污染眼部时，出现结膜充血和瞳孔缩小。

（2）迟发性多发神经病：急性中、重度有机磷中毒病人症状消失后2～3周出现迟发性多发神经病，表现为感觉、运动型多发性神经病变，主要累及肢体末端，发生下肢瘫痪、四肢肌肉萎缩等。

（3）中间型综合征：重度有机磷中毒后24～96小时及复能药用量不足的病人，突然出现屈颈肌和四肢近端肌无力、眼睑下垂、眼外展障碍、面瘫和呼吸肌麻痹，引起通气障碍性呼吸困难或衰竭，可导致死亡。

3．辅助检查

（1）胆碱酯酶活力测定：以正常人血 ChE 活力值作为 100%，ChE 活力值在 70%～50% 为轻度中毒；50%～30% 为中度中毒；30% 以下为重度中毒。

（2）尿中有机磷代谢物测定：尿中测出对硝基酚或三氯乙醇有助于诊断。

4．治疗要点

（1）迅速清除毒物：口服中毒者要反复洗胃（2011），可用清水、2%碳酸氢钠（敌百虫禁用）或 1∶5000 高锰酸钾溶液（对硫磷忌用）进行洗胃，直至洗清至无大蒜味为止，然后再给硫酸钠导泻。在清洗毒物同时，应尽早使用解毒药治疗。皮肤黏膜吸收中毒者应立即脱离现场，脱去污染衣服，用肥皂水反复清洗污染皮肤、头发和指甲缝隙部位，禁用热水或乙醇擦洗，以防皮肤血管扩张促进毒物吸收。眼部污染可用 2%碳酸氢钠溶液、生理盐水或清水连续冲洗。

（2）解毒药物的使用

①抗胆碱药：最常用药物为阿托品。阿托品能阻断乙酰胆碱对副交感神经和中枢神经系统毒蕈碱受体的作用。能解除平滑肌痉挛，抑制支气管腺体分泌以利于呼吸道通畅。但对烟碱样症状和胆碱酯酶活力恢复无效。阿托品使用原则是早期、足量反复给药（2013），直到毒蕈碱样症状明显好转或有"阿托品化"表现为止。阿托品化表现（2014）为：病人瞳孔较前扩大、颜面潮红、口干（2011）、皮肤干燥、肺部湿啰音减少或消失、心率加快等。当出现阿托品化，则应减少阿托品剂量或停药。用药过程中，若出现阿托品中毒表现：瞳孔扩大、烦躁不安（2012）、意识模糊、谵妄、抽搐、昏迷和尿潴留等，应及时停药观察，必要时使用毛果芸香碱进行拮抗。

②胆碱酯酶复能剂：改善烟碱样症状如缓解肌束震颤，促使昏迷病人苏醒。但对解除毒蕈碱样症状效果差。目前常用药物有碘解磷定、氯解磷定和双复磷。使用复能剂时应注意不良反应，如短暂的眩晕、视物模糊或复视、血压升高等。碘解磷定剂量过大时，可有口苦、咽痛、恶心。中、重度中毒时，阿托品与胆碱酯酶复能剂合用，两者协同疗效更好，此时阿托品用量需酌减。

（3）对症治疗：有机磷中毒的死因主要为呼吸衰竭。及时给氧、吸痰、保持呼吸道通畅；必要时气管内插管、气管切开或应用人工呼吸机；防治感染应早期应用抗生素；输液可加速毒物排出，并可补偿丢失的液体、电解质，纠正酸碱平衡和补充营养。

5．护理问题

（1）急性意识障碍：昏迷　与有机磷农药中毒有关。

（2）体液不足：脱水　与有机磷农药致严重呕吐、腹泻有关。

（3）气体交换受损　与有机磷农药中毒致细支气管分泌物过多有关。

（4）有误吸的危险　与意识障碍有关。

（5）低效型呼吸型态：呼吸困难　与有机磷农药致肺水肿、呼吸肌麻痹、呼吸中枢受抑制有关。

（6）知识缺乏：缺乏有机磷农药使用及管理和中毒的有关知识。

6．护理措施

（1）病情观察：应定时检查和记录生命体征、尿量和意识状态，配合抢救。

（2）吸氧：给予鼻导管吸氧 4～5L/min。

（3）体位：清醒者可取半卧位，昏迷者头偏一侧。

（4）保持呼吸道通畅：昏迷者除头偏一侧外，注意随时清除呕吐物及痰液，并备好气管切开包、呼吸机等。

（5）药物护理：注意病人体征是否达到阿托品化，并避免阿托品中毒，早期给予足量的碘解磷定或氯解磷定。必要时给予呼吸中枢兴奋剂尼可刹米，忌用抑制呼吸中枢的药物如吗啡、巴比妥类。

7. 健康教育

（1）喷洒农药时要穿质厚的长袖上衣及长裤，扎紧袖口、裤管，戴口罩、手套。如衣服被污染要及时更换并清洗皮肤。

（2）凡接触农药的器物均需用清水反复冲洗。盛过农药的容器绝不能再盛食物。接触农药过程中出现头晕、胸闷、流涎、恶心、呕吐等有机磷中毒先兆时应立即就医。

七、镇静催眠药中毒病人的护理

镇静催眠药是中枢神经系统抑制药，具有镇静、催眠作用，过大剂量可麻醉全身，包括延髓。一次大剂量服用可引起急性镇静催眠药中毒。长期滥用催眠药可引起耐药性和依赖性而导致慢性中毒。突然停药或减量可引起戒断综合征。

1. 病因　镇静催眠药可分为以下几类。

（1）苯二氮䓬类

①长效类（半衰期＞30 小时）：氯氮䓬、地西泮、氟西泮。

②中效类（半衰期 6～30 小时）：阿普唑仑、奥沙西泮、替马西泮。

③短效类：三唑仑。

（2）巴比妥类

①长效类：巴比妥、苯巴比妥。

②中效类：戊巴比妥、异戊巴比妥、布他比妥。

③短效类：司可巴比妥、硫喷妥钠。

（3）非巴比妥非苯二氮䓬类（中效至短效）：水合氯醛、格鲁米特、甲喹酮、甲丙氨酯。

（4）吩噻嗪类（抗精神病药）：又称强安定药或神经阻滞药。

2. 临床表现

（1）急性中毒

1）巴比妥类药物中毒

①轻度中毒：嗜睡、情绪不稳定、注意力不集中、记忆力减退、共济失调、发音含糊不清、步态不稳和眼球震颤。

②重度中毒：进行性中枢神经系统抑制，由嗜睡到深昏迷。呼吸抑制由呼吸浅而慢到呼吸停止。可出现低血压或休克、肌张力下降、健反射消失等表现。

2）苯二氮䓬类药物中毒：中枢神经系统抑制较轻，主要症状是嗜睡、头晕、言语含糊不清、意识模糊和共济失调。

3）非巴比妥非苯二氮䓬类中毒：其症状虽与巴比妥类中毒相似，但有其自身特点。

①水合氯醛中毒：可有心律失常和肝、肾功能损害。

②格鲁米特中毒：意识障碍有周期性波动。有抗胆碱能神经症状，如瞳孔散大等。

③甲喹酮中毒：可有明显的呼吸抑制，出现锥体束征，如肌张力增强、腱反射亢进和抽搐等。

④甲丙氨酯中毒：常有血压下降。

4）吩噻嗪类中毒：最常见的为锥体外系反应，临床表现有震颤麻痹综合征；静坐不能；急性肌张力障碍反应，如斜颈、吞咽困难和牙关紧闭等。还可有直立性低血压、体温调节紊乱。

（2）慢性中毒：除有轻度中毒症状外，常伴有精神症状，主要有以下 3 点。

①意识障碍和轻躁狂状态：出现一时性躁动不安或意识朦胧状态。言语兴奋、欣快、易疲乏，伴有震颤、咬字不清和步态不稳等。

②智能障碍：记忆力、计算力和理解力均有明显下降，工作学习能力减退。

③人格变化：病人丧失进取心，对家庭和社会失去责任感。

（3）戒断综合征：长期服用大剂量镇静催眠药病人，突然停药或迅速减少药量时，可发生戒断综合征。主要表现为自主神经兴奋性增高和轻重度神经和精神异常。

3．辅助检查

（1）血、尿及胃液药物浓度测定：对诊断有参考意义。

（2）血液生化检查：如血糖、尿素氮、肌酐和电解质等。

（3）动脉血气分析。

4．治疗要点

（1）急性中毒的治疗

1）维持昏迷病人重要器官功能：保持气道通畅，维持正常血压，进行心脏监护，促进意识恢复。

2）清除毒物

①洗胃。

②活性炭：对吸附各种镇静催眠药有效。

③碱化尿液与利尿：用呋塞米和碱化尿液治疗，只对长效巴比妥类中毒有效，对吩噻嗪类中毒无效。

④血液净化：血液透析、血液灌流可促进苯巴比妥和吩噻嗪类药物清除，危重病人可考虑应用。

3）特效解毒疗法：氟马西尼是苯二氮䓬类拮抗药，能通过竞争抑制苯二氮䓬类受体而阻断苯二氮䓬类药物的中枢神经系统作用。

4）对症治疗：如吩噻嗪类药物中毒出现低血压时，应补充血容量。

5）专科会诊：应请精神科专科医师会诊。

（2）慢性中毒的治疗原则

①逐步缓慢减少药量，最终停用镇静催眠药。

②请精神科专科医师会诊，进行心理治疗。

（3）戒断综合征：治疗原则是用足量镇静催眠药控制戒断症状，稳定后，逐渐减少药量以至停药。

5．护理问题

（1）清理呼吸道无效　与咳嗽反射减弱或消失、药物对呼吸中枢抑制有关。

（2）组织灌注量改变　与急性中毒致血管扩张有关。

（3）有皮肤完整性受损的危险　与昏迷、皮肤大疱有关。

（4）潜在并发症：肺炎。

6．护理措施

（1）洗胃：急性巴比妥中毒病人使用 1∶15 000～1∶20 000 <u>高锰酸钾溶液洗胃（2014）</u>，硫酸钠导泻，<u>禁用硫酸镁（2013）</u>。

（2）严密观察病情，保持呼吸道通畅。

（3）密切观察生命体征的变化，及早发现休克先兆。

（4）保持床单清洁、干燥、平整，定时翻身并按摩受压处，避免推、拖、拉等动作；观察受压处有无压疮早期症状。

（5）指导病人预防肺部感染的方法，如有效咳嗽、经常更换体位、叩击背部促进有效排痰，防误吸，定期通风，减少探视。

（6）饮食护理，加强营养，给予高蛋白的鼻饲流质饮食或静脉补充营养物质。

（7）心理护理，稳定病人情绪，在护理过程中加强心理疏导和心理支持工作。

八、酒精中毒病人的护理

<u>以一次饮用过量酒精或酒类饮料引起兴奋继而抑制的状态称为急性乙醇中毒或称急性酒精中毒</u>。

1．病因　工业上乙醇（即酒精）是重要的溶剂。酒是含乙醇的饮品，谷类或水果发酵制成的酒含乙醇浓度较低，啤酒为 3%～5%，黄酒 12%～15%，葡萄酒 10%～25%；蒸馏形成烈性酒，如白酒、白兰地、威士忌等含乙醇 40%～60%。酒是人们经常食用的饮料，大量饮用含乙醇高的烈性酒易引起中毒。

2．临床表现

（1）急性中毒：临床上分为 3 期。

①兴奋期：血乙醇浓度达到 11mmol/L（50mg/dl）即感头痛、欣快、兴奋。血乙醇浓度超过 16mmol/L（75mg/dl），健谈、饶舌、情绪不稳定、自负、易激怒，可有粗鲁行为或攻击行动，也可能沉默、孤僻。浓度达到 22mmol/L（100mg/dl）时，驾车易发生车祸。

②共济失调期：血乙醇浓度达到 33mmol/L（150mg/dl），肌肉运动不协调，行动笨拙，言语含糊不清，眼球震颤，视物模糊，复视，步态不稳，出现明显共济失调。浓度达到 43mmol/L（200mg/dl），出现恶心、呕吐、困倦。

③<u>昏迷期（2014）</u>：血乙醇浓度升至 54mmol/L（250mg/dl），病人进入昏迷期，表现昏睡、瞳孔散大、体温降低。血乙醇超过 87mmol/L（400mg/dl）病人陷入深昏迷，心率快、血压下降，呼吸慢而有鼾音，可出现呼吸、循环麻痹而危及生命。

（2）戒断综合征：长期酗酒者在突然停止饮酒或减少酒量后，可发生下列 4 种类型戒断反应。

①单纯性戒断反应：在减少饮酒后 6～24 小时发病。出现震颤、焦虑不安、兴奋、失眠、心动过速、血压升高、大量出汗、恶心、呕吐。多在 2～5 天缓解自愈。

②酒精性幻觉反应：病人意识清晰，定向力完整。以幻听为主，也可见幻视、错觉及视

物变形。多为被害妄想，一般可持续 3~4 周后缓解。

③戒断性惊厥反应：往往与单纯性戒断反应同时发生，也可在其后发生癫痫大发作。多数只发作 1~2 次，每次数分钟。也可数日内多次发作。

④震颤谵妄反应：在停止饮酒 24~72 小时后，也可在 7~10 小时后发生。病人精神错乱，全身肌肉出现粗大震颤。谵妄是在意识模糊的情况下出现生动、恐惧的幻视，可有大量出汗、心动过速、血压升高等交感神经兴奋的表现。

（3）慢性中毒：长期酗酒可造成多系统损害。

①神经系统：可见 Wernicke 脑病、Korsakoff 综合征、周围神经麻痹。

②消化系统：可有反流性食管炎、胃炎、胃溃疡、小肠营养吸收不良、胰腺炎、酒精性肝病。

③心血管系统：心脏增大、心律失常及心功能不全。

④造血系统：贫血。

⑤呼吸系统：肺炎。

⑥代谢疾病和营养疾病：代谢性酸中毒、电解质失常、低血糖症、维生素 B_1 缺乏。

⑦生殖系统：男性性功能低下，女性宫内死胎率增加。

3．辅助检查

（1）血清乙醇浓度：呼出气中乙醇浓度与血清乙醇浓度相当。

（2）动脉血气分析：可见轻度代谢性酸中毒。

（3）血清电解质浓度：可见低血钾、低血镁和低血钙。

（4）血糖浓度：可见低血糖症。

（5）肝功能检查：慢性酒精中毒性肝病时可有明显肝功能异常。

（6）心电图检查：可见心律失常和心肌损害。

4．治疗要点

（1）急性中毒

①轻症病人无须治疗，兴奋躁动的病人必要时加以约束。

②共济失调病人应休息，做好安全防护。

③昏迷病人应注意是否同时服用其他药物。重点是维持生命脏器的功能：维持气道通畅，供氧充足；维持循环功能，静脉输入 5%葡萄糖盐水溶液；心电监测心律失常和心肌损害；保暖，维持正常体温；维持水、电解质、酸碱平衡，血镁低时补镁。治疗 Wemicke 脑病，可肌内注射维生素 B_1。

④强迫利尿对急性乙醇中毒无效（2011）。严重急性中毒时可用血液透析促使体内乙醇排出。透析指征有：血乙醇含量＞108mmol/L（500mg/dl），伴酸中毒或同时服用甲醇或其他可疑药物时。

⑤急性意识障碍者可考虑静脉注射 50%葡萄糖，肌内注射维生素 B_1、维生素 B_6，以加速乙醇在体内氧化。对烦躁不安或过度兴奋者，可用小剂量地西泮，避免用吗啡、氯丙嗪、苯巴比妥类镇静药。

（2）戒断综合征：病人应安静休息，保证睡眠。加强营养，给予维生素 B_1、维生素 B_6。有低血糖时静脉注射葡萄糖。重症病人宜选用短效镇静药控制症状，常选用地西泮。

（3）慢性中毒：Wernicke 脑病注射维生素 B_1。同时应补充血容量和电解质。Korsakoff

综合征治疗同 Wernicke 脑病。嗜酒者应该立即戒酒，并接受精神科医生的心理治疗。

5. 护理问题

（1）意识障碍　与酒精作用于中枢神经系统有关。

（2）低效型呼吸型态　与药物抑制呼吸中枢有关。

（3）组织灌注量改变　与药物作用于血管运动中枢有关。

（4）知识缺乏：缺乏酒精对人体毒性的认识。

（5）潜在并发症：休克。

6. 护理措施

（1）催吐：直接刺激病人咽部进行催吐。

（2）保持呼吸道通畅：意识障碍者应取平卧位头偏向一侧，及时清除呕吐物及呼吸道分泌物，防止窒息。

（3）严密观察病情：对神志不清者要细心观察意识状态、瞳孔及生命体征的变化，并做好记录。

（4）按医嘱尽快使用纳洛酮：可使血中酒精含量明显下降，使病人快速清醒。

（5）安全防护：病人多数表现烦躁，兴奋多语，四肢躁动，应加强巡视，使用床栏，必要时给予适当的保护性约束，防止意外发生。

（6）注意保暖：适当提高室温，加盖棉被，并补充能量。

（7）心理护理。

九、中暑病人的护理

中暑是在暑热天气、湿度大及无风环境中，病人因体温调节中枢功能障碍、汗腺功能衰竭和水、电解质丧失过多而出现相关临床表现的疾病。

1. 病因　环境温度过高（2012）、产热增加、散热障碍、汗腺功能障碍时。

2. 临床表现

（1）先兆中暑：乏力、大汗、口渴、头晕、恶心、胸闷、体温正常或略高。

（2）轻度中暑：除以上症状外，有面色潮红、皮肤灼热、体温升高至38℃以上。

（3）重症中暑

①热衰竭（中暑衰竭）（2016）：最常见。大汗致水、钠流失，引起周围循环衰竭，表现为头痛、头晕、口渴、脉细速，血压降低，晕厥或意识模糊，体温基本正常。

②热痉挛（中暑痉挛）：大汗后饮水过多致血钠、血氯浓度降低，引起肌肉痉挛，以腓肠肌痉挛多见。体温正常。

③热射病（中暑高热）：典型表现为高热、无汗、意识障碍"三联症"。

3. 治疗要点　快速降温是治疗的基础，迅速降温决定病人预后（2011）。首先应将病人脱离高温环境，迅速转移到阴凉通风处休息。

（1）热衰竭：静脉补给生理盐水、葡萄糖溶液和氯化钾。

（2）热痉挛：饮用含盐饮料。若痉挛性肌肉疼痛反复发作，可静脉滴注生理盐水。

（3）热射病

①物理降温：乙醇擦浴或使用冰袋，肛温降至38℃时应暂停降温。

②药物降温：常用氯丙嗪。

③对症治疗：昏迷病人保持呼吸道畅通，给予吸氧；积极纠正水、电解质紊乱，维持酸碱平衡。中暑高热伴休克时，降温可动脉快速推注4℃5%葡萄糖盐水。

4. 护理问题

（1）体液不足：脱水　与中暑引起血容量不足有关。

（2）体温过高　与高热中暑有关。

（3）急性意识障碍：昏迷　与中暑引起头部温度过高有关。

5. 护理措施

（1）病情观察：定时测量生命体征，观察神志及体温变化。

（2）昏迷：按昏迷护理常规进行，保持呼吸道通畅。

（3）物理降温：高热者可在大血管处放置冰袋，室温维持在 20～25℃，通风良好。热射病物理降温时肛温低于 38℃时停止降温。

（4）补液：老年人及心脏病病人补液速度不宜过快。

（5）高热惊厥：遵医嘱静脉或肌内注射地西泮。

十、淹溺病人的护理

人体浸没于水或其他液体后，反射性引起喉痉挛和（或）呼吸障碍，发生窒息性缺氧的临床死亡状态称淹溺。

1. 病因　淹溺常见于水上运动、跳水等；下水前饮酒或服用损害脑功能药物及水中运动时间较长过度疲劳者；也可见于水灾、交通意外或投水自杀者等。

2. 发病机制　可有以下分类。

（1）干性淹溺和湿性淹溺：干性淹溺是指人入水后，因惊慌、骤然寒冷等强烈刺激，引起喉头痉挛导致窒息，呼吸道和肺泡很少或无水吸入。湿性淹溺是指人淹没于水中，由于缺氧不能坚持屏气而被迫深呼吸，使大量水进入呼吸道和肺泡，堵塞呼吸道和肺泡发生窒息，心脏因缺氧而发生心搏骤停。

（2）淡水淹溺和海水淹溺：淡水较血浆或其他体液渗透压低。可引起肺损伤、血容量增加。严重病例引起溶血，出现高钾血症和血红蛋白尿。海水淹溺者因海水含钠量高可使血液中水进入肺泡腔，产生肺水肿，发生低氧血症。

3. 临床表现　淹溺者出现神志丧失、呼吸停止或大动脉搏动消失，处于临床死亡状态。近乎淹溺病人临床表现个体差异较大，与溺水持续时间长短、吸水量多少、吸入介质性质和器官损伤严重程度有关。

（1）症状：近乎淹溺者可有头痛或视觉障碍、剧烈咳嗽、胸痛、呼吸困难和咳粉红色泡沫痰。溺入海水者，口渴感明显，可有寒战和发热。

（2）体征：淹溺者口腔和鼻腔内充满泡沫或泥污、皮肤发绀、颜面肿胀、球结膜充血和肌张力增加；烦躁不安、昏迷；呼吸表浅、急促或停止，肺部啰音；心律失常或心搏停止；腹部膨隆。

4. 辅助检查

（1）血和尿液检查：外周血白细胞轻度增高。血钾升高、高钠血症、高氯血症。

（2）心电图检查：窦性心动过速、室性心律失常或完全性心脏传导阻滞。

（3）动脉血气检查：混合性酸中毒，低氧血症。

（4）X线检查：X线胸片显示斑片状浸润。

5．治疗及护理要点

（1）院前急救

①现场急救：尽快将溺水者从水中救出；采取头低俯卧位行体位引流，最常用的简单方法是迅速抱起病人的腰部，使其背向上、头下垂，尽快倒出肺、气管内积水；迅速清除口鼻腔中污水、污物、分泌物及其他异物（2011、2016）；拍打背部促使气道液体排出，保持气道通畅。

②心肺复苏：心搏、呼吸停止者，立即现场施行 CPR，气管内插管和吸氧。

（2）院内处理

①供氧：吸入高浓度氧或高压氧治疗，根据病情采用机械通气。

②脑复苏：有颅内压升高或昏迷者，应用呼吸机增加通气，使 $PaCO_2$ 保持在 25～30mmHg。同时，静脉输注甘露醇降低颅内压，缓解脑水肿。可经验性应用纳洛酮治疗。

③抗生素治疗：用于污水淹溺、有感染体征或脓毒症的淹溺者。

④处理并发症：对合并惊厥、低血压、心律失常、肺水肿、ARDS、应激性溃疡伴出血、电解质和酸碱平衡失常者进行相应处理。

十一、细菌性食物中毒病人的护理

细菌性食物中毒指由于食用被细菌或细菌毒素污染的食物而引起的急性感染中毒性疾病，按临床表现可分为胃肠型与神经型两类。胃肠型食物中毒在临床上最为多见，本部分主要阐述此型。

1．病因

（1）**沙门菌**：是引起胃肠型食物中毒最常见的病原菌之一。

（2）副溶血性弧菌：无盐条件下不能生长。

（3）变形杆菌：广泛存在于自然界的腐败有机体及污水中，也常存在于人和动物的肠道中。

（4）大肠埃希菌：是肠道正常存在的菌群，一般不致病。致病的有：①产肠毒素大肠埃希菌，是导致发展中国家的婴幼儿和旅游者腹泻的重要原因；②致病性大肠埃希菌，是引起婴儿腹泻和大规模食物中毒的重要致病菌；③侵袭性大肠埃希菌，可累及成年人和较大儿童，引起类似细菌性痢疾的症状；④肠出血性大肠埃希菌，表现为出血性肠炎。

（5）其他：蜡样芽胞杆菌等，均可导致胃肠型食物中毒。

2．临床表现　潜伏期及病程短，主要表现为腹痛、呕吐、腹泻等胃肠炎症状。以金黄色葡萄球菌性食物中毒呕吐最剧烈。腹泻多为黄色稀水便或黏液便，出血性大肠埃希菌引起的食物中毒粪便可呈血水样。剧烈吐泻可引起脱水、酸中毒，甚至周围循环衰竭。有上腹部、脐周轻度压痛，肠鸣音亢进。

3．辅助检查　对可疑食物、病人呕吐物、粪便等做细菌培养，如分离到同一病原菌即可确诊。

4．治疗要点　以对症治疗为主。适当休息，执行接触隔离措施。有酸中毒者酌情补充5%碳酸氢钠或 11.2%乳酸钠溶液。休克者给予抗休克治疗。腹痛剧烈者可用解痉剂阿托品0.5mg 肌内注射或口服溴丙胺太林等。病情严重伴有高热或排黏液脓血便者，可根据不同病原菌选用敏感抗菌药物，如<u>沙门菌属食物中毒可选用喹诺酮类或氯霉素</u>，副溶血性弧菌食物中毒可选用氯霉素和四环素或喹诺酮类，<u>大肠埃希菌食物中毒可选用阿米卡星</u>。

5．护理问题

（1）有体液不足的危险　与呕吐、腹泻引起大量体液丢失有关。

（2）腹泻　与细菌和毒素导致消化道蠕动增加有关。

（3）疼痛：腹痛　与胃肠道炎症及痉挛有关。

（4）潜在并发症：酸中毒、电解质紊乱、休克。

6．护理措施

（1）休息：<u>急性期卧床休息</u>，以减少体力消耗。

（2）病情观察：严密观察呕吐和腹泻次数、性质、量，及时协助将呕吐物和粪便送检。观察伴随症状，如畏寒、发热，腹痛的部位及性质。严重病人定时监测生命体征，尤其注意观察病人的血压、神志、面色、皮肤弹性及温湿度。严格记录出入量和血液生化检查结果。

（3）对症护理

①因<u>呕吐有助于清除胃肠道内残留的毒素，故呕吐者一般不予止吐处理</u>。但应帮助病人清理呕吐物、清水漱口，保持口腔清洁和床单位整洁。<u>呕吐严重者应暂时禁食</u>，待呕吐停止后给予易消化、清淡流质或半流质饮食。

②腹痛者应注意腹部保暖，禁食冷饮。剧烈吐泻、腹痛者遵医嘱口服颠茄合剂或皮下注射阿托品，以缓解疼痛。

③<u>腹泻有助于清除胃肠道内毒素，故早期不用止泻药</u>。

④鼓励病人多饮水或饮淡盐水，以补充丢失的水分、电解质。呕吐明显者应少量多次饮水，有脱水者应及时口服补液盐（ORS），或遵医嘱静脉滴注生理盐水和葡萄糖盐水。休克者迅速协助抗休克处理。

（4）用药护理：使用敏感抗生素者，注意观察疗效和不良反应。

7．健康教育

（1）注意饮食卫生，<u>加强食品卫生管理是预防本病的关键措施</u>。重点向群众宣传预防细菌性食物中毒的卫生知识。

（2）尤其在夏秋季节，应注意不要暴饮暴食，禁食不洁和腐败变质食物，不饮生水。

（3）消灭蟑螂、苍蝇、老鼠等传播媒介，防止食品和水被污染。

（4）贯彻《食品卫生法》，对从事服务性行业的人员应定期做健康检查，及时发现和治疗带菌者。

（5）发现可疑病例要及时送诊，沙门菌感染所致者应严格执行接触隔离措施。

十二、小儿气管异物的护理

气管与支气管异物是异物因误吸滑入气管和支气管，产生以咳嗽和呼吸困难为主要表现的临床急症。多见于 5 岁以下儿童。

1．病因　多见于学龄前儿童，小儿进食时哭闹、嬉笑或将异物含入口中，当哭笑、惊恐而深吸气时，将异物吸入呼吸道，如果冻、瓜子、花生等；也有因成年人给小儿强迫喂药而引起。

2．临床表现

（1）异物进入气管和支气管，即发生<u>剧烈呛咳、喘憋、面色发绀</u>和不同程度的呼吸困难，片刻后缓解或加重。

（2）**阵发性、痉挛性咳嗽是气管、支气管异物的一个典型症状**。大部分患儿可照常玩耍，有时呈"空空"音，但发音正常。

（3）不同程度的呼吸困难，重者可出现"三凹征"、面色发绀等，呼吸时胸廓运动可不对称。气管内异物因上下活动，听诊可闻异物"拍击音"，似金属声。

（4）常见并发症：肺不张、肺气肿、支气管肺炎。

3．辅助检查　胸部 X 线摄片。但除金属异物外，多数异物不能显影。如不能确诊，<u>应行支气管镜检查</u>。

4．治疗要点　<u>及时取出异物，控制感染，保持呼吸道通畅（2013）</u>。

5．护理问题

（1）有窒息的危险　与气管、支气管内异物有关。

（2）气体交换受损　与异物阻塞气管、支气管有关。

（3）有感染的危险　与异物刺激有关。

（4）知识缺乏：缺乏气管、支气管异物的预防知识，对其危害性认识不足。

6．护理措施

（1）<u>减少患儿哭闹，以免因异物变位，发生急性喉梗阻</u>。

（2）做好手术宣教。

（3）术前护理

①准备氧气、气管切开包、负压吸引器、急救药品等。

②密切观察患儿病情，如有烦躁不安、呼吸困难加重，"三凹征"明显，口唇发绀、出大汗情况应及时通知医生。

③<u>内镜下取出异物，是唯一有效的治疗方法</u>。检查前需禁食 6～8 小时，吃奶的婴儿为 4 小时。

（4）术后护理：了解手术经过；观察有无呼吸困难。<u>内镜检查取出异物后，患儿需在 4 小时后方可进食（2014）</u>。

（5）预防措施

①看护婴幼儿时，必须做到放手不放眼，放眼不放心。

②婴儿与母亲应分床睡，婴儿床上无杂物。

③小儿在进餐时成年人切勿惊吓、逗乐、责骂小儿，以免小儿大笑、大哭而将食物吸入气管。

④培养小儿良好的饮食习惯，细嚼慢咽，以免将鱼刺、骨头或果核吞入。

⑤不给婴幼儿整粒的瓜子、花生、豆子及带刺、带骨、带核的食品。

⑥不给小儿玩体积小、锐利、带有毒性物质的玩具及物品，如小珠子、纽扣等。

十三、破伤风病人的护理

破伤风是由破伤风梭菌经由皮肤或黏膜伤口侵入人体，在缺氧环境下生长繁殖，产生毒素而引起阵发性肌肉痉挛的特异性感染。常继发于各种创伤后，亦可发生于不洁条件下分娩的产妇和新生儿。

1. **病因**　致病菌为破伤风梭菌，平时存在于人畜的肠道内，随粪便排出体外，以芽胞状态分布于自然界，广泛存在于灰尘、粪便和土壤中。破伤风梭菌不能侵入正常皮肤和黏膜，一旦发生开放性损伤，可直接侵入人体伤口发生感染。尤其是伤口窄而深、局部缺血、异物存留、组织坏死、填塞过紧、引流不畅或同时混有其他需氧菌感染等导致伤口缺氧，当机体抵抗力弱时，更利于破伤风的发生。

2. **临床表现**

（1）临床分期

①潜伏期：通常为 7～8 天，最短 24 小时，最长可达数月。潜伏期越短，预后越差。

②前驱期：乏力、头晕、头痛、咀嚼无力、张口不便、烦躁不安、打哈欠，局部肌肉发紧、酸痛、反射亢进等。以张口不便为主要特征。

③发作期：典型症状是在肌肉紧张性收缩（肌强直、发硬）的基础上，呈阵发性强烈痉挛，通常最先受影响的肌群是咀嚼肌，出现咀嚼不便、张口困难，甚至牙关紧闭；病情进一步加重出现苦笑面容、颈项强直、角弓反张。膈肌受影响时表现为通气困难，甚至呼吸暂停。在肌肉紧张性收缩的基础上，任何轻微的刺激，如光线、声音、碰触、饮水等，均可诱发全身肌群强烈的阵发性痉挛。发作时，病人口吐白沫、大汗淋漓、呼吸急促、口唇发绀、流涎、牙关紧闭、磨牙、头颈频频后仰，手足抽搐不止。每次发作持续数秒或数分钟不等，间歇时间长短不一。发作时病人意识清楚，十分痛苦。

（2）并发症：强烈肌痉挛可致肌肉断裂，甚至骨折。膀胱括约肌痉挛可引起尿潴留。持续呼吸肌群和膈肌痉挛可致呼吸骤停，甚至窒息。肌痉挛及大量出汗可导致水电解质、酸碱平衡失调，严重者可发生心力衰竭。病人死亡的主要原因为窒息、心力衰竭或肺部感染。

病程一般为 3～4 周，自第 2 周起症状缓解，肌紧张和反射亢进可持续一段时间。部分病人在恢复期间还可出现一些精神症状，如幻觉、言语或行动错乱等，多能自行恢复。

3. **辅助检查**　伤口渗出物涂片可发现破伤风梭菌。

4. **治疗要点**

（1）消除毒素来源：有伤口者，需在注射破伤风抗毒素后，进行彻底清创。清除伤口的异物、坏死组织或脓液，敞开伤口充分引流，并用 3%过氧化氢溶液冲洗。同时肌内注射青霉素或大剂量静脉滴注，可抑制破伤风梭菌。

（2）中和游离毒素：早期使用破伤风抗毒素（2011），肌内注射或加入 5%葡萄糖溶液500～1000ml 中缓慢静脉滴注，剂量不宜过大，用药前应做皮试。早期肌内注射破伤风人体免疫球蛋白有效。

（3）控制和解除肌痉挛：是治疗的重要环节。可根据病情交替使用镇静、解痉药物，如10%水合氯醛 20～40ml，口服或灌肠；苯巴比妥钠 0.1～0.2g，肌内注射；地西泮 10mg 肌内注射或静脉注射，每日 2～3 次。病情较重者，可用冬眠 1 号合剂缓慢静脉滴注，但低血容量时忌用。痉挛发作频繁不易控制者，可静脉注射硫喷妥钠，但要警惕发生喉痉挛和呼吸抑制。用于已做气管切开者比较安全。

（4）防治并发症：是降低破伤风病人病死率的重要措施。①肺部并发症，对于抽搐频繁，药物不易控制的严重病人，尽早行气管切开术、吸痰，必要时行人工辅助呼吸，保持呼吸道通畅，避免发生窒息、肺不张、肺部感染等。②水、电解质紊乱，及时补充水电解质。③营养不良，加强营养支持，必要时输注血浆、人血白蛋白或新鲜全血。

5. 护理问题

（1）有窒息的危险　与持续性呼吸肌痉挛、误吸、痰液堵塞气道有关。

（2）有受伤害的危险　与强烈的肌痉挛有关。

（3）有体液不足的危险　与反复肌痉挛消耗、大量出汗有关。

（4）潜在并发症：肺不张、肺部感染、尿潴留、心力衰竭等。

6. 护理措施

（1）保持呼吸道通畅：备气管切开包及氧气吸入装置，急救药品和物品准备齐全。病人如频繁抽搐药物不易控制，无法咳痰或有窒息危险，应尽早行气管切开，以便改善通气，清除呼吸道分泌物，必要时进行人工辅助呼吸。气管切开病人应做好呼吸道管理，包括气道雾化、湿化、冲洗等。协助病人定时翻身、叩背，以利排痰。病人进食时注意避免呛咳、误吸；频繁抽搐者，禁止经口进食。

（2）保护病人，防止受伤：使用带护栏的病床，必要时加用约束带，以防止痉挛发作时病人坠床和自我伤害；关节部位放置软垫保护，防止肌腱断裂和骨折；抽搐时，应用合适的牙垫，防止舌咬伤。

（3）保持静脉通路通畅：遵医嘱补液。每次抽搐发作后检查静脉通路，防止因抽搐致静脉通路堵塞、脱落而影响治疗。

（4）加强营养：协助病人进食高能量、高蛋白、高维生素的饮食，进食应少量多次，以免引起呛咳、误吸；病情严重不能经口进食者，予以鼻饲或静脉输液，必要时予以 TPN，以维持人体正常需要。

（5）严密观察病情变化：设专人护理，每 4 小时测量体温、脉搏、呼吸 1 次，根据需要测血压。病人抽搐发作时，观察、记录发作的次数、时间、症状。注意病人意识、尿量的变化，加强心肺功能监护，密切观察有无并发症发生。

（6）一般护理

①安置休养环境：将病人安置于单人隔离病室，温湿度适宜，保持安静，遮光。避免各类干扰，减少探视，医护人员说话、走路要轻声；使用器具时避免发出噪声。各项操作尽量集中，可在使用镇静药 30 分钟内进行，以免刺激病人引起抽搐。

②用药护理：遵医嘱及时、准确使用 TAT、破伤风人体免疫球蛋白，镇静解痉：药物、抗菌药物、降温药等，并观察记录用药后的效果。

③隔离消毒：应严格执行接触隔离制度。护士接触病人应穿隔离衣、戴帽子、口罩、手套等，身体有伤口者不能参与护理。所有器械、敷料专用，使用后予以灭菌处理，用后的敷料须焚烧（2013）。病人用过的碗、筷、药杯等用 0.1%～0.2% 过氧乙酸浸泡后，再煮沸消毒30 分钟。病人排泄物需经消毒后再处理。病室内空气、地面、用物等需定时消毒。

7. 健康教育

（1）加强自我保护意识，避免皮肤受伤。避免不洁接产，以防止发生新生儿及产妇破伤风等。

（2）出现下列情况应及时到医院就诊，注射破伤风抗毒素：①任何较深而窄的外伤切口，如木刺、铁钉刺伤（2016）；②伤口虽浅，但沾染人畜粪便；③医院外未经消毒处理的急产或流产；④陈旧性异物摘除术前。

十四、肋骨骨折病人的护理

肋骨骨折指暴力直接或间接作用于肋骨，使肋骨的完整性和连续性中断，是最常见的胸部损伤。第 4～7 肋骨长而薄，最易折断（2015、2017）。

1. 病因病理

（1）外来暴力：多数肋骨骨折常因外来暴力所致。外来暴力又分为直接暴力和间接暴力。

（2）病理因素：部分肋骨骨折见于恶性肿瘤发生肋骨转移的病人或严重骨质疏松者。此类病人可因咳嗽、打喷嚏或病灶肋骨处轻度受力而发生骨折。单根或数根肋骨单处骨折时，其上、下仍有完整肋骨支撑胸廓，对呼吸功能影响不大；多根多处肋骨骨折将使局部胸壁失去完整肋骨支撑而软化，可出现**反常呼吸运动**（2014、2016、2017），即吸气时软化区胸壁内陷，呼气时外突，称**连枷胸**。

2. 临床表现

（1）症状：肋骨骨折断端可刺激肋间神经产生**局部疼痛**（2017），当深呼吸、咳嗽或转动体位时疼痛加剧；部分病人可因肋骨折断向内刺破肺组织而出现咯血；由于肋骨骨折损伤程度不同，可有不同程度的呼吸困难、发绀或休克等。

（2）体征：受伤胸壁肿胀，可有畸形；局部明显压痛，挤压胸部疼痛加重，甚至产生骨擦音；多根多处肋骨骨折者，伤处可见反常呼吸运动；部分病人出现皮下气肿。

3. 辅助检查

（1）实验室检查：出血量大者，血常规检查示血红蛋白和血细胞比容下降。

（2）影像学检查：胸部 X 线和 CT 检查可显示肋骨骨折的断端错位、断裂线及血气胸等，但前胸肋软骨折断征象不能显示；肋骨三维重建 CT 可以更好地显示肋骨骨折情况。

（3）判断肋骨骨折胸部检查最可靠的依据是直接和间接压痛（2016）。

4. 治疗要点

（1）闭合性肋骨骨折

①固定胸廓，处理反常呼吸：为减少肋骨断端活动，减轻疼痛，可直接用弹性胸带固定，也可采用多带条胸带或宽胶布条叠瓦式固定胸廓。此方法适合闭合性单根单处肋骨骨折的病人，也可用于胸背部、胸侧壁多根多处肋骨骨折且胸壁软化范围小而反常呼吸运动不严重的病人。对多根多处肋骨骨折，胸壁软化范围大、反常呼吸明显的连枷胸病人，行牵引固定，即在患侧胸壁放置牵引支架，或用厚棉垫加压包扎，以减轻或消除胸壁的反常呼吸运动，促进患侧肺复张。

②镇痛：必要时可口服布洛芬、可待因、吗啡、地西泮等镇痛、镇静药，也可应用病人自控镇痛装置、1%普鲁卡因封闭骨折部位或做肋间神经阻滞。

③建立人工气道：对有多根多处肋骨骨折、咳嗽无力、不能有效排痰或呼吸衰竭者，应实施气管内插管或切开，以利抽吸痰液、给氧和施行呼吸机辅助呼吸。

④预防感染：合理应用抗生素。

（2）开放性肋骨骨折：此类病人除经上述相关处理外，还需及时处理伤口。①清创与固定，开放性肋骨骨折胸壁伤口需彻底清创，用不锈钢丝对肋骨断端行内固定术。②肋骨骨折致胸膜穿破者，需做胸腔闭式引流术。

5．护理问题

（1）气体交换障碍　与肋骨骨折导致的疼痛、胸廓运动受限、反常呼吸运动有关。

（2）急性疼痛　与胸部组织损伤有关。

（3）潜在并发症：肺部和胸腔感染。

6．护理措施

（1）非手术治疗护理/术前护理

1）维持有效气体交换

①现场急救：以抢救病人生命为主。对于出现反常呼吸的病人，可用厚棉垫加压包扎以减轻或制止胸壁的反常呼吸运动。

②保持呼吸道通畅：及时清理呼吸道分泌物，鼓励病人咳出分泌物和血性痰；对气管内插管或切开、应用呼吸机辅助呼吸者，应加强呼吸道护理，主要包括湿化气道、吸痰及保持管道通畅等。

2）减轻疼痛：①妥善固定胸部；②遵医嘱镇痛；③病人咳嗽、咳痰时，协助或指导其用双手按压患侧胸壁，以减轻疼痛。

3）病情观察：①密切观察生命体征、神志、胸腹部活动及呼吸等情况，尤其是呼吸（2013、2017），若有异常，及时报告医师并协助处理；②观察病人有无皮下气肿，记录气肿范围，若气肿迅速蔓延，应立即告知医师。

4）术前护理：做好血型及交叉配血试验、术区备皮等术前准备。

（2）术后护理

1）病情观察：密切观察呼吸、血压、脉搏及神志的变化，观察胸部活动情况，及时发现有无呼吸困难或反常呼吸，发现异常应及时通知医师并协助处理。

2）防治感染：①监测体温变化，若体温超过 38.5℃且持续不退，通知医师及时处理；②协助并鼓励病人深呼吸、咳嗽、排痰，以减少呼吸系统并发症；③及时更换创面敷料，保持敷料清洁、干燥和引流管通畅。

7．健康教育

（1）合理饮食：食用清淡且富含营养的食物，多食水果、蔬菜，保持大便通畅；忌食辛辣、生冷、油腻食物，以防助湿生痰；多饮水。

（2）休息与活动：保证充足睡眠，骨折已临床愈合者可逐渐练习床边站立、床边活动、室内步行等活动，并系好肋骨固定带。骨折完全愈合后，可逐渐加大活动量。

（3）用药指导：遵医嘱按时服用药物，服药时徐徐咽下，防止剧烈呛咳呕吐，影响伤处愈合。

（4）定期复查，不适随诊。

十五、常见四肢骨折病人的护理

1．骨折的概述　是指骨的完整性和连续性中断。

（1）病因及分类

1）病因：骨折可由创伤和骨骼疾病所致。骨髓炎、骨肿瘤等疾病可导致骨质破坏，在轻微外力作用下即可发生的骨折，称为病理性骨折（2014）。

①直接暴力：暴力直接作用于局部骨骼使受伤部位发生骨折，常伴有不同程度的软组织

损伤。

②间接暴力：暴力通过传导、杠杆、旋转和肌肉收缩等方式使受力点以外的骨骼部位发生骨折。

③积累性劳损：长期、反复、轻微的直接或间接损伤可致使肢体某一特定部位骨折，又称为疲劳性骨折。

2）分类

①根据骨折的程度和形态分类

a. 不完全骨折：裂缝骨折、青枝骨折。

b. 完全骨折：横形骨折、螺旋形骨折、粉碎性骨折、嵌插骨折、压缩骨折、凹陷骨折。

②根据骨折处是否与外界相通分类

a. 开放性骨折：骨折处皮肤或黏膜破裂，骨折端直接或间接与外界相通。

b. 闭合性骨折：骨折处皮肤或黏膜完整，骨折端不与外界相通。

3）根据骨折端的稳定程度分类

①稳定性骨折：裂缝骨折、青枝骨折、横形骨折、压缩性骨折、嵌插骨折等。

②不稳定性骨折：斜形骨折、螺旋形骨折、粉碎性骨折等。

（2）临床表现

1）全身表现

①休克：多由于出血所致，特别是骨盆骨折、股骨骨折和多发性骨折。严重的开放性骨折或并发重要内脏器官损伤时也可导致休克。

②发热：骨折后一般体温正常。股骨骨折、骨盆骨折等可出现低热，但一般不会超过 38℃。

2）局部表现

①一般表现

a. 疼痛和压痛：骨折和合并伤处疼痛，移动患肢时疼痛加剧，伴明显压痛。

b. 肿胀和瘀斑：骨折处血管破裂出血形成血肿，软组织损伤导致水肿，都可使患肢严重肿胀，甚至出现张力性水疱和皮下瘀斑。可呈紫色、青色或黄色。

c. 功能障碍：局部肿胀和疼痛使患肢活动受限。如为完全性骨折，可使受伤肢体完全丧失活动功能。

②特有体征

a. 畸形：多表现为缩短、成角或旋转畸形。

b. 反常活动：正常情况下肢体非关节部位出现类似于关节部位的活动。

c. 骨擦音或骨擦感：两骨折端相互摩擦时，可产生骨擦音或骨擦感。

3）并发症

①早期并发症

a. 休克：病人发生严重创伤时，骨折引起大出血或重要脏器损伤可致休克。

b. 脂肪栓塞综合征：通常发生在骨折后 48 小时内，典型表现有进行性呼吸困难、发绀，胸 X 线片有广泛性肺实变。动脉低血氧可致烦躁不安、嗜睡，甚至昏迷和死亡。

c. 重要内脏器官损伤：肝、脾、肺、膀胱、尿道和直肠等损伤。

d. 重要周围组织损伤：重要血管、周围神经、脊髓等损伤。

e．骨筋膜室综合征：骨筋膜室是骨、骨间膜、肌间隔和深筋膜形成的密闭腔隙。创伤骨折早期由于血肿、组织水肿、包扎过紧或局部压迫，使骨筋膜室内压力增高引起急性缺血而产生的一系列综合征，常发生的部位为小腿、前臂。临床表现为患肢持续性剧烈疼痛；患肢皮肤色泽由红色转为苍白，皮肤温度早期升高后转凉，动脉搏动减弱甚至消失；感觉麻木，活动障碍，被动运动时疼痛加剧等缺血性肌挛缩表现，如不及时治疗，可出现患肢坏疽、感染和急性肾衰竭等严重并发症。

②晚期并发症

a．坠积性肺炎：主要发生于因骨折长期卧床不起的病人，以老年人、体弱和伴有慢性病者多见。

b．压疮：常见部位有骶尾部、髋部、足跟部等。

c．下肢深静脉血栓形成：多见于骨盆骨折或下肢骨折病人。

d．感染：开放性骨折时，由于骨折断端与外界相通，存在感染的风险。

e．缺血性骨坏死：骨折段的血液供应被破坏，导致该骨折段缺血坏死。

f．缺血性肌挛缩：是骨折最严重的并发症之一，是骨筋膜室综合征的严重后果。常见原因是骨折处理不当，特别是外固定过紧，也可由骨折和软组织损伤直接导致。一旦发生则难以治疗，可造成典型的爪形手或爪形足。

g．急性骨萎缩：好发于手、足骨折后。典型畸形为爪形手。骨折早期皮温升高、水肿，随之皮温低、多汗、皮肤光滑、汗毛脱落，导致手或足部肿胀、僵硬、寒冷、略呈发绀达数月。

h．关节僵硬：是骨折和关节损伤中最常见的并发症。由于患肢长时间固定导致静脉和淋巴回流不畅，关节周围组织中浆液纤维性渗出和纤维蛋白沉积，发生纤维粘连，并伴有关节囊和周围肌肉挛缩，致使关节活动障碍。

i．损伤性骨化：关节扭伤、脱位或关节附近骨折时，骨膜剥离形成骨膜下血肿，若血肿较大或处理不当使血肿扩大，血肿机化并在关节附近的软组织内广泛骨化，严重影响关节活动功能。多见于肘关节周围损伤。

j．创伤性关节炎：关节内骨折后若未能准确复位，骨折愈合后关节面不平整，长期磨损易引起活动时关节疼痛。多见于膝关节、踝关节等负重关节。

（3）辅助检查

1）实验室检查：①血常规检查，骨折致大量出血时可见血红蛋白和血细胞比容降低；②血钙、血磷检查，在骨折愈合阶段，血钙和血磷水平常常升高；③尿常规检查，脂肪栓塞综合征时尿液中可出现脂肪球。

2）影像学检查

①X线：可以显示临床上难以发现的骨折。有助于了解骨折的部位、类型和移位等。

②CT和MR：可发现结构复杂的骨折和其他组织的损伤，如椎体骨折、颅骨骨折。

③骨扫描：有助于确定骨折的性质和并发症，如有无病理性骨折。

（4）骨折的愈合过程及影响骨折的愈合因素

1）骨折的愈合过程

①血肿炎症机化期：伤后6～8小时，骨折断端的血肿凝结成血块。炎性细胞逐渐清除血凝块、坏死软组织和死骨，而使血肿机化形成肉芽组织。肉芽组织内成纤维细胞合成和分

泌大量胶原纤维, 转化为纤维结缔组织连接骨折两端, 称为纤维连接, 此过程约在骨折后 2 周完成。同时, 骨折端附近骨外膜的成骨细胞伤后不久即活跃增生, 1 周后即开始形成与骨干平行的骨样组织, 并逐渐延伸增厚。

②原始骨痂形成期: 骨内、外膜增生, 新生血管长入, 成骨细胞大量增殖, 合成并分泌骨基质, 使骨折端附近内、外形成的骨样组织逐渐骨化, 形成新骨, 即膜内成骨。由骨内、外膜紧贴骨皮质内、外形成的新骨, 分别称为内骨痂和外骨痂。填充于骨折断端间和髓腔内的纤维组织逐渐转化为软骨组织, 软骨组织经钙化而成骨, 即软骨内成骨, 形成环状骨痂和髓腔内骨痂, 即为连接骨痂。连接骨痂与内、外骨痂相连, 形成桥梁骨痂, 标志着原始骨痂形成。这些骨痂不断钙化加强, 当其达到足以抵抗肌收缩及剪力和旋转力时, 则骨折达到临床愈合, 一般需 4～8 周。

③骨板形成塑形期: 原始骨痂中新生骨小梁逐渐增粗, 排列越来越规则和致密。随着破骨细胞和成骨细胞的侵入, 完成骨折端死骨清除和新骨形成的爬行替代过程。原始骨痂被板层骨所替代, 使骨折部位形成坚强的骨性连接, 此过程需 8～12 周。

2）影响骨折的愈合因素

①全身因素: 如年龄、营养和代谢因素、健康状况。

②局部因素: 如骨折的类型和数量、骨折部位的血液供应、软组织损伤程度、软组织嵌入及感染等。

③治疗方法: 如反复多次的手法复位、骨折固定不牢固、过早和不恰当的功能锻炼、治疗操作不当等。

（5）治疗要点

1）现场急救: 不仅要处理骨折, 更要注意全身情况的处理。骨折急救的目的是用最简单有效的方法抢救生命、保护患肢并迅速转运, 以便尽快妥善处理。

2）临床处理

①复位: 是骨折固定和康复治疗的基础。包括手法复位（又称闭合复位）和切开复位。手法复位适用于大多数骨折, 切开复位适用于手法复位失败、关节内骨折经手法复位无法达到解剖复位、手法复位未能达到功能复位、骨折并发主要血管或神经损伤、多处骨折等情况。

②固定: 将骨折断端维持在复位后的位置直至骨折愈合, 是骨折愈合的关键。常用方法有外固定和内固定两类。

a. 外固定: 常用方法有小夹板、石膏绷带、外展架、持续牵引和外固定器等。小夹板主要适用于四肢管状骨骨折者, 能有效地防止移位。

b. 石膏绷带: 可根据肢体形状塑形, 固定可靠, 可维持时间较长。缺点是无弹性, 不能调节松紧度, 易引起关节僵硬。外展架: 使患肢处于抬高位, 有利于消肿、镇痛, 且可避免因肢体重量的牵拉导致骨折分离移位。

c. 外固定器: 主要用于开放性骨折, 或闭合性骨折伴有局部软组织损伤或感染灶等情况。

b. 内固定: 主要在切开复位后将骨折段固定在解剖复位的位置。

3）功能锻炼: 是防止并发症和及早恢复患肢功能的重要保证。功能锻炼应遵循动静结合、主动与被动运动相结合、循序渐进的原则（2013）。

（6）护理问题

①疼痛　与骨折部位神经损伤、软组织损伤、肌肉痉挛和水肿有关。

②有外周神经血管功能障碍的危险　与骨和软组织损伤、外固定不当有关。

③潜在并发症：休克、脂肪栓塞综合征、骨筋膜室综合征、关节僵硬等。

（7）护理措施

1）现场急救

①抢救生命：首先处理休克、昏迷、呼吸困难、窒息或大出血等可能威胁病人生命的紧急情况。

②包扎止血：绝大多数伤口出血可用加压包扎止血。大血管出血时可用止血带止血，止血带应每40～60分钟放松1次。若骨折端已戳出伤口并已污染，又未压迫重要血管或神经，则不应现场复位。若在包扎时骨折端自行滑入伤口内，应做好记录，以便入院后清创时进一步处理。

③妥善固定：骨折或疑有骨折病人现场重要的急救措施之一。可就地用木板、树枝、自身肢体等妥善固定受伤的肢体。对疑有脊柱骨折者应尽量避免移动，可采用3人平托法或滚动法将病人移至硬担架、木板或门板。颈椎损伤者需有专人托扶头部并沿纵轴向上略加牵引，搬运后用沙袋或折好的衣服放在颈两侧以固定头颈部。

④迅速转运病人：经初步处理后，应尽快地转运至就近的医院进行治疗。

2）非手术治疗护理/术前护理

①心理护理：做好解释工作。

②疼痛护理：若因创伤性骨折造成的疼痛，在现场急救中予以临时固定可缓解疼痛。若因伤口感染引起疼痛，应及时清创并应用抗生素等进行治疗。疼痛较轻时可鼓励病人听音乐或看电视以分散注意力，也可用局部冷敷或抬高患肢来减轻水肿以缓解疼痛，热疗和按摩可减轻肌肉痉挛引起的疼痛，疼痛严重时可遵医嘱给予镇痛药。护理操作时动作应轻柔准确，严禁粗暴搬动骨折部位。

③患肢缺血护理：骨折局部内出血、包扎过紧、不正确使用止血带或患肢严重肿胀等原因均可导致患肢血液循环障碍。应严密观察肢端有无剧痛、麻木、皮温降低、皮肤苍白或发绀、脉搏减弱或消失等血液灌注不足表现。一旦出现应对因对症处理，如调整外固定松紧度，定时放松止血带等。若出现骨筋膜室综合征应及时切开减压，严禁局部按摩、热敷、理疗或使患肢高于心脏水平，以免加重组织缺血和损伤。

④并发症的观察和预防：观察病人意识和生命体征，患肢远端感觉、运动和末梢血液循环等，及时发现并处理骨折早期和晚期并发症。对长期卧床病人定时翻身叩背，鼓励咳嗽咳痰，练习深呼吸，以防发生压疮和坠积性肺炎。对开放性骨折病人应尽早清创，有效引流，严格按无菌技术清洁伤口和更换敷料，遵医嘱使用抗生素，以预防伤口感染。骨折后遵医嘱抬高患肢或采取相应体位、保证有效固定、积极进行功能锻炼等可以预防下肢深静脉血栓、急性骨萎缩和关节僵硬等并发症。

⑤生活护理：指导病人在患肢固定制动期间进行力所能及的活动，为其提供必要的帮助。

⑥加强营养：指导病人进食高蛋白、高维生素、高热量、高钙和高铁的食物，多饮水。增加晒太阳时间以增加骨中钙和磷的吸收。对不能到户外晒太阳的病人要注意补充鱼肝油滴剂、维生素D片、强化维生素D牛奶和酸奶等。

⑦外固定护理：对做石膏或牵引外固定的病人应行石膏或牵引的护理。

3）术后护理

①牵引术的护理

a．保持有效牵引：注意牵引重锤需保持悬空；保持对抗牵引力量，<u>颅骨牵引时，应抬高床头；下肢牵引时，应抬高床尾 15～30cm</u>；牵引方向与肢体长轴应成直线，以达到有效牵引；<u>每日测量肢体长度，两侧对比</u>，防止牵引力量不足或过度牵引。

b．预防感染：骨牵引时，穿针处皮肤应保持清洁，以无菌敷料覆盖。每日用 75%乙醇消毒穿针处，以防感染。

c．皮肤护理：胶布牵引部位及长期卧床病人骨突部皮肤可出现水疱、溃疡及压疮。若有水疱，可用注射器抽吸并予换药；若水疱面积较大，立即去除胶布，暂停牵引或换用其他牵引方法。

d．预防并发症：最常见的是足下垂畸形，由腓总神经受压引起。足部应保持功能位，足部不压重物，定时做距小腿关节活动，以预防足下垂。

②石膏绷带固定术的护理

a．石膏干固前：加快干固，提高室温或用灯泡烤箱、红外线照射；搬运，手掌平托石膏固定的肢体，严禁用手指托扶和压迫，以防局部向内凹陷。

b．石膏干固后：保持石膏清洁干燥，石膏污染时可用少量洗涤剂擦拭，清洁后立即擦干；保持有效固定。

c．并发症的观察与处理

骨筋膜室综合征：注意评估"5P"征：<u>疼痛、苍白、感觉异常、麻痹及脉搏消失</u>。若病人出现肢体血液循环受阻或神经受压的征象，<u>应立即放平肢体，并通知医师全层剪开固定的石膏，严重者须拆除</u>，甚至行肢体切开减压术。

压疮：包扎前覆盖衬垫，包扎时严禁有手指按压，要用手掌抚平，绷带平整无褶。

化脓性皮炎：主要表现为局部持续性疼痛、形成溃疡、有恶臭及脓性分泌物流出或渗出石膏，应及时开窗检查及处理。

石膏综合征：躯体石膏固定的病人出现反复呕吐、腹痛甚至呼吸窘迫、面色苍白、发绀、血压下降等表现。预防：<u>绷带缠绕不可过紧，上腹部开窗，病人少食多餐</u>。

失用综合征：由于肢体长期固定、缺乏功能锻炼，导致肌萎缩；同时大量钙盐逸出骨骼可致骨质疏松；关节内纤维粘连致关节僵硬。因此石膏固定期间，应加强肢体的功能锻炼。

（8）健康教育

①安全指导。

②功能锻炼指导。

③复查：告知病人若骨折远端肢体肿胀或疼痛明显加重，肢体感觉麻木、肢端发凉，夹板、石膏或外固定器松动等，应立即到医院复查。

2．常见四肢骨折

（1）肱骨干骨折：是发生在肱骨外科颈下 1～2cm 至肱骨髁上 1～2cm 段内的骨折。常见于青年和中年人。

1）病因：肱骨干骨折可由直接暴力或间接暴力引起。

2）临床表现

①症状：患侧上臂出现疼痛、肿胀、皮下瘀斑，上肢活动障碍。

②体征：患侧上臂可见畸形，反常活动，骨摩擦感/骨擦音。若合并桡神经损伤，可出现患侧垂腕畸形。

3）治疗要点

①复位后可选择石膏或小夹板固定。选择小夹板固定者可在屈肘 90°位用三角巾悬吊，成年人固定 6～8 周，儿童固定 4～6 周。

②在切开直视下复位后用加压钢板螺钉内固定或带锁髓内针固定。

③术后应早期进行康复治疗，并要随时检查。

4）护理措施

①减轻疼痛：及时评估病人疼痛程度。遵医嘱给予镇痛药物。

②体位：用吊带或三角巾将患肢托起，以促进静脉回流，减轻肢体肿胀疼痛。

③指导功能锻炼：复位固定后尽早开始手指屈伸活动，并进行上臂肌肉的主动舒缩运动，但禁止做上臂旋转运动。2～3 周后，开始主动的腕、肘关节屈伸活动和肩关节的外展、内收活动，逐渐增加活动量和活动频率。6～8 周后加大活动量，并做肩关节旋转活动。

（2）肱骨髁上骨折：是发生在肱骨干与肱骨髁交界处的骨折。多见于 5～12 岁儿童，占小儿肘部骨折的 30%～40%。

1）病因与分类：肱骨髁上骨折多为间接暴力引起。

①伸直型：较常见。跌倒时手掌着地，肘关节处于半屈曲或伸直位。

②屈曲型：跌倒时肘后方着地，肘关节处于屈曲位。

2）临床表现

①症状：受伤后肘部出现疼痛、肿胀和功能障碍，肘后凸起，患肢处于半屈曲位，可有皮下瘀斑。

②体征：局部明显压痛和肿胀，有骨摩擦音及反常活动，肘部可扪到骨折断端，肘后三角关系正常。若正中神经、尺神经或桡神经受损，可有手臂感觉异常和运动功能障碍。若肱动脉挫伤或受压，可因前臂缺血而表现为局部肿胀、剧痛、皮肤苍白、发凉、麻木，桡动脉搏动减弱或消失，被动伸指疼痛等。

3）治疗要点

①对受伤时间短，局部肿胀轻，没有血液循环障碍者，可进行手法复位外固定。复位后用后侧石膏托在屈肘位固定 4～5 周，屈肘角度以能清晰地扪及桡动脉搏动、无感觉运动障碍为宜。伤后时间较长、局部组织损伤严重、出现骨折部严重肿胀时，应卧床休息，抬高患肢，或用尺骨鹰嘴悬吊牵引，牵引重量 1～2kg，同时加强手指活动，待 3～5 天肿胀消退后进行手法复位。

②手法复位失败或有神经血管损伤者，在切开直视下复位后用做内固定。

③一旦确定骨筋膜室高压存在，应紧急手术。

4）护理措施

①病情观察：注意观察桡动脉搏动及末梢血运、感觉、运动等情况；晚期注意有无骨化性肌炎、肘内翻畸形甚至缺血性肌挛缩等并发症发生。

②体位：用吊带或三角巾将患肢托起，以减轻肢体肿胀疼痛。

③指导功能锻炼：复位固定后尽早开始手指及腕关节屈伸活动，并进行上臂肌肉的主动舒缩运动，有利于减轻水肿。4～6 周后外固定解除，开始肘关节屈伸活动。手术切开复位

且内固定稳定的病人，术后 2 周即可开始肘关节活动。

（3）前臂双骨折：尺桡骨干双骨折较多见，占各类骨折的 6%左右，以青少年多见。因骨折后常导致复杂的移位，使复位十分困难，易发生骨筋膜室综合征。

1）病因与分类

①直接暴力：多由于重物直接打击、挤压或刀砍伤引起。

②间接暴力：常为跌倒时手掌着地。

③扭转暴力：跌倒时手掌着地，同时前臂发生旋转。

2）临床表现

①症状：受伤后，患侧前臂出现疼痛、肿胀、畸形及功能障碍（2013）。

②体征：可发现畸形、反常活动、骨摩擦音或骨擦感。尺骨上 1/3 骨干骨折可合并桡骨小头脱位，称为孟氏骨折。桡骨干下 1/3 骨折合并尺骨小头脱位，称为盖氏骨折。

3）治疗要点

①手法复位外固定：复位成功后可采用石膏固定，也可采用小夹板固定，再用三角巾悬吊患肢。

②切开复位内固定：在骨折部位选择切口。

4）护理措施

①病情观察及体位：参见肱骨髁上骨折。

②局部制动支持并保护患肢：在复位后体位，防止腕关节旋前或旋后。

③指导功能锻炼：复位固定后尽早开始手指伸屈和用力握拳活动，并进行上臂和前臂肌肉的主动舒缩运动。2 周后局部肿胀消退，开始练习腕关节活动。4 周以后开始练习肘关节和肩关节活动。8～10 周后摄 X 线片证实骨折已愈合，才可进行前臂旋转活动。

（4）桡骨远端骨折：常见于有骨质疏松的中老年女性。

1）病因与分类：多为间接暴力引起。跌倒时，手部着地，暴力向上传导，发生桡骨远端骨折。

2）临床表现

①症状：伤后腕关节局部疼痛和皮下瘀斑、肿胀、功能障碍。

②体征：患侧腕部压痛明显，腕关节活动受限。伸直型骨折由于远折端向背侧移位，从侧面看腕关节呈"银叉"畸形；又由于其远折端向桡侧移位，从正面看呈"枪刺样"畸形。屈曲型骨折者受伤后腕部出现下垂畸形。

3）治疗要点

①手法复位外固定：对伸直型骨折者，手法复位后在旋前、屈腕、尺偏位用超腕关节石膏绷带固定或小夹板固定 2 周。水肿消退后，在腕关节中立位改用前臂管型石膏或继续用小夹板固定。屈曲型骨折的处理原则基本相同，复位手法相反。

②切开复位内固定：严重粉碎性骨折移位明显、手法复位失败或复位后外固定不能维持复位者，可行切开复位。

4）护理措施

①病情观察及体位：参见肱骨髁上骨折。

②局部制动：参见前臂双骨折。

③指导功能锻炼：复位固定后尽早开始手指伸屈和用力握拳活动，并进行前臂肌肉舒缩

运动。4～6 周后可去除外固定，逐渐开始腕关节活动。

（5）股骨颈骨折：指股骨头下端至股骨基底部之间的骨折。多发生在中老年人，以女性多见。常出现骨折不愈合（约 15%）和股骨头缺血性坏死（20%～30%）（2016）。

1）病因与分类：股骨颈骨折的发生常与骨质疏松导致骨质量下降有关，使病人在遭受轻微扭转暴力时即发生骨折。

①按骨折线部位分类：股骨头下骨折、经股骨颈骨折、股骨颈基底骨折。

②按 X 线表现分类：内收骨折，远端骨折线与两侧髂嵴连线的夹角（Pauwels 角）大于 50°，属于不稳定性骨折。外展骨折，远端骨折线与两侧髂嵴连线的夹角小于 30°，属于稳定性骨折。

③按移位程度分类：常采用 Garden 分型，不完全骨折；完全骨折但不移位；完全骨折，部分移位且股骨头与股骨颈有接触；完全移位的骨折。

2）临床表现

①症状：中老年人有摔倒受伤史，伤后感髋部疼痛，下肢活动受限，不能站立和行走。嵌插骨折病人受伤后仍能行走，但数日后髋部疼痛逐渐加重，活动后更痛，甚至完全不能行走，提示可能由受伤时的稳定骨折发展为不稳定骨折。

②体征：患肢缩短，出现外旋畸形，一般在 45°～60°。患侧大转子突出，局部压痛和轴向叩击痛。病人较少出现髋部肿胀和瘀斑。

3）治疗要点

①非手术治疗：无明显移位的骨折、外展型或嵌插型等稳定性骨折者，年龄过大、全身情况差，或合并有严重心、肺、肾、肝等功能障碍者，可选择非手术治疗。病人可穿防旋鞋，下肢 30°外展中立位皮肤牵引，卧床 6～8 周。对全身情况很差的高龄病人应以挽救生命和治疗并发症为主，骨折可不进行特殊治疗。

②手术治疗：对内收型骨折和有移位的骨折、65 岁以上老年人的股骨头下型骨折、青少年股骨颈骨折、股骨颈陈旧骨折不愈合及影响功能的畸形愈合等，应采用手术治疗。

a. 闭合复位内固定：适用于所有类型股骨颈骨折病人。

b. 切开复位内固定：适用于闭合复位困难或复位失败者。

c. 人工关节置换术：适用于全身情况尚好的高龄病人股骨头下型骨折，已合并骨关节炎或股骨头坏死者。

4）护理措施

①搬运和移动：尽量避免搬运或移动病人。搬运时将髋关节与患肢整个托起。

②人工关节置换术：在术后 3 个月内，避免屈髋大于 90°和下肢内收超过身体中线。因此应避免下蹲、坐矮凳、坐沙发、跪姿、盘腿、过度内收或外旋、交叉腿站立、跷二郎腿或过度弯腰拾物等动作；侧卧时健肢在下，患肢在上，两腿间夹枕头；上楼时健肢先上，下楼时患肢先下。

（6）股骨干骨折：股骨干骨折是指股骨转子以下、股骨髁以上部位的骨折。多见于青壮年。常由于强大的暴力所致。

1）病因与分类

①股骨上 1/3 骨折：由于髂腰肌、臀中、小肌和外旋肌的牵拉，使近折端向前、外及外旋方向移位；远折端则由于内收肌的牵拉而向内、后方向移位；由于股四头肌、阔筋膜张肌

及内收肌的共同作用而有缩短畸形。

②股骨中 1/3 骨折：由于内收肌群的牵拉，可使骨折向外成角。

③股骨下 1/3 骨折：远折端由于腓肠肌的牵拉及肢体的重力作用而向后方移位，压迫或损伤腘动脉、腘静脉、胫神经或腓总神经；又由于股前、外、内的肌肉牵拉的合力，使近折端向前上移位，形成短缩畸形。股骨干骨折移位的方向除受肌肉牵拉影响外，还与暴力作用的方向和大小、肢体位置、急救搬运等多种因素有关。

2）临床表现

①症状：受伤后患肢疼痛、肿胀，远端肢体异常扭曲，不能站立和行走。

②体征：患肢明显畸形，可出现反常活动、骨擦音。单一股骨干骨折因失血量较多，可能出现休克前期表现；若合并多处骨折，或双侧股骨干骨折，发生休克的可能性很大，甚至可以出现休克表现。若骨折损伤腘动脉、腘静脉、胫神经或腓总神经，可出现远端肢体相应的血液循环、感觉和运动功能障碍。

3）治疗要点

①非手术治疗

皮牵引：儿童股骨干骨折多采用手法复位、小夹板固定，皮肤牵引维持方法治疗。3 岁以下儿童则采用垂直悬吊皮肤牵引，牵引重量应使臀部离开床面有患儿 1 拳大小的距离。

骨牵引：成年人股骨干骨折闭合复位后，一般需持续牵引 8～10 周。

②手术治疗：非手术疗法失败、多处骨折、合并神经血管损伤、老年人不宜长期卧床者、陈旧骨折不愈合或有功能障碍的畸形愈合等病人，可行切开复位内固定。

4）护理措施

①防止休克：取平卧位，严密监测生命体征，迅速建立静脉通道，遵医嘱输血、输液，维持有效循环血量，防止休克。

②指导功能锻炼：患肢复位固定后，可在维持牵引条件下做股四头肌等长舒缩运动，并活动足部、距小腿关节和小腿。在 X 线片证实有牢固的骨折愈合后，才能取消牵引，进行较大范围的运动。有条件时，也可在牵引 8～10 周后，改用外固定架保护，早期不负重活动，以后逐渐增加负重。

（7）胫腓骨干骨折：是长骨骨折中最常见的一种，以青壮年和儿童居多。

1）病因

①直接暴力：多为重物撞击、车轮辗轧等直接暴力损伤。

②间接暴力：多在高处坠落后足着地，身体发生扭转所致。

2）分类：①胫腓骨干双骨折；②单纯胫骨干骨折；③单纯腓骨骨折。

3）临床表现：局部疼痛、肿胀、功能障碍；体检有成角或缩短畸形、反常活动、有骨擦感或骨擦音。开放性骨折可有骨外露，如腓总神经、胫神经损伤时，出现足下垂或仰足的表现。如有肢体肿胀加重，足背及胫后动脉搏动消失，肢端苍白、冰凉，需考虑并发骨筋膜室综合征。

4）治疗要点

①非手术治疗：手法复位、牵引、外固定。横断形或短斜形骨折，可选择手法复位后长腿石膏管型或小夹板外固定。斜形、螺旋形或轻度粉碎性骨折，可先行跟骨结节牵引，后用长腿石膏托或小夹板继续外固定。

②手术治疗：手法复位失败、损伤严重或开放性骨折者应切开复位。若固定牢固，手术4～6周后可负重行走。

5）护理措施

①病情观察：观察患肢是否出现感觉和运动功能障碍等。

②指导功能锻炼：复位固定后尽早开始趾间和足部关节的屈伸活动，做股四头肌等长舒缩运动及髌骨的被动运动。有夹板外固定者可进行踝关节和膝关节活动，但禁止在膝关节伸直情况下旋转大腿，以防发生骨不连。去除牵引或外固定后遵医嘱进行踝关节和膝关节的屈伸练习和髋关节各种运动，逐渐下地行走。

十六、骨盆骨折病人的护理

骨盆骨折是直接暴力作用于骨盆，使骨盆的软组织损伤，骨的完整性或连续性遭受破坏。骨盆骨折常合并膀胱、尿道损伤，严重者伴大出血时，常发生休克。

1. 病因　车祸、高处坠落是年轻人发生骨盆骨折的主要原因；硬物直接撞击，如跌倒则多见于老年人。

2. 临床表现

（1）症状：病人髋部肿胀、疼痛，不敢坐起或站立。有大出血或严重内脏损伤者可有面色苍白、出冷汗、脉搏细速、烦躁不安等低血压和休克早期表现。

（2）体征

①骨盆分离试验与挤压试验阳性：检查者双手交叉撑开两髂嵴，此时两骶髂关节的关节面更紧贴，而骨折的骨盆前环产生分离，如出现疼痛即为骨盆分离试验阳性。检查者用双手挤压病人的两髂嵴，伤处出现疼痛为骨盆挤压试验阳性。在做上两项检查时偶尔会感到骨擦音。

②肢体长度不对称：用皮尺测量胸骨剑突与两髂前上棘之间的距离，骨盆骨折向上移位的一侧长度较短。也可测量脐孔与两侧内踝尖端的距离。

③会阴部瘀斑：是耻骨和坐骨骨折的特有体征。

3. 辅助检查　X线检查可显示骨折类型及骨折块移位情况，但骶髂关节情况以CT检查更为清晰。

4. 治疗要点　先处理休克和各种危及生命的并发症，再处理骨折。

（1）非手术治疗

①卧床休息：骨盆边缘性骨折、低尾骨骨折和骨盆环单处骨折时无移位，以卧床休息为主，卧床3～4周或至症状缓解即可。骨盆环单处骨折者用多头带做骨盆环形固定，可以减轻疼痛。

②牵引：单纯性耻骨联合分离且较轻者可用骨盆兜带悬吊固定。

（2）手术治疗：对骨盆环双处骨折伴骨盆变形者，多主张手术复位及内固定，再加上外固定支架。

5. 护理问题

（1）组织灌注量不足　与骨盆损伤、出血有关。

（2）潜在并发症：出血性休克、膀胱损伤、尿道损伤、直肠损伤或神经损伤等。

6. 护理措施

（1）急救处理：有危及生命的并发症时应先抢救生命，对休克病人进行抗休克治疗，然后处理骨折。

（2）并发症的观察和护理：骨盆骨折常伴有严重并发症，如腹膜后血肿、腹腔内脏损伤、膀胱或后尿道损伤、直肠损伤和神经损伤。这些并发症常较骨折本身更为严重，因此应进行重点观察和护理。

①腹膜后血肿：病人可有腹痛、腹胀等腹膜刺激症状。大出血可造成出血性休克，甚至造成病人迅速死亡。护士应严密观察生命体征和意识变化，立即建立静脉输液通道（2012），遵医嘱输血输液，纠正血容量不足。若经抗休克治疗仍不能维持血压，应配合医师及时做好手术准备。

②腹腔内脏损伤：肝、肾、脾等实质脏器损伤可有腹痛与失血性休克；胃肠道的空腔脏器损伤可表现为急性弥漫性腹膜炎。护士应严密观察病人的意识和生命体征，观察有无腹痛、腹胀或腹膜刺激征等表现。

③膀胱或后尿道损伤：尿道的损伤远比膀胱损伤多见。注意观察有无血尿、无尿或急性腹膜炎等表现，及时发现和处理并发症。尿道损伤时需行修补术，留置导尿管 2 周。注意保持引流管固定、通畅并记录引流液情况，每日用 0.2%碘伏或生理盐水棉球擦洗尿道口，避免逆行感染，必要时行膀胱冲洗。

④直肠损伤：较少见。直肠破裂如发生在腹膜反折以上可引起弥漫性腹膜炎；如在反折以下，则可发生直肠周围感染。应要求病人严格禁食，遵医嘱静脉补液，合理应用抗生素。由于行直肠修补术时还需做临时的结肠造瘘口，以利于直肠恢复，因此应做好造瘘口护理。

⑤神经损伤：主要是腰骶神经丛与坐骨神经损伤。注意观察病人是否有括约肌功能障碍，下肢某些部位感觉减退或消失，肌萎缩无力或瘫痪等表现。

（3）骨盆兜带悬吊牵引护理：选择宽度适宜的骨盆兜带，悬吊重量以将臀部抬离床面为宜，不要随意移动，保持兜带平整，排便时尽量避免污染兜带。

（4）体位和活动：卧床休息期间，髂前上、下棘撕脱骨折可取髋、膝屈曲位；坐骨结节撕脱骨折者应取大腿伸直、外旋位；骶尾骨骨折者可在低部垫气圈或软垫。帮助病人更换体位，骨折愈合后才可患侧卧位。

7. 健康教育　指导病人合理活动，行牵引者 12 周以后可负重。长期卧床者需练习深呼吸，进行肢体肌肉等长舒缩。允许下床后，可使用助行器或拐杖，以减轻骨盆负重。

十七、颅骨骨折病人的护理

1. 病因　外力作用于头部瞬间，颅骨产生弯曲变形，超过其弹性限度时，即发生骨折。外力垂直打于颅盖部常引起着力点处凹陷或粉碎性骨折，外力斜向打击于颅盖部常引起线性骨折。

2. 临床表现

（1）颅盖骨折：线性骨折发生率最高，局部压痛、肿胀，病人常伴有局部骨膜下血肿；凹陷性骨折局部可扪及下陷区，部分病人仅有内板凹陷，若骨折片损伤脑功能区，可出现偏瘫、失语、癫痫等。

（2）颅底骨折：多为颅盖骨折延伸到颅底，或由强烈的间接暴力作用于颅底所致，常为线性骨折。易撕裂硬脑膜，产生脑脊液外漏而成为开性骨折。主要临床表现见表11-3。

表 11-3　颅底骨折的临床表现

骨折部位	瘀斑部位	脑脊液漏	可能损伤的脑神经
颅前窝	眶周、球结膜下（熊猫眼征、兔眼征）（2017）	鼻漏	嗅神经、视神经
颅中窝	乳突区	鼻漏和耳漏	面神经、听神经
颅后窝	乳突部、枕下部、咽后壁	无	第IX～XII对脑神经

3．辅助检查

（1）X 线检查：颅盖骨折依靠头颅 X 线片确诊，凹陷性骨折者可显示骨折片陷入颅内的深度。

（2）CT 检查：有助于了解骨折情况和有无合并脑损伤（2016）。

4．治疗要点

（1）颅盖骨折：单纯线性骨折或凹陷性骨折下陷较轻，一般无须特殊处理；合并脑损伤或导致脑受压引起神经功能障碍者、开放性粉碎性凹陷骨折者，则需手术处理。

（2）颅底骨折：本身无须特殊处理，重点是预防颅内感染。出现脑脊液漏时即属开放性损伤，应使用 TAT 及抗生素预防感染。大部分脑脊液漏在伤后 1～2 周自愈，4 周以上仍未停止，可行手术修补硬脑膜。若骨折片压迫视神经，应尽早手术减压。

5．护理问题

（1）有感染的危险　与脑脊液外漏有关。

（2）潜在并发症：颅内出血、颅内压增高、颅内低压综合征。

6．护理措施

（1）预防颅内感染

①体位：病人取半坐卧位，头偏向患侧，借重力作用使脑组织移至颅底，促使脑膜形成粘连而封闭漏口，待脑脊液漏停止 3～5 天后可改平卧位。

②保持局部清洁：每日 2 次清洁、消毒外耳道、鼻腔或口腔，消毒棉球不可过湿，以免液体逆流入颅。劝告病人勿挖鼻、抠耳。

③预防颅内逆行感染：脑脊液漏者，禁忌堵塞、冲洗鼻腔、耳道和经鼻腔、耳道滴药，禁忌做腰椎穿刺。脑脊液鼻漏者，严禁从鼻腔吸痰或放置鼻胃管。注意有无颅内感染迹象：如头痛、发热等。遵医嘱应用抗生素和破伤风抗毒素。

④避免颅内压骤升：嘱病人勿用力屏气排便、咳嗽、擤鼻涕或打喷嚏等，以免颅内压骤然升降导致气颅或脑脊液逆流。

（2）并发症的观察与处理

①脑脊液漏：病人鼻腔、耳道流出淡红色液体，可疑为脑脊液漏。但需要鉴别血性脑脊液与血性渗液。可将血性液滴于白色滤纸上，若血迹外周有月晕样淡红色浸渍圈，则为脑脊液漏；或行红细胞计数并与周围血的红细胞比较，以明确诊断。另外，可根据脑脊液中含糖而鼻腔分泌物中不含糖的原理，用尿糖试纸测定或葡萄糖定量检测以鉴别是否存在脑脊液漏。观察并询问病人是否经常有腥味液体流至咽部。在鼻前庭或外耳道口松松地放置干棉球，随湿随换，记录 24 小时浸湿的棉球数，以估计脑脊液外漏量。

②颅内继发性损伤：严密观察病人的意识、生命体征、瞳孔和肢体活动等情况，以及时发现颅内压增高和脑疝的早期迹象。

③**颅内低压综合征**（2017）：若脑脊液外漏多，可使颅内压过低而导致颅内血管扩张，出现剧烈头痛、眩晕、呕吐、厌食、反应迟钝、脉搏细弱、血压偏低。头痛在立位时加重，卧位时缓解。若病人出现颅压过低表现，可遵医嘱补充大量水分以缓解症状。

7．健康教育　颅骨缺损者应避免局部碰撞，以免损伤脑组织，嘱咐病人在伤后 6 个月左右做颅骨成形术。

第 12 章　肌肉骨骼系统和结缔组织疾病
病人的护理

一、腰腿痛和颈肩痛病人的护理

颈肩痛是指颈、肩、肩胛等处疼痛，有时伴一侧或两侧上肢痛或颈脊髓损伤症状。常见疾病为颈椎病、肩周炎。腰腿痛是一组临床常见症状，指下腰、腰骶、臀部等处的疼痛，常伴有一侧或双侧下肢放射痛和马尾神经症状。

1. 颈椎病　颈椎病指颈椎间盘退变及继发性椎间关节退行性改变，刺激或压迫相邻脊髓、神经、血管引起相应的症状和体征。男性多见，好发部位依次为颈 5～6，颈 4～5，颈 6～7 段。

（1）病因：颈椎间盘退行性变是颈椎病发生和发展最基本的原因；损伤；先天性颈椎管狭窄。

（2）临床表现

1）神经根型颈椎病：此型的发病率最高。

①症状：病人颈肩痛，咳嗽、打喷嚏、颈部活动时疼痛加重，并向上肢放射。手感觉异常，手臂无力，持物不稳。患侧颈部肌肉痉挛，颈部、肩关节可有不同程度的活动受限。

②体征：上肢牵拉试验、压头试验阳性。

2）脊髓型颈椎病：症状最严重的类型。

①症状：早期手部麻木，运动不灵活，尤其是精细活动失调，行走、持物不稳，行走有踩棉花样感觉；后期随病情加重发生自下而上的运动神经源性瘫痪，出现大小便功能障碍，表现为尿频或排尿、排便困难等。

②体征：肌力减退，腹部反射、提睾反射和肛门反射减弱或消失。Hoffmann 征、髌阵挛及 Babinski 征等阳性。

3）椎动脉型颈椎病

①症状：主要表现为椎动脉供血不足的症状。眩晕是本型的主要症状，表现为发作性头部胀痛，突发性弱视、复视、失明、耳鸣等；头部突然旋转或伸屈时发生猝倒，为本型特有的症状；头痛表现为发作性胀痛，以枕部、顶部为主。

②体征：颈部压痛，活动受限。

4）交感神经型颈椎病：表现为一系列交感神经症状。

①兴奋症状：偏头痛、可伴有恶心呕吐症状；视物模糊、眼球胀痛；耳鸣、听力减退；心律失常、血压升高、心前区疼痛等。

②抑制症状：如头晕、眼花、流泪、鼻塞、畏光、血压下降等。

（3）辅助检查

①脑脊液动力学试验：脊髓型颈椎病者显示椎管有梗阻现象。

②影像学检查：神经根型和脊髓型颈椎病者 X 线检查可见颈椎生理前凸减小或消失，椎间隙变窄，骨质增生，钩椎关节增生。脊髓造影、CT、MRI 可显示脊髓受压情况。

（4）治疗要点：神经根型、椎动脉型和交感神经型颈椎病以非手术治疗为主；脊髓型颈椎病确诊后应及时行手术治疗。

①非手术治疗：枕颌带牵引、颈围、推拿按摩（脊髓型颈椎病禁用）、理疗。

②手术治疗：适用于非手术治疗无效或病情严重或脊髓型颈椎病者。

（5）护理问题

①恐惧　与病情较重，手术风险性较大有关。

②疼痛　与神经根受刺激或压迫有关。

③有受伤的危险　与四肢乏力、行走、持物不稳或突然猝倒有关。

④躯体活动障碍　与神经根受压、牵引或手术有关。

⑤潜在并发症：喉返、喉上神经损伤，以及肺部感染、压疮和泌尿系感染。

（6）护理措施

1）术前护理

①心理护理：做好病人解释工作，理解病人。

②术前训练（2011）

a. 呼吸功能训练：术前指导病人练习深呼吸、行吹气泡或吹气球等训练，以增加肺的通气功能；术前 1 周戒烟。

b. 气管、食管推移训练：适用于颈椎前路手术病人，避免术后出现呼吸困难、咳嗽、反复吞咽困难等并发症。

c. 俯卧位训练：适用于后路手术病人，以适应术中长时间俯卧位并预防呼吸受阻。

③安全护理：指导病人不要自行倒开水，穿平跟鞋，保持地面干燥，走廊、浴室、厕所等日常生活场所有扶手；椎动脉型颈椎病病人避免头部过快转动或屈曲，以防猝倒。

2）术后护理

①颈部制动：保护颈部，勿使其旋转且轻搬轻放；颈部两侧置沙袋或佩戴颈围制动，颈围松紧要适宜；翻身时，也不能扭曲颈部。

②卧床时限：颈椎内固定术术后第 2 日采取半卧位并逐渐下床活动；上颈椎单纯植骨融合术卧石膏床 3 个月；下颈椎前路减压植骨术：未给予内固定或内固定不牢固时，必须卧床。

③密切观察呼吸状态：呼吸困难是前路手术后最危急的并发症，多发生在术后 1～3 日。原因有：切口内出血压迫气管；喉头水肿；术中脊髓损伤；移植骨块松动、移动、脱落而压迫气管。当病人出现呼吸困难、发绀、烦躁等时，应立刻通知医生，做好手术处理准备。床边要常规备气管切开包以利急救。

3）并发症的观察与护理：术后应保持床单位整洁和干燥，定期翻身，鼓励和指导病人进行有效咳嗽和咳痰。

4）功能训练：颈领固定 2～3 个月。指导病人进行手指对指、系纽扣等各种锻炼；每日进行四肢与关节的锻炼，防止肌萎缩和关节僵硬。

（7）健康教育

①在日常生活、工作、休息时注意纠正不良姿势，保持颈部平直，以保护头、颈、肩部。

②保持良好睡眠体位，使头颈部保持自然仰伸位、胸部及腰部保持自然曲度、双髋及双

膝略呈屈曲，使全身肌肉、韧带及关节获得最大限度的放松与休息。

③选择合适枕头：以中间低两端高、透气性好、长度超过肩宽 10～16cm、高度以头颈部压下后一拳头高为宜。

④避免颈肩部损伤。

⑤长期伏案工作者，宜定期远视，以缓解颈部肌肉的慢性劳损。

2．肩关节周围炎

（1）病因

1）肩关节周围病变：肩关节周围软组织劳损或退变；肩关节急性创伤；肩部活动减少。

2）肩外疾病：颈椎源性肩周炎；冠心病。

（2）临床表现

1）症状：①早期肩部疼痛，逐渐加重，可放射到颈部和上臂；夜间疼痛加剧，影响睡眠；②晚期肩痛减轻，肩关节僵硬，逐渐发展为各个方向均不能活动。

2）体征：①压痛及肩关节活动受限，以外展、外旋和后伸最显著；②肌痉挛与萎缩：三角肌有萎缩，斜方肌有痉挛。

（3）辅助检查：X 线示颈肩部有骨质疏松；造影可见关节囊体积缩小。

（4）治疗要点：以非手术治疗为主，急性期肩部制动，局部热疗。慢性期坚持锻炼并给予理疗、针灸、推拿等。疼痛明显者应用非甾体类抗炎药，也可局部注射醋酸泼尼松龙，缓解疼痛。

（5）护理问题

①躯体活动障碍　与肩关节损伤或粘连固定有关。

②卫生、穿衣、修饰自理缺陷　与肩关节疼痛和活动受限有关。

（6）护理措施

①肩周炎最有效的治疗方法是坚持功能锻炼，预防和解除粘连，改善局部血液循环。

②发作期避免提抬重物，减少肩部活动，注意肩部保暖。

③肩关节活动范围逐渐增加时，指导病人进行日常生活能力训练，如穿衣、梳头、洗脸等。

3．腰椎间盘突出症　由于椎间盘变性、纤维环破裂、髓核组织突出刺激和压迫马尾神经或神经根所引起的一种综合征，是腰腿痛最常见的原因之一。好发部位为腰 4～5、腰 5～骶 1 间隙（2012），因该部位活动度大（2015）。

（1）病因：椎间盘退行性变：是腰椎间盘突出的基本病因；长期振动、过度负荷（机械性因素）（2016）、外伤、妊娠、遗传、吸烟、糖尿病。

（2）临床表现

①症状

腰痛：是最早出现的症状。疼痛范围主要是在下腰部及腰骶部，多为持久性钝痛。

坐骨神经痛：下肢放射痛，从腰骶部、臀部向大腿后外侧、小腿外侧、足跟部或足背部放射，可伴感觉迟钝或麻木。严重者出现间歇性跛行。

马尾综合征：鞍区感觉迟钝及大小便功能障碍。

②体征：腰椎侧凸；腰部活动障碍；棘突旁侧 lcm 处有深压痛、叩痛，向下肢放射；直腿抬高试验及加强试验阳性；感觉及运动功能减弱。

（3）辅助检查

①X 线检查可提示椎体边缘增生及椎间隙变窄等退行性变，但不能直接反映椎间盘

突出。

②CT 和 MRI 显示椎管形态、椎间盘突出的大小和方向等，MRI 还能显示脊髓、髓核、马尾神经、脊神经根的情况。

③脊髓造影可间接显示有无腰椎间盘突出、突出的程度及椎管狭窄程度。

（4）治疗要点

1）非手术治疗

①绝对卧床休息。

②骨盆牵引：多采用骨盆持续牵引，抬高床脚做反牵引。可使椎间隙增宽，减少椎间盘内压，同时减轻肌肉痉挛所引起的疼痛。

③物理治疗：理疗、推拿、按摩。

④皮质激素硬膜外注射：可减轻神经根周围的炎症与粘连（2011）。

2）手术治疗：适用于急性发作，具有明显马尾神经症状；诊断明确，经系统的非手术治疗无效，或非手术治疗有效但经常反复发作且疼痛较重，影响工作和生活；病史虽不典型，但影像学检查证实椎间盘对神经或硬膜囊有严重压迫；合并腰椎管狭窄症。

（5）护理问题

①慢性疼痛　与椎间盘突出压迫神经、肌肉痉挛及术后切开疼痛有关。

②躯体活动障碍　与疼痛、牵引或手术有关。

③潜在并发症：脑脊液漏、神经根粘连等。

（6）护理措施

1）非手术治疗/术前护理

①心理护理：与病人沟通交流，鼓励病人，减少其顾虑及担忧，坚持治疗。

②卧床护理：卧床时可采用抬高床头 20°，膝关节屈曲之体位，增加舒适感。初次发作时，绝对卧硬板床休息 4 周或至症状缓解后可戴腰围起床活动。3 个月内不做弯腰持物动作。

③饮食护理：给予高热量、高蛋白、丰富维生素与果胶及粗纤维食物，多饮水，以缓解马尾神经受压出现的便秘。

④减轻疼痛：评估疼痛的部位、性质、严重程度等；绝对卧硬板床休息；持续正确的骨盆牵引；因疼痛影响入睡时，遵医嘱适当给予镇痛药等药物。

⑤术前准备：术前训练病人床上翻身、大小便，以适应术后需要。

2）术后护理

①体位：术后 24 小时平卧，以压迫伤口，利于止血。

②观察病情：观察切口敷料有无渗出，渗出液的量、颜色、性状。渗湿后应及时更换敷料，以防感染。注意观察下肢的运动、感觉、反射情况，发现异常，及时报告医师。

③术后恢复期不宜久坐，腰部不能负重。保持大便通畅，防止排便时间过长所致腰肌疲劳。

④指导病人早期功能锻炼：术后 1 日开始协助病人做直腿抬高运动，每次活动 2～3 分钟，活动 3～5 次，预防神经根粘连（2014）。7～10 日开始帮助病人锻炼腰背肌，以防止肌肉萎缩，增强脊柱稳定性。但腰椎有破坏性改变、感染性疾病、内固定物置入、年老体弱及心肺功能障碍的病人不宜进行腰背肌锻炼。

⑤并发症的观察与护理：常见并发症为神经根粘连和脑脊液漏，需予以积极预防。

a．监测生命体征：及时测量体温、脉搏、血压和呼吸，观察下肢感觉、运动情况，并与健侧和术前对比，评估病人术后疼痛情况有无缓解。

b．加强引流液的观察：若引流袋内引流出淡黄色液体，同时病人出现头痛、呕吐等症状，应考虑发生脑脊液漏，须立即报告医师予以处理；同时适当抬高床尾，去枕卧位7～10日。

（7）健康教育：指导病人采取正确卧、坐、立、行和劳动姿势，减少急、慢性损伤发生的机会。加强营养，佩戴腰围，适当的体育锻炼。

4．**腰椎管狭窄症**　腰椎管狭窄症指因某种因素使腰椎管产生骨性或纤维性结构异常，发生一处或多处管腔狭窄，马尾神经或神经根受压所引起的一组综合征。

（1）病因：骨发育不良；椎管的退行性变。在椎管发育不良的基础上发生退行性变是腰椎管狭窄症最常见的原因。

（2）临床表现：腰腿痛及间歇性跛行为主要表现。

1）症状

①腰腿痛：可有腰背痛、腰骶部痛及下肢疼痛，在站立或行走过久时症状加重，前屈位、下蹲或平卧时症状减轻或消失。

②神经源性间歇性跛行：病人在行走数百米后出现下肢疼痛、麻木，需蹲下或休息后方可继续行走，多见于中央型椎管狭窄或重症病人。

③马尾神经受压症状：双侧大小腿、足跟后侧及会阴部感觉迟钝，大、小便功能障碍。

2）体征：腰椎前凸减小，腰椎前屈正常，背伸受限。腰椎过伸试验阳性、弯腰试验阳性。

（3）辅助检查：X线检查可见腰椎椎间隙狭窄、骨质增生等改变。椎管内造影、CT、MRI等检查，可帮助明确诊断。

（4）治疗要点

1）非手术治疗：多数病人可行非手术治疗缓解症状（参照本节腰椎间盘突出症）。

2）手术治疗：目的是解除对硬脊膜及神经根的压迫，适用于：①病情严重，非手术治疗无效者；②神经功能障碍明显，特别是马尾神经功能障碍者；③腰骶部疼痛加重、有明显的间歇性跛行及椎管狭窄严重者，行半椎板切除、神经根扩大等，必要时行脊柱融合内固定术。

（5）护理问题及护理措施：参照本节腰椎间盘突出症。

二、骨和关节化脓性感染病人的护理

1．**化脓性骨髓炎**　化脓性骨髓炎是化脓性细菌感染引起的骨膜、骨皮质和骨髓组织的炎症。分为急性和慢性。临床上多见于儿童，以急性血源性骨髓炎多见。急性化脓性骨髓炎好发部位为胫骨、股骨、肱骨等长骨的干骺端，感染途径以血源性播散为主。

（1）病因：最常见的致病菌是溶血性**金黄色葡萄球菌**。

（2）临床表现：起病急骤，寒战，高热，体温可达到39℃以上，脉搏加快，烦躁不安，嗜睡，严重者出现感染性休克、昏迷。患处持续性剧痛及深压痛，患肢活动受限。当骨膜下脓肿形成或已进入软组织中，患肢局部红、肿、热、痛或有波动感。脓肿可穿破皮肤形成塞道。合并化脓性关节炎时，出现关节红、肿、热、痛。

（3）辅助检查

①实验室检查：白细胞计数增高至 $10×10^9/L$ 以上，中性粒细胞可占 90%以上；血培养可获致病菌，但已用过抗生素治疗者血培养阳性率低；红细胞沉降率加快，血中 C 反应蛋白升高。

②X 线：早期无骨质改变，对诊断意义不大。发病 2 周后，X 线片上出现干骺端模糊，呈散在虫蛀样骨破坏，有骨膜反应。随后骨膜增厚，骨密质变薄，以后出现骨质破坏，死骨形成。

③局部脓肿分层穿刺：若涂片中发现脓细胞或细菌，即可明确诊断。

（4）治疗要点

1）非手术治疗

①支持治疗：补液，降温，营养支持，经口摄入不足时经静脉途径补充。

②抗感染治疗：早期联合足量应用抗生素治疗。为巩固疗效，退热后 3 周内不要停药。

③局部制动：患肢用皮牵引或石膏托固定于功能位。

2）手术治疗：若经非手术治疗 2～3 日炎症仍未得到控制，应尽早手术治疗。

（5）护理问题

①体温过高　与化脓性感染有关。

②疼痛　与化脓性感染和手术有关。

③组织完整性受损　与化脓性感染和骨质破坏有关。

（6）护理措施

1）术前护理

①维持正常体温：卧床休息。高热者行物理降温，或根据医嘱使用解热药物。应用抗生素以控制感染和发热。

②缓解疼痛：**抬高患肢**，促进回流；限制患肢活动，维持肢体于功能位。让病人听音乐、与人交谈等，以转移注意力。遵医嘱给予镇痛药物缓解疼痛。

③密切观察病情变化，对出现高热、惊厥、谵妄、昏迷等中枢神经系统功能紊乱症状的病人，应用床档、约束带等保护措施，必要时根据医嘱给予镇静药物。

2）术后护理

①患肢制动：卧床休息，抬高患肢，限制患肢活动，必要时用石膏托或牵引固定于功能位。

②保持引流通畅：保持引流处于负压状态；冲洗管的输液瓶高于伤口 60～70cm，引流袋或瓶位置应低于患肢 50cm。

③维持合适的冲洗速度及创口冲洗量：一般每日 3000～5000ml，根据冲洗后引流液的颜色和清亮程度调节灌注速度。

（7）健康教育

①向病人和家属告知急性血源性骨髓炎治疗不彻底或机体抵抗力低下时，易转为慢性骨髓炎，因此，必须坚持使用抗生素至体温正常后 2 周。

②保持患肢功能位，防止过早负重而致病理性骨折。

③改善卫生条件，加强营养，增强机体抵抗力。

④若伤口愈合后又出现红、肿、热、痛、流脓等，提示转为慢性，需及时复诊。

2．化脓性关节炎　指发生在关节内的化脓性感染。多见于小儿，尤以营养不良小儿居多，男性多于女性。成年人创伤后感染多见。好发部位为髋关节和膝关节。

（1）病因：最常见的致病菌为**金黄色葡萄球菌**，身体其他部位或邻近关节部位化脓性病灶内的细菌通过血液循环播散或直接蔓延至关节腔是最多见的感染途径。

（2）临床表现：起病急骤，全身表现为不适、乏力、食欲缺乏、寒战高热，体温可达39℃以上，可出现谵妄与昏迷。局部关节表现为红、肿、热、痛，病变关节多处于半屈曲位以缓解疼痛。

（3）辅助检查

①实验室检查：同化脓性骨髓炎。

②影像学检查：X线检查早期可见关节周围软组织肿胀、关节间隙增宽；后期关节间隙变窄或消失、骨质破坏或增生。

③关节腔穿刺病变：关节腔穿刺细菌培养可明确致病菌。

（4）治疗要点：全身支持治疗，应用广谱抗生素，消除局部感染灶。

1）非手术治疗

①早期全身使用广谱抗生素治疗，而后可根据细菌培养及药物敏感试验选择和调整抗生素种类。

②支持治疗，改善营养状况，摄入高蛋白、富含维生素的饮食，适量输血或血制品以提高全身抵抗力。

③局部治疗

a．患肢制动：用皮牵引或石膏固定关节于功能位，以减轻疼痛，促进炎症消散和预防关节畸形。

b．关节腔穿刺减压：用于浆液性渗出期。关节穿刺、抽净积液后可注入抗生素液，直至关节液清亮，体温正常，实验室检查正常。

c．关节腔灌洗：适用于表浅大关节（如膝关节）感染者。每日灌入含抗生素的溶液2000～3000ml，直至引流液清澈，细菌培养阴性后停止灌流。再引流数日至无引流液吸出、局部症状和体征消退，即可拔管。

2）手术治疗

①关节切开引流：适用于浆液纤维性渗出期或脓性渗出期。

②关节矫形术：适用于关节功能严重障碍者。

（5）护理问题与护理措施参见化脓性骨髓炎。

三、脊柱及脊髓损伤病人的护理

1．脊柱骨折

（1）病因：多数由间接暴力引起，少数因直接暴力所致。以胸腰段脊柱骨折最多见。

（2）临床表现：局部疼痛、肿胀；脊柱活动受限和脊柱畸形。站立和翻身困难，常伴腹痛、腹胀，甚至肠麻痹症状。合并高位截瘫可致呼吸肌麻痹，出现呼吸困难，甚至呼吸停止。

（3）辅助检查

①CT检查：用于检查椎体的骨折情况、椎管内有无出血及碎骨片。

②MRI检查：有助观察及确定脊髓损伤的程度和范围。

（4）治疗要点

1）胸腰椎骨折

①抢救生命：脊柱损伤病人伴有颅脑、胸、腹脏器损伤或并发休克时应紧急抢救。

②卧硬板床：胸腰椎骨折和脱位，单纯压缩骨折椎体压缩不超过 1/3 者。

③复位固定：较轻的颈椎骨折和脱位者用枕颌吊带做卧位牵引复位；明显压缩移位者做持续颅骨牵引复位。牵引重量 3～5kg，复位后用头颈胸石膏固定 3 个月。复位后不稳定或关节交锁者，可手术治疗，做植骨和内固定。

④腰背肌锻炼：胸腰椎单纯压缩骨折椎体压缩不超过 1/3 者。

2）颈椎骨折

①稳定型骨折：牵引复位，复位后石膏固定。

颌枕带牵引：轻度压缩骨折采用颌枕带卧位牵引复位，牵引重量 3kg，复位后头颈胸石膏固定 3 个月，石膏干固后可起床活动。

颅骨牵引：压缩明显或双侧椎间关节脱位采用持续颅骨牵引复位，牵引重量 3～5kg，复位后再牵引 2～3 周，头颈胸石膏固定 3 个月。

②爆破型骨折：原则上手术治疗，一般经前路手术，祛除骨片、减压、植骨融合及内固定。该类损伤一般病情严重，若存在严重并发伤，待病情稳定后再行手术。

（5）护理问题

①有皮肤完整性受损的危险　与活动障碍和长期卧床有关。

②潜在并发症：脊髓损伤、失用性肌萎缩、关节僵硬等。

（6）护理措施

1）正确搬运：搬运不当很易引起脊髓损伤。正确搬运方法（2013）：三人平托病人，同步行动，将病人放在脊柱板、木板或门板上；也可将病人保持平直，整体滚动到木板上。如有颈椎骨折、脱位，需另加一人固定头部。

2）保持皮肤的完整性，预防压疮发生

①**轴式翻身**：损伤早期应每 2～3 小时翻身一次。

②保持病床清洁干燥和舒适。

③避免营养不良：保持充足营养，提高机体抵抗力。

（7）健康教育：指导病人出院后须继续康复锻炼。

2．脊髓损伤

（1）病因：是脊柱骨折脱位最严重的并发症，多发生于颈椎下部和胸腰段。

（2）**临床表现**

①**脊髓损伤**：表现为受伤平面以下单侧或双侧感觉、运动、反射的全部或部分丧失；可出现随意运动功能丧失。可有尿潴留和充盈性尿失禁。C_8 以上水平损伤者可出现四肢瘫痪，C_8 以下水平损伤可出现截瘫。瘫痪的早期呈弛缓性瘫痪，一般 2～4 周后逐渐转变为痉挛性瘫痪。

②脊髓半横切损伤时，损伤平面以下同侧肢体的运动和深感觉消失，对侧肢体的痛觉和温觉消失称**脊髓半切征**。

③**脊髓圆锥损伤**：第 1 腰椎骨折造成。表现为会阴部皮肤鞍状感觉缺失，括约肌功能丧失，大小便不能控制，性功能障碍。两下肢的感觉、运动功能正常。

④**马尾神经损伤**：第 2 腰椎以下骨折脱位可引起马尾神经损伤，表现为受伤平面以下弛

缓性瘫痪，感觉和运动障碍，括约肌功能丧失，腱反射消失。

（3）**辅助检查**

①X 线脊柱正、侧位摄片，观察骨折、脱位及移位情况。

②CT、MRI 可显示脊髓受压和椎管内软组织情况。

（4）治疗要点

①非手术治疗：紧急救治、固定和局部制动。给予地塞米松和甘露醇，减轻脊髓水肿和继发性损伤。

②手术治疗：尽早解除对脊髓的压迫和稳定脊柱。

（5）护理问题

①气体交换受损　与脊髓损伤、呼吸肌麻痹、清理呼吸道不合格致分泌物存留有关（2013）。

②体温过高或过低　与脊髓损伤、自主神经系统功能紊乱有关。

③尿潴留　与脊髓损伤有关。

④便秘　与脊髓神经损伤、长期卧床有关。

⑤自身形象紊乱　与躯体移动和感觉障碍有关。

⑥有皮肤完整性受损的危险　与长期卧床有关。

（6）护理措施

1）保证有效的气体交换，防止呼吸骤停

①加强观察和保持气道通畅：脊髓损伤的 48 小时内因脊髓水肿可造成呼吸抑制。密切观察病人的呼吸情况，做好抢救准备。呼吸道感染是晚期死亡的常见原因。

②吸氧。

③减轻脊髓水肿：遵医嘱给予地塞米松等激素治疗。

④加强呼吸道护理：每 2 小时帮助病人翻身、叩背一次；辅助咳嗽排痰，必要时吸痰、雾化吸入；指导病人深呼吸锻炼。

⑤气管内插管或切开者，保持气道通畅，妥善固定气管插管，避免气道干燥。

2）维持正常体温

①降低体温：对高热病人，使用物理方法降温，如乙醇或温水擦浴、冰袋等。

②保暖：对低温病人，采用物理升温的措施，注意保暖并避免烫伤。

3）尿潴留的护理

①留置或间歇导尿：观察膀胱有无胀满，防止尿液逆流或膀胱破裂。截瘫早期可给予留置导尿持续引流，2～3 周后改为定时开放，每 4～6 小时 1 次，以预防泌尿系感染和膀胱萎缩。

②人工排尿：3 周后拔除留置导尿管，进行人工排尿。

③预防泌尿道感染：鼓励病人多饮水，每天 2000～4000ml，保持会阴部清洁，每日冲洗膀胱一次。遵医嘱给予抗菌药。

4）饮食：鼓励病人多食富含膳食纤维的食物、新鲜水果和蔬菜，多饮水。

5）心理护理：让病人和家属参与护理计划的制订，医护人员注意倾听病人诉说，帮助病人建立有效的支持系统，增加病人治疗信心（2013）。

（7）健康教育：鼓励病人继续按计划进行功能锻炼；指导病人练习床上坐起，正确使用轮椅、助行器等；训练膀胱及直肠功能；皮肤护理及预防压疮的方法；指导病人培养生活自理的能力；遵医嘱定期复诊。

四、关节脱位病人的护理

关节脱位指关节面失去正常的对合关系。创伤性脱位是最常见的原因。

1．病因

（1）**创伤性脱位**：多发生于青壮年，主要由外来暴力所致。

（2）**先天性脱位**：因胚胎发育异常而致关节先天性发育不良，出生后即发生脱位，且逐渐加重。

（3）**病理性脱位**：关节结构发生病变，骨端遭到破坏，如关节结核或类风湿关节炎所致的脱位。

（4）**习惯性脱位**：创伤性脱位损坏了关节囊、韧带，使关节结构不稳定，轻微外力即可导致再脱位，多次复发。

2．临床表现

一般表现：疼痛、肿胀、关节功能丧失。

关节脱位的特有体征：①畸形：关节脱位后，关节处明显畸形，移位的骨端可在异常位置扪及，肢体变长或变短；②弹性固定：脱位后，由于关节周围韧带及肌肉牵拉，使患肢固定在异常的位置，被动活动时感到弹性阻力；③关节盂空虚：脱位后，可在体表扪及原关节所在部位有空虚感。

3．辅助检查　X线检查：关节正侧位片可确定有无脱位、脱位的方向、程度、有无合并骨折等。

4．治疗要点

（1）复位：以手法复位为主，早期进行效果好。复位成功的标志是被动活动恢复正常，骨性标志恢复，X线检查提示已复位。

（2）固定：复位后将关节固定于稳定位置 2～3 周，使损伤的关节囊、韧带、肌肉等组织得以修复愈合。陈旧性脱位应适当延长固定时间。

（3）功能锻炼：防止肌萎缩及关节僵硬。固定后即开始功能锻炼。

5．护理问题

（1）急性疼痛　与局部组织损伤及神经受压有关。

（2）躯体活动障碍　与疼痛、制动有关。

（3）有血管、神经功能障碍的危险　与关节移位压迫血管、神经有关。

（4）有皮肤完整性受损的危险　与外固定有关。

（5）焦虑　与害怕肢体残疾、丧失劳动及生活不能自理等有关。

（6）知识缺乏：缺乏有关复位后继续治疗及正确功能锻炼的知识。

6．护理措施

（1）妥善复位与固定：解释复位及固定的目的、方法、重要意义及注意事项。观察病人肢体位置是否正确；注意观察患肢的血液循环。

（2）缓解疼痛：①移动病人时，帮助病人托扶固定患肢，避免因活动加重疼痛。②遵医嘱应用镇痛药，保证病人的舒适与睡眠。

（3）病情观察：定时检查患肢末端的血液循环状况，观察患肢的感觉和运动。

（4）维护皮肤的完整性：注意观察皮肤的色泽和温度，避免因固定物压迫而损伤皮肤。

（5）心理护理：提供心理支持，做好相关解释，缓解病人紧张情绪。

7．健康教育

（1）指导并使病人能自觉地按计划进行正确的功能锻炼。

（2）告知病人尽早就诊，及时检查，及时进行复位，避免发展成陈旧性脱位。

（3）对于习惯性脱位，应避免发生再脱位的原因，坚持功能锻炼，以避免复发。

8．常见的关节脱位

（1）肩关节脱位

1）病因：多由间接暴力引起。肩关节脱位分为前脱位、后脱位、下脱位和盂上脱位。前脱位又分为喙突下脱位、盂下脱位和锁骨下脱位。

2）临床表现：关节盂空虚，肩峰突出，失去正常的膨隆外形，呈方肩畸形，患肢较对侧长，以健手托患侧前臂，头和身体向患侧倾斜。肩部疼痛，肿胀，不能活动。

3）治疗要点：①复位：手法复位。②固定：复位后用三角巾悬吊上肢，肘关节屈曲90°，一般固定3周。③功能锻炼：固定期间活动腕部和手指，解除固定后逐渐活动肩关节。

（2）肘关节脱位

1）病因：多由间接暴力引起。

2）临床表现：肘部变粗，上肢变短，肘后凹陷，鹰嘴后突显著，肘后三角关系失常。

3）治疗要点：①复位：尽早手法复位。②固定：复位后，用超关节夹板或长臂石膏托固定于屈肘90°位，再用三角巾悬吊于胸前，一般固定2～3周。③功能锻炼：固定期间，可做伸掌、握拳、手指屈伸等活动，同时在外固定保护下做肩、腕关节、手指活动。去除固定后，练习肘关节的屈伸、前臂旋转活动及锻炼肘关节周围肌力。

（3）髋关节脱位

1）病因：由于强大暴力引起。分为前脱位、后脱位和中心脱位。以后脱位最常见。

2）临床表现：关节呈屈曲、内收、内旋畸形，伤肢缩短。臀部可触及脱出的股骨头，大粗隆上移。髋部疼痛、关节功能障碍明显，肿胀不明显；可合并坐骨神经损伤。

3）治疗要点：①复位：最好在24小时内进行。②固定：用持续皮牵引或穿丁字鞋固定患肢，保持患肢于伸直、外展位，禁止病人坐起。一般固定2～3周。③功能锻炼：固定期间病人可进行股四头肌收缩锻炼，3周后开始活动关节；4周后扶双拐下地活动。3个月内，患肢不负重；3个月后，可尝试去拐步行。

五、风湿热病人的护理

风湿热是一种与A组乙型溶血性链球菌感染密切相关的免疫炎性疾病。发病年龄以7～16岁多见，冬春季节发病率高。

1．病因　链球菌感染是风湿热的诱因。还可能与遗传、病毒有关。

2．临床表现　临床主要表现为心脏炎、关节炎、舞蹈症、环形红斑和皮下结节。

（1）一般表现：发热，热型不规则，有面色苍白、食欲差、多汗、疲倦、腹痛等症状。

（2）**心脏炎**：是本病最严重的表现。典型的心脏炎常主诉心悸、气短、心前区不适。瓣膜炎有心尖区收缩期杂音，早期杂音响度有易变性。

（3）**关节炎**：以游走性和多发性为特点。常累及膝、踝、肘、腕等大关节，局部出现红、肿、热、痛，活动受限。

（4）**舞蹈症**：表现为面部和四肢肌肉不自主、无目的的快速运动，书写困难、语言障碍、细微动作不协调等。女童多见。

（5）**环形红斑**：呈环形或半环形边界清楚的淡色红斑，大小不等，中心苍白，边缘可轻度隆起。

（6）**皮下小节**：圆形、质硬、无痛、可活动，粟粒或豌豆大小，经 2～4 周自然消失。

3．辅助检查

（1）**风湿热活动指标**：红细胞沉降率增快、C 反应蛋白（CRP）阳性、黏蛋白增高为风湿活动的重要标志，但对诊断本病无特异性。

（2）链球菌感染的检查：①咽拭子培养；②抗链球菌溶血素 O 试验；③抗去氧核糖核酸酶试验；④抗链球菌激酶试验；⑤抗透明质酸酶试验。

（3）免疫学检查：①免疫球蛋白增高，IgG 和 IgM 明显变化；②补体 C3、C4 增高；③循环免疫复合物增高，对无并发症的风湿热有活动性诊断的意义；④心肌抗体测定，心脏抗体＞1：20 时，对心脏受累有定位诊断意义；⑤心肌抗体吸附试验，具有特异性；⑥外周血淋巴细胞促凝血活性试验。

（4）二维超声心动图检查：风湿热心脏炎时，可提示心脏增大、心包积液、心瓣膜增厚水肿及二尖瓣脱垂。

4．治疗要点

（1）一般治疗：卧床休息，加强营养，补充维生素等。

（2）清除链球菌感染（2015）：青霉素静脉滴注，青霉素过敏者改用红霉素。

（3）**抗风湿热治疗**：首选药物为非甾体类抗炎药，常用阿司匹林，也可用布洛芬等。心脏炎时一般采用糖皮质激素治疗。

5．护理问题

（1）心排血量减少　与心脏受损有关。

（2）体温过高　与细菌感染有关。

（3）疼痛　与关节疼痛有关。

（4）潜在并发症：心力衰竭。

（5）焦虑　与疾病的威胁有关。

6．护理措施

（1）防止发生严重的心功能损害

①观察病情：注意患儿面色、呼吸、心率、心律及心音的变化，如有烦躁不安、面色苍白、多汗、气急等心力衰竭的表现，应及时处理。

②**绝对卧床休息**：急性期无心脏炎者卧床休息 2 周，随后逐渐恢复活动，于 2 周后达正常活动水平；有心脏炎无心力衰竭者卧床休息 4 周，随后于 4 周内逐渐恢复活动；心肌炎伴心力衰竭者卧床休息至少 8 周，在以后 2～3 个月逐渐增加活动量。

③加强饮食管理：提供富含蛋白质、维生素的易消化食品，可采取少量多餐的方法，防止一次进食过多而使胃部膨胀压迫心脏，加重心脏负担；心力衰竭者适当限制盐和水。

④按医嘱抗风湿治疗。

（2）减轻关节疼痛：保持舒适的体位，避免患肢受压。注意患肢保暖，做好皮肤护理。

（3）降低体温：密切观察体温变化，注意热型。高热时采用物理降温。

（4）心理护理：关爱病人，耐心解释各项检查和治疗的意义，取得合作。增强病人战胜疾病的信心。

（5）用药护理：观察药物的不良反。①青霉素：注意观察有无过敏出现，使用时严格执行操作规程；②肾上腺皮质激素：用药期间密切观察是否出现消化道溃疡、肾上腺皮质功能不全、精神症状、血压增高等；③非甾体类抗炎药：<u>可引起胃肠道反应、肝功能损害和出血，可采取饭后服药或同服氢氧化铝以减少对胃的刺激，可遵医嘱加用维生素 K 以防止出血</u>（2011、2017）；④洋地黄制剂：<u>发生心肌炎时对洋地黄敏感且易出现中毒</u>，用药期间应注意观察有无恶心、呕吐、心律失常、心动过缓等不良反应。

7．健康教育

（1）讲解疾病的有关知识和护理要点，使病人及家属学会观察病情、预防感染和防止疾病复发的各种措施。

（2）合理安排日常生活，避免剧烈的活动，以及防止受凉，定期到医院门诊复查。

（3）强调预防复发的重要性，<u>预防药物首选长效青霉素</u>。

六、类风湿关节炎病人的护理

类风湿关节炎（RA）是一种以累及周围关节为主的多系统性、炎症性的<u>自身免疫性疾病</u>。

1．病因

（1）感染因子：某些细菌、支原体、病毒、原虫等感染与 RA 关系密切。

（2）遗传因素：本病的发病有家族聚集趋向。

（3）激素：RA 的患病率女性大于男性，雌激素促进 RA 的发生，而孕激素则可能减轻病情或防止发生。

2．病理　关节滑膜炎是 RA 的基本病理改变，类风湿结节和类风湿血管炎是 RA 重要的病变。类风湿结节是血管炎的一种表现。

3．临床表现　60%～70% RA 病人隐匿起病，在出现明显的关节症状前可有乏力、全身不适、发热、食欲缺乏等症状。

（1）关节表现：典型病人表现为对称性多关节炎。主要侵犯小关节（2013），以腕关节、近端指间关节、掌指关节及跖趾关节最常见。可有滑膜炎症状和关节结构破坏的表现。

①晨僵：95%以上的病人可出现晨僵。关节肿胀、僵硬、疼痛，不能握紧拳头或持重物。<u>晨僵是 RA 突出的临床表现</u>，持续时间多数大于 1 小时，活动后可减轻，<u>晨僵持续时间与关节滑膜炎症严重程度成正比</u>，是观察本病活动的一个重要指标。

②痛与压痛：<u>关节痛呈对称性、持续性</u>，时轻时重，伴有压痛。可出现褐色色素沉着。

③肿胀：凡受累的关节均可肿胀，多呈对称性。

④畸形：手指关节的半脱位如尺侧偏斜、屈曲畸形、天鹅颈样畸形等。

⑤功能障碍：关节肿痛、结构破坏和畸形都会引起关节的活动障碍。

（2）关节外表现：受累的脏器可以是某一器官，<u>也</u>可同时伴有多个内脏受累，受累程度也可不同。

①类风湿结节：发生在关节隆突部及经常受压部位，如肘关节鹰嘴突附近、足跟腱鞘、坐骨结节区域、膝关节周围等部位。<u>触之有坚韧感，按之无压痛</u>。结节也常见于内脏，若结

节影响脏器功能，可出现受损脏器的症状。类风湿结节的存在表示本病的活动（2014）。

②类风湿血管炎：多影响中小血管。可见甲床梗死、指端坏死、小腿溃疡或末端知觉神经病变、胸膜炎、肺间质性病变、心包炎、心肌梗死等。

（3）其他：干燥综合征；小细胞低色素性贫血。RA 伴有脾大、中性粒细胞减少，甚至出现贫血和血小板减少，称费尔蒂（Felty）综合征。长期 RA 可并发肾淀粉样变性（2012）。

4．辅助检查

（1）血液检查：有轻至中度贫血。活动期病人血小板增高。白细胞计数及分类多正常。红细胞沉降率增快，是滑膜炎症的活动性指标。

（2）免疫学检查：类风湿因子（RF）呈阳性，其滴度与本病活动性和严重性成正比。

（3）关节 X 线检查：可见关节周围软组织的肿胀阴影，关节端的骨质疏松；关节间隙因软骨的破坏而变得狭窄；晚期可出现关节半脱位和关节破坏后的纤维性和骨性强直。

（4）类风湿结节活检：其典型的病理改变有助于本病的诊断。

5．治疗要点　早期诊断和尽早治疗极为重要。治疗措施包括：一般治疗、药物治疗、外科手术治疗，其中以药物治疗最为重要。

（1）一般治疗：包括休息、关节制动（急性期）、关节功能锻炼（恢复期）、物理疗法等。

（2）药物治疗：根据其作用分为改善症状和控制疾病发展两大类。下面主要介绍改善症状的一类药物。

①非甾体类抗炎药：该药主要是通过抑制环氧酶活性阻止前列腺素合成，达到控制关节肿痛、晨僵和发热的目的。常用药物有阿司匹林，每天 4～6g，分 3～4 次服用。为了减少胃肠道反应，可选用肠溶型阿司匹林。此外，还可选用吲哚美辛、布洛芬等。

②慢作用抗风湿药：起效时间长，可作用于病程中的不同免疫成分，并有控制病情进展的可能，同时又有抗感染作用，多与非甾体类抗炎药联合应用。常用药物有甲氨蝶呤、雷公藤、金制剂、青霉胺、环磷酰胺、环孢素等。

③肾上腺糖皮质激素：适用于活动期有关节外症状者，或关节炎明显而非甾体类抗炎药无效者，或慢作用药尚未起效的病人。常用药物泼尼松。泼尼松每天 30～40mg，症状控制后递减为每天 10mg 维持。

（3）外科手术治疗：包括关节置换和滑膜切除手术，前者适用于较晚期有畸形并失去功能的关节。滑膜切除术可以使病情得到一定的缓解。

6．护理问题

（1）疼痛　与关节肿胀、肌肉痉挛有关。

（2）有失用综合征的危险　与关节疼痛、畸形引起功能障碍有关。

（3）预感性悲哀　与疾病久治不愈、关节可能致残、影响生活质量有关。

7．护理措施

（1）休息与体位：急性活动期，除关节疼痛外，常伴有发热、乏力等全身症状，应卧床休息，以减少体力消耗；限制受累关节活动，保持关节功能位（2015），如膝下放一平枕，使膝关节保持伸直位，足下放置足板，避免垂足。但不宜绝对卧床。

（2）病情观察：①了解关节疼痛的部位、病人对疼痛性质的描述，关节肿胀和活动受限的程度，有无畸形，晨僵的程度，以判断病情及疗效。②注意关节外症状，如胸闷、心前区疼痛、呼吸困难等，提示病情严重，应尽早给予适当的处理。

（3）晨僵护理：早起后行温水浴或用热水浸泡僵硬的关节，而后活动关节。夜间睡眠戴弹力手套保暖（2016、2017），可减轻晨僵程度。鼓励病人坚持每天定时进行被动和主动的全关节活动锻炼，避免长时间不活动（2012）。

（4）预防关节失用：指导病人锻炼。在症状基本控制后，鼓励病人及早下床活动。肢体锻炼由被动向主动渐进，活动强度应以病人能承受为限。也可配合理疗、按摩。

（5）药物护理：使用泼尼松等糖皮质激素可有体重增加、满月脸、向心性肥胖等不良反应（2016）。

（6）心理护理：病人因病情反复发作、顽固的关节疼痛、疗效不佳等原因，常表现出情绪低落、忧虑、孤独，对生活失去信心。护士在与病人的接触中要以和蔼的态度，采取心理疏导、解释、安慰、鼓励等方法做好心理护理。

七、系统性红斑狼疮病人的护理

系统性红斑狼疮（SLE）是一种多因素参与的、特异性自身免疫性结缔组织病。损害各个系统、脏器和组织。本病病程迁延，病情反复发作，女性多见。

1. 病因　尚不清楚，目前认为在遗传因素、性激素、日光、感染、食物、药物等因素作用下，易感机体丧失正常免疫耐受性，不能正确识别自身组织，继而出现自身免疫反应，产生以抗核抗体（ANA）为代表的多种自身抗体，体液和细胞免疫紊乱，导致组织炎症性损伤。

2. 病理　基本病理变化为结缔组织的纤维蛋白样变性、结缔组织的基质发生黏液性水肿、坏死性血管炎。受损器官的特征性改变有：狼疮小体（苏木紫小体），为诊断SLE的特征性依据；"洋葱皮样"病变，以脾脏中央动脉为明显。几乎所有的SLE病人均有肾损伤，称狼疮性肾炎。

3. 临床表现　SLE临床表现多种多样，变化多端。多数病人呈缓解与发作交替病程。

（1）全身症状：活动期病人大多数有全身症状。可有发热、疲倦、乏力、体重减轻等。

（2）皮肤与黏膜：蝶形红斑是SLE最具特征性的皮肤改变，表现为鼻梁和双颧颊部呈蝶形分布的红斑。日晒部位可见斑丘疹。还可见盘状红斑、红点、丘疹、紫癜或紫斑、水疱和大疱等皮疹，部分病人可有光过敏现象、口腔溃疡、脱发、雷诺现象。

（3）骨关节和肌肉：关节痛，且多为首发症状，最常见于指、腕、膝等关节。呈对称分布，较少引起畸形。可有肌痛、肌炎。

（4）脏器损害：狼疮性肾炎可表现为肾小球肾炎和肾病综合征，可出现大量蛋白尿、血尿、各种管型尿、氮质血症、水肿和高血压等，晚期发生尿毒症，是SLE死亡的常见原因。部分病人可出现狼疮性肺炎；胸膜炎；神经系统损伤，脑损害最为多见；精神障碍，如躁动；癫痫发作；食欲缺乏、腹痛、呕吐；急腹症；慢性贫血；视盘水肿、视网膜渗出；心包炎等。

4. 辅助检查

（1）一般检查：轻至中度贫血，病情活动时红细胞沉降率多增快，血小板减少、白细胞计数减少。肝功能和肾功能可出现异常。

（2）免疫学检查：本病以存在多种抗核抗体为其特点，对SLE的敏感性为95%，是目前最佳的SLE筛选试验，但其特异性仍不理想。以抗Sm抗体和抗dsDNA抗体对SLE的诊断特异性较高。

（3）其他：X 线、CT 及超声心动图检查有利于早期发现肺部浸润、心血管病变、出血性脑病等。

5．治疗要点　目前仍无根治方法，治疗目的在于控制病情及维持临床缓解。SLE 病人宜早期诊断，早期治疗。

（1）非甾体类抗炎药：主要用于有发热、关节肌肉疼痛、关节炎、浆膜炎等，肾炎病人需慎用。常用药物有阿司匹林、吲哚美辛、布洛芬等。

（2）抗疟药：氯喹口服后主要积聚在皮肤，能抑制 DNA 和抗 DNA 抗体的结合，具有抗光敏和控制 SLE 皮疹的作用。

（3）糖皮质激素：是目前治疗重症自身免疫疾病的首选药物，可显著抑制炎症反应及抗原抗体反应（2013、2017）。适用于急性暴发性狼疮、脏器受损、急性溶血性贫血等病人。常用大剂量泼尼松，根据病情调整用量，一般治疗 4～6 周，病情明显好转后开始减量。

（4）免疫抑制药：加用免疫抑制药有利于更好地控制 SLE 活动，减少 SLE 暴发及减少激素的剂量。常用环磷酰胺、硫唑嘌呤等。

6．护理问题

（1）皮肤完整性受损　与疾病所致的血管炎性反应等因素有关。

（2）疼痛：慢性关节疼痛　与自身免疫反应有关。

（3）口腔黏膜受损　与自身免疫反应、长期使用激素等因素有关。

（4）潜在并发症：慢性肾衰竭。

（5）焦虑　与病情反复发作、迁延不愈、面容毁损及多脏器功能损害等有关。

7．护理措施

（1）休息与活动：急性期及疾病活动期卧床休息，慢性期或病情稳定者可适当活动；卧床期间注意预防感染。

（2）饮食护理：给予高蛋白、高维生素、高热量、低脂肪、软食、少量多餐，忌食含有补骨脂素的食物如芹菜、无花果、香菜等（2011），忌食烟熏食物及辛辣等刺激性食物。肾功能不全者，给予低盐、低蛋白，限制水钠摄入，并记录 24 小时出入量。意识障碍者鼻饲流质饮食。

（3）口腔护理：有口腔黏膜破损时，每天晨起、睡前和进餐前、后用漱口液漱口。有细菌感染者用 1∶5000 呋喃西林液漱口，局部涂抹碘甘油；有真菌感染者用 1%～4%碳酸氢钠液漱口或用 2.5%制霉菌素甘油涂敷患处。有口腔溃疡的病人，漱口后用中药冰硼散或锡类散涂敷溃疡部，促进愈合。

（4）皮肤护理：避免日光暴晒和紫外线等照射，夏季外出最好穿长袖衣裤、戴帽子、打遮阳伞，特别在活动期，需要时可加涂防日光药物，如奎宁软膏；避免接触刺激性物品，如碱性肥皂、化妆品（2012）；避免服用诱发疾病的药物，如普鲁卡因胺、肼屈嗪等；因本疾病多为慢性病，应教会病人及家属正确使用便器、气垫等，对有躯体功能障碍的病人应讲清楚定时翻身的重要性；保持皮肤清洁干燥，皮肤破损处可用清水冲洗，用 30℃左右温水湿敷红斑处，每天3 次，每次 30 分钟；脱发病人每周用温水洗头 2 次，边洗边按摩，忌染发、烫发、卷发。

（5）药物护理：指导病人遵医嘱用药，勿随意减药、停药，尤其是激素类，以免造成疾病治疗"反跳"。观察药物不良反应，非甾体类抗炎药胃肠道反应多，宜饭后服，具有肾毒性，伴肾炎者禁用；免疫抑制药可导致胃肠不适、脱发、肝病、神经炎、骨髓抑制等，使用中应定期查血象、肝功能（2014）。长期使用糖皮质激素（如泼尼松）会导致口腔黏膜受损、胃溃疡发生（2016）。

（6）密切观察病情：定时测量生命体征、体重，观察水肿的程度、尿量、尿色、尿液检查结果的变化，监测血清电解质，血肌酐、尿素氮的改变。

（7）心理护理：了解病人的家庭、生活背景及病人的心理需要，帮助病人树立乐观的情绪。正确对待疾病，建立战胜疾病的信心，生活规律化，教会病人及家属本病的护理知识、预防感染的措施及如何修饰自己，保持良好心态，鼓励其配合治疗及护理。

8．健康教育

（1）避免诱因：教育病人避免一切可能诱发本病的因素，如阳光照射、妊娠、分娩、药物及手术等。

（2）休息与活动：在疾病的缓解期，病人应逐步增加活动，可参加社会活动和日常工作，但要注意劳逸结合，避免过度劳累。

（3）皮肤护理：指导注意个人卫生，切忌挤压皮肤斑丘疹，预防皮损处感染。

（4）用药指导：坚持严格按医嘱治疗，不可擅自改变药物剂量或突然停药，向病人详细介绍所用药物的名称、剂量、用法、给药时间等，并教会其观察药物疗效和不良反应。

八、骨质疏松症病人的护理

骨质疏松症（OP）是一种以低骨量和骨组织微细结构破坏为特征，导致骨骼脆性增加，易发生骨折的代谢性疾病。

1．病因及分类

（1）骨吸收及其影响因素

①妊娠和哺乳：妊娠期饮食钙含量不足，易导致母体 OP 或骨软化症。

②雌激素缺乏，是绝经后骨质疏松症的主要病因。

③活性维生素 D 缺乏。

④降钙素（CT）水平降。

⑤甲状旁腺素（PTH）分泌增加。

⑥细胞因子：IL-l、IL-6、肿瘤坏死因子（TNF）等均有明显促进骨吸收功能。

（2）骨形成及其影响因素

①遗传因素。

②钙摄入不足。

③活动过少或过度运动均容易发生骨质疏松症。

2．临床表现

（1）骨痛和肌无力：早期无症状，被称为"寂静之病"。较重者常诉腰背疼痛、乏力或全身骨痛（2013）。

（2）椎体压缩：椎体骨折多见于绝经后骨质疏松，可引起驼背和身高变矮，多在突发性腰背疼痛后出现。

（3）骨折：是骨质疏松症最常见和最严重的并发症。

3．辅助检查

（1）骨量的测定：是评价骨丢失率和疗效的重要客观指标。

（2）骨转换的生化测定：相关测定指标有空腹尿钙、尿羟脯氨酸、血浆抗酒石酸酸性磷酸酶、血清碱性磷酸酶、骨钙素等。

（3）骨形态计量和微损伤分析：主要用于探讨 OP 的早期形态与功能变化。

（4）X 线检查：简单、易普及。

4．治疗要点

（1）一般治疗

①适当运动：多从事户外活动，适当进行负重锻炼，增强应变能力，减少骨折意外的发生。

②合理膳食（2014）：补充蛋白质有助于 OP 的治疗。多进食富含异黄酮类食物，如大豆等对保持骨量有一定作用。适当增加含钙丰富食物的摄入，如乳制品、海产品等。增加富含维生素 D、维生素 A、维生素 C 及含铁的食物，以利于钙的吸收。少饮酒、咖啡和浓茶，不吸烟。

③补充钙剂和维生素 D：每天元素钙摄入量应为 800～1200mg，可同时服用维生素 D，以利钙的吸收。

（2）对症治疗：骨痛者可给予适量的非甾体类镇痛药或短期应用降钙素制剂，如依降钙素。有畸形者应局部固定或其他矫形措施防止畸形加剧。有骨折时应给予牵引、固定、复位或手术治疗。

（3）特殊治疗

①性激素补充疗法：雌激素主要用于妇女绝经后骨质疏松症的预防，雄激素用于治疗男性骨质疏松者。按病人的具体情况选择性激素的种类、用药剂量和途径。

②二磷酸盐：抑制破骨细胞形成和骨吸收，常用制剂有依替磷酸二钠、帕米磷酸钠和阿仑膦酸钠。

③介入治疗：适用于有疼痛症状的新鲜或陈旧性骨质疏松性椎体压缩性骨折。

5．护理问题

（1）有受伤的危险（2014）　与骨质疏松导致骨骼脆性增加有关。

（2）慢性疼痛　与骨质疏松有关。

（3）躯体活动障碍　与骨骼变化引起活动范围受限有关。

（4）潜在并发症：骨折。

6．护理措施

（1）预防跌倒：保证住院环境安全，加强日常生活护理，加强巡视。

（2）用药护理：①服用钙剂时要多饮水。空腹服用效果最好，同时服用维生素 D 时，不可与绿叶蔬菜一起服用。②性激素必须在医师的指导下使用，剂量要准确，并要与钙剂、维生素 D 同时使用。使用雄激素应定期监测肝功能。③服用二磷酸盐应晨起空腹服用（2016）。④服用降钙素应注意观察不良反应，如食欲缺乏、恶心、颜面潮红等。⑤镇痛药物如吲哚美辛、阿司匹林等应餐后服用，以减轻胃肠道反应。

（3）休息：为减轻疼痛，可使用硬板床，卧床休息数天到 1 周，可缓解疼痛。

（4）对症护理：①使用骨科辅助物，以限制脊椎的活动度和给予脊椎支持，从而减轻疼痛。②物理疗法：对疼痛部位给予湿热敷，给予局部肌肉按摩。

（5）介入手术护理：①术前准备：指导病人练习俯卧位姿势及训练病人床上解便；忌食糖类、豆类等易产气的食物；②术后护理：术后 24 小时内严密监测病人生命体征，尤其是血压变化，必要时进行心电监护；仰卧休息 4 小时，有利于减少并发症及穿刺部位的出血；

注意观察创口疼痛、渗液情况；观察病人下肢远端感觉和运动功能，逐步进行肢体功能锻炼。

7. 健康教育

（1）疾病指导：向病人及家属讲解疾病有关知识，告知本病是终身性疾病，但经积极治疗，病人可维持正常的生活与工作。防止受凉、劳累、感染、外伤等诱因。成年后的预防主要是尽量延缓骨量丢失的速度和程度，对绝经后骨质疏松早期补充雌激素或雄、孕激素合剂。

（2）饮食运动：指导病人摄入充足的富钙食物、蛋白质、维生素。戒烟酒，避免咖啡因的摄入，少饮含碳酸饮料，少吃糖及食盐。多进行步行、游泳、慢跑、骑自行车等户外运动。

（3）预防跌倒指导：加强预防跌倒的宣传教育和保护措施。

（4）用药指导：嘱病人按时服用各种药物，学会观察药物不良反应。

第 13 章　肿瘤病人的护理

一、甲状腺癌病人的护理

甲状腺癌是头颈部较常见的恶性肿瘤，女性发病率高于男性。除髓样癌外，多数甲状腺癌起源于滤泡上皮细胞。

1．病因与病理分类

（1）乳头状癌：多见于中青年女性。低度恶性，较早可出现颈淋巴结转移。

（2）滤泡状腺癌：多见于中年人。肿瘤生长较迅速，中度恶性。

（3）未分化癌：多见于老年人。发展迅速，早期即有颈淋巴结转移，属高度恶性。

（4）髓样癌：常伴家族史。来源于滤泡旁细胞，较早出现淋巴结转移，且可经血行转移至肺和骨，恶性程度中等。

2．临床表现

（1）初期仅在颈部出现单个、质地硬而固定、表面高低不平，随吞咽上下移动的肿块。髓样癌病人可出现腹泻、心悸、颜面潮红和血清钙降低等症状。

（2）晚期癌肿除伴颈淋巴结肿大外，可出现声音嘶哑、呼吸困难或吞咽困难等。

3．辅助检查

（1）细胞学检查：结节用细针穿刺、抽吸、涂片，进行病理学检查。

（2）影像学检查

①B超确定甲状腺大小，测定结节的位置、大小、数目及与邻近组织的关系。若结节呈实质性，并有不规则反射，则恶性可能较大。

②X线颈部正侧位片，以了解有无气管移位、狭窄、肿块钙化及上纵隔增宽等。若甲状腺部位有细小的絮状钙化影，恶性的可能较大。胸部及骨骼摄片以了解有无肺及骨转移。

（3）放射性核素扫描：甲状腺癌的放射性 ^{131}I 或 ^{99m}Tc 扫描多提示为冷结节，边缘模糊。

（4）血清降钙素测定：放射免疫法测定血清降钙素对诊断髓样癌有帮助。

（5）细针穿刺细胞学检查：明确甲状腺结节性质的有效方法。

4．治疗要点　手术切除是各型甲状腺癌的基本治疗方式，并辅助应用核素、甲状腺激素和放射外照射等治疗。

未分化癌一般采用放疗（放射外照射）；其他类型甲状腺癌均应行甲状腺癌根治术，手术范围包括患侧甲状腺及峡部全切除、对侧大部切除，有淋巴结转移时应行同侧颈淋巴结清扫，并辅以放射性核素、甲状腺素治疗。

5．护理问题

（1）焦虑　与颈部肿块性质不明、环境改变、担心手术及预后有关。

（2）潜在并发症：呼吸困难和窒息、喉返（或）喉上神经损伤、手足抽搐等。

（3）清理呼吸道无效　与咽喉部及气管受刺激、分泌物增多及切口疼痛有关。

6．护理措施

（1）有效缓解焦虑

①术前：加强沟通，告知病人甲状腺癌的相关知识，说明手术的必要性。鼓励病人说出自身感受，消除其顾虑和恐惧。

②术后：指导病人保持头颈部于舒适体位。遵医嘱及时给予镇痛，以利休息和缓解焦虑。对被确诊为恶性肿瘤的病人，加强心理安慰，引导其接受现实，积极配合治疗。

（2）有效预防或及时处理并发症

1）术前：完善术前准备和术前检查。

2）术后：密切观察其生命体征、呼吸、发音和吞咽状况，及早发现甲状腺术后常见并发症，并及时通知医师、配合抢救。

①呼吸困难和窒息：血压平稳或全身麻醉清醒后取高坡卧位。术后持续引流 24～48 小时，定期观察引流是否有效。颈丛麻醉者，术后 6 小时起可进少量温或凉流质饮食，禁忌过热流质。备好急救用品，随时抢救。

②喉返和喉上神经损伤：鼓励术后病人发音，注意有无声调降低或声音嘶哑。喉上神经内支受损者，易发生误咽和呛咳；加强饮食过程中的观察和护理，并鼓励其多进食固体类食物。

③手足抽搐：加强血钙浓度动态变化的监测；适当限制肉类、乳品和蛋类等含磷较高食品的摄入，以免影响钙的吸收；指导病人口服钙剂。抽搐发作处理：立即遵医嘱静脉注射 10%葡萄糖酸钙或氯化钙 10～20ml。

（3）保持呼吸道通畅：术前指导病人深呼吸。术后保持引流通畅，协助病人有效咳嗽，遵医嘱给予镇痛药。

7．健康教育

（1）指导病人调整心态，正确面对现实，积极配合治疗。

（2）指导病人在切口愈合后逐渐进行颈部活动，直至出院后 3 个月。

（3）遵医嘱坚持服用甲状腺素制剂，以预防肿瘤复发；术后需加行放射治疗者应遵医嘱按时治疗。

（4）指导病人颈部自检的方法；病人出院后须定期随访。

二、食管癌病人的护理

食管癌是一种常见的消化道肿瘤，发病年龄多在 40 岁以上，男多于女。食管癌以胸中段较多见，下段次之，上段较少；大多为鳞癌。按病理形态，食管癌可分为髓质型、蕈伞型、溃疡型和缩窄型。淋巴转移是食管癌的主要转移途径（2013）。

1．病因　尚未明确，可能与下列因素有关。

（1）亚硝胺及真菌。

（2）缺乏维生素，如维生素 A、维生素 B；缺乏某些微量元素，如钼、铁、锌、氟、硒等。

（3）嗜好烟、酒，过烫和过硬的饮食，口腔不洁、炎症或创伤等慢性刺激。

（4）遗传因素和基因。

2．临床表现

（1）早期：无明显症状，吞咽粗硬食物时有不适感，包括哽噎感，胸骨后烧灼样、针刺样或牵拉摩擦样疼痛。

（2）中晚期：<u>典型症状为**进行性吞咽困难**</u>（2012）。先是难咽干硬食物，继而只能进半流质、流质，最后滴水难进。病人消瘦、贫血、无力及营养不良。癌肿侵犯喉返神经者，可发生声音嘶哑；侵入主动脉、溃烂破裂时，可引起大量呕血；侵入气管，可形成食管气管瘘；食管梗阻时可致食物反流入呼吸道，引起进食时呛咳及肺部感染。<u>持续胸痛或背痛为晚期症状</u>；最后出现恶病质。

3．辅助检查

（1）X 线食管吞钡造影检查：早期食管癌可见食管黏膜皱襞紊乱、粗糙或有中断现象。中晚期可显示病变部位管腔不规则充盈缺损、管腔狭窄，病变段管壁僵硬等典型征象。

（2）<u>食管脱落细胞学检查：简便易行的普查筛选方法。</u>

（3）内镜检查：可直视肿块部位、大小及取活组织做病理组织学检查。是诊断食管癌比较可靠的方法。

（4）CT 和 MRI：显示食管癌向腔外扩展的范围，淋巴结转移情况。

4．治疗要点　以手术为主，辅以放射、化学药物等综合治疗。

5．护理问题

（1）营养失调：低于机体需要量　与进食量减少或不能进食、消耗增加等有关。

（2）体液不足　与吞咽困难、水分摄入不足有关。

（3）焦虑　与对癌症的恐惧和担心疾病预后等有关。

（4）<u>潜在并发症：肺不张、吻合口瘘、乳糜胸等。</u>

6．护理措施

（1）术前护理

1）心理护理：加强沟通，了解病人心理状况，讲解手术和各种治疗与护理的意义、方法与注意事项，对病人进行心理疏导。营造安静舒适的环境，以促进睡眠。必要时遵医嘱给予催眠、镇静、镇痛类药物，保证病人充分休息。争取亲属在心理上、经济上的积极支持和配合，解除病人的后顾之忧。

2）营养支持和维持水、电解质平衡：①能进食者，鼓励病人进食<u>高热量、高蛋白、丰富维生素饮食</u>（2013）；②若病人仅能进食流质而营养状况较差，可遵医嘱补充液体、电解质或提供肠内、肠外营养。

（2）术前准备

1）一般护理：术前 2 周劝告吸烟者严格戒烟。指导并训练病人有效咳痰和腹式深呼吸。

2）胃肠道准备：<u>①术前 3 日改流质饮食，术前 1 日禁食。</u>②预防感染：遵医嘱给予口服抗生素。③进食后有滞留或反流者，术前 1 日遵医嘱冲洗食管和胃。胃管通过梗阻部位时<u>不能强行进入，以免穿破食管。④拟行结肠代食管手术者，术前 3～5 日口服肠道抗生素，如甲硝唑、庆大霉素或新霉素等</u>（2017）；术前 2 日进食无渣流质，术前晚行清洁灌肠或全肠道灌洗后禁饮禁食。

（3）术后护理

1）取半卧位，严密监测病人的心率、血压以及呼吸频率、节律等生命体征的变化。

2）饮食护理：<u>①术后早期禁饮禁食 3～4 日</u>，禁食期间持续胃肠减压，注意经静脉补充营养。②停止胃肠减压 24 小时后，若无呼吸困难、胸内剧痛、患侧呼吸音减弱及高热等吻合口瘘的症状时，可开始进食。术后 5～6 日可进全清流质。术后 3 周可进普食，少量多餐。避免进食生、冷、硬食物，以防后期吻合口瘘。③食管癌、贲门癌切除术后，嘱病人进食后 2 小时内勿平卧，睡眠时抬高床头。

3）呼吸道护理：①手术后继续鼓励并协助病人深呼吸及有效的咳嗽排痰；②适当镇静与镇痛；③术后 48 小时内常规吸氧；④麻醉未清醒前采取平卧位，头偏向一侧，病人清醒、血压平稳后改为半卧位，以利于改善呼吸及引流；⑤痰多、咳痰无力的病人若出现呼吸浅快、发绀、呼吸音减弱等痰阻塞现象时，立即鼻导管深部吸痰，必要时行纤维支气管镜吸痰或气管切开吸痰。

4）胃肠减压的护理：①胃肠减压管应保持通畅，并注意观察记录引流液体的量及性质，若引流出血性液，病人出现烦躁、血压下降、脉搏增快等，应考虑吻合口出血；②胃管脱出后应严密观察病情，不应盲目再插入；③待肛门排气、胃肠减压引流量减少后，拔除胃管。

5）胃造瘘术后的护理：①观察造瘘管周围有无渗液或胃液漏出，及时更换渗湿的敷料，并在瘘口周围涂氧化锌软膏或置凡士林纱布保护皮肤，防止发生皮炎；②妥善固定，防止脱出或阻塞。

（4）并发症的预防和护理

1）**食管吻合口瘘**（2017）：食管吻合口瘘是术后最严重的并发症。多发生在术后 5～10 日。表现为呼吸困难、胸痛、胸膜腔积液和全身中毒症状，如高热、寒战甚至休克等或胸膜腔闭式引流出食物残渣等。一旦出现，立即通知医师并配合处理。①嘱病人立即禁食；②协助行胸腔闭式引流并常规护理；③遵医嘱予以抗感染治疗及营养支持；④严密观察生命体征，若出现休克症状，积极抗休克治疗。

2）乳糜胸：①表现：乳糜胸多因伤及胸导管所致。乳糜液漏出增多，大量聚积在胸膜腔内，可压迫肺及纵隔并使之向健侧移位。病人表现为胸闷、气急、心悸，甚至血压下降。如未及时治疗可在短期内造成全身消耗，衰竭死亡。②协助处理：若诊断成立，立即置胸腔闭式引流，及时引流胸腔内乳糜液，使肺膨胀。可用负压持续吸引，以利胸膜形成粘连。③给予肠外营养支持。

3）肺不张、肺部感染：术前戒烟、控制肺内感染；术后加强呼吸道管理，叩背协助病人有效咳嗽。

7. 健康教育

（1）饮食指导

①指导病人应少食多餐，进食由稀到干，由少到多，尽量选择一些易消化的饮食，避免生、冷、硬及刺激性食物。

②告知病人饭后 2 小时不能平卧，睡眠时应把枕头抬高，以防止贲门切除后食管反流。

（2）结肠代替食管术后，因结肠逆蠕动，病人口腔常嗅到粪臭气味，应向病人耐心解释，一般经 6 个月后症状会逐渐减轻，并指导其注意口腔卫生。

（3）注意休息，适当进行锻炼。

（4）加强自我观察。术后 3～4 周再次出现吞咽困难时，可能为吻合口狭窄，应及时就诊；定期复查，坚持后续治疗。

三、胃癌病人的护理

胃癌是我国常见恶性肿瘤之一。高发年龄 40～60 岁，男性发病率明显高于女性。

1．病因及分类

（1）病因：尚未完全清楚，目前认为与下列因素有关。①幽门螺杆菌感染：引发胃癌的主要因素之一。②地域环境及饮食生活因素。③癌前病变和癌前状态：慢性萎缩性胃炎、胃息肉、胃溃疡及残胃炎。④遗传因素：有明显的家族聚集倾向。

（2）分类：胃癌好发于胃窦部，分为早期和进展期胃癌。早期胃癌：胃癌仅局限于黏膜和黏膜下层，不论病灶大小或有无淋巴结转移。进展期胃癌：癌组织超出黏膜下层侵入胃壁肌层为中期胃癌；病变达浆膜下层或是超出浆膜向外浸润至邻近脏器或有转移者为晚期胃癌。进展期胃癌分为Ⅰ型（结节型）、Ⅱ型（溃疡局限型）、Ⅲ型（溃疡浸润型）、Ⅳ型（弥漫浸润型）。

（3）胃癌的转移途径：直接浸润、淋巴转移、血行转移和腹腔种植。淋巴转移是胃癌的主要转移途径。

2．临床表现

（1）症状：早期胃癌多无明显症状（2017），部分病人可有上腹隐痛、嗳气、反酸、食欲缺乏等消化道症状，无特异性。贲门胃底癌可有胸骨后疼痛和进行性哽噎感；幽门附近的胃癌可有呕吐宿食的表现；肿瘤溃破血管后可有呕血和黑粪。

（2）体征：早期仅有上腹部深压不适或疼痛。晚期可扪及上腹部肿块。若出现远处转移时，可有肝大、腹水、锁骨上淋巴结肿大等。

3．辅助检查

（1）内镜检查：胃镜检查是诊断早期胃癌的有效方法。可直接观察病变的部位和范围。

（2）影像学检查

①X线钡剂检查：X线气钡双重造影可发现较小而表浅的病变。

②腹部超声：腹部超声主要用于观察胃的邻近脏器受浸润及淋巴结转移的情况。

③螺旋CT：有助于胃癌的诊断和术前临床分期。

（3）实验室检查：粪隐血试验常呈持续阳性。

4．治疗要点　早发现，早诊断和早治疗。外科手术是治疗胃癌的主要手段。

（1）手术治疗

①根治性手术：切除胃的全部或大部，以及大、小网膜和局域淋巴结，并重建消化道。

②微创手术：包括胃镜下做胃黏膜癌灶切除和腹腔镜下做胃楔形切除、胃部分切除甚至是全胃切除。

③姑息性切除术：用于癌肿广泛浸润并转移、不能完全切除者。

④短路手术。

（2）化疗：是最主要的辅助治疗方法。目的在于杀灭残留的微小癌灶或术中脱落的癌细胞，提高综合治疗效果。

（3）其他治疗：包括放疗、热疗、免疫治疗、中医中药治疗等。免疫治疗包括非特异生物反应调节剂如卡介苗、短小棒状杆菌等；细胞因子如白介素、干扰素、肿瘤坏死因子等。

5．护理问题

（1）焦虑和恐惧　与病人对癌症的恐惧、担心治疗效果和预后有关。

（2）营养失调：低于机体需要量　与长期食欲缺乏、消化吸收不良及癌肿导致的消耗增加有关。

（3）舒适的改变　与顽固性呃逆、切口疼痛有关。

（4）潜在并发症：出血、感染、吻合口瘘、幽门梗阻、倾倒综合征等。

6．护理措施

（1）术前护理

①心理护理：向病人解释胃癌手术治疗的必要性，鼓励病人表达感受；进行针对性的心理护理，增强病人对手术治疗的信心。鼓励家属和朋友给予病人关心和支持，使其能积极配合治疗和护理。

②营养支持：给予高蛋白、高热量、高维生素、易消化饮食（2012），以改善病人的营养状况，提高手术耐受力。

（2）术后护理

1）胃肠减压：保持有效胃肠减压，减少胃内积气、积液。

2）术后营养支持

①肠外营养支持：因胃肠减压、禁食，引流出大量含有各种电解质，如钾、钠、氯、碳酸盐等的胃肠液，易造成水、电解质和酸碱失衡和营养缺乏（2015）。术后及时输液补充病人所需的水、电解质和营养素，必要时输血清清蛋白或全血。详细记录24小时出入量。

②肠内营养支持：术后早期经喂养管输注实施肠内营养支持。妥善固定喂养管，防止滑脱、移动、扭曲和受压；保持喂养管的通畅，防止营养液沉积堵塞导管，每次输注营养液前后用生理盐水或温开水20～30ml冲管，输液过程中每4小时冲管1次。控制输入营养液的温度、浓度和速度。观察有无恶心、呕吐、腹痛等并发症的发生。

3）饮食护理：肠蠕动恢复后可拔除胃管，拔胃管后当日可少量饮水或米汤；第2日进半量流质饮食；第3日进全量流质；若进食后无腹痛、腹胀等不适，第4日可进半流质饮食；第10～14日可进软食。少食产气食物，忌刺激性食物。注意少量多餐。全胃切除术后，开始全流质饮食时宜少量、清淡；每次饮食后需观察病人有无腹部不适。

4）体位：全身麻醉清醒前取去枕平卧位，头偏向一侧，以免呕吐时发生误吸。麻醉清醒后若血压稳定取低半卧位。

5）疼痛护理：针对切口疼痛所致的不舒适，可遵医嘱给予镇痛药物。

（3）并发症的观察、预防及护理（2014）

1）术后出血：胃或腹腔内出血。

①严密观察病人的生命体征，包括血压、脉搏、心率、呼吸、神志和体温的变化。

②禁食和胃肠减压，加强对胃肠减压引流液量和颜色的观察（2012、2016）。

③观察和记录腹腔引流液的量、颜色和性质（2014）。

④若术后发生胃出血，应遵医嘱应用止血药物和输新鲜血等。若经非手术疗法不能有效止血或出血量每小时＞500ml时，应做好术前准备及相应的术后护理。

2）感染

①完善术前准备。术前应劝告吸烟者戒烟。指导病人进行有效咳嗽和深呼吸的训练。

②做好口腔护理，保持口腔清洁卫生。

③保持腹腔引流通畅：妥善固定引流管，确保有效的负压吸引，防止引流管被血细胞凝集块堵塞；避免引流管受压、扭曲和折叠；观察和记录引流液的量、颜色和性质。严格无菌操作；每日更换引流袋，防止感染。

④鼓励病人定时做深呼吸、有效咳嗽和排痰。术后早期活动。

3）吻合口瘘或残端破裂

①对有幽门梗阻的病人，术前 3 日起每晚用温生理盐水洗胃。术前 3 日给病人口服肠道不吸收的抗菌药，必要时清洁肠道。

②维持有效胃肠减压。若胃管引流通畅而引流胃液量逐渐减少，则是胃肠蠕动恢复的标志。

③注意观察病人的生命体征和腹腔引流情况。

④保持瘘口周围皮肤清洁和干燥，局部涂以氧化锌软膏加以保护。

⑤对继发感染的病人，根据医嘱合理应用抗菌药。

4）消化道梗阻：禁食、胃肠减压，记录出入水量。维持水、电解质和酸碱平衡。遵医嘱给予促胃动力药物，如多潘立酮（吗丁啉）等。加强心理护理。

5）倾倒综合征

①对早期倾倒综合征者：少食多餐，避免过甜、过咸、过浓的流质饮食；宜进低糖类、高蛋白饮食；餐时限制饮水喝汤；进餐后平卧 10～20 分钟（2016）。

②对晚期倾倒综合征：出现症状时稍进饮食，尤其是糖类即可缓解。

③碱性反流性胃炎：对症状轻者指导用药，对严重者做好术前准备。

7．健康教育

（1）饮食调节：饮食应少量多餐、富含营养素、易消化，忌食生、冷、硬、油煎、酸、辣、浓茶等刺激性及易胀气食物，戒烟、酒。

（2）定期复查（2014）：术后初期每 3 个月复查一次，以后每 6 个月复查一次，至少复查 5 年。术后化疗、放疗期间定期门诊随访。

四、原发性肝癌病人的护理

原发性肝癌简称肝癌，指肝细胞或肝内胆管细胞发生的癌，为我国常见恶性肿瘤之一。

1．病因及分型

（1）病因

①病毒性肝炎：乙型和丙型肝炎病毒与肝癌发病有关，是我国最常见病因（2016）。

②肝硬化：多数为乙型或丙型病毒性肝炎发展成大结节性肝硬化。在欧美国家，肝癌常发生在酒精性肝硬化的基础上。

③黄曲霉毒素：与肝癌的发生有关。

④饮用水污染。

⑤其他因素：遗传、亚硝胺类化合物、乙醇中毒、有机氯类农药、寄生虫如华支睾吸虫感染等，可能与肝癌发生有关。

（2）分型：肝癌分为结节型、巨块型、弥漫型，以结节型多见。按组织学类型可分为肝细胞型、胆管细胞型和混合型；我国以肝细胞型为主（2016）。

2．临床表现

（1）症状：原发性肝癌起病隐匿，早期多无症状。因身体不适自行就诊者多属中、晚期。

①肝区疼痛：是肝癌的常见症状（2014），约 50% 以上病人可有肝区疼痛，多呈持续性胀痛或钝痛（2011）；若肿瘤生长缓慢，则可无疼痛或仅有轻微钝痛；肿瘤侵犯膈时，疼痛

可牵涉右肩。肝表面的癌结节破裂时，坏死的癌组织及血液流入腹腔，可引起突然的剧痛，伴有急腹症表现。

②消化道症状：**食欲缺乏、消化不良、恶心、呕吐**。腹水可导致腹胀、腹泻。

③全身症状：**进行性消瘦**、发热、乏力、营养不良，晚期病人可呈恶病质。

④肿瘤转移表现：胸膜转移可引起胸痛和血性胸腔积液。肺转移可引起咳嗽和咯血。如转移至骨骼和脊柱，可引起神经受压症状。颅内转移可有相应的神经定位症状和体征。

（2）体征

①肝大：呈**进行性肝大**，质地坚硬，表面及边缘不规则，常呈结节状，有不同程度的压痛。

②黄疸：常在晚期出现，多由肝细胞损害、癌块压迫或侵犯肝门附近胆管或癌组织和血块脱落引起胆道阻塞所致。

③肝硬化征象：肝癌伴肝硬化门静脉高压者可有脾大、静脉侧支循环形成及腹水等表现。腹水一般为漏出液，也可出现血性腹水。

（3）并发症

①肝性脑病：多为肝癌终末期的并发症，约 1/3 的病人因此致死。

②上消化道出血：约占肝癌死亡原因的 15%。肝癌病人可因食管-胃底静脉曲张破裂、胃肠道黏膜糜烂、凝血功能障碍等而出血。

③肝癌结节破裂出血：肝癌病人因肝癌结节破裂出血致死约占 10%。肝癌组织坏死、液化可致自发破裂或由于外力作用而破裂。小量出血可表现为血性腹水，大量出血可出现休克，当癌结节破裂局限于肝包膜下时可形成压痛性包块，破入腹腔可引起急性腹痛和腹膜刺激征。

④继发感染：肝癌病人因长期消耗或放射、化学治疗致白细胞减少，抵抗力减弱，加之长期卧床等因素，易并发肺炎、肠道感染、败血症等各种感染。

3．辅助检查

（1）癌肿标志物检测

①甲胎蛋白（AFP）：现已广泛用于肝癌的普查、诊断、判断治疗效果和预测复发。

②其他标志物：联合多种标志物可提高诊断率。

（2）影像学检查

①超声显像：**B 超检查**是目前肝癌筛查的首选检查方法。

②CT 检查：CT 是肝癌诊断的重要手段。

③MRI 检查：能清楚显示肝细胞癌内部结构特征，应用于临床怀疑肝癌而 CT 未能发现病灶或病灶性质不能确定时。

④肝血管造影：通常用于临床怀疑肝癌存在，而普通的影像学检查不能发现肝癌病灶的情况下。

（3）**肝活组织检查**：是确诊肝癌的最可靠方法。

4．治疗要点

（1）手术治疗：肝癌的治疗方案以**手术切除**为首选。

（2）肝动脉化疗栓塞治疗：是肝癌非手术疗法中的首选方案。

（3）无水乙醇注射疗法：适用于肿瘤直径在 3cm 以内，结节数在 3 个以下伴有肝硬化而不能手术治疗者。

（4）放射治疗：主要适用于肝门区肝癌的治疗，对于病灶较为局限、肝功能较好的早期病例。

（5）全身化疗：主要适用于肝外转移者或肝内播散严重者。肝癌化疗以 CDDP 方案为首选，常用药物有顺铂、多柔比星、丝裂霉素及 5-氟尿嘧啶等。

（6）中医治疗：可促进病人恢复、减轻治疗的不良反应。

（7）并发症的治疗：肝癌结节破裂出血时，可行肝动脉结扎、大网膜包裹填塞、喷洒止血药等治疗。并发上消化道出血、肝性脑病、感染，应进行相应处理。

5. 护理问题

（1）疼痛：肝区痛　与肝癌生长迅速、牵拉肝包膜或肝动脉栓塞术后反应有关。

（2）营养失调：低于机体需要量　与肿瘤慢性消耗、肝功能减退导致的消化吸收不良、化疗导致胃肠道反应有关。

（3）绝望　与得知肝癌的诊断，治疗效果差，担心预后有关。

（4）潜在并发症：上消化道出血、肝性脑病、肝癌结节破裂出血、继发感染等。

6. 护理措施

（1）术前护理

1）疼痛护理：评估疼痛发生的时间、部位、性质、诱因和程度；遵医嘱按照三级止痛原则给予镇痛药物，并观察药物效果及不良反应。

2）改善营养状况：宜采用高蛋白、高热量、高维生素、易消化饮食；少食多餐。合并肝硬化有肝功能损害者，应适当限制蛋白质摄入；补充维生素 K 和凝血因子等。

3）护肝治疗：保证充分睡眠和休息，禁酒。遵医嘱给予支链氨基酸治疗，避免使用红霉素、巴比妥类、盐酸氯丙嗪等有损肝脏的药物。

4）维持体液平衡：对肝功能不良伴腹水者，严格控制水和钠盐的摄入量；准确记录 24 小时出入量。

5）预防出血：①肝癌合并肝硬化，术前 3 日开始给予维生素 K；②避免剧烈咳嗽、用力排便等致腹内压骤升的动作和外伤等；③应用 H_2 受体阻断药；④突发腹痛，伴腹膜刺激征，应高度怀疑肝癌破裂出血。

6）肠道准备：口服肠道不吸收的抗菌药物，新霉素、甲硝唑、庆大霉素等。

（2）术后护理

1）术后早期禁食，术后 24～48 小时肠蠕动恢复后可进食流质。

2）并发症的观察及护理

①出血：血压平稳，可取半卧位。术后 1～2 日应卧床休息，不鼓励病人早期活动，避免剧烈咳嗽和打喷嚏等，以防止术后肝断面出血（2017）。保持引流通畅，术后当日可引出鲜红血性液体 100～300ml，若血性液体增多，应警惕腹腔内出血。

②膈下积液及脓肿：术后体温下降后再度升高或术后发热持续不退，同时伴右上腹部胀痛、脉速、白细胞计数升高，中性粒细胞达 90% 以上等，应疑有膈下积液或膈下脓肿，B超等影像学检查可明确诊断。

护理措施：a. 保持引流通畅，每日更换引流袋。若引流量逐日减少，一般在手术后 3～5 日拔除引流管。b. 若已形成膈下脓肿，行穿刺抽脓或置管引流；鼓励病人取半坐位，以利于呼吸和引流。c.高热者给予物理降温，多饮水。

③肝性脑病：测定肝功能并监测血氨浓度，观察病人有无轻微的性格异常、定向力减退、嗜睡与躁动交替，黄疸是否加深。

7. 健康教育

（1）疾病预防指导：积极宣传和普及肝癌的预防知识。注意饮食和饮水卫生，做好粮食保管，防霉去毒，改进饮用水质，减少与各种有害物质的接触，是预防肿瘤的关键。

（2）疾病知识指导：指导病人生活规律，注意劳逸结合，避免情绪剧烈波动和劳累。指导病人保持乐观情绪，建立健康的生活方式。指导病人合理进食，饮食以高蛋白、适当热量、多种维生素为宜。避免摄入高脂、高热量和刺激性食物，戒烟、酒，避免加重肝脏负担，减轻对肝损害。如有肝性脑病倾向，应减少蛋白质摄入。

（3）用药指导：指导病人按医嘱服药，了解药物的主要不良反应，忌服有肝损害的药物。定期随访。

五、胰腺癌病人的护理

胰腺癌是消化系统较常见的恶性肿瘤。在我国胰腺癌的发病率有逐年上升的趋势。男性多于女性，年龄多在 40 岁以上。早期诊断困难，预后很差。最常见的发病部位是胰头部（2013），称胰头癌，约占胰腺癌的 2/3。

1. 病因　本病病因不明，可能与吸烟、高蛋白和高脂肪饮食、糖尿病、慢性胰腺炎及遗传有关。

2. 临床表现

（1）症状

①上腹痛：是最早出现的症状，疼痛可向肩背部或腰胁部放射。晚期因癌肿侵及腹膜后神经组织，出现持续性剧烈疼痛，向腰背部放射，日夜不止，屈膝卧位可稍有缓解。胰体尾部癌的腹痛部位在左上腹或脐周，出现疼痛时已多属晚期。

②黄疸：是主要的症状，以胰头癌病人最常见。黄疸呈进行性加重，可伴皮肤瘙痒、茶色尿和陶土色大便。

③消瘦和乏力：由于饮食减少、消化不良、疼痛影响睡眠及肿瘤消耗等，病人初期即出现消瘦和乏力。

④消化道症状：因胆汁排出受阻，常有食欲缺乏、腹胀、腹泻和便秘，厌食油腻食物，部分病人出现恶心、呕吐。晚期肿瘤侵及十二指肠可出现消化道梗阻或消化道出血。

⑤其他：可出现发热、胰腺炎发作、糖尿病、脾功能亢进及血栓性静脉炎等。

（2）体征：肝大、胆囊肿大、胰腺肿块，晚期可出现腹水或扪及左锁骨上淋巴结肿大。

3. 辅助检查

（1）实验室检查

①胰腺癌早期可有血、尿淀粉酶值升高，血糖升高、尿糖阳性。

②黄疸时，血清胆红素、碱性磷酸酶和转氨酶升高，尿胆红素阳性。

③癌胚抗原（CEA）、胰胚抗原（POA）、糖类抗原 19-9（CA19-9）等胰腺癌血清学标记物可升高。其中，CA19-9 是最常用的辅助诊断和随访项目。

（2）影像学检查：① B 超是首选检查方法；②内镜超声（EUS）检查能发现直径<1.0cm 的

小胰癌；③ CT 是诊断胰腺癌的重要手段，能清楚显示胰腺形态、肿瘤部位、肿瘤与邻近血管的关系及后腹膜淋巴结转移情况；④经内镜逆行胰胆管造影（ERCP）可显示胆管或胰管狭窄或扩张，并能进行活检；⑤经皮肝穿刺胆囊造影（PTC）和经皮肝穿刺胆囊引流术（PTCD）可清楚显示梗阻部位、梗阻上方胆管扩张程度及受累胆管改变等；⑥MRI 显示胰腺肿块的效果较 CT更好，诊断胰腺癌敏感性和特异性较高；⑦MRCP 可显示胰胆管扩张、梗阻情况。

4．治疗要点

（1）手术治疗：**手术切除**是治疗胰腺癌**最有效**的方法。主要为胰十二指肠切除术。

（2）姑息性手术：对不能手术切除的胰腺癌，可行内引流术，以解除黄疸；伴有十二指肠梗阻者可做胃空肠吻合术，以保证消化道通畅。

（3）辅助治疗：放疗加化疗对胰十二指肠切除术后有一定协同治疗作用。常用化疗药物有氟尿嘧啶、吉西他滨等。此外，可选用免疫疗法、基因疗法、中药疗法等。合并糖尿病者需用胰岛素等控制血糖。

5．护理问题

（1）焦虑（恐惧）　与对癌症的诊断、治疗过程及预后的忧虑有关。

（2）疼痛　与胰胆管梗阻、癌肿侵犯腹膜后神经丛及手术创伤有关。

（3）营养失调：低于机体需要量　与食欲缺乏、呕吐及癌肿消耗有关。

（4）潜在并发症：出血、感染、胰瘘、胆瘘、血糖调节失常。

6．护理措施

（1）术前护理

①心理护理：胰腺癌多为 40 岁以上的中老年人，家庭负担较重，很难接受该诊断，对不清楚自己诊断的病人应给予医疗保密，而清楚自己诊断的病人常有否认、悲哀、恐惧和愤怒等不良情绪，护士应理解，常与病人沟通，了解病人的感受，精神上给予支持，有针对性地介绍相同疾病的康复情况，介绍与疾病和手术有关的康复知识。介绍同病种术后康复期病友与其交流以增强病人康复的信心（2016）。

②疼痛护理：遵医嘱应用镇痛药，观察镇痛的效果。

③皮肤瘙痒的护理：嘱病人勿挠抓，可用温水擦拭，涂抹止痒药物（2013）。

④改善病人全身情况：加强营养、纠正低蛋白血症，宜给高蛋白、高维生素、低脂肪易消化饮食；维持水、电解质平衡；遵医嘱注射维生素 K，同时进行保肝治疗；营养不良者，可经肠内和（或）肠外营养途径改善病人营养状况。

⑤肠道准备：术前 3 日开始口服抗生素抑制肠道细菌，预防术后感染；术前 2 日给予流质饮食；术前晚清洁灌肠，减少术后腹胀及并发症的发生。

⑥其他措施：血糖异常者，通过调节饮食和注射胰岛素控制血糖（2015）。有胆道梗阻并继发感染者，遵医嘱给予抗生素控制感染。

（2）术后护理

①严密观察病人的生命体征，如有异常及时通知医师。

②加强基础护理，防止肺炎、泌尿系感染、压疮等。

③加强各引流管的护理术后，常有 T 形管、胰管、腹腔引流管等，注意有效固定防止脱落并做好标识；勿打折、受压等，保持引流通畅；观察颜色、性质和引流量并记录。

④营养支持，术后早期禁食，禁食期间给予肠外营养支持，维持水、电解质平衡，必要

时输注入血清蛋白。拔除胃管后予以流质、半流质饮食，逐渐过渡至正常饮食。术后因胰外分泌功能减退，易发生消化不良、腹泻等，应根据胰腺功能给予消化酶制剂或止泻药。

⑤并发症的观察及护理：主要包括感染、胰瘘、胆瘘、出血及血糖异常。

a. 感染：病人有高热、腹痛和腹胀、白细胞计数升高等时，合理使用抗生素，加强全身支持治疗。

b. 胰瘘：是胰十二指肠切除术后最常见的并发症和死亡的主要原因，术后1周左右，如病人突发剧烈腹痛、腹胀、发热、腹腔引流管引出或伤口敷料渗出清亮液体，疑为胰瘘。应持续负压引流，保持引流通畅，静脉营养支持，用生长抑素抑制胰液分泌，能显著减少胰瘘发生，多可自愈。

c. 胆瘘：术后5~10天（2017），如出现发热、右上腹痛、腹肌紧张及反跳痛、T形管引流量突然减少、沿腹腔引流管引出或伤口敷料渗出胆汁样液体，疑为胆瘘。应密切观察T管、腹腔引流管的色、质、量并做好记录，保持各引流通畅，静脉营养治疗。必要时手术治疗。

d. 出血：严密观察生命体征变化，如发现引流异常，应及时报告医师（2013）。

e. 血糖异常的观察及护理：动态监测血糖水平，对合并高血糖者，调节饮食并遵医嘱注射胰岛素（2011），控制血糖在适当水平；出现低血糖者，适当补充葡萄糖（2011）。

7. 健康教育

（1）饮食宜少量多餐，予以高蛋白、高糖（术后高血糖病人给予低糖饮食）、低脂肪饮食，补充脂溶性维生素（2016）。对胰腺功能不足，消化功能差的病人，应用胰酶替代药。

（2）定期监测血糖、尿糖，发生糖尿病时给予药物治疗和饮食控制。

（3）定期放疗或化疗，化疗期间定期复查血常规，白细胞计数低于4×10^9/L者，暂停化疗。

（4）每3~6个月复查一次，若出现进行性消瘦、贫血、乏力、发热等症状，应及时就诊。

六、大肠癌病人的护理

大肠癌是结肠癌及直肠癌的总称，为常见的消化道恶性肿瘤之一。

1. 病因

（1）饮食习惯：高脂肪、高蛋白和低纤维饮食、过多摄入腌制及油煎炸食品、维生素、微量元素及矿物质缺乏。

（2）遗传因素。

（3）癌前病变。

2. 临床表现

（1）结肠癌：排便习惯及粪便性状的改变（最早出现的症状）、腹痛、腹部包块、肠梗阻（晚期症状）、全身症状（感染中毒及转移症状等）。

①排便习惯和粪便性状的改变：一般为最早出现的症状，表现为排便次数增多、粪便不成形或稀便、便秘、粪中带血、脓或黏液性粪便等。

②腹痛：早期症状之一。常为定位不确切的持续性隐痛，或仅为腹部不适或腹胀感。

③腹部肿块：多为瘤体本身，以右半结肠癌多见，位于横结肠或乙状结肠的癌肿可有一定活动度。若癌肿穿透肠壁并发感染，可表现为固定压痛的肿块。有时可能为梗阻近侧肠腔内的积粪。

④肠梗阻：多为晚期症状。主要表现是腹胀和便秘，腹部胀痛或阵发性绞痛，进食后症

状加剧。

⑤全身症状：晚期出现恶病质和转移症状。**右半结肠癌**以全身症状、贫血和腹部肿块等为主要表现。**左半结肠癌**以肠梗阻、便秘、便血等为主要表现。

（2）直肠癌

1）症状：早期的临床特征主要是排便习惯改变和便血量减少（2013），易被忽视。随着病程的进展，癌肿增大、破溃形成溃疡或感染时可出现明显的症状。

①排便习惯改变：癌肿刺激直肠产生频繁便意，有肛门下坠、里急后重和排便不尽感。

②排便性状改变：黏液血便是直肠癌病人最常见的临床症状，大便表面带血及黏液，严重伴感染时出现脓血便。

③肠壁狭窄症状：初始大便变形、变细，之后可有腹痛、腹胀、排便困难等慢性肠梗阻症状。

④转移症状：癌肿侵犯前列腺、膀胱，可出现尿频、尿痛、血尿。癌肿侵及骶前神经，可发生骶尾部持续性剧烈疼痛。晚期出现肝转移时，可出现腹水、肝大、黄疸、贫血、消瘦、水肿、恶病质等症状。

2）体征：在直肠管壁扪及肿块，多质硬，不可推动。

3．辅助检查

（1）直肠指检：是诊断直肠癌的最主要和直接的方法之一（2011）。

（2）实验室检查：大便隐血试验可作为高危人群的初筛方法及普查手段。

（3）影像学检查

①钡剂灌肠检查：可观察到结肠壁僵硬、皱襞消失、存在充盈缺损及小龛影。

②B超和CT检查：有助了解直肠癌的浸润深度及淋巴转移情况。

③MRI检查：较CT优越。

④PETCT检查：在对病灶进行定性的同时还能准确定位。

（4）内镜检查：是诊断大肠癌最有效、可靠的方法。

（5）血清癌胚抗原（CEA）测定：主要用于预测直肠癌的预后和监测方法。

4．治疗要点　手术切除为主，配合放疗、化疗。

（1）手术治疗

①根治性手术：结肠癌根治术、直肠癌根治术、大肠癌腹腔镜根治术。

②姑息性手术：适用于已有广泛转移，不能行根治术的晚期病例，可根据病人的全身情况和局部病变程度，选择性地行姑息性切除、短路手术或结肠造口术等。以缓解症状，减轻病人痛苦。如晚期大肠癌病人若排便困难或发生肠梗阻，可行造瘘处理。

③结肠癌并发急性肠梗阻的处理：需在完善胃肠减压、纠正水电解质紊乱及酸碱平衡紊乱等积极术前准备后行紧急手术，解除梗阻。

（2）非手术治疗

①化疗：作为根治性手术的辅助治疗可提高结、直肠癌病人的5年生存率。

②放射治疗：对于部分不能手术的晚期直肠癌，可于术前行放射治疗，再行根治性切除。术后放射治疗仅适用于晚期病人、手术未达到根治或局部复发的病人。

③局部治疗：用于低位直肠癌造成肠管狭窄且不能手术的病人。可采用电灼、液氮冷冻及激光烧灼等方法治疗以改善症状。

④其他治疗：中医药治疗、基因治疗、导向治疗、免疫治疗等方法。

5．护理问题

（1）焦虑　与对癌症治疗缺乏信心及担心结肠造口影响生活、工作有关。

（2）营养失调：低于机体需要量　与癌肿慢性消耗、手术创伤、放化疗反应等有关。

（3）自我形象紊乱　与行肠造口后排便方式改变有关。

（4）知识缺乏：缺乏有关术前准备知识及结肠造口术后的护理知识。

（5）潜在并发症：切口感染、吻合口瘘、泌尿系统损伤及感染、造口并发症及肠粘连等。

6．护理措施

（1）术前护理

1）心理护理：关心病人，进行疾病相关知识指导。

2）营养支持：大肠癌病人由于长期的食欲下降、腹泻及癌肿的慢性消耗，术前营养欠佳，应加强营养支持，提高病人对手术的耐受力。术前补充高蛋白、高热量、高维生素、易于消化的营养丰富的少渣饮食，如鱼、瘦肉、乳制品等。必要时，少量多次输血、输白蛋白等，以纠正贫血和低蛋白血症。

3）肠道准备

①饮食准备

控制饮食：术前3日进少渣半流质饮食，术前2日起进流质饮食，以减少粪便的产生。

②药物使用

a．术前口服抗生素：抑制肠道细菌，如新霉素、庆大霉素及甲硝唑。

b．补充维生素：因控制饮食及服用肠道杀菌剂，使维生素K的合成及吸收减少，故病人术前应补充维生素K。

③清洁肠道

a．全肠道灌洗法：病人手术前12～14小时开始服用37℃左右等渗平衡电解质液，造成容量性腹泻，以达到清洁肠道目的。一般3～4小时完成灌洗全过程，灌洗液量不少于6000ml。对于年老体弱，心肾等器官功能障碍和肠梗阻者，不宜使用。

b．口服甘露醇：病人术前1日午餐后0.5～2小时口服5%～10%的甘露醇1500ml左右。高渗性甘露醇，口服后可吸收肠壁水分，促进肠蠕动，起到有效腹泻而达到清洁肠道的效果。对于年老体弱，心、肾功能不全者禁用。

c．泻剂和灌肠法：术前3日番泻叶6g泡茶饮用，或术前2日口服泻剂硫酸镁15～20g或蓖麻油30ml，每日上午服用。术前2日每晚用1%～2%肥皂水灌肠1次，术前1日晚和术日晨各清洁灌肠。

④其他准备：术前备皮、麻醉前准备、术前留置胃管、导尿管等。如怀疑癌已侵及女性病人的阴道后壁，病人术前3日每晚应行冲洗阴道。

（2）术后护理

1）体位：病情平稳者取半卧位，以利呼吸和腹腔引流。

2）饮食：病人术后早期禁食禁饮、胃肠减压，经静脉补充水、电解质及营养。术后2～3日肛门排气，肠蠕动恢复，可拔除胃管，经口进流质饮食，但早期切忌进食易引起胀气的食物；逐步改为半流质饮食，术后2周左右可进普食，注意补充高热量、高蛋白、低脂、维生素丰富的食品。

3）病情观察：每半小时测量血压、脉搏、呼吸一次，病情平稳后延长间隔时间。

4）活动：术后早期，可鼓励病人在床上多翻身、活动四肢；2～3 日后病人情况许可时，协助病人下床活动，以避免肠粘连。活动时注意保护伤口，避免牵拉。

5）引流管护理：保持腹腔及骶前引流管通畅，妥善固定，避免扭曲、受压、堵塞及脱落；观察记录引流液的颜色、质、量；及时更换引流管周围被渗湿和污染的敷料。引流管一般保持 5～7 天，引流液量减少、色变淡，方考虑拔除。

6）结肠造口护理

①造口开放前：肠造口周围应用凡士林纱条外敷，一般术后 3 日予以拆除凡士林纱条（2014），及时擦洗肠管分泌物、渗液等，更换敷料，避免感染。并观察有无肠段回缩、出血、坏死等。

②肠造口观察

a. 造口一般于术后 2～3 天，肠蠕动恢复后开放。观察有无肠黏膜颜色变暗、发绀、发黑等异常，防止造口肠管坏死、感染。

b. 造口开放，病人应取造口侧卧位，防止造口流出物污染腹部切口敷料。用塑料薄膜隔开造口与腹壁切口，保护腹壁切口。

c. 保持造口周围皮肤清洁、干燥，及时用中性肥皂液或 0.5%氯己定（洗必泰）溶液清洁造口周围皮肤，再涂上氧化锌软膏；观察造口周围皮肤有无红、肿、破溃等现象。每次造口排便，以凡士林纱布覆盖外翻的肠黏膜，外盖厚敷料，起到保护作用。

③正确使用人工造口袋：取下造口袋；清洁造口及周围皮肤：使用生理盐水或温水彻底清洗造口及周围皮肤，不用乙醇等消毒剂以免刺激造口黏膜（2013），用清洁柔软的毛巾或纱布轻柔擦拭并抹干，同时观察造口颜色及周围皮肤情况；裁剪造口袋底板：造口底板孔径大于造口直径 0.2cm；将造口袋底板平整地粘贴在造口周围皮肤上，均匀按压造口底板边缘各处，使其与皮肤贴合紧密；扣好造口袋尾部袋夹。

7）饮食指导：进食易消化的熟食；避免食用过多的粗纤维食物及洋葱、大蒜、豆类、山芋等可产生刺激性气味或胀气的食物（2011、2014）；以高热量、高蛋白、丰富维生素的少渣食物为主，以使大便干燥成形；少吃辛辣刺激食物，多饮水。

8）预防造口及其周围常见并发症

①造口出血：出血较多用 1%肾上腺素溶液浸湿的纱布压迫或用云南白药粉外敷；大量出血时需缝扎止血。

②造口缺血坏死：术后应严密观察造口肠段的血供，正常造口应为粉色，若色泽变暗、发黑，及时汇报医师。

③皮肤黏膜分离：对于较浅分离，可给予溃疡粉后再用防漏膏阻隔后贴上造口袋，对于较深的分离，多选用吸收性敷料填塞后再贴上造口袋。

④结肠造口狭窄：为预防造口狭窄，术后一周开始用手指扩张造口，每日 1 次。

⑤造口回缩：如肠管内陷，需手术重建造口。

⑥造口脱垂：轻度无须特殊处理；中度可手法复位并腹带稍加压包扎；重症者需手术处理。

⑦粪水性皮炎：指导病人使用合适的造口用品及正确护理造口。

⑧造口旁疝：指导病人避免增加腹压，如避免提举重物、治疗慢性咳嗽等，旁疝严重者

需行手术修补。

9）心理护理：引导病人消除消极情绪，达到自我认可，逐渐恢复正常生活、参加适量的运动和社交活动。注意掌握活动强度，避免过度增加腹压。避免频繁更换肛门袋影响日常生活、工作。

10）预防和处理术后并发症

①切口感染：监测体温变化及局部切口情况；及时应用抗生素；保持切口周围清洁、干燥，尤其会阴部切口；会阴部切口可于术后4～7天用1：5000高锰酸钾温水坐浴，每日2次。

②吻合口瘘：观察有无吻合口瘘，术后7～10天不能灌肠，以免影响吻合口的愈合；一旦发生吻合口瘘，应行盆腔持续滴注吸引，同时病人禁食，胃肠减压，给予肠外营养支持。

7. 健康教育

（1）宣传教育：帮助病人及家属了解结、直肠癌的癌前期病变，如结直肠息肉、腺瘤、溃疡性结肠炎等；改变高脂肪、高蛋白、低纤维的饮食习惯，行肠造口者则需注意控制过多粗纤维食物（2015）及过稀、可致胀气的食物；预防和治疗血吸虫病。对疑有结、直肠癌或有家族史及癌前病变者，应行筛选性及诊断性检查。

（2）增加病人战胜疾病的信心，大肠癌相对其他恶性肿瘤而言，预后相对较好；鼓励病人克服自卑与自闭心理，参加适量活动和一定社交活动，保持心情舒畅。

（3）病人出院后维持均衡的饮食，定时进餐，避免生、冷、硬及辛辣等刺激性食物；避免进食易引起便秘的食物，如芹菜、玉米、核桃及煎的食物；避免进食易引起腹泻的食物，如洋葱、豆类、啤酒等。

（4）做好人工肛门自我护理的健康宣教：指导病人正确进行结肠造口灌洗，将500～1000ml 37～40℃温水，经灌洗管道灌入造口内，定时结肠灌洗，以训练有规律的肠道蠕动，从而达到人为控制排便。

（5）出院后，3～6个月复查一次。指导病人坚持术后化疗。

（6）术后1～3个月勿参加重体力劳动。

七、肾癌病人的护理

肾癌常累及一侧肾，多单发，肾癌源自肾小管上皮细胞，也称为肾细胞癌，是最常见的肾实质恶性肿瘤，高发年龄为50～70岁，男女之比约为2：1。

1. 病因　肾细胞癌的病因不清，目前认为与吸烟、肥胖、职业接触（石棉、皮革等）、遗传因素（如抑癌基因缺失）等有密切关系。

2. 临床表现

（1）血尿、腰痛、肿块：是肾癌的三大主征，间歇无痛性肉眼血尿为常见症状。疼痛常为腰部钝痛或隐痛，血块通过输尿管时可发生肾绞痛。肿瘤较大时在腹部或腰部易被触及。出现上述症状中任何一项都是病变发展到较晚期的临床表现（2014）。

（2）副瘤综合征：常见表现有发热、高血压、血沉增快等，其他表现有高钙血症、高血糖、红细胞增多、肝功能异常、消瘦、贫血、体重减轻及恶病质等。

（3）转移症状：如病理骨折、咳嗽、咯血、神经麻痹等。

3. 辅助检查

（1）B超：目前已经作为普查肾肿瘤的方法。

（2）X 线检查：泌尿系统 X 线片可见肾外形增大。静脉尿路造影可见肾盏肾盂出现不规则变形、狭窄、拉长、移位或充盈缺损。

（3）CT、MRI：是目前诊断肾癌最可靠的影像学方法。

4．治疗要点　根治性肾切除术是肾癌最主要的治疗方法。还可行肾动脉栓塞术、免疫治疗等。

5．护理问题

（1）营养失调：低于机体需要量　与长期血尿、癌肿消耗、手术创伤有关。

（2）恐惧与焦虑　与对疾病和手术的恐惧、担心疾病预后有关。

（3）潜在并发症：出血。

（4）有感染的危险　与免疫力下降、手术切口、置管引流有关。

6．护理措施

（1）术前护理

①营养支持：指导病人选择营养丰富的食品。对胃肠功能障碍者，给予静脉营养，贫血者可给予少量多次输血。

②心理护理（2013）：主动关心病人，倾听病人诉说，适当解释病情，稳定病人情绪。

（2）术后护理

1）卧床与休息：术后生命体征平稳后取健侧卧位，避免过早下床。行肾全切术的病人术后一般需卧床 3～5 日，行肾部分切除术者常需卧床 1～2 周，防止出血（2015）。

2）并发症的观察和护理

①防治出血：密切观察生命体征、引流液量及颜色，保证输血、输液通畅，及时发现内出血征象。

②监测肾功能：术后因一侧肾被切除，健肾负担会加重，防止肾衰竭，观察尿液的量及颜色的变化，并准确记录 24 小时尿量。

③预防感染：保持切口敷料清洁干燥；肾窝引流管妥善固定，保持引流通畅。

7．健康教育

（1）生活指导：保证充分的休息，适度身体锻炼，避免重体力活动，戒烟，加强营养。

（2）康复指导：肾癌术后定期复查肝、肾、肺等脏器功能，及早发现转移病灶。

（3）用药指导：由于肾癌对放疗、化疗均不敏感，生物治疗可能是此类病人康复期的主要方法。在用药期间，病人可能有低热、乏力等不良反应，若出现及时就医。

八、膀胱癌病人的护理

膀胱癌是泌尿系统最常见的肿瘤。发病率在我国泌尿生殖系肿瘤中占第 1 位。膀胱癌的高发年龄为 50～70 岁，男女发病比例约为 4：1。多数为移行细胞癌。

1．病因

（1）化学致癌剂：长期接触某些致癌物质的职业人员，如染料、纺织、皮革、塑料、橡胶、油漆、印刷等，发生膀胱癌率显著增加。

（2）吸烟：是最常见的致癌因素。约 1/3 膀胱癌与吸烟有关。

（3）膀胱慢性感染或异物长期刺激：会增加发生膀胱癌的危险，如膀胱结石，容易诱发膀胱癌。

（4）其他：长期大量服用镇痛药非那西丁、内源性色氨酸的代谢异常等，均可能为膀胱癌的病因或诱因。宫颈癌行盆腔放疗的妇女发生膀胱移行细胞癌的概率明显增加。

2．临床表现（2013）　①血尿：是膀胱癌最常见和最早的症状（2014）。常表现为**间歇性肉眼血尿**，可自行减轻或停止。②尿频、尿急、尿痛：多为膀胱癌的晚期表现。③排尿困难及尿潴留：三角区及膀胱颈部肿瘤可梗阻膀胱出口，造成排尿困难，甚至尿潴留。④其他：骨转移病人有骨痛，腹膜后转移或肾积水病人可出现腰痛。

3．辅助检查

（1）尿脱落细胞检查：简便易行，可作为血尿的初步筛选。

（2）膀胱镜检查：是诊断膀胱肿瘤的主要方法，能直接观察肿瘤位置、大小、数目、形态、浸润范围等（2012），并可取活组织检查，有助确定诊断和治疗方案。

（3）影像学检查：① B 超，膀胱充盈情况下可以看到肿瘤的位置、大小等特点；② CT、MR，除能观察到肿瘤大小、位置外，还能观察到肿瘤与膀胱壁的关系、肿瘤浸润膀胱壁深度、局部转移肿大的淋巴结；③VU，可了解肾盂、输尿管有无肿瘤及膀胱肿瘤对上尿路影响。

4．治疗要点

（1）手术治疗：原则上单发、表浅、较小的肿瘤，可采用保留膀胱的手术；较大、多发、反复发作的肿瘤，应行膀胱全切除术。

（2）化学治疗：全身化疗多用于有转移的晚期病人，药物可选用甲氨蝶呤、长春新碱、多柔比星、顺铂及氟尿嘧啶等。为预防复发，对保留膀胱的病人，术后可采用膀胱内灌注化疗药物，常用药物有卡介苗（BCG）（2015）、丝裂霉素、多柔必星及羟喜树碱等。每周灌注 1 次，8 次后改为每月 1 次，共 1～2 年。

（3）放射治疗：辅助治疗。

5．护理问题

（1）排尿异常　与膀胱肿瘤引起血尿、浸润膀胱壁、刺激尿路等有关。

（2）营养失调：低于机体需要量　与肿瘤夺取机体营养及营养摄入不足有关。

（3）焦虑或恐惧　与对膀胱肿瘤的疾病及其治疗措施与预后的认知不足等有关。

（4）自我形象紊乱　与膀胱切除尿流改道、造瘘或装置引流、不能主动排尿等有关。

（5）潜在并发症：术后出血、感染、尿瘘和肠瘘、高氯性酸中毒等。

6．护理措施

（1）术前护理

①心理护理：解释手术目的，鼓励家属多关心支持病人，增强病人的信心。应根据病人的具体情况，做耐心的心理疏导，以消除其恐惧、焦虑、绝望的心理。膀胱癌根治术后虽然改变了正常的排尿生理，但目的是避免复发，延长寿命。

②饮食：嘱病人食用高热量、高蛋白、高维生素及易于消化的饮食，必要时给予静脉营养。

③肠道准备：行膀胱全切除、肠道代膀胱术者，须做肠道准备。术前 3 日进少渣半流质饮食，术前 1～2 日起进无渣流质饮食，口服肠道不吸收抗生素，术前 1 日及术晨进行肠道清洁。

（2）术后护理

1）病情观察：膀胱癌全切除术后，由于手术创面大，渗血可能较多。密切观察生命体征、意识、尿量。

2）体位：生命体征平稳后，病人取**半坐卧位**，以利伤口引流及尿液引流。

3）饮食：膀胱部分切除和膀胱全切双输尿管皮肤造口术后，待肛门排气，进富含维生素及营养丰富的饮食。回肠膀胱术、可控膀胱术后按肠吻合术后饮食，禁食期间给予静脉营养。经尿道膀胱肿瘤电切术后 6 小时，可正常进食。多饮水可起到内冲洗作用。

4）引流管护理

①输尿管支架管：目的为支撑输尿管、引流尿液。应妥善固定，定时挤捏代膀胱的引流管以保持引流通畅，引流袋位置低于膀胱以防止尿液反流。观察引流尿液颜色、量、性状，发现异常立即通知医师。输尿管支架管一般于术后 10～14 日后拔除。

②代膀胱造瘘管：术后 2～3 周，经造影新膀胱无尿瘘及吻合口无狭窄后可拔除。

③导尿管：应经常挤压，避免血块及黏液堵塞；待新膀胱容量达 150ml 以上可拔除。

④盆腔引流管：目的是引流盆腔的积血积液，也是观察有无发生活动性出血与尿瘘的重要途径，一般术后 3～5 日拔除。

5）代膀胱冲洗：为预防代膀胱的肠黏液过多引起管道堵塞，一般术后第 3 日开始行代膀胱冲洗，每日 1～2 次，肠黏液多者可适当增加次数。方法：病人取平卧位，用 36℃ 左右生理盐水或 5%碳酸氢钠溶液作冲洗液，每次用注射器抽取 30～50ml 溶液，连接代膀胱造瘘管注入冲洗液，低压缓慢冲洗，并开放导尿管引出冲洗液。如此反复多次，至冲洗液澄清为止。

6）并发症的观察与护理

①出血：膀胱全切术术后易发生出血。密切观察病情，若病人出现血压下降、脉搏加快，引流管内引出鲜血，每小时超过 100ml 以上且易凝固，提示有活动性出血，应及时报告医师。

②感染：监测体温变化，保持伤口的清洁、干燥，敷料渗湿时及时更换，保持引流管固定良好，引流通畅，更换引流袋严格执行无菌技术。遵医嘱应用抗生素。若病人体温升高、伤口处疼痛、引流液有脓性分泌物或有恶臭，并伴有血白细胞计数升高、中性粒细胞比例升高、尿常规示有白细胞时，多提示有感染，应及时通知医师并协助处理。

③尿瘘：主要表现为盆腔引流管引流出尿液、切口部位渗出尿液、导尿管引流量减少，病人出现体温升高、腹痛、白细胞计数升高等感染征象；护理措施：嘱病人取**半坐卧位**，保持各引流管通畅，盆腔引流管可作低负压吸引，同时遵医嘱使用抗生素。

7）膀胱灌注化疗的护理：膀胱灌注化疗主要用于保留膀胱的病人，术后早期，每周 1 次。嘱病人灌注前 4 小时禁饮水。常规消毒外阴及尿道口，置入导尿管，将化疗药物或 BCG 溶于生理盐水 30～50ml 经导尿管注入膀胱，再用 10ml 空气冲注管内残留的药液，然后钳夹尿管或拔出。药物需保留在膀胱内 1～2 小时，协助病人每 15～30 分钟变换 1 次体位，分别取俯、仰、左、右侧卧位。灌注后嘱病人多饮水，每日饮水 2500～3000ml，以减少对尿道刺激。

7. 健康教育

（1）解释膀胱肿瘤治疗后的复发倾向，定期复查的必要性，凡保留膀胱术后 2 年内每隔 3 个月做 1 次膀胱镜检查，以便尽早发现肿瘤复发并治疗，复发后治疗仍有治愈的可能。

（2）告诉病人按医嘱进行膀胱灌注化疗、免疫治疗等综合治疗的重要性，防止肿瘤复发或再发；提醒病人放疗和化疗可能有骨髓抑制现象，应定期检查血象，以便指导治疗。

（3）指导可控性代膀胱术后病人用腹压排尿，非可控性代膀胱术后病人的集尿袋更换及使用，保持会阴或瘘口周围皮肤清洁，防止尿路逆行感染。

（4）注意休息，增强营养，改变不良生活饮食习惯，鼓励每日饮水 2000～3000ml，适当锻炼身体，提高抵抗力。

九、宫颈癌病人的护理

宫颈癌是最常见的妇科恶性肿瘤之一，原位癌的发病年龄为 30～35 岁，浸润癌为 50～55 岁，严重威胁妇女的生命。转移途径以直接蔓延和淋巴转移为主，血性转移极少见（2017）。

1．病因

（1）不良性行为及婚育史：早婚、早育、多产及有性乱史者宫颈癌的发病率明显增高。

（2）病毒感染：人乳头瘤病毒感染是宫颈癌的主要危险因素。

（3）其他：吸烟、经济状况、种族和地理因素等。

2．临床表现

（1）阴道出血：早期表现为**接触性出血**。以后可有月经间期或绝经后少量断续不规则出血，晚期出血量较多。

（2）阴道排液：多发生在阴道出血之后，病人有白色或血性、稀薄如水样或米泔样排液，伴有腥臭味。晚期癌组织坏死继发感染时则出现大量脓性或米汤样恶臭白带。

（3）其他：疾病晚期由于侵犯宫旁组织和神经，可出现严重持续性腰骶部或坐骨神经痛。可因静脉和淋巴回流受阻，导致下肢肿痛、输尿管阻塞、肾盂积水。

3．辅助检查

（1）盆腔检查

①外生型癌，可见宫颈表面有呈息肉状或乳头状突起的赘生物向外生长，继而向阴道突起形成菜花状赘生物；合并感染时表面有灰白色渗出物，触之易出血。

②内生型，则表现为宫颈肥大、质硬、宫颈管膨大如桶状，宫颈表面光滑或有表浅溃疡。晚期病人因癌组织坏死脱落，宫颈表面形成凹陷性溃疡或被空洞替代，伴恶臭。

③癌灶浸润阴道壁时，局部见有赘生物；宫旁组织受侵犯时，妇科检查可扪及宫旁双侧增厚，结节状，质地与癌组织相似；浸润盆腔者形成冰冻骨盆。

（2）子宫颈刮片细胞学检查：是普查常用的方法，也是目前发现宫颈癌前期病变和早期宫颈癌的主要方法。巴氏Ⅰ级：正常；巴氏Ⅱ级：炎症；巴氏Ⅲ级：可疑癌；巴氏Ⅳ级：高度可疑癌；巴氏Ⅴ级：典型癌细胞。

（3）碘试验：可检测 CIN，识别宫颈病变的危险区。

（4）阴道镜检查：凡宫颈刮片细胞学检查巴氏Ⅲ级或以上、TBS 法鳞状上皮内瘤变，均应在阴道镜检查下选择可疑癌变区行宫颈活组织检查以提高诊断正确率（2015）。

（5）宫颈和宫颈管活体组织检查：是确诊宫颈癌前期病变和宫颈癌的最可靠方法。

（6）宫颈锥切术：适用于宫颈刮片检查多次阳性而宫颈活检阴性者；或宫颈活检为原位癌需要确诊者。

4．治疗要点

（1）手术治疗：主要适用于早期病人，无严重内外科合并症，无手术禁忌证者。

（2）放射治疗：适用于各期病人，包括腔内照射和体外照射。

（3）手术及放射综合治疗：适用于宫颈局部病灶较大者或手术后证实淋巴结或宫旁组织有转移者。

（4）化疗：适用于晚期或复发转移的宫颈癌病人。常用的抗癌药物有顺铂、卡铂、丝裂霉素、氟尿嘧啶等。

5．护理问题

（1）恐惧　与担心宫颈癌危及生命有关。

（2）营养失调　与长期的阴道出血造成贫血及癌症的消耗有关。

（3）有感染的危险　与阴道反复出血和排液、手术及机体抵抗力下降有关。

6．护理措施

（1）提供预防保健知识：30 岁以上妇女到妇科门诊就医时，应常规接受宫颈刮片检查，一般妇女每 1～2 年普查 1 次。已婚妇女，尤其是绝经前后有月经异常或有接触性出血者及时就医。

（2）为病人提供安全、隐蔽的环境，鼓励病人提问。

（3）鼓励病人摄入足够的营养。

（4）协助病人勤擦身、更衣，保持床单位清洁，注意室内空气流通。指导病人勤换会阴垫，每天冲洗会阴 2 次，便后及时冲洗外阴并更换会阴垫。

（5）于术前 3 天选用消毒剂或氯己定等消毒宫颈及阴道。菜花型癌病人有活动性出血可能，需用消毒纱条填塞止血。手术前一日清洁肠道，晚上视情况洗肠。术前 6～8 小时禁水。

（6）帮助病人选择舒适体位，教会病人正确使用镇痛泵；观察病人阴道出血的量、性状及生命体征变化，如发现大出血，及时报告医师并配合抢救；保持外阴清洁干燥，每日用碘伏棉球擦洗外阴 1～2 次，严密观察阴道排液的性质、气味，发现异常应及时报告医师，并遵医嘱使用抗生素等药物。

（7）术后即可撤除尿管，指导病人床上排尿的方法。

7．健康教育

（1）鼓励病人和家属参与制订切实可行的出院后康复计划。说明认真随访的重要性，宫颈癌治疗后复发 50%在 1 年内，75%～80%在 2 年内。第 1 年内，出院后 1 个月行首次随访，以后每 2～3 个月复查 1 次。第 2 年每 3～4 个月复查 1 次；3～5 年每 6 个月复查 1 次；第 6 年开始，每年复查 1 次。如有症状随时到医院检查。

（2）宫颈癌合并妊娠者的护理：妊娠合并宫颈癌的病人一般不应经阴道分娩。

十、子宫肌瘤病人的护理

子宫肌瘤是女性生殖器官中最常见的良性肿瘤，多见于育龄妇女。

1．病因　尚不清楚，可能与女性性激素长期刺激有关（2011）。

2．临床表现

（1）月经改变：多见于黏膜下肌瘤及较大的肌壁间肌瘤，浆膜下肌瘤和肌壁间小肌瘤常无月经改变。大的肌壁间肌瘤可致宫腔及内膜面积增大、子宫收缩不良或子宫内膜增生过长等，致使月经周期缩短，经期延长，经量增多，不规则阴道出血等。黏膜下肌瘤常表现为月经量过多，随肌瘤逐渐增大，经期延长（2014）；病人因长期月经量过多可引起不同程度的贫血。

（2）下腹包块：当肌瘤逐渐增大致使子宫超过妊娠 3 个月大小时，病人可于腹部触及块物。

（3）白带增多：肌壁间肌瘤使宫腔面积增大，内膜腺体分泌增多，伴有盆腔充血，导致白带增多。黏膜下肌瘤发生坏死、感染时，产生大量脓血性白带伴臭味。

（4）腰酸、下腹坠胀及腹痛：肌瘤增大压迫盆腔器官、血管及神经时，可引起盆腔充血，出现下腹坠胀、腰酸背痛，经期加重。<u>病人一般无腹痛，但浆膜下肌瘤蒂扭转时可有急性腹痛</u>；另外肌瘤红色变性及黏膜下肌瘤蒂扭转时也可出现腹痛。

（5）压迫症状：子宫前壁肌瘤压迫膀胱可出现尿频、排尿困难、尿潴留；阔韧带肌瘤可压迫输尿管致肾盂积水；子宫后壁肌瘤压迫直肠可致排便困难。

（6）不孕或流产。

3．辅助检查

（1）妇科检查：了解阴道是否通畅、子宫大小及质地。浆膜下肌瘤病人可扪及子宫表面有质硬的肿物，带蒂的浆膜下肌瘤与子宫以细蒂相连，可活动；肌壁间肌瘤者子宫呈不规则或均匀性增大、质硬；黏膜下肌瘤病人的子宫多为均匀性增大。

（2）其他：探针探测宫腔深度及方向、子宫输卵管造影、B超显像及内镜等。

4．治疗要点

（1）非手术治疗

①随访：肌瘤小、症状不明显者或已近绝经期的妇女，可每3～6个月定期复查。

②药物治疗：常用雄激素如丙酸睾酮注射液用以对抗雌激素，促使子宫内膜萎缩；直接作用于平滑肌，使其收缩而减少出血。

（2）手术治疗：①肌瘤切除术，年轻又希望生育的病人，术前排除子宫及宫颈癌前病变后可考虑行经腹腔镜切除肿瘤，保留子宫。②子宫切除术，子宫大于2.5个月妊娠子宫大小或临床症状明显者，或经非手术治疗效果不明显，又无须保留生育功能的病人可行子宫切除术。年轻病人应保留卵巢。

5．护理问题

（1）有感染的危险　与阴道反复出血、手术、机体抵抗力下降有关。

（2）知识缺乏：缺乏有关手术及药物治疗的知识。

（3）焦虑　与担心肌瘤恶变、手术切除子宫有关。

（4）潜在并发症：贫血。

6．护理措施

（1）向病人介绍疾病相关知识，提供支持和帮助，增强康复信心。

（2）出血多需住院治疗者，应严密观察并记录其生命体征变化情况。浆膜下肌瘤蒂扭转出现剧烈腹痛时，应立即报告医师，并做好经腹手术的准备；黏膜下肌瘤如脱出至阴道者，应注意保持外阴清洁，防止感染；肌瘤较大影响排泄的病人，注意观察其排尿、排便情况，必要时给予导尿或导泻。

（3）根据病人能力提供疾病的治疗信息，帮助病人接受目前的健康状况。

（4）提供随访及出院指导

①使接受保守治疗的病人按时接受随访。

②向接受药物治疗的病人讲明药物名称、用药目的、剂量、方法、可能出现的不良反应及应对措施。

③指导受术者于术后1个月复查。病人的性生活、日常活动恢复均需通过术后复查评估

后确定。出现不适或异常需及时随诊。

（5）指导子宫肌瘤合并妊娠者及时就诊，主动接受并配合医疗指导。

十一、卵巢癌病人的护理

卵巢癌是女性生殖器官的常见恶性肿瘤，可发生于任何年龄，是女性生殖器三大恶性肿瘤之一。因早期无明显症状，一旦发现往往已属晚期，因此，<u>病死率居妇科恶性肿瘤之首</u>。

1. 临床表现

（1）症状：病人早期多无自觉症状。<u>腹胀，腹部出现肿块及腹水</u>。若肿瘤向周围组织浸润或压迫神经则可引起<u>腹痛、腰痛或下腹疼痛</u>；压迫盆腔静脉，可出现<u>水肿</u>。晚期病人呈明显<u>消瘦、贫血等恶病质现象</u>。

（2）体征：妇科检查可触及腹部包块，全身检查腹部有包块、腹水，叩诊可有移动性浊音；晚期全身淋巴结增大、肝脾大。

（3）常见并发症

①<u>蒂扭转</u>：为妇科常见的急腹症。典型症状为突然发生一侧下腹剧痛，常伴有恶心、呕吐甚至休克。

②<u>破裂</u>：分为外伤性和自发性。轻者仅感轻度腹痛，重者剧烈腹痛、恶心、呕吐以致腹膜炎及休克。

③<u>感染</u>：较少见，多因肿瘤扭转或破裂后与肠管粘连引起。临床表现为腹膜炎征象。

2. 辅助检查

（1）B超检查：能检测肿瘤的部位、大小、形态及性质，同时对肿块来源做出定位；并能鉴别卵巢肿瘤、腹水或结核性包裹性积液。

（2）腹腔镜检查：可直视肿物的大体情况，必要时在可疑部位进行多点活检。

（3）肿瘤标记物 CA125：<u>是目前被认为对卵巢上皮性肿瘤较为敏感的肿瘤标记物</u>，但特异性不高。

（4）甲胎蛋白（AFP）：是生殖细胞肿瘤的诊断标记物，AFP 是诊断内胚窦瘤的特异性肿瘤标记物。

（5）细胞学检查：腹水中查找癌细胞。

（6）其他：妇科检查、CT 检查、腹部 X 线片检查、淋巴造影。

3. 治疗要点　一经确诊，<u>首选手术治疗</u>。辅以化疗、放疗的综合治疗方案。<u>卵巢肿瘤并发症属急腹症，一旦确诊应立即手术</u>。

4. 护理问题

（1）疼痛　与卵巢肿瘤扭转或压迫或感染有关。

（2）营养失调：低于机体需要量　与卵巢恶性肿瘤的恶病质、化疗的不良反应等有关。

（3）预感性悲哀　与卵巢恶性肿瘤预后不佳有关。

5. 护理措施

（1）手术前准备

1）心理支持（2011）：<u>病人可有焦虑、恐惧等情绪</u>，护士应倾听病人倾诉并给予安慰。且应提醒家属要经常探视病人。

2）术前指导

①告知卵巢切除的病人术后会出现停经、潮热、阴道分泌物减少等症状。

②向病人介绍手术名称及过程，解释术前准备的内容。

③处理术前合并症，指导病人床上使用便器，练习深呼吸、咳嗽、翻身、收缩和放松四肢肌肉的运动等。

④术前指导病人摄入高蛋白、高热量、高维生素及低脂肪全营养饮食。

3）手术前一天护理（2014）

①皮肤准备：备皮上自剑突下，下至两大腿上 1/3，包括外阴部，两侧至腋中线。

②消化道准备：一般手术前 1 日灌肠 1～2 次，或口服缓泻药，使病人能排便 3 次以上。术前 8 小时禁食，术前 4 小时禁饮。预计手术可能涉及肠道时，例如卵巢癌有肠道转移者，手术前 3 日进无渣半流饮食，并按医嘱给予肠道制菌药物。

③休息与睡眠：可给病人适量镇静药。

④其他：核对手术者生命体征、药物敏感试验结果、交叉配血情况等；复习各项实验室检查项目报告，发现异常及时与医师联系。

（2）手术日护理：核查生命体征，询问病人的自我感受。一旦发现月经来潮、表现为过度恐惧或忧郁的病人，需及时通知医师。常规安置导尿管，以避免术中伤及膀胱、术后尿潴留等并发症。术前 30 分钟给基础麻醉药物，通常为苯巴比妥和阿托品。

（3）手术后护理

①体位：全身麻醉病人在尚未清醒前应有专人守护；去枕平卧，头侧向一旁。观察病人神志、意识、生命体征；阴道出血的颜色、性质、量；伤口渗血的情况。

②保持各种引流管的通畅，并观察记录引流液的颜色、性质和量。观察尿量，拔除尿管后要协助病人排尿，以观察膀胱功能恢复情况。

③其他：预防及处理术后并发症。如术后早期下床活动可改善胃肠功能，预防或减轻腹胀；术后鼓励病人定期坐起来排尿以预防尿潴留。

十二、绒毛膜癌病人的护理

绒毛膜癌是一种高度恶性肿瘤，可以继发于正常或异常妊娠之后。其中 50%发生于葡萄胎之后，少数发生于流产、足月妊娠、异位妊娠之后。

1. 病理　绒毛膜癌多发生在子宫。镜下表现为滋养细胞极度不规则增生，分化不良并广泛侵入子宫肌层及血管，周围大片出血、坏死，绒毛结构消失。

2. 临床表现

（1）原发灶表现

①阴道出血：葡萄胎清除后、流产或足月产后出现不规则阴道出血，量多少不定或月经恢复正常数月后又出现阴道出血。长期出血者可继发贫血。

②子宫复旧不全或不均匀增大：葡萄胎排空后 4～6 周子宫未恢复正常大小，质软，也可表现为子宫不均匀性增大。

③卵巢黄素化囊肿：在葡萄胎排空、流产或足月产后，卵巢黄素化囊肿可持续存在。

④腹痛：若肿瘤组织穿破子宫，可引起急性腹痛和腹腔内出血症状。黄素化囊肿发生扭转或破裂时也可出现急性腹痛。

⑤假孕症状：表现为乳房增大，乳头、乳晕着色，外阴、阴道、宫颈着色，生殖道质地变软。

（2）转移灶表现：症状和体征视转移部位而异。主要经血行播散，最常见的转移部位是肺，其次是阴道、盆腔、肝、脑等。各转移部位共同特点是局部出血。

①肺转移（2017）：常见症状为咳嗽、血痰或反复咯血、胸痛及呼吸困难。

②阴道、宫颈转移：转移灶常位于阴道前壁。局部表现紫蓝色结节，破溃后可大出血。

③肝转移：预后不良。表现为上腹部或肝区疼痛。

④脑转移：预后凶险，为主要死亡原因。

3．辅助检查

（1）血和尿的绒毛膜促性腺激素（HCG）测定：持续高水平或一度下降后又上升，排除妊娠物残留或再次妊娠，可诊断为滋养细胞肿瘤。

（2）胸部 X 线摄片：病人如有咳嗽、咯血等症状应给予胸部 X 线摄片，棉球状或团块状阴影是肺部转移的典型 X 线表现。

（3）B 型超声检查：子宫正常大或不同程度增大，肌层内可见高回声团，边界清但无包膜。

（4）妇科检查：子宫增大，质软，发生阴道宫颈转移时局部可见紫蓝色结节。

（5）其他：出现神经系统症状时，可做脑部 CT 显示转移灶。

（6）组织学诊断：在子宫肌层或子宫外转移灶中若见到仅见大量的滋养细胞浸润和坏死出血，未见绒毛结构者，诊断为绒毛膜癌。

4．治疗要点　以化疗为主，手术和放疗为辅。

5．护理问题

（1）活动无耐力　与化疗不良反应有关。

（2）情境性自尊低下　与较长时间住院和接受化疗有关。

（3）潜在并发症：肺转移、阴道转移、脑转移。

6．护理措施

（1）心理护理：让病人宣泄心理痛苦及失落感，鼓励其接受现实。向病人提供有关化学药物治疗及其护理的信息，以减少恐惧及无助感。详细解释病人所担心的各种疑虑，减轻病人的心理压力，帮助病人和家属树立战胜疾病的信心。

（2）严密观察病情：严密观察腹痛及阴道出血情况，记录出血量。观察转移灶症状，发现异常，立即通知医师并配合处理。

（3）做好治疗配合：接受化疗者按化疗护理，如化疗前应根据体重正确计算和调整药量，一般在每个疗程的用药前及用药中各测一次体重（2014）。

（4）减轻不适：对疼痛、化疗不良反应等，积极采取措施，减轻症状，尽可能满足病人的合理要求。

（5）有转移灶者，按相应的症状护理。

1）阴道转移病人的护理

①禁止做不必要的检查和窥阴器检查，尽量卧床休息，密切观察阴道有无破溃出血。

②配血备用，准备好各种抢救器械和物品。

③若发生溃破大出血时，应立即通知医师并配合抢救。用长纱条填塞阴道压迫止血。填

塞的纱条必须于 24～48 小时如数取出。

2）肺转移病人的护理

①卧床休息，减轻病人消耗，有呼吸困难者给予半卧位并吸氧。

②按医嘱给予镇静药及化疗药物。

③大量咯血时有窒息时，应立即让病人取头低患侧卧位并保持呼吸道的通畅，轻击背部，排出积血。同时迅速通知医师，配合医师进行止血抗休克治疗。

3）脑转移的护理

①让病人尽量卧床休息，起床时应有人陪伴。

②按医嘱给予静脉补液，严格控制补液总量和补液速度，以防颅内压升高。

③采取必要的护理措施预防跌倒、咬伤、吸入性肺炎等发生。

④昏迷、偏瘫者按相应的护理常规实施护理。

（6）化疗药物毒副反应

①骨髓抑制：用药前白细胞低于 $4.0 \times 10^9/L$，血小板低于 $5.0 \times 10^9/L$ 者不能用药；病人在用药过程中，如白细胞低于 $3.0 \times 10^9/L$ 需考虑停药；如白细胞低于 $1.0 \times 10^9/L$，要进行保护性隔离。

②消化系统损害最常见的表现为恶心、呕吐。在化疗前后给予镇吐药；提供病人喜欢的可口的清淡饮食，少食多餐；病人呕吐严重时应补充液体，以防电解质紊乱。

③长春新碱对神经系统有毒性作用，表现为指、趾端麻木，复视等。

④泌尿系统损伤：环磷酰胺对膀胱有损害，某些药如顺铂、甲氨蝶呤对肾有一定的毒性，肾功能正常者才能应用。

⑤皮疹和脱发：皮疹最常见于应用甲氨蝶呤。脱发最常见于应用放线菌素 D（更生霉素）者，停药后均可生长。

7. 健康教育　鼓励病人进食高蛋白、高维生素、易消化的饮食。有转移灶症状时，应卧床休息。节制性生活。出院后严密随访，第 1 年每月随访 1 次，1 年后每 3 个月随访 1 次，持续至 3 年后改为每年 1 次至 5 年，此后每 2 年 1 次，随访内容同葡萄胎。化疗停止＞12个月方可妊娠。

十三、葡萄胎及侵蚀性葡萄胎病人的护理

1. 葡萄胎　葡萄胎是一种滋养细胞的良性病变。

（1）病理：病变局限于子宫腔内，不侵入肌层，也不发生远处转移。大体检查水泡状物形如串串葡萄。镜下为滋养细胞呈不同程度的增生，间质水肿，间质内血管消失。

（2）临床表现

①停经后阴道出血：为最常见的症状，有时在血中可发现水泡状物。

②子宫大于停经月数、变软。

③妊娠呕吐及妊娠期高血压疾病征象：出现时间较正常妊娠早。

④卵巢黄素化囊肿：由于滋养细胞过度增生，产生大量的绒毛膜促性腺激素（HCG）刺激卵巢卵泡内膜细胞，产生过度黄素化反应，形成黄素化囊肿。常为双侧性，囊壁薄表面光滑。

⑤腹痛：为阵发性下腹隐痛，常发生在阴道出血前。如黄素化囊肿扭转或破裂时则可出现急性腹痛。

⑥甲状腺功能亢进征象：表现为心动过速、皮肤潮热和震颤，T_3、T_4 水平升高。

（3）辅助检查

①绒毛膜促性腺激素（HCG）测定：持续高值。

②超声检查：是确诊葡萄胎最重要的辅助检查（2016）。B 超可见增大的子宫区充满长形雪花状光片，未见正常的胎体影像。

（4）治疗要点：一旦确诊应及时清除子宫腔内容物。如黄素化囊肿扭转且卵巢血供发生障碍应手术切除患侧卵巢。

（5）护理问题

①恐惧　与葡萄胎对健康的威胁及将要接受清宫手术有关。

②自尊紊乱　与分娩的期望得不到满足及担心将来能否妊娠有关。

③知识缺乏：缺乏疾病的信息及葡萄胎随访的知识。

④有感染的危险　与长期阴道出血及化疗有关。

（6）护理措施

①心理护理：与病人多交流，了解病人的主要心理问题及其对疾病的心理承受能力。解释相关治疗的必要性及有效性，让其积极配合治疗。宣教葡萄胎的有关知识，纠正错误认识，解除顾虑和恐惧，增强信心。

②严密观察病情：严密观察腹痛及阴道出血情况，记录出血量，流血多时除密切观察病人的血压、脉搏、呼吸及做好手术准备外，还需要认真观察转移病灶症状，发现异常，立即通知医师并配合处理。

③做好术前准备及术中护理：刮宫前配血备用，建立静脉通路，术前备皮，并准备好缩宫素和抢救药品及物品，以防治大出血造成的休克。葡萄胎清宫不易一次吸刮干净，一般于 1 周后再次刮宫。

（7）健康教育

①让病人和家属了解坚持正规的治疗和随访是根治葡萄胎的基础，了解得监测 HCG 的意义。每次刮宫手术后禁止性生活及盆浴 1 个月以防感染。

②对于有恶变倾向的病人可采用预防性化疗。

③指导病人刮宫术后的定期随访。随访内容包括：HCG 定量测定，在随访血、尿 HCG 同时应注意月经是否规则，有无阴道异常出血，有无咳嗽、咯血及其他转移灶症状，定时出妇科检查、盆腔 B 超及 X 线胸片检查。葡萄胎病人随访期间必须严格避孕 1 年。首选避孕套，不选用宫内节育器或含有雌激素的避孕药（2013、2016）。

2. 侵蚀性葡萄胎　是指葡萄胎组织侵入子宫肌层引起组织破坏或转移至子宫以外。大多数侵蚀性葡萄胎发生在葡萄胎清除后 6 个月内，预后较好。

（1）病理：侵蚀性葡萄胎大体可见子宫肌壁内有水泡状物组织。子宫表面可见紫蓝色结节。显微镜下可见侵入子宫肌层的水泡状组织的形态和葡萄胎相似，绒毛结构和滋养细胞增生和分化不良。

（2）临床表现

①阴道出血：是侵蚀性葡萄胎最常见的症状。多发生在葡萄胎后，阴道不规则出血。合并有阴道转移结节破溃时可发生反复大出血。

②转移灶表现：侵蚀性葡萄胎最常见的转移部位是肺（2016），其次是阴道、宫旁，脑

转移较少见。出现肺转移时，病人往往有咯血。

（3）辅助检查

①血和尿的绒毛膜促性腺激素（HCG）测定：持续高水平。

②胸部X线片：棉球状或团块状阴影是肺部转移的典型X线表现。

③组织学诊断：送检标本中可见绒毛结构则诊断侵蚀性葡萄胎，若只见成片分化不良的细胞滋养细胞和合体滋养细胞伴出血及坏死，而无绒毛结构，即可诊断为绒毛膜癌。

④其他：B型超声检查、妇科检查、脑部CT。

（4）治疗要点：化疗为主，手术和放疗为辅。

（5）护理问题

①活动无耐力　与化疗不良反应有关。

②潜在自尊低下　与长时间住院和接受化疗有关。

③潜在并发症：肺转移、阴道转移、脑转移。

④营养低下　与使用化疗药物有关。

⑤恐惧、焦虑　与担心疾病预后不良及对未来妊娠担心有关。

（6）护理措施

①心理护理：讲解疾病的相关知识，帮助病人和家属树立信心。让病人诉说心理痛苦及失落感，接受事实。介绍化疗方案及药物的相关知识及自我护理的常识，以减少顾虑。

②严密观察病情：严密观察腹痛及阴道出血情况，记录出血量。流血多时密切观察生命体征，观察阴道排出物，有水泡样组织及时送检。

③用药护理：准确测量并记录体重，正确使用药物，合理使用血管并注意保护。化疗的主要毒副反应为骨髓抑制（2014），其次为消化道反应，肝、肾功能损害及脱发等，所以化疗前应先检查骨髓及肝肾功能等，用药期间严密观察。

④有转移灶病人的护理：参见"绒毛膜癌病人的护理"。

（7）健康教育：参见"绒毛膜癌病人的护理"。

十四、白血病病人的护理

白血病是一类造血干细胞的恶性克隆性疾病。临床以进行性贫血、持续发热或反复感染、出血和组织器官浸润等为表现，外周血中出现幼稚细胞为特征。

1. 病因

（1）病因尚未明确，但与下列因素有关（2012）：①病毒因素；②化学因素，多种化学物质和药物有致白血病的作用；③放射因素，包括X射线、γ射线及电离辐射等；④遗传因素。

（2）分类：按病程和白血病细胞的成熟度可分为急性和慢性两类。我国急性白血病比慢性白血病多见，男性偏多。成年人以急性粒细胞白血病（急粒）最多见，儿童以急性淋巴细胞白血病（急淋）多见。

①急性白血病起病急，进展快，病程短，仅数月；细胞分化停滞在较早阶段，骨髓和外周血中以原始和早期幼稚细胞为主。

②慢性白血病起病缓，进展慢，病程长，可达数年；细胞分化停滞在较晚阶段，骨髓和外周血中多为较成熟幼稚细胞和成熟细胞。

2．急性白血病

（1）临床表现：起病急缓不一，急者多为高热或严重出血，缓者常为面色苍白、疲乏或轻度出血。

1）贫血：常为首发症状，呈进行性加重。

2）发热：发热是急性白血病最常见的症状。大多数感染由继发感染所致，但白血病本身也能引起发热，即肿瘤性发热。继发感染是导致白血病病人死亡最常见的原因之一，因成熟粒细胞缺乏所致。

3）出血：主要原因为血小板减少（2013）。出血可发生于全身任何部位，以皮肤瘀点、瘀斑、鼻出血、牙龈出血、女性病人月经过多或持续阴道出血较为常见。

4）器官和组织浸润的表现：①轻、中度肝、脾大。约 50% 的病人伴有淋巴结肿大，多见于急淋。②骨骼、关节疼痛，胸骨下段局部压痛。③可有牙龈增生、肿胀；皮肤出现蓝灰色斑丘疹、结节性红斑等。④中枢神经系统白血病（CNSL）：由于化学药物难以通过血-脑屏障，隐藏在中枢神经系统的白血病细胞不能被有效杀灭，表现为头痛、头晕，重者可有呕吐、视盘水肿、视物模糊、颈项强直、抽搐、昏迷等。⑤眼球突出、复视或失明。

（2）辅助检查

①血象：多数病人白细胞计数增多，大于 $10×10^9$/L。病人常有不同程度的正常细胞性贫血，可见红细胞大小不等。晚期血小板往往极度减少。

②骨髓象：骨髓穿刺检查是急性白血病确诊的主要依据（2015）。骨髓一般增生明显活跃或极度活跃，主要细胞为白血病原始细胞和幼稚细胞，正常粒系、红系细胞及巨核细胞系统均显著减少。

③细胞化学染色：主要用于鉴别急性淋巴细胞、急性粒细胞及急性单核细胞白血病。

④免疫学检查：区分急淋与急性非淋巴细胞白血病（急非淋）及其各自的亚型。

（3）治疗要点

1）对症支持治疗：①高白细胞血症的紧急处理：使用血细胞分离机，单采清除过高的白细胞。②防治感染：严重感染是白血病病人死亡的主要原因。③改善贫血。④防治出血。⑤防治尿酸性肾病。⑥纠正水、电解质及酸碱平衡失调。

2）化学治疗：目前白血病治疗最主要的方法。急性白血病的化疗过程分为两个阶段，即诱导缓解和缓解后治疗。

①诱导缓解：指化疗开始到完全缓解。完全缓解即病人的症状和体征消失，外周血象和骨髓象基本正常。

②缓解后治疗：通过进一步的巩固与强化治疗，彻底消灭残存的白血病细胞，防止病情复发。急性淋巴细胞共计治疗 3～4 年。急性非淋巴细胞共计治疗 1～2 年。

3）中枢神经系统白血病：药物鞘内注射治疗或脑脊髓放疗。常选用的化疗药物为甲氨蝶呤、阿糖胞苷等，同时可应用一定量激素以减轻药物刺激引起的蛛网膜炎。

4）骨髓或外周干细胞移植。

（4）护理问题

①有损伤的危险：出血　与血小板减少、白血病细胞浸润等有关。

②活动无耐力　与长期、大量化疗，白血病引起代谢增高及贫血有关。

③有感染的危险　与粒细胞减少、化疗有关。

④预感性悲哀 与白血病治疗效果差和死亡率高有关。

⑤潜在并发症：脑出血、尿酸性肾病。

（5）护理措施

1）出血：<u>注意观察病人出血的发生部位、发展或消退情况；及时发现新的出血、重症出血及其先兆（2014）</u>。若血小板计数<$50×10^9$/L，应减少活动，增加卧床休息时间；<u>严重出血或血小板计数<$20×10^9$/L 者，必须绝对卧床休息（2015）</u>。每日监测白细胞计数及分类。发现异常时及时报告医师，配合抢救。

2）感染防治：密切观察病人体温。加强口腔护理。保持皮肤清洁干燥。做好保护性隔离，防止交叉感染。

3）饮食护理：<u>给予高蛋白、高热量、高维生素的饮食</u>。当病人出现恶心、呕吐时应暂缓或停止进食，及时清除呕吐物，保持口腔清洁。

4）化疗不良反应的护理

①静脉炎及组织坏死的预防与护理：合理选用静脉，<u>首选中心静脉置管</u>，如果应用外周浅表静脉，尽量选择粗直的静脉。<u>静脉注射时先用生理盐水冲洗</u>，确定注射针头在静脉内方可注入药物，<u>推注速度要慢</u>，边推边抽回血，确保药物在血管内，药物输注完毕再用生理盐水 10～20ml 冲洗后拔针，以减轻药物对局部血管的刺激。避免药液外渗。<u>输注时疑有或发生化疗药物外渗，立即停止注入，边回抽边退针，不宜立即拔针（2011）</u>。发生静脉炎的局部血管禁止静脉注射，及时使用普鲁卡因局部封闭，患处勿受压。

②**骨髓抑制**：<u>遵医嘱定期检查血象，每次疗程结束后要复查骨髓象，如环磷酰胺等药物（2012）</u>。

③胃肠道反应：可出现恶心、呕吐、食欲缺乏等反应。避免在治疗前、后 2 小时内进食，遵医嘱在治疗前 1～2 小时给予止吐药物。

④脱发的护理：指导病人使用假发或戴帽子。

⑤其他：<u>柔红霉素、高三尖杉酯碱类药物可引起心肌及心脏传导损害</u>，用药前、后应监测病人的心率、节律及血压；<u>药物要缓慢静脉滴注，<40 滴/分（2015）</u>。甲氨蝶呤、门冬酰胺酶对肝功能有损害作用，用药期间应观察病人有无黄疸，并定期监测肝功能。<u>长春新碱能引起末梢神经炎、手足麻木感，停药后可逐渐消失（2015）</u>。环磷酰胺可引起脱发及出血性膀胱炎所致血尿，嘱病人多饮水，有血尿必须停药。

5）心理护理：耐心倾听病人的诉说，了解其苦恼，鼓励病人表达出内心的悲伤情感。向病人说明不良的心理状态对身体的康复不利。向病人介绍已缓解的典型病例，组织病友之间进行养病经验的交流。

6）骨髓穿刺的护理：<u>于胸骨、髂前上棘做穿刺者取仰卧位；于髂后上棘穿刺者取侧卧位或俯卧位；棘突穿刺点则取坐位（2015）</u>。穿刺完毕后，向病人解释术后穿刺处疼痛是暂时的，不会对身体有影响。注意观察穿刺处有无出血，如果有渗血，应立即更换无菌纱块，压迫伤口直至无渗血为止。指导病人 <u>48～72 小时不要弄湿穿刺处</u>，多卧床休息，避免剧烈活动，防止伤口感染。

（6）健康指导：饮食宜富含高蛋白、高热量、高维生素。保证充足的休息和睡眠。

3．慢性髓细胞白血病

（1）临床表现：慢性髓细胞白血病（简称慢粒），自然病程可经历慢性期、加速期和急变期，多因急性变而死亡。

①**慢性期**：起病缓，早期常无自觉症状。随病情发展可出现乏力、低热、多汗或盗汗、体重减轻等代谢亢进的表现。巨脾为最突出的体征，初诊时脾大可达脐平面。

②**加速期**：主要表现为原因不明的高热、虚弱、体重下降，脾迅速肿大，骨、关节痛以及逐渐出现贫血、出血。

③**急变期**：表现与急性白血病类似。

（2）辅助检查

①**血象**：白细胞计数明显增高。疾病早期血小板多在正常水平，部分病人增多；晚期血小板逐渐减少，并出现贫血。

②**骨髓象**：骨髓增生明显或极度活跃。

③**染色体检查**。

④**血生化检查**：血清及尿中尿酸浓度增高，与化疗后大量白细胞破坏有关。

（3）治疗要点

①化学治疗：化疗药物有羟基脲、白消安、高三尖杉酯碱、阿糖胞苷等，首选羟基脲。

②α干扰素：治疗慢粒慢性期病人效果较好，约70%的病人可缓解。

③异基因造血干细胞移植。

④其他：白细胞淤滞症可使用血细胞分离机，单采清除过高的白细胞，同时给予羟基脲化疗和水化、碱化尿液，保证足够的尿量，并口服别嘌醇，以预防尿酸性肾病。

（4）护理问题

①疼痛：脾胀痛　与脾大、脾梗死有关。

②潜在并发症：尿酸性肾病。

③营养失调：低于机体需要量　与机体代谢亢进有关。

（5）护理措施

①病情观察：观察病人有无不明原因的发热、骨痛、贫血和出血加重，注意脾区有无压痛，记录24小时出入量。如有异常，及时报告医师。

②饮食：高热量、高蛋白、高维生素、易消化吸收的饮食。

③用药护理：遵医嘱给予别嘌醇和碳酸氢钠，以抑制尿酸的生成和碱化尿液。

④休息与活动：尽量卧床休息，尤其贫血较重病人。并取左侧卧位，以减轻不适感。尽量避免弯腰和碰撞腹部，以避免脾破裂（2011）。

（6）健康教育

①用药指导：向病人介绍药物的作用、药物治疗的必要性及用药后的不良反应。指导病人正确的用药方式。

②指导病人进行正确的饮食。

③自我监测与随访的指导：出现贫血加重、发热、腹部剧烈疼痛，尤其是腹部受撞击可疑脾破裂时，应立即到医院检查。

十五、骨肉瘤病人的护理

骨肉瘤是最常见的原发性恶性骨肿瘤，恶性程度高，预后差。好发于长管状骨干骺端。以青少年多见。其组织学特点是瘤细胞直接形成骨样组织或未成熟骨，故又称成骨肉瘤。

1. 临床表现　主要症状是进行性加重的疼痛，开始时呈间歇性发作的隐痛，逐渐转为持续性剧痛，尤以夜间为甚。患肢关节有不同程度的功能障碍，病变局部肿胀，很快形成肿块，局部皮温增高，静脉怒张，可伴有病理性骨折。肺转移发生率较高（2013）。

2. 辅助检查　X 线片显示病变部位骨质浸润性破坏，边界不清，病变区可有排列不齐结构紊乱的肿瘤骨。骨膜反应可见 Codman 三角：因肿瘤生长及骨膜反应呈现三角状新骨，若垂直呈放射样排列称"日光射线"现象。

3. 治疗要点　采用综合治疗。术前大剂量化疗，而后手术。术后仍需做大剂量化疗。

4. 护理问题

（1）恐惧　与担心肢体功能丧失及预后有关。

（2）疼痛　与肿瘤浸润压迫周围组织、截肢术后幻肢痛等有关。

（3）躯体活动障碍　与疼痛、关节功能受损有关。

（4）活动无耐力　与恶病质、长期卧床及化疗等有关。

（5）自我形象紊乱　与手术和化疗引起的不良反应有关。

5. 护理措施

（1）缓解疼痛，促进肌肉、关节功能恢复。

（2）增强耐力，加强化疗护理。

1）改善营养状况：增加经口饮食，摄入蛋白质、能量和维生素丰富的食物。对经口摄入不足者，提供肠内或肠外营养支持。

2）化疗的护理：①胃肠道反应：可在化疗前 30 分钟给予止吐药物，以预防恶心、呕吐。②骨髓抑制：监测血常规。白细胞和血小板降低严重时，应停止用药。③脱发：可在头部放置冰袋降温，降低头部皮下组织的血药浓度，预防脱发。④心、肝、肾功能：定期检查肝、肾功能及心电图。

（3）促进病人对自我形象的认可，消除病人的心理顾虑或障碍。加强心理护理，促使病人逐渐接受和坦然面对自身形象。

（4）截肢术后的护理

①体位：术后 24～48 小时应抬高患肢，预防肿胀。下肢截肢者，每 3～4 小时俯卧 20～30 分钟，并将残肢以枕头支托，压迫向下；仰卧位时，不可抬高患肢。

②观察和预防术后出血：注意观察截肢术后肢体残端的渗血情况，创口引流液的性质和引流量。

③幻肢痛：引导病人注视残肢，接受截肢的现实。应用放松疗法等心理治疗手段逐渐消除幻肢感。

④术后 2 周，伤口愈合后开始残肢功能锻炼。

6. 健康教育

（1）向病人讲解骨肿瘤综合性治疗的发展，树立战胜疾病的信心，促进身心健康。

（2）指导病人进行各种形式的功能锻炼，最大限度地提高病人的生活自理能力。

（3）指导病人正确使用各种助行器。

（4）定期复诊。

十六、颅内肿瘤病人的护理

颅内肿瘤简称脑瘤,包括原发性和继发性两大类。原发性颅内肿瘤起源于颅内各种组织,继发性颅内肿瘤系身体其他部位恶性肿瘤的转移性病变。发病部位以大脑半球最多。

1．病因　至今尚不明确。少数系先天发育过程中胚胎性残余组织演变而成。

2．临床表现

（1）颅内压增高:呈慢性、进行性加重过程。重者可引起脑疝,轻者可引发视神经萎缩,视力减退。

（2）局灶症状与体征:可有癫痫发作,意识障碍,进行性运动障碍或感觉障碍,各种脑神经的功能障碍,小脑症状等。

3．辅助检查　CT、MRI 是诊断颅内肿瘤的首选方法。影像学显示小病灶周围严重脑水肿是其特点。

4．治疗要点

（1）降低颅内压:常用治疗方法有脱水、激素、冬眠低温和脑脊液外引流等。

（2）手术治疗:是最直接、有效的方法。

（3）放疗:肿瘤位于重要功能区或部位深不宜手术、病人全身情况差不允许手术,且对放射线敏感的恶性肿瘤可选用常规放射治疗,同时手术配合放疗也可增加手术治疗的效果。

（4）化疗:化疗过程中需防颅内压升高、肿瘤坏死出血及其他不良反应。

5．护理问题

（1）焦虑、恐惧　与脑肿瘤的诊断、担心手术效果有关。

（2）自理缺陷　与神经系统功能障碍导致的视力、肢体感觉、运动功能障碍等有关。

（3）营养失调:低于机体需要量　与呕吐、食欲下降、放疗、化疗有关。

（4）有感染的危险　与留置各种引流管有关。

（5）潜在并发症:颅内压增高、脑疝、颅内出血、感染、中枢性高热、尿崩症、胃出血、顽固性呃逆、癫痫发作等。

6．护理措施

（1）加强生活护理,满足病人自理需求。

①经口鼻蝶窦入路手术的病人,术前须剃胡须、剪鼻毛,加强口腔及鼻腔护理。术后注意口腔护理。

②体位:全身麻醉未清醒病人,取去枕侧卧位。意识清醒、血压平稳后,宜抬高床头,以利颅内静脉回流。幕上开颅术后,应卧向健侧,避免切口受压。幕下开颅术后早期宜无枕侧卧或侧俯卧位;体积较大的肿瘤切除后,因颅腔留有较大空隙,24 小时内手术区应保持高位,以免突然翻动时发生脑和脑干移位,引起大脑上静脉撕裂、硬脑膜下出血或脑干功能衰竭。搬动病人应扶持头部使头颈部成一直线,防止头颈部过度扭曲或震动。脊髓手术后,不论仰卧或侧卧都必须使头部和脊柱的轴线保持一致,翻身时须防护脊柱屈曲或扭转。

③饮食:术后吞咽困难、饮水呛咳者,应严格禁食禁饮,采用鼻饲供给营养,待吞咽功能恢复后逐渐练习进食。

④伤口引流护理:观察引流管是否固定牢固和有效,观察引流液量和颜色及性状,脑室引流管每日引流量不宜超过 500ml（2017）。术后 48 小时内,不可随意降低或抬高引流袋,

3～4 天后血性脑脊液已转清，拔除引流管，以防止脑脊液漏。

（2）并发症的观察、处理和护理

①颅内压增高、脑疝：密切观察生命体征、意识、瞳孔、肢体功能等情况。遵医嘱落实降低颅内压的措施。

②脑脊液漏：注意伤口、鼻、耳等处有无脑脊液漏。避免剧烈咳嗽。一旦发现脑脊液漏及时通知医师。

③尿崩症：准确记录出入液量，根据尿量的增减和血清电解质含量调节用药剂量。尿量增多期间，须注意补钾，每 1000ml 尿量补充 1g 氯化钾。

7．健康教育

（1）向病人及家属介绍化疗和放疗的必要性和方法。

（2）术后有功能障碍者，与病人和家属共同制订康复计划。

（3）出院后定期复查。

十七、乳腺癌病人的护理

乳腺癌是女性发病率最高的恶性肿瘤之一，也是女性最常见的癌症死亡原因。临床最常见的是浸润性非特殊癌。

1．病因

①激素作用：雌酮及雌二醇对乳腺癌的发病有直接关系。

②家族史。

③月经初潮年龄早、绝经年龄晚、不孕及初次足月产年龄较大者发病机会增加。

④乳腺良性疾病。

⑤营养过剩、肥胖和高脂肪饮食。

⑥环境和生活方式。

2．临床表现

（1）常见乳腺癌

1）乳房肿块

①早期：患侧乳房出现无痛性、单发小肿块。多位于外上象限，质硬、表面不光滑，与周围组织分界不清，不易被推动。

②晚期：肿块固定；卫星结节、铠甲胸；皮肤破溃：癌肿处皮肤可溃破而形成溃疡，常有恶臭，易出血。

2）乳房外形改变：随着肿瘤增大，可引起乳房局部隆起；若癌肿侵及 Cooper 韧带，可使其缩短，致癌肿表面皮肤凹陷，称为**"酒窝征"**（2013）；邻近乳头或乳晕的癌肿因侵及乳管使之收缩，可将乳头牵向癌肿侧，使乳头扁平、回缩、内陷；肿块继续增大，癌细胞阻塞局部皮内和皮下淋巴管，而引起皮肤淋巴水肿，毛囊处点状凹陷，称为**"橘皮样"**改变（2012）。

3）转移征象：①淋巴转移：最初见于患侧腋窝（2015）。先是少数、散在，继而成团、与皮肤粘连。②血行转移：可转移至肺、骨、肝，出现相应症状，如咳嗽、肝大、黄疸等。

（2）特殊类型乳腺癌

①炎性乳腺癌：少见，多发于年轻妇女，尤其妊娠或哺乳期妇女。临床表现为乳房增大，

皮肤红、肿、热且粗糙，似急性炎症，但无明显局限性肿块。癌肿迅速浸润整个乳房。该型乳房癌恶性程度高、早期即发生转移，预后极差。

②乳头湿疹样乳腺癌：甚少见。临床表现如同慢性湿疹，乳头有瘙痒、烧灼感，之后出现乳头和乳晕皮肤发红、糜烂，如湿疹样，进而形成溃疡；有时覆盖黄褐色鳞屑样痂皮，病变皮肤较硬。部分病人于乳晕区可扪及肿块。恶性程度低，发展慢，腋淋巴结转移较晚。

3．辅助检查

（1）影像学检查

①X 线：钼靶 X 线摄片可作为普查方法，是早期发现乳腺癌的最有效方法。

②B 超：能清晰显示乳房各层次软组织结构及肿块的形态和质地。

（2）活组织病理检查：常用细针穿刺细胞学检查。

4．治疗要点　以手术治疗为主，辅以化学药物、内分泌、放射治疗和生物治疗等综合治疗。

（1）手术治疗：手术方式的选择应根据病理分型、临床分期及辅助治疗的条件而定。

（2）化疗：常用的药物有环磷酰胺（C）、甲氨蝶呤（M）、氟尿嘧啶（F）、多柔比星（A）、表柔比星（E）、紫杉醇（T）。

（3）内分泌治疗：激素依赖性肿瘤对内分泌治疗有效。

（4）放疗：在肿块局部广泛切除后给予较高剂量放射治疗。

5．护理问题

（1）焦虑、恐惧　与担心手术预后和手术造成的身体外观改变有关。

（2）疼痛　与手术创伤、切口加压包扎过紧、转移有关。

（3）自我形象紊乱　与乳房切除及化疗致脱发等有关。

（4）知识缺乏：缺乏乳腺癌自我检查、预防及根治术后患侧功能锻炼的相关知识。

（5）潜在并发症：皮下积液、皮瓣坏死、患侧上肢水肿、伤口感染等。

6．护理措施

（1）术前护理

①心理护理：多了解和关心病人，有针对性地进行心理护理。

②妊娠或哺乳病人的护理：对妊娠或哺乳的病人，要立即终止妊娠或断乳，以免激素作用活跃而加快乳腺癌的发展。

③术前准备：做好术前常规检查和准备。

（2）术后护理

1）病情观察：注意观察生命体征的变化，乳腺癌扩大根治术有损伤胸膜可能，应密切观察呼吸的变化，病人若感到胸闷、呼吸困难，应及时报告医师。

2）体位：术后血压平稳后可取半卧位，以利呼吸和引流。

3）伤口护理

①手术部位用胸带加压包扎，使皮瓣紧贴胸壁，防止皮瓣下积液积气（2013）。皮瓣下放置引流管，做持续负压吸引，有利于及时引出皮瓣下的渗液和积气，也使皮瓣紧贴创面，促进愈合。

②包扎护理：包扎松紧度以能容纳一手指、维持正常血供、不影响呼吸为宜。绷带加压包扎一般维持 7～10 日，包扎期间告知病人不能自行松解绷带，瘙痒时不能将手指伸入敷料

下搔抓；观察皮瓣血液循环，注意皮瓣颜色及创面愈合情况，若皮瓣颜色暗红，提示血液循环欠佳，有可能坏死，应报告医师；观察包扎松紧度，过紧会影响血液循环，若出现手指发麻、皮肤发绀、皮温下降、动脉搏动不能扪及，应及时调整绷带的松紧度。

③引流管护理：保持有效负压吸引；妥善固定引流管；保持引流通畅，防止引流管受压和扭曲；观察引流液的颜色和量；术后4～5日，若引流液转为淡黄色、每日量少于10～15ml，创面与皮肤紧贴，手指按压伤口周围皮肤无空虚感，即可考虑拔管，若拔管后仍有皮下积液，可在严格消毒后抽液并局部加压包扎。

4）潜在并发症的预防

①上肢水肿的护理

避免损伤：勿在患侧上肢测血压、抽血、做静脉或皮下注射等。避免患肢过度负重和外伤。

保护患侧上肢：平卧时患肢下方垫枕抬高10°～15°；半卧位时屈肘90°放于胸腹部；下床活动时用吊带托，需要他人扶持时只能扶健侧；避免患肢下垂过久。

促进肿胀消退：按摩患侧上肢或进行握拳，屈、伸肘运动，以促进淋巴回流。

②气胸：病人若感胸闷、呼吸困难，应做肺部听诊、叩诊和X线检查，以尽早治疗。

5）患侧上肢功能锻炼：为减少或避免术后残疾，鼓励和协助病人早期开始患侧上肢的功能锻炼。术后24小时内患肩制动，鼓励病人做手指、腕部的屈伸运动；术后1～2周，皮瓣基本愈合，可进行肩部活动、手指爬墙运动，直至能自行梳理头发、患侧手摸对侧耳郭等。术后7～10日不外展肩关节。

7. 健康教育（2011）

（1）活动：术后近期避免患侧上肢搬动、提取重物，坚持患侧肩部的功能锻炼。

（2）避孕：术后5年内避免妊娠（2015），以免乳腺癌的复发。

（3）遵医嘱坚持放疗、化疗：放疗期间应注意保护皮肤，出现放射性皮炎时及时就诊。加强营养，多食高蛋白、高维生素、高热量、低脂肪的食物。

（4）乳房自我检查：术后每月进行1次乳房自检。最好选在月经周期的第7～10日，健侧乳房每年X线摄片检查1次，以便早期发现复发征象。

十八、子宫内膜癌病人的护理

子宫内膜癌是发生于子宫体内膜层的一组上皮性恶性肿瘤，以来源于子宫内膜腺体的腺癌最为常见。是女性生殖道常见三大恶性肿瘤之一。

1. 病因

（1）雌激素依赖型：缺乏孕激素拮抗而长期接受雌激素刺激。

（2）非雌激素依赖型：发病与雌激素无明确关系。病人多为老年体瘦妇女。

2. 临床表现

（1）阴道出血：主要表现为绝经后不规则阴道出血。

（2）阴道排液多：为血性或浆液性分泌物，合并感染则有脓性或脓血性排液，有恶臭。

（3）疼痛：下腹及腰骶部疼痛，并向下肢及足部放射。

3. 辅助检查

（1）B型超声检查：可了解子宫大小、宫腔形状、宫腔内有无赘生物、子宫内膜厚度、肌层有无浸润及深度，可协助诊断。

（2）分段诊刮：是最常用、最有价值的诊断方法，可确诊子宫内膜癌。应先环刮宫颈管，再刮子宫腔内膜，分瓶标记送病理检查。

（3）宫腔镜检查：可直接观察病灶大小、生长部位、形态，并在直视下取材活检，可提高诊断率。

（4）其他检查：MRI、CT 等检查有条件时可选用，可协助判断病变范围。宫颈刮片、阴道后穹窿涂片及宫颈管吸片取材，诊断的阳性率不高。近年来采用特制的宫腔吸管或宫腔刷放入宫腔，吸取分泌物查找癌细胞，但操作较复杂，阳性也不能确诊，故应用价值不高，仅供筛查用。

4．治疗要点

（1）手术治疗：是子宫内膜癌病人首选的治疗方法（2016）。

（2）放射治疗：适用于已有转移或可疑淋巴结转移及复发的内膜癌病人。

（3）药物治疗

①孕激素：适用于晚期或癌症复发者，不能手术切除或年轻、早期、要求保留生育功能者。

②抗雌激素制药：适应证与孕激素相同。

③化学药物：适用于晚期不能手术或治疗后复发者。

5．护理问题

（1）焦虑　与需住院及接受诊治手段有关。

（2）知识缺乏：缺乏有关子宫内膜癌治疗及护理的相关知识。

（3）营养失调：低于机体需要量　与肿瘤慢性消耗有关。

6．护理措施

（1）普及防癌知识：中年妇女应每年接受一次妇科检查，注意子宫内膜癌的高危因素和人群。严格掌握雌激素的用药指征，加强用药期间的监护。

（2）提供疾病知识，缓解焦虑。

（3）协助病人配合治疗

①病人术后 6～7 日需严密观察并记录出血情况，应减少活动。

②使病人了解孕激素治疗的作用。

③他莫昔芬（TMX）用药后的不良反应有潮热，急躁，白细胞、血小板计数下降，头晕，恶心、呕吐等。

④接受盆腔内放疗者，事先灌肠并留置导尿管。

7．健康教育

（1）指导出院病人定期随访，术后 2 年内，每 3～6 个月 1 次；术后 3～5 年每 6～12 个月 1 次。

（2）为病人提供性生活咨询指导服务。

十九、原发性支气管肺癌病人的护理

支气管肺癌多数起源于支气管黏膜上皮，简称肺癌。发病年龄大多在 40 岁以上，以男性多见，居发达国家和我国大城市男性恶性肿瘤发病率和死亡率的第一位。

1．病因与分类

（1）病因

①吸烟：是肺癌的重要致病因素（2015）。

②化学物质：石棉、铬、镍、铜、锡、砷等。

③空气污染：煤、天然气等燃烧过程中产生的致癌物；汽车尾气、工业废气、公路沥青在高温下释放的有毒气体等。

④人体内在因素：如免疫状态、代谢活动、遗传因素等。

⑤其他：长期、大剂量电离辐射。

（2）分类：按解剖学分为中央型肺癌和周围型肺癌。按细胞类型分为

①鳞状细胞癌（鳞癌）：约占50%，多见于老年男性。鳞癌以中心型肺癌多见（2015）。恶性程度较低，转移时间较晚。

②腺癌：约占25%，多见于女性，多为周围型肺癌；早期即可发生浸润和转移。

③大细胞癌（大细胞未分化癌）：约占1%，多为中心型肺癌。恶性程度较高。

④小细胞癌（小细胞未分化癌）：约占20%，多见于40岁左右有吸烟史的男性。以中心型肺癌多见。恶性程度高，远处转移早。

（3）转移途径：①直接扩散；②淋巴转移：是常见的扩散途径；③血行转移：多发生于肺癌晚期。

2．临床表现

（1）呼吸系统表现：咳嗽为肺癌最常见的早期症状，呈阵发性刺激性干咳，高调金属音。咯血以中心型肺癌多见，可有痰中带血或断续地小量咯血，晚期癌肿较大时可有大咯血。胸闷、气急。

（2）全身表现：癌组织坏死可引起发热，癌肿压迫或阻塞支气管引起阻塞性肺炎是肺癌最常见的发热原因。体重下降，消瘦是恶性肿瘤的常见症状。晚期可出现恶病质。

（3）肿瘤蔓延和转移征象

①疼痛：癌肿直接侵犯胸膜、肋骨、胸壁、压迫肋间神经等均可引起顽固性胸痛和胸腔积液。胸膜腔积液常为血性，大量积液可引起气促。

②压迫或侵犯膈神经：引起同侧膈肌麻痹。

③压迫或侵犯喉返神经：引起声带麻痹、声音嘶哑。

④压迫上腔静脉：可出现头痛、头晕或晕厥。

⑤侵入纵隔、压迫食管：可引起吞咽困难，支气管食管瘘。

⑥上叶顶部肺癌：可压迫颈交感神经则会引起颈交感神经综合征表现（Horner综合征），患侧眼睑下垂、瞳孔缩小、眼球内陷、同侧额部或胸部少汗或无汗。

⑦远处转移的表现（2015）。

（4）胸外表现（副癌综合征）：最常见的为骨关节肥大、杵状指（趾），伴指端疼痛、甲床周围红晕环绕等，又称肥大性肺性骨关节病。还可表现为男性乳房发育、库欣综合征、抗利尿激素分泌不当综合征、重症肌无力、多发性肌肉神经痛等。

3．辅助检查

（1）细胞学检查：痰液脱落细胞学检查是肺癌最有效、最简便的早期诊断方法，可判断肺癌的组织学类型，阳性率可达80%，尤其是中央型肺癌阳性率更高。

（2）胸部 X 线检查：是主要的诊断方法，在肺癌的普查和诊断中占重要位置。肺部可见块状阴影，边缘不清或呈分叶状，周围有毛刺。

（3）CT 检查：可发现早期肺癌病变，对明确纵隔淋巴结有无转移很有价值。

（4）磁共振（MRI）：在明确肿瘤与大血管之间的关系上优于 CT，但在发现小病灶（＜5mm）方面则不如 CT 敏感。

（5）纤维支气管镜检查及组织活检：纤维支气管镜检查可获取组织供组织学诊断，是确诊的重要依据。是确诊肺癌的必要手段。

（6）其他：如胸腔镜检查、纵隔镜检查、经胸壁穿刺活组织检查、转移病灶活组织检查、肿瘤标记物检查、开胸探查、正电子发射断层扫描等。

4.　治疗要点

（1）手术治疗：是肺癌的首选治疗方法。鳞癌切除机会多，术后 5 年生存率较高，腺癌次之，小细胞癌在就诊时 90%以上已经发生胸内或远处转移，故手术切除机会最小，目前国内主张先化疗，再手术。

（2）放射治疗：主要用于处理手术后残留病灶和配合化学治疗。

（3）化疗：小细胞癌对化学治疗最敏感，鳞癌次之，腺癌最差。

（4）中医中药治疗。

（5）免疫治疗。

5.　护理问题

（1）恐惧　与肺癌的确诊、对治疗的无信心及疾病对机体功能的影响和预感死亡威胁有关。

（2）疼痛　与癌细胞浸润、肿瘤压迫或转移有关。

（3）营养失调：低于机体需要量　与癌肿致机体过度消耗，压迫食管致吞咽困难，放、化疗反应致食欲缺乏、摄入不足有关。

（4）气体交换受损　与肿瘤压迫及继发于肺组织破坏的气体交换面积减少有关。

（5）潜在并发症：化疗药物毒性反应、肺感染、呼吸衰竭等。

6.　护理措施

（1）术前护理

1）一般护理

①戒烟：术前应戒烟 2 周以上。

②清理呼吸道：支气管分泌物较多者，行体位引流；痰液黏稠不易咳出者，行超声雾化，必要时经支气管镜吸出分泌物。遵医嘱给予支气管扩张药、祛痰药等药物。

③控制感染：保持良好的口腔卫生。

2）营养支持：术前伴营养不良者，经肠内或肠外途径补充营养。

3）心理护理（2011、2014）：多与病人沟通，关心、理解、安慰病人，耐心回答病人的疑问。说明手术的安全性、必要性，并介绍手术成功的实例，以增强病人的信心。引导病人面对现实，正确认识和对待疾病，动员家属给病人以心理支持。

（2）术后护理

1）严密观察：观察病人生命体征，检测脉搏、呼吸、血压等，连续观察 1 周。

2）体位：病人未清醒前取平卧位，头偏向一侧。清醒且血压稳定者，可改为半坐卧位。

避免采用头低足高仰卧位，以防因横膈上升而妨碍通气。若有休克现象，可抬高下肢或穿弹力袜以促进下肢静脉血液回流；特殊情况下病人，**肺段切除术或楔形切除术者，尽量选择健侧卧位**，以促进患侧肺组织扩张；一侧肺叶切除者，如呼吸功能尚可，可取健侧卧位，如呼吸功能较差，则取平卧位；全肺切除术者，避免过度侧卧，可取 1/4 侧卧位，以预防纵隔移位；血痰或支气管瘘管者，取患侧卧位。

3）保持呼吸道通畅

①给予鼻导管吸氧。

②观察呼吸频率、幅度及节律，双肺呼吸音；观察有无气促、发绀等缺氧征象及动脉血氧饱和度情况。术后带气管插管者严密观察气管插管的位置和深度，防止滑出或移向一侧支气管。

③深呼吸及咳嗽：病人清醒后立即鼓励并协助其深呼吸和咳嗽（2013），每 1～2 小时 1 次。咳嗽前给病人叩背，叩背时由下向上、由外向内。而后嘱病人做数次深呼吸，再慢慢轻咳，咳嗽时，固定胸部伤口。

④痰液处理：呼吸道分泌物黏稠者，可用糜蛋白酶、地塞米松、氨茶碱等药物行超声雾化。

⑤吸痰：对于咳痰无力、呼吸道分泌物滞留的病人用鼻导管行深部吸痰。

4）维持胸腔引流通畅

①病情观察：定时观察胸腔引流管是否通畅，注意负压波动，定期挤压，防止堵塞。观察引流液量、色和性状，一般术后 24 小时内引流量约 500ml。

②全肺切除术后胸腔引流管的护理：全肺切除术后病人的胸腔引流管一般呈**钳闭状态**，以减轻或纠正纵隔移位。随时观察病人的气管是否居中，有无呼吸或循环功能障碍。若气管明显向健侧移位，在排除肺不张后，可酌情放出适量的气体或引流液。但每次放液量**不宜超过 100ml，速度宜慢**，避免快速多量放液引起纵隔突然移位，导致心搏骤停。

③拔管：术后 24～72 小时病人病情平稳，暗红色血性引流液逐渐变淡、无气体及液体引流后，可拔除胸腔引流管。

5）伤口护理：检查敷料是否干燥、有无渗血。

6）维持液体平衡和补充营养：如化疗明显影响进食，出现口干、皮肤干燥等脱水表现，须静脉补充水、电解质和机体所需的营养。

7）活动与休息

①尽早下床活动：预防肺不张，改善呼吸循环功能。术后第 1 日，生命体征平稳后，鼓励及协助病人在床上坐起，坐在床边、双腿下垂或在床旁站立移步。术后第 2 日起，可扶持病人围绕病床在室内行走 3～5 分钟，以后根据病人情况逐渐增加活动量。

②手臂和肩关节的运动：预防术侧胸壁肌肉粘连、肩关节强直及失用性萎缩。病人清醒后，可协助其进行臂部、躯干和四肢的轻度活动；术后第 1 日开始做术侧手臂上举、爬墙及肩关节旋前旋后运动，防止肩下垂。全肺切除术后的病人，鼓励取直立的功能位，以恢复正常姿势，防止脊柱侧弯畸形。

8）并发症的观察与护理

①出血：定时检查伤口敷料及引流管周围的渗血情况，胸腔引流液的量、颜色和性状。当引流的血性液体量多（每小时＞100ml）、呈鲜红色、有血凝块，病人出现烦躁不安、血压

下降、脉搏增快、尿少等血容量不足的表现时，应考虑有活动性出血，立即通知医师。

②肺炎和肺不张：表现为烦躁不安、不能平卧、心动过速、体温升高、哮鸣、发绀、呼吸困难等症状，血气分析显示为低氧血症、高碳酸血症，鼓励病人咳嗽排痰，痰液黏稠者予以超声雾化，必要时行鼻导管深部吸痰，病情严重时可行气管切开。

③支气管胸膜瘘：是肺切除术后严重的并发症之一，多发生于术后 1 周。表现为术后 3～14 日仍可从胸腔引流管持续引出大量气体，病人有发热、刺激性咳嗽、痰中带血或咳血痰、呼吸困难、呼吸音减低等症状。可用亚甲蓝注入胸膜腔，病人咳出带有亚甲蓝的痰液即可确诊。一旦发生，立即报告医师；并置病人于患侧卧位，以防漏液流向健侧；使用抗生素以预防感染；继续行胸腔闭式引流。

④肺水肿：呼吸困难、发绀、心动过速、咳粉红色泡沫痰等。一旦发生，立即减慢输液速度，控制液体入量；给予吸氧，氧气以 20%～30%乙醇湿化；保持呼吸道通畅；遵医嘱给予心电监护、强心、利尿、镇静及激素治疗。

（3）化疗的护理：严密观察血象变化，每周检查 1～2 次血白细胞，当白细胞低于 $3.5×10^9/L$ 者应遵医嘱停药或减量（2015）。当白细胞总数降至 $1×10^9/L$，遵医嘱输白细胞及使用抗生素以预防感染，并做好保护性隔离。

尽量避免肌内注射及用硬毛牙刷刷牙。指导病人保持皮肤清洁、干燥，不用刺激性物质如肥皂等（2011）；治疗时要重视病人对疼痛的主诉，鉴别疼痛的原因，若怀疑药物外渗即停止输液，并针对外渗药液的性质给予相应的处理（2015）。对刺激性强、作用时间长的药物，若病人的外周血管条件差，可行深静脉置管化疗。环磷酰胺的不良反应是出血性膀胱炎（2014）。鼓励病人多饮水、碱化尿液，以减少化疗所致的毒副作用。

7．健康教育

（1）疾病知识：指导肺癌高危人群定期进行体检，以便早发现，早治疗。对 40 岁以上长期大量吸烟者或有反复呼吸道感染、久咳不愈或咳血痰者，应每年体检，进行防癌或排除肺癌的有关检查（2012）。

（2）生活指导：提倡戒烟，并注意避免被动吸烟。指导病人加强营养支持，合理安排休息和活动，保持良好精神状态，避免受凉和劳累，防止呼吸道感染。

（3）心理指导：做好病人及家属的心理护理，使病人尽快脱离过激的心理反应，保持较好的精神状态，增强治疗疾病的信心。

（4）出院指导：督促病人坚持化疗或放射治疗，并告诉病人出现呼吸困难、疼痛等症状加重或不缓解时应及时随访。对晚期癌肿转移病人，要指导家属对病人临终前的护理，告之病人及家属对症处理的措施，使病人平静少痛苦地度过人生最后阶段。

附：全身麻醉病人的护理

麻醉是指用药物或其他方法使病人的整体或局部暂时失去感觉，以达到无痛的目的，为手术治疗或其他医疗检查治疗提供条件。

1．麻醉前准备及护理

（1）麻醉前成年人常规禁食8～12小时，禁饮4～6小时，小儿择期手术前常规禁食（奶）4～8小时、禁水2～3小时，以保证胃排空，避免术中发生胃内容物反流呕吐或误吸。

（2）健康评估：健康史（一般资料、既往史、用药史、其他如婚育史、家族史等）、身体状况、心理-社会状况评估。

（3）告知和签署麻醉同意书。

（4）麻醉前用药：是为了稳定病人情绪，加强麻醉效果。一般在术前 30 分钟应用。

①抗胆碱能药：常用药物为阿托品和东莨菪碱。

②镇静催眠药：常用药物有地西泮、氯羟地西泮、硝基地西泮。

③镇痛药：常用吗啡、哌替啶，另外还有芬太尼和镇痛新。

④抗组胺药：如异丙嗪、异丁嗪，常与哌替啶、阿托品配伍使用。

（5）术前应对部分麻醉药品常规做过敏试验。

2．麻醉后评估

（1）术中情况：麻醉方式、麻醉药种类和用量；术中失血量、输血量和补液量；术中有无局部麻醉药的全身中毒反应或呼吸心搏骤停等异常情况发生。

（2）术后情况：①身体状况：病人的意识、血压、心率和体温；基本生理反射是否存在；感觉是否恢复；有无麻醉后并发症征象等；②辅助检查：血、尿常规，血生化检查、血气分析、重要脏器功能等检查结果有无异常；③心理-社会状况：病人对麻醉和术后不适（如恶心、呕吐、切口疼痛等）的认识，术后不适的情绪反应，其家庭和单位对病人的支持程度等。

3．并发症的观察及预防

（1）麻醉意外：病人苏醒过程中常出现躁动不安或幻觉等，应注意适当防护，必要时加以约束，防止病人发生坠床、碰撞及不自觉地拔出输液或引流管等意外伤害。

（2）反流与误吸：由于病人的意识、咽反射消失，一旦有反流物即可发生误吸。误吸胃液可导致肺水肿和肺不张。为预防反流和误吸，应减少胃内物滞留，促进胃排空，降低胃液 pH，降低胃内压，加强对呼吸道的保护。麻醉未清醒时取平卧位，头偏向一侧；麻醉清醒后，可取斜坡卧位。

（3）呼吸道梗阻

①上呼吸道梗阻：不全梗阻表现为呼吸困难并有鼾声；完全梗阻时有鼻翼扇动和三凹征。一旦发生，迅速将下颌托起，放入口咽或鼻咽通气管，清除咽喉部分泌物和异物。喉头水肿者，给予糖皮质激素，严重者行气管切开。喉痉挛者，应解除诱因、加压给氧，无效时静脉注射琥珀胆碱，经面罩给氧，维持通气，必要时行气管内插管。

②下呼吸道梗阻：轻者出现肺部啰音，重者出现呼吸困难、潮气量降低、气道阻力增高、发绀、心率加快、血压下降。一旦发现，立即报告医师。

（4）通气量不足：表现为 CO_2 潴留和（或）低氧血症，血气分析示 $PaCO_2>50mmHg$，$pH<7.30$。应给予机械通气维持呼吸直至呼吸功能完全恢复；必要时遵医嘱给予拮抗药物。

（5）低氧血症：表现为呼吸急促、发绀、躁动不安、心动过速、心律失常、血压升高等。一旦发生，及时给氧，必要时行机械通气。

（6）低血压：指麻醉期间收缩压下降超过基础值的 30% 或绝对值低于 80mmHg。一旦发生，首先减浅麻醉，补充血容量，必要时暂停手术操作，给予血管收缩药，待麻醉深度调整适宜、血压平稳后再继续手术。

（7）高血压：指麻醉期间收缩压高于基础值的 30% 或高于 160mmHg。术中根据手术刺激程度调节麻醉深度，必要时行控制性降压。

（8）心律失常：以窦性心动过速和房性期前收缩多见。应保持麻醉深度适宜，维持血流动力学稳定，维持心肌氧供应平衡，处理相关诱因。

（9）高热、抽搐和惊厥：一旦发现体温升高，应积极进行物理降温，特别是头部降温，以防脑水肿。

（10）苏醒延迟或不醒：若全身麻醉后超过 2 小时意识仍不恢复，在排除昏迷后，即可认为是麻醉苏醒延迟。可能与麻醉药用量过量、循环或呼吸功能恶化、严重水、电解质失调或糖代谢异常等有关。

4．健康教育

（1）麻醉前向病人解释麻醉方法和手术进程，讲述麻醉操作的配合要点及麻醉后注意事项。

（2）对术后仍然存在严重疼痛、需带自控镇痛泵出院的病人，教会其对镇痛泵的自我管理和护理。若出现镇痛泵脱落、断裂或阻塞者，及时就诊。

第14章 血液、造血器官及免疫疾病病人的护理

一、血液及造血系统的解剖生理

血液及造血系统由血液及造血器官组成。血液由血细胞及血浆组成。造血器官有骨髓、胸腺、肝、脾和淋巴结。

1. **造血器官及血细胞的生成**

（1）造血器官和组织包括骨髓、脾、淋巴结及分布在全身各处的淋巴组织和单核-吞噬细胞系统。在胚胎早期，肝、脾为机体主要的造血器官；胚胎后期至出生后，骨髓成为主要的造血器官，但当机体需要时，如感染、慢性溶血时，已经停止造血的肝脾可部分地恢复其造血功能，成为髓外造血的主要场所。

（2）骨髓是人体最主要的造血器官，分为红骨髓和黄骨髓。红骨髓为造血组织，黄骨髓为脂肪组织。婴幼儿时期，所有骨髓均为红骨髓。随着年龄的增长，除了四肢长骨的骨骺端及躯干骨，其余骨髓腔内的红骨髓逐渐为黄骨髓所取代。

（3）造血干细胞（HSC）是各种血细胞的起始细胞，又称多能或全能干细胞。HSC能增殖、分化为造血祖细胞。造血干细胞起源于胚胎期第3周初的卵黄囊中的血岛，后经血流迁移到胚胎的肝、脾和骨髓。出生后，HSC主要存在于红骨髓。

2. **血液组成及血细胞生理功能**

（1）**血液组成**：血液又称外周血，由血液中的细胞成分和血浆组成。细胞成分包括红细胞、白细胞和血小板。

（2）**红细胞**：成熟红细胞具有可塑变形性、渗透脆性与悬浮稳定性，主要成分是血红蛋白，主要功能是运输氧和二氧化碳。

（3）**白细胞**：白细胞分为5种，按照体积从小到大是淋巴细胞、嗜碱粒细胞、中性粒细胞、单核细胞和嗜酸粒细胞。①中性粒细胞的含量最多，具有吞噬异物尤其是细菌的功能，是人体抵御细菌入侵的第一道防线。②单核细胞具有清除死亡或不健康的细胞、微生物及其产物等的功能，是人体抵御入侵细菌的第二道防线。③嗜酸粒细胞具有抗过敏和抗寄生虫作用。④嗜碱粒细胞可释放组胺及肝素。⑤T淋巴细胞参与细胞免疫，B淋巴细胞参与体液免疫。

（4）**血小板**：主要参与机体的止血与凝血过程。

3. **小儿血液特点**

（1）红细胞与血红蛋白：由于胎儿期处于相对缺氧状态，红细胞数及血红蛋白量较高。出生后红细胞数和血红蛋白量逐渐降低，至2～3个月时，出现轻度贫血，称为"生理性贫血"。约至12岁时达成年人水平。

（2）白细胞数：白细胞总数8岁后接近成年人水平。出生时中性粒细胞约占65%，淋巴细胞占30%；出生后4～6天两者比例相等；至4～6岁时两者又相等。6岁后比例逐渐

与成年人相似。

二、缺铁性贫血病人的护理

缺铁性贫血（IDA）是体内贮存铁缺乏，导致血红蛋白合成减少而引起的一种小细胞低色素性贫血。

小儿贫血的国内诊断标准是：新生儿期血红蛋白（Hb）<145g/L，1～4 个月时 Hb<90g/L，4～6 个月时 Hb<100g/L，6 个月以上则按 WHO 标准：6 个月至 6 岁者 Hb<110g/L，6～14 岁者 Hb<120g/L 为贫血。

1. 病因及发病机制

（1）铁需要量增加而摄入量不足：是妇女儿童缺铁性贫血的主要原因。

（2）铁吸收不良：主要与胃酸缺乏或胃肠黏膜吸收功能障碍而影响铁的吸收有关。

（3）铁丢失过多：慢性失血是成年人缺铁性贫血最常见和最重要的病因。

2. 临床表现

（1）一般表现（2013）：疲乏无力、面色苍白、头晕、头痛、心悸、气促、耳鸣等。

（2）特殊表现：①组织缺铁：皮肤干燥、角化、指（趾）甲扁平、不光整、脆薄易裂；黏膜损害多表现为口角炎、舌炎、舌乳头萎缩，可有食欲缺乏，严重者可发生吞咽困难。②神经、精神系统异常：如过度兴奋、易激惹、好动、难以集中注意力、发育迟缓、体力下降等。

（3）髓外造血表现：肝、脾、淋巴结增大。

（4）贫血的严重度分级：血红蛋白浓度新生儿 144~120g/L 为轻度；120～90g/L 为中度；90～60g/L 为重度；<60g/L 为极重度；儿童 120～90g/L 为轻度；90～60g/L 为中度；60～30g/L 为重度；<30g/L 为极重度。

3. 辅助检查

（1）血常规（2013）：血红蛋白降低较红细胞减少明显。

（2）骨髓象：增生活跃，以中、晚幼红细胞增生为主。

4. 治疗要点　祛除病因和铁剂治疗，必要时输血。

（1）去除病因：改变不合理的饮食结构与方式，积极治疗原发病。

（2）铁剂治疗：首选口服铁剂，常用药物有硫酸亚铁、富马酸亚铁。一般应在血红蛋白达正常水平后继续服用 6～8 周。

5. 护理问题

（1）营养失调：低于机体需要量　与铁摄入不足、吸收不良、需要量增加或丢失过多有关。

（2）活动无耐力　与贫血引起全身组织缺氧有关。

（3）知识缺乏：缺乏有关人体营养需要的知识。

（4）有感染的危险　与严重贫血引起营养缺乏和衰弱有关。

6. 护理措施

（1）纠正不良的饮食习惯：鼓励病人多吃含铁丰富且吸收率较高的食物（2012），如动物肉类、肝脏、血、蛋黄、海带与黑木耳等。指导病人保持均衡饮食，合理搭配饮食，避免偏食或挑食；养成良好的进食习惯，必要时可少食多餐；尽可能减少刺激性过强食物的摄取。

（2）口服铁剂的应用与指导：①口服铁剂可致胃肠道反应，应在<u>两餐之间服用</u>。②应避免铁剂与牛奶、茶、咖啡同服，可与维生素C、乳酸或稀盐酸等酸性药物或食物同时服用促进铁吸收（2012）。③<u>口服液体铁剂时须使用吸管，服药后及时漱口（2016）</u>，避免牙染黑。④服铁剂期间，粪便会变成黑色，做好解释。⑤按剂量、按疗程服药，定期复查。

（3）休息与活动：轻度贫血者一般不需卧床休息，但应避免过度疲劳。中度贫血者，增加卧床休息时间，鼓励其生活自理，活动量应以不加重症状为度；并指导病人在活动中进行自我监控。若自测脉搏≥100次/分或出现明显心悸、气促时，应停止活动。重度贫血者应予半坐卧位卧床休息。

7. 健康教育

（1）疾病知识教育：介绍缺铁性贫血的病因、临床表现和治疗方式，提高病人依从性。

（2）饮食指导：提倡均衡饮食，增加铁的摄入。对婴幼儿提倡母乳喂养。

（3）自我监测病情。

三、营养性巨幼细胞贫血病人的护理

营养性巨幼细胞贫血（NMA）是由于<u>缺乏维生素 B_{12} 和（或）叶酸</u>所引起的一种大细胞性贫血。多见于2岁以下婴幼儿。

1. 病因及发病机制

（1）摄入量不足：因乳类中维生素 B_{12} 和叶酸含量少，婴幼儿如未及时添加辅食可引起。

（2）吸收不良：严重营养不良、慢性腹泻或吸收不良综合征可使维生素 B_{12}、叶酸吸收减少。

（3）需要量增加：生长发育迅速使需要量增加。

（4）其他：药物影响。

2. 临床表现　以6个月至2岁多见，起病缓慢。皮肤常呈蜡黄色，口唇、指甲等处苍白，乏力。毛发细、稀、黄，虚胖。常有厌食、恶心、呕吐等消化道症状，伴有<u>肝、脾大</u>。患儿烦躁、易怒。维生素 B_{12} 缺乏者表情呆滞、目光发直、少哭不笑、反应迟钝、嗜睡，智力及动作发育落后，<u>常有倒退现象</u>。

3. 辅助检查

（1）<u>血常规</u>（2013）：典型血象为大细胞性贫血。红细胞与血红蛋白减少可以不成比例，红细胞减少较血红蛋白减少更明显，多数病人血红蛋白<60g/L，呈中重度贫血；红细胞平均体积增高，平均红细胞血红蛋白浓度正常；网织红细胞正常或略升高；重症者白细胞及血小板减少。

（2）<u>骨髓象</u>：骨髓增生活跃，以红系增生为主，可见各阶段巨幼红细胞；细胞核发育晚于细胞质，称"幼核老浆"现象；粒细胞系相对减少，亦有巨型变及核右移现象。巨噬细胞数目大致正常，部分核呈分叶状。

（3）血清维生素 B_{12} 和叶酸测定：<u>血清维生素 B_{12}<100ng/L（正常值 200～800ng/L），叶酸<3μg/L（正常值 5～6μg/L）</u>。

（4）其他：胃液分析、内因子抗体测定、维生素 B_{12} 吸收试验等，对恶性贫血的临床诊断有参考价值。

4. 治疗要点　去除病因、补充维生素 B_{12} 和（或）叶酸是治疗的关键。

5．护理问题

（1）营养失调：低于机体的需要量　与叶酸、维生素 B_{12} 摄入不足、吸收不良等有关。

（2）活动无耐力　与贫血引起的组织缺氧有关。

（3）口腔黏膜受损　与贫血引起舌炎、口腔溃疡有关。

（4）感知紊乱　与维生素 B_{12} 缺乏引起神经系统损害有关。

（5）有感染的危险　与白细胞减少致免疫力下降有关。

6．护理措施

（1）注意休息与活动：一般不需卧床休息。严重贫血者适当限制活动。烦躁、震颤、抽搐者遵医嘱用镇静药，防止外伤。

（2）指导喂养，加强营养：改善哺乳母亲营养，及时添加辅食。

（3）监测生长发育：评估患儿的体格、智力、运动发育情况，对发育落后者加强训练和教育。

（4）叶酸缺乏者多吃绿叶蔬菜、水果、肉类等；维生素 B_{12} 缺乏者多吃肉类、肝、禽蛋及海产品。

7．健康教育

（1）介绍本病的表现和预防措施，强调预防的重要性，提供营养指导。

（2）积极治疗和去除影响维生素 B_{12} 和叶酸吸收的因素。合理用药。

四、再生障碍性贫血病人的护理

再生障碍性贫血（AA）简称再障，是由多种原因导致造血干细胞数量减少和（或）功能障碍所引起的一类贫血。

1．病因及发病机制　再生障碍性贫血的发生与下列因素有关。

（1）**药物及化学物质**：最常见。最多见的药物是氯霉素（2017）。化学物质以苯及其衍生物最为常见。

（2）**物理因素**：各种电离辐射如 X 射线、γ 射线及其他放射性物质。

（3）**病毒感染**：风疹病毒、EB 病毒、流感病毒及肝炎病毒均可引起再生障碍性贫血。

2．临床表现　主要表现为进行性贫血、出血、感染，但多无肝、脾、淋巴结肿大。

（1）**重型再生障碍性贫血**：起病急，进展快，病情重；少数可由非重型再生障碍性贫血进展而来。早期表现是出血与感染，随病程的延长出现进行性贫血。出血部位广泛，皮肤可有出血点或大片瘀斑，口腔黏膜有血疱，有眼结膜出血、鼻出血、牙龈出血等。深部脏器出血时可见呕血、咯血、便血、血尿、阴道出血、眼底出血和颅内出血。以呼吸道感染最常见，其次有消化道、泌尿生殖道及皮肤、黏膜感染等。多数病人有发热，体温在 39℃以上。

（2）**非重型再生障碍性贫血**：起病和进展较缓慢。贫血往往是首发和主要表现。出血较轻，以皮肤黏膜为主。感染以呼吸道感染多见。

3．辅助检查

（1）**血象**：全血细胞减少。再生障碍性贫血诊断指标应符合下列三项中的两项：①血红蛋白<100g/L；②中性粒细胞绝对值（ANC）<1.5×10^9/L；③血小板<50×10^9/L。

（2）**骨髓象**：为确诊再生障碍性贫血的主要依据。骨髓涂片肉眼观察有较多脂肪滴。

4．治疗要点

（1）去除病因：去除一切可能导致骨髓损伤或抑制的因素，禁用有骨髓抑制作用的药物。

（2）支持和对症治疗

①预防和控制感染：保持个人卫生，做好周围环境清洁，避免感染。发生感染时，早期使用抗生素，防止感染扩散。

②控制出血。

③纠正贫血：对于重症或重度贫血（血红蛋白<60g/L）伴明显缺氧症状者，可考虑输注浓缩红细胞。

（3）雄激素：为治疗慢性再障首选药物（2017）。

（4）免疫抑制药：抗淋巴细胞球蛋白、抗胸腺细胞球蛋白，能抑制 T 细胞和非特异性自身免疫反应的作用，使造血恢复；环孢素 A 是一种 Ts 细胞 Tc 细胞克隆的杀伤药，纠正再生障碍性贫血病人的免疫紊乱，促使重症再生障碍性贫血的骨髓造血功能恢复。免疫抑制药是目前治疗重型再障的首选药。

（5）造血细胞因子：主要用于重型再生障碍性贫血。促进骨髓恢复。

（6）骨髓移植：用于重型再生障碍性贫血。最佳移植对象是年龄<40 岁、未接受输血、未发生感染者。

（7）其他：脾切除，使用骨髓兴奋剂等。

5．护理问题

（1）有感染的危险　与粒细胞减少有关。

（2）活动无耐力　与贫血所致机体组织的缺氧有关。

（3）有损伤的危险：出血　与血小板减少有关。

（4）身体意象紊乱　与雄激素的不良反应有关。

（5）潜在并发症：脑出血　与血小板过低（<20×10^9/L）有关。

6．护理措施

（1）病情观察：严密监测体温。详细询问病人贫血症状、持续时间，观察口唇、甲床苍白程度、心率，了解有关检查结果，如血红蛋白及网织红细胞数。若病人突然出现头痛、视物模糊、喷射性呕吐甚至昏迷，双侧瞳孔变形不等大，则提示有颅内出血。

（2）感染预防：保持病室内空气清新、物品清洁。严格执行各项无菌操作。粒细胞绝对值≤0.5×10^9/L 者，应给予保护性隔离。加强口腔护理。保持皮肤清洁干燥。

（3）加强营养支持：鼓励病人多进食高蛋白、高热量、富含维生素的清淡食物。对已有感染或发热的病人，若病情允许，应鼓励其多饮水。高热病人可先给予物理降温，如冰敷前额及大血管经过的部位（2012）；伴出血者禁用乙醇擦浴，以防出血加重。

（4）活动与休息（2011）：一般重度以上贫血（血红蛋白<60g/L）要以卧床休息为主；中轻度贫血应休息与活动交替进行，活动中如出现心慌、气短应立刻停止活动。

（5）用药护理：遵医嘱应用丙酸睾酮。丙酸睾酮为油剂，不易吸收，局部注射常可形成硬块，甚至坏死。应采取深部、缓慢、分层肌内注射，轮换注射部位，检查局部有无硬结（2015）。长期应用雄激素类药物可对肝脏造成损害，用药期间应定期检查肝功能。

（6）输血：慢性严重贫血可输注红细胞悬液。

（7）心理护理：与病人及其家属建立良好关系，注意观察病人的情绪反应及行为表现，给予有效的心理疏导。向病人及家属解释雄激素类药物的目的、不良反应，如面部痤疮、毛发增多、声音变粗、女性闭经、乳房缩小、性欲增加等，说明停药后不良反应会逐渐消失。

7．健康教育

（1）简介疾病的可能原因、临床表现及目前的主要诊疗方法。

（2）自我病情监测。

五、血友病病人的护理

血友病是因遗传性凝血因子缺乏而引起的一组出血性疾病。分为血友病 A（Ⅷ因子缺乏）、血友病 B（Ⅸ因子缺乏）、遗传性 FⅪ缺乏症，以血友病 A 最为常见。

1．病因与发病机制　血友病 A 和 B 均为性染色体（X 染色体）连锁隐性遗传（女性遗传、男性发病），遗传性 FⅪ缺乏症为常染色体隐性遗传。

2．临床表现

（1）出血：最主要的临床表现。出血特征：出生就有，伴随终身。出血部位以皮下软组织及肌肉出血最为常见。

（2）血肿压迫的表现：局部肿痛、麻木及肌肉萎缩；颈部、咽喉部软组织出血及血肿可引起呼吸困难甚至窒息。

3．辅助检查

（1）外周血象及血小板功能：血小板计数、出血时间均正常。

①血小板异常：血小板计数、血块回缩试验、束臂试验。

②血管异常：出血时间、束臂试验。

③凝血异常：凝血时间（CT）、活化部分凝血活酶时间（APTT）、血浆凝血酶原时间（PT）、凝血酶时间（TT）等。

（2）特殊检查

①血小板及血管异常：包括血小板形态、血小板黏附试验、血小板聚集试验、血小板相关抗体测定等。

②凝血功能障碍：包括凝血活酶时间纠正试验及凝血酶原时间纠正试验。

③纤溶异常：包括血、尿 FDP 测定、鱼精蛋白副凝试验、纤溶酶原测定等。

4．治疗要点　以补充凝血因子的替代治疗为主，及时处理局部出血，加强预防损伤性出血。

5．护理问题

（1）有损伤的危险：出血　与凝血因子缺乏有关。

（2）有失用综合征的危险　与反复多次关节腔出血有关。

（3）焦虑　与终身性出血倾向、担心丧失劳动能力有关。

（4）疼痛　与深部组织血肿或关节腔出血有关。

6．护理措施

（1）出血的护理

①防止外伤，预防出血。不要过度负重或进行剧烈的接触性运动；尽量避免手术治疗，必须手术时，术前补充足够量的凝血因子。

②尽量避免或减少不必要的穿刺或注射，拔针后局部按压 5 分钟以上，直至出血停止；

禁止使用静脉留置套管针，以免针刺点出血。

③注意口腔卫生，防龋齿；少食带骨、刺的食物，以免刺伤口腔或消化道黏膜；遵医嘱用药，避免使用有抑制凝血机制作用的药物。

（2）病情观察：密切监测病人生命体征及出血情况的变化，注意观察肌肉、关节血肿及不同部位出血引起的表现（2015）。

（3）关节护理：针对病变关节进行科学合理的康复训练。急性期应予局部制动并保持肢体于功能位；在肿胀未完全消退、肌肉力量未恢复之前切勿使患肢负重。在关节腔出血控制后，可进行受累关节的被动或主动活动。

（4）用药护理：正确输注各种凝血因子制品，凝血因子取回后，应立即输注。输注过程中密切观察有无输血反应。

（5）心理护理：介绍疾病的原因、治疗方法及预后，调动病人及其家属的主观能动性，积极主动地配合治疗和康复。

7. 健康教育

（1）预防疾病指导：重视遗传咨询、婚前检查和产前诊断。

（2）教会病人及家属出血的应急措施。有条件者可教会病人注射凝血因子的方法。告诉病人外出或远行时，应携带写明血友病的病历卡，以备发生意外时可得到及时的处理。

六、特发性血小板减少性紫癜病人的护理

特发性血小板减少性紫癜（ITP）又称自身免疫性血小板减少性紫癜，是小儿最常见的出血性疾病。临床上以皮肤、黏膜自发性出血，血小板减少，出血时间延长，血块收缩不良，束臂试验阳性为特征。

1. 病因　尚未完全清楚，主要认为是一种自身免疫性疾病，约80%患儿发病前1～3周有病毒感染史。

2. 临床表现

（1）急性型：多见于儿童，约占ITP的90%。发病前1～3周常有急性病毒感染史。起病急，常有发热。以自发性皮肤、黏膜出血为突出表现，多为针尖大小出血点，或瘀斑、紫癜，遍布全身，以四肢较多；常有鼻出血、牙龈出血；可见便血、呕血、血尿；颅内出血少见。出血严重者可伴贫血。病程多为自限性，多在4～6周恢复。颅内出血是致死原因，表现为突发头痛、意识障碍、抽搐等。

（2）慢性型：以青年女性多见。起病缓慢，出血症状相对较轻，主要为皮肤、黏膜出血，可持续性或反复发作出血。全身情况较好。约1/3患儿发病数年后自然缓解。

3. 辅助检查

（1）血常规：血小板计数常<$100 \times 10^9/L$，急性型或慢性型急性发作期血小板计数常<$20 \times 10^9/L$。

（2）骨髓象：巨核细胞数正常或增多；幼稚巨核细胞增多，核分叶减少，胞质少且常有空泡形成、颗粒减少等现象；巨核细胞出现成熟障碍。

（3）PAIgG测定：含量明显增高。

（4）出血时间延长，血块收缩不良；血清凝血酶原消耗不良；凝血时间正常。

4．治疗要点

（1）预防创伤：出血急性期出血明显者卧床休息，避免外伤；忌用抑制血小板功能的药物如阿司匹林等。

（2）肾上腺皮质激素：为首选药物，可抑制血小板抗体的产生。宜早期、大量、短程应用。常用泼尼松口服。严重者可静脉滴注地塞米松或甲泼尼龙。

（3）大剂量静脉注射丙种球蛋白：减少抗血小板抗体的产生。

（4）输注血小板和红细胞：严重出血危及生命时可输注血小板，但尽量少输。

（5）激素和丙种球蛋白治疗无效及慢性难治性病例可给免疫抑制药治疗或行脾切除术。

5．护理问题

（1）皮肤黏膜完整性受损　与血小板减少致皮肤黏膜出血有关。

（2）有感染的危险　与糖皮质激素和（或）免疫抑制药应用致免疫功能下降有关。

（3）潜在并发症：内脏出血。

（4）恐惧　与严重出血有关。

6．护理措施

（1）止血：口、鼻黏膜出血可用浸有 1%麻黄碱或 0.1%肾上腺素的棉球、纱条或明胶海绵局部压迫止血。无效者，可以油纱条填塞，2～3 天后更换。遵医嘱给止血药、输同型血小板。

（2）避免损伤

①急性期应减少活动，避免受伤；有明显出血时应卧床休息。

②尽量减少肌内注射或深静脉穿刺，必要时延长压迫时间，防止发生深部血肿。

③禁食坚硬、多刺的食物，防止损伤口腔黏膜及牙龈而出血。

④保持大便通畅，防止用力大便时腹压增高而诱发颅内出血。

⑤床头、床栏及家具的尖角用软垫子包扎，忌玩锐利玩具，限制剧烈运动，以免碰伤、刺伤或摔伤而出血。

（3）预防感染：应与感染患儿分室居住。保持出血部位清洁。注意个人卫生。严格无菌技术操作。

（4）密切观察病情变化

①观察皮肤瘀点（斑）变化，监测血小板数量变化（2015），对血小板极低者应严密观察有无其他出血情况发生。

②监测生命体征，观察神志、面色，记录出血量。如面色苍白加重，呼吸、脉搏增快，出汗，血压下降提示可能有失血性休克；若患儿烦躁、嗜睡、头痛、呕吐，甚至惊厥、昏迷、颈阻等提示可能有颅内出血（2013）；若呼吸变慢或不规则，双侧瞳孔不等大，光反射迟钝或消失提示可能合并脑疝。如有消化道出血常伴腹痛、便血；肾出血伴血尿、腰痛等。

（5）消除恐惧心理：关心、安慰患儿。

7．健康教育（2011）

（1）指导预防损伤的措施：不玩尖利的玩具和使用锐利工具，不做剧烈的运动，常剪指甲，选用软毛牙刷等。

（2）指导进行自我保护，忌服阿司匹林类或含阿司匹林的药物；服药期间不与感染患儿接触，去公共场所时戴口罩，衣着适度，尽量避免感冒。

（3）教会家长识别出血征象和学会压迫止血的方法，一旦发现出血，立即到医院复查或治疗。

（4）脾切除的患儿易患呼吸道和皮肤化脓性感染，在术后 2 年内，应定期随诊，并遵医嘱应用抗生素和丙种球蛋白，以增强抗感染能力。

七、过敏性紫癜病人的护理

过敏性紫癜是以全身小血管炎为主要病变的血管炎综合征。临床表现为非血小板减少性皮肤紫癜，伴关节肿痛、腹痛、便血和血尿、蛋白尿等。主要见于儿童及青少年，春、秋季多见。

1．病因　感染为最常见病因，其他还有药物（抗生素、磺胺药、解热镇痛药等）、食物（鱼虾、蛋、牛奶等）及花粉、虫咬、疫苗注射等引起的自身免疫反应有关。

2．临床表现

（1）**皮肤紫癜**：常为**首发症状**，反复出现为本病特征，多见于下肢和臀部，以下肢伸面为多，对称分布。一般在 4~6 周后消退。

（2）消化道症状：常见脐周或下腹部疼痛，伴恶心、呕吐。

（3）关节症状：多累及膝、踝、肘、腕等大关节，表现为关节肿胀、疼痛和活动受限，多在数日内消失而不遗留关节畸形。

（4）肾症状：多数患儿出现血尿、蛋白尿及管型，伴血压增高和水肿，称为紫癜性肾炎。少数发展为慢性肾炎，死于慢性肾衰竭。

（5）其他：偶因颅内出血导致失语、瘫痪、昏迷、惊厥。个别患儿有鼻出血、牙龈出血、咯血等。

3．辅助检查　白细胞数正常或轻度增高，中性粒细胞和嗜酸性粒细胞可增高。血小板计数正常甚至升高，出血和凝血时间正常，血块退缩试验正常，部分患儿毛细血管脆性试验阳性。

4．治疗要点

（1）卧床休息，去除致病因素。

（2）肾上腺皮质激素和免疫抑制药：泼尼松。

（3）抗凝治疗：阿司匹林、双嘧达莫（潘生丁）。

（4）对症治疗。

5．护理问题

（1）皮肤完整性受损　与血管炎有关。

（2）疼痛　与关节肿痛、肠道炎症有关。

（3）潜在并发症：消化道出血、紫癜性肾炎。

6．护理措施

（1）恢复皮肤的正常形态和功能

①观察皮疹的形态、颜色、数量、分布，是否反复出现。

②衣着应宽松、柔软，保持皮肤清洁、干燥，防擦伤和抓伤。

③避免接触可能的各种致敏原，按医嘱使用止血药、脱敏药等。

（2）缓解关节疼痛：腹痛者取屈膝平卧位，关节肿痛者要注意局部关节的制动与保暖，避免过早或过多的活动。给予热敷，教会患儿利用放松、娱乐等方法减轻疼痛。<u>患儿腹痛时应卧床休息，按医嘱使用肾上腺皮质激素。</u>

（3）监测病情

①观察有无腹痛、便血等情况，注意腹部体征并及时报告和处理。有消化道出血时，应卧床休息，限制饮食，给予无渣流食，出血量多时要考虑输血并禁食，经静脉补充营养。

②观察尿色、尿量，定时做尿常规检查，若有血尿和蛋白尿，提示紫癜性肾炎，按肾炎护理。

7．健康教育

（1）在春、秋季节向小儿及家长宣传预防感染的重要性，避免去人群集中的公共场所，防止受凉。

（2）指导家长和患儿学会观察病情，合理调配饮食；尽量避免接触各种可能的过敏原以及定期复查。

八、弥散性血管内凝血病人的护理

弥散性血管内凝血（DIC）是指在某些致病因子作用下凝血因子和血小板被激活，大量可溶性促凝物质入血，从而引起的以凝血功能失常为主要特征的病理过程。在微循环中形成大量微血栓，同时大量消耗凝血因子和血小板，继发性纤维蛋白溶解过程加强，导致出血、休克、器官功能障碍和贫血等临床表现的出现。

1．病因　以<u>感染（最多见）</u>、恶性肿瘤、病理产科、手术与创伤所致者最为常见。

2．临床表现　常见的是<u>出血、休克、栓塞与溶血</u>。

（1）出血：急性 DIC 主要表现为<u>突然发生的大量广泛的出血</u>，出血可随原发病变而不同。皮肤出血呈一处或多处的大片瘀斑或血肿；产科意外有大量的阴道出血；在手术中发生时，伤口可渗血不止或血不凝固；在局部注射的部位则有针孔持续渗血；严重的病例也可有胃肠道、肺或泌尿道出血。

（2）<u>低血压及休克</u>：见于严重的病例，休克的程度与出血量不成比例，以革兰阴性杆菌败血症引起的 DIC 最常见，可与 DIC 形成恶性循环。是病情严重，预后不良的征兆。休克一旦发生后会加重 DIC，引起器官功能障碍。

（3）栓塞：皮肤黏膜栓塞可使浅表组织缺血、坏死及局部溃疡形成；内脏栓塞常见于肾、肺、脑等，可引起急性肾衰竭、呼吸衰竭、颅内高压等。

（4）溶血：常较轻微，一般不容易觉察。也可表现为进行性贫血，贫血程度与出血量不成比例。

3．辅助检查　血小板计数减少；凝血酶原时间延长、纤维蛋白原定量减少；纤溶酶及纤溶酶原激活物的活性增高；血浆鱼精蛋白副凝试验（3P 试验）阳性；D-二聚体定量增高或定性阳性。

4．治疗要点

（1）<u>去除诱因、治疗原发病</u>：是有效救治 DIC 的前提和基础。

（2）抗凝疗法

①<u>肝素：是 DIC 首选的抗凝疗法。</u>

②复方丹参注射液、双嘧达莫、阿司匹林、右旋糖酐-40（低分子右旋糖酐）等。

（3）补充凝血因子和血小板。

（4）抗纤溶治疗：常用药有氨基己酸、氨甲苯酸等。

（5）其他：尿激酶溶栓治疗。

5. 护理问题

（1）有受伤的危险：出血　与 DIC 所致的凝血因子被消耗、继发性纤溶亢进、肝素应用等有关。

（2）潜在并发症：休克、多发性微血管栓塞。

（3）气体交换受损　与肺栓塞有关。

（4）潜在并发症：呼吸衰竭、急性肾衰竭、多器官功能衰竭。

6. 护理措施

（1）病情观察：观察生命体征及意识状态，如有异常及时通知医师。观察有无皮肤黏膜和重要器官栓塞的症状和体征，如肺栓塞表现为突然胸痛、呼吸困难、咯血；脑栓塞引起头痛、抽搐、昏迷等；肾栓塞可引起腰痛、血尿、少尿或无尿，甚至发生急性肾衰竭；胃肠黏膜出血、坏死可引起消化道出血；皮肤栓塞可出现手指、足趾、鼻、颈、耳部发绀，甚至引起皮肤干性坏死等。

（2）出血的观察：注意出血部位、范围及其严重度的观察。持续、多部位的出血或渗血，特别是手术伤口、穿刺点和注射部位的持续性渗血，是发生 DIC 的特征；出血加重，多提示病情进展或恶化。

（3）失血性休克的护理：立即平卧，头偏向一侧，保持呼吸道通畅，迅速建立三路静脉通路，以保证快速用药及补充血容量及凝血因子，改善微循环障碍，注意观察尿量，如每小时少于 30ml，则反应组织灌注不足，及时通知医师。

（4）用药护理：肝素的主要不良反应是出血。在治疗过程中，注意观察病人的出血状况，监测各项实验室指标，其中凝血活酶时间（APTT）为肝素应用最常用的临床监测指标，使其较正常参考值延长 60%～100% 为最佳剂量。若肝素过量而致出血，可采用**鱼精蛋白**静脉注射。

（5）一般护理：保持病室环境安静清洁，嘱病人绝对卧床休息，勿搬动病人，如有休克按休克病人护理常规。给予高蛋白、高维生素、易消化饮食。如病人有消化道出血应禁食，不能进食者给予鼻饲或遵医嘱给予静脉补充营养。加强基础护理，预防感染。

7. 健康教育　向病人及其家属介绍疾病相关知识。劝导家属多关心病人。保证病人充足的休息和睡眠；进易消化、易吸收、富含营养的食物，少食多餐；循序渐进地增加运动。

第 15 章　内分泌、营养及代谢疾病病人的护理

一、内分泌系统的解剖生理

1. **内分泌腺、内分泌组织和细胞**　内分泌系统由下丘脑、垂体、甲状腺、甲状旁腺、肾上腺、胰岛和性腺等内分泌腺和分布于全身各组织中的分泌细胞及其所分泌的激素组成，主要功能是合成和分泌各种激素，调节人体的新陈代谢、生长发育、生殖和衰老等生命活动，保持机体内环境的稳定。

（1）下丘脑：下丘脑具有神经分泌细胞的功能，可以合成释放激素和抑制激素，调节各种分泌细胞激素的合成和分泌。①分泌的促激素有：促甲状腺激素释放激素（TRH）、促性腺激素释放激素（GnRH）、促肾上腺皮质激素释放激素（CRH）、生长激素释放激素（GHRH）、催乳素释放因子（PRF）、促黑（素细胞）激素释放因子（MRF）等。②分泌的抑制激素有：生长激素释放抑制激素（GHRIH），又称生长抑素（SS）、泌乳素释放抑制因子（PIF）、促黑（素细胞）激素释放抑制因子（MIF）。

（2）垂体：分为腺垂体和神经垂体。腺垂体在下丘脑神经激素调节下分泌下列激素：促甲状腺激素（TSH）、促肾上腺皮质激素（ACTH）、黄体生成激素（LH）、卵泡刺激素（促卵泡素）（FSH）、生长激素（GH）、泌乳素（PRL）、促黑（素细胞）激素（MSH）。而神经垂体主要贮藏下丘脑分泌的抗利尿激素（ADH）。

（3）甲状腺：是人体最大的内分泌腺体，主要作用是合成与分泌甲状腺素（四碘甲状腺原氨酸）（T_4）及三碘甲状腺原氨酸（T_3），促进机体能量代谢、物质代谢和生长发育。甲状腺滤泡旁 C 细胞分泌降钙素（CT），抑制骨钙的再吸收，降低血钙水平。

（4）甲状旁腺：分泌甲状旁腺素（PTH），主要作用是促进破骨细胞活动，促进肾小管对钙的再吸收，并与降钙素及 1,25-二羟维生素 D_3[1,25（OH）$_2D_3$]共同调节体内钙磷代谢，维持血钙平衡。

（5）肾上腺：分肾上腺皮质和髓质两部分，两者生理作用各异。①肾上腺皮质分泌糖皮质激素（皮质醇）、盐皮质激素（醛固酮）和性激素（小量雄激素及微量雌激素）。醛固酮促进远曲小管和集合管重吸收钠、水和排出钾。皮质醇参与物质代谢，能抑制蛋白质合成、促进其分解，使脂肪重新分布，具有抑制免疫功能、抗炎、抗过敏、抗病毒和抗休克等作用。性激素具有促进蛋白质合成及骨骺愈合的作用。②肾上腺髓质分泌肾上腺素和去甲肾上腺素。肾上腺素化学本质为儿茶酚胺，主要作用于 α 和 β 受体，使皮肤、黏膜、肾血管收缩，扩张支气管平滑肌。去甲肾上腺素主要作用于 α 受体，有强烈收缩血管及正性肌力的作用，使血压升高。

（6）胰岛：胰岛 B 细胞：分泌胰岛素；胰岛 A 细胞：分泌胰高血糖素。胰岛素的作用是：促进葡萄糖的利用及肝糖原合成，抑制糖异生，促进葡萄糖转变为脂肪酸而使血糖下降；抑制脂肪、糖原及蛋白质分解。胰高血糖素与胰岛素作用相反，促进肝糖原分解和糖异生，促进脂肪、蛋白质分解使血糖升高，对胰岛素起拮抗作用。

（7）性腺：男性性腺为睾丸，主要分泌雄激素；女性性腺为卵巢，主要分泌雌激素和孕激素。雄激素的作用是刺激男性器官发育和男性第二性征的出现，并维持其成熟状态；雌激素的主要作用是刺激女性性器官发育和女性第二性征的出现，并维持其正常状态；孕激素主要为孕酮，在水钠代谢方面有抗醛固酮作用。

2. 内分泌系统的功能调节

（1）下丘脑是联系神经系统和内分泌系统的枢纽，与垂体之间构成一个神经内分泌轴，内分泌系统直接由下丘脑所调控。而下丘脑、垂体与靶腺之间又存在反馈调节。反馈控制是内分泌系统的主要调节机制。

（2）内分泌、免疫和神经 3 个系统之间形成一个完整的调节环路。

（3）激素间的相互调节：机体内的任何一种激素的合成和分泌都受另一种（些）激素的调控，除反馈环内的激素调节作用外，其他激素往往直接或间接影响其分泌。

二、单纯性甲状腺肿病人的护理

单纯性甲状腺肿指非炎症、非肿瘤原因导致的不伴有临床甲状腺功能异常的甲状腺肿。

1. 病因

（1）碘缺乏：是地方性甲状腺肿的主要原因。

（2）TH 合成或分泌障碍：①摄碘过多；②致甲状腺肿物质或药物；③先天性 TH 合成障碍。

（3）TH 需要量增加：在青春发育、妊娠、哺乳期，机体对 TH 需要量增加，可出现相对性缺碘而致生理性甲状腺肿。

2. 临床表现 主要表现为甲状腺肿大，多呈轻至中度对称性、弥漫性肿大，表面光滑、质软、无压痛。当甲状腺进一步肿大可呈多发性结节。重度肿大时可压迫邻近组织、器官，出现压迫症状，如压迫气管引起刺激性咳嗽、呼吸困难；压迫食管可出现吞咽困难；压迫喉返神经可引起声音嘶哑；胸骨后甲状腺肿压迫上腔静脉，使上腔静脉回流受阻，可出现面部发绀、肿胀，颈、胸部浅表静脉扩张等表现。在地方性甲状腺肿流行地区，如严重缺碘，可出现地方性呆小病。

3. 辅助检查

（1）甲状腺功能检查：血清 T_4、T_3 正常，T_4/T_3 的比值常增高、TSH 一般正常。

（2）甲状腺摄 ^{131}I 率及 T_3 抑制试验：甲状腺摄 ^{131}I 率大多增高，但高峰值不前移，可被 T_3 所抑制。

（3）甲状腺放射性核素扫描：为弥漫性甲状腺肿，呈均匀分布。

4. 治疗要点

（1）由于碘缺乏所致者，应补充碘剂。但应避免大剂量碘治疗，以免诱发碘甲状腺功能亢进。

（2）无明显原因的单纯性甲状腺肿的病人，可采用甲状腺制剂治疗。

（3）手术治疗：单纯性甲状腺肿一般不予手术。但出现药物治疗无效、压迫症状或疑有甲状腺结节癌变时，应手术治疗。

5. 护理问题

（1）身体意象紊乱 与甲状腺肿大致颈部增粗有关。

（2）潜在并发症：呼吸困难、声音嘶哑、吞咽困难等。

（3）知识缺乏：缺乏使用药物及正确的饮食方法等知识。

6. 护理措施

（1）病情观察：观察病人的甲状腺肿大的程度、质地、有无结节及压痛；观察有无呼吸困难、吞咽困难、声音嘶哑等压迫症状；若甲状腺结节在短时间内迅速增大，应警惕癌变。

（2）用药护理：指导病人遵医嘱补充碘剂或使用甲状腺素片，观察药物的疗效和不良反应，若病人出现心动过速、多食、怕热多汗等甲状腺功能亢进的表现，应及时就诊。

（3）身体意向紊乱的护理（2013）。

①提供心理支持：多与病人交流，交谈时语言要温和，耐心倾听。讲解疾病的有关知识，消除紧张情绪。注意病人的心理状态和行为，预防自杀行为的发生。

②恰当修饰：指导病人改善自身形象。

③鼓励家属主动与病人沟通。

④促进病人社会交往。

7. 健康教育

（1）指导病人多进食含碘丰富的食物，并食用碘盐。避免摄入大量阻碍 TH 合成的食物，如卷心菜、花生、菠菜、萝卜等。

（2）嘱病人按医嘱坚持长期服药。学会观察药物疗效及不良反应，如出现心动过速、呼吸急促、食欲亢进、怕热多汗、腹泻等甲状腺功能亢进症表现，应及时就诊。

三、甲状腺功能亢进症病人的护理

甲状腺功能亢进症（简称甲亢），是由多种病因导致甲状腺功能增强，从而分泌甲状腺激素过多所致的一种临床综合征。以 Graves 病最多见。

1. 病因

（1）遗传因素。

（2）免疫因素：TSAb 与 TSH 受体结合产生类似 TSH 的生物学效应是本病的直接致病原因。

（3）环境因素：如细菌感染、性激素、应激和锂剂的应用等。

2. 临床表现（2016）

（1）甲状腺毒症表现

①高代谢综合征：病人常有疲乏无力、怕热多汗、多食善饥、消瘦等，危象时可有高热。糖尿病加重；血中总胆固醇降低；负氮平衡，体重减轻，尿肌酸排出增多。

②精神神经系统：神经过敏、多言好动、焦躁易怒、紧张不安、失眠、记忆力减退、注意力不集中、有时有幻觉甚至精神分裂症表现（2013）。可有手、眼睑和舌震颤，腱反射亢进。偶尔表现为淡漠、寡言。

③心血管系统：心悸、气短、胸闷、严重者可发生甲状腺功能亢进性心脏病。常见体征有心率加快；收缩压增高，舒张压降低致脉压增大。

④消化系统：食欲亢进、多食消瘦。老年病人可有食欲缺乏、畏食。

⑤肌肉与骨骼系统：周期性瘫痪，多见于青年男性。

⑥生殖系统：女性常有月经减少或闭经。男性有勃起功能障碍，偶有乳房发育。

⑦造血系统：外周血白细胞计数偏低，分类淋巴细胞比例增加，单核细胞数增多。

（2）甲状腺肿：一般呈对称性、弥漫性甲状腺肿大，质地柔软、表面光滑、无压痛，可随吞咽动作上下移动；腺体上下极可触及震颤，闻及血管杂音，为本病的重要特征。甲状腺肿大与甲状腺功能亢进轻重无明显关系，少数病例可无甲状腺肿大。

（3）眼征：其中突眼为重要而特异的体征之一。

（4）**甲状腺危象**：是甲状腺毒症急性加重的一个综合征，发生原因可能与短时间内大量T_3、T_4释放入血有关。

1）诱因：①感染，尤其是呼吸道感染。②手术。③创伤，如交通意外等。④应激，如心肌梗死、精神刺激等。⑤放射碘治疗或摄入碘过多。⑥其他：如不规则服药、过度疲劳、妊娠等。

2）临床表现：早期原有的甲状腺功能亢进症状加重，并出现高热（体温>39℃），心动过速（140～240 次 / 分），常伴有心房颤动或心房扑动，烦躁不安。

3．辅助检查

（1）基础代谢率（BMR）：增高。测定应在禁食 12 小时、睡眠 8 小时、静卧空腹状态下进行（2017）。计算公式为：基础代谢率%＝（脉率＋脉压）－111。正常值为±10%，+20%～+30%为轻度甲状腺功能亢进，+30%～+60%为中度甲状腺功能亢进，+60%以上为重度甲状腺功能亢进。

（2）血清甲状腺激素测定

①血清游离甲状腺素（FT_4）与游离三碘甲状腺原氨酸（FT_3）：是诊断甲状腺功能亢进的首选指标。

②血清总甲状腺素（T_3、T_4）：是判定甲状腺功能最基本的筛选指标，甲状腺功能亢进时增高。

（3）促甲状腺激素（TSH）测定：是反映下丘脑-垂体-甲状腺轴功能的敏感指标，甲状腺功能亢进时 TSH 降低。

（4）促甲状腺激素释放激素（TRH）兴奋试验：当静脉注射 TRH 后 TSH 升高者可排除本病；如 TSH 不增高则支持甲状腺功能亢进的诊断。

（5）甲状腺 ^{131}I 摄取率：总摄取量增高，高峰前移。

（6）三碘甲状腺原氨酸（T_3）抑制试验：用于鉴别单纯性甲状腺肿和甲状腺功能亢进。

4．治疗要点

（1）抗甲状腺药物治疗（2016）

①常用药物分为硫脲类和咪唑类两类。硫脲类有甲硫氧嘧啶及丙硫氧嘧啶等；咪唑类有**甲巯咪唑**和卡比马唑等。作用是抑制 TH 的合成。

②其他药物治疗：复方碘口服溶液、β 受体阻滞药。

（2）放射性 ^{131}I 治疗：利用甲状腺摄取 ^{131}I 后释放 β 射线，破坏甲状腺滤泡上皮而减少TH 的分泌。可造成永久性甲状腺功能减退（2011）。

（3）手术治疗

1）适应证：①中、重度甲状腺功能亢进，长期服药无效，停药后复发或不愿长期服药者；②甲状腺巨大，有压迫症状者；③胸骨后甲状腺肿伴甲状腺功能亢进者；④结节性甲状腺肿伴甲状腺功能亢进者。

2）禁忌证：①伴严重浸润性突眼者；②合并较严重心、肝、肾、肺等疾病，不能耐受手术者；③妊娠前 3 个月和第 6 个月以后。

3）手术主要并发症是甲状旁腺功能减退和喉返神经损伤，<u>喉返神经损伤可造成声音嘶哑，其产生多是暂时的，经理疗等处理后可逐渐恢复（2014）</u>。

（4）<u>甲状腺危象的防治：关键是充分的术前准备。</u>

①抑制 TH 合成：<u>首选**丙硫氧嘧啶**。</u>

②抑制 TH 释放：<u>可用复方碘口服溶液或碘化钠，碘剂还能减少甲状腺的血流量，减少腺体充血，使腺体缩小变硬（2014）</u>。

③β 受体阻滞药：普萘洛尔。

④糖皮质激素：氢化可的松。

5．护理问题

（1）营养失调：低于机体需要量　与代谢率增高导致代谢需求大于摄入有关。

（2）活动无耐力　与甲状腺功能亢进性心脏病、蛋白质分解增加等有关。

（3）有组织完整性受损的危险　与浸润性突眼有关。

（4）焦虑　与病情复杂、病程较长等有关。

（5）潜在并发症：甲状腺危象。

6．护理措施

（1）营养失调的护理

①体重监测。

②饮食护理：<u>给予高热量、高蛋白、高维生素及矿物质丰富的饮食。给予充足的水分，每天饮水 2000～3000ml，但对并发心脏疾病者应避免大量饮水。禁止摄入刺激性的食物及饮料，如浓茶、咖啡等。减少食物中粗纤维的摄入，避免进食含碘丰富的食物。</u>

（2）用药护理：要向病人讲明抗甲状腺药物对已合成的甲状腺素无作用；因此，在用药约 2 周后才开始有效。指导病人不可自行减量或停药，密切观察药物的不良反应，及时处理。抗甲状腺药物的常见不良反应有：①粒细胞减少（2016）：最为常见，严重者可致粒细胞缺乏症。多发生在服药的最初 2～3 个月，因此，须每周检查血白细胞计数和分类。<u>注意预防感染（2016）</u>，外周血白细胞低于 $3×10^9/L$ 或中性粒细胞低于 $1.5×10^9/L$，则立即停药。②药物性皮疹：较常见，轻型药疹给予抗组胺药物可缓解，当出现剥脱性皮炎时，则应立即停药。③若发生中毒性肝炎、肝坏死、精神病、胆汁淤滞综合征、狼疮样综合征、味觉丧失等，应立即停药治疗。

（3）休息与活动：与病人共同制定日常活动计划。活动时以不感疲劳为度。休息时，维持充足的睡眠。病情重、有心力衰竭或严重感染者应严格卧床休息。

（4）高热护理：可药物或物理降温，<u>禁用阿司匹林，因阿司匹林与甲状腺结合球蛋白结合而释放游离甲状腺激素，使病情加重。</u>

（5）心理护理（2012）：耐心解释病情，提高病人对疾病的认知水平。鼓励病人表达内心感受，理解和同情病人。与病人共同探讨控制情绪和减轻压力的方法。提醒家属避免提供兴奋、刺激的消息。尽可能集中进行治疗与护理。鼓励病人参加团体活动。

（6）眼部护理（2012）：<u>戴深色眼镜防止强光和灰尘的刺激。经常用眼药水湿润眼睛，可减轻水肿和局部眼睛刺激症状。睡前可用抗生素眼膏、纱布或眼罩。睡觉时，应取高枕卧</u>

位，以便减轻球后组织水肿。限制食盐摄入，必要时遵医嘱给予利尿药。

（7）潜在并发症：甲状腺危象的护理。

①预防诱因：指导病人自我心理调整，避免感染、严重精神刺激、创伤等诱发因素。

②观察病情：观察生命体征、神志及精神状态。如原有甲状腺功能亢进症状加重，出现高热、烦躁不安、呼吸急促、大汗淋漓、心悸、乏力，伴呕吐、神志障碍等应警惕甲状腺危象的发生。应立即通知医师并协助医师处理。

③绝对卧床休息，呼吸困难时取半卧位，立即给氧，迅速建立静脉通路。使用丙硫氧嘧啶及碘剂时注意观察病情变化，严格掌握碘剂的剂量，观察中毒或过敏反应，准备好抢救物品。

④定期测量生命体征，准确记录 24 小时出入量，观察神志的变化。

⑤对症护理。

7．健康教育

（1）指导病人注意加强自我保护，上衣领宜宽松，避免压迫甲状腺，严禁用手挤压甲状腺以免加重病情。女性病人宜治愈后再妊娠。保持身心愉快，避免精神刺激或过度劳累。

（2）详细讲解抗甲状腺药物的用法、不良反应、坚持用药的重要性。指导病人坚持遵医嘱服药，不可随意减量和停药。服用抗甲状腺药物开始 3 个月，每周查血象 1 次。

（3）每天清晨卧床时自测脉搏，定期测量体重，脉搏减慢、体重增加是治疗有效的标志。每隔 1～2 个月做甲状腺功能测定。

（4）对妊娠期甲状腺功能亢进病人，宜选用抗甲状腺药物治疗，禁用 ^{131}I 治疗，慎用普萘洛尔。

四、甲状腺功能减退症病人的护理

甲状腺功能减退症简称甲减，是由各种原因导致的低甲状腺激素血症或甲状腺激素抵抗而引起的全身性低代谢综合征。

1．病因　自身免疫损伤、甲状腺破坏、下丘脑和垂体病变、碘过量、抗甲状腺药物使用。

2．临床表现

（1）一般表现：主要表现为易疲劳、畏寒、体重增加、记忆力减退、智力低下、反应迟钝、嗜睡、抑郁等。体检可见表情淡漠，面色苍白，皮肤干燥发凉、粗糙脱屑，颜面、眼睑和手部皮肤水肿，声音嘶哑，毛发稀疏、眉毛外 1/3 脱落。重症者呈痴呆、幻觉、木僵、昏睡或惊厥。由于高胡萝卜素血症，手足皮肤呈姜黄色。

（2）肌肉与关节：肌肉乏力，暂时性肌强直、痉挛、疼痛。

（3）心血管系统：心肌收缩力减弱、心动过缓、心排血量下降。

（4）血液系统：主要表现为贫血。

（5）消化系统：常有畏食、腹胀、便秘等。

（6）内分泌生殖系统：性欲减退。

（7）黏液性水肿昏迷：见于病情严重者，常在冬季寒冷时发病。其诱发因素有寒冷、感染、手术、严重躯体疾病、中断 TH 替代治疗和使用麻醉、镇静药等。临床表现为嗜睡，低体温（体温＜35℃），呼吸缓慢，心动过缓，血压下降，四肢肌肉松弛，反射减弱或消失，甚至昏迷、休克，肾功能不全等。

3．辅助检查

（1）血常规及生化检查：多为轻、中度正细胞正色素性贫血。血胆固醇、三酰甘油、低密度脂蛋白常增高，高密度脂蛋白降低。

（2）甲状腺功能检查：血清 TSH 增高、FT_4 降低。

（3）病变定位：TRH 兴奋试验主要用于原发性甲状腺功能减退与中枢性甲状腺功能减退的鉴别。

4．治疗要点

（1）替代治疗：各种类型的甲状腺功能减退，均需用 TH 替代，永久性甲状腺功能减退者需终身服用。首选左甲状腺素（L-T_4）。

（2）对症治疗。

（3）黏液性水肿昏迷的治疗：①立即静脉补充 TH；②保温，给氧，保持呼吸道通畅；③氢化可的松持续静脉滴注；④控制感染，治疗原发病。

5．护理问题

（1）便秘　与代谢率降低和肠蠕动减慢有关。

（2）体温过低　与疾病导致的基础代谢率降低有关。

（3）社交障碍（2016）　与疾病导致的精神情绪改变有关。

（4）潜在并发症：黏液性水肿昏迷。

6．护理措施

（1）便秘的护理

①饮食护理：给予高蛋白、高维生素、低钠、低脂肪饮食，细嚼慢咽，少食多餐。进食粗纤维食物，促进胃肠蠕动。桥本甲状腺炎所致甲状腺功能减退症者应避免摄取含碘食物和药物，以免诱发严重黏液性水肿。

②指导病人每天定时排便，养成规律排便的习惯。教会病人促进便意的技巧，如适当按摩腹部，或用手指进行肛周按摩。鼓励病人每天进行适度的运动，如散步、慢跑等。

③必要时根据医嘱给予轻泻药。

（2）体温过低的护理

①调节室温在 22～23℃，注意保暖。

②监测生命体征变化，观察病人有无寒战、皮肤苍白等体温过低表现及心律失常、心动过缓等现象，并及时处理。

（3）潜在并发症：黏液性水肿昏迷的护理。

①建立静脉通道，按医嘱给予急救药物。

②保持呼吸道通畅，吸氧。

③监测生命体征和动脉血气分析的变化，记录 24 小时出入量。

④注意保暖，避免局部热敷。

7．健康教育

（1）疾病知识指导：给病人及家属讲解甲状腺功能减退的基本知识及注意事项。

（2）用药指导：向终身替代治疗病人强调终身服药的重要性，嘱其按时服药，不可随意减量或停药；慎用镇静、催眠、镇痛、麻醉等药物；若出现低血压、心动过缓、体温低于

35℃等症状，应立即就诊。

五、库欣综合征病人的护理

库欣综合征，又称 Cushing 综合征，是由各种病因造成<u>肾上腺皮质分泌过量糖皮质激素</u>（主要是皮质醇）所致病症的总称。

1. 病因

（1）依赖 ACTH 的库欣综合征：库欣病（最常见）；异位 ACTH 综合征。

（2）不依赖 ACTH 的库欣综合征：肾上腺皮质肿瘤。

2. 临床表现

（1）典型病例：**向心性肥胖**、满月脸、多血质，<u>紫纹</u>，<u>高血压（2016）</u>等。

（2）早期病例：以高血压为主。

（3）重型：体重减轻、高血压、低钾性碱中毒。

（4）以并发症为主的病例

①向心性肥胖、满月脸、多血质、水牛背。

②皮肤表现：<u>皮肤薄</u>，微血管脆性增加，轻微损伤可引起瘀斑。

③代谢障碍：血糖升高。低血钾碱中毒、水肿。

④心血管表现：高血压多见。

⑤易发生各种感染。

⑥性功能障碍。

⑦全身及神经系统：肌无力。

3. 辅助检查

（1）血浆<u>皮质醇测定</u>：正常情况下皮质醇分泌有昼夜节律。库欣综合征病人<u>血浆皮质醇</u>**水平增高且<u>昼夜节律消失</u>**，即病人早晨血浆皮质醇浓度高于正常，而晚上不明显低于早晨。

（2）地塞米松抑制试验。

（3）ACTH 兴奋试验。

4. 治疗要点　手术、放疗、药物。药物有米托坦（双氯苯二氯乙烷）、美替拉酮、氨鲁米特、酮康唑等。

5. 护理问题

（1）身体意象紊乱　与皮质醇增多引起的向心性肥胖等体型改变有关。

（2）体液过多　与皮质醇增多引起水钠潴留有关。

（3）有感染的危险　与皮质醇增多导致机体免疫力下降有关。

（4）有受伤的危险　与疾病导致的骨质疏松有关。

（5）潜在并发症：骨折、心力衰竭、脑血管意外、类固醇性糖尿病。

6. 护理措施

（1）平卧时可适当抬高双下肢，有利于静脉回流。

（2）<u>进低钠、高钾、高蛋白、低糖类、低热量的食物</u>，预防和控制水肿。<u>多食含钾高的</u><u>食物</u>。摄取富含钙及维生素 D 的食物。

（3）遵医嘱使用利尿药，如出现<u>心律失常、恶心、呕吐、腹胀等低钾</u>症状和体征时，及时处理。

（4）病情监测：水肿、体重、24 小时出入量、电解质、心电图。

（5）预防感染

①密切观察体温变化，定期查血常规。

②保持病室环境清洁，保持室内适宜的温度、湿度，注意保暖，减少或避免到公共场所。

③严格执行无菌操作，尽量减少侵入性治疗以降低感染的危险。

（6）做好个人卫生，避免皮肤擦伤和感染。长期卧床者宜定期翻身，预防压疮。病重者做好口腔护理。

（7）减少安全隐患：提供安全、舒适的环境，移除环境中不必要的家具或摆设，浴室应铺上防滑脚垫。避免剧烈运动，变换体位时动作宜轻柔。观察病人有无关节痛或腰背痛等情况。

7. 健康教育

（1）指导病人注意预防感染，保持皮肤清洁，防止外伤、骨折等各种诱因，定期复查。

（2）指导病人正确用药并掌握药物疗效和不良反应的观察，告诫病人随意停用激素会引起致命的肾上腺危象。如发生虚弱、头晕、发热、恶心、呕吐等应立即就诊。

（3）鼓励病人说出身体外形改变的感受，并进行心理指导。

六、糖尿病病人的护理

糖尿病（DM）是由遗传和环境因素相互作用而引起的一组以慢性高血糖为共同特征的代谢异常综合征。糖尿病分为四型，即 1 型糖尿病、2 型糖尿病，其他特殊类型和妊娠糖尿病。

1. 病因及发病机制　糖尿病的病因和发病机制极为复杂，且尚不完全清楚，但目前认为遗传因素和环境因素共同参与其发病过程。

（1）1 型糖尿病：胰岛素依赖型。与遗传、自身免疫和环境因素有关。

（2）2 型糖尿病：非胰岛素依赖型。主要与遗传有关，有家族性发病倾向。多发生在 40 岁以上成年人和老年人。

（3）其他特殊类型糖尿病相对少见。

（4）妊娠期发生糖耐量减低称为妊娠期糖尿病。

2. 临床表现　1 型糖尿病起病急，症状明显，如不给予胰岛素治疗，有自发酮症倾向，以至出现糖尿病酮症酸中毒。2 型糖尿病起病缓慢，病人多肥胖，体重指数常高于正常，部分病人可长期无代谢紊乱症状。

（1）代谢紊乱症状：①"三多一少"：多尿、多饮、多食和体重减轻（2016）；②皮肤瘙痒；③其他症状有四肢酸痛、麻木、腰痛、性欲减退、阳萎不育、月经失调、便秘等。

（2）并发症

1）急性并发症

①糖尿病酮症酸中毒（DKA）：1 型糖尿病病人有自发 DKA 倾向，2 型糖尿病病人在一定诱因作用下也可发生 DKA。常见诱因有：感染、胰岛素治疗不适当减量或治疗中断、饮食不当、妊娠、分娩等。酮症早期表现为口渴、多饮多尿，随后出现食欲缺乏、恶心、呕吐，常伴头痛、嗜睡、烦躁、呼吸深快有烂苹果味（丙酮味）（2011、2017）。随着病情发展，出现严重失水、尿量减少、皮肤弹性差、眼球下陷、脉细速、血压下降。晚期各种反射迟钝，

甚至消失，昏迷。

②**高渗性非酮症糖尿病昏迷**：简称高渗性昏迷。起病时常先有多尿、多饮，但多食不明显，或反而食欲缺乏，失水随病程进展逐渐加重，出现神经-精神症状，表现为嗜睡、幻觉、定向力障碍、偏盲、偏瘫等，最后陷入昏迷。

③**感染**：以皮肤、泌尿系统多见。

2）**慢性并发症**（2015）

①**血管病变**：心、脑、肾等严重并发症是糖尿病病人的主要死亡原因。大、中、小及微血管均可受累，引起高血压、冠心病、脑血管意外、视网膜病变、肾衰竭、下肢坏疽等。糖尿病视网膜病变，是糖尿病病人失明的主要原因之一。

②**糖尿病肾病**（2012）：毛细血管间肾小球硬化症是糖尿病主要的微血管病变之一，也是 1 型糖尿病病人的主要死亡原因。糖尿病肾损害的发生发展分为 5 期，Ⅰ、Ⅱ期仅有肾本身的病理改变；Ⅲ期开始出现微量清蛋白尿；Ⅳ期尿蛋白逐渐增多，可伴有水肿和高血压，肾功能减退；Ⅴ期出现明显的尿毒症症状。

③**糖尿病神经病变**：以周围神经病变最常见。表现为肢端感觉异常，伴麻木、烧灼、针刺感，有时伴痛觉过敏；随后有肢体疼痛，后期累及运动神经，可有肌力减弱以至肌萎缩和瘫痪。

④**糖尿病足**：表现为足部溃疡与坏疽，是糖尿病病人致残的主要原因之一。自觉症状有：冷感、酸麻、疼痛和间歇性跛行。

3）**低血糖**：一般将血糖≤2.8mmol/L 作为低血糖的诊断标准，糖尿病病人血糖值≤3.9mmol/L 就属于低血糖（2013）。病人表现为面色苍白、心慌、出虚汗、全身无力，继而神志恍惚等（2016）。

3．**辅助检查**

（1）尿糖测定：每天 4 次尿糖定性试验（3 餐餐前和晚上 9～10 时），以及 24 小时尿糖定量可作为判断疗效的指标和调整降血糖药剂量的参考。

（2）血糖测定：空腹血糖≥7.0mmol/L 和（或）餐后 2 小时血糖≥11.1mmol/L 可确诊本病。空腹血糖正常值为 3.9～6.0mmol/L，餐后 2 小时正常血糖低于 7.8mmol/L（2012）。

（3）葡萄糖耐量试验：当血糖值高于正常范围而又未达到诊断糖尿病标准或疑有糖尿病倾向者，需进行葡萄糖耐量试验。口服葡萄糖耐量试验（OGTT）：成年人口服无水葡萄糖 75g，儿童为 1.75g/kg，总量不超过 75g；清晨进行，禁食至少 10 小时，每克加水 2.5ml，于 3～5 分钟服下，在口服前（0 分钟）和服后 0.5 小时、1 小时、2 小时、3 小时分别测血糖。OGTT 中 2 小时血浆葡萄糖≤7.7mmol/L 为正常；7.8～11.0mmol/L 为糖耐量减低；≥11.1mmol/L 考虑为糖尿病（需另一天再次证实）。

（4）**糖化血红蛋白测定**：可反映取血前 8～12 周血糖的总水平。

（5）血脂测定：病情未控制的糖尿病病人，可有高三酰甘油血症、高胆固醇血症、高密度脂蛋白胆固醇降低。

（6）血、尿酮体测定：可及时发现酮症。

（7）尿微量白蛋白排泄率（UAER）：是早期诊断糖尿病肾病的重要指标（2017）。

4．**治疗要点**　强调早期、长期、综合治疗及治疗方法个体化的原则。综合治疗的两个含义：糖尿病教育、饮食治疗、运动锻炼、药物治疗和自我监测 5 个方面；降糖、降压、调脂和改变不良生活习惯 4 项措施。

（1）药物治疗

1）**口服药物治疗**（2015）：主要包括促胰岛素分泌药（磺脲类和非磺脲类药物）、增加胰岛素敏感性药物（双胍类和胰岛素增敏剂）和 α 葡萄糖苷酶抑制药。①<u>磺脲类</u>：作用于胰岛 B 细胞表面的受体促进胰岛素释放。第一代有甲苯磺丁脲等。第二代有格列本脲(优降糖)、格列吡嗪（美吡达、灭糖脲、灭特尼）、格列齐特（达美康）、格列喹酮（糖适平）、格列吡嗪控释片（瑞易宁）、格列美脲（亚莫利）等。适用于轻、中度 2 型糖尿病。②<u>双胍类</u>：可增加肌肉等外周组织对葡萄糖的摄取和利用。常用药物有甲福明（二甲双胍）和格华止。最适合超重的 2 型糖尿病。③<u>α 葡萄糖苷酶抑制药</u>：降低餐后高血糖。可作为 2 型糖尿病第一线药。有阿卡波糖（拜糖平）、伏格列波糖（倍欣）2 种制剂。

2）胰岛素治疗：2 型糖尿病采用①联合用药：胰岛素+磺脲类或胰岛素+双胍类或胰岛素+α 葡萄糖苷酶抑制药。也可早餐前或睡前加 1 次中效胰岛素。②常规胰岛素治疗：早餐和晚餐前各注射 1 次混合胰岛素或早餐前用混合胰岛素，睡前用中效胰岛素。1 型糖尿病病人主张严格控制血糖，常用胰岛素强化治疗：每天 3～4 次（3 餐前半小时短效胰岛素及睡前中效胰岛素）皮下注射。

（2）糖尿病酮症酸中毒的治疗

①补液：<u>输液是抢救 DKA 的首要措施</u>。

②小剂量胰岛素治疗。

③纠正电解质及酸碱平衡失调：补钾，补充 5%碳酸氢钠纠正酸中毒。

④治疗并发症：包括休克、严重感染、心力衰竭、心律失常、肾衰竭、脑水肿、急性胃扩张等。

5．护理问题

（1）营养失调：低于机体需要量或高于机体需要量　与胰岛素分泌或作用缺陷引起糖、蛋白质、脂肪代谢紊乱有关。

（2）潜在并发症：糖尿病足、低血糖、酮症酸中毒。

（3）活动无耐力　与严重代谢紊乱、蛋白质分解增加有关。

（4）有体液不足的危险　与血糖升高、尿渗透压增高有关。

（5）焦虑　与糖尿病慢性并发症、长期治疗导致经济负担加重有关。

6．护理措施

（1）**饮食护理**

1）制订总热量：每天所需总热卡为 1000＋［年龄（岁）×80～100］。

2）食物的组成和分配：糖类占总热量的 55%～60%，以主食为主，脂肪<30%，蛋白质<15%（平均 1g/kg 理想体重）。主食的分配应定量定时。可按<u>每天 3 餐 1/5、2/5、2/5 或各按 1/3 分配</u>（2011）。对注射胰岛素或口服降糖药且病情波动者，可少食多餐，每天进食 5～6 餐。

3）其他饮食注意事项：①控制总热量是控制饮食的关键。②严格限制各种甜食。③多食含纤维素高的食物。④监测体重变化：每周定期测量体重 1 次，如果体重改变>2kg，应报告医师并协助查找原因。⑤手术期间病人的饮食：手术后在病人能承受的情况下尽早恢复饮食。给予高热量、高蛋白、易于消化的饮食。

（2）**运动锻炼**

1）运动锻炼的方式：<u>有氧运动为主</u>，如散步、慢跑、骑自行车、做广播操、打太极拳等，步行可作为首选的锻炼方式。

2）运动量的选择：运动量简单计算方法为：心率=170－年龄。活动时间为 20～30 分钟，可根据病人具体情况逐渐延长，每天 1 次，用胰岛素或口服降糖药物者最好每天定时活动，肥胖病人可适当增加活动次数。

3）运动的注意事项：①运动前评估糖尿病的控制情况。②预防意外发生：运动不宜在空腹时进行，防止低血糖发生。身体出现不适感时应暂停运动。当血糖＞14mmol/L，应减少活动，增加休息。③运动时随身携带糖尿病卡。

（3）**口服用药的护理**：①磺脲类降糖药治疗应从小剂量开始，于早餐前 30 分钟口服，主要不良反应是低血糖。②双胍类药物不良反应有腹部不适、口中金属味、恶心、畏食、腹泻等，严重时发生乳酸血症，餐中或餐后服药（2017）或从小剂量开始可减轻不适症状。③α 葡萄糖苷酶抑制药应与第一口饭同时服用（2015），服用后常有腹部胀气等症状。④瑞格列奈应餐前服用，不进餐不服药。⑤噻唑烷二酮主要不良反应为水肿，有心力衰竭倾向和肝病者应注意观察。

（4）**使用胰岛素的护理**（2014）

1）**胰岛素的注射途径**（2014）：①静脉滴注：以每小时每千克体重 0.1U 的速度静脉滴注。②皮下注射：有胰岛素专用注射器、胰岛素笔和胰岛素泵 3 种。采用 1ml 注射器抽药，避免振荡。

2）使用胰岛素的注意事项：①准确用药。短效胰岛素于饭前 30 分钟皮下注射。②吸药顺序：先抽吸短效胰岛素，再抽吸长效胰岛素。③胰岛素的保存：未开封的胰岛素放于冰箱 4～8℃冷藏保存，使用期间宜放在室温 20℃以下。④注射部位和更换：采用皮下注射，双上臂外侧、腹部两侧、臀部及大腿前外侧等都可作为胰岛素注射部位（2014）。注射部位要经常更换，2 周内不使用同一位点，避免局部皮下组织吸收能力下降，甚至形成硬结。⑤注射胰岛素时应严格无菌操作。⑥注意监测血糖。

3）胰岛素不良反应：①低血糖反应。②过敏反应：表现为注射部位瘙痒，继而出现荨麻疹样皮疹。③注射部位皮下脂肪萎缩或增生。

（5）**糖尿病足的护理**（2011）

①观察足部皮肤有无颜色、温度改变及足背动脉搏动情况；每天检查足部 1 次，了解足部有无感觉减退、麻木、刺痛感；注意检查趾甲、趾间、足底部皮肤是否发生红肿、发绀、水疱、溃疡、坏死等损伤。定期做足部感觉的测试。

②保持足部清洁，避免感染：嘱病人勤换鞋袜，每天清洁足部。

③预防外伤：不要赤足走路，外出时不可穿拖鞋；选择轻巧柔软、前端宽大的鞋子，袜子以弹性好、透气及散热性好的棉毛质地为佳；定期修剪趾甲；不要用化学药消除鸡眼或胼胝，应找有经验的足医或皮肤科医师诊治。

④指导和协助病人通过运动促进肢体血液循环。

⑤积极控制血糖，说服病人戒烟。

（6）**低血糖的护理**：低血糖反应多发生在注射后作用最强的时间或因注射后没有及时进食而发生，老年病人更易发生低血糖的主要原因是胃功能差导致糖类摄入减少（2013）。注意观察低血糖的临床表现：肌肉颤抖、心悸、出汗、饥饿感、软弱无力，紧张、焦虑、性格改变、神志改变、认知障碍，严重时发生抽搐、昏迷。一旦确定病人发生低血糖，立即抽血检查血糖（2016），并尽快给予糖分补充（2016）。

（7）**酮症酸中毒的护理**

①病人应根据饮食和运动情况及时增减对胰岛素的用量，不能突然停用或减少用量。

②观察有无口渴、多饮、多尿、食欲缺乏、恶心、呕吐、头痛、烦躁、嗜睡、呼吸深快有烂苹果味、昏迷等症状，一旦发现应立即通知医师处理，积极配合抢救。

③密切观察生命体征的变化，记录神志、瞳孔的改变。正确记录 24 小时出入液量，及时抽血、留尿标本检测血糖、血酮、尿糖、尿酮等。

④如果出现酮症酸中毒，病人必须注意：绝对卧床休息，安排专人护理；迅速建立静脉通道，遵医嘱补液、给药配合抢救；注意保暖，加强口腔、眼睛、皮肤护理，预防压疮、感染。

7．健康教育

（1）指导病人及家属增加对疾病的认识，让病人和家属了解糖尿病的病因、临床表现、诊断与治疗方法，提高病人对治疗的依从性，使之以乐观积极的态度配合治疗。

（2）指导病人学习和掌握监测血糖、血压、体重指数的方法，如微量血糖仪的使用、血压的测量方法、体重指数的计算等。

（3）向病人详细讲解口服降糖药及胰岛素的名称、剂量、给药时间和方法，教会其观察药物疗效和不良反应。使用胰岛素的病人，应教会病人或其家属掌握正确的注射方法。

（4）强调饮食治疗与运动疗法的重要性，并指导病人掌握具体实施及调整的原则和方法。生活规律，戒烟酒，注意个人卫生。

（5）指导病人定期复诊。

七、痛风病人的护理

痛风是慢性嘌呤代谢障碍所致的一组异质性疾病。根据其病因可分为原发性和继发性两大类。其中以原发性痛风占绝大多数。

1．**病因及发病机制**　原发性痛风属遗传性疾病，由先天性腺嘌呤代谢异常所致，属多基因遗传缺陷，但其确切原因未明。继发性痛风可由肾病、血液病、药物及**高嘌呤食物**等多种原因引起。

（1）**高尿酸血症**：痛风的生化标志是高尿酸血症。导致高尿酸血症主要为：①尿酸生成过多；②肾对尿酸排泄减少。

（2）痛风：只有 10%～20% 高尿酸血症者发生痛风。

2．临床表现

（1）无症状期：仅有血尿酸持续性或波动性增高。

（2）**急性关节炎期**：为痛风的首发症状。表现为突然发作的单个，偶尔双侧或多关节红肿热痛、功能障碍。最易受累部位是跖关节，依次为踝、膝、腕、指、肘等关节。多于春秋发病，酗酒、过度疲劳、关节受伤、关节疲劳、手术、感染、寒冷、摄入高蛋白和高嘌呤食物等为常见的发病诱因。

（3）痛风石及慢性关节炎期：表现为关节肿胀，僵硬及畸形，无一定形状且不对称。痛风石以关节内及关节附近与耳轮常见。呈黄白色大小不一的隆起，初起质软，随着纤维增多逐渐变硬如石。

（4）**肾病变**：痛风性肾病是痛风特征性的病理变化之一。可出现蛋白尿、夜尿增多、血尿和等渗尿，进而发生高血压、氮质血症等肾功能不全表现。

（5）高尿酸血症与代谢综合征：高尿酸血症常伴有肥胖、原发性高血压、高脂血症、2型糖尿病、高凝血症、高胰岛素血症为特征的代谢综合征。

3．辅助检查

（1）血尿酸测定：血尿酸男性＞420μmol/L，女性＞350μmol/L 则可确定为高尿酸血症。限制嘌呤饮食 5 天后，每天尿酸排出量＞3.57mmol，提示尿酸生成增多。

（2）滑囊液或痛风石内容物检查：可见白细胞内有双折光现象的针形尿酸盐结晶。

（3）X 线检查：有助于发现骨、关节的相关病变或尿酸性尿路结石影。

4．治疗要点

（1）一般治疗：控制总热量摄入；限制嘌呤食物，严禁饮酒；适当运动，防止超重和肥胖；多饮水，每天 2000ml 以上，增加尿酸的排泄；避免使用抑制尿酸排泄的药物；避免各种诱发因素和积极治疗相关疾病等。

（2）急性痛风性关节炎期的治疗：①秋水仙碱：为治疗痛风急性发作的特效药（2014）；②非甾体抗炎药（NSAID）：常用药物有吲哚美辛、双氯芬酸、布洛芬、美洛昔康、塞来昔布、罗非昔布等；③糖皮质激素，停药后易出现症状"反跳"，一般尽量不用。

（3）发作间歇期和慢性期处理：①促进尿酸排泄药；②抑制尿酸合成药：目前只有别嘌醇；③其他：保护肾功能，关节体疗，剔出较大痛风石等。

（4）无症状性高尿酸血症治疗：积极寻找病因和相关因素，如利尿药的应用、体重增加、饮酒、高血压、血脂异常等。

5．护理问题

（1）疼痛：关节痛　与尿酸盐结晶、沉积在关节引起炎症反应有关。

（2）躯体活动障碍　与关节受累、关节畸形有关。

（3）知识缺乏：缺乏与痛风有关的饮食知识。

6．护理措施

（1）休息与体位：急性关节炎期，应绝对卧床休息，抬高患肢，避免受累关节负重。待关节痛缓解 72 小时后，方可恢复活动。

（2）局部护理：腕或肘关节受累时，可给予冰敷或 25%硫酸镁湿敷。注意维持患部清洁，避免发生感染。

（3）饮食护理（2011）：①每日热量控制在 5020～6276kJ（1200～1500kcal）。蛋白质控制在每天 1g/kg，糖类占总热量的 50%～60%。②避免进食高嘌呤食物，如动物内脏、鱼虾类、蟹类、肉类、菠菜、蘑菇、黄豆、扁豆、豌豆、浓茶等。③饮食宜清淡、易消化，忌辛辣和刺激性食物。④严禁饮酒，并指导病人进食碱性食物，如牛奶、鸡蛋、马铃薯、各类蔬菜、柑橘类水果，使尿液的 pH 在 7.0 或以上，减少尿酸盐结晶的沉积。

（4）病情观察：①观察关节疼痛的部位、性质、间隔时间，有无午夜因剧痛而惊醒等。②观察病人受累关节有无红、肿、热和功能障碍。③有无过度疲劳、寒冷、潮湿、紧张、饮酒、饱餐、足扭伤等诱发因素。④有无痛风石的体征，了解结石的部位及有无症状。⑤观察病人的体温变化。⑥监测尿酸的变化。

（5）心理护理：向病人宣教痛风的有关知识，讲解饮食与疾病的关系，并给予精神上的安慰和鼓励。

（6）用药护理：①<u>秋水仙碱，一般口服</u>，若病人一开始口服即出现恶心、呕吐、水样腹泻等严重胃肠道反应，可采取静脉用药。但静脉用药可产生严重不良反应，如肝损害、骨髓抑制、DIC 等，必须严密观察，一旦出现，立即停药。静脉使用秋水仙碱时，切勿外漏，以免造成组织坏死。②<u>使用丙磺舒、磺吡酮、苯溴马隆者，可有皮疹、发热、胃肠道反应等不良反应。使用期间，嘱病人多饮水、口服碳酸氢钠等碱性药。③应用 NSAID 时，注意观察有无活动性消化性溃疡或消化道出血发生。④使用别嘌醇者除有皮疹、发热、胃肠道反应外，还有肝损害、骨髓抑制等</u>，在肾功能不全者，宜减半量应用。

7．健康教育

（1）给病人和家属讲解疾病的有关知识，说明<u>本病是一种终身性疾病，但经积极有效治疗，病人可维持正常生活和工作</u>（2014）。

（2）指导病人严格控制饮食，避免进食高蛋白和高嘌呤的食物，忌饮酒，每天至少饮水2000ml。

（3）适度运动与保护关节：①运动后疼痛超过 1～2 小时，应暂时停止此项运动；②使用大肌群，如能用肩部负重者不用手提，能用手臂者不要用手指；③交替完成轻、重不同的工作，不要长时间持续进行重的（体力）工作；④经常改变姿势，保持受累关节舒适。

（4）自我观察病情。

八、营养不良病人的护理

营养不良是指因喂养不当或疾病引起能量和（或）蛋白质不足或吸收障碍所致的一种慢性营养缺乏症。临床特点为体重明显减轻、皮下脂肪减少和皮下水肿，常伴有各个器官功能紊乱，多见于 3 岁以下的婴幼儿。

1．病因及发病机制

（1）长期摄入不足：<u>喂养不当是导致婴儿营养不良的主要原因</u>。

（2）消化吸收障碍：消化系统疾病如先天性畸形唇裂、腭裂、幽门梗阻、迁延性腹泻、过敏性肠炎、肠吸收不良综合征等均可影响食物的消化和吸收。

（3）需要量增多：双胎、早产、生长发育快速时期，以及急、慢性传染病后的恢复期等均可引起营养相对不足。

（4）消耗量过大：糖尿病、大量蛋白尿、热性疾病、甲状腺功能亢进、恶性肿瘤等均可使蛋白质消耗或丢失增多。

2．临床表现

（1）<u>最早出现的症状是体重不增</u>，随后患儿体重下降。皮下脂肪逐渐减少以至消失。<u>皮下脂肪的消耗首先累及腹部</u>（2011），<u>其次为躯干、臀部、四肢，最后为面颊。因皮下脂肪减少首先发生于腹部，故腹部皮下脂肪层厚度是判断营养不良程度的重要指标之一</u>（2012）。随着病程的进展，营养不良程度由轻变重，各种临床症状也逐步加重。部分患儿血浆白蛋白明显降低而出现水肿。

（2）并发症：<u>营养性贫血是最常见的并发症</u>。由于免疫功能低下，易患各种感染，如上呼吸道感染、支气管肺炎、鹅口疮、结核病、中耳炎、尿路感染等，特别是婴儿腹泻，可迁延不愈，加重营养不良。营养不良还可并发自发性低血糖。

（3）根据患儿体重及身高（长）减少情况，将营养不良分为 3 型：<u>体重低下型、生长迟</u>

缓型和消瘦型。根据各种症状的程度将营养不良分为 3 度（2013）（表 15-1）。

表 15-1　婴幼儿不同程度营养不良的特点

	营养不良程度		
	Ⅰ度（轻）	Ⅱ度（中）	Ⅲ度（重）
体重低于正常均值	15%～25%	25%～40%	＞40%
腹部皮下脂肪厚度	0.8～0.4cm	＜0.4cm	消失（2016）
身高（长）	尚正常	低于正常	明显低于正常
消瘦	不明显	明显	皮包骨样
皮肤	尚正常	干燥、苍白	明显苍白、无弹性
肌张力	正常	明显低下、肌肉松弛	肌肉萎缩
精神状态	正常	烦躁不安	萎靡、反应低下，抑制与烦躁交替

（4）体重指数（BMI）=体重（kg）/身高（m）^{2}（2013）。

3．辅助检查　最突出的表现是血清白蛋白浓度降低（2016），但不够灵敏。胰岛素样生长因子 1（IGF-1）水平下降，被认为是诊断 PEM 的较好指标。此外，多种血清酶活性降低，经治疗后可迅速恢复正常；血浆胆固醇、各种电解质及微量元素浓度皆可下降；生长激素分泌反有增多。

4．治疗要点　早发现，早治疗，采取综合性治疗措施。包括积极治疗危及生命的合并症，调整饮食、补充营养物质、促进消化、改善代谢功能、祛除病因和治疗原发病。

5．护理问题

（1）营养失调：低于机体需要量　与能量、蛋白质摄入不足和（或）需要、消耗过多有关。

（2）有感染的危险　与营养素缺乏、机体免疫功能低下有关。

（3）生长发育改变　与营养物质缺乏，不能满足生长发育有关。

（4）潜在并发症：低血糖、贫血、维生素缺乏。

（5）知识缺乏　与患儿家长缺乏正确的喂养知识有关。

6．护理措施

（1）饮食管理：由少到多、由稀到稠、循序渐进，逐渐增加饮食，直至恢复正常。

①轻度营养不良小儿：因其消化吸收功能尚好，可在原膳食的基础上逐步增加。开始每日可供给能量 250～330kJ/kg，以后逐渐递增。当能量供给达每日 585kJ/kg 时，体重一般可获满意增长。待体重接近正常后，恢复供给小儿正常需要量。

②中、重度营养不良小儿：患儿消化吸收功能较差，对食物耐受力弱。能量和营养物质的供给，应由更低量逐渐增加。能量供给从每日 165～230kJ/kg 开始，逐步少量增加；若消化吸收能力较好，可逐渐增加到每日 500～727kJ/kg，并按实际体重计算所需能量。

③蛋白质的供给：蛋白质摄入量从每日 1.5～2.0g/kg 开始，逐步增加到每日 3.0～4.5g/kg。

④食物中应含有丰富的维生素及矿物质。一般采用每日给予蔬菜及水果的方式，应从少

量开始，逐渐增加，以免引起腹泻。

⑤鼓励母乳喂养：无母乳或母乳不足者，可给予稀释牛奶，少量多次喂哺。若消化吸收好，逐渐增加牛奶量及浓度。

⑥对于食欲很差、吞咽困难、吸吮力弱者可用鼻胃管喂养。

（2）促进消化、改善食欲：遵医嘱给予各种消化酶（胃蛋白酶、胰酶等）和 B 族维生素口服，以助消化；给予蛋白同化类固醇制剂，如苯丙酸诺龙肌内注射，以促进蛋白质的合成和增进食欲（2016）。

（3）预防感染：营养不良患儿抵抗力较低，故应实施保护性隔离，防止交叉感染。保持室内环境舒适卫生，定期消毒。保持皮肤清洁、干燥，勤晒被褥，防止皮肤感染。注意饮食卫生，餐具消毒，养成饭前便后洗手的好习惯，做好口腔护理。

（4）病情观察：密切观察患儿尤其是重度营养不良患儿的病情变化。观察有无低血糖、维生素 A 缺乏、酸中毒等临床表现，发现病情变化应及时报告，并做好急症抢救准备。

（5）提供舒适的环境，促进生长发育。

7．健康教育

（1）加强营养不良知识的宣教，根据家长的文化程度及理解力，讲解营养不良的常见原因、对患儿的护理措施及预防方法。

（2）介绍科学育儿的知识，指导母乳喂养、混合喂养和人工喂养的具体方法，纠正小儿的不良饮食习惯。为促进生长发育提供舒适的环境，合理安排生活作息制度，保证充足睡眠，坚持户外活动。重视对婴幼儿生长监测，应及时找出原因予以治疗。

（3）防治传染病和先天畸形，按时进行预防接种，对患有消化道先天畸形的患儿应及时手术治疗。

九、小儿维生素 D 缺乏性佝偻病的护理

维生素 D 缺乏性佝偻病（简称佝偻病），是由于维生素 D 缺乏导致钙、磷代谢失常，从而使正在生长的骨骺端软骨板不能正常钙化、造成以骨骼病变为特征（2014）的一种全身慢性营养性疾病。主要见于 2 岁以下的婴幼儿，我国佝偻病患病率北方高于南方。

1．维生素 D 的来源、转化和生理功能

（1）维生素 D 的来源：内源途径，由阳光中的紫外线照射人体皮肤，使皮肤内的 7-脱氢胆固醇转变为胆骨化醇（维生素 D_3），此途径为人类维生素 D 的主要来源（2014）。外源途径，是通过食物如蛋黄、动物肝等获得，也可从鱼肝油等药物或胎盘母体得到维生素 D。

（2）维生素 D 的转化：维生素 D_3 和维生素 D_2 对人的作用相同，但均无生物活性，需经过两次羟化作用后才能发挥生物效应，首先经肝脏羟化，而后被运载到肾再次羟化。

（3）维生素 D 的生理功能

①促进小肠黏膜合成钙结合蛋白（CaBP），增加肠道对钙的吸收。

②增加肾小管对钙、磷的重吸收，有利于骨的钙化。

③促进成骨细胞的增殖和破骨细胞分化，直接作用于骨的矿物质代谢（沉积与重吸收）。

2．病因

（1）围生期维生素 D 不足：早期新生儿体内维生素 D 的量与母体内维生素 D 的营养状况及胎龄有关，如母亲严重营养不良、肝肾疾病；早产；双胎等可导致婴儿体内维生素 D

储存不足。

（2）日光照射不足：<u>紫外线不能通过普通玻璃窗，如小儿缺少户外活动，可使内源性维生素 D 生成不足</u>。

（3）维生素 D 摄入不足：天然食物包括乳类含维生素 D 少，不能满足婴幼儿需要；虽然人乳中钙磷比例适宜（2∶1），有利于钙的吸收，但纯母乳喂养儿若户外活动少或未及时添加鱼肝油，亦易患佝偻病。

（4）生长过速：早产或双胎婴儿体内储存的维生素 D 不足，出生后生长速度较足月儿快，需要维生素 D 多，若未及时补充，易发生佝偻病。

（5）疾病与药物的影响：胃肠道或肝胆疾病影响维生素 D 及钙磷的吸收和利用；肝、肾严重损害影响维生素 D 的羟化作用；长期服用抗惊厥药物可使维生素 D 加速分解为无活性的代谢产物而导致体内维生素 D 不足；服用糖皮质激素可对抗维生素 D 对钙转运的调节。

3. **临床表现**　主要表现为生长中的骨骼改变、肌肉松弛和非特异性神经精神症状。重症佝偻病患儿可见消化功能紊乱、心肺功能障碍并可影响智能发育及免疫功能等。临床上可分期如下。

（1）**初期**（活动早期）：多数 3 个月左右起病，主要表现为神经、精神症状，如<u>易激惹、烦躁、睡眠不安、夜间啼哭、多汗（2016）</u>，尤其头部多汗而刺激头皮，致婴儿常摇头擦枕，出现<u>枕秃（2015）</u>。

（2）**激期**（活动期）：主要表现为骨骼改变、运动功能及神经精神发育迟缓。初期患儿若未经适当治疗，可发展为激期（活动期）。患儿除有上述症状外，主要表现为骨骼改变、运动功能及智力发育迟缓。

1）骨骼改变

①头部：颅骨软化，多见于 <u>3～6 个月患儿</u>，重者可出现乒乓球样的感觉；<u>方颅，多见于 7～8 个月患儿</u>，严重时呈鞍状或十字状颅形；<u>前囟增宽及闭合延迟</u>，可延迟至 2～3 岁闭合；出牙延迟、牙釉质缺乏并易患龋齿。

②胸部：胸廓畸形多见于 1 岁左右小儿，均影响呼吸功能，可见**佝偻病串珠**，以第 7～10 肋最明显；**郝氏沟；鸡胸；漏斗胸**。这些胸廓病变均会影响呼吸功能。

③四肢：手镯或足镯，多见于 6 个月以上小儿；小儿开始行走后可有严重<u>膝内翻（"O"形腿）或膝外翻（"X"形腿）</u>畸形。长久坐位者有脊柱后凸或侧弯畸形。

2）运动功能发育迟缓：患儿肌肉发育不良，肌张力低下，韧带松弛，表现为<u>头颈软弱无力，坐、立、行等运动功能落后</u>。腹肌张力下降，腹部膨隆如**蛙腹**。

3）神经、精神发育迟缓：重症患儿表情淡漠，条件反射形成缓慢，语言发育迟缓。

4）免疫功能：低下，常伴发感染。

（3）**恢复期**：临床症状和体征减轻或接近消失，精神活泼，肌张力恢复。

（4）**后遗症期**：多见于 <u>2 岁以后小儿</u>，临床症状消失，仅<u>遗留不同程度的骨骼畸形</u>。

4. **辅助检查**

（1）初期：①血清 25-（OH）D_3 下降，PTH 升高，血钙下降，血磷降低，碱性磷酸酶正常或增高。②初期 X 线检查可正常或仅见长骨临时钙化带稍模糊。

（2）激期：患儿血清钙稍降低，血磷明显降低，碱性磷酸酶增高。X 线检查激期骨端临时钙化带消失，呈<u>杯口状、毛刷样</u>改变，骨密度减低，骺软骨带明显增宽（＞2mm），可有骨干弯曲或青枝骨折。

（3）恢复期：血清钙、磷逐渐恢复正常。碱性磷酸酶开始下降，1~2 个月降至正常。治疗 2~3 周后骨骼 X 线改变有所改善，出现不规则的钙化线，骨骺软骨带<2mm，逐渐恢复正常。

（4）后遗症期：血生化正常，X 线检查骨骼干骺端病变消失。

5．治疗要点　治疗目的在于控制病情活动，防止骨骼畸形，促进患儿健康发育。可以通过药物和食物合理补充维生素 D 及钙，适当活动，进行理疗或手术矫正畸形等方式实现目标。

6．护理问题

（1）营养失调：低于机体需要量　与日光照射不足和维生素 D 摄入少有关。

（2）有感染的危险　与胸廓畸形影响肺的扩张及免疫功能低下有关。

（3）知识缺乏　与患儿家长缺乏佝偻病的预防及护理知识有关。

（4）潜在并发症：骨骼畸形，维生素 D 中毒。

7．护理措施

（1）户外活动：指导家长每日带患儿进行一定时间的户外活动，直接接受阳光照射。冬季也要注意保证每日 1~2 小时户外活动时间（2013）。冬季室内活动时开窗，让紫外线能够透过。

（2）补充维生素 D

①提倡母乳喂养，按时添加辅食，给予富含维生素 D、钙、磷和蛋白质的食物。

②遵医嘱供给维生素 D 制剂。通常足月儿（尤其是纯母乳喂养儿）生后 2 周开始补充维生素 D 每天 400U，早产儿、双胎儿生后 1 周即应补充维生素 D 每天 800U，3 个月后改为每天 400U。注意维生素 D 过量的中毒表现，如过量立即停服。

（3）预防骨骼畸形和骨折：为患儿选用柔软、宽松的衣服。避免过久或过早的坐、站、走，以免发生骨骼畸形。严重佝偻病患儿肋骨、长骨易发生骨折，护理操作时应动作轻柔。

（4）加强体格锻炼：对已有骨骼畸形可采取主动和被动运动的方法矫正。如遗留胸廓畸形，可做俯卧位抬头展胸运动；下肢畸形可施行肌肉按摩，“O”形腿按摩外侧肌，“X”形腿按摩内侧肌，以增加肌张力，矫正畸形。

（5）预防感染：保持室内空气清新，温、湿度适宜，阳光充足，避免交叉感染。少到公共场所，减少呼吸道感染的机会。严格无菌操作，避免交叉感染。

8．健康教育

（1）宣传教育：给孕妇及患儿父母讲述有关疾病的预防、护理知识，鼓励孕妇多进行户外活动和晒太阳，选择富含维生素 D、钙、磷和蛋白质的食物；宣传母乳喂养，尽早开始户外活动；对于处于生长发育高峰的婴幼儿更应加强户外活动，给予预防量维生素 D 和钙剂，并及时添加辅食。

（2）指导锻炼：以示范和指导练习的方式教授户外活动、日光浴、服维生素 D 及按摩肌肉矫正畸形的方法。

十、小儿维生素 D 缺乏性手足搐搦症的护理

维生素 D 缺乏性手足抽搐症又称佝偻病性手足搐搦症或佝偻病性低钙惊厥。多见于 6 个月以内的小婴儿。主要是由于维生素 D 缺乏，血钙降低导致神经肌肉兴奋性增高，出现惊厥、喉痉挛或手足抽搐等症状。

1．病因　血清离子钙降低是引起惊厥、喉痉挛、手足抽搐的直接原因。正常血清钙浓

度为 2.1～2.6mmol/L，依靠维生素 D、甲状旁腺素和降钙素三者进行调节而保持相对稳定。维生素 D 缺乏的早期，钙吸收减少，血钙降低，而甲状旁腺分泌不足，不能促进骨钙动员和增加尿磷排泄，致血钙进一步下降。当血总钙浓度低于 1.75～1.88mmol/L 或离子钙浓度降至 1.0mmol/L 以下时，即可出现上述症状。

2. 临床表现　典型发作的临床表现为惊厥、手足抽搐、喉痉挛发作，并有程度不同的激期佝偻病的表现。

（1）典型症状

①惊厥：最为常见，多见于小婴儿。表现为突发两眼上翻，四肢抽动，面肌颤动，意识不清。每次发作时间持续数秒至数分钟，发作时间长者可因消耗氧量而有发绀。发作停止后入睡，醒后活泼如常。一般不发热，症状轻时仅有短暂的眼球上窜和面肌抽动，神志清楚。

②手足抽搐：常见于 6 个月以上的婴儿、幼儿。表现为突然发生手足肌肉痉挛呈弓状，手腕屈曲，手指僵直，拇指内收贴紧掌心，距骨小眼关节僵直，足趾弯曲，向下呈"芭蕾舞足"。发作停止后活动自如。

③喉痉挛：喉痉挛主要见于 2 岁以下的小儿。表现为喉部肌肉、声门突发痉挛，出现呼吸困难，吸气时喉鸣（2016）。有时可突然发生窒息而猝死。

（2）隐匿型：只有体征而无上述症状时，可称为隐匿型手足抽搐症。①面神经征：以手指尖或叩诊锤轻击患儿颧弓与口角间的面颊部，引起眼睑和口角抽动者为阳性，新生儿可呈假阳性；②陶瑟征：用血压计袖带包裹上臂，使血压维持在收缩压与舒张压之间，5 分钟之内该手出现痉挛状为阳性；③腓反射：以叩诊锤骤击膝下外侧腓神经处，引起足向外侧收缩者为阳性。

3. 治疗要点

（1）急救处理：立即吸氧，保证呼吸道通畅；控制惊厥与喉痉挛，可用 10%水合氯醛，保留灌肠；或肌内或静脉注射地西泮。

（2）钙剂治疗：常用 10%葡萄糖酸钙 5～10ml，以 10%～25%葡萄糖液稀释 1～3 倍后缓慢推注（10 分钟以上）（2012）。

（3）维生素 D：惊厥转好后给予维生素 D 治疗。

4. 护理问题

（1）有窒息的危险　与惊厥、喉痉挛发作有关。

（2）有受伤的危险　与惊厥、手足抽搐或静脉注射钙剂有关。

（3）营养失调：低于机体需要量　与维生素 D 缺乏有关。

（4）知识缺乏：家长缺乏有关惊厥和喉痉挛的抢救知识。

5. 护理措施

（1）控制惊厥、喉痉挛：遵医嘱立即使用镇静药、钙剂。静脉注射钙剂时需缓慢推注（10 分钟以上）或滴注，并监测心率，以免因血钙骤升，发生呕吐甚至心搏骤停；避免药液外渗，不可皮下或肌内注射，以免造成局部坏死。

（2）防止窒息：密切观察惊厥、喉痉挛的发作情况，做好气管内插管或气管切开的术前准备。一旦发现症状应立即吸氧，喉痉挛者需立即将舌头拉出口外，同时将患儿头偏向一侧，清除口鼻分泌物，保持呼吸道通畅，避免吸入窒息；对已出牙的小儿，应在上、下门齿间放置牙垫，避免舌被咬伤，必要时行气管内插管或气管切开。

（3）定期户外活动，补充维生素 D。

6．健康教育

（1）指导家长合理喂养，正确补充维生素 D 和钙剂。

（2）教会家长惊厥及喉痉挛发作时的处理方法（2011），如使患儿平卧，松开衣领，颈部伸直，头偏向一侧，指压人中、合谷穴，同时呼救。

第 16 章　神经系统疾病病人的护理

一、神经系统解剖生理

神经系统由周围神经系统和中枢神经系统两大部分组成。周围神经系统包括十二对脑神经、脊神经及内脏神经，中枢神经系统由脑和脊髓所组成。脑又分为大脑、间脑、脑干和小脑。

神经调节的基本方式是反射。反射的结构基础为反射弧。反馈调节分为负反馈和正反馈，负反馈指调节结果反过来使调节原因或调节过程减弱的调节方式，如内环境稳态的维持，降压反射等。正反馈指调节结果反过来使调节原因或调节过程加强的调节方式。

1. 脑

（1）大脑：为神经系统最高级部分，包括左、右两个大脑半球。大脑皮质中含有许多重要的高级神经中枢，如躯体运动中枢；语言中枢；视、听觉中枢等。

（2）小脑：在大脑的后下方。主要功能是：协调骨骼肌的运动，维持肌紧张，保持身体平衡。

（3）脑干：包括中脑、脑桥和延髓。脑干中含有呼吸中枢和心血管运动中枢，控制呼吸和心跳。

2. 脊髓　位于椎管内，下端在成年人平第 1 腰椎。脊髓两侧连有神经根，前根由运动纤维组成，后根由感觉纤维组成，前根和后根在椎间孔处合成脊神经，脊神经共有 31 对，与每一对脊神经相连的一段脊髓称为一个脊椎节段。

脑脊髓由 3 层结缔组织的被膜所包围，由内向外依次为软膜、蛛网膜和硬膜。软膜与蛛网膜之间的腔隙充满脑脊液，称为蛛网膜下腔。蛛网膜与硬膜之间为硬膜下腔。在脊髓的横断面上可见白质和灰质两种组织，中央区为神经细胞核团组成的灰质，呈蝴蝶形或 H 形，外周则由上、下行传导束组成的白质。

附：小儿神经系统解剖生理特点

1. 脑　小儿脑表面有主要沟回，但较浅且发育不完善，皮质较薄，髓鞘形成不全，对外来刺激反应缓慢且易泛化。小儿缺氧的耐受性较成年人更差。

2. 脊髓　小儿脊髓的发育与运动发展的功能相平行，胎儿时，脊髓的末端在第 2 腰椎下缘，新生儿时达第 3、4 腰椎下缘，4 岁时达第 1 腰椎上缘。

二、颅内压增高与脑疝病人的护理

1. 颅内压增高　是许多颅脑疾病，如颅脑损伤、脑肿瘤、脑出血和脑积水等共有的综合征。因上述原因使颅腔内容物体积增加或颅腔容积减少超过颅腔可代偿的容量，导致颅内压持续高于 2.0kPa（200mmH$_2$O），并出现头痛、呕吐和视盘水肿三大病征，称为颅内压增高。

（1）病因：成年人正常颅内压为 70～200mmH$_2$O，儿童正常颅内压为 50～100mmH$_2$O。

可以导致颅内压增高的原因很多，大体可分两大类。

①颅腔内容物体积或量增加：脑体积增加，如脑组织损伤、炎症等导致脑水肿；脑脊液增多，分泌过多、吸收障碍或脑脊液循环受阻；脑血流量增加，如高碳酸血症时脑血管扩张致脑血流量增多。

②颅内空间或颅腔容积缩小：先天性因素，如狭颅症、颅底凹陷症；后天性因素：颅内占位性病变，如颅内血肿、脑肿瘤等。

（2）临床表现

①头痛：是最常见的症状，为持续性头痛，并有阵发性加剧。咳嗽、打喷嚏、用力、弯腰、低头时可加重。

②呕吐：多呈喷射状，常出现于剧烈头痛时，呕吐后头痛可有所缓解。

③视盘水肿：是颅内压增高的客观征象。长期、慢性颅内压增高引起视神经萎缩而导致失明。

④意识障碍及生命体征变化：慢性病人意识淡漠，反应迟钝；急性者常有进行性意识障碍甚至昏迷。病人可出现库欣反应，即血压升高，脉压增大；脉缓而有力；呼吸深慢等（2016）。严重病人可因呼吸循环衰竭而死亡。

⑤其他症状和体征：复视（展神经麻痹）、头晕、猝倒等。婴幼儿可见头皮静脉怒张、囟门饱满、张力增高和骨缝分离。

（3）辅助检查

①头颅 X 线片：慢性病人，可见脑回压迹增多、加深，蛛网膜颗粒压迹增大、加深等；小儿，可见颅缝分离。

②CT 及 MRI：可见脑沟变浅，脑室、脑池缩小或脑结构变形等。

③脑血管造影或数字减影血管造影：主要用于疑有脑血管畸形等疾病者。

④腰椎穿刺：腰穿可在取脑脊液检查的同时测量颅内压力。但对有明显颅内压增高症状和体征的病人禁忌腰穿，以免引发脑疝。

（4）治疗要点：首先是处理原发疾病，颅内压增高造成急性脑疝时，应紧急手术处理。

1）非手术治疗

①脱水治疗：可缩小脑体积、降低颅内压（2016）。常用 20%甘露醇（2013）250ml，15～30 分钟滴完（2014）。还可使用呋塞米，碳酸酐酶抑制药乙酰唑胺。

②激素治疗：可预防和缓解脑水肿。常用地塞米松。

③抗感染：伴有颅内感染者，使用抗菌药控制感染。

④过度换气：可增加血液中的氧分压、排出 CO_2，使脑血管收缩，减少脑血流量。

⑤冬眠低温治疗：降低脑耗氧量和脑代谢率、减少脑血流量，增加脑对缺血缺氧的耐受力；防止脑水肿的发生和发展；同时有一定的降低颅内压的作用。

2）手术治疗：对于颅内占位性病变，争取手术切除（2015）。脑室穿刺外引流、颞肌下减压术及各种脑脊液分流术，均可缓解颅内高压。

（5）护理问题

①脑组织灌注异常　与颅内压增高有关。

②疼痛　与颅内压增高有关。

③潜在并发症：脑疝。

（6）护理措施

1）降低颅内压，维持脑组织正常灌注

①一般护理：抬高床头 15°～30°，以利于颅内静脉回流，减轻脑水肿（2012、2013）。给氧。适当限制入液量，成年人每日补液量不超过 2000ml，保持每日尿量不少于 600ml。维持正常体温和防治感染。

②防止颅内压骤然升高：告知病人安心休养、避免情绪激动；保持呼吸道通畅；避免剧烈咳嗽和便秘；防止便秘，禁忌高压灌肠；及时控制癫痫发作；躁动病人，不可盲目使用镇静药或强制性约束。

③药物治疗：使用脱水药物，注意输液的速度，观察脱水治疗的效果。激素治疗者，注意观察有无诱发应激性溃疡出血、感染等不良反应。

④辅助过度换气：可减少脑血流、加重脑缺氧，因此，应定时进行血气分析，且持续时间不宜超过 24 小时。

⑤冬眠低温治疗的护理：将病人安置于单人病房，室内光线宜暗，室温 18～20℃。由专人护理。根据医嘱给予足量冬眠药物，再物理降温措施；停止时顺序相反。降温速度以每小时下降 1℃为宜，体温以降至肛温 32～34℃、腋温 31～33℃较为理想。预防并发症：保持呼吸道通畅，加强肺部护理。在搬动病人或为其翻身时，动作要缓慢、轻稳，以防发生直立性低血压。冰袋外加用布套并定时更换部位。加强皮肤护理，防止压疮。

⑥脑室引流的护理：保持引流管开口高于侧脑室平面 10～15cm，以维持正常的颅内压。需要搬动病人时应将引流管暂时夹闭，防止脑脊液反流引起逆行性感染。控制引流速度，术后早期抬高引流瓶（袋），待颅内压力平衡后再降低引流瓶（袋）。保持引流通畅，若怀疑引流管阻塞，可在严格消毒管口后，用无菌注射器轻轻向外抽吸，切不可注入生理盐水冲洗。观察并记录脑脊液的颜色、量及性状。严格遵守无菌操作原则。开颅术后脑室引流管一般放置 3～4 日，拔管前一天应试行夹闭引流管 24 小时，以了解脑脊液循环是否通畅。

⑦脑脊液分流术后的护理：严密观察病情，判断分流术效果。

2）维持正常的体液容量：及时清理呕吐物，防止误吸。适当补充电解质。记录 24 小时出入液量。

3）缓解疼痛：遵医嘱应用镇痛药，但禁用吗啡、哌替啶，以免抑制呼吸中枢；避免加重头痛的因素，如咳嗽、打喷嚏或弯腰、低头及用力活动等。

4）密切观察病情变化，预防及处理并发症。

2．急性脑疝　当颅腔内某一分腔有占位性病变时，该分腔的压力高于邻近分腔，脑组织由高压区向低压区移动，部分脑组织被挤入颅内生理空间或裂隙，产生相应的临床症状和体征，称为脑疝。

（1）病因：颅内血肿、颅内脓肿、颅内肿瘤、颅内寄生虫病及各种肉芽肿性病变等。

（2）分类及临床表现：脑疝可分为小脑幕切迹疝、枕骨大孔疝和大脑镰下疝。

①小脑幕切迹疝又称颞叶沟回疝，是颞叶的海马回、沟回疝入小脑幕裂孔下方。表现为：颅内压增高症状，如剧烈头痛，进行性加重，伴躁动不安，频繁呕吐；进行性意识障碍，如随脑疝的进展病人出现嗜睡、浅昏迷、深昏迷；瞳孔改变，脑疝初期患侧瞳孔缩小，随病情进展，患侧瞳孔逐渐散大（2012），直接和间接对光反应消失；运动障碍，对侧肢体肌力减弱或麻痹；生命体征变化，如病情进一步发展，则病人出现血压骤降，脉搏快弱，呼吸浅而

不规则，呼吸、心搏相继停止而死亡。

②枕骨大孔疝又称小脑扁桃体疝，是小脑扁桃体及延髓经枕骨大孔被挤向椎管内。表现为：剧烈头痛，频繁呕吐，颈项强直或强迫头位；生命体征紊乱出现较早，意识障碍出现较晚。病人早期即可突发呼吸骤停而死亡（2011）。

③大脑镰下疝又称扣带回疝，是一侧半球的扣带回经镰下孔被挤入对侧分腔。

（3）治疗要点：关键在于及时发现和处理。

①立即给予脱水治疗。确诊后尽快手术，去除病因。

②若难以确诊或虽确诊但病变无法切除者，可通过脑脊液分流术、侧脑室外引流术等降低颅内压、治疗脑疝。

（4）护理问题

①脑组织灌注异常　与颅内压增高、脑疝有关。

②潜在并发症：意识障碍、呼吸、心搏骤停。

（5）护理措施

①纠正脑组织灌注不足：快速静脉输入甘露醇、山梨醇、呋塞米等强力脱水药，并观察脱水效果。保持呼吸道通畅，吸氧。

②密切观察病情变化，尤其注意呼吸、心跳、瞳孔及意识变化。

③紧急做好术前特殊检查及术前准备。

④其他护理措施参见上述颅内压增高病人的护理。

三、头皮损伤病人的护理

1. **头皮血肿**

（1）病因：头皮血肿多由钝器伤所致，可分为皮下血肿、帽状腱膜下血肿和骨膜下血肿。

（2）临床表现

①皮下血肿：血肿体积小，张力高、压痛明显。

②帽状腱膜下血肿：出血较易扩散，严重者血肿边界可与帽状腱膜附着缘一致，覆盖整个穹窿部，似戴一顶有波动的帽子；小儿及体弱者，可因此致休克或贫血。

③骨膜下血肿：多局限于某一颅骨范围内，以骨缝为界。

（3）辅助检查：头颅 X 线片可了解有无合并颅骨骨折。

（4）治疗要点：较小的头皮血肿一般在 1～2 周可自行吸收，无须特殊处理；较大的血肿，则应在严格皮肤准备和消毒下，分次穿刺抽吸后加压包扎（2012）。

（5）护理问题

①疼痛　与头皮血肿有关。

②潜在并发症：感染、出血性休克。

（6）护理措施

①减轻疼痛：早期冷敷，24～48 小时后改用热敷。

②预防并发症：嘱病人勿用力揉搓。注意观察病人的体温是否正常，意识状况、生命体征和瞳孔等有无变化，警惕合并颅骨损伤及脑损伤的可能。

2. **头皮裂伤**　是常见的开放性头皮损伤。

（1）病因：锐器或钝器打击。

（2）临床表现：出血较多，可引起失血性休克。

（3）治疗要点：急救时首先压迫止血、清创缝合，清创缝合时限允许放宽至 24 小时。常规使用抗生素和破伤风抗毒素。

（4）护理问题

①疼痛　与头皮裂伤有关。

②潜在并发症：感染、休克。

（5）护理措施：遵医嘱应用抗菌药预防感染、缓解疼痛。注意头皮裂伤有合并颅骨损伤及脑损伤的可能，应注意观察生命体征、神志和瞳孔等变化。

3．头皮撕脱伤

（1）病因：发辫受机械力牵拉，使大块头皮自帽状腱膜下层或连同骨膜一并撕脱。

（2）临床表现：剧烈疼痛及大量出血可导致失血性或疼痛性休克。

（3）治疗要点：加压包扎止血、防治休克；尽可能在伤后 6～8 小时清创做头皮瓣复位再植或自体皮移植。

（4）护理问题

①疼痛　与头皮裂伤有关。

②潜在并发症：感染、休克。

（5）护理措施：急救过程中应注意保护撕脱的头皮，避免污染，用无菌敷料或干净布包裹、隔水放置于有冰块的容器内，随伤员一同送往医院（2014），争取清创后再植。休克病人，应保持平卧。病人植皮术后应保护植皮片不受压、不滑动，以利皮瓣成活。遵医嘱应用镇痛药缓解疼痛，应用抗菌药预防感染。

四、脑损伤病人的护理

脑损伤是指脑膜、脑组织、脑血管及脑神经在受到外力作用后所发生的损伤。

1．病因及分类

（1）根据脑损伤病理改变分为

①原发性脑损伤：暴力作用于头部后立即发生的脑损伤，主要有脑震荡、脑挫裂伤等。

②继发性脑损伤：头部受伤一段时间后出现的脑受损病变，主要有脑水肿和颅内血肿等。

（2）根据受伤后脑组织是否与外界相通分为

①开放性损伤：多由锐器或火器直接造成，常伴有头皮裂伤、颅骨骨折和硬脑膜破裂，有脑脊液漏（2015）。

②闭合性脑损伤：为头部接触钝性物体或间接暴力所致，脑膜完整，无脑脊液漏。

2．脑震荡　是最常见的轻度原发性脑损伤，为一过性脑功能障碍，无肉眼可见的神经病理改变，但在显微镜下可见神经组织结构紊乱。

（1）临床表现：脑震荡是脑遭受外力打击后出现的暂时性的脑功能障碍，表现为伤后立即出现的短暂意识障碍，常为数秒或数分钟，一般不超过 30 分钟；同时出现皮肤苍白、出汗、血压下降、生理反射迟钝等；清醒后不能回忆受伤当时及伤前一段时间的情况，称逆行性遗忘；常伴有头痛、头晕、呕吐、恶心等症状，神经系统检查无阳性体征。

（2）治疗要点：一般无须特殊处理，卧床休息 1～2 周，可适当给予镇痛、镇静药物。多数病人 2 周内恢复正常。

3．脑挫裂伤　是常见的原发性脑损伤，根据脑组织损伤的病理改变可分为挫伤和裂伤。由于两者常同时存在，合称为脑挫裂伤。

（1）临床表现

①意识障碍：受伤后立即出现与伤灶相应的神经功能障碍或体征，如失语、失聪、锥体束征、偏瘫等。是脑挫裂伤最突出的症状之一。

②局灶症状和体征：若伤及脑皮质功能区，伤后立即出现相应的神经功能障碍症状或体征。

③头痛、恶心呕吐：与颅内压增高、自主神经功能紊乱或外伤性蛛网膜下腔出血等有关。

④颅内压增高和脑疝：为继发脑水肿和颅内出血所致。表现为颅内压增高三主征、瞳孔不等大和生命体征紊乱等。

（2）治疗要点：以非手术治疗为主，防治脑水肿，减轻脑损伤后的病理生理反应，预防并发症。经非手术治疗无效或颅内压增高明显，甚至出现脑疝迹象时，应及时手术治疗。

4．颅内血肿　是颅脑损伤中最多见、最严重、却又可逆性的继发性病变。根据血肿的来源和部位可分为：硬脑膜外血肿、硬脑膜下血肿和脑内血肿。

（1）临床表现

1）硬脑膜外血肿

①意识障碍：进行性意识障碍是颅内血肿的主要症状。

"中间清醒期"是硬脑膜外血肿典型的意识改变，即原发性脑损伤的意识障碍清醒后，经过一段时间因颅内血肿形成，颅内压增高使病人再度出现昏迷，并进行性加重（2012）；如果原发性脑损伤较严重或血肿形成较迅速，可不出现中间清醒期，而呈急性进行性意识障碍。

②颅内压增高及脑疝表现：出现头痛、恶心、剧烈呕吐等，伴有血压升高、呼吸和心率减慢、体温升高。一般成年人幕上血肿大于 20ml、幕下血肿大于 10ml，即可引起颅内压增高症状。幕上血肿者大多先经历小脑幕切迹疝，然后合并枕骨大孔疝，故严重的呼吸循环障碍常发生在意识障碍和瞳孔改变之后。幕下血肿者可直接发生枕骨大孔疝，瞳孔改变、呼吸骤停几乎同时发生。

2）硬脑膜下血肿

①急性硬脑膜下血肿：症状类似硬脑膜外血肿，脑实质损伤较重，原发性昏迷时间长，中间清醒期不明显，颅内压增高与脑疝的其他征象多在伤后 1～3 天进行性加重。

②慢性硬脑膜下血肿：好发于老年人，大多有轻微头部外伤史，有的病人伴有脑萎缩、血管性或出血性疾病。由于致伤外力小，出血缓慢，病人可有慢性颅内压增高表现，如头痛、恶心、呕吐和视盘水肿等；血肿压迫症状，如偏瘫、失语和局限性癫痫等；有时有智力下降、记忆力减退和精神失常等表现。

③脑内血肿：以进行性加重的意识障碍为主，颅内压增高表现明显，若血肿累及重要脑功能后，可能出现偏瘫、失语、癫痫等症状。

（2）治疗要点

①手术治疗：颅内血肿一经确诊原则上手术治疗，行开颅血肿清除术并彻底止血。

②非手术治疗：若颅内血肿较小，病人无意识障碍和颅内压增高症状或症状已明显好转者，可在严密观察病情下，采用脱水等非手术治疗。

5．脑损伤病人的护理

（1）护理问题

①清理呼吸道无效　与脑损伤后意识障碍有关。

②疼痛　与颅内压增高和手术损伤有关。

③营养失调：低于机体需要量　与脑损伤后高代谢、呕吐、高热等有关。

④有失用综合征的危险　与脑损伤后意识和肢体功能障碍及长期卧床有关。

⑤潜在并发症：颅内压增高、脑疝、蛛网膜下腔出血、癫痫发作、消化道出血。

（2）护理措施

1）保持呼吸道通畅

①体位：**意识清醒者采取头高斜坡卧位，以利于颅内静脉回流。昏迷病人或吞咽功能障碍者宜取侧卧位或侧俯卧位**，以免呕吐物、分泌物误吸。

②清理呼吸道：及时清除口腔和咽部血块或呕吐物，定时吸痰。呕吐时将头转向一侧以免误吸。

③昏迷者，置口咽通气道，以免舌根后坠阻碍呼吸。短期不能清醒者，必要时行气管插管或气管切开。呼吸减弱并潮气量不足不能维持正常血氧者，及早使用呼吸机辅助呼吸。

2）加强营养：早期可采用肠外营养，待肠蠕动恢复后尽早行肠内营养支持。昏迷病人通过鼻胃管或鼻肠管给予每日所需营养，成年人每日补充总热量约 8400kJ 和 10g 氮。

3）病情观察

①意识状态：用 GCS 评分，总分为 15 分，低于 8 分表示昏迷。

②生命体征：先测呼吸，再测脉搏，最后测血压。伤后可出现生命体征紊乱。高热、深昏迷表示下丘脑受损；体温不升或中枢性高热表示伤及脑干；伤后体温逐渐升高且持续不退，常提示有感染存在。注意呼吸、脉率、血压和脉压的变化，及时发现颅内血肿和脑疝形成。

③瞳孔变化：瞳孔变化可因动眼神经、视神经及脑干损伤引起。密切观察两侧瞳孔大小、形态、对光反射、眼裂大小、眼球位置及活动情况。伤后**一侧瞳孔进行性散大、对侧肢体瘫痪**、意识障碍，提示脑受压或脑疝；双侧瞳孔散大、对光反应消失、眼球固定，多为原发性脑干损伤或临终状态；双侧瞳孔时大时小、变化不定，对光反应消失，伴眼球分离或异位，提示中脑损伤；眼球不能外展且有复视者，多为展神经受损；眼球震颤常见于小脑或脑干损伤。另外，注意药物影响，如吗啡、氯丙嗪可使瞳孔缩小，阿托品、麻黄碱可使瞳孔散大。

④神经系统体征：肢体运动和锥体束：原发性脑损伤引起的局灶症状，伤后即出现，不再继续加重。继发性脑损伤的症状，在伤后逐渐出现，多呈进行性加重。

⑤其他观察：有无脑脊液漏，有无剧烈头痛、呕吐、烦躁不安等颅内压增高表现或脑疝先兆。注意 CT 和 MRI 扫描结果及颅内压监测情况。

4）并发症的观察与护理

①压疮：保持皮肤清洁干燥，定时翻身，消瘦者伤后初期及高热者常需每小时翻身 1 次，长期昏迷、一般情况较好者可每 3～4 小时翻身 1 次。

②呼吸道感染：加强呼吸道护理，定期翻身叩背，保持呼吸道通畅，防止呕吐物误吸引起窒息和呼吸道感染。

③失用综合征：由于意识或肢体功能障碍，可发生关节挛缩和肌萎缩。保持病人肢体功

能位，防止足下垂。每日做 2～3 次四肢关节被动活动及肌按摩，防止肢体挛缩和畸形。

④泌尿系感染：预防长期留置导尿管引起的感染。留置尿管过程中，加强会阴部护理，夹闭导尿管并定时放尿以训练膀胱储尿功能；<u>尿管留置时间不宜超过 3～5 日；需长期导尿者，宜行耻骨上膀胱造瘘术，以减少泌尿系感染。</u>

⑤眼部感染：<u>眼睑闭合不全者，角膜涂眼药膏保护</u>；无须随时观察瞳孔时，可用纱布遮盖上眼睑，甚至行眼睑缝合术。

⑥蛛网膜下腔出血：可遵医嘱给予解热镇痛药物对症处理。病情稳定，排除颅内血肿及颅内压增高、脑疝后，为解除头痛可以协助医师行腰椎穿刺。

⑦消化道出血：除遵医嘱补充血容量、停用激素外，还应使用止血药和抑制胃酸分泌的药物，如奥美拉唑、雷尼替丁等。及时清理呕吐物，避免误吸。

⑧外伤性癫痫：可采用苯妥英钠预防发作。

⑨颅内压增高和脑疝：<u>用甘露醇降低颅内压，应快速静脉滴注，15～30 分钟滴完（2012）。用肾上腺皮质激素可预防和缓解脑水肿（2013）。</u>

5）颅内血肿的护理

①密切观察：严密观察病人意识状态、生命体征、瞳孔、神经系统病症等变化，及时发现颅内压增高迹象。一旦发现，应积极采取措施降低颅内压。

②术前准备：同时做好术前准备。术后注意病情变化，判断颅内血肿清除效果并及时发现术后血肿复发迹象。

③术后引流管的护理：<u>慢性硬脑膜下血肿术后病人取平卧位或头低足高患侧卧位</u>，以便充分引流。<u>引流瓶（袋）应低于创腔 30cm，保持引流管通畅（2012）</u>，注意观察引流液的性质和量。<u>术后不使用强力脱水药，亦不严格限制水分摄入，以免颅内压过低影响脑膨出。</u>术后 3 日左右行 CT 检查，证实血肿消失后拔管。

（3）健康教育

①心理指导：对恢复过程中出现头痛、耳鸣、记忆力减退的病人，给予适当解释和安慰。

②控制外伤性癫痫：有外伤性癫痫的病人，在医师指导下待症状完全控制后 1～2 年，逐步减量后才能停药，不可突然中断服药。癫痫病人不能单独外出、登高、游泳等，以防意外。

③康复训练：协助病人制订康复计划，进行语言、运动、记忆力等方面的训练。

五、脑血管疾病病人的护理

脑血管疾病是指在脑血管病变或血流障碍的基础上发生的局限性或弥漫性脑功能障碍。

1．病因

（1）出血性脑血管疾病的病因

1）脑出血：①<u>高血压并发细小动脉硬化：为脑出血最常见的病因</u>；②颅内动脉瘤；③脑动静脉畸形；④其他：脑动脉炎、脑底异常血管网症、血液病（白血病、再生障碍性贫血、血小板减少性紫癜、血友病等）、抗凝及溶栓治疗、淀粉样血管病、脑肿瘤细胞侵袭。

2）蛛网膜下腔出血：<u>最常见的病因为先天性动脉瘤破裂</u>，其次是动静脉畸形和高血压性动脉硬化，还可见于血液病、各种感染所致的脑动脉炎、Moyamoya 病、肿瘤破坏血管、抗凝治疗的并发症等。

（2）缺血性脑血管疾病的病因

1）短暂性脑缺血发作：主要病因是动脉粥样硬化。

2）脑血栓：最常见的病因是脑动脉粥样硬化。

3）脑栓塞：脑栓塞的栓子来源可分为以下几方面。

①心源性：为脑栓塞最常见的原因。

②非心源性。

③来源不明性。

2．临床表现

（1）出血性脑血管疾病的临床表现

①脑出血：起病突然，往往在数分钟至数小时内病情发展至高峰。血压常明显升高，并出现头痛、呕吐、偏瘫、失语、意识障碍、大小便失禁等。呼吸深沉带有鼾声，重则呈潮式呼吸或不规则呼吸。深昏迷时四肢呈弛缓状态，若昏迷不深，体查时可能发现轻度脑膜刺激征及局灶性神经受损体征。

②脑干出血：多数为脑桥出血。脑桥出血病人常表现为突发头痛、呕吐、眩晕、复视、交叉性瘫痪或偏瘫、四肢瘫等。大量出血（血肿>5ml）者，血肿波及脑桥双侧基底和被盖部，病人立即昏迷、双侧瞳孔缩小如针尖样、对光反射存在、呕吐咖啡色样胃内容物、中枢性高热、中枢性呼吸衰竭和四肢瘫痪，多于48小时内死亡。出血量少者无意识障碍。

③小脑出血：常开始为一侧枕部的疼痛、眩晕、呕吐、病侧肢体共济失调，可有脑神经麻痹、眼球震颤、两眼向病变对侧同向凝视，可无肢体瘫痪。

④蛛网膜下腔出血：起病急骤，由于突然用力或情绪兴奋等诱因，出现剧烈头痛、呕吐、面色苍白、全身冷汗，数分钟至数小时内发展至最严重程度。50%病人有不同程度的意识障碍，有些病人可伴有局灶性或全身性癫痫发作。少数病人可出现烦躁、谵妄、幻觉等精神症状，以及头晕、眩晕、颈、背及下肢疼痛等。发病数小时后体查可发现脑膜刺激征阳性。

（2）缺血性脑血管疾病的临床表现

①短暂性脑缺血发作：神经功能障碍一般持续10~15分钟，不超过24小时，病人表现为突发的单侧肢体无力、感觉麻木、一时性黑蒙及失语等，或以眩晕、复视、步态不稳、耳鸣及猝倒为特征的椎-基底动脉供血不足表现。症状可反复发作，自行缓解，大多不留后遗症。

②脑血栓：多数病人在安静休息时发病，不少病人在睡眠中发生，次晨被发现不能说话，一侧肢体瘫痪。病情多在几小时或几天内发展达到高峰，也可为症状进行性加重或波动。多数病人意识清楚，少数病人可有不同程度的意识障碍，持续时间较短。神经系统体征主要决定于脑血管闭塞的部位及梗死的范围，常见为局灶性神经功能缺损的表现如失语、偏瘫、偏身感觉障碍等。

③脑栓塞：以活动中发病多见。起病急骤是本病的主要特征。常见症状为局限性抽搐、偏盲、偏瘫、偏身感觉障碍、失语等（2012），意识障碍常较轻且很快恢复。严重者可突发昏迷、全身抽搐，可因脑水肿或颅内压增高，继发脑疝而死亡。

3．辅助检查　急性脑缺血性发作24～48小时后，头部CT可显示缺血病灶；MRI可提示动脉系统的狭窄和闭塞；对于急性脑出血首选CT检查，呈高密度影。数字减影血管造影（DSA）是确定蛛网膜下腔出血病因的诊断检查（2017）。

4．治疗要点

（1）缺血性脑血管疾病：一般先行非手术治疗，包括卧床休息、扩张血管、抗凝、血液稀释疗法及扩容治疗等。脑动脉完全闭塞者，应在 24 小时内及时考虑手术治疗。

（2）出血性脑血管疾病：经绝对卧床休息、止血、脱水、降颅压等治疗，病情仍继续加重时应考虑手术治疗，开颅清除血肿。但对出血破入脑室及内侧型脑内血肿病人，手术效果不佳；病情过重或年龄过大、伴重要脏器功能不全者不宜手术治疗。

5．护理问题

（1）躯体移动障碍　与脑组织缺血或脑出血有关。

（2）疼痛　与开颅手术有关。

（3）潜在并发症：脑脊液漏，颅内压增高及脑疝、颅内出血、感染、中枢性高热、癫痫发作等。

6．护理措施

（1）术前护理：除了常规护理外，还应采取控制血压、减轻脑水肿、降低颅内压、促进脑功能恢复的措施；在溶栓、抗凝治疗期间，注意观察药物效果及不良反应。

（2）术后护理

1）加强生活护理

①饮食：鼓励病人进食，有吞咽障碍者应鼻饲流质；防止进食时误吸（2011）。进食时，病人取坐位或健侧卧位，进食应缓慢，食物应送至健侧近舌根处，以利吞咽。面瘫病人进食时食物易残留于麻痹侧口颊部，需特别注意清洁该侧颊部黏膜。

②肢体无力或偏瘫者，加强生活护理，防止坠床、跌倒或碰伤（2012）。

③语言、视力、听力障碍的病人，应及时了解病人需求，并给予满足。

④定时翻身，保持肢体于功能位，及早进行肢体功能锻炼。

2）有效缓解或解除疼痛

①切口疼痛多发生于术后 24 小时内，给予一般镇痛药可缓解。颅脑手术后不论何种原因引起的头痛，均不可使用吗啡或哌替啶。

②颅内压增高所引起的头痛，多发生在术后 2～4 日脑水肿高峰期，常为搏动性头痛，严重时伴有呕吐，需依赖脱水、激素治疗降低颅内压，常用甘露醇（2011），头痛始能缓解。

③若系术后血性脑脊液刺激脑膜引起的头痛，需于术后早期行腰椎穿刺引流出血性脑脊液，但颅内高压者禁用。

3）及时发现和处理并发症

①脑脊液漏：注意观察切口敷料及引流情况。一旦发现有脑脊液漏，应及时通知医师妥为处理。病人取半卧位、抬高头部以减少漏液；为防止颅内感染，使用无菌绷带包扎头部，枕上垫无菌治疗巾并经常更换，定时观察有无浸湿，并在敷料上标记浸湿范围，估计渗出程度。

②颅内压增高、脑疝：脑手术后均有脑水肿反应，故应适当控制输液量，维持水、电解质的平衡。成年人每日以 1500ml 左右为宜，其中含盐溶液 500ml。观察生命体征、意识状态、瞳孔、肢体活动状况等。注意有无颅内压增高症状，若一侧瞳孔散大，不等圆，提示脑疝形成（2011）。保持大便通畅，避免引起颅内压增高的活动。

③出血：颅内出血是脑手术后最危险的并发症，多发生在术后 24～48 小时。病人往往

有意识改变,表现为<u>意识清楚后又逐渐嗜睡、反应迟钝甚至昏迷</u>。大脑半球手术后出血常有幕上血肿出现,或出现颞叶沟回疝征象;颅后窝手术后出血具有幕下血肿特点,常有呼吸抑制甚至枕骨大孔疝表现;脑室内术后出血可有高热、抽搐、昏迷及生命体征紊乱。术后应严密观察,<u>避免增高颅内压的因素,24~48 小时避免搬动病人,蛛网膜下腔出血者应绝对卧床 4 周</u>;一旦发现病人有颅内出血征象,应及时报告医师,并做好再次手术止血的准备。

④感染:脑手术后常见的感染有切口感染、脑膜脑炎及肺部感染。

a.切口感染:多发生于术后 3~5 日,表现为病人切口疼痛缓解后再次疼痛,<u>局部有明显的红肿、压痛及皮下积液,头皮所属之淋巴结肿大压痛</u>。严重的切口感染可波及骨膜,甚至发生颅骨骨髓炎。

b.脑膜脑炎:常继发于开放性颅脑损伤后或因切口感染伴脑脊液外漏而导致颅内感染。表现为术后 3~4 日外科热消退之后再次出现高热,或术后体温持续升高,伴头痛、呕吐、意识障碍,甚至出现谵妄和抽搐,脑膜刺激征阳性。<u>腰椎穿刺见脑脊液混浊、脓性,白细胞数增加</u>。

c.肺部感染:多发生于术后 1 周左右、全身情况差的病人,若未能及时控制,可因高热及呼吸功能障碍导致或加重脑水肿,甚至发生脑疝。预防脑手术后感染的主要方法有:常规使用抗菌药,严格无菌操作,加强营养及基础护理。

⑤中枢性高热:多出现于术后 12~48 小时,体温达 40℃以上,常同时伴有意识障碍、瞳孔缩小、脉搏快速、呼吸急促等自主神经功能紊乱症状,一般物理降温效果差,<u>需及时采用冬眠低温治疗和护理</u>。

⑥癫痫发作:多发生在术后 2~4 日脑水肿高峰期。当脑水肿消退、脑循环改善后,癫痫常可自愈。对拟做皮质运动区及其附近区域手术的病人,术前常规给予抗癫痫药物以预防。癫痫发作时,应及时给予抗癫痫药物控制;病人卧床休息,保证睡眠,避免情绪激动;吸氧,注意保护病人,避免意外受伤;观察发作时表现并详细记录。

7.健康教育(2014)

(1)<u>加强功能锻炼(2013)</u>:<u>康复训练应在病情稳定后早期开始</u>,包括肢体的被动及主动练习、语言能力及记忆力,以尽早、最大程度地恢复功能。

(2)应避免导致再出血的诱因。应戒烟,低盐、低脂饮食。高血压病人应规律服药,将血压控制在适当水平,切忌血压忽高忽低。一旦发现异常应及时就诊。

(3)避免情绪波动,保持充足的睡眠。

(4)女性绝经后可用雌激素替代治疗。

六、三叉神经痛病人的护理

三叉神经痛是一种原因未明的三叉神经分布区内闪电样反复发作的剧痛,又称为原发性三叉神经痛。

1.病因　病因不明,可能为三叉神经脱髓鞘产生异位冲动或伪突触传递所致。

2.临床表现　多为一侧发病。

(1)<u>面部剧痛</u>:面部三叉神经 1 支或几支分布区内突发剧痛为特点,<u>似闪电样针刺、刀割或烧灼样剧痛</u>;疼痛以面颊、上、下颌或舌部疼痛最明显。口角、鼻翼、颊部和舌等处最敏感,轻触、轻叩即可诱发,故有"触发点"或"扳机点"之称。

（2）周期性发作，每次发作从数秒至 2 分钟不等。疼痛可固定累及三叉神经的某一分支，尤以第二、三支多见。原发性三叉神经痛者神经系统检查无阳性体征。继发性三叉神经疼痛，多伴有其他脑神经及脑干受损的症状和体征。

3. 治疗要点　迅速有效止痛是治疗本病的关键。

（1）药物治疗：本病的首选药物为**卡马西平**，其次可选用苯妥英钠、氯硝西泮、加巴喷丁等。轻者亦可服用解热镇痛药物。

（2）神经节射频电凝术治疗、封闭治疗。

（3）手术治疗。

4. 护理问题

（1）疼痛：面颊、上下颌及舌疼痛　与三叉神经受损（发作性放电）有关。

（2）焦虑　与疼痛反复、频繁发作有关。

5. 护理措施

（1）避免发作诱因：指导病人保持心情愉快，生活规律；选择清淡、无刺激的软食，严重者可进食流质；尽可能减少刺激因素，如保持周围环境安静、室内光线柔和。

（2）鼓励病人运用指导式想象、听轻音乐、阅读报刊杂志等分散注意力。

（3）指导病人遵医嘱用药，告知不良反应。如卡马西平可导致头晕、口干、恶心、行走不稳、肝功能损害、精神症状、皮疹和白细胞减少；氯硝西泮可出现嗜睡、步态不稳；加巴喷丁可有头晕、嗜睡等。

6. 健康教育

（1）疾病指导：指导病人生活有规律，保持情绪稳定和健康心态；保持正常作息和睡眠；洗脸、刷牙动作宜轻柔；合理饮食，食物宜软、忌生硬、油炸食物。

（2）用药与就诊指导：遵医嘱合理用药，不随意更换药，服用卡马西平者定期检查肝功能和血常规，出现眩晕、步态不稳或皮疹时及时就医。

七、急性脱髓鞘性多发性神经炎病人的护理

急性炎性脱髓鞘性多发性神经炎又称吉兰-巴雷综合征（GBS），为急性或亚急性起病的大多可恢复的多发性脊神经根（可伴脑神经）受累的一组疾病。

1. 病因　尚未阐明，但众多的证据提示为**免疫介导**的周围神经病。

2. 临床表现

（1）多数病人病前 1～4 周有上呼吸道或消化道感染症状。

（2）多为急性或亚急性起病，首发症状常为**四肢对称性无力**。可自远端向近端发展或相反，亦可远、近端同时受累，并可累及躯干，严重病例可因累及肋间肌及膈肌而致呼吸麻痹。

（3）发病时多有肢体感觉异常，如麻木、刺痛和不适感，感觉缺失或减退呈手套袜子样分布。

（4）脑神经损害：以双侧面瘫多见，尤其在成年人；延髓麻痹以儿童多见。

（5）自主神经症状：有多汗、皮肤潮红、手足肿胀等表现，严重病例可出现心动过速、直立性低血压。

3. 辅助检查　典型的脑脊液改变为细胞数正常，而蛋白质明显增高，称**蛋白-细胞分离现象**，为本病的重要特点。肌电图早期可见 F 波或 H 反射延迟。

4．治疗要点

（1）辅助呼吸：<u>呼吸麻痹是 GBS 的主要危险（2014）</u>，应严密观察病情，对有呼吸困难者及时进行气管内插管、气管切开和人工辅助呼吸。

（2）病因治疗

①血浆置换：可直接去除血浆中的致病因子。

②免疫球蛋白、糖皮质激素。

（3）抗生素：考虑有胃肠道空肠弯曲菌感染者，可用大环内酯类药物治疗。

5．护理问题

（1）低效型呼吸型态　与周围神经损害、呼吸肌麻痹有关。

（2）自理缺陷　与四肢肌肉进行性瘫痪有关。

（3）恐惧　与呼吸困难、濒死感或害怕气管切开有关。

（4）潜在并发症：深静脉血栓形成、营养失调。

6．护理措施

（1）休息与体位：急性期注意休息，注意肢端保暖，预防烫伤；有呼吸困难者协助病人取舒适体位，低流量吸氧，改善缺氧。

（2）病情观察：给予心电监测，动态密切观察血压、脉搏、呼吸、动脉血氧饱和度及神志变化。当出现呼吸费力、出汗、口唇发绀等缺氧症状时应立即报告医师；当肺活量降至正常的 25%～30%，血氧饱和度降低，血气分析血氧分压低于 70mmHg 时，一般应先行气管内插管，如 1 天以上无好转，则行气管切开，用呼吸机辅助呼吸。

（3）心理支持：多关心、陪伴病人，耐心倾听病人的感受，介绍疾病相关知识，解释治疗过程。

（4）饮食护理：清淡易消化富于营养饮食，鼓励病人进食，防呛咳，饭后做好口腔护理；不能进食者，给予鼻饲流质。

（5）用药护理：指导病人遵医嘱服药，告知药物的正确使用方法及不良反应。如使用免疫球蛋白治疗时常导致发热面红，减慢输液速度可减轻症状；<u>某些镇静催眠类药物可产生呼吸抑制，不能轻易使用</u>。

（6）预防并发症：应指导和协助病人翻身、叩背、活动肢体、按摩腹部，必要时穿弹力长袜、灌肠、导尿等。

7．健康教育

（1）介绍疾病相关知识，指导病人保持情绪稳定，加强营养，增强体质，避免淋雨、受凉、疲劳和创伤。

（2）指导病人加强肢体功能锻炼和日常生活活动训练。

（3）告知消化道出血、营养失调、压疮及深静脉血栓形成的表现及预防窒息的方法，当病人出现胃部不适、腹痛、柏油样大便，肢体肿胀疼痛，以及咳嗽、咳痰、发热、外伤等情况时立即就诊。

八、帕金森病病人的护理

帕金森病（PD）又称震颤麻痹，是中老年常见的神经系统变性疾病，<u>主要病理改变是黑质多巴胺能神经元变性和路易小体形成</u>。高血压脑动脉硬化、脑炎、外伤、中毒、基底核附近肿瘤及吩噻嗪类药物等所产生的震颤、强直等症状，称为帕金森综合征。

1．病因及发病机制　病因未明，可能与以下因素有关。

（1）年龄老化：本病多见于中老年人，在活体和尸检中均证实了多巴胺在纹状体的含量下降，以及纹状体的 D_1 与 D_2 受体随年龄增长而下降。

（2）环境因素：环境中与甲苯基四氢基吡啶分子结构类似的工业和农业毒素可能是本病的病因之一。

（3）遗传因素：包括常染色体显性遗传或常染色体隐性遗传。

2．临床表现　好发于 50～60 岁的男性，起病缓慢，进行性发展。首发症状多为震颤，其次为步行障碍、肌强直和运动迟缓（2014）。

（1）静止性震颤：常为首发症状，多始自一侧上肢远端，静止位时出现或明显，随意运动时减轻或停止，紧张时加剧，入睡后消失。典型表现是拇指与屈曲的示指间呈"搓丸样"动作。令病人一侧肢体运动如握拳或松拳，可使另一侧肢体震颤更明显，该试验有助于发现早期轻微震颤。

（2）肌强直：多从一侧的上肢或下肢近端开始，逐渐蔓延至远端、对侧和全身的肌肉。表现为被动运动关节时"铅管样肌强直"，合并震颤时，表现为"齿轮样肌强直"。

（3）运动迟缓：①开始的动作困难和缓慢，如行走时起动和终止均有困难。②面部运动减少，造成"面具脸"。③手指精细动作难以完成，系裤带、鞋带等很难进行。④写字过小：有写字越写越小的倾向。

（4）姿势步态异常：早期走路时上肢摆动幅度变小，步伐逐渐变小、变慢，转弯时步态障碍尤为明显；晚期有"慌张或前冲步态"，行走时起步困难，且步距小，往前冲；坐起、卧位起立困难，有时行走中全身僵住，不能动弹，称为"冻结"现象。

3．辅助检查　本病缺少有诊断性价值的实验室和其他检查，脑脊液中多巴胺的代谢产物高香草酸含量可降低，但缺乏特异性。

4．治疗要点

（1）抗胆碱能药物：协助维持纹状体的递质平衡，常用药物有苯海索（安坦）、甲磺酸苯扎托品、丙环定等。

（2）金刚烷胺：能促进神经末梢释放多巴胺，并阻止其再吸收。

（3）左旋多巴及复方左旋多巴：复方多巴制剂可增强左旋多巴的疗效和减少其外周不良反应。

（4）多巴胺受体激动药：能直接激动纹状体，产生和多巴胺相同作用的药物。如溴隐亭、培高利特。

（5）外科治疗：采用立体定向手术破坏丘脑腹外侧核后部可以控制对侧肢体震颤；破坏其前部则可制止对侧肌强直。

（6）康复治疗：如进行肢体运动、语言、进食等训练和指导。

5．护理问题

（1）躯体活动障碍　与震颤、肌强直、体位不稳、随意运动异常有关。

（2）长期自尊低下　与震颤、流涎、面肌强直等身体形象改变有关。

（3）知识缺乏：缺乏本病相关知识与药物治疗知识。

（4）营养失调：低于机体需要量　与吞咽困难、饮食减少和肌强直、震颤所致机体消耗量增加等有关。

6．护理措施

（1）休息生活护理：加强巡视，了解病人需要。指导和鼓励病人自我护理，做自己力所能及的事情；协助病人洗漱、进食、沐浴、大小便料理，增进人的舒适，预防并发症。

（2）运动护理：告知病人运动锻炼的目的在于防止和推迟关节强直与肢体挛缩（2014）；与病人和家属共同制订具体锻炼计划。

①疾病早期：指导病人维持和增加业余爱好，鼓励病人尽量参加有益的社交活动，坚持适当运动锻炼。注意保持身体和各关节的活动强度与最大活动范围。

②疾病中期：如起立或坐下困难者，应每天做完一般运动后，反复多次练习起坐动作；起步困难和步行时突然僵住不能动者，应指导病人步行时思想放松，尽量跨大步伐，向前走时脚要抬高，双臂要摆动，目视前方，不要目视地面（2013）。

③疾病晚期：帮助病人采取舒适体位，被动活动关节，按摩四肢肌肉。

（3）安全护理：做好安全防护，增进病人的舒适，预防并发症。

（4）心理护理：①观察病人的心理反应，鼓励病人表达内心感受，与病人讨论疾病所造成的影响、不利于应对的因素，给予正确的信息和引导，使病人接受和适应自己目前的状态并设法改善。②鼓励病人多与他人交往；指导家属关心体贴病人，减轻他们的心理压力。③指导病人进行面肌功能训练，保持个人卫生和着装整洁等，以尽量维护自我形象。

（5）饮食护理

①给予高热量、高维生素、高纤维素、低盐、低脂、适量优质蛋白的易消化饮食，戒烟、酒。鼓励病人多食新鲜蔬菜、水果，及时补充水分，以保持大便通畅，减轻腹胀和便秘；由于高蛋白饮食会降低左旋多巴类药物的疗效，故不宜盲目给予过多的蛋白质；槟榔为拟胆碱能食物，可降低抗胆碱能药物的疗效，应避免食用。

②进食或饮水时保持坐位或半卧位；对于流涎过多的病人可使用吸管吸食流质；对于咀嚼能力和消化功能减退的病人应给予软食或半流食，少量多餐；对于咀嚼和吞咽功能障碍者应选用不易反流的食物；对于进食困难、饮水反呛的病人要及时给予鼻饲。

（6）用药护理

1）告知病人本病需要长期或终身服药治疗，让病人了解常用的药物种类、用法、服药注意事项、疗效及不良反应的观察与处理。

2）药物不良反应及其处理方法。①左旋多巴制剂：早期会有食欲缺乏、恶心、呕吐、腹痛、直立性低血压、失眠等不良反应，一般选择进食时服药或减小服药剂量。长期服用左旋多巴制剂会出现"异动症""开-关现象"和"剂末恶化"，应从小剂量开始，逐步缓慢加量直至有效维持；服药期间尽量避免使用维生素、氯氮䓬、利舍平、氯丙嗪、奋乃静等药物。②抗胆碱能药物：常见不良反应为口干、眼花（瞳孔扩大）、少汗、便秘、排尿困难等，青光眼及前列腺肥大者忌用。③多巴胺受体激动药：常见不良反应有恶心、呕吐、头晕、乏力、皮肤瘙痒、便秘，剂量过大时，可有精神症状、直立性低血压等。

7．健康教育

（1）指导病人保持皮肤卫生，中晚期病人因运动障碍，卧床时间增多，应勤翻身勤擦洗，防止局部皮肤受压和改善全身血液循环，预防压疮。

（2）指导病人进行康复训练，鼓励病人维持和培养兴趣爱好，坚持适当的运动和体育锻炼，做力所能及的家务劳动等。

（3）指导病人及家属药物的正确使用方法。

（4）定期门诊复查，动态了解血压变化和肝肾功能、血常规等指标。当病人出现发热、外伤、骨折或运动障碍、精神智能障碍加重时及时就诊。

九、癫痫病人的护理

癫痫是慢性反复发作性短暂脑功能失调综合征，以脑神经元异常放电引起反复癫痫发作为特征，是发作性意识丧失的常见原因。

1. 病因及发病机制

（1）特发性癫痫：也称原发性癫痫，多数病人在儿童或青年期首次发病，与遗传因素有关。

（2）症状性癫痫：由脑部器质性病变和代谢疾病所引起，占癫痫的大多数，各个年龄组均可发病。

（3）隐源性癫痫：临床表现为症状性癫痫，但未找到明确病因也可能在特殊年龄段起病，但无特定的临床和脑电图特征。

2. 临床表现　癫痫的临床表现多样，但都具有短暂性、刻板性、间歇性和反复发作的特征。癫痫的发作受遗传和环境因素的影响。痫性发作是癫痫的特征性临床表现。

（1）部分性发作：为痫性发作的最常见类型。

1）单纯部分性发作：多为症状性癫痫。发作时程较短，一般不超过 1 分钟，无意识障碍。①部分性运动性发作：指肢体局部的抽搐，多见于一侧眼睑、口角、手指或足趾。②部分特殊感觉性发作：常表现为肢体的麻木感或针刺感。③自主神经发作：如多汗、苍白、潮红、呕吐等。④精神性发作：包括各种类型的遗忘症。

2）复杂部分性发作：主要特征为意识障碍。

（2）全身性发作

1）失神发作：意识短暂丧失，持续 3～15 秒，无先兆或局部症状，发作和停止均突然，每天发作数次或数十次不等。

2）肌阵挛发作：为突然、短暂、快速的肌肉收缩。

3）阵挛性发作：为全身重复性阵挛发作。

4）强直性发作：全身性肌痉挛，肢体伸直，头眼偏向一侧，常伴自主神经症状如苍白、潮红、瞳孔散大等。躯干的强直性发作造成角弓反张。

5）全面性强直-阵挛发作（GTCS）：又称大发作，是最常见的发作类型之一，以意识丧失和全身对称性抽搐为特征（2016）。发作分三期：①强直期：所有骨骼肌呈现持续性收缩，双眼球上蹿，神志不清，喉肌痉挛，发出尖叫，口先强张后突闭，可咬破舌尖，颈部和躯干先屈曲后反张。上肢自上举、后旋，转为内收、前旋，下肢自屈曲转为强直。常持续 10～20 秒转入阵挛期。整个发作历时 5～10 分钟。清醒后感到头晕、头痛和疲乏无力，部分病人发作后进入深睡状态。②阵挛期：不同肌群强直和松弛相交替，由肢端延及全身。此期持续 0.5～1 分钟。③惊厥后期：阵挛期后尚有短暂的强直痉挛，造成牙关紧闭和大小便失禁。呼吸首先恢复，口鼻喷出泡沫或血沫。心率、血压和瞳孔回至正常。肌张力松弛，意识逐渐清醒。从发作开始至恢复经历 5～10 分钟。醒后对抽搐过程不能回忆。

6）无张力性发作：部分成全身肌肉的张力突然降低，造成张口、颈垂、肢体下垂和跌倒。持续时间短，一般为 1～3 秒。

（3）癫痫持续状态：又称癫痫状态，是指癫痫连续发作之间意识尚未完全恢复又频繁再发，或癫痫发作持续 30 分钟以上不自行停止。最常见的原因是不适当地停用抗癫痫药物，或因急性脑病、脑卒中、脑炎、外伤、肿瘤和药物中毒引起；不规范的抗癫痫药物治疗、感染、精神因素、过度疲劳、孕产和饮酒可诱发。

3．辅助检查

（1）脑电图检查：是诊断癫痫最重要的检查方法（2012）。典型表现是棘波、尖波、棘-慢或尖-慢复合波。

（2）影像学检查：头颅 CT 和 MRI 可发现脑部器质性改变、占位性病变、脑萎缩等，有助于发现癫痫的病因。

4．治疗要点

（1）病因治疗：有明确病因者首先进行病因治疗。

（2）发作时治疗：预防外伤及其他并发症。

（3）发作间歇期治疗：服用抗癫痫药物。药物治疗原则为：①确定是否用药：6 个月内发作 2 次以上者，一经诊断即应用药。②从单一药物开始，从小剂量开始，逐渐加量。③一种药物达到最大有效血药浓度而仍不能控制发作者再加用第二种药物。④正确选择药物：根据癫痫发作的类型、药物不良反应的大小等选择药物。⑤坚持长期规律服药。

（4）癫痫持续状态的治疗：尽快制止发作，保持呼吸道通畅，立即采取维持生命功能的措施和防治并发症（2014）。①首选地西泮 10～20mg 静脉注射，注射速度不超过每分钟 2mg。②10% 水合氯醛加等量植物油保留灌肠。③苯妥英钠静脉注射，控制发作。④异戊巴比妥钠 0.5g 溶于注射用水 10ml 静脉注射，速度不超过每分 0.1g。

5．护理问题

（1）有窒息的危险　与癫痫发作时意识丧失、喉头痉挛、分泌物增多有关。

（2）有受伤的危险　与癫痫发作时突然意识丧失有关。

（3）知识缺乏：缺乏长期正确服药的知识。

（4）潜在并发症：脑水肿、酸中毒或水电解质失衡。

6．护理措施

（1）发作时护理（2013）：①告知病人有前驱症状时立即平卧；适度扶住病人的手、足，以防自伤及碰伤；切勿用力按压抽搐身体，以免发生骨折、脱臼；将压舌板或筷子、纱布、小布卷等置于病人口腔一侧上下臼齿之间，防止舌、口唇和颊部咬伤；对于突然发病跌倒而易受擦伤的关节部位，应用棉垫或软垫加以保护，防止擦伤。②GTCS 和癫痫持续状态的病人，应取头低侧卧位或平卧位头偏向一侧，下颌稍向前；松开领带、衣扣和裤带；取下活动性义齿，及时清除口鼻腔分泌物；立即放置压舌板，必要时用舌钳将舌拖出，防止舌后坠阻塞呼吸道，以利呼吸道通畅。③癫痫持续状态、极度躁动或发作停止后意识恢复过程中有短时躁动的病人，均应专人守护，放置保护性床档，必要时给予约束带适当约束。

（2）病情监测：发作过程中应严密观察生命体征及神志、瞳孔变化，注意发作过程有无心率增快、血压升高、呼吸减慢、瞳孔散大等；记录发作的持续时间与频率，发作停止后病人意识完全恢复的时间，有无头痛、疲乏及肌肉酸痛等异常。

（3）心理护理：观察病人的心理反应，关心、理解、尊重病人，鼓励病人表达自己的心理感受，指导病人面对现实。

（4）用药护理

①告诉病人抗癫痫药物治疗的原则，指导病人掌握药物疗效及不良反应的观察，鼓励遵医嘱坚持长期正确服药。

②服药原则与注意事项：药物从小剂量开始，逐渐加量；严格遵医嘱用药；给予个体化治疗和长期监控。

③注意观察用药后不良反应，缓慢减量用药可减少多数常见不良反应，进食时服药可减少恶心反应。服药期间定期做血药浓度监测，复查血象和生化检查。

④停药：GTCS、强直性发作、阵挛性发作完全控制4～5年后；停药前应有一个缓慢减量的过程，一般不少于1～1.5年。

7．健康教育

（1）指导病人和家属掌握疾病相关知识及自我护理方法。

（2）癫痫发作时和发作后均应卧床休息，建立良好的生活习惯，劳逸结合，保持睡眠充足。避免长时间地看电视、洗浴、玩游戏机等，禁忌游泳和蒸汽浴（2014）等。

（3）坚持长期有规律服药，切忌突然停药、减药、漏服药及自行换药。

（4）定期复查：一般于首次服药后5～7天复查抗癫痫药物的血药浓度，每3个月至半年抽血检查1次，每月检查血常规和每季检查肝、肾功能1次。

（5）婚育指导（2011）：双方均有癫痫或一方患癫痫，另一方有家族史，不宜婚配；特发性癫痫又有家族史的女性病人，婚后不宜生育。

十、化脓性脑膜炎病人的护理

1．病因

（1）机体免疫力低下时，病原菌侵入血液循环形成菌血症，通过血脑屏障侵犯脑脊髓膜，形成化脓性脑膜炎。常见致病菌是流感嗜血杆菌、肺炎球菌和脑膜炎双球菌。

（2）感染途径：①血行感染；②邻近病灶侵入；③颅内病灶蔓延。

2．临床表现

（1）起病急、暴发型。

（2）高热、寒战、上呼吸道感染症状。

（3）**颅内压增高**：头痛加剧、剧烈而频繁的呕吐呈喷射性等。

（4）脑膜刺激征阳性。

（5）脑实质损害：神志改变以淡漠、嗜睡多见，严重者昏迷和惊厥。

3．辅助检查

（1）脑脊液：外观变浑浊如米汤样或呈脓样。

（2）血常规：白细胞数和中性粒细胞均增高。

4．治疗要点

（1）病原治疗：肺炎球菌选用青霉素或头孢曲松等；流感嗜血杆菌选用氨苄西林或头孢三代；脑膜炎双球菌应选青霉素、氨苄西林或头孢三代（2013）；肠道革兰阴性杆菌选氨苄西林或头孢三代。

（2）肾上腺糖皮质激素：可减轻脑水肿和降低颅内压，常用地塞米松静脉注射。

（3）对症治疗：高热时给予物理降温，惊厥者适当应用镇静药。颅内压增高者应用脱水剂降颅压。

5．护理问题

（1）体温过高　与脑膜炎双球菌感染导致败血症有关。

（2）疼痛　与颅内压增高有关。

（3）潜在并发症：惊厥、脑疝、呼吸衰竭。

（4）营养失调：低于机体需要量　与高热、呕吐导致丢失过多有关。

6．护理措施

（1）维持正常体温，绝对卧床休息；呕吐时，头偏向一侧。颅内高压者需抬高头部。

（2）病情观察：严密监测生命体征、意识状态；瞳孔是否等大等圆；有无抽搐、惊厥先兆。

（3）做好皮肤护理，防止皮肤损伤和压疮。

（4）用药护理：注意观察用药后反应，及时处理。

（5）心理护理（2014）：提供心理支持，为病人及家属讲解疾病知识，缓解焦虑。

7．健康教育　预防化脓性脑膜炎应强调预防细菌引起的上呼吸道感染（2016）。

附：小儿化脓性脑膜炎

化脓性脑膜炎（PM）是由各种化脓性细菌感染引起的脑膜炎症，是小儿时期常见的感染性疾病之一，尤以婴幼儿常见。

1．病因及发病机制　新生儿及 2 个月以下的小婴儿，致病菌多为金黄色葡萄球菌和革兰阴性杆菌，如大肠埃希菌，其次为变形杆菌、铜绿假单胞菌等。3 个月至 3 岁小儿所患化脓性脑膜炎多由流感嗜血杆菌引起。年长儿由脑膜炎双球菌、肺炎链球菌引起的化脓性脑膜炎最为多见。其传播途径大多从呼吸道侵入。

2．临床表现

（1）典型表现

①全身中毒症状：发热、面色灰白、烦躁不安。

②颅内压增高征：剧烈头痛、喷射性呕吐。严重者合并脑疝，出现双侧瞳孔不等大，对光反应迟钝等。

③脑膜刺激征：颈强直、Kernig 征、Brudzinski 征阳性。

④急性脑功能障碍症状：进行性的意识改变，出现精神萎靡、嗜睡、昏睡、昏迷。

（2）非典型表现：体温可升高或降低，甚至出现体温不升，面色青灰，吸吮力差、拒乳、呕吐，哭声高尖，两眼凝视，前囟饱满、张力增高，头围增大或颅骨缝裂开，不典型性惊厥发作。

（3）并发症：①硬脑膜下积液；②脑室管膜炎；③脑积水：患儿头颅呈进行性增大，颅缝裂开，头皮静脉扩张，患儿额大面小，眼呈落日状，头颅有"破壶"音。

3．辅助检查

（1）脑脊液：脑脊液检查为本病确诊的重要依据。化脓性脑膜炎典型的脑脊液改变为压力增高，外观浑浊，白细胞数明显增多。涂片革兰染色检查可确定病原菌。

（2）血常规：白细胞数明显增高，以中性粒细胞增高为主。

（3）血培养：病程早期做血培养可帮助确定病原菌。

（4）头颅 CT：确定脑水肿、脑膜炎、脑室扩大、硬脑膜下积液等病理改变。

4. 治疗要点

（1）抗生素治疗：采用敏感的、可通过血-脑屏障的、毒性低的抗生素，联合用药。对确定诊断而致病菌尚不详者，主张选用第三代头孢菌素；病原菌明确后可参照细菌药物敏感试验的结果，选用病原菌敏感的抗生素。

（2）肾上腺皮质激素治疗。

（3）并发症治疗：①硬脑膜下积液：采取硬膜下反复穿刺将积液放出的方法（放液量每次每侧 15ml 以内）；②脑室管膜炎：采取侧脑室穿刺引流的方法缓解症状；③脑积水：主要采取手术治疗，如正中孔粘连松解、导水管扩张及脑脊液分流手术。

（4）对症及支持治疗：密切观察生命体征、意识、瞳孔等的变化；及时处理颅内压增高以及高热、惊厥等情况；保证能量摄入，维持水、电解质以及酸碱平衡。

5. 护理问题

（1）体温过高或过低　与细菌感染有关。

（2）营养失调：低于机体需要量　与摄入不足、呕吐、消耗增多有关。

（3）有受伤、窒息的危险　与惊厥发作有关。

（4）潜在并发症：颅内压增高。

6. 护理措施

（1）维持正常体温：高热病人要卧床休息，每 4 小时测量体温 1 次。当体温超过 38.5℃时，应及时给予物理降温或药物降温处理，以减少大脑氧的消耗，防止发生惊厥。

（2）病情观察：观察患儿的生命体征及面色、神志、瞳孔、囟门等变化。如病人出现意识障碍、囟门及瞳孔改变、躁动不安、频繁呕吐、四肢肌张力增高为惊厥发作先兆；呼吸节律深而慢或不规则、瞳孔忽大忽小或两侧不等大，对光反应迟钝，血压升高，警惕脑疝及呼吸衰竭的发生（2014）；若在治疗中高热不退，反复惊厥发作，前囟门饱满，颅缝裂开，呕吐不止，提示出现硬膜下积液等，须随时做好各种急救的准备工作。

（3）防止外伤、意外：惊厥发作时将病人头偏向一侧，给予口腔保护以免舌咬伤，拉好床档，避免躁动及惊厥时受伤或坠床。及时清理患儿呕吐物，保持呼吸道通畅，防止造成误吸。

（4）营养管理：神志清者给予易消化、富含营养的流质或半流质饮食。意识障碍者给予静脉高营养或鼻饲。对呕吐频繁者，可根据个体情况，采取静脉补液的方式维持液体量与能量的摄入。

7. 健康教育

（1）向患儿家长介绍病情、用药原则及护理方法，使其主动配合。

（2）为恢复期患儿制订相应的功能训练计划，指导家长具体的护理措施，减少后遗症发生。

十一、病毒性脑膜炎、脑炎病人的护理

病毒性脑炎和病毒性脑膜炎均为中枢神经系统急性炎症，由多种病毒引起。根据累及部位不同，临床表现为脑炎或脑膜炎。本病的病程多具有自限性。

1. 病因　主要为柯萨奇病毒、埃可病毒等肠道病毒，其次为疱疹性病毒、腮腺炎病毒以及虫媒病毒，如乙脑病毒等。

2．**临床表现**　病变在脑实质的病毒性脑炎，临床表现较脑膜炎重。

（1）病毒性脑膜炎：病前多有呼吸道或消化道感染史，继而发热、恶心、呕吐，婴儿常有烦躁不安，易被激惹；年长儿主诉头痛、颈背疼痛，检查脑膜刺激征为阳性。

（2）病毒性脑炎：主要表现为发热、惊厥、意识障碍以及颅内压增高症状。

1）前驱症状：一般急性全身感染症状。

2）中枢神经系统症状：①惊厥：全身性发作，严重者可呈惊厥持续状态。②意识障碍：轻者反应淡漠、迟钝、嗜睡或烦躁。重者谵妄、昏迷。③颅内压增高：头痛、呕吐，婴儿前囟饱满，严重者发生脑疝。④运动功能障碍：可出现偏瘫、不自主运动、面瘫、吞咽障碍等。⑤精神障碍：可发生幻觉、失语、定向力障碍等精神情绪异常。

3）病程：一般2～3周，多数病例可完全恢复，少数患儿可遗留某些后遗症如癫痫、听力障碍、肢体瘫痪及不同程度的智力低下等。

3．**辅助检查**

（1）脑脊液检查：压力正常或增高，外观清亮，白细胞总数轻度增多，病程早期分类以多核细胞为主，后期以淋巴细胞为主；蛋白轻度升高，糖及氯化物在正常范围。

（2）病原学检查：部分患儿脑脊液做病毒分离和特异性抗体检测可呈阳性，恢复期血清特异性抗体滴度较急性期呈4倍增高有诊断意义。

（3）脑电图：出现弥漫性或局限性异常慢波背景活动，提示脑功能异常。

4．**治疗要点**

（1）支持治疗与对症治疗：卧床休息，供给充足的营养，退热，保持水、电解质平衡。控制惊厥发作、脑水肿、降低颅内压。

（2）抗病毒治疗：采取静脉滴注方法，如阿昔洛韦。

5．**护理问题**

（1）体温过高　与病毒血症有关。

（2）营养失调：低于机体需要量　与摄入不足及呕吐有关。

（3）急性意识障碍　与脑实质炎症有关。

（4）躯体移动障碍　与昏迷、瘫痪有关。

（5）潜在并发症：颅内压增高。

6．**护理措施**

（1）降温处理：监测患儿的体温、热型及伴随症状，如体温在38.5℃以上，可应用物理降温或药物降温方法，降低大脑耗氧量。保证摄入足够的液体量。

（2）积极促进功能恢复

①恢复脑功能：保持良好的环境，去除影响患儿情绪的不良因素；及时纠正患儿的幻觉和定向力错误，为患儿提供保护性照顾。昏迷患儿取侧卧位，定时翻身及按摩皮肤，防止出现压疮。

②恢复肢体功能：保持肢体呈功能位置，病情稳定后及早帮助患儿逐渐进行肢体的被动或主动功能锻炼，注意循序渐进，加强保护措施，防止碰伤。在改变锻炼方式时加强指导，耐心帮助，正面鼓励。

（3）保持呼吸道通畅，当口腔及气管内有呕吐物时需用吸引器吸出呼吸道内异物（2016）。

（4）密切观察病情变化，及时发现问题、及时处理。

7．**健康教育**　向患儿及家长介绍病情及治疗护理过程，以减少其心理焦虑和不安；向家长提供日常生活护理及保护患儿的一般知识，<u>指导并鼓励家长坚持智力训练和瘫痪肢体的功能锻炼（2011）</u>。有继发癫痫者应指导其长期正规服用抗癫痫药物。

十二、小儿惊厥的护理

惊厥是指全身或局部骨骼肌群突然发生不自主收缩，常伴意识障碍。惊厥是儿科常见急症，以婴幼儿多见，反复发作可引起脑组织缺氧性损害。

1．病因和发病机制

（1）病因

1）感染性疾病

①颅内感染：如细菌、病毒、原虫、真菌等引起的脑膜炎、脑炎及脑脓肿。

②颅外感染：如高热惊厥、其他部位感染引起的中毒性脑病、败血症、破伤风等。

2）非感染性疾病

①颅内疾病：原发癫痫、脑占位性病变（如肿瘤、囊肿、血肿）、先天脑发育异常、脑外伤等。

②颅外疾病：窒息、缺血缺氧性脑病、各类中毒，以及严重的心、肺、肾疾病等。

（2）发病机制：惊厥是一种暂时性神经系统功能紊乱。<u>因小儿大脑皮质发育尚未完善</u>，神经髓鞘未完全形成，因此较弱的刺激也能在大脑皮质形成强烈兴奋灶并迅速泛化，导致神经细胞突然大量、异常、反复放电而引起惊厥。

2．临床表现

（1）惊厥

①典型表现：惊厥发作时表现为<u>突然意识丧失，头向后仰，眼球固定、上翻或斜视，面部及四肢肌肉呈强直性或阵挛性收缩，口吐白沫、牙关紧闭。由于喉肌痉挛、气道不畅，故可有屏气或面色发绀，部分患儿有大小便失禁（2015）</u>。惊厥持续时间为数秒至数分或更长，继而入睡或转为嗜睡或昏迷状态。

②局限性抽搐：新生儿或幼小婴儿惊厥常不典型。如婴儿惊厥开始常无强直性发作，只有肢体阵挛性惊厥；新生儿惊厥多表现为<u>一侧面肌及眼肌抽动或眼球转动、眼球震颤或凝视</u>、一侧手指或脚趾抽动，或呼吸肌痉挛抽搐，以致呼吸运动减慢或不规则，甚至<u>呼吸停止</u>，表现为面色苍白或发绀等。

（2）惊厥持续状态：<u>是指惊厥持续 30 分钟以上，或两次发作间歇期意识不能完全恢复者</u>。多见于癫痫大发作、破伤风等。由于惊厥时间过长，可引起缺氧性脑损害、脑水肿甚至死亡。

（3）高热惊厥：多见于 1～3 岁的小儿，是<u>由单纯发热诱发的惊厥</u>，是小儿惊厥常见的原因。惊厥大多在呼吸道感染疾病早期，<u>体温骤升至 38.5～40℃或更高，突然发生惊厥</u>；单纯型高热惊厥多呈全身强直-阵挛性发作，持续时间短，意识恢复快；在一次热性疾病中，大多只发作一次；<u>约有 50%的患儿在以后的热性疾病中再次或多次发作（2011）</u>。

3．辅助检查　可做有关实验室检查，如血、尿、便常规，血糖、血钙、血磷、尿素氮及脑脊液检查。必要时可做眼底、脑电图、心电图、B 超、CT、MRI 等检查。

4．治疗要点　迅速控制惊厥，治疗病因，对症治疗，预防惊厥复发。

1）镇静止惊

①地西泮：为惊厥的首选药（2012），其作用发挥快，较安全。剂量按每次 0.1～0.3mg/kg 缓慢静脉注射，30 分钟后可重复一次。过量可致呼吸抑制、血压降低，需观察病人呼吸及血压的变化。

②苯巴比妥钠：是新生儿惊厥首选药物（但新生儿破伤风应首选地西泮）。也有呼吸抑制及降低血压等不良反应。

③10%水合氯醛：由胃管给药或加等量生理盐水保留灌肠。

④苯妥英钠：适用于癫痫持续状态（地西泮无效时），心电监护下应用 3 日。

2）对症治疗：高热者给予物理降温或药物降温，脑水肿者可静脉应用甘露醇、呋塞米或肾上腺皮质激素。

3）病因治疗：尽快查出病因，针对病因治疗是控制惊厥的根本措施。

5．护理问题

（1）有窒息的危险　与惊厥发作、意识障碍、咳嗽和呕吐反射减弱、呼吸道堵塞有关。

（2）有受伤的危险　与惊厥发作时抽搐、意识障碍有关。

（3）急性意识障碍　与惊厥发作有关。

（4）体温过高　与感染或惊厥持续状态有关。

（5）潜在并发症：脑水肿、颅内压增高。

6．护理措施

（1）控制惊厥，预防窒息：保持环境安静，减少一切不必要声、光、电的刺激。惊厥发作时应就地抢救，立即平卧，头偏向一侧，解开衣领，松解衣服，清除患儿口鼻腔分泌物、呕吐物等，保证气道通畅。将舌轻轻向外牵拉，防止舌后坠阻塞呼吸道造成呼吸不畅。按医嘱给予止惊药物，以及急救用品如开口器、吸痰器、气管内插管用具等。

（2）防止外伤：在患儿上、下齿之间放置牙垫，防止舌咬伤；帮患儿剪指甲或将纱布放在患儿手中或腋下，防止皮肤摩擦受损；勿强力按压肢体，防止骨折和脱臼（2015）；床边应设置防护床档，移开床上硬物，防止坠地或碰伤等。

（3）密切观察病情变化，预防脑水肿的发生：保持患儿安静，避免刺激。密切观察生命体征、意识及瞳孔变化，高热时及时采取物理或药物降温，若出现脑水肿早期症状应及时通知医师，并按医嘱用脱水药。在紧急的情况下可针刺人中、合谷等穴位止惊。按医嘱给止惊药，以免惊厥时间过长，导致脑水肿或脑损伤。惊厥较重或时间较长者给予吸氧。

7．健康教育

（1）向患儿及家长介绍惊厥的相关知识；有高热惊厥史病儿应告知家长，在患儿发热时，应积极控制体温，以预防惊厥的发生（2012）；介绍惊厥发生时的处理方法：如止惊、防止窒息及外伤发生的方法等。

（2）癫痫患儿生活应有规律，保证足够的休息与睡眠时间，避免情绪紧张，遵医嘱服用抗癫痫药物，勿自行减量或停药，并定期随访。

第17章 生命发展保健

一、计划生育

1. 避孕方法及护理

（1）宫内节育器（IUD）

1）种类

①惰性宫内节育器（第一代 IUD）：带器妊娠率和脱落率高。

②活性宫内节育器（第二代 IUD）：可提高避孕效果并减少不良反应。

2）避孕原理及作用机制：①毒胚杀精；②干扰受精卵着床。

3）宫内节育器放置术

①适应证：已婚育龄期妇女无禁忌证，自愿要求放置 IUD 者均可放置。无相对禁忌证，要求紧急避孕或继续以 IUD 避孕者。

②禁忌证：妊娠或可疑妊娠。月经过频、经量过多或不规则阴道出血。生殖器官急、慢性炎症。生殖器官肿瘤、子宫畸形。人工流产术后子宫收缩不良，疑有妊娠组织残留或感染。宫颈内口过松、重度宫颈裂伤或Ⅲ度子宫脱垂。严重全身性疾病。有铜过敏史者，禁止放置含铜 IUD。宫腔<5.5cm 或>9.0cm 者。

③放置时间：月经干净后 3~7 天，无性交（2014）；产后 42 天子宫恢复正常大小，恶露已净，会阴切口已愈合；剖宫产术后 6 个月，哺乳期排除早孕；人工流产术后，宫腔深度<10cm 者。

④术前准备：向受术者介绍宫内节育器放置术的目的、过程和避孕原理，使其理解并主动配合。

⑤术后健康教育：术后休息 3 天，避免重体力劳动 1 周。术后 2 周内禁止性生活及盆浴，保持外阴清洁。术后 3 个月每次行经或排便时注意有无节育器脱落。节育器放置后 3 个月、6 个月、12 个月各复查 1 次，以后每年复查 1 次，直至取出。术后可能有少量阴道出血及下腹不适，嘱若发热、下腹痛及阴道出血量多时，应随时就诊。

4）宫内节育器取出术

①适应证：计划再生育者；放置期限已满需要更换者；改用其他避孕措施或绝育者；因不良反应治疗无效或出现并发症者；围绝经期停经 1 年内。

②禁忌证：患生殖器官急性、亚急性炎症或严重全身性疾病。

③护理要点：取器时间以月经干净 3~7 天为宜，出血多者随时可取。术后休息 1 天，术后 2 周内禁止性生活和盆浴，并保持外阴清洁。

5）宫内节育器的不良反应及护理

①阴道出血：常发生于放置 IUD 最初 3 个月内。主要表现为经量过多、经期延长和月经周期中期点滴出血。可按医嘱给予前列腺素合成酶抑制剂吲哚美辛或抗纤溶酶原蛋白制剂

氨基己酸口服。出血时间长者，应补充铁剂，并给予抗生素。若经上述处理无效，应考虑取出 IUD，改用其他避孕方法。

②腰腹酸胀感：轻者无须处理，重者应考虑更换合适的节育器。

6）宫内节育器的并发症及护理（2014）

①感染：有明确宫腔感染者，应在选用广谱抗生素治疗的同时取出 IUD。

②节育器嵌顿或断裂：一经确诊，需尽早取出。为防止节育器嵌顿或断裂，放置术前应注意选择合适类型、大小和优质的 IUD；放置时操作应轻柔；绝经后应及时取出 IUD。

③节育器异位：当发生 IUD 异位时，应经腹（包括腹腔镜）或经阴道将 IUD 取出。

④节育器脱落：易发生在放置 IUD 后第一年，尤其是最初 3 个月。常发生在月经期，与经血一起排出，不易被察觉。

⑤带器妊娠：多见于 IUD 嵌顿或异位或子宫发育异常者。一旦发生带器妊娠，可行人工流产术终止妊娠。

（2）阴茎套：阻止精子进入宫腔。正确使用者避孕成功率达 93%～95%，还有防止性传播疾病的作用（2013）。

（3）药物避孕

1）原理：①抑制排卵；②干扰受精和受精卵着床。

2）适应证：健康育龄妇女均可服用甾体激素避孕药。

3）**禁忌证**（2012、2015）：①严重心血管疾病；②急、慢性肝炎或肾炎；③血液病或血栓性疾病；④内分泌疾病，如需胰岛素控制的糖尿病病人、甲状腺功能亢进患者；⑤恶性肿瘤、癌前病变、子宫或乳房肿块者；⑥哺乳期（2011）；⑦月经稀少或年龄大于 45 岁者；⑧精神病生活不能自理者；⑨年龄大于 35 岁的吸烟妇女。

4）药物不良反应（2014）

①类早孕反应：轻者不需处理，严重者给予对症处理。

②阴道出血：若点滴出血，则不需处理；若出血量稍多，可每晚加服炔雌醇 0.005mg，与避孕药同时服至 22 日停药；若阴道出血量如月经量，或出血时间接近月经期者，应停止用药，在出血第 5 天再开始下一周期用药或更换避孕药。

③月经过少或停经：月经过少者可以每天加服炔雌醇 0.005～0.01mg。绝大多数停经者，在停药后月经能恢复。若停药后月经仍不来潮，应在停药第 7 天开始服用下一周期避孕药。连续发生 2 个月停经，应考虑更换避孕药种类。更换药物后仍无月经来潮或连续发生 3 个月停经者，应停止服用避孕药（2017）。停用避孕药期间，需采取其他避孕措施。

④色素沉着：停药后多数可自行消退或减轻。

⑤体重增加。

⑥其他：偶可出现皮疹、皮肤瘙痒、头痛、乳房胀痛等，可对症处理，严重者需停药。

（4）其他避孕方法

1）紧急避孕：或称房事后避孕，是指在无保护性生活或避孕失败后的 3 天内，妇女为防止非意愿妊娠而采取的避孕方法。其避孕机制是阻止或延迟排卵、干扰受精或阻止受精卵着床。该方法只能一次性起保护作用，一个月经周期只能用一次。

①适应证：避孕失败者；未采取任何避孕措施者；遭到性强暴者。

②禁忌证：已确定为妊娠的妇女。

③方法：宫内节育器和服用紧急避孕药。

2）自然避孕法：也称安全期避孕法。排卵前后 4～5 天为易受孕期，其余时间不易受孕，为安全期。自然避孕法不十分可靠，失败率高达 20%。

2．早期妊娠终止方法及护理

（1）人工流产术

1）适应证：妊娠 10 周内自愿要求终止妊娠而无禁忌证者；因各种疾病不宜继续妊娠者。

2）禁忌证：生殖器官急性炎症；各种急性传染病，或慢性传染病急性发作期；严重的全身性疾病或全身状况不良，不能耐受手术；术前相隔 4 小时 2 次体温均在 37.5℃以上者。

3）护理措施

①术前应详细询问停经时间、生育史及既往病史，测量体温、脉搏和血压，详细评估手术者。并告知受术者手术过程及可能出现的情况，解除其思想顾虑。

②术中陪伴受术者身边，指导其运用深呼吸减轻不适。

③术后受术者应在观察室卧床休息 1～2 小时，注意观察腹痛及阴道出血情况。

④遵医嘱给予药物治疗。

⑤嘱受术者保持外阴清洁，1 个月内禁止性生活及盆浴，预防感染。

⑥吸宫术后休息 2 周，钳刮术后休息 2～4 周。若有腹痛及阴道出血增多，嘱随时就诊。

⑦告知受术者手术流产不宜经常实施，指导夫妇双方采用安全可靠的避孕措施。

（2）药物流产：适用于妊娠 49 天以内者。目前临床常用药物为米非司酮。

1）适应证：停经 49 天以内经 B 超证实为宫内妊娠，本人自愿要求使用药物终止妊娠的健康妇女；手术流产的高危对象，如瘢痕子宫、多次手术流产等；对手术流产有疑虑或恐惧心理者。

2）禁忌证：心、肝、肾疾病病人、肾上腺疾病、糖尿病、青光眼、过敏体质、带器妊娠。

3）具体用法：米非司酮 25mg，每天口服 2 次，连续服用 3 天，于第 4 天上午口服米索前列醇 600μg。

4）近期不良反应主要有药物流产后出血时间较长和出血量较多。用药后应严密随访，若出血量多、疑为不全流产时应及时行刮宫术；出血时间长，应用抗生素预防感染。

3．女性绝育方法及护理

（1）经腹输卵管结扎术：结扎部位是输卵管的峡部（2016）。

1）适应证

①夫妇双方不愿再生育、自愿接受女性绝育手术且无禁忌证者（2011）。

②患有严重心脏病、肝病等全身性疾病不宜生育者。

③患遗传性疾病不宜生育者。

2）禁忌证

①各种疾病急性期，腹部皮肤有感染灶或急、慢性盆腔感染。

②24 小时内 2 次测量体温>37.5℃（2011）。

③全身状况不良不能胜任手术者，如产后失血性休克、心力衰竭、肝肾功能不全等。

④严重的神经症。

3）手术时间

①非孕妇女以月经干净后 3～7 天为宜。

②人工流产、中期妊娠终止或宫内节育器取出术后可立即施行手术；自然流产待 1 个月

转经后再做绝育手术。

③剖宫产同时即可做绝育术；足月顺产者产后 24 小时内为宜；难产或疑有产时感染者，需抗生素预防感染 3～5 天后，无异常情况可施行手术。

④哺乳期或闭经妇女绝育须先排除妊娠。

4）术前准备

①做好受术者的思想工作，解答疑问，解除其顾虑与恐惧。

②术前详细询问病史，通过全身体格检查、妇科检查、血常规、尿常规、出凝血时间、肝功能及白带常规等检查全面评估受术者。

5）术后护理

①除行硬膜外麻醉外，受术者不需禁食，局部浸润麻醉者静卧数小时后可下床活动。

②密切观察受术者体温、脉搏，有无腹痛、内出血或脏器损伤征象等。

③若发生脏器损伤等，应严格执行医嘱，给予药物。

④保持腹部切口敷料干燥、清洁，防止感染。

⑤鼓励受术者及早排尿。

⑥告知受术者术后休息 3～4 周，禁止性生活 1 个月。

（2）经腹腔镜输卵管绝育术

1）适应证：同经腹输卵管绝育术。

2）禁忌证：患有腹腔粘连、心肺功能不全、膈疝等。余同经腹输卵管绝育术。

3）术后护理：严密观察受术者有无发热、腹痛、内出血或脏器损伤等征象。术后静卧 4～6 小时后可下床活动。

二、孕期保健

1. 孕期管理

（1）实行孕期保健的三级管理。

（2）对高危妊娠筛查、监护和管理。

（3）产前检查时间：一般情况下产前检查从确诊早孕开始，妊娠 28 周前每 4 周查 1 次，妊娠 28 周后每 2 周查 1 次，妊娠 36 周后每周查 1 次，直至分娩（2011、2017）。

2. 产前检查　定期产前检查的目的是明确孕妇和胎儿的健康状况，及早发现并治疗妊娠合并症和并发症，及时纠正胎位异常，及早发现胎儿发育异常。

3. 产前检查评估内容　妊娠过程分为孕早期、中期、晚期 3 部分。妊娠 12 周内为孕早期，此期易发生流产，孕妇应注意避免接触致畸物质；孕中期孕妇应注意加强营养，定期产检；孕晚期时，易见妊娠期高血压等合并症的发生。

（1）妊娠初诊：在早孕第 12 周进行，内容如下。

1）一般情况：姓名、年龄、籍贯、职业（包括工种）、结婚年龄、丈夫健康状况、有无性病，月经情况如初潮、末次月经，并计算预产期。

2）孕期情况：本次妊娠经过，有无高危因素，有无阴道出血或液体流出等情况，本次妊娠经过，有无高危因素，有无阴道出血或液体流出等情况。询问规律宫缩开始的时间、强度及频率。

3）孕产史：有无流产、早产、死胎、死产史。既往分娩方式，有无分娩合并症及产褥期疾病。

4）既往史：有无结核、心脏病、高血压、肝病、肾炎、糖尿病、甲状腺功能亢进或低下、代谢性疾病、遗传病、过敏及手术史。

5）家族史：有无高血压、精神病、肾炎、妊高征、遗传性疾病、多胎、畸形等。

6）体格检查

①全身体查：与一般内科检查相同，须注意心脏及肝脏情况，脊柱及骨骼有无异常。

②产科检查

a. 腹部检查：用产科腹部四步触诊法分别查清宫底、大小、形态、胎方位、胎先露及先露入盆情况。听取胎心音并计数一分钟的胎心数，注意胎心最响亮的部分、是否规律及有无杂音。测量耻骨联合上缘至宫底的高度及过脐测量腹围或最大腹围测量（2011）。

b. 宫底高度：在妊娠 18～32 周时，宫底的高度（以厘米计）约等于胎儿的妊娠周数。妊娠末期变异较大。

c. 胎心音：在妊娠 10～12 周时可经多普勒超声听到胎心音，到妊娠 18～20 周时一般听诊器也可听到。胎心音正常范围为 120～160 次/分，平均为 140 次/分。

d. 四部触诊：检查子宫大小、胎产式、胎先露、胎方位及胎先露部是否衔接。检查前先向孕妇解释检查目的，嘱孕妇排尿后平躺于检查床上，双腿屈膝，露出腹部。

e. 实验室检查：血常规：包括血红蛋白、红细胞、白细胞计数，血型；肝功能及乙型肝炎系列抗原、抗体，甲肝抗体，丙肝抗体，甲胎蛋白，梅毒血清等抗体，AIDS 抗体。尿常规、尿糖、尿碘，低碘者可及时补碘。其他：如心电图检查等，根据情况可行阴道检查及白带清洁度、滴虫、真菌；细菌性阴道病检查等。

（2）产科复诊

1）检查次数：整个孕期需检查 10～12 次。

2）检查时间：孕早期检查一次，确定妊娠，根据早孕反应的情况，给予适当的指导，如有妊娠剧吐者给予适当的治疗，补充叶酸，剂量为每天 0.4mg。情况正常者每个孕月检查一次，怀孕 28 周后每 2 周检查一次，怀孕 36 周后每周检查一次。

3）检查内容

①询问健康状况，胎动情况，有无头晕、头痛、眼花、眩晕、水肿及阴道出血等不适症状。

②测体重、血压、检查宫高、腹围、胎方位、胎心，先露入盆情况，绘制妊娠图。及时发现并处理异常，如有高危妊娠者，进行登记管理。

③辅助检查：复查血常规、尿常规；定期进行 B 超检查；16～20 周做唐氏筛查，妊娠 24 周做糖尿病筛查，自妊娠 36 周起每周一次胎心监护等。妊娠 34 周做骨盆检查：外阴；巴氏腺；阴道、子宫颈；子宫；骨盆测量；进行保健指导。

4. 母体和胎儿状况评估

（1）胎心监护：常进行无应力试验（无激惹试验，NST），即指无宫缩、无外界刺激的情况下，对胎儿进行胎心率宫缩图的观察和记录。是以胎动时伴有一过性胎心率加快为基础，又称胎儿加速试验。

①NST 反应型（或称阳性）：胎心基线 110～160 次/分，胎心率变异＞5 次/分，在 20 分钟内至少有 2 次或 2 次以上，并伴有胎动的胎心加速，幅度增加≥15 次/分，持续≥15

秒以上。

②NST 无反应型（或称阴性）：基线或变异正常，但试验中，20 分钟内胎动少于 2 次或胎动后胎心加速<15 次/分、持续<15 秒，延长试验到 40 分钟仍无变化。

（2）胎儿成熟度检查

①计算孕周。

②测量宫高和腹围：以估计胎儿大小。

③B 超检查胎儿双顶径：测量值大于 8.5cm 时提示胎儿成熟。

（3）胎盘功能检查：常用胎动计数，即 12 小时胎动应在 30 次以上为正常，若 12 小时低于 10 次应及时就诊（2011）。

三、生长发育

生长发育是指从受精卵到成年人的整个成熟过程，是儿童区别于成年人的最重要特点。生长是指随年龄的增长，儿童各器官、系统的长大，主要表现为形态变化，可以通过具体的测量值来表示；发育指细胞、组织、器官功能上的分化与成熟，包括情感心理的发育成熟过程。

1．小儿年龄分期

（1）**胎儿期**：从受精卵形成至胎儿娩出止为胎儿期，共 40 周。临床上将胎儿期分为 3 个阶段。

①妊娠早期：此期为 12 周，此期是生长发育十分重要的时期，如受感染、放射线、化学物质或遗传等不利因素影响，可导致流产或各种先天畸形，甚至胎儿夭折。

②妊娠中期：自 13～28 周（共 16 周）。此期胎儿各器官迅速成长，功能也渐成熟，至 28 周时，胎儿肺泡发育基本完善，已具有气体交换功能，在此胎龄以后出生者存活希望较大。

③妊娠后期：自 29～40 周（共 12 周）。此期胎儿以肌肉发育和脂肪积累为主，体重增加快，出生后大多能存活。胎儿完全依靠母体生存，孕母的健康、营养、情绪等状况对胎儿的生长发育影响极大，应重视孕期保健和胎儿保健。

（2）**新生儿期**：自胎儿娩出脐带结扎至出生后 28 天称新生儿期。新生儿期是小儿生理功能进行调整以逐渐适应外界环境的阶段，此时小儿脱离母体开始独立生活，体内外环境发生巨大变化，由于其生理调节和适应能力不够成熟，不仅发病率高，死亡率也高。因此，新生儿时期应特别加强护理，如保温、喂养、清洁卫生、消毒隔离等。

（3）**婴儿期**：自出生到满 1 周岁之前为婴儿期，其中包括新生儿期。此期小儿生长发育最快，因而需要较高的能量及各类营养素，尤其是蛋白质。但消化吸收功能尚不完善，易发生消化功能紊乱或营养缺乏症。来自母体的免疫抗体逐渐耗尽，而自身免疫功能尚未成熟，故在 6 个月以后易患感染性疾病。此期提倡母乳喂养，需按时添加辅食，做好计划免疫，培养良好的生活习惯等。

（4）**幼儿期**：1～3 周岁前称为幼儿期。此期小儿体格生长速度趋缓，智能迅速发育，语言、思维和社会适应能力增强。但小儿识别危险因素、保护自己的能力尚差，易发生中毒和外伤等意外事故，又因与外界接触增多，易患传染病（如水痘等），故防病仍为保健重点。宜给予早期教育，培养小儿良好的生活和饮食习惯，做好口腔卫生护理，防止营养不良及消化紊乱。

（5）**学龄前期**：自满 3 周岁到 6～7 岁为学龄前期。此期儿童体格发育速度进一步减慢，达到稳步增长，而智能发育更趋完善，好奇、多问、好模仿，语言和思维能力进一步发展，自理能力增强。仍可发生传染病和各种意外，也易患急性肾炎、风湿病等免疫性疾病。

（6）**学龄期**：自 6～7 岁到进入青春期前为学龄期。此期儿童体格生长仍稳步增长，除生殖系统外各器官发育已接近成年人水平，智能发育较前更成熟，理解、分析、综合能力逐步增强，是长知识、接受科学文化教育的重要时期，也是儿童心理发展上的一个重大转折时期，应加强教育，促进其德、智、体、美、劳全面发展。

（7）**青春期**：以性发育为标志进入青春期，一般女孩从 11～12 岁开始到 17～18 岁，男孩从 13～14 岁开始到 18～20 岁。儿童体格生长再次加速，出现第二个生长高峰，同时生殖系统发育加速并趋于成熟，第二性征逐渐明细。男性声音变粗，长出胡须；女性骨盆变宽，脂肪丰满出现月经初潮（2013），男孩发生遗精。此期的患病率和病死率相对较低，但易出现心理、行为、精神方面的问题。因此，应注意进行生理、心理卫生和性知识的教育。

2．生长发育的规律及影响因素

（1）生长发育规律（2012）

①连续性和阶段性：在整个儿童时期，生长发育不断进行，呈一连续的过程，但生长速度呈阶段式。例如，体重和身长的增长在生后第 1 年，尤其是前 3 个月最快，第 1 年为出生后的第一个生长高峰；第 2 年以后生长速度逐渐减慢，至青春期又迅速加快，出现第二个生长高峰。

②各系统器官发育的不平衡性：神经系统发育较早，脑在生后 2 年内发育较快；淋巴系统在儿童期迅速生长，于青春期前达高峰，以后逐渐下降到成年人水平；生殖系统发育最晚，在青春期前处于幼稚期，青春期迅速发育；其他系统如呼吸、循环、消化、泌尿、肌肉等的发育基本与体格生长平行。

③顺序性：见表 17-1。

表 17-1　小儿生长发育的规律

由上到下	先抬头、后抬胸，再会坐、立、行
由近到远	从臂到手，从腿到足
由粗到细	从全手掌抓握到能手指捏取
由低级到高级	先会看、听和感觉事物、认识事物，再到记忆、思维、分析、判断事物
由简单到复杂	先会画直线，进而能画图形、画人

④生长发育的个体差异：体格上的个体差异一般随年龄增长而越来越显著，青春期差异更大。

（2）影响因素

1）遗传因素

2）环境因素

①营养：合理的营养是儿童生长发育的物质基础，年龄越小受营养的影响越大。当各种营养素供给比例恰当，生活环境适宜，儿童生长潜能就可能得到最好的发挥。

②疾病：疾病对儿童生长发育的影响十分明显。急性感染常使体重减轻；长期慢性疾病则同时影响体重和身高的增长；内分泌疾病常引起骨骼生长和神经系统发育迟缓。

③孕母情况：胎儿在宫内的发育受孕母生活环境、营养、情绪、健康状况等各种因素的影响。

④生活环境：良好的居住环境、卫生条件能促进儿童生长发育，反之，则带来不良影响。家庭生活模式、亲子关系、父母育儿观念、婚姻质量等直接影响儿童的早期发展水平。健康的生活方式、科学的护理、正确的教养、适当的锻炼和完善的医疗保健服务都是促进儿童体格、神经心理发育达到最佳状态的重要因素。

3. 体格生长常用指标及测量方法

（1）体重：是反映儿童体格生长，尤其是营养状况的最易获得的敏感指标（2013、2017），也是儿科临床计算药量、输液量等的重要依据。

①部分新生儿在生后数天内可出现生理性体重下降。一般下降原有体重的3%～9%，多在出生后3～4日达到最低点，以后逐渐回升，至第7～10日恢复到出生时的水平。早产儿体重恢复较慢。生后如及早合理喂哺可减轻或避免生理性体重下降的发生。

②儿童年龄越小，体重增长越快。出生后前3个月体重增长最快，一般每月增长600～1000g，生后3个月末时体重约为出生体重的2倍；12个月龄时体重约为出生体重的3倍。出生后第1年是体重增长最快速的时期，为第一个生长高峰，生后第2年体重增加2.5～3kg，2岁时体重约为出生体重的4倍；进入青春期后体格生长呈现"第二个生长高峰"。测量体重应早起空腹排尿后进行，不宜进食后立即测量（2011）。

③体重的计算公式。1～6个月：体重（kg）=出生体重+月龄×0.7；7～12个月：体重（kg）=6+月龄×0.25；2岁至青春前期：体重（kg）=年龄×2+7（或8）。

（2）身高（长）：身高指头、躯干（脊柱）与下肢长度的总和。3岁以下儿童立位测量不易准确，应仰卧位测量，称身长；3岁以后立位测量，称身高。卧位与立位测量值相差0.7～1cm。

①身高（长）的增长规律与体重增长相似，也是生后第1年增长最快，也出现婴儿期和青春期两个生长高峰。新生儿出生时身长平均为50cm。生后第1年身长平均增长约25cm，其中前3个月增长11～13cm，约等于后9个月的增长，故1岁时身长约75cm。第2年增加速度减慢，平均为10cm，到2岁时身长约85cm。2岁后身长（高）稳步增长，平均每年增加7cm，至青春期出现第2个身高增长加速期。身高（长）的增长与遗传、种族、内分泌、营养、运动和疾病等因素有关。

②2～12岁身长（高）的估算公式为：身高（cm）=年龄（岁）×7+77。

（3）坐高：坐高指由头顶至坐骨结节的长度，3岁以下取仰卧位测量，称顶臀长。坐高代表头颅与脊柱的生长。由于下肢增长速度随年龄增长而加快，坐高占身高的百分数则随年龄增长而下降。此百分数显示了身体上、下部比例的改变，反映了身材的匀称性，比坐高绝对值更有意义。

（4）头围：头围指自眉弓上缘经枕骨结节绕头一周的长度，是反映脑发育和颅骨生长的一个重要指标。胎儿时期脑发育居各系统的领先地位，故出生时头围相对较大，平均33～34cm。头围在1岁以内增长较快，1岁时约46cm。1岁以后头围增长明显减慢，2岁时约48cm；15岁时54～58cm，基本同成年人。故头围测量在2岁以内最有价值。头围过小常提示脑发育不良；头围过大或增长过快则提示脑积水、脑肿瘤的可能。头围常与身长有关，6

个月内婴儿头围与顶臀长大致相等。

（5）胸围的增长：胸围指自乳头下缘经肩胛骨角下绕胸一周的长度，反映肺和胸廓的发育。出生时胸围比头围小 1~2cm，约 32cm。1 岁时胸围约等于头围；1 岁以后胸围发育开始超过头围，1 岁至青春前期胸围超过头围的厘米数约等于儿童年龄（岁）减 1。

（6）腹围：平脐水平绕腹一周的长度为腹围。2 岁以前腹围与胸围大致相等，2 岁以后腹围较胸围小。

（7）上臂围的增长：上臂围指沿肩峰与尺骨鹰嘴连线中点的水平绕上臂一周的长度，反映上臂骨骼、肌肉、皮下脂肪和皮肤的发育水平。常用以评估儿童营养状况。>13.5cm 为营养良好；12.5~13.5cm 为营养中等；<12.5cm 为营养不良。

（8）牙齿：人一生有两副牙齿，即乳牙（共 20 个）和恒牙（共 32 个）。出生后 4~10 个月乳牙开始萌出，2~2.5 岁出齐，最早萌出的为 2 颗下中切牙（2017），6 岁左右开始出第一颗恒牙即第一磨牙；6~12 岁乳牙按萌出先后逐个被同位恒牙代替；12 岁左右出第二磨牙；18 岁以后出第三磨牙（智齿），但也有人终身不出此牙。恒牙一般 20~30 岁时出齐。

（9）囟门：出生时前囟为 1.5~2.0cm，1~1.5 岁时应闭合（2013）。前囟过小或早闭见于小头畸形；迟闭、过大见于佝偻病、先天性甲状腺功能减低症等；饱满常提示颅内压增高，见于脑积水、脑瘤、脑出血等疾病；凹陷则见于极度消瘦或脱水者。

四、小儿保健

1. 新生儿期保健　新生儿身体各组织和器官的功能发育尚不成熟，对外界环境变化的适应性和调节性差，抵抗力弱，易患各种疾病，且病情变化快，发病率和病死率较高。其中第 1 周内的新生儿死亡人数占新生儿死亡总人数的 70% 左右，故新生儿保健重点应在出生后 1 周内。

（1）家庭访视：包括新生儿出院回家后 1~2 天的初访，出生后 5~7 天的周访，出生后 10~14 天的半月访和出生后 27~28 天的满月访。每次访视应有重点，并根据新生儿、家庭及家长的具体情况进行有针对性的保健指导。对早产儿、低体重儿或足月小样儿应提早家庭访视并增加访视的次数。家庭访视能及时发现异常，从而降低新生儿疾病发生率或减轻疾病的严重程度。新生儿预防接种不属于新生儿家庭访视的内容（2016）。

（2）合理喂养：鼓励和支持母亲母乳喂养，宣传母乳喂养的优点，教授哺乳的方法和技巧，并指导母亲观察乳汁分泌是否充足，新生儿吸吮是否有力。吸吮力弱者可将母乳挤出，用滴管哺喂，一次量不宜过大，以免吸入气管。食后右侧卧位，床头略抬高，避免溢奶引起窒息。如确系无母乳或母乳不足者，则指导采取科学的人工喂养方法。

（3）保暖：新生儿房间应阳光充足，通风良好，温度保持 22~24℃，湿度 55%~65%。新生儿在寒冷季节可用热水袋保暖，避免烫伤，夏季若环境温度过高、衣被过厚或包裹过严，可引起新生儿体温上升，应随着气温的变化，调节环境温度，增减衣被、包裹。

（4）日常护理：指导家长观察新生儿的精神状态、面色、呼吸、体温和大小便等情况，了解新生儿的生活方式。新生儿脐带未脱落前要注意保持清洁干燥。用柔软、浅吸水性强的棉布制作衣服和被褥，避免使用合成制品或羊毛织物，以防过敏。尿布以白色为宜，便于观察大小便的颜色；且应勤换勤洗，保持臀部皮肤清洁干燥，以防尿布性皮炎。新生儿包裹不宜过紧，更不宜用带子捆绑，应保持双下肢屈曲以利髋关节的发育。

（5）预防疾病和意外：新生儿有专用用具，用后要消毒。母亲在哺乳和护理前应洗手。凡患有皮肤病、呼吸道和消化道感染及其他传染病者，不能接触新生儿，避免交叉感染。按时接种卡介苗和乙肝疫苗（2012）。新生儿出生2周后应口服维生素D，以预防佝偻病的发生。注意防止因包被蒙头过严、哺乳姿势不当、乳房堵塞新生儿口鼻等造成新生儿窒息。

（6）早期教养：通过反复的视觉和听觉训练，建立各种条件反射，培养新生儿对周围环境的定向力及反应能力。家长在教养中起着重要作用，应鼓励家长拥抱和抚摸新生儿，建立和培养亲子感情；父母对新生儿说话和唱歌等，可促进新生儿的智力发育。

2. 婴儿期保健　婴儿在出生后生长发育最为迅速，需要的热量和营养素也相对较高，但其消化系统发育不完善，易患消化功能紊乱和营养不良等疾病。又因自身的主动免疫功能尚未成熟，6个月后从母体获得的抗体逐渐消失，易患感染性疾病和传染病。

（1）合理喂养（2014）：正常小儿每日需要能量110kcal/kg（460kJ/kg），其中蛋白质为10%～15%，脂肪35%～50%，糖类50%～60%（2011）；同时，需要补充微量元素和水。6个月内婴儿提倡纯母乳喂养，建议开始引入非乳类泥糊状食物的月龄为6月龄，不早于4月龄（2012）。辅食添加顺序和原则：每次添加一种，由少到多，由稀到稠，由细到粗，由流食到半流食到软食（2012）。小儿辅食的添加顺序见表17-2。在添加辅食的过程中，家长要注意观察婴儿的粪便，及时判断辅食添加是否恰当。根据具体情况指导断奶。断奶应采用渐进的方式，以春、秋季节较为适宜。自辅食添加起，即应训练婴儿用勺进食；7～8个月后学习用杯喝奶和水，以促进咀嚼、吞咽及口腔协调动作的发育；9～10个月的婴儿开始有主动进食的要求，可先训练其自己抓取食物的能力，尽早让婴儿学习自己用勺进食，促进眼、手协调动作，并有益于手部肌肉发育，同时也使小儿的独立性、自主性得到发展。

表17-2　添加辅食顺序（2016）

月龄	食物状态	添加辅食	餐次	喂养
6	泥状食物	米汤、米糊、稀粥、豆腐、动物血、菜泥、水果泥	尝试，逐渐加至1餐	用勺喂食
7～9	末状食物	稠粥、烂面、饼干、鱼、肝泥、肉泥、蛋黄、碎菜	4～5次奶，1～2餐其他食物	学习用杯、用手自我喂食
10～12	碎食物	软饭、面条、馒头、豆制品、碎肉、油、鸡蛋	2～3次奶，2～3餐其他食物	学习自己用勺进食

（2）日常护理

①每日早晚应给婴儿洗脸、洗脚和臀部，勤换衣裤，用尿布保护会阴部皮肤清洁。

②婴儿衣着应简单、宽松而少接缝，以避免摩擦皮肤和便于穿脱及四肢活动。衣服上不宜用纽扣，宜用带子代替，以免婴儿误食或误吸，造成意外伤害。

③充足的睡眠是保证婴儿健康的先决条件之一。婴儿睡前应避免过度兴奋，保持身体清洁、干爽和舒适。

④4～10 个月乳牙开始萌出，婴儿会表现吸手指、咬东西，严重的会表现烦躁不安、无法入睡和拒食等。指导家长用软布帮助婴儿清洁齿龈和萌出的乳牙，并给较大婴儿提供一些较硬的食物咀嚼，使其感到舒适。注意检查婴儿周围的物品是否能吃或安全，以防婴儿将东西放入口中引起意外。

⑤户外活动：家长应每日带婴儿进行户外活动，呼吸新鲜空气和晒太阳；有条件者可进行空气浴和日光浴，以增强体质和预防佝偻病的发生。日光浴一般在早餐或午餐后 1～1.5 小时后进行为好（2016）。

（3）早期教育

①大小便训练（2014）：婴儿 3 个月后可以把尿，会坐后可以练习大小便坐盆，每次 3～5 分钟。小便训练可从 6 个月开始。先训练白天不用尿布，然后是夜间按时叫醒坐盆小便，最后晚上也不用尿布。在此期间，婴儿应穿易脱的裤子，以利排便习惯的培养。

②视、听能力训练（2014）：见表 17-3。

表 17-3　婴儿的视、听能力训练

年　龄	训练内容
3 个月内的婴儿	在婴儿床上悬吊颜色鲜艳、能发声及转动的玩具，逗引婴儿注意；每天定时放悦耳的音乐；家人经常面对婴儿说话、唱歌
3～6 个月的婴儿	选择各种颜色、形状、发声的玩具，逗引婴儿看、摸和听。用温柔的声音表示赞许、鼓励，用严厉的声音表示禁止、批评
6～12 个月的婴儿	应培养其稍长时间的注意力，引导其观察周围事物，促使其逐渐认识和熟悉常见的事物；以询问的方式让其看、指、找，从而使其视觉、听觉与心理活动紧密联系起来

③动作的发展：在婴儿 2 个月后经常训练婴儿俯卧抬头；3～6 个月时训练抓握能力、训练翻身；7～9 个月时应逗引婴儿爬行，同时练习婴儿站立、坐下和迈步，以增强运动能力和扩大活动范围；10～12 个月鼓励婴儿学走路。

④语言的培养：最先是练习发声，然后是感受语言或理解语言，最后才是用语言表达，即说话。婴儿出生后，家长就要利用一切机会和婴儿说话或逗引婴儿"咿呀"学语。5、6 个月婴儿可以培养其对简单语言做出动作反应，如用眼睛寻找询问的物品。9 个月开始注意培养婴儿有意识地模仿发声，如"爸爸""妈妈"等（2013）。

（4）防止意外：此期常见的意外事故有异物吸入、窒息、中毒、跌伤、触电、溺水和烫伤等。应向家长特别强调意外的预防。

（5）预防疾病和促进健康：切实按照计划免疫程序，完成预防接种的基础免疫，预防急性传染病的发生。定期为婴儿做健康检查和体格测量，进行生长发育监测，以便及早发现问题，及时纠正，以预防佝偻病、营养不良和营养性缺铁性贫血等疾病的发生。

3. 幼儿期保健　幼儿生长发育速度较前减慢，但神经心理发育迅速，行走和语言能力增强，自主性和独立性不断发展（2017），活动范围增加，与外界环境接触机会增多，因其免疫功能仍不健全，且对危险事物的识别能力差，故感染性和传染性疾病发病率仍较高，意外伤害发生率增加。

（1）合理安排膳食：在 2～2.5 岁以前，幼儿乳牙未出齐，咀嚼和胃肠消化能力较弱，食物应细、软、烂，以增进幼儿食欲。蛋白质每日 40g。培养幼儿良好的进食习惯。鼓励和培养其自用餐具，养成不吃零食、不挑食、不偏食、不撒饭菜等良好习惯。

（2）日常护理

①衣着：幼儿衣着应颜色鲜艳便于识别，穿脱简便便于自理。幼儿 3 岁左右应学习穿脱衣服、整理自己的用物。

②睡眠：一般每晚可睡 10～12 小时，白天小睡 1～2 次。

③口腔保健：幼儿不能自理时，家长可用软布或软毛牙刷轻轻清洁幼儿牙齿表面。3 岁后，幼儿应能在父母的指导下自己刷牙，早、晚各一次，并做到饭后漱口。定期进行口腔检查。

（3）早期教育

①大小便训练：18～24 个月时，幼儿开始能够自主控制肛门和尿道括约肌（2013），而且认知的发展使他们能够表示便意，在训练过程中，家长应注意多采用赞赏和鼓励的方式，训练失败时不要表示失望或责备幼儿。

②动作的发展：1～2 岁幼儿要选择发展走、跳、投掷、攀登和发展肌肉活动的玩具，如球类、拖拉车、积木、滑梯等。2～3 岁幼儿要选择能发展动作、注意、想象、思维等能力的玩具，如形象玩具（积木、娃娃等）、能装拆的玩具、三轮车、攀登架等。

③语言的发展：幼儿有强烈的好奇心、求知欲和表现欲，成年人应满足其欲望，经常与其交谈，鼓励其多说话，通过游戏、讲故事、唱歌等促进幼儿语言发育，并借助于动画片等电视节目扩大其词汇量，纠正其发声。

④卫生习惯的培养：培养幼儿养成饭前便后洗手，不喝生水，不吃未洗净的瓜果，不食掉在地上的食物，不随地吐痰和大小便，不乱扔瓜果纸屑等习惯。

（4）预防疾病和意外：每 3～6 个月为幼儿做健康检查一次，预防龋病，筛查听力、视力是否异常，进行生长发育系统监测。指导家长防止意外发生，如异物吸入、烫伤、跌伤、中毒、电击伤等。

（5）防治常见的心理行为问题：幼儿常见的心理行为问题包括违拗、发脾气和破坏性行为等，家长应针对原因采取有效措施。

4. 学龄前期保健　学龄前儿童体格发育较前减慢，但语言、思维、动作、神经精神发育仍较快，具有好奇、多问的特点。学龄前期是小儿性格形成的关键时期（2012）。

（1）合理营养：学龄前儿童饮食接近成年人，食品制作要多样化，并做到粗、细、荤、素食品搭配，保证能量和蛋白质的摄入。

（2）日常护理

①自理能力：学龄前儿童已有部分自理能力，如进食、洗脸、刷牙、穿衣、如厕等，但其动作缓慢、不协调，常需他人协助，此时仍应鼓励小儿自理，不能包办。

②睡眠：因学龄前儿童想象力极其丰富，可导致小儿怕黑、做噩梦等，不敢一个人在卧室睡觉，常需要成年人的陪伴。

（3）早期教育

①品德教育：培养关心集体、遵守纪律、团结协作、热爱劳动等品质。安排手工制作、

唱歌和跳舞、参观动物园、植物园和博物馆等活动，培养他们多方面的兴趣和想象、思维能力，陶冶情操。

②智力发展：成年人应有意识地引导小儿进行较复杂的智力游戏，增强其思维能力和动手能力。

（4）预防疾病和意外：每年进行1~2次健康检查和体格测量，筛查与矫治近视、龋病、缺铁性贫血、寄生虫等常见病，继续监测生长发育。开展安全教育，采取相应的安全措施，以预防外伤、溺水、中毒、交通事故等意外发生。

（5）防治常见的心理行为问题：学龄前儿童常见的心理行为问题包括吮拇指和咬指甲、遗尿、手淫、攻击性或破坏性行为等，家长应针对原因采取有效措施。

5. 学龄期保健　学龄儿童大脑皮质功能发育更加成熟，对事物具有一定的分析、理解能力，认知和心理社会发展非常迅速。学龄期是小儿接受科学文化教育的重要时期，也是小儿心理发展上的一个重大转折时期，同伴、学校和社会环境对其影响较大。

（1）合理营养：学龄儿童的膳食要求营养充分而均衡，以满足小儿体格生长、心理和智力发展、紧张学习等需求。要重视早餐和课间加餐。

（2）体格锻炼：学龄儿童应每天进行户外活动和体格锻炼。

（3）预防疾病：保证学龄儿童充分的睡眠和休息，定期进行健康检查，继续按时进行预防接种，宣传常见传染病的知识，并对传染病做到早发现、早报告、早隔离、早治疗。

①培养良好的睡眠习惯：养成按时上床和起床的习惯，有条件者保证午睡片刻。

②注意口腔卫生：培养小儿每天早晚刷牙、饭后漱口的习惯，预防龋病。

③预防近视：学龄儿童应特别注意保护视力，教育小儿写字、读书时书本和眼睛应保持30cm左右的距离，保持正确姿势。教导学生写字不要过小过密，并积极开展眼保健操活动。一旦小儿发生近视，要及时到医院进行检查和治疗。

④培养正确的坐、立、行等姿势：学龄期是骨骼生长发育的重要阶段，小儿骨骼的可塑性很大，如果小儿经常保持某些不良姿势，可影响胸廓的正常发育，造成骨骼畸形。

（4）防止意外事故：学龄儿童常发生的意外伤害包括车祸、溺水，以及在活动时发生擦伤、割伤、挫伤、扭伤或骨折等。小儿必须学习交通规则和意外事故的防范知识，以减少伤残的发生。

（5）培养良好习惯：禁止小儿吸烟、饮酒及随地吐痰等不良习惯，注意培养良好的学习习惯和性情，加强素质教育。

（6）防治常见的心理行为问题：学龄儿童对学校不适应是比较常见的问题，表现为焦虑、恐惧或拒绝上学。家长一定要查明原因，采取相应措施。同时，需要学校和家长的相互配合，帮助小儿适应学校生活。

6. 计划免疫　儿童计划免疫是根据小儿的免疫特点和传染病疫情的监测情况制定的免疫程序，是有计划、有目的地将生物制品接种到婴幼儿体中，以确保小儿获得可靠的抵抗疾病的能力，从而达到预防、控制乃至消灭相应传染病的目的。预防接种是计划免疫的核心。免疫程序是指接种疫苗的先后顺序及要求。我国卫生部规定，小儿在1岁内必须完成卡介苗、脊髓灰质炎疫苗、百白破混合制剂、麻疹疫苗和乙肝疫苗的接种（2011）。我国儿童计划免疫程序见表17-4。

表 17-4　儿童计划免疫程序

预防疾病	结核病	脊髓灰质炎	麻疹	百日咳、白喉、破伤风	乙型肝炎
接种疫苗	卡介苗	脊髓灰质炎三价混合减毒活疫苗	麻疹减毒活疫苗	百日咳菌液、白喉类毒素、破伤风类毒素混合制剂	乙型肝炎疫苗
初种次数	1	3	1	3	3
初种年龄	出生后 2~3 天	第 1 次 2 个月 第 2 次 3 个月 第 3 次 4 个月	8 个月以上易感儿	第 1 次 3 个月 第 2 次 4 个月 第 3 次 5 个月	第 1 次出生时 第 2 次 1 个月 第 3 次 6 个月 （2016、2017）
接种方法	左上臂三角肌中部皮内注射（2016）	口服	上臂外侧皮下注射	有吸附制剂者臀肌或三角肌内注射，无吸附制剂者三角肌下缘皮下注射	三角肌内注射
每次剂量	0.1ml	1 丸	0.2ml	0.5ml	5μg
复种		4 岁时加强 1 次	6 岁时加强 1 次	1.5~2 岁用百白破混合制剂、6 岁用吸附白破二联类毒素各加强 1 次	
禁忌	出生体重＜2.5kg、患结核、急性传染病、肾炎、心脏病、湿疹、其他皮肤病、免疫缺陷者	免疫缺陷、免疫抑制药治疗期间、发热、腹泻、急性传染病者	发热、鸡蛋过敏、免疫缺陷者	发热、有明确的过敏史、神经系统疾病、急性传染病	肝炎、急性传染病（包括有接触史而未过检疫期者）、其他严重疾病者

（1）预防接种的准备及注意事项

①接种场所光线明亮，空气新鲜，温度适宜；接种及急救物，摆放有序。

②做好解释、宣传工作，消除家长和小儿的紧张、恐惧心理；接种宜在饭后进行，以免晕厥。

③严格掌握禁忌证（2014）。

④严格执行免疫程序（2012），及时记录及预约，交代接种后的注意事项及处理措施。

⑤严格执行查对制及无菌操作原则：接种活疫苗时，只用 75%乙醇消毒（2014）；抽吸后如有剩余药液放置不能超过 2 小时；接种后剩余活菌苗应烧毁。

（2）预防接种的反应

①局部反应：接种后数小时至 24 小时，注射部位会出现红、肿、热、痛，有时还伴有局部淋巴结肿大或淋巴管炎。红晕直径在 2.5cm 以下为弱反应，2.6~5cm 为中等反应，5cm以上为强反应。局部反应一般持续 2~3 天。如接种活疫苗，则局部反应出现较晚、持续时

间较长。

②全身反应（2013）：一般接种后 24 小时内出现不同程度的体温升高，多为中、低度发热，持续 1～2 天。体温 37.5℃以下为弱反应，37.5～38.5℃为中等反应，38.6℃以上为强反应。但接种活疫苗需经过一定潜伏期（5～7 天）才有体温上升。此外，还常伴有头晕、恶心、呕吐、腹泻、全身不适等反应。多数小儿的局部和（或）全身反应是轻微的，无须特殊处理，适当休息，多饮水即可。局部反应较重时，可用清洁毛巾热敷；全身反应严重者可对症处理。

③异常反应

超敏反应（变态反应）：可表现为过敏性休克、过敏性皮疹等（2014）。过敏性休克一般于注射免疫制剂后数秒或数分钟内发生。表现为烦躁不安、四肢湿冷、呼吸困难、脉细速、恶心呕吐、面色苍白、口周发绀、惊厥、大小便失禁以至昏迷。

晕厥：应立即使患儿平卧，头稍低，给予少量热开水或糖水。

全身感染：如接种卡介苗后引起全身播散性结核。

五、青春期保健

青春期是个体由小儿过渡到成年人的时期，是小儿生长发育的最后阶段，也是人的一生中决定体格、体质、心理和智力发育和发展的关键时期。青春期少年的特点为体格及性器官发育迅速，心理与社会适应能力发展相对缓慢。青少年其身心发展处在一种非平衡状态，容易出现心理冲突和矛盾（2015）。青春期少年的保健主要有以下几点（2016）。

1. 供给充足营养　生长发育的第二个高峰期，体格生长迅速，男孩平均每年增长 9～10cm，女孩增长 8～9cm；脑力劳动和体力运动消耗亦增加，必须供给充足的能量、蛋白质、维生素及矿物质等营养素。

2. 健康教育

（1）培养良好的卫生习惯：重点加强少女的经期卫生指导，如保持生活规律，避免受凉、剧烈运动及重体力劳动，注意会阴部卫生，避免坐浴等。

（2）保证充足睡眠：养成早睡早起的睡眠习惯。

（3）养成健康的生活方式：加强正面教育，利用多种方法大力宣传吸烟、酗酒、吸毒及滥用药物的危害，强调青少年应开始对自己的生活方式和健康负责，帮助其养成良好的生活习惯。

（4）进行性教育（2012）：性教育是青春期健康教育的一个重要内容（2013）。加强对青少年包括生理、性心理、性道德和性病防治等方面知识的学习，内容应包括介绍生殖器官的结构和功能、第二性征、月经和遗精、妊娠、性传播疾病等，以解除青少年对性的困惑。建立正确的异性交往关系，认识异性的生理特点，树立正确的社会道德规范，防止性犯罪。

3. 法制和品德教育　青少年思想尚未稳定，易受外界一些错误的或不健康的因素影响。因此，青少年需要接受系统的法制教育，学习助人为乐、勇于上进的道德风尚，自觉抵制腐化堕落思想的影响。

4. 预防疾病和意外　对结核病、风湿病、沙眼、屈光不正、龋病、肥胖、神经性厌食和脊柱弯曲等疾病应进行重点防治，可定期体格检查，做到早发现、早治疗。女孩月经初潮易出现月经紊乱、痛经等，需尽早到专科诊疗。意外创伤和事故是男性青少年常见的问题，包括运动创伤、车祸、溺水、打架斗殴等，应继续进行安全教育。

5．防治常见的心理行为问题　青少年最常见的心理行为问题为多种原因引起的出走、自杀及对自我形象不满（2016）等，其中，自杀在女孩中较多见。家庭及社会应给予重视，并采取积极的措施解决此类问题。

六、妇女保健

1．青春期保健　一级预防：培养良好的健康行为。重点给予经期卫生保健指导（2015），乳房保健指导，进行青春期心理卫生和性知识教育及性道德培养。二级预防：学校保健，定期体格检查。三级预防：指青春期女性疾病的治疗和康复。

2．围婚期保健　做好围婚期保健，可以避免近亲间、传染病及遗传病病人间不适宜的婚配或生育，从而提高生活质量和人口素质。

3．生育期保健：维护正常的生殖功能。给予计划生育指导。

4．围生期保健（2017）

（1）孕前期保健：指导夫妇双方选择最佳的受孕时期，长时间使用药物避孕者应停药改为工具避孕 6 个月后再妊娠。

（2）孕期保健

①孕早期：加强孕期卫生，饮食营养等方面的健康教育。

②孕中期：胎儿生长发育较快的时期，应定期进行产前检查。

③孕晚期：胎儿发育最快。指导孕妇注意补充营养，防止贫血等并发症。

（3）分娩期保健：五防（防滞产，防感染，防产伤，防产后出血，防新生儿窒息）、一加强（加强对高危妊娠的产时监护和产程处理）。

（4）产褥期保健：预防产后出血、感染等并发症的发生，促进产妇产后生理功能恢复。产后访视开始于产妇出院后 3 日内、产后 14 日和 28 日，共 3 次。

（5）哺乳期保健：向产妇及家人宣传母乳喂养的优点。

①可促进母婴健康，最适合婴儿的消化吸收，且经济、方便。

②母乳中含有多种免疫物质，能提高婴儿的免疫功能。

③有助于婴儿面部正常发育，并有利于牙齿的发育，同时吸吮刺激可促进子宫收缩，防止产后出血。

④可促进婴儿的心理健康发育。

⑤母乳喂养可降低母亲患乳腺癌、卵巢癌的危险性。

5．围绝经期保健

（1）合理安排生活，加强营养，适度运动。指导其保持外阴部清洁，防止感染，定期进行妇科常见疾病及肿瘤的筛查。

（2）应鼓励并指导妇女进行缩肛运动，每日 2 次，每次 15 分钟。

（3）必要时应用激素替代疗法或补充钙剂等综合措施防治围绝经期综合征和骨质疏松。

（4）指导避孕至停经 1 年以上，宫内节育器于绝经 1 年后取出。

七、老年保健

1. 老年人的特点

（1）生理变化特点（2015）

①形体的变化：身高下降、<u>体重减轻</u>；须发变白，脱落；皮下脂肪和弹力纤维减少，皮肤变薄、松弛、失去光泽，皱纹加深，眼睑下垂，眼球凹陷，皮肤色素沉着；牙龈萎缩，牙齿松动脱落；关节活动不灵活。

②生理功能的变化：突出表现为器官功能的下降。如视力和听力的下降；嗅觉减退；味觉敏感性降低；皮肤感觉迟钝；呼吸功能减低；<u>心排血量减少，血管弹性调节作用降低</u>；消化吸收不良，药物代谢速度减慢，代偿功能降低；肾清除功能减弱；生育功能与性功能下降；脑组织萎缩、骨质疏松；免疫系统功能下降，防御能力低下等。由此，导致老年人器官储备能力减弱，对环境的适应能力下降，容易出现各种慢性退行性疾病。

（2）心理变化特点

①记忆与思维的改变：记忆的变化是一个比较敏感的指标。老年人记忆的变化表现在<u>回忆、机械记忆能力下降，而逻辑记忆能力没有明显下降</u>（2015）。老年人由于在记忆方面的衰退，导致思维的敏捷程度、流畅性、灵活性、独特性及创造性明显下降，出现思维迟钝、强制性思维及逻辑障碍等表现。

②情绪情感与意志：老年人的情绪情感过程和意志过程因社会地位、生活环境、文化素质、个性特点的不同而有较大差异。

③人格：老年人的人格较为稳定。老年人的人格改变主要表现为<u>不同性质的行为障碍</u>，如过于谨慎、固执、多疑、保守；因各种原因而引起的<u>孤独感、焦虑不安、怀旧和发牢骚</u>。

（3）社会生活改变特点

①生活方式的变化：老年人离退休后，工作生活方式发生了很大的变化，退休后家庭成为老年人活动的主要场所。老年人离退休后在家中时间延长，工作内容减少，在家庭中的角色也发生了改变，这就使老年人感到极为不适，会引起老年人一系列的健康问题。

②不幸生活事件发生：如丧偶、再婚阻力、晚年丧子（女）、家庭不和睦、经济困窘等，对老年人的精神打击尤为沉重，不仅留下心灵创伤，也可诱发一些躯体疾病，如冠心病、脑血管意外等。

2. 老年人的保健指导

（1）娱乐与运动：科学地进行体育锻炼，可促进血液循环，增强心肺功能，增加肠蠕动，促进消化液的分泌，活跃神经系统，促进代谢产物的排出，调畅情志，延缓身体功能的衰退。因此，要鼓励老年人进行适宜的娱乐和健康活动。

1）运动原则

①重视有助于心血管健康的运动：如散步、慢跑、游泳、骑车等。

②重视适度的重量训练：如握小杠铃、举小沙袋、拉轻型弹簧带等，重量不宜过重，每次不宜时间过长，以免受伤。适量的重量训练对减缓骨质丧失、防止肌肉萎缩、维持各器官的正常功能均有重要作用。

③注意维持"平衡"体能运动：包括肌肉伸展、重量训练、弹性训练等多种方面的运动。运动的搭配，视个人状况而定。

④高龄老年人和体质衰弱者的运动：尽量选择不良反应较小的运动，如以慢走替代跑步，游泳替代健身操等。

⑤关注与锻炼相关的心理因素：老年人在锻炼时往往会产生一些负面情绪，因此保健指导者在为老年人制订科学的健身计划时，应关注这些负面情绪，并加以调整。

2）娱乐与运动项目：适合老年人的娱乐运动项目较多，可根据年龄、性别、体质状况、锻炼基础、兴趣爱好和周围环境等因素综合考虑选择适宜的项目进行活动。适宜老年人健身的项目有唱歌、跳舞、散步、慢跑、游泳、体操、太极拳等。卧床的老年人，可在床上做肢体屈伸、翻身、梳头、洗脸等活动，争取坐起、下床、辅助行走。

3）运动时注意事项

①空腹及饱餐后不宜立即运动：以防发生低血糖。

②注意病情、气候变化：急性疾病、心绞痛或呼吸困难、精神受刺激及恶劣天气情况下，老年人应暂停锻炼。

③运动量不宜过大。

④活动动作应柔和：行走、转头、弯腰不宜过快，动作不宜过猛。

⑤合理安排运动时间：刚开始运动时，运动时间不宜过长，可根据自身情况安排，形成规律后，可每天活动1~2次，每次半小时左右，一天运动时间以不超过2小时为宜。气温适宜时运动最好选择在早晨。

⑥选择合适的运动场地：公园、树林、操场、疗养院等。

⑦自我监测运动强度：适宜的运动量对老年人的健康是非常重要的，运动时的最大心率可反映机体的最大摄氧量，摄氧量又是机体对运动负荷耐受的一个指标。运动后最适宜心率（次/分）＝170－年龄，身体健康者可用180作减数。监测时应结合自我感觉综合判断，如运动中出现严重的胸闷、心绞痛或心率减慢，甚至心律失常，应立即停止运动，及时治疗。

（2）营养与饮食：老年人对甜、咸味感觉阈值升高，势必增加糖、盐的摄入量，这成为老年人内分泌疾病和心血管疾病发生的主要诱因。另外，胃酸分泌减少，营养吸收障碍等原因导致老年人消化吸收功能低下，常导致消瘦、贫血等疾病的发生。

①营养平衡与饮食搭配：应适当控制热量摄入，避免摄入高糖、高脂肪食物，应多食蔬菜、水果等。提倡食用植物油和低盐饮食。老年人易发生骨质疏松、骨折，应适当增加钙质丰富的食物的摄入，如奶类及奶制品、豆类及豆制品、核桃、花生等。鼓励老年人多饮水，每天饮水量在1500ml左右为宜。

②饮食烹调：烹调的时间不宜过长，以减少食物中对人体有益的维生素的损失。适当加酸味及香辛调味品以刺激胃酸分泌、提高食欲，避免老年人糖、盐摄入过多。

③进餐准备：保证空气新鲜，选择合适的体位，根据老年人的体质情况，尽量取坐位或半坐位。

④进餐方式：有自理能力的老年人，应鼓励其自己进餐；进餐有困难者可用一些特殊餐具，尽量维持老年人进餐的能力；自己不能进餐者，应喂食，喂食速度不可过快，注意与老年人的配合；不能经口进食者可在专业人员的指导下，通过鼻饲、肠道高营养等方法为老年人输送食物和营养。

⑤注意事项：注意饮食卫生、餐具卫生。不吃烟熏、烧焦或发霉的食物，预防癌症的发生。适当多食含纤维素丰富的食物，预防便秘。强调饮食定时定量、少量多餐、不宜过饱。

（3）休息与睡眠

①休息：休息有利于解除疲劳，有利于疾病的恢复。从事某种活动时间不可太长，注意经常变换体位。另外，老年人在改变体位时，应注意防止直立性低血压或跌倒等意外的发生。起床时应先在床上休息片刻，活动肢体后再准备起床。

②睡眠：合理安排老年人的日常生活，劳逸结合，减少浅睡眠时间，提高睡眠质量，改善老年人的健康状态。

（4）安全与防护：老年人常会发生一些意外事故。最常见的事故有跌倒、呛噎、坠床、服错药、交叉感染等。

1）预防跌倒：老年人由于机体老化、脑组织萎缩、身体控制平衡能力下降、听力和视力减退、直立性低血压等内在原因，或其他如穿着不合体、地面打滑、不平、光线过暗等外部原因，易引起跌倒。

①光线充足：老年人所居住的环境应有足够的采光，夜间室内应有照明，特别在卧室与卫生间之间应有良好的夜间照明设施（2011）。光线宜分散柔和，避免强而集中的光线。

②居室布置合理：老年人生活环境的布局应结合老年人生活习惯和生活需要，室内布置无障碍物，家具的选择与摆设应着重于老年人的使用方便和安全舒适。

③穿着合体：老年人的衣裤不宜过长、鞋不宜过大，裤腿过长会影响行走，甚至直接导致跌倒。鞋袜合脚，有利于维持走路时的身体平衡，尽量不穿拖鞋。

④地面平整防滑：各居室间尽量不设置门槛，地面应防湿、防滑。盥洗室应安装坐便器和扶手。浴池不宜过高，以便于老年人进出；浴池边要垫防滑垫。洗澡时间不宜过长，水温不宜过高，提倡坐式淋浴。浴室的门宜为外开式，以便发生意外时可入室救助。对有直立性低血压者，尽量夜间不要去厕所大小便，可在睡前准备好夜间所需物品和便器，需要下床时应有人陪伴。

⑤动作适度：老年人在变换体位时动作不宜过快，以防止直立性低血压。在行走前应先站稳，再起步；对行动不便者，应有人搀扶或使用拐杖。

⑥注意外出安全：老年人外出，应避开上下班高峰，并鼓励老年人穿戴色彩鲜艳的衣帽，以便引起路人和驾驶员的注意，减少意外伤害的危险。

2）预防坠床：睡眠中翻身幅度较大或身材高大的老年人，在条件允许的情况下尽量选用宽大舒适的床具，必要时睡觉前于床边安放椅子加以挡护。夜间卧室内应留置光线柔和的长明灯，以避免因看不清床界而坠床。意识障碍的老年人应加用床档或请专人陪护。

3）预防呛噎：平卧位进食或进食速度过快、进食过程中说笑、看电视等易发生呛噎。因此老年人进食时体位应合适，尽量采取坐位或半卧位。进食速度宜慢，宜小口进食。进食时应集中注意力，不要说笑或看电视。吃干食易噎者，尽量少吃干食，必要时于进食时准备水或汤；进稀食易呛者，可将食物加工成糊状。

4）用药安全：老年人由于肝肾功能减退，易导致药物蓄积中毒。因此老年人用药应注意：宜先就医后用药；用药种类宜少不宜多；用药剂量宜小不宜大；用药时间宜短不宜长；药性宜温不宜剧；中西药不要重复使用；严格控制抗生素及滋补药的使用；对长期用药者，要坚持服用，并注意观察不良反应（2016）。鼓励老年人多锻炼身体，以预防为主，勿滥用药，必要时帮助老年人正确合理用药，避免不必要的不良反应。

①遵守医疗原则：用药种类宜少，服用的药物应有明确的标志，详细注明服用的时间、

剂量和方法，以防发生药物过量、误服等意外。

②注意服药安全：服药时尽量避免取卧位，而应取站立位、坐位或半卧位，以免发生呛咳，并有利于药物顺利进入胃内以尽快发挥作用。

③足量温水服药：指导老年人用温水服药后，再多饮几口水，使药片能顺利咽下。

④观察药物的不良反应：观察药物的不良反应，如有不良反应发生，及时就医。

（5）预防感染：老年人免疫力低下，对疾病的抵抗力较弱，尽量不要到人多的公共场合。

（6）心理保健

1）老年人常见的心理问题有：焦虑、抑郁、孤独和自卑等（2011）。

2）心理问题的主要原因：老化及各种疾病引起的部分或全部生活自理能力下降；各种应激事件；生活环境缺少交流沟通、关爱。

3）主要的防护措施

①指导老年人保持良好的心态。

②鼓励老年人培养广泛的兴趣爱好。

③针对各种病因，积极治疗，控制症状，防止复发。

④帮助老年人子女尊重、体贴老年人，热情温馨地接纳老年人，尽量多地陪伴老年人。

第18章 中医基础知识

1. 中医学理论体系的主要特点

（1）整体观念：整体观念认为，人体是一个由多层次结构构成的有机整体。构成年人体的各个部分之间，各个脏腑形体官窍之间，结构上不可分割，功能上相互协调、相互为用，病理上相互影响。

①人体是一个有机整体：人体是一个内外联系、自我调节和自我适应的有机整体。

②人与自然环境的统一性："天人一体"的整体观。

③人与社会环境的统一性：人生活在纷纭复杂的社会环境中，其生命活动必然受到社会环境的影响。人与社会环境是统一的，相互联系的。

（2）<u>辨证论治：是中医学认识疾病和处理疾病的基本原则</u>。中医学在认识和处理疾病的过程中，既强调辨证论治，又讲究辨证与辨病相结合。

①辨证：是在认识疾病的过程中确立证候的思维和实践过程，即将<u>四诊（望、闻、问、切）（2011）</u>所收集的有关疾病的所有资料，包括症状和体征，运用中医学理论进行分析、综合，辨清疾病的原因、性质、部位及发展趋向，然后概括、判断为某种性质的证候的过程。<u>中医在诊治疾病的活动中，主要在于**辨证**（2016）</u>。

②论治：是在通过辨证思维得出证候诊断的基础上，确立相应的治疗原则和方法，选择适当的治疗手段和措施来处理疾病的思维和实践过程。

2. 中医基础理论

（1）阴阳学说

①阴阳：是中国古代哲学的一对范畴，是对自然界相互关联的某些事物或现象对立双方属性的概括。

②基本内容：阴阳相互对立、阴阳相互依存、阴阳相互消长、阴阳相互转变。

（2）五行学说

1）<u>五行：即木、火、土、金、水五种物质及其运动变化（2011）</u>。

2）基本内容

①相生与相克：五行相生次序是：木生火，火生土，土生金，金生水，水生木；五行相克次序是：木克土、土克水、水克火、火克金、金克木。

②相乘与相侮：五行相乘的次序与相克相同，即木乘土，土乘水，水乘火，火乘金，金乘木；五行相侮的次序是：木侮金，金侮火，火侮水，水侮土，土侮木。

③母子相及：五行的母子相及包括母病及子和子病及母两种情况，皆属于五行之间相生关系异常的变化。

（3）精、气

1）精：有广义与狭义之分：狭义之"精"即指通常所说的生殖之精；<u>广义之"精"泛</u>

指一切精微物质，包括气、血、津液和从食物中摄取的营养物质，故称作"精气"。

2）气：是构成年人体和维持人体生命活动的最基本物质。

①元气：是人体最根本、最重要的气，是人体生命活动的原动力。

②宗气：由谷气与自然界清气相结合而积聚于胸中的气。

③营气：行于脉中而具有营养作用之气。

④卫气：具有防御作用而运行于脉外之气（2017）。

精与气相对而言：精有形，是气的化生本原，藏寓于脏腑之中，主静而属阴；气无形，由精化生，运行于全身上下内外，主动而属阳。

3）功能

①精的功能：繁衍生命、濡养、化血、化气、化神。

②气的功能：推动作用、温煦作用、防御作用、固摄作用、气化作用。

（4）血

①血：是循行于脉中而富有营养的红色液态物质，是构成年人体和维持人体生命活动的基本物质之一。

②功能：濡养、化神。

（5）津液

①津液：是机体一切正常水液的总称，包括各脏腑形体官窍的内在液体及其正常的分泌物。津液是构成年人体和维持生命活动的基本物质之一。

②功能：滋润濡养、充养血脉。

（6）神

①神：是人体生命活动的主宰及其外在总体表现的统称。神的内涵是广泛的，既是一切生理活动、心理活动的主宰，又包括了生命活动外在的体现，其中又将意识、思维、情感等精神活动归为狭义之神的范畴。

②功能：调节精、气、血、津液的代谢，调节脏腑的生理功能，主宰人体的生命活动。

（7）藏象

1）藏象的基本概念

①"藏"：是藏于体内的内脏，包括五脏（肝、心、脾、肺、肾）（2012）、六腑（胆、胃、小肠、大肠、膀胱、三焦）和奇恒之腑（脑、髓、骨、脉、胆、女子胞）。由于五脏是所有内脏的中心，故"藏"之所指，实际上是以五脏为中心的五个生理病理系统。

②"象"：是这五个生理病理系统的外在现象和比象，其含义有二：一是指表现于外的生理病理征象；二是指内在以五脏为中心的五个生理病理系统与外在自然环境的事物与现象类比所获得的比象。

2）五脏的主要生理功能（2014）

①心：主血脉、藏神。在体合脉，其华在面；在窍为舌；在志为喜；在液为汗；与夏气相通应。

②肺：主气司呼吸；主行水，朝百脉；主治节。在体合皮，其华在毛；在窍为鼻，喉为肺之门户；在志为忧（悲）；在液为涕；与秋气相通应。

③脾：主运化、主统血。在体合肉，主四肢；在窍为口，其华在唇；在志为思；在液为涎；与长夏之气相通应。

④肝：主疏泄、主藏血。在体合筋，其华在爪；在窍为目；在志为怒；在液为泪；与春气相通应。

⑤肾：藏精，主生长发育生殖与脏腑气化；主水；主纳气。在体合骨，生髓，其华在发；在窍为耳及二阴；在志为恐；在液为唾；与冬气相通应。

3）六腑的主要生理功能

①胆：贮藏和排泄胆汁、主决断。

②胃：主受纳水谷；主腐熟水谷。

③小肠：主司精神活动；主司感觉运动。

④大肠：接受小肠下传的糟粕，吸收其中多余的水分，使之成大便排出体外。

⑤膀胱：储尿和排尿。

⑥三焦：有总司人体的气化作用，为水液代谢的通路。

人体以五脏为中心，与六腑相配合，以精、气、血、津液为物质基础，通过经络的联络作用，使脏与脏、脏与腑、腑与腑、脏与奇恒之腑之间密切联系，将人体构成一个有机整体。

（8）经络

①基本概念：是经脉和络脉的总称，是运行全身气血，联络脏腑形体官窍，沟通上下内外，感应传导信息的通路系统，是人体结构的重要组成部分。

②组成：由经脉、络脉及其连属部分组成。经脉是经络系统的主干，主要有正经、经别和奇经三大类。络脉，是经脉的小分支，有别络、浮络、孙络之分。经络对内连属各个脏腑，对外连于筋肉、皮肤而称为经筋和皮部。

（9）病因

1）基本概念：凡能导致疾病发生的原因，即称为病因。可分为六淫、厉气、七情内伤、饮食失宜、劳逸失度、病理产物及其他病因七类。

2）六淫：为外感病因之一。当自然界气候异常变化，或人体抵抗力下降时，正常的六气变为六淫而侵害人体，导致外感病的发生。六淫即风、寒、暑、湿、燥、火（热）六种外感病邪的统称。六淫的共同致病特点有外感性、季节性、地域性、相兼性。

①风邪：风为阳邪，轻扬开泄，易袭阳位。风性善行而数变。风性主动。风为百病之长。

②寒邪：寒为阴邪，易伤阳气。寒性凝滞。寒性收引。

③湿邪：湿为阴邪，易损伤阳气，阻遏气机。湿性重浊。湿性黏滞。湿性趋下，易袭阴位。

④燥邪：燥性干涩，易伤津液。燥易伤肺。

⑤火邪：火热为阳邪，其性燔灼趋上。火热易扰心神。火热易伤津耗气。火热易生风动血。火邪易致疮痈。

⑥暑邪：暑为阳邪，其性炎热。暑性升散，扰神伤津耗气。暑多挟湿。

3）疠气

①基本概念：指一类具有强烈致病性和传染性的外感病邪。

②疠气的致病特点：发病急骤，病情危笃。传染性强，易于流行。一气一病，症状相似。

4）七情内伤

①概念：是指喜、怒、忧、思、悲、恐、惊（2012）七种引发或诱发疾病的情志活动。七情反应太过或不及，超越了人体生理和心理的适应和调节能力，损伤脏腑精气，导致功能

失调，或人体正气虚弱，脏腑精气虚衰，对情志刺激的适应和调节能力低下，引发或诱发疾病时，七情则成为病因而称之为"七情内伤"。

②致病特点：七情损伤相应之脏。七情首先影响心神。数情交织，多伤心肝脾。易损伤潜病之脏腑。

5）饮食失宜：可分为两类，一是摄食行为乖戾，有失常度，如饥饱失常、饮食偏嗜等；二是所食之物不洁或不当。

6）劳逸失度：如果劳逸失度，或长时间过于劳累，或过于安逸静养，都不利于健康，可导致脏腑经络及精、气、血、津液、神的失常而引起疾病发生。

7）病理产物

①痰饮：痰饮是人体水液代谢障碍所形成的病理产物。致病特点：阻滞气血运行；影响水液代谢；易于蒙蔽心神；致病广泛，变幻多端。

②瘀血：是指体内血液停积而形成的病理产物。致病特点：易于阻滞气机；影响血脉运行；影响新血生成；病位固定，病证繁多。

③结石：是指体内某些部位形成并停滞为病的沙石样病理产物或结块。致病特点：多发于肝、肾、胆、胃、膀胱等；病程较长，病情轻重不一；阻滞气机，损伤脉络。

（10）发病：中医学认为发病原理在于邪正相搏，其主要内容包括发病的基本原理和影响发病的主要因素两个方面。

3. 中医的四诊　四诊包括望、闻、问、切四种诊断方法，简称"四诊"（2011、2016）。

（1）望诊：是医生运用视觉对人体外部情况进行有目的的观察，以了解健康状况，测知病情的方法。主要包括：全身望诊（望神、望色、望形、望态），局部望诊（望头面、五官、躯体、四肢、二阴、皮肤），望舌（望舌体、舌苔），望排出物（望痰涎、呕吐物、大便、小便）和望小儿食指指纹五个部分。

（2）闻诊：是通过听声音和嗅气味来诊察疾病的方法。听声音包括诊察病人的声音、呼吸、语言、咳嗽、心音、呕吐、呃逆、嗳气、太息、喷嚏、哈欠、肠鸣等各种响声。嗅气味包括嗅病体发出的异常气味、排出物的气味及病室的气味。

（3）问诊：是医生通过对病人或陪诊者进行有目的的询问，以了解病情的方法。问诊的内容主要包括一般情况、主诉、现病史、既往史、个人生活史、家族史等。

①问寒热：临床上常见的寒热症状有恶寒发热、但寒不热、但热不寒、寒热往来四种类型。恶寒发热指病人恶寒与发热同时出现，是表证的特征性症状；但寒不热指病人只感寒冷而不发热的症状，是寒证的特征证候；但热不寒指病人只发热，而无怕冷之感的症状，多系阳盛或阴虚所致，是里热证的特征证候；寒热往来指病人自觉恶寒与发热交替发作的症状。是正邪相争，互为进退的病理反应，为半表半里证寒热的特征。

②问汗：特殊汗出，指具有某些特征的病理性汗出。见于里证。主要有自汗、盗汗、绝汗、战汗、冷汗、热汗、黄汗。

③问疼痛：问疼痛，应注意询问疼痛的部位、性质、程度、时间及喜恶等。

④问二便：应注意询问二便的性状、颜色、气味、时间、便量、排便次数、排便时的感觉以及兼有症状等。正常情况大便：健康人每日一次，成形不燥，排便通畅，多呈黄色；小便：日间排尿 3～5 次，夜间 0～1 次，每昼夜总尿量为 1000～1800ml。

（4）切诊：就是医者用手触摸病人身体的某些部位，了解疾病。切脉是医者用手按寸口而得动脉应指的形象，来辨别病证的部位、性质及正邪盛衰的一种诊断方法。切脉分为三部：寸、关、尺。

4．中医辨证方法

（1）基本概念：八纲指表、里、寒、热、虚、实、阴、阳八个纲领。根据病情资料，运用八纲进行分析综合，从而辨别疾病现阶段病变部位的浅深、病情性质的寒热、邪正斗争的盛衰和病证类别的阴阳，以作为辨证纲领的方法，称为八纲辨证。

（2）表里辨证

①表证：指六淫、疫病等邪气，经皮毛、口鼻侵入机体的初期阶段，正（卫）气抗邪于肤表浅层，以新起恶寒发热为主要表现的轻浅证候。临床表现为新起恶风寒，或恶寒发热，头身疼痛，喷嚏，鼻塞，流涕，咽喉痒痛，微有咳嗽、气喘，舌淡红，苔薄，脉浮。

②里证：指病变部位在内，脏腑、气血、骨髓等受病所反映的证候。临床表现：概而言之，凡非表证（及半表半里证）的特定证候，一般都属里证的范畴，即所谓"非表即里"。其证候特征是无新起恶寒发热并见，以脏腑症状为主要表现。

（3）寒热辨证

①寒证：指感受寒邪，或阳虚阴盛所表现的具有冷、凉特点的证候。有实寒证、虚寒证之分。临床表现：常见恶寒，畏寒，冷痛，喜暖，口淡不渴，肢冷蜷卧，痰、涎、涕清稀，小便清长，大便稀溏，面色白，舌淡，苔白而润，脉紧或迟等。

②热证：指感受热邪，或脏腑阳气亢盛，或阴虚阳亢，导致机体功能活动亢进所表现的具有温、热特点的证候。有实热证、虚热证之分。临床表现：常见发热，恶热喜冷，口渴欲饮，面赤，烦躁不宁，痰、涕黄稠，小便短黄，大便干结，舌红，苔黄燥少津，脉数等。

（4）虚实辨证

①实证：指人体感受外邪，或疾病过程中阴阳气血失调，体内病理产物蓄积，以邪气盛、正气不虚为基本病理，表现为有余、亢盛、停聚特征的各种证候。临床表现：一般是新起、暴病多实证，病情急剧者多实证，体质壮实者多实证。

②虚证：指人体阴阳、气血、津液、精髓等正气亏虚，而邪气不著，表现为不足、松弛、衰退特征的各种证候。临床表现：一般以久病、势缓者多虚证，耗损过多者多虚证，体质素弱者多虚证。

（5）阴阳辨证

①阴证：凡见抑制、沉静、衰退、晦暗等表现的里证、寒证、虚证，以及症状表现于内的、向下的、不易发现的，或病邪性质为阴邪致病、病情变化较慢的，均属阴证范畴。临床表现：面色㿠白或暗淡，精神萎靡，身重蜷卧，畏冷肢凉，倦怠无力，语声低怯，纳差，口淡不渴，小便清长或短少，大便稀溏，舌淡胖嫩，脉沉迟、微弱。

②阳证：凡见兴奋、躁动、亢进、明亮等表现的表证、热证、实证，以及症状表现于外的、向上的、容易发现的，或病邪性质为阳邪致病、病情变化较快等。临床表现：面色赤，恶寒发热，肌肤灼热，烦躁不安，语声高亢，呼吸气粗，喘促痰鸣，口干渴饮，小便短赤涩痛，大便秘结奇臭，舌红绛，苔黄黑生芒刺，脉浮数、洪大、滑实。

5．中医治病八法

（1）汗法：运用发汗的方药，使病人出汗而逐邪外出的一种治法。

（2）吐法：引导病邪或有害物质，使从口涌吐的方法。

（3）下法：用通泻大便的方法，排除蓄积。

（4）和法：用和解的方法。

（5）温法：祛除寒邪和补益元阳的方法。

（6）清法：治疗热证，有清热保津，除烦解渴作用。

（7）消法：消散、消导、破消，具有渐消缓散，破坚消积作用。

（8）补法：补益人体阴阳气血之不足或脏腑虚损，以增强机体功能。

6. 中药

（1）四气：即中药的寒、热、温、凉四种药性，反映药物在影响人体阴阳盛衰，寒热变化方面的作用倾向。中药四气中，温热与寒凉属于两类不同的性质，温热属阳，寒凉属阴，故四性从本质而言，实际上是寒热二性。

（2）五味：是指酸、苦、甘、辛、咸（2015）五种味道。酸，有收敛、固涩等作用；苦，有泻火、燥湿、通泄、下降等作用；甘，有滋补、和中或缓急的作用；辛，有发散、行气等作用；咸，有软坚、散结等作用。

（3）中药汤剂的煎煮方法：用具以砂锅、瓦罐为最佳（2017）；搪瓷罐次之，忌用铜、铁器。水质洁净新鲜。火候先武后文，未沸腾前用武火，沸腾后用文火。先将药材用冷水浸泡 30～60min；一般煎两次，第一次加水至超过药面 3～5cm，第二次加水至超过药面 2～3cm；两次药液滤渣混合分两次服用。一般解表药、清热药宜武火，沸后 3～5min 即可；补益药宜文火，沸后再煎 30min 左右。

第 19 章　法规与护理管理

一、与护士执业注册相关的法律法规

1. 护士条例　2008 年 1 月 23 日国务院第 206 次常务会议通过，并于 2008 年 5 月 12 日开始实施，以下简称《条例》。《条例》是在国家卫生计生委 1993 年 3 月 26 日发布的《护士管理办法》实施的基础上修订而成。条例共 6 章 35 条，包括总则、执业注册、权利和义务、医疗卫生机构的职责、法律责任和附则 6 个部分。

（1）护士执业注册应具备的条件（2015）：①具有完全民事行为能力（2014）；②在中等职业学校、高等学校完成国务院教育主管部门和国务院卫生主管部门规定的普通全日制 3 年以上的护理、助产专业课程学习，包括在教学、综合医院完成 8 个月以上护理临床实习（2014），并取得相应学历证书；③通过国务院卫生主管部门组织的护士执业资格考试；④符合国务院卫生主管部门规定的健康标准：无精神病史；无色盲、色弱、双耳听力障碍；无影响履行护理职责的疾病、残疾或者功能障碍（2014）。

（2）护士的权利和义务：详见护理伦理相关内容。

（3）护士执业中医疗卫生机构的职责。

1）医疗卫生机构配备护士的数量不得低于国务院卫生主管部门规定的护士配备标准。

2）医疗卫生机构不得允许下列人员在本机构从事诊疗技术规范规定的护理活动（2012）：①未取得护士执业证书的人员（2013）；②未依照本条例第九条的规定办理执业地点变更手续的护士；③护士执业注册有效期届满未延续执业注册的护士。教学、综合医院进行护理临床实习的人员应当在护士指导下开展有关工作。

3）医疗卫生机构应当为护士提供卫生防护用品，并采取有效的卫生防护措施和医疗保健措施。

4）医疗卫生机构应当执行国家有关工资、福利待遇等规定，按照国家有关规定为在本机构从事护理工作的护士足额缴纳社会保险费用，保障护士的合法权益。对在艰苦边远地区工作，或者从事直接接触有毒有害物质、有感染传染病危险工作的护士，所在医疗卫生机构应当按照国家有关规定给予津贴。

5）医疗卫生机构应当制订、实施本机构护士在职培训计划，并保证护士接受培训。护士培训应当注重新知识、新技术的应用；根据临床专科护理发展和专科护理岗位的需要，开展对护士的专科护理培训。

6）医疗卫生机构应当按照国务院卫生主管部门的规定，设置专门机构或者配备专（兼）职人员负责护理管理工作。

7）医疗卫生机构应当建立护士岗位责任制并进行监督检查。护士因不履行职责或者违反职业道德受到投诉的，其所在医疗卫生机构应当进行调查。经查证属实的，医疗卫生机构应当对护士做出处理，并将调查处理情况告知投诉人。

（4）护士执业注册的法律责任。

1）医疗卫生机构有下列情形之一的，由县级以上地方人民政府卫生主管部门依据职责分工责令限期改正，给予警告；逾期不改正的，根据国务院卫生主管部门规定的护士配备标准和在医疗卫生机构合法执业的护士数量核减其诊疗科目，或者暂停其6个月以上1年以下执业活动。国家举办的医疗卫生机构有下列情形之一、情节严重的，还应当对负有责任的主管人员和其他直接责任人员依法给予处分：①违反本条例规定，护士的配备数量低于国务院卫生主管部门规定的护士配备标准的；②允许未取得护士执业证书的人员或者允许未依照本条例规定办理执业地点变更手续、延续执业注册有效期的护士在本机构从事诊疗技术规范规定的护理活动的。

2）医疗卫生机构有下列情形之一的，依照有关法律、行政法规的规定给予处罚；国家举办的医疗卫生机构有下列情形之一、情节严重的，还应当对负有责任的主管人员和其他直接责任人员依法给予处分：①未执行国家有关工资、福利待遇等规定的；②对在本机构从事护理工作的护士，未按照国家有关规定足额缴纳社会保险费用的；③未为护士提供卫生防护用品，或者未采取有效的卫生防护措施、医疗保健措施的；④对在艰苦边远地区工作，或者从事直接接触有毒有害物质、有感染传染病危险工作的护士，未按照国家有关规定给予津贴的。

3）护士在执业活动中有下列情形之一的，由县级以上地方人民政府卫生主管部门依据职责分工责令改正，给予警告；情节严重的，暂停其6个月以上1年以下执业活动，直至由原发证部门吊销其护士执业证书：①发现病人病情危急未立即通知医师的；②发现医嘱违反法律、法规、规章或者诊疗技术规范的规定，未依照本条例第十七条的规定提出或者报告的；③泄露病人隐私的；④发生自然灾害、公共卫生事件等严重威胁公众生命健康的突发事件，不服从安排参加医疗救护的。护士在执业活动中造成医疗事故的，依照医疗事故处理的有关规定承担法律责任。

4）护士被吊销执业证书的，自执业证书被吊销之日起2年内不得申请执业注册。

2．护士执业注册的申请与管理

（1）**首次护士执业注册：**护士首次执业注册应当自通过护士执业资格考试之日起3年内提出执业注册申请，提交学历证书及专业学习中的临床实习证明、护士执业资格考试成绩合格证明、健康体检证明以及医疗卫生机构拟聘用的相关材料，接受审核。护士执业注册有效期为5年。

（2）**变更护士执业注册：**执业地点发生变化的，应办理执业注册变更（2011）。护士变更执业注册也需提交护士变更注册申请审核表和申请人的《护士执业证书》，受理及注册机关应在7个工作日内进行审查，护士变更注册后其执业许可期限也为5年（2012）。

（3）延续护士执业注册：申请应于有效期届满前30日提出申请。

（4）重新护士执业注册：对注册有效期届满未延续注册的、受吊销《护士执业证书》处罚，自吊销之日起满2年的护理人员，需要重新进行执业注册。

（5）注销护士执业注册：注销护士执业注册的特定情形包括由于未申请延续护士执业注册、延续执业注册的申请未被批准而造成护士执业注册有效期届满未延续的；护士死亡或者因身体健康等原因丧失行为能力；护士执业注册被依法撤销、撤回，或者依法被吊销。

二、与临床护理工作相关的法律法规

1. **传染病防治法**　制定《传染病防治法》的目的是为了预防、控制和消除传染病的发生与流行，保障人体健康和公共卫生。传染病防治法列入的法定传染病共计 39 种，甲类 2 种，乙类 26 种，丙类 11 种。**传染性非典型肺炎和炭疽中的肺炭疽属于乙类传染病，但按照甲类传染病管理。**

（1）立法目的和方针：为了预防、控制和消除传染病的发生与流行。

（2）各级政府在传染病防治工作中的职责：各级人民政府领导传染病防治工作。县级以上人民政府制定传染病防治规划并组织实施。

（3）卫生行政部门和有关部门的职责：国家卫生计生委主管全国传染病防治及其监督管理工作。县级以上地方人民政府卫生行政部门负责本行政区域内的传染病防治及其监督管理工作。

（4）医疗机构的职责：医疗机构必须严格执行国务院卫生行政部门规定的管理制度、操作规范，防止传染病的医源性感染和医院感染。

①应当确定专门的部门或者人员，承担传染病疫情报告、本单位的传染病预防、控制及责任区域内的传染病预防工作；承担医疗活动中与医院感染有关的危险因素监测、安全防护、消毒、隔离和医疗废物处置工作。

②医疗机构的基本标准、建筑设计和服务流程，应当符合预防传染病医院感染的要求。应当按照规定对使用的医疗器械进行消毒；对按照规定一次使用的医疗器具。医疗机构应当按照传染病诊断标准和治疗要求，采取措施，提高传染病医疗救治能力。

③医疗机构应当对传染病病人或者疑似传染病病人提供医疗救护、现场救援和接诊治疗，书写病历记录及其他有关资料，并妥善保管。应当实行传染病预检、分诊制度；对传染病病人、疑似传染病病人，应当引导至相对隔离的分诊点进行初诊。

（5）**传染病疫情报告、通报和公布（2014）**：责任报告人发现甲类传染病和按照甲类管理的乙类传染病病人、病原携带者或疑似传染病病人时，应在 2 小时内报告发病地的卫生防疫机构；责任报告人发现乙类、丙类传染病病人、病原携带者或疑似传染病病人时，应于 **24 小时内报告发病地的卫生防疫机构（2017）**。

（6）传染病控制：指在传染病发生或暴发流行时，政府及有关部门为了防止传染病扩散和蔓延而采取的控制措施，包括控制传染源、切断传播途径等。

①医疗机构发现乙类或者丙类传染病病人，应当根据病情采取必要的治疗和控制传播措施。医疗机构对本单位内被传染病病原体污染的场所、物品以及医疗废物，必须依照法律、法规的规定实施消毒和无害化处置。

②患甲类传染病、炭疽死亡的，应当将尸体立即进行卫生处理，就近火化（2016）。为了查找传染病病因，医疗机构在必要时可以按照国务院卫生行政部门的规定，对传染病病人尸体或者疑似传染病病人尸体进行解剖查验，并应当告知死者家属。

（7）监督管理：县级以上人民政府卫生行政部门对传染病防治工作履行下列监督检查职责。

（8）保障措施：国务院卫生行政部门会同国务院有关部门，根据传染病流行趋势，确定全国传染病预防、控制、救治、监测、预测、预警、监督检查等项目。

2．医疗事故处理条例

（1）**医疗事故**：指医疗机构及其医务人员在医疗活动中，违反医疗卫生管理法律、行政法规、部门规章和诊疗护理规范、常规，过失造成病人人身损害的事故。医疗事故包括以下内容。

①**主体是医疗机构及其医务人员**：指依法取得执业资格的医疗卫生专业技术人员，如医师和护士等，即表明护士可能成为医疗事故的主体之一。

②**行为的违法性**：从医疗实践看，最常用、最直接的是部门关于医疗机构、医疗行为管理的规章、诊疗护理规范、常规。它们是指导具体的操作的，凡是违反了，必定要出事情。在判断是否是医疗事故时，这是最好的判断标准。

③**过失造成病人人身损害**：一是"过失"造成的，即是医务人员的过失行为，而不是有伤害病人的主观故意；二是对病人要有"人身损害"后果。

（2）**医疗事故分级**（2011、2012、2013）

①**一级医疗事故**：造成病人死亡、重度残疾的。

②**二级医疗事故**：造成病人中度残疾、器官组织损伤导致严重功能障碍的。

③**三级医疗事故**：造成病人轻度残疾、器官组织损伤导致一般功能障碍的。

④**四级医疗事故**：造成病人明显人身损害的其他后果的。

（3）**医疗事故中医疗过失行为责任程度**（2014）

①**完全责任**，指医疗事故损害后果完全由医疗过失行为造成。

②**主要责任**，指医疗事故损害后果主要由医疗过失行为造成，其他因素起次要作用。

③**次要责任**，指医疗事故损害后果主要由其他因素造成，医疗过失行为起次要作用。

④**轻微责任**，指医疗事故损害后果绝大部分由其他因素造成，医疗过失行为起轻微作用。

（4）**医疗事故预防和处置**（2011）：医疗机构及其医务人员在医疗活动中，必须严格遵守法律法规和诊疗规范，恪守职业道德。强调病历在诊疗中的重要性与病历书写的时效性。医疗事故的预案及报告制度，医务人员在医疗活动中发生或者发现医疗事故、可能引起医疗事故的医疗过失行为或者发生医疗事故争议的，应当立即逐级上报，发生或者发现医疗过失行为，医疗机构及其医务人员应当立即采取措施，防止或减轻对病人身体健康的损害。疑似输液、输血、注射、药物等引起不良后果的，医患双方应当共同对现场实物进行封存和启封，封存的现场实物由医疗机构保管（2015）。

（5）有以下情形，县级人民政府卫生行政部门应当自接到医疗机构的报告或者当事人提出医疗事故争议处理申请之日起 **7** 日内移送上一级人民政府卫生行政部门处理（2017）：①病人死亡；②可能为二级以上的医疗事故；③国务院卫生行政部门和省、自治区、直辖市人民政府卫生行政部门规定的其他情形。

（6）医疗事故的鉴定

1）医疗事故技术鉴定的法定机构是各级医学会。

2）有下列情形之一的，不属于医疗事故：①在紧急情况下为抢救垂危病人生命而采取紧急医学措施造成不良后果的；②在医疗活动中由于病人病情异常或者病人体质特殊而发生医疗意外的；③在现有医学科学技术条件下，发生无法预料或者不能防范的不良后果的；④无过错输血感染造成不良后果的；⑤因患方原因延误诊疗导致不良后果的；⑥因不可抗力造成不良后果的。

3．侵权责任法

（1）在诊疗活动中受到损害，医疗机构及其医务人员有过错的，由医疗机构承担赔偿责任（2013）。

（2）医务人员在诊疗活动中应当向病人说明病情和医疗措施。本法明确规定医务人员的"说明义务"和病人的"同意权"。体现了对病人自主决定权的尊重。

（3）因抢救生命垂危的病人等紧急情况，不能取得病人或者其亲属意见的，经医疗机构负责人或者授权的负责人批准，可以立即实施相应的医疗措施（2015）。

（4）医务人员在诊疗活动中未尽到与当时的医疗水平相应的诊疗义务，造成病人损害的，医疗机构应当承担赔偿责任。

（5）病人有损害，因下列情形之一的，推定医疗机构有过错：①违反法律、行政法规、规章以及其他有关诊疗规范的规定；②隐匿或者拒绝提供与纠纷有关的病历资料；③伪造、篡改或者销毁病历资料。本条明文规定，凡具备本条列举的三种情形之一时，应当"推定医疗机构有过错"。

（6）因药品、消毒药剂、医疗器械的缺陷，或者输入不合格的血液造成病人损害的，病人可以向生产者、血液提供机构或者医疗机构请求赔偿（2017）。

（7）医疗机构及其医务人员应当对病人的隐私保密。泄露病人隐私或者未经病人同意公开其病历资料，造成病人损害的，应当承担侵权责任。以下情形就可以属于侵犯病人隐私：第一，未经病人许可而允许学生观摩；第二，未经病人同意公开病人资料；第三，趁机窥探与病情无关的身体其他部位；第四，其他与诊疗无关故意探秘和泄露病人隐私，但如病人患有传染病、职业病以及其他涉及公共利益和他人利益的疾病就不应当隐瞒。

4．献血法

（1）我国实行无偿献血制度（2012），提倡 18 周岁至 55 周岁的健康公民自愿献血。地方各级人民政府领导本行政区域内的献血工作（2013），统一规划并负责组织、协调有关部门共同做好献血工作。县级以上各级人民政府卫生行政部门监督管理献血工作。医疗机构可以临时采集血液，但应当依照本法规定，确保采血用血安全。

（2）血站是采集、提供临床用血的机构，是不以营利为目的的公益性组织。血站对献血者必须免费进行必要的健康检查；身体状况不符合献血条件的，血站应当向其说明情况，不得采集血液。血站对献血者每次采集血液量一般为 200 毫升，最多不得超过 400 毫升，两次采集间隔期不少于 6 个月（2014、2017）。

（3）血站违反有关操作规程和制度采集血液，由县级以上地方人民政府卫生行政部门责令改正（2017）。

（4）医疗机构临床用血应制定用血计划，遵循合理、科学的原则，为了最大限度地发挥血液的功效，不得浪费和滥用血液。

（5）医疗机构的医务人员违反本法规定，将不符合国家规定标准的血液用于病人的，由县级以上地方人民政府卫生行政部门责令改正；给病人健康造成损害的，应当依法赔偿，对直接负责的主管人员和其他直接责任人员，依法给予行政处分；构成犯罪的，依法追究刑事责任。

（6）国家提倡并指导择期手术的病人自身储血，动员家庭、亲友、所在单位以及社会互助献血。为保证应急用血，医疗机构可以临时采集血液。

5．其他

（1）**艾滋病防治条例**

①社会因素在艾滋病（规范词为获得性免疫缺陷综合征）的传播中起着重要的作用，对艾滋病的防治，需要全社会的参与。

②加强宣传教育。预防为主，宣传教育为主是我国艾滋病控制的工作方针。

③严格防控医源性感染，条例规定医疗机构和出入境检验检疫机构应当按照卫生部的规定，遵守标准防护原则，严格执行操作规程和消毒管理制度，防止发生艾滋病医院感染和医源性感染。

④艾滋病毒感染者和艾滋病病人的义务：接受疾病预防控制机构或者出入境检验检疫机构的流行病学调查和指导；将感染或者发病的事实及时告知与其有性关系者（2013）；就医时，将感染或者发病的事实如实告知接诊医师；采取必要的防护措施，防止感染他人。艾滋病病毒感染者和艾滋病病人不得以任何方式故意传播艾滋病。

⑤财政保障艾滋病防治费用，免费提供多项医疗救助。

（2）**人体器官移植条例**（2013）：在中华人民共和国境内从事人体器官移植，适用本条例；从事人体细胞和角膜、骨髓等人体组织移植，不适用本条例。

①捐献人体器官，要严格遵循自愿的原则。

②从事人体器官移植的医务人员应当对人体器官捐献人、接受人和申请人体器官移植手术的病人的个人资料保密（2015）。

③活体器官接受人必须与活体器官捐献人之间有特定的法律关系，即配偶关系、直系血亲或者三代以内旁系血亲关系，或者有证据证明与活体器官捐献人存在因帮扶等形成了亲情关系（2017）。

④在摘取活体器官前或者尸体器官捐献人死亡前，负责人体器官移植的执业医师应当向所在医疗机构的人体器官移植技术临床应用与伦理委员会提出摘取人体器官审查申请。

⑤任何组织或者个人不得以任何形式买卖人体器官，不得从事与买卖人体器官有关的活动。

⑥违反本条例规定，有下列情形之一，构成犯罪的，依法追究刑事责任：a.未经公民本人同意摘取其活体器官的；b.公民生前表示不同意捐献其人体器官而摘取其尸体器官的；c.摘取未满18周岁公民的活体器官的。

三、医院护理管理的组织原则

1．**统一指挥的原则**　每个下属只能接受及服从一位上级主管的指挥，才能保证组织的行动统一，步调一致，才能显示组织的力量。在一定的组织结构中，上下级的联系构成权力系统，使每个层次职位的成员均知道他应向谁负责，下属只执行来自一个上级的指挥。统一指挥的原则对于保证组织目标的实现和组织绩效的提高具有关键的作用。

2．**专业化分工与协作的原则**　合理分工原理是指保证组织目标高效完成，组织必须实行劳动专业化，使组织成员个人的专项技能得以强化和组织整体效率得以提高，做到人尽其才，才职相称。分工原则强调，一个人可以不必掌握所有技能，而只需要掌握一项或少数几项技能并使之达到相当熟练的程度。在一定分工的基础上加强合作，达到最大提高组织绩效的目的。协作是各项工作顺利进行的保证，协调则是促进组织成员有效协作的管理手段。

3．**管理层次的原则**　层次是从上级到下级建立明确的职责、职权和联系的正式层级。管理层次的多少和管理幅度有密切的关系，管理幅度、管理层次与组织规模存在着相互制约的关系：管理幅度＋管理层次＝组织规模。

4．**有效管理幅度的原则**　管理幅度又称管理宽度，<u>是指指挥监督者或管理人员能直接有效管理下属的人数</u>。上级监督、指挥、管辖的人数越多表示控制跨度越大，人数越小则表示控制跨度越小。对于组织中任何一个层级的管理部门来说，其控制的跨度都不是随意的，均应有一定限度。护理部主任、科护士长、护士长的管理宽度要适当。如管理幅度过宽、管理人数过多、任务范围过大，部分护理人员可能存在接受不到指挥或控制，管理者则会感到工作难度大。如果管理宽度过窄，会使管理者不能充分发挥作用，造成年人力浪费。另外，管理宽度受诸多因素的影响，包括工作类型、管理者个人能力、下属人员素质等。如一般 3 个护理单元可设 1 名科护士长，有 5 位护理人员的单元可设 1 名护士长。

5．**责权统一的原则**　每个管理职位都具有某种特定的、内在的权力，任职者可以从该职位的等级或头衔中获得这种权力。责任、权力、利益三者之间是不可分割的，必须是协调的、平衡的和统一的。权力是责任的基础，有了权力才可能负起责任；责任是权力的约束，有了责任，权力拥有者在运用权力时就必须考虑可能产生的后果，不至于滥用权力；利益的大小决定了管理者是否愿意担负责任以及接受权力的程度。

6．**集权与分权的原则**　集权与分权相适应：集权是下属参与决策的程度。管理者的任务是找到每种情况下最适合的集中程度。

7．**任务和目标一致的原则**（2016）　护理部门的各项工作应与医院目标一致，并且与相关部分协调一致，而不能过分强调护理的独立性，只有与其他部门协调发展、通力合作，才能更好完成医院的工作目标。

8．**稳定性与适应性相结合的原则**　组织的内部结构要相对稳定，才能保证日常组织工作的正常运转。建立起来的组织结构不是一成不变的，要随着组织结构的内外环境条件的变化做出适当的调整。

9．**精简、高效的原则**　组织结构既要机构健全，以保证组织功能的充分发挥，又要避免机构重叠。精简要以能完成任务为前提，做到没有多余的环节，部门划分粗细适当，每个部门都应有明确的职责和足够的工作量，部门的规模应与它的任务相适应。效能是组织生存的关键。组织设计时要根据自身的实际，以目标为中心，使各部门、各环节、组织成员组成高效的结构形式。

四、临床护理工作组织结构

1．护理组织结构

（1）护理管理组织架构的基本要求：根据卫生部规定，县和县以上医院及 300 张病床以上的医院设护理部，实行护理部主任、科护士长、病室护士长三级负责制（2012）；300 张病床以下的区院实行科护士长、病室护士长二级负责制；100 张病床以上或 3 个护理单元以上的大科，以及任务繁重的手术室、门诊部、急诊科设科护士长 1 名，在护理部主任领导和科主任业务指导下，全面负责本科的护理管理工作，有权在本科范围内调配护理人员。

（2）我国医院**护理管理体制**主要有以下几种：①在院长领导下，护理副院长—护理部主任—科护士长—病室护士长，实施垂直管理。②在主管医疗护理副院长领导下，护理部主任—科护士长—病区护士长，实施半垂直管理。③在主管院长的领导下，设立护理部主任—科护士长—护士长，但科护士长纳入护理部合署办公。

（3）护理部是医院管理中的职能部门，既是医院的参谋机构又是医院的管理机构。在院长或主管护理的副院长领导下，负责管理全院的护理工作。它与医院行政、医务、教学、医技、科研、后勤等职能部门并列，工作中相互配合，共同完成医院各项工作。护理部对全院护理人员进行统一管理，实行目标管理；制定各种护理技术操作规程、护理常规及各项护理质量标准，建立完备的工作制度和规范；合理地配备和使用护理人力资源；对不同层次的护理人员进行培训、考核和奖惩；保证各项护理工作的落实和完成，并不断提高护理质量；提高临床教学和护理科研的水平；策划护理学科建设等。科护士长在护理部主任的领导和科主任的业务指导下，根据全院护理质量标准、工作计划，结合本科情况制订本科计划，并组织实施。护士长在科护士长的领导与科主任的业务指导下，根据护理部及科内工作计划制订本病房的具体计划，并组织实施（2014）。

2．护理工作模式

（1）个案护理：指一位病人所需要的护理，完全由一位当班护理人员完成（2014）。适用于大手术后、监护室或病情危重等需要特殊护理的病人（2011）。优点：有利于给病人提供全面、高质量的护理服务；有利于沟通；任务明确，有利于增强责任心。缺点：护理人员轮班导致对病人的护理缺乏连续性；对护理人员要求高，所需人力多，成本高。

（2）功能制护理：是以工作为中心的分工方法，按病房护理工作内容分配相应的护理人员，病人所需要的全部护理由各护理人员相互协作共同完成。优点：护理人员工作熟练，效率比较高；节省人员、经费、时间及设备；分工明确，便于做组织工作。缺点：护理人员对病人病情无法获得整体概念；护患沟通机械，缺乏理解，易导致冲突；工作被动，容易感觉疲劳和厌烦，影响工作热情和满意度。

（3）小组制护理：是将护理人员分成若干组，每组由一位业务能力较强者任组长，领导一组护理人员对一组病人提供护理。优点：沟通方便，容易协调，工作气氛好；计划性较强，成果显见，有利于提高护理人员对工作的满意度；有利于发挥不同级别护士的经验与才智，避免不同职级间的工作压力。缺点：责任感降低、对病人的整体性护理有影响、对组长的素质要求较高。

（4）责任制护理（2015、2017）：以病人为中心，病人从入院到出院的全过程，由一位责任护士和其他辅助护士按护理程序为病人提供全面、系统、连续和个性化的整体护理。责任护士是主体，实行 8 小时在岗，24 小时负责的制度，一般一位责任护士负责 3～6 位病人。优点：护士责任感增加，病人安全感增加，护理工作的独立自主性增强，工作连续性增强，有利于与各方面相互协作，护理效果好。缺点：对责任护士要求高；人力需求多，经费消耗大；对责任护士情绪有影响。

（5）系统性整体护理：整体护理是一种护理理念，同时又是一种工作方法，其宗旨是以服务对象为中心，根据其自身特点和个体需要，提供针对性护理。整体护理工作模式的核心是用护理程序的方法解决病人的健康问题。整体护理要求护士在提供护理服务时要对服务对象的生理、心理、社会、精神、人文等方面进行全面的帮助和照顾。

五、医院常用的护理质量标准

标准是计量现实或预期工作成果的尺度，必须以科学实验或实践经验为基础，经有关方面一致认定，由公认机构批准，以特定形式发布，具有一定权威性的文件。护理质量标准是根据护理工作的内容、特点、流程、管理要求和服务对象的特殊性而制订的护理人员应遵守的准则、规定、程序和方法。

1. 护理质量标准体系

（1）**要素质量标准体系**：指的是提供护理工作基础条件质量，是构成护理工作质量的基本要素，内容包括：人员配备如编制人数、职称、学历构成等；可开展业务项目及合格程度的技术质量、仪器设备质量、药品质量、器材配备、环境质量（设施、空间、环境管理）、排班、值班传呼等时限质量、规章制度等基础管理质量。

（2）**环节质量标准体系**：是指各种要素通过组织管理形成的各项工作能力、服务项目及其工作程序方面的质量，包括从就诊到入院、诊断、治疗、疗效评价及出院等各个护理环节的质量。

（3）**终末质量标准体系**（2017）：指病人所得到的护理效果的综合质量。这类指标包括护理技术操作合格率、分级护理合格率、护理缺陷发生率、病人对护理服务的满意度等。

2. 护理质量标准

（1）**护理技术操作质量标准**：包括基础护理技术操作和专科护理技术操作。总标准：严格执行"三查七对"；正确、及时、省力、省物；严格执行无菌操作原则；操作熟练；体现人本关怀等。

（2）**临床护理质量标准**：包括分级护理质量标准（特级护理质量标准、一级护理质量标准、二级护理质量标准与三级护理质量标准）和护理服务质量标准。

①**特级护理质量标准**：专人护理，备齐急救物品和药品；制订并执行护理计划；严密观察病情，正确及时做好各项治疗与护理，建立特别护理记录单；做好各项基础护理和专科护理，无护理并发症。

②**一级护理质量标准**：密切观察病情，每 30 分钟至 1 小时巡视病人一次，准备相应急救物品；制订并执行护理计划，建立危重病人护理记录单，记录准确到分；做好晨晚间护理，保持皮肤清洁，无压疮。

（3）**病房管理质量标准**：包括护理人员仪容、仪表、劳动纪律考核标准，药品管理质量标准，急救物品管理质量标准，病室管理质量标准，消毒隔离工作质量标准等。

①**急救物品管理质量标准**：急救物品、药品完整无缺，处于备用状态；做到及时领取补充，及时检查维修，无过期药品；四固定：定人管理、定点放置、定时核对、定量供应。

②**消毒隔离工作质量标准**：病室、治疗室、换药室管理有序，无菌物品置专柜贮存，有计划地使用，无过期物品；一次性无菌物品管理符合要求，各项监测符合标准；有专门处置室，污物正规处理。无菌物品灭菌合格率 100%。

（4）**护理文书书写质量标准**：护理文书包括病室报告、体温单、医嘱单、一般病人记录单、危重病人记录单、手术护理记录单及专科护理记录单等。总标准：客观、真实、准确、及时、完整，字迹清晰、无涂改、无错别字。

六、医院护理质量缺陷及管理

1．概念

（1）**护理质量缺陷**：指在护理活动中，出现技术、服务、管理等方面的失误。一切不符合质量标准的现象都属于质量缺陷。护理质量缺陷表现为病人对护理的不满意、医疗事故、医疗纠纷，包括护理事故、护理差错、护理投诉等。

（2）**医疗事故**：是指医疗机构及其医务人员在医疗活动中，违反医疗卫生管理法律、行政法规、部门规章和诊疗护理规范、常规，过失造成病人人身损害的事故。根据对病人人身造成的损害程度，医疗事故分为四级：①**一级医疗事故**：造成病人死亡、重度残疾的；②**二级医疗事故**：造成病人中度残疾、器官组织损伤导致严重功能障碍的；③**三级医疗事故**：造成病人轻度残疾、器官组织损伤导致一般功能障碍的；④**四级医疗事故**：造成病人明显人身损害的其他后果的。

（3）**护理差错**：指护理活动中，由于责任心不强、工作疏忽、不严格执行规章制度、违反医疗卫生管理法律、行政法规、部门规章和诊疗护理规范、常规，过失造成病人直接或间接的影响，但未造成严重后果，未构成医疗事故的。护理差错一般分为严重护理差错和一般护理差错。严重护理差错是指在护理工作中，由于技术或者责任原因发生错误，虽然给病人造成了身心痛苦或影响了治疗工作，但未造成严重后果和构成事故者。一般护理差错是指在护理工作中由于责任或技术原因发生的错误，造成了病人轻度身心痛苦或无不良后果。

（4）**医疗纠纷**：病人或者其家属对医疗护理服务的过程、内容、结果、收费或者服务等不同方面存在不满而发生的诉求，或者对同一医疗事件的原因、后果、处理方式或其轻重程度产生分歧发生争执。

2．护理质量缺陷的预防和处理

（1）认真履行差错事故上报制度。发生护理事故后，当事人应立即报告科室护士长及科室领导，科室护士长应立即向护理部报告，护理部应随即报告给医务处或者相关医院负责人。发生严重差错或者事故的各种有关记录、检验报告及造成事故的可疑药品、器械等，不得擅自涂改销毁。派专人妥善保管有关的各种原始资料和物品，需要时封存病历。立即进行调查核实和处理，并上报上级卫生管理部门。

（2）发生护理差错后，当事人应立即报告护士长及科室相关领导（2011、2013），护士长应在24小时内填写报表上报护理部。护理单元应在一定时间内组织护理人员认真讨论发生差错的原因，分析、提出处理和改进措施。护理部应根据科室上报材料，深入临床进行核实调查，做出原因分析，帮助临床找出改进的方法和措施，改进工作。科室及护理部应进行差错登记，定期对一定阶段的差错统计分析。

（3）对发生护理差错事故的当事人，可根据发生问题情节的严重程度，给予口头批评、通报批评、书面检讨、情节严重者给予处分、经济处罚、辞退等处理。

3．护理质量缺陷的控制

（1）建立质量管理体系，明确规定每一个护理人员在质量工作中的具体任务、职责和权限。

（2）进行质量教育：加强质量教育，不断增强全体护理人员的质量意识，使护理人员认识到自己在提高质量中的责任，明确提高质量对整个社会和医院的重要作用。自觉地掌握和运用质量管理的方法和技术，提高管理水平和技术水平，不断地提高护理工作质量。

（3）制定和更新护理质量标准：结合实际情况不断更新护理质量标准。建立系统的、科学的和先进的护理质量标准，有利于提高护理质量和护理管理水平。

（4）进行全面质量控制：对影响护理质量的各要素和各个过程进行全面的质量控制；建立质量可追溯机制，利用标签、标识、记录等对服务进行唯一标识，以防物质误用和出现问题时能追查原因。

（5）以病人为中心：无论是临床护理工作流程设计、优化，护理标准制定，还是日常服务活动的评价等管理活动中都必须打破以工作为中心的模式，建立以尊重病人人格，满足病人需求，提供专业化服务，保障病人安全的文化与制度。

（6）预防为主：在护理质量管理中树立"第一次把事情做对"的观念，对形成护理质量的要素、过程和结果的风险进行识别，建立应急预案，采取预防措施，降低护理质量缺陷的发生。

（7）工作标准"零缺陷"。

（8）重视人的作用，对护理人员进行培训和引导，增强护理人员的质量意识，使每一位护理人员能自觉参与护理质量管理工作，充分发挥全体护理人员的主观能动性和创造性，不断提高护理质量。

（9）持续改进：强化各层次护理人员，特别是管理层人员追求卓越的质量意识，以追求更高的过程效率和有效性为目标，主动寻求改进机会，确定改进项目，而不是等出现了问题再考虑改进。

（10）坚持全面质量管理的思想，运用品质圈活动，对工作环境、影响质量的因素，运用 PDCA 循环的护理管理的基本方法，对护理质量和安全持续改进。①P（plan），计划，是第一阶段，包括调查分析质量现状，找出存在的问题；查出产生质量问题的原因；找出影响质量问题的主要因素；针对主要原因研究对策，制订明确具体的执行计划。②D（Do），执行，是第二阶段，按预定计划具体组织实施的过程（2015）。③C（Check），检查，是第三阶段，把执行结果与预定目标进行对照，寻找和发现执行中的问题，总结成功经验与失败教训，以指导下一步工作。④A（Action），处理，为第四阶段，巩固成绩，把成功经验纳入标准规范惯性运行，将失败教训记录在案防止再发生；将遗留问题和新发现问题转入下一循环中去解决。

第 20 章 护 理 伦 理

一、护士执业中的伦理和行为准则

1. 自主原则　是指尊重病人自己做决定的原则（2012），指医护人员在为病人提供医疗护理活动之前，事先告知病人医疗、护理活动的目的、益处及可能的结果，然后征求病人的意见，由病人自己做决定。自主原则适用于能够做出理性决定的人，不适用于自主能力减弱和丧失的病人，如婴儿、严重智障者、昏迷病人。

最能代表尊重病人自主的方式是"知情同意"。在医疗护理实践中，具有法律效力的同意是知情同意，即病人或法定代理人在获得医护人员提供足够的信息以完全了解的情况下，自愿同意接受某些检查、治疗、手术或实验。因此，为了使病人能充分行使同意权，医护人员应以病人或其法定代理人能理解的用词，详细向其解说必要和重要的资料或信息。对于缺乏或丧失自主能力的病人，护理人员应当尊重家属、监护人的选择权利。但是，如果这种选择违背丧失自主能力病人的意愿或利益，护理人员不能听之任之，而应向病人单位或社会有关机构寻求帮助，以维护病人的利益。如果病人处于生命的危急时刻，出于病人的利益和护理人员的责任，护理人员可以本着护理专业知识，行使护理自主权，选择恰当的护理措施。

2. 不伤害原则（2013）　是指不给病人带来本可以避免的肉体和精神上的痛苦、损伤、疾病甚至死亡。它要求医护人员对医疗护理措施进行伤害与利益的权衡，要求护理人员培养维护病人利益的工作动机；积极了解评估各项护理活动可能对病人造成的影响；重视病人的利益，提供应有的最佳照顾。

3. 公正原则　是指每一个社会成员都应具有平等享受卫生资源合理或公平分配的权利，而且对卫生资源的使用和分配，也具有参与决定的权利。公正包括两方面的内容：一是平等对待病人，二是合理分配医疗资源，进行医学决策时考虑的标准不包括病人的社会地位（2016）。公正原则要求护理人员平等地以同样的态度对待每一个病人，尊重和维护病人平等的基本医疗照护权。

4. 行善原则　行善原则要求护理人员积极做对病人有益的事，包括采取措施，防止可能发生的危害；排除既存的损伤、伤害、损害或丧失能力等情况。其次要权衡利害的大小，尽力减轻病人受伤害的程度。

二、护士的权利与义务

1. 护士的职业权利

（1）保障护士的工资、福利待遇：在护士的权利方面保障护士的工资、福利待遇被当作第一项权利，护士执业，有按照国家有关规定获取工资报酬、享受福利待遇、参加社会保险的权利。任何单位或者个人不得克扣护士工资，降低或者取消护士福利等待遇。对在艰苦边远地区工作，或者从事直接接触有毒有害物质、有感染传染病危险工作的护士，所在医疗卫生机构应当按照国家有关规定给予津贴。

（2）护理工作的职业卫生防护：护士执业，有获得与其所从事的护理工作相适应的卫生防护、医疗保健服务的权利（2015）。从事直接接触有毒有害物质、有感染传染病危险工作的护士，有依照有关法律、行政法规的规定接受职业健康监护的权利（2016）；患职业病的，有依照有关法律、行政法规的规定获得赔偿的权利。

（3）职称晋升和参加学术活动的权利：护士有按照国家有关规定获得与本人业务能力和学术水平相应的专业技术职务、职称的权利；有参加专业培训、从事学术研究和交流、参加行业协会和专业学术团体的权利。

（4）教育和参加培训的权利：培训既是护士的权利也是护士的义务，为了避免医疗机构出于压缩和减少医院开支的考虑，不给护士提供培训的机会，或者仅给予有限制的培训，《条例》中明确规定了医疗机构在护士培训中的义务。《条例》规定医疗卫生机构应当制定、实施本机构护士在职培训计划，并保证护士接受培训。护士培训应当注重新知识、新技术的应用；根据临床专科护理发展和专科护理岗位的需要，开展对护士的专科护理培训。

（5）执业知情权、建议权：护士作为医疗机构的主体，作为医疗行为的主要参加者，在执业上应当享有与医师同样的权利。执行护理任务的护士只有充分了解到病人疾病诊疗、护理等相关信息，才可能把护理工作做得更好，才能够保障护理质量。同时，护理人员作为国家认可的医疗卫生技术专业人员，在实际工作中可能会感知到我国医疗卫生工作中的问题，因此她们有权利向医疗卫生机构和卫生主管部门的工作提出意见和建议。这也是宪法赋予公民的言论自由、参政议政的权利的具体体现。

（6）护士的其他职业权利：在护士培训、医疗机构配备护理人员的比例、政府对护理人员表彰等方面，也体现了对护理人员权利的保障。

2．护士的义务

（1）依法执业义务（2012、2015）：护士执业过程中通过法律、法规、规章和诊疗技术规范的约束，护士履行对病人、病人家属及社会的义务。如完成护士工作的人必须具有护士执业资格，严格地按照规范进行护理操作；为病人提供良好的环境，确保其舒适和安全；主动征求病人及家属的意见，及时改进工作中的不足；认真执行医嘱，注重与医师之间相互沟通；积极开展健康教育，指导人们建立正确的卫生观念和培养健康行为，唤起民众对健康的重视，促进地区或国家健康保障机制的建立和完善。

（2）紧急处置义务：护士在执业活动中发现病人病情危急时，要执行两项工作，一是要及时将病人病情变化的情况通知医师，以便医师从医学上对病人的病情做出一个准确的判断，提出更为专业到位的处置方案。二是护士要力所能及地处置病人，缓解病人的病情，而不能坐等医师的到来。

（3）问题医嘱报告义务：护士发现医嘱违反法律、法规、规章或者诊疗技术规范规定的，应当及时向开具医嘱的医师提出。必要时，应当向该医师所在科室的负责人或者医疗卫生机构负责医疗服务管理的人员报告。因此，护士在执行医嘱的过程中如果发现以下情况：医嘱书写不清楚；医嘱书写有明显错误，包括医学术语错误和剂量、用法错误；医嘱内容违反诊疗常规药物使用规则；医嘱内容与平常医嘱内容有较大差别等情况。护士应当首先向开出医嘱的医师提出，要求该医师核实，经核对无误应当由医师签字确认。其次，在向开具医嘱的医师提出疑问后医师未予理睬，或者找不到开具医嘱的医师时，护士应当向该医师所在科室的负责人或者医疗卫生机构负责医疗服务管理的人员报告，并拒绝使用该医嘱（2016）。

（4）尊重关爱病人，保护病人隐私的义务（2011、2012、2014）：护士应当尊重、关心、爱护病人，保护病人的隐私。如病人私人生活方面的一般信息，包括病人的婚姻状况、工作单位、工作性质、配偶情况、家庭住址、电话号码、宗教信仰等。病人私人生活方面的特殊信息，如个人不良嗜好、夫妻性生活、婚外恋情和婚外性生活等。病人身体方面的信息，如病人的病史、疾病诊断（尤其是传染病）、身高、体重、女性三围、身体缺陷、身体特殊标记等。病人私人物品。病人的私人空间。护士应当尽可能不要接触病人的抽屉、衣柜、枕头下等。

（5）服从国家调遣的义务：护士是国家的卫生资源，其个人执业具有一定的公益性。在国家遇到突发紧急事件，尤其是发生重大灾害、事故、疾病流行或者其他意外情况时，护士应当服从县级以上人民政府卫生主管部门或者所在医疗卫生机构的安排，参加医疗救护。

3．护士违反上述义务的表现及应当承担的法律责任

（1）违反法定义务的表现

①发现病人病情危急未立即通知医师。

②发现医嘱违反法律、法规、规章或者诊疗技术规范的规定，未依照本条例第十七条的规定提出或者报告的。

③泄露病人隐私。

④发生自然灾害、公共卫生事件等情况时不服从安排调遣参加医疗救护。

（2）违反法定义务应当承担的法律责任：护士在执业活动中有以上情形之一的，由县级以上地方人民政府卫生主管部门依据职责分工责令改正，给予警告；情节严重的，暂停其6个月以上1年以下执业活动，直至由原发证部门吊销其护士执业证书。护士被吊销执业证书的，自执业证书被吊销之日起2年内不得申请执业注册。同时所受到的处罚将被记入护士的职业不良记录中。

三、病人的权利与义务

1．病人的权利

（1）有个人隐私和尊严被保护的权利（2011、2015）：病人获得医疗保密是病人的基本权利，《执业医师法》规定，医师在执业活动中，要关心、爱护、尊重病人，保护病人的隐私。《艾滋病防治条例》规定，未经本人或者其监护人同意，任何单位或个人不得公开艾滋病病毒感染者、艾滋病病人及其家属的姓名、住址、工作单位、肖像、病史资料及其他可能推断出其具体身份的信息。《侵权责任法》规定，医疗机构及其医务人员应当对病人的隐私保密。泄露病人隐私或者未经病人同意公开其病历资料，造成病人损害的，应当承担侵权责任。

（2）有知情和同意权（2014）：病人及其家属有权了解与病人疾病相关的医疗信息和资料，医务人员有义务向病人及其家属提供与病人疾病相关的诊疗信息和资料，并针对病人的具体情况做必要的解释，以帮助病人对信息和资料的理解。病人进行的医疗护理措施必须得到病人的同意。对一些实验性治疗，病人有权知道其作用及可能产生的后果，有权决定接受或拒绝。

（3）有平等医疗权（2015、2017）：任何医护人员和医疗机构都不得拒绝病人的求医要

求，医护人员应当平等地对待每一个病人，自觉维护病人的权利。

（4）有获得住院时及出院后完整的医疗权：医疗机构应当根据病人的病情对病人提供评价、医疗服务及转院，只要医疗上允许，病人在被转到另一家医疗机构前，必须先交代转送的原因，其他资料及说明。病人将转去的医疗机构须先同意接受此病人的转院。

（5）有服务的选择权、监督权：病人有选择医疗机构、治疗方案、检查项目的权利。同时，病人还有权对医疗机构的医疗、护理、管理等进行监督。

（6）有免除一定社会责任和义务的权利：根据病人的病情，可以暂时或长期免除服兵役、献血等义务。

（7）有获得赔偿的权利：由于医疗机构及其医务人员的行为不当，造成病人人身损害的，病人有通过正当程序获得赔偿的权利。

（8）请求回避权。

2. 病人的义务

（1）积极配合医疗护理的义务：病人患病后有义务积极配合治疗，恢复健康。病人在同意治疗方案后，要遵医嘱。

（2）自觉遵守医院规章制度：病人及家属须遵守医院的就诊、入院、探视等制度，以保障医院正常的诊疗秩序。

（3）自觉维护医院秩序：病人应自觉维护医院秩序，包括安静、清洁、保证正常的医疗活动，以及不损害医院财产。

（4）保持和恢复健康：病人有责任养成良好的生活方式，保持和促进健康。

第21章 人际沟通

一、概述

1. 人际沟通的基本概念

（1）人际沟通的含义

①沟通：狭义的沟通指以信息符号为媒介，人与人之间所进行的信息、思想及感情的交流。广义的沟通是指人类整个社会的沟通，不仅包含信息、情感及思想的沟通，同时也包含相互作用个体的全部社会行为，以及采用各种传播媒体所进行的沟通。

②人际沟通：是人与人之间借助语言和非语言行为，进行彼此间传递信息、思想及感情的过程。

（2）人际沟通的类型

①语言沟通：使用语言、文字或符号进行的沟通称为语言性沟通。语言是把思想组织成为有意义的符号工具及手段。只有当信息发出者与信息接收者清楚地理解了信息的内容，语言才有效。语言性沟通的类型有：书面语言、口头语言。

②非语言沟通：是不使用词语，而是通过身体语言传递信息的沟通形式，包括面部表情、目光的接触、手势、身体的姿势、动作、气味、着装、沉默及空间、时间和物体的使用等。

（3）人际沟通在护理中的作用

①连接作用：在护理工作中，沟通是护士、医务工作者、病人之间情感连接的主要纽带。

②精神作用：通过人际间的沟通，人们可以诉说自己的喜怒哀乐，促进人与人之间的情感交流，增加个人的安全感，消除孤独、空虚等情绪，化解忧虑及悲伤，从而使人精神振奋，维持正常的精神心理健康。

③调节作用：通过沟通，可以增进人们彼此之间的了解，进而建立并协调人际关系。同时，护士在与病人的沟通过程中，可帮助病人增加疾病的相关知识，养成健康的生活习惯和遵医行为。

2. 人际沟通的影响因素

（1）环境因素

①噪声：当噪声较大时，运用语言方式进行交流，会受到干扰，影响双方的沟通效果。

②距离：个体在人际沟通中所选择的空间位置，会以无声的语言表达其社会地位、心理感受、态度、人际关系、希望承担的角色及义务等。与他人沟通时要有意识地控制、调节彼此之间的距离，根据对方的年龄、性别、人格特征、文化教养及与对方所处的沟通层次，选择合适的人际距离。

③隐秘性：在公共场所交谈时，若涉及隐私问题，可能由于私密性不佳，影响双方的倾诉。若有无关人员在场，将会影响沟通深度和效果。

（2）个人因素

1）生理因素：如听力、视力障碍；弱智、痴呆；疼痛、饥饿、疲劳等。

2）心理因素

①情绪：一般而言，轻松愉快的情绪可增强沟通的兴趣和能力，焦虑烦躁的情绪可干扰沟通者传递、接受信息的能力。当沟通者处于激动、愤怒的状态时，会出现过度反应；当沟通者处于悲痛情绪时，会出现淡漠的反应。

②个性：直爽、健谈的人容易沟通，内向、孤僻的人很难与他人沟通。

③认知能力：认知水平高、理解力强的人容易与他人沟通。

④态度：真诚的态度有利于沟通，敷衍的态度不利于沟通的进行。

3）文化因素：当每个人的价值观、教育背景、生活经历及兴趣不同，会影响个体对信息的理解，因此会出现解码错误或不能解码的现象。

4）语言因素：措辞、语速、语调、声调、表达方式等都会影响沟通的效果。

二、护理工作中的人际关系

1. 人际关系的基本概念

（1）人际关系的定义：广义的人际关系是指社会中所有人与人之间的关系，以及人与人之间关系的一切方面，包括经济关系、政治关系、法律关系等；而狭义的人际关系是指在社会实践中，个体为了满足自身生存与发展的需要，通过一定的交往媒介与他人建立及发展起来、以心理关系为主的一种显在的社会关系。

（2）人际关系的特点

①社会性：社会性是人的本质属性，是人际关系的基本特点。

②复杂性：人际关系的复杂性体现于两个方面：一方面，人际关系是多方面因素联系起来的，且这些因素均处于不断变化的过程中；另一方面，人际关系还具有高度个性化和以心理活动为基础的特点。因此，在人际交往过程中，由于人们交往的准则和目的的不同，交往的结果可出现心理距离的拉近或疏远，情绪状态的积极或消极，交往过程的冲突或和谐，评价态度的满意或不满意等复杂现象。

③多重性：人际关系受多种因素的影响，且具多角色的特点。

④动态性：一个人从出生到死亡的生命过程中不断发生着人际关系的变化，表现在性质、形态、交往模式等方面。

⑤目的性：虽然人际关系多种多样，但每一种人际关系相互之间的关系明确，具有目的性。

（3）人际关系与人际沟通的关系：建立和发展人际关系是人际沟通的目的和结果。良好的人际关系也是人际沟通的基础和条件。人际沟通和人际关系的侧重点不同。

2. 影响人际关系的因素

（1）仪表：个体对交往对象进行感知觉时，首先通过对仪表的观察来决定对其的好恶，特别是在第一次交往后对能否进行下次交往有决定作用。因此，仪表在一定程度上也反映了个体的内在素质，从而产生晕轮效应，影响人际关系的进一步发展。

（2）空间距离：在其他因素不变的情况下，空间距离上的邻近能够导致人们之间的吸引与喜欢，尤其在交往早期更是如此。

（3）交往频率：交往频率越高，关系双方就越容易建立亲密的关系。但由于交往需要时间和精力，如果交往频率过高，将时间精力用在不必要的交往应酬上，也容易给人际关系造成不利影响。

（4）相似性：一般来说，人们都喜欢同样喜欢自己的人。

（5）互补性：需要是人际交往的原动力。交往双方的需要与满足成为互补关系时，就会产生强烈的吸引力，从而形成良好的人际关系并保持稳定。

3．人际关系的基本理论

（1）人际认知理论

1）人际认知：人际认知是个体对他人的心理状态、行为动机和意向做出的理性分析与判断的过程。

2）认知效应

①首因效应：首因即最初的印象。是指人们在对他人的印象形成过程中，最初获得的信息比后来获得的信息影响更大。

②近因效应：近因即最后的印象，近因效应是指在对客体的印象形成上，最新获得的信息比以前获得的信息影响更大的现象。

③晕轮效应：是指对客体某种特征形成固定看法后，会泛化到客体的其他特征，并推及对象的总体特征，从而美化或丑化对象的心理倾向。

④移情效应：是指把对特定对象的情感迁移到与该对象相关的人或事上，引起他人的同类心理效应。

⑤社会刻板效应：社会刻板效应是产生在社会认知中的一种心理现象，是指社会上的一部分成员对于某一类事物或人群持有的一种固定不变、概括笼统、简单评价的现象。

⑥先礼效应：是指在人际交往过程中向对方提出批评意见或某种要求时，先用礼貌的语言行为起始，以便对方容易接受，从而达到自己的目的。

⑦免疫效应：是指当一个人已经开始接受并相信某种观点时，便会对相反的观点产生一定的抵抗力。

3）人际认知效应的应用策略

①避免以貌取人。

②注重人的一贯表现。

③注重了解人的个性差异。

④注意在动态和发展中全面观察、认识人。

（2）人际吸引的规律

1）人际吸引：人际吸引又称人际魅力，是人与人之间产生的彼此注意、欣赏、倾慕等心理上的好感，从而促进人与人之间的接近以建立感情的过程，表现为心理距离的缩短，是人际交往的第一步。

2）人际吸引的规律

①接近吸引：人与人之间的空间距离及个体特征是影响人际吸引的重要因素。一般来说，生活上空间距离较小，特征相似的人比较容易互相吸引。

a．空间距离接近：在其他因素不变的情况下，空间距离上的邻近能够导致人们之间的吸引与喜欢，尤其在交往早期更是如此。由于空间距离接近，接触机会与感情交流增多，彼此间容易了解。

b．个体特征接近：在人际交往中，相似的个体特征如态度、信念、经历、兴趣、价值观念、生活态度等方面都能引起不同程度的人际吸引。原因在于：个体特征相似的双方对问题的看法具有相似性，能够产生心理上的共鸣，从而拉近心理距离。

②相互性吸引：在人际关系中，个体需要及个性的互补、相互尊重、相互接纳等因素均影响人际吸引的深度及强度。

a．相补吸引：需要是人际交往的原动力。交往双方的需要与满足成为互补关系时，就会产生强烈的吸引力，从而形成良好的人际关系并保持稳定。互补的范围不仅包括能力、情感等精神方面，也包括利益、金钱等物质方面。

b．相悦吸引：一般来说，人们都喜欢同样喜欢自己的人。相悦吸引主要表现为人际交往双方在情感上的相互接纳、肯定与赞同，从而减少了人际间的摩擦事件与心理冲突，有利于建立良好的人际关系。

③个人特质吸引：个人特质如个体的仪表、才华、能力、个性等通过心理内化，对人际吸引产生影响。

a．仪表吸引：个体对交往对象进行感知觉时，首先通过对仪表的观察来决定对其的好恶，特别是在第一次交往后对能否进行下次交往有决定作用。仪表包含先天及后天素质，如身材及容貌属于先天素质，而衣着、气质、风度、修养等属于后天素质。因此，仪表在一定程度上也反映了个体的内在素质，从而产生晕轮效应，影响人际关系的进一步发展。

b．才能吸引：一般情况下，人们倾向于喜欢有能力、有才干、有水平或有某种专长的人，这是因为人人都有一种寻求补偿、追求自我完善的欲望。但在一个群体中最有能力的人往往不是最受欢迎的，这是由于个体过于优秀时会对他人造成一定的心理压力，让人产生"己不如人"的心理，使人敬而远之。

c．品质吸引：个性品质对人际关系具有无与伦比的影响力，且这种影响作用持续而稳定。最受喜爱的六种个性品质分别为真诚、诚实、理解、忠诚、真实及可信。

3）人际吸引规律的应用策略：培养自身良好的品质；锻炼自身多方面的才能；注重自身形象；缩短与对方的距离，增加交往频率。

4．护理人际关系

（1）护士与病人的关系

1）护患关系的性质与特点

①护患关系是**帮助系统与被帮助系统**的关系：在医疗护理服务过程中，护士与病人通过提供帮助和寻求帮助形成特殊的人际关系。帮助系统包括医师、护士、辅诊人员及医院的行政管理人员；被帮助系统包括病人、病人家属、亲友和同事等。帮助系统的作用是为病人提供服务，履行帮助职责；而被帮助系统则是寻求帮助，希望满足需求。在帮助与被帮助两个系统中，护士与病人的关系不仅仅代表护士与病人个人的关系，而是两个系统之间关系的体现。因此，两个系统中任何一位个体的态度、情绪、责任心都会影响医疗护理工作的质量和护患关系。

②护患关系是一种**专业性的互动**关系：护患关系不是护患之间简单的相遇关系，而是护患之间相互影响、相互作用的专业性互动关系。这种互动不仅仅限于护士与病人之间，还表现在护士与病人家属、亲友和同事等社会支持系统之间，是一种多元性的互动关系。因此，互动双方的个人背景、情感经历、教育程度、性格特点、对健康与疾病的看法等均会影响相互间的感觉和期望，并影响护患关系的建立与发展。

③护患关系是一种**治疗性的工作关系**：治疗性关系是护患关系职业行为的表现，是一种有目标、需要认真促成和谨慎执行的关系，并具有一定强制性。无论护士是否愿意，也无论病人的身份、职业和素质如何，作为一名帮助者，有责任与病人建立良好的治疗性关系，以利于病人疾病治疗、恢复健康。

④护士是护患关系后果的**主要责任者**：作为护理服务的提供者，护士在护患关系中处于主导地位，其言行在很大程度上决定着护患关系的发展趋势。因此，一般情况下，护士是促进护患关系向积极方向发展的推动者，也是护患关系发生障碍的主要责任承担者。

⑤护患关系的实质是**满足病人的需要**：护士通过提供护理服务满足病人需要是护患关系区别于一般人际关系的重要内容，从而形成了在特定情景下护患之间的专业性人际关系。

2）护患关系的基本模式

①主动-被动型（2012）：亦称支配服从型模式，是最古老的护患关系模式。此模式受传统生物医学模式的影响，将病人视为简单的生物体，忽视了人的心理、社会属性，将治疗疾病的重点置于药物治疗和手术治疗方面。此模式的特点是"护士为病人做治疗"，模式关系的原型为母亲与婴儿的关系。在此模式中，护士常以"保护者"的形象出现，处于专业知识的优势地位和治疗护理的主动地位，而病人则处于服从护士处置和安排的被动地位。此模式过分强调护士的权威性，忽略了病人的主动性，因而不能取得病人的主动配合，严重影响护理质量。在临床护理工作中，此模式主要适用于不能表达主观意愿、不能与护士进行沟通交流的病人，如神志不清、休克、痴呆以及某些精神病病人。

②指导-合作型（2011）：是近年来在护理实践中发展起来的一种模式，也是目前护患关系的主要模式。此模式将病人视为具有生物、心理、社会属性的有机整体。此模式的特点是"护士告诉病人应该做什么和怎么做"，模式关系的原型为母亲与儿童的关系。在此模式中，护士常以"指导者"的形象出现，根据病人病情决定护理方案和措施，对病人进行健康教育和指导；病人处于"满足护士需要"的被动配合地位，根据自己对护士的信任程度有选择地接受护士的指导并与其合作。在临床护理工作中，此模式主要适用于急性病人和外科手术后恢复期的病人。

③共同参与型（2016）：是一种双向、平等、新型的护患关系模式。此模式以护患间平等合作为基础，强调护患双方具有平等权利，共同参与决策和治疗护理过程。此模式的特点是"护士积极协助病人进行自我护理"，模式关系的原型为成年人与成年人的关系。在此模式中，护士常以"同盟者"的形象出现，为病人提供合理的建议和方案，病人主动配合治疗护理，积极参与护理活动，双方共同分担风险，共享护理成果。在临床护理工作中，此模式主要适用于具有一定文化知识的慢性疾病病人。

以上三种护患关系模式在临床护理实践中不是固定不变的，护士应根据病人的具体情况、患病的不同阶段，选择适宜的护患关系模式，以达到满足病人需要、提高护理水平、确保护理服务质量的目的。

3）护患关系的发展过程

①初始期：亦称熟悉期，是护士与病人的初识阶段，也是护患之间开始建立信任关系的时期。此期的工作重点是建立信任关系，确认病人的需要。

②工作期（2015）：是护士为病人实施治疗护理的阶段，也是护士完成各项护理任务、病人接受治疗和护理的主要时期。此期的工作重点是通过护士高尚的医德、熟练的护理技术

和良好的服务态度，赢得病人的信任、取得病人的合作，最终满足病人的需要。

③结束期：经过治疗和护理，病人病情好转或基本康复，已达到预期目标，可以出院休养，护患关系即转入结束期。此期工作重点是与病人共同评价护理目标的完成情况，并根据尚存的问题或可能出现的问题制定相应的对策。

4）影响护患关系的主要因素

①信任危机：信任感是建立良好护患关系的前提和基础，而良好的服务态度、认真负责的工作精神、扎实的专业知识和娴熟的操作技术是赢得病人信任的重要保证。在工作中，如果护士态度冷漠或出现技术上差错、失误，均会失去病人的信任，严重影响护患关系的建立和发展。

②角色模糊：是指个体（护士或病人）由于对自己充当的角色不明确或缺乏真正的理解而呈现的状态。在护患关系中，如果护患双方中任何一方对自己所承担的角色功能不明确，如护士不能积极主动地为病人提供帮助，或病人不积极参与康复护理，不服从护士的管理等，均可能导致护患沟通障碍、护患关系紧张。

③责任不明：责任不明与角色模糊密切相关。护患双方往往由于对自己的角色功能认识不清，不了解自己所应负的责任和应尽的义务，从而导致护患关系冲突。护患责任不明主要表现在两个方面：一是对于病人的健康问题，应由谁来承担责任；二是对于改善病人的健康状况，谁来承担责任。

④权益影响：寻求安全、优质的健康服务是病人的正当权益。由于大多数病人缺乏专业知识和疾病因素，导致部分或全部丧失自我护理的能力，被迫依赖医护人员的帮助来维护自己的权益。而护士则处于护患关系的主动地位，在处理护患双方权益争议时，容易倾向于自身利益和医院的利益，忽视病人的利益。

⑤理解差异（2014）：由于护患双方在年龄、职业、教育程度、生活环境等方面的不同，在交流沟通过程中容易产生差异，从而影响护患关系。

5）护士在促进护患关系中的作用

①明确护士的角色功能：护士应全面认识、准确定位自身的角色功能，认真履行角色责任和工作职责，使自己的言行符合病人对护士角色的期待。护士的角色（2011、2015）有**照顾者**、决策者、计划者、沟通者、管理及协调者、促进康复者、教育及咨询者、代言人及保护者、研究者。

②帮助病人认识角色特征：护士应根据病人的病情、年龄、文化程度、职业、个性等特点，了解病人对"新角色"的认识，分析影响病人角色适应的因素，努力帮助病人尽快适应病人角色，避免、缓解可能出现的角色不良。

③主动维护病人的合法权益：维护病人的权益是护士义不容辞的责任，护士应给予高度重视，主动维护病人的合法权益。

④减轻或消除护患之间的理解分歧：护士在与病人沟通时，应注意沟通内容的准确性、针对性和通俗性；根据病人的特点，选择适宜的沟通方式和语言；同时鼓励病人及时提问，以确保沟通的效果。

（2）护士与病人家属的关系：病人家属是病人病痛的共同承受者，是病人的心理支持者、生活照顾者，也是治疗护理过程的参与者；是护士沟通和联络病人感情、调整护患关系的重要纽带（2017）。

1）影响护士与病人家属关系的主要因素

①角色期望冲突（2014）：病人家属往往因亲人的病情而承受不同程度的心理压力，并产生紧张、焦虑、烦恼、恐慌等一系列心理反应，因而对医护人员期望值过高。希望医护人员能妙手回春、药到病除，要求护士有求必应、随叫随到、操作无懈可击等。然而，护理工作的繁重、护理人员的紧缺等临床护理现状难以完全满足病人家属的需要，加之个别护士的不良态度及工作方式，往往引发护士与病人家属关系的冲突。

②角色责任模糊：在护理病人的过程中，家属和护士应密切配合，共同为病人提供心理支持，生活照顾。然而部分家属将全部责任，包括一切生活照顾推给护士，自己只扮演旁观者和监督者的角色；个别护士也将本应自己完成的工作交给家属，从而严重影响护理质量，甚至出现护理差错、事故，最终引发护士与病人家属之间的矛盾。

③经济压力过重：随着高端诊疗技术、新药的不断开发和应用，医疗费用也不断升高，病人家属的经济压力逐步加大。当病人家属花费了高额的医疗费用、却未见明显的治疗效果时，往往产生不满情绪，从而引发护士与病人家属间的冲突。

2）护士在促进与病人家属关系中的作用（2017）

①尊重病人家属：护士对所有病人家属应给予尊重，热情接待，并给予必要的帮助和指导。

②指导病人家属参与病人治疗、护理的过程：护士应主动、及时向家属介绍病人的病情，鼓励病人家属共同参与病人的治疗、护理过程，耐心解答家属的问题。

③给予病人家属心理支持：护士应体谅、理解、同情病人家属的处境，帮助家属正确认识疾病，提供心理支持，减轻家属的心理负担。

（3）护士与医师的关系

1）影响医护关系的主要因素

①角色心理差位：在为病人提供健康服务的过程中，医护双方各有自己的专业技术领域和业务优势，是一种平等的合作关系。但是，由于长期以来受传统的主导-从属型医护关系模式的影响，部分护士对医师产生依赖、服从的心理，在医师面前感到自卑、低人一等。此外，也有部分高学历的年轻护士或年资高、经验丰富的老护士与年轻医师不能密切配合，均可影响医护关系的建立与发展。

②角色压力过重：一些医院由于医护人员比例严重失调、岗位设置不合理、医护待遇悬殊等因素，导致护士心理失衡、角色压力过重，心理和情感变得脆弱、紧张和易怒，从而导致医护关系紧张。

③角色理解欠缺：医护双方对彼此专业、工作模式、特点和要求缺乏必要的了解，导致工作中相互埋怨、指责，从而也影响医护关系的和谐。

④角色权利争议：医护根据分工，各自在自己职责范围内承担责任，同时也享有相应的自主权。但在某些情况下，医护常常会觉得自己的自主权受到对方侵犯，从而引发矛盾冲突。

2）护士在促进医护关系中的作用

①主动介绍专业：护士应主动向医师介绍护理专业的特点和进展，以得到医师的理解和支持。

②相互学习理解：医护双方应在相互尊重的基础上（2015），相互学习、理解，营造相互支持的氛围。

③加强双方沟通：加强沟通是确保医护双方信息畅通、团结协作的基础。护士应积极、主动与医师沟通，虚心听取医师的不同意见，同时善意提出合理化建议。

（4）护际关系

1）影响护理管理者与护士关系的主要因素（2015）

①护理管理者对护士的要求：作为护理工作的基层管理者、护士的直接领导，护理管理者对护士的要求主要体现在以下4个方面：其有较强的工作能力，能按要求完成各项护理工作；其能够服从管理，支持科室工作；其能够处理好家庭与工作的关系，全身心地投入工作；其有较好的身体素质，能够胜任繁忙的护理工作。

②护士对护理管理者的期望：作为护理工作的具体实施者，护士对护理管理者的希望主要表现在以下3个方面：具有较强的业务能力和组织管理能力，能够在各方面给予自己帮助和指导；能够严格要求自己，以身作则；能够公平公正地对待每一位护士，关心每一位护士。

<u>由于护理管理者和护士出发点、需求不同，因此双方的期望和关注点也不同</u>。在工作中，往往因管理者过分关注工作的完成情况而忽略对护士个人的关心，或因护士过分强调个人困难而忽略科室工作等问题而产生矛盾。

2）护际之间的关系

①影响新、老护士之间关系的主要因素：新、老护士之间往往由于<u>年龄、身体状况、学历、工作经历等方面的差异（2013）</u>，相互之间缺乏理解、尊重，从而相互埋怨、指责，导致关系紧张。

②影响不同学历护士之间关系的主要因素：不同学历的护士主要由于学历、待遇的不同，产生心理上的不平衡，导致交往障碍。

③影响护士与实习护生之间关系的主要因素：一般情况下，护士与实习护生容易建立良好的人际关系。但是，当个别带教护士对实习护生态度冷淡、不耐心、不指导，就会使实习护生对带教护士产生厌烦心理；同时，如果实习护生不虚心学习、不懂装懂、性情懒散，也会使带教护士产生反感，从而引发矛盾。

3）<u>建立良好护际关系的策略（2012）</u>

①<u>营造民主和谐的人际氛围</u>：建立民主意识、加强信息沟通是维持和促进护际关系和谐的基础。作为护理管理者，既是护理工作的管理者，更是护际关系的协调者。在工作中，应多用请、少用权，要以身作则，严于律己，知人善用，以理服人。作为护士，一方面要尊重领导，服从管理，要理解护理管理者的难处；另一方面，护士间要互相帮助、互相学习、取长补短，和睦相处；作为实习护生，应尊重带教护士，主动学习，勤奋工作。

②<u>创造团结协作的工作环境</u>：护士之间既要分工负责，又要团结协作；出现困难，应互相帮助；发现问题，应互相提醒、补救；形成团结协作、和谐向上的工作氛围。

三、护理工作中的语言沟通

1. 语言沟通的基本知识

（1）**语言沟通的类型**：包括口头沟通和书面沟通。

①口头沟通：利用口语面对面地进行沟通。优点：沟通是双向的；信息发送者能立即得到反馈；沟通者可控制沟通内容的深浅程度。缺点：缺乏书面沟通的准确与清晰性。

②书面沟通：是用文字、图表等形式进行的沟通。优点是：沟通内容准确、清晰；可永

久保存；不容易在传递中被歪曲；接收者可根据自己的时间和速度详细、反复阅读、理解。缺点：不能及时得到接收者的反馈。

（2）护患**语言沟通的原则**

①尊重性：尊重是确保沟通顺利进行的首要原则（2016）。

②科学性（2015）：确保言语内容正确、积极，坚持实事求是，客观辨证。护士在交谈中引用的例证或其他资料都应有可靠的科学依据，不要任意夸大或歪曲事实，不要把治疗效果扩大化，也不要为了引起病人的高度重视而危言耸听。

③目标性：护患之间的语言沟通是一种有意识、有目标的沟通活动。

④规范性：表现在语义要准确、语音要清晰、语法要规范、语调要适宜、语速要适当等方面，同时，也要做到逻辑性和系统性。

⑤真诚性：以真心诚意对待病人，和颜悦色，使病人感到亲切。

⑥艺术性（2015）：根据谈话的对象、目的和情境不同，采用不同的表达方式。

2．交谈的基本概念

（1）**交谈的含义**：是语言沟通的一种方式，是以口头语言为载体进行的信息交流。

（2）**交谈的基本类型**

1）**个别交谈与小组交谈**：根据参与交谈人员的多少，可将交谈分为个别交谈与小组交谈两种类型。

①个别交谈：指在特定环境中两个人之间进行的信息交流。

②小组交谈：指 3 人或者 3 人以上的交谈。小组交谈最好有人组织，一般控制在 3～7 人，最多不超过 20 人。

2）**面对面交谈和非面对面交谈**

①面对面交谈：护患之间的交谈多采用这种方式。交谈的双方同处于一个空间，都在彼此的视觉范围内，可以借助于表情、手势等肢体语言来帮助表达观点和意见，使双方的信息表达和接收更准确。

②非面对面交谈：双方可以不受空间和地域的限制，也可以避免面对面交谈时可能发生的尴尬场面，使交谈双方心情更放松，话题更自由。但可能会使信息交流的准确性受到影响。

3）**一般性交谈与治疗性交谈**：根据交谈的主题和内容，可将交谈分为一般性交谈和治疗性交谈。

①一般性交谈：为了解决一些个人社交或家庭问题而进行的言语交流。交谈的内容没有限制，非常广泛，一般不涉及健康与疾病问题。

②治疗性交谈（2015）：指为了达到解决健康问题、促进康复、减轻病痛、预防疾病等目的，医护工作者与服务对象进行的交谈。

（3）**护患交谈的技巧**

1）**倾听**：指全神贯注地接收和感受对方在交谈时发出的全部信息（包括语言的和非语言的），并做出全面的理解。倾听是口语沟通的重要组成，是获取信息的重要渠道，是调适人际关系的有效方式。在倾听中，应做到以下几点。

①目的明确：寻找他人传递信息的价值与含义。

②控制干扰：提供安静舒适的环境，将外界干扰降至最低，以保证谈话的顺利进行。

③**目光接触**（2014）：与信息发出者保持良好的目光接触，用 30%～60%的时间注视对

方的面部（2012），做到面带微笑。

④姿态投入：面向病人，保持合适的距离和体姿，身体稍微向信息发出者方向前倾。倾听时表情不要过于丰富，手势不要太多、动作不要过大。

⑤及时反馈：给信息发出者适时适度的反馈。如微微点头、轻声应答，以表示自己正在注意听。不要随意发笑或频频点头赞同。

⑥判断慎重：不要急于作判断，应让对方充分诉说，以便全面完整地了解情况。

⑦耐心倾听：不要随意插嘴或打断对方的话题，一定要等病人把话说完以后再说。

⑧综合信息：根据信息的全部内容寻找信息发出者谈话的主题，注意非语言行为，了解病人的真实想法。

2）核实：指在倾听的过程中，为了验证自己对内容的理解是否准确所采用的沟通策略，是一种反馈机制，可以对得到的信息进一步核实，以确定信息的准确性，是一种负责任的行为。核实时应保持客观的态度，不应加入任何主观意见和情感。核实主要包括重述、改述、澄清及归纳和总结四种方式。

①重述：包括病人重述和护士重述两种情况，即要求病人将护士说过的话再重复一遍或护士重复病人说过的话，以证实自己的理解是否正确。

②改述：又称意译，是指护士把病人的话改用不同的说法叙述出来，但意思不变，或将病人的言外之意说出来。

③澄清（2015）：是指将对方一些模棱两可、含糊不清或不完整的陈述讲清楚，以获得更具体、更明确的信息（2014）。

④归纳总结：用简单、概述的方式将对方谈话的主要意思表达出来以核实自己的感觉。

3）提问（2014）：收集信息和核对信息的重要方式，也是使交谈能够围绕主题持续进行的基本方法。提问的原则：首先是中心性原则，其次要遵循温暖性原则（2012）。

①开放式提问（2012）：病人可以根据自己的观点、意见、建议和感受自由回答，护士可以从中了解病人的想法、情感和行为。优点是可以获得更多、更真实的资料；缺点是需要的时间较长。

②闭合式提问（2013）：将问题限制在特定的范围内，病人回答问题的选择性很小，甚至可以通过简单的"是""否"或"有""无"来回答。护士可以通过这种方法在短时间内获得大量的信息。

4）阐释：叙述并解释的意思。有利于病人认识问题，了解信息，消除病人的陌生感、恐惧感，从而采取有利于健康的生活方式。阐释的注意事项如下。

①尽量为对方提供其感兴趣的信息。

②将自己理解的观点、意见用简明扼要的语言阐释给对方，使对方容易理解和接受。

③在阐释观点和看法时，应用委婉的口气向对方表明你的观点和想法并非绝对正确，对方可以选择完全接受、部分接受或拒绝接受。

5）移情：护患沟通的过程中，护士站在病人的角度上来理解病人的感受，就是护患交谈中的移情（2014）。护患交谈中实现移情的方法：学会换位思考、学会倾听和表达尊重。

6）沉默：护患交谈中，适当的沉默：①可以表达对病人意见的默许、对病人意见的保留或不认可以及表达对病人的同情和支持；②可以给病人提供思考和回忆的时间；③可以缓解过激情绪和行为；④可以给护士提供思考、冷静和观察的时间。

7）**鼓励**：对病人进行鼓励，可以增强病人战胜疾病的信心。

（4）**护患交谈中常用语言**（2011、2017）：指导性语言、解释性语言、劝说性语言、鼓励性语言、疏导性语言、安慰性语言、暗示性语言。

（5）**护患交谈的注意事项**：选择恰当的交谈环境和时机；尊重理解病人（2015），以诚相待；注重非语言信息的传递。

四、护理工作中的非语言沟通

1．非语言沟通的基本知识

（1）非语言沟通的含义：借助非词语符号，如人的仪表、服饰、动作、表情、空间、时间等，非自然语言为载体所进行的信息传递。是语言沟通的自然流露和重要补充，能使沟通信息的含义更明确、更圆满。

（2）**非语言沟通的特点**

①真实性：指非语言沟通能够表露、传递信息的真实含义。

②多义性：指非语言沟通在不同民族、不同地区和不同文化背景时的不同解释。即非语言沟通必须在交往双方共同认知的范围内，必须符合交往双方的文化背景、生活习惯和个性特征等因素。

③相似性：指无论谁都可以用同样的非语言沟通方式来表达同一种情感。如人们用哭泣来表达痛苦和悲伤的心情，用笑来表达愉快、高兴和喜悦的心情。

④组合性：即从身体的姿势、身体间的接触、身体间的位置和距离等方面体现整体组合的特点。

⑤心理性：指非语言沟通在具体的语境中可以直接体现人的心态。

（3）**非语言沟通的作用**：表达情感、修饰补充、**替代语言**、强调目的、调节作用（2015）。

2．护士非语言沟通的主要形式

（1）表情：是指表现在人们面部的感情，是人类情绪、情感的生理性表露。表情不仅能给人以直观印象，而且能感染人，是人际沟通的有效途径。护士应以职业道德情感为基础，在与病人交往中善于运用和调控自己的面部表情。

1）目光：常作为非语言沟通的一种特殊形式用来表达沟通者微妙而复杂的思想情感。护士应善于通过病人的目光来判断病人的心态。

①目光的作用：表达情感，调控互动，显示关系。

②护士目光交流技巧：护士注视病人的理想投射角度是平视，平视能体现护士对病人的尊重和护患之间的平等关系。护患沟通时与病人目光接触的时间不能少于全部谈话时间的30%，也不要超过全部谈话时间的60%，如果是异性病人，每次目光对视的时间不要超过10秒。护士与病人交流时宜采用社交凝视区域，使病人产生一种恰当、有礼貌的感觉。如果注视范围过小或死死地盯住病人的眼睛，会使病人产生透不过气来的感觉，目光范围过大或不正眼与病人对视，会使病人产生不被重视的错觉。

2）微笑：是一种最常用、最自然、最容易为对方接受的面部表情，是内心世界的反映，是礼貌的象征。

①微笑的功能：传情达意，改善关系，优化形象，促进沟通。

②微笑的艺术：真诚、自然、适度、适宜（2011）。

（2）**触摸**：常见的触摸形式主要有抚摸、握手、依偎、搀扶及拥抱等。

1）**触摸的作用**：有利于儿童的生长发育、有利于改善人际关系、有利于传递各种信息。

2）**触摸在护理工作中的应用**

①评估和诊断健康问题（2015）：如病人主诉腹胀疼痛时，护士可以通过触摸病人腹部了解是否有压痛、反跳痛和肌紧张等。

②给予心理支持：可以表达关心、理解、体贴、安慰。

③辅助疗法：触摸能激发人体的免疫系统，使人的精神兴奋，减轻因焦虑、紧张而引起的疼痛，有时还能缓解心动过速和心律失常等症状。

3）触摸的方式及要求：根据沟通场景、沟通对象、双方关系及文化背景选择触摸方式。

（3）界域语

①**亲密距离**（2011）：一般为 0~45cm，是一种允许存在身体接触的距离，只有在夫妻、情侣以及极亲密的朋友或孩子依恋父母时才会产生，是爱抚、安慰、保护、关爱等动作所需要的距离。护士如果因为工作需要进入这个区域时，应先向病人说明原因，做出解释后才能进入。

②**个人距离**：一般为 0.45~1.2m，伸手可以触到对方的手，但不容易接触到对方的身体，是一般交往时保持的距离。护士常在这种距离范围内对病人进行健康教育、心理咨询等（2011），是护士与病人之间较为理想的人际距离。

③**社会距离**：一般为 1.2~3.5m，常为人际关系不密切时的交往距离，主要用于个人社会交谈或商贸谈判，如小型会议、商业洽谈或宴会等。在护理工作中，对敏感病人或异性病人可以采用这种距离，以减轻对方的紧张情绪。

3．**护士非语言沟通的基本要求**

（1）尊重病人：把病人放在平等的位置上，使处于疾病状态下的病人保持心理平衡，不因疾病受歧视，保持人的尊严。

（2）适度得体：在与病人的交往中，护士的姿态要落落大方，面部笑容要适度自然，言谈举止要礼貌热情，称呼、声音、语气要使病人感到亲切、温暖。与异性病人接触应消除邪念，尊重社会习俗。

（3）因人而异：护士要站在病人的角度上，通过倾听、提问等交流方式了解其真实感受。

五、护理工作中礼仪要求

1．**礼仪的基本概念**

（1）礼仪：是在人际交往过程中得到共同认可的行为规范和准则。包括礼貌、礼节、仪表、仪式。

①礼貌：是指人们在交往过程中，通过语言、动作向交往的对象表示谦虚和恭敬。

②礼节：礼节是人们在交际场合，相互表示尊重、友好的惯用形式。

③仪表：通常是指人的外貌、服饰等。

④仪式：是人们在社会生活中处理人际关系时为表现礼貌、礼节时用来约束自己，尊重他人的社会道德规范。

（2）礼仪的原则

①遵守原则：在交际活动中，每一位参与者都必须自觉自愿地遵守礼仪规则，以礼仪规

范自己的言行举止。

②自律原则：礼仪规范由"对待他人的做法"和"对待自己的要求"组成。对待个人的要求是礼仪的出发点。在运用礼仪规范中需要重视自我约束，自我控制。

③敬人原则：在人际交往中，对交往对象要重视、尊敬。

④宽容原则：在人际交往中，要多体谅、包容别人。

⑤平等原则：平等是礼仪的核心。在交往过程中，对所有交往对象应平等对待。

⑥从俗原则：在交往活动中，要入乡随俗，尊重对方。

⑦真诚原则：要求人们在运用礼仪时，须以诚相待。

⑧适度原则：应用礼仪时，要注意把握分寸。

2. 护理礼仪的基本概念

（1）护理礼仪：是护士在护理活动中被大家公认和自觉遵守的行为规范和准则。

（2）护理礼仪的特征

①规范性：护理礼仪是护士必须遵守的行为规范。

②强制性：护理礼仪中的各项内容是基于法律、规章、守则和原则基础上的，对护士具有一定的约束力和强制性。

③综合性：护理礼仪是护理服务科学性与艺术性的统一。

④适应性：护士对不同的服务对象或不同的文化礼仪具有适应能力。

⑤可行性：护理礼仪在运用过程中要注意有效性和可行性。

3. 护士的仪表礼仪要求

（1）护士仪容礼仪要求

①面部仪容礼仪：形象端庄、整洁简约。保持面部干净清爽，无分泌物、无异味，面部不留胡须、不佩戴饰物、不戴墨镜、不化浓妆。

②头饰礼仪：头发前不过眉，侧不过耳、后不过领。如果是长发，应盘起或戴网罩，如果是短发，也不应超过耳下 3cm，对于男性，不应留长发。

（2）护士服饰礼仪要求

①护士服着装原则：护士在工作期间必须穿工作服，宜佩戴工作牌，整齐洁净，整体应简约端庄、干净整齐。

②护士服着装具体要求：护士服样式应简洁、美观，穿着合体，松紧适度，颜色清淡素雅。应保持平整洁净。护士鞋颜色为白色或乳白色，平跟或浅坡跟、软底。袜子以肉色、浅色为宜。护士在工作期间不宜佩戴过多饰物。

（3）护士基本行为礼仪

①站姿：双手垂握于下腹部，双手相握于中腹部，一臂垂于体侧，一手置于腹侧。

②坐姿：上身挺直，头部端正，目视前方；双手掌心向下，叠放于大腿上，或是放在身前的桌面上，或一左一右扶在座位两侧的扶手上。上身与大腿，大腿与小腿之间均成 90°；脚尖对向正前方或侧前方，双脚可以并拢、平行，也可一前一后；只落座椅面的 1/2～2/3（2013），避免身体倚靠座位的靠背。

③走姿：昂首挺胸，全身伸直；起步前倾，重心在前脚尖；前伸，步幅适中；直线行进，自始至终；双肩平稳，两臂摆动；全身协调，匀速行进。

护士执业资格考试
科学护考急救包

（下册）

编　写　护士执业资格考试研究专家组

编　者　（以姓氏笔画为序）

门金玉	王　佩	王　萌	王　趁	王少霞
王俊尧	王莉鑫	牛玉婷	龙　杞	叶光泽
吕　丹	吕　游	刘　涛	刘　强	刘　璐
刘佛民	刘明霞	刘洪慧	刘聪颖	李　洋
李　瑶	李晓烨	李晓彩	杨　珍	杨翼泽
吴佳涛	吴春虎	何子骏	何康敏	谷玥晨
汪建芬	宋丽丽	宋佳起	张　晨	张　慧
张云杰	张阳光	张丽洁	陈世君	陈新晶
罗　燚	周喜丹	胡　坤	胡向欣	胡筠卿
胡慧颖	俞秋云	姜　英	夏言言	索亚男
徐　飞	徐　媛	高梦鸰	黄　丹	黄　韬
覃月平	蓝　莹	蒙冬焕	潘艳云	薛志峰

科学出版社

北　京

内 容 简 介

　　本书是全国护士执业资格考试推荐辅导用书，依据最新考试大纲，紧紧围绕我国护士执业资格考试的考核目标，贴近应试要求，在深入总结历年考试命题规律后精心编写而成。本书包括以下 4 个部分：一是上册的应试指导教材部分，严格按新考试大纲编写，紧紧围绕应试需求，准确把握考试精髓，知识点内容取舍恰当，覆盖全面，重点突出；二是下册的同步练习及解析部分，在全面分析历年考试题的基础上，按大纲顺序精选试题约 1500 道，考点选择和病例题表述形式均紧扣新考试的特点，针对性强；三是网络模拟试卷，内含 8 套模拟试卷及同步练习试题，网络同步练习试题与纸版教材紧密结合；四是网络培训课程，通过视频讲解帮助考生准确深入地把握教材内容，掌握必考知识点。

　　本书是护考培训权威教材，通过应试指导教材与同步练习试题、模拟试卷及网络培训课程的紧密结合，帮助考生透彻理解考试重点，顺利通过护士考试。本书可作为护考复习应考的必备教材，适合参加护士执业资格考试的考生复习使用。

图书在版编目(CIP)数据

护士执业资格考试科学护考急救包：全 2 册 / 护士执业资格考试研究专家组编写. —北京：科学出版社，2018.1
全国护士执业资格考试推荐辅导用书
ISBN 978-7-03-056081-0

Ⅰ. 护… Ⅱ. 护… Ⅲ. 护士－资格考试－自学参考资料 Ⅳ. R192.6

中国版本图书馆 CIP 数据核字（2017）第 315156 号

责任编辑：纳　琨/ 责任校对：张小霞
责任印制：赵　博/ 封面设计：吴朝洪

科学出版社 出版
北京东黄城根北街16号
邮政编码：100717
http://www.sciencep.com

三河市书文印刷有限公司　印刷
科学出版社发行　各地新华书店经销

*

2018年1月第　二　版　　开本：787×1092　1/16
2018年1月第一次印刷　　印张：62 1/2
字数：151 1000
定价：300.00元

（如有印装质量问题，我社负责调换）

出版说明

《护士执业资格考试办法》（以下简称《考试办法》）经卫生部、人力资源和社会保障部联合审议通过，自2010年7月1日起施行。《考试办法》是现行护士执业资格考试重要的政策依据，对护士执业资格考试做出了以下规定：

国家护士执业资格考试是评价申请护士执业资格者是否具备执业所必需的护理专业知识与工作能力的考试。

护士执业资格考试实行国家统一考试制度。统一考试大纲，统一命题，统一合格标准。考试成绩合格者，可申请护士执业注册。

护士执业资格考试原则上每年举行一次，具体考试日期在举行考试3个月前向社会公布。

在中等职业学校、高等学校完成国务院教育主管部门和国务院卫生主管部门规定的普通全日制3年以上的护理、助产专业课程学习，包括在教学、综合医院完成8个月以上护理临床实习，并取得相应学历证书的，可以申请参加护士执业资格考试。

申请人为在校应届毕业生的，应当持有所在学校出具的应届毕业生毕业证明，到学校所在地的考点报名。学校可以为本校应届毕业生办理集体报名手续。申请人为非应届毕业生的，可以选择到人事档案所在地报名。

护士执业资格考试包括专业实务和实践能力两个科目，一次考试通过两个科目为考试成绩合格。

护士执业资格考试成绩于考试结束后45个工作日内公布。

考生成绩单由报名考点发给考生。

军队有关部门负责军队人员参加全国护士执业资格考试的报名、成绩发布等工作。

为了让考生扎实掌握护士执业资格考试大纲要求的知识，顺利通过考试，我社出版了系列护士执业资格考试辅导图书，供考生根据自身情况选择。

1. 护士执业资格考试科学护考急救包
2. 护士执业资格考试应试指导与历年考点串讲
3. 护士执业资格考试同步练习及解析
4. 护士执业资格考试记忆掌中宝
5. 护士执业资格考试模拟试卷及解析
6. 护士执业资格考试考前冲刺必做

科学出版社医学考试中心团队由原人民军医出版社医学考试中心的骨干核心力量组成。经过十余年的努力，我们在全国护士执业资格考试、全国卫生专业技术资格考试、国家医师资格考试、国家执业药师资格考试等医学考试用书的策划、出版及培训方面积累了宝贵的理论和实践经验，取得了较好的成绩，得到了考生的一致好评。我们将秉承"军医版"图书一贯的优良传统和优良作风，并将科学出版社"高层次、高水平、高质量"和"严肃、严密、严格"的"三高三严"的要求贯彻到图书的编写、出版过程，继续为考生提供更好、更高标准的服务。

《护士执业资格考试科学护考急救包》是护考培训权威教材，是原"军医版"图书的延续与升华。通过对考点的精准分析、讲解，结合应试指导教材与同步练习试题、模拟试卷及网络培训课程，帮助考生透彻理解考试重点，助力考生顺利通过护士考试。

该系列护考图书对知识点的把握非常准，众多考生参加考试之后对图书的质量给予了高度认可；考生通过考试之后的无比欣喜和对我们出版工作的由衷感谢、支持，是鼓励我们不断努力把考试产品做得更好的不竭动力。

由于编写时间紧、难度大，书中的不足之处，恳请读者批评指正。

关注微信公众号，更多免费题库

目　录

上册　应试指导教材

下册　同步练习及解析

第1章　基础护理知识和技能

一、护理程序

1. 患者资料最主要的来源是
A. 患者本人
B. 患者病历
C. 患者家属
D. 患者的营养师
E. 患者的主管医师

2. 下列信息中，属于客观资料的是
A. 头痛 2 天
B. 感到恶心
C. 体温 39.1℃
D. 不易入睡
E. 常有咳嗽

3. 对患者进行健康教育属于
A. 独立性护理措施
B. 非独立性护理措施
C. 协作性护理措施
D. 依赖性护理措施
E. 辅助性护理措施

4. 属于健康性护理诊断的是
A. 语言沟通障碍
B. 清理呼吸道无效
C. 有窒息的危险
D. 母乳喂养有效
E. 活动无耐力

5. 患者男，25 岁。因"颅脑外伤"入院，护士对处于昏迷状态的患者评估后，确认患者存在以下健康问题，其中应优先解决的问题是
A. 大便失禁
B. 沟通障碍

C. 活动无耐力
D. 皮肤完整性受损
E. 清理呼吸道无效

6. 患者男，58 岁。冠心病史 6 年，因心绞痛急诊入院。患者情绪紧张，主诉乏力，食欲减退。医嘱：药物治疗，绝对卧床休息。护士评估患者存在的健康问题，需要首先解决的是
A. 焦虑
B. 生活自理缺陷
C. 疲乏
D. 疼痛
E. 便秘

7. 某急性白血病患者，因"乏力、食欲缺乏、消瘦 1 个月余，伴发热 1 周"收入院。行化疗后出现恶心，但无呕吐。血常规检查：白细胞计数 $2×10^9$/L，血小板计数 $150×10^9$/L。该患者的护理问题**不包括**
A. 潜在的感染
B. 营养失调：低于机体需要量
C. 活动无耐力
D. 舒适的改变：发热、恶心
E. 潜在的颅内出血

（8~9 题共用题干）
　　患者男，40 岁。汉族，教师。以"心慌、气短、疲乏"为主诉入院。护士入院评估：脉搏 120 次/分，血压 70/46mmHg，脉搏细弱，口唇发绀、呼吸急促，患者自制力差、便秘。此外，还收集了患者的既往病史、家庭关系、排泄情况等资料。

8．以下属于患者主观资料的是
A．脉搏 120 次/分，心慌、气短
B．心慌、气短、脉搏细弱
C．脉搏每分钟 120 次，血压 70/46mmHg（1mmHg＝0.133kPa），脉搏细弱
D．心慌、疲乏、口唇发绀
E．心慌、气短、疲乏

9．患者应该优先解决的问题是
A．低效性呼吸型态：发绀、呼吸急促
B．语言沟通障碍
C．便秘
D．营养失调
E．潜在并发症：心律失常

答案与解析

1．A。患者资料最主要、最直接、最方便、的来源是患者本人，其次是家庭成员、医务人员、健康记录或病历，故本题选 A。

2．C。主观资料，即患者的主诉，包括患者所感觉的、所经历的，以及看到的、听到的、想到的内容描述，是通过与患者及有关人员交谈获得的资料。客观资料，是经观察、体检、借助其他仪器检查或实验室检查等所获得的患者的健康资料。C 选项中，体温 39.1℃ 为借助体温计所得出的结果，属于客观资料，故本题选 C。

3．A。护理措施可分为依赖性护理措施、独立性护理措施和协作性护理措施。所谓依赖性护理措施，指的是护士遵医嘱执行的具体措施；独立性护理措施，是指护士在职责范围内，根据收集的资料，经过独立思考、判断所决定的措施；协作性护理措施，即护士与其他医务人员之间合作完成的护理活动。故健康教育属于独立性护理措施，本题选 A。

4．D。健康的护理诊断：是对个体、家庭或社区服务对象具有的、达到更高健康水平潜能的描述，如"……有效"。故选 D。

5．E。应优先解决对患者生命威胁最大的护

理问题，A、B、C、D 选项均不会对患者的生命造成较大威胁，而清理呼吸道无效则有可能引起患者窒息，故本题选 E。

6．D。应优先解决对患者生命威胁最大的护理问题，患者心绞痛明显，应遵医嘱首先让其绝对卧床休息，缓解疼痛，以免引起心力衰竭等并发症的发生；A、B、C、E 选项不会对患者生命造成较大威胁。故本题选 D。

7．E。患者白细胞低于正常值，存在发生感染的风险，A 正确。患者乏力、食欲缺乏、消瘦可见处于营养失调状态，因此 B、C 两项正确。由于发热、恶心导致舒适的改变，D 也正确。白细胞计数低于正常范围，血小板计数在正常范围内，因此目前不会发生颅内出血。

8．E。主观资料同客观资料相对应，多是患者的主观感受、经历、体验等，脉搏、心率、血压等均为客观资料；心慌、气短、疲乏才是患者的主观感受，是主观资料。故选 E。

9．A。护理诊断中，首优问题往往是最严重的，对患者威胁最大的问题，应该优先解决。低效性呼吸型态提示患者呼吸困难，若不及时处理可能导致窒息，危及生命，故应优先解决，选 A。

二、护士的职业防护

1．某护士在抽吸药液的过程中，不慎被掰开的安瓿划伤了手指，**不妥**的处理方法是
A．用 0.5%碘伏消毒伤口，并包扎
B．用 75%乙醇消毒伤口，并包扎
C．从伤口的远心端向近心端挤压
D．及时填写锐器伤登记表
E．用肥皂水彻底清洗伤口

答案与解析

1．C。锐器划伤后护士要立即用手从伤口的近心端向远心端挤出伤口的血液，但禁止在伤口局部挤压或按压，以免产生虹吸现象，

将污染血液吸入血管,增加感染机会,因此 C 选项的做法是错误的。故本题选 C。

三、医院和住院环境

1. 手术室的室内温度应控制在
A. 16～18℃
B. 18～22℃
C. 22～24℃
D. 24～26℃
E. 26～28℃

2. 为达到置换病室内空气的目的,一般每次通风的时间是
A. 10 分钟
B. 20 分钟
C. 30 分钟
D. 60 分钟
E. 90 分钟

3. 在铺暂空床的操作中,符合节力原则的是
A. 操作前备齐用物按顺序放置
B. 操作中使用腕部力量
C. 铺床角时两足并列站齐
D. 塞中单时身体保持站立位
E. 铺大单时身体尽量远离床边

4. 患者男,因右下肢开放性骨折于 9am 进入手术室,病区护士为其准备麻醉床,以下操作**不符合**要求的是
A. 更换清洁被单
B. 床头和床中部各铺中单及橡胶单
C. 盖被纵向三折于门对侧床边
D. 枕横立于床头开口背对门
E. 椅子放于折叠被的同侧

5. 某患者在门诊候诊时,出现剧烈腹痛,四肢冰凉,呼吸急促。门诊护士应
A. 安慰患者
B. 测量体温
C. 催促医师

D. 观察病情进展
E. 安排提前就诊

6. 患者男,48 岁。脑外伤,在全身麻醉下行颅内探查术。术后的床单位应是
A. 麻醉床,床中部和床上部各铺一橡胶中单、中单
B. 暂空床,床中部和床上部各铺一橡胶中单、中单
C. 暂空床,床中部和床尾部各铺一橡胶中单、中单
D. 麻醉床,床中部和床尾部各铺一橡胶中单、中单
E. 备用床,床中部和床上部各铺一橡胶中单、中单

7. 某患者半小时前在硬膜外麻醉下行胃大部切除术,麻醉床的正确铺法是
A. 橡胶中单和中单铺于床中部和床头
B. 橡胶中单和中单铺于床中部和床尾
C. 橡胶中单和中单铺于床头和床尾
D. 橡胶中单和中单铺于床中部
E. 橡胶中单和中单铺于床头

8. 患者男,65 岁。护士在巡视候诊大厅时发现该患者独自就诊,持续咳嗽,呼吸急促,面色潮红,经询问患者主诉发热 2 天。护士首先应
A. 立即扶患者坐下
B. 将患者带至发热门诊
C. 详细询问患者病史
D. 向医务科汇报
E. 通知患者家属来院

答案与解析

1. C。一般病室的温度是 18～22℃;婴儿室、手术室、产房等室温可调高至 22～24℃。室温过高时,机体散热受到影响不利于体力的恢复,患者感到烦躁,呼吸、消化均受到干扰。室温过低时,冷的刺激可使患者肌肉

紧张，容易着凉。因此答案选 C。

2．C。一般是 30 分钟便可达到置换空气的目的。答案选 C。

3．A。操作前用物按顺序放置可减少无效走动和翻找用物的时间，因此 A 正确。操作中应尽量使用肘部力量，因此 B 错误。铺床时，身体应尽量靠近床边上身保持直立，两膝稍弯曲以降低重心，两足左右和前后分开以扩大支撑面，因此 C 与 E 错误。塞中单时身体应弯曲，降低重心，D 也错误。综上所述，答案选 A。

4．B。患者是下肢受伤，因此橡胶中单和中单应铺在床中部和尾部，因此 B 项错误。

5．E。患者为高热、剧痛、休克、出血、呼吸困难等，安排提前就诊或送急诊。对年老体弱、危重患者可适当调整就诊顺序。

6．A。术后的床单位为麻醉床，排除 B、C、E 选项。准备麻醉床时应根据患者手术部位分别在床头、床中或床尾部铺橡胶中单、中单，避免术后渗出污染床单位。一般头、颈、胸、上腹部手术后在床的上、中部铺单；下腹部、会阴部、下肢手术在床的中、下部铺单；此患者头部手术应铺中上部，因此选 A。

7．D。胃大部分位于左季肋区，小部分位于腹上区，患者硬膜外麻醉，因此橡胶中单和中单铺在床中部即可，故本题选 D。

8．B。患者已经发热两天，身体极度不适且独自来就诊，应立即带到发热门诊进行治疗，减轻患者痛苦。因此答案选 B。

四、入院和出院病人的护理

1．处理出院患者医疗护理文件的方法，**错误**的是
A．整理病历，交病案室保存
B．出院病历的最后一页是体温单
C．诊断卡、治疗卡夹入病历内
D．注销床头卡、饮食卡
E．填写患者出院登记本

2．**不符合**特级护理内容的是

A．24 小时专人护理
B．严密观察病情及生命体征变化
C．做好基础护理，严防并发症
D．给予卫生保健指导
E．填写危重患者护理记录单

3．患儿，3 岁，高热惊厥。在急诊科经止惊、给氧等紧急处理后，情况稳定，欲送儿科病房做进一步治疗，运送过程中最适宜的供氧装置是
A．氧气筒
B．氧气枕
C．中心管道
D．人工呼吸机
E．简易呼吸器

4．患者男，45 岁。上呼吸道感染未痊愈，自动要求出院，护士需要做好的工作**不包括**
A．在出院医嘱上注明"自动出院"
B．根据出院医嘱，通知患者和其家属
C．征求患者及其家属对医院的工作意见
D．教其家属静脉输液技术，以便后续治疗
E．指导患者出院后在饮食、服药等方面的注意事项

5．患者男，25 岁。患肺炎入院治疗。患者进入病区后，护士的初步护理工作**不包括**
A．迎接新患者
B．通知病区医师
C．测量生命体征
D．准备急救物品
E．建立患者住院病历

6．患者男，78 岁。因患下肢动脉硬化闭塞症住院。护士促使患者适应医院环境的护理措施**不包括**
A．增加患者的信任感
B．热情接待并介绍医院规定
C．关心患者并主动询问其需要
D．协调处理病友关系
E．帮助患者解决一切困难

7. 患者男，36 岁。因车祸致下肢瘫痪来诊，初步诊断为腰椎骨折。运送患者时最佳的方式是

A. 轮椅运送法

B. 平车挪动法

C. 平车单人搬运法

D. 平车两人搬运法

E. 平车四人搬运法

8. 患者女，22 岁。发热待查收住入院。体格检查：体温 39.8℃，脉搏每分钟 122 次，呼吸每分钟 28 次，血压 108/70mmHg，神志清楚，急性面容。患者诉头痛剧烈。入院护理的首要步骤是

A. 做好入院护理评估

B. 向患者介绍病室环境

C. 备好急救药品及物品

D. 填写住院病历和有关护理表格

E. 立即通知医师诊治患者，及时执行医嘱

9. 患者男，68 岁。脑出血急诊入院。医嘱：一级护理，给予心电监护。接诊护士在给患者女儿做入院介绍时，遭到了家属的强烈拒绝。最可能的原因是

A. 正在对患者进行抢救

B. 护士着装不整齐

C. 护士介绍不到位

D. 护士表情不自然

E. 病房环境较嘈杂

10. 年轻男性患者因车祸昏迷送来急诊。初步诊断颅骨骨折，骨盆骨折。医嘱：开放静脉通道，急行 X 线检查。护士护送患者时，**不妥**的做法是

A. 选用平车运送

B. 护士站在患者头侧

C. 护送时注意保暖

D. 检查时护士暂时离开照相室

E. 运送期间暂时停止输液

11. 患者女，30 岁。妊娠 35 周，因阴道出血就诊，诊断为前置胎盘，拟急行剖宫产收

入院。护士首先应为患者做的是

A. 办理入院手续

B. 进行沐浴更衣

C. 检查阴道出血情况

D. 进行会阴清洗

E. 用平车送入病区

12. 患者女，18 岁。因失血性休克给予特级护理，**不符合**特级护理要求的是

A. 严密观察病情变化

B. 实施床旁交接班

C. 每 2 小时监测生命体征 1 次

D. 基础护理由护理人员完成

E. 保持患者的舒适和功能体验

13. 患者女，45 岁。慢性心力衰竭伴全身水肿。经诊疗后需要入院观察，住院处办理入院手续的根据是

A. 单位介绍信

B. 门诊病历

C. 以往病历

D. 住院证

E. 医保卡

14. 患者男，56 岁。三度烧伤面积大于 60%，入院后的护理级别是

A. 重症护理

B. 特级护理

C. 一级护理

D. 二级护理

E. 三级护理

（15～16 题共用题干）

患者男，32 岁。因出差劳累，发作性头晕、胸闷半个月余，突发晕厥 1 小时，以"晕厥原因待查、梗阻型肥厚性心肌病待查"急诊收入院。有猝死家族史。

15. 入院当晚，患者情绪较为紧张，迟迟无法入睡，多次呼叫值班护士，诉"头晕、胸闷"，但每次床边检查生命体征时，除脉搏

稍快外，其余均正常。其发生上述表现最主要的原因是

A．床铺不舒服

B．环境陌生

C．担心会突发死亡

D．不习惯熄灯睡觉

E．不习惯与陌生人同住

16．对其进行健康指导，**错误**的做法是

A．解释保持情绪稳定的重要性，必要时遵医嘱使用镇静药

B．避免屏气用力

C．若失眠可独自出去活动，以改善睡眠

D．如厕、沐浴时，要告知陪伴人或同室病友，门无须反锁

E．保持二便通畅

（17～18 题共用题干）

患者男，25 岁。从高处坠落，以"脾破裂"诊断入院，须立即手术。

17．住院处护士首先应

A．急速给予住院处置

B．通知负责医师

C．协助办理住院手续

D．确定患者的护理问题

E．护送患者入病房

18．病房护士首先应

A．急速给予卫生处置

B．通知负责医师，做术前准备

C．铺麻醉床

D．入院宣教

E．填写住院病历和有关护理表格

答案与解析

1．C。出院后病历排列顺序：住院病历首页、出院记录、入院记录、病史和体格检查单、病程记录、各种检查检验报告单、护理记录单、医嘱单、长期医嘱执行单、体温单，B 正确；

整理病历，交档案室保存，A 正确；填写出院患者登记本和出院护理记录，E 正确；注销床头卡、饮食卡，D 正确；诊断卡、治疗卡应与床头卡、饮食卡一起注销。因此选 C。

2．D。特级护理的内容：①专人 24 小时护理，严密观察病情及生命体征变化；②制订护理计划，严格执行各项诊疗及护理措施；③及时准确地填写特级护理记录单；④备齐抢救物品和药品；⑤做好基础护理，防止并发症，确保患者安全。

3．B。氧气枕用于家庭氧疗、危重患者的抢救或转运途中；患儿需要转运，而转运过程中最适宜的供氧装置是氧气枕。故选 B。

4．D。静脉输液必须由护理人员进行操作，不能让患者自己操作，防止发生意外。答案选 D。

5．D。肺炎患者在病情平稳期不需要准备急救物品，急救物品是为那些有生命危险、病情紧急的患者而准备的。答案选 D。

6．E。A、B、C、D 四项皆可以帮助患者适应医院环境，E 选项过于绝对，护士无法帮助患者解决一切困难，故选 E。

7．E。四人搬运法适用于颈、腰部骨折，体重较重或病情较重者。

8．E。患者目前高热十分痛苦，需要及时进行治疗，因此要立即通知医师诊治，及时执行医嘱退热以缓解患者痛苦。因此答案选 E。

9．A。根据患者突发脑出血来看，病情危险，B、C、D、E 选项均不符合题意。故选 A。

10．E。骨折患者须采用平车运送，故 A 选项正确；护士须站在患者头侧，以便于观察病情，因此 B 正确；C、D 两项均正确；运送期间不能停止输液吸氧等重要的治疗，因此 E 选项错误，答案选 E。

11．C。患者阴道出血应先检查出血的量、颜色等情况，以便为下一步治疗做准备。若出血量大，需要进行剖宫产，因此 C 选项正确。A 选项一般是患者病情较轻时才首先进行的。答案选 C。

12．C。特级护理需要专人 24 小时护理，严密观察病情，监测生命体征，而不是每 2 小时监测 1 次生命体征。二级护理是每 2 小时巡视 1 次患者，三级护理是每 3 小时巡视 1 次患者，都是根据患者情况测量生命体征。因此答案选 C。

13．D。患者或家属持医师签发的住院证到住院处办理入院手续。

14．B。临床上一般将护理级别分为四级：特级护理、一级护理、二级护理、三级护理。目前患者属于大面积烧伤，应实行特级护理。答案选 B。

15．C。由于患者有猝死家族史，患者也精神紧张怕猝死，所以患者才多次呼叫护士。答案选 C。而其他几项在题目中并未涉及。

16．C。由于患者曾经突发昏厥 1 小时，因此患者不能单独出去，以免突然发病无人救治。答案选 C。

17．E。住院处的护理包括办理住院手续，进行卫生处置，护送患者入病区。当前患者脾破裂，情况紧急应赶紧送入病房，准备手术。答案选 E。

18．B。进入病房后立即通知医师，做术前准备，抢救患者。答案选 B。

五、卧位和安全的护理

1．患者男，因结核性脑膜炎须肌内注射链霉素，患者取侧卧位时，正确的体位是
A．下侧腿伸直，上侧腿稍弯曲
B．上侧腿伸直，下侧腿稍弯曲
C．双膝向腹部弯曲
D．两腿弯曲
E．两腿伸直

2．患者男，38 岁。因车祸受伤急诊入院，目前诊断为失血性休克。体格检查：血压 70/50mmHg。患者最适宜的体位是
A．中凹卧位
B．头高足低位

C．去枕仰卧位
D．侧卧位
E．头低足高位

3．患者男，68 岁，体重 60kg。胃癌术后第 2 天，患者卧床翻身时身体滑向床尾，护士将其移向床头，下列做法正确的是
A．尽快完成，不必向患者解释说明
B．移动之前应固定床轮，松开盖被
C．移动之前在患者头下垫一枕头
D．移动时患者双手放在胸腹前
E．手动时，不需要得到患者的协助

4．患者男，45 岁。直肠肛管检查时取膝胸位，病变部位为 11 点，若患者改为截石位时，其病变部位是
A．5 点
B．11 点
C．9 点
D．7 点
E．3 点

5．患者男，38 岁。进行乙状结肠镜检查，应采取的体位是
A．头低足高位
B．头高足低位
C．俯卧位
D．膝胸卧位
E．端坐位

6．患者女，40 岁。上午拟行子宫切除术，术前须留置导尿管。护士在导尿操作中应为患者安置的体位是
A．去枕仰卧位
B．头高足低位
C．倒卧位
D．屈膝仰卧位
E．截石位

7．患者女，32 岁。因宫外孕造成失血性休克入院。该患者的卧位应为

A．头低足高位

B．去枕仰卧位

C．中凹卧位

D．半坐卧位

E．头高足低位

8．患者女，25 岁。车祸导致面部开放性伤口。经清创缝合后，暂时入院观察，应采取的体位是

A．膝胸卧位

B．俯卧位

C．半坐卧位

D．侧卧位

E．仰卧位

9．患者女，62 岁。下肢瘫痪。长期卧床并用盖被保暖。为保护双足功能，可选用的保护具是

A．床档

B．宽绷带

C．肩部约束带

D．支被架

E．膝部约束带

（10～13 题共用题干）

患者男，35 岁。因"头部外伤"急诊入院。现浅昏迷，CT 提示颅内血肿，脑挫裂伤，在全身麻醉下行颅内血肿清除术。

10．患者术后返回病房，正确的体位是

A．侧卧位

B．去枕仰卧位，头偏向一侧

C．头高足低位

D．头低足高位

E．中凹卧位

11．术后第 2 天，患者应采取的体位是

A．头高足低位

B．半卧位

C．头低足高位

D．中凹卧位

E．俯卧位

12．术后第 2 天采取此卧位的目的是

A．促进排痰

B．利于呼吸

C．便于观察瞳孔

D．促进引流

E．预防脑水肿

13．【假设信息】患者出现躁动，使用约束带时护士需重点观察

A．呼吸情况

B．血压情况

C．约束时间

D．末梢血液循环

E．伤口渗血情况

答案与解析

1．B。一般侧卧位时应下侧腿伸直，上侧腿弯曲。必要时在两膝间、胸腹部、后背部放置软枕。当进行臀部肌内注射时，上侧腿伸直，下侧腿弯曲，可使注射部位肌肉放松。故本题选 B。

2．A。B 项头高足低位适用于颅脑手术后，颈椎骨折患者进行牵引；C 项适用于全身麻醉未清醒或昏迷患者，椎管内麻醉或脊髓腔穿刺后的患者；D 项适用于预防压疮患者翻身体位或喂食时等；E 项适用于十二指肠引流，肺部分泌物引流，产妇胎膜早破，和骨折时作为反牵引力。故本题选 A。

3．B。在操作前应向患者解释原因，取得配合，A 选项错误。患者仰卧屈膝，双手握住床头栏杆，因此 D 项错误。护士在托起患者的同时，患者也应两足蹬床面，挺身上移，积极配合，因此 E 项错误。移动之前应放平床头支架，并将枕头横立于床头，故 C 项也错误。综上所述，答案选 B。

4．A。膝胸卧位时病人跪卧于床面，两小腿平放于床上，稍分开，大腿和床面垂直，胸

贴床面,腹部悬空,臀部抬起,头转向一侧,两臂屈肘放于头的两侧。截石位时病人仰卧于检查台上,两腿分开,放于支腿架上,臀部齐台边,两手放在身体两侧或胸前。因此,由膝胸卧位转向截石位,相当于顺时针转了 180°,原 11 点位置位于 5 点。故选 A。

5. D。乙状结肠镜检查应采取膝胸卧位,此卧位视线清楚,便于操作及检查。

6. D。留置导尿管时,患者应取屈膝仰卧位。

7. C。患者失血性休克,应采取中凹卧位,抬高头胸部 10°~20°,抬高下肢 20°~30°。

8. C。面部及颈部手术后患者,取半坐卧位可减少局部出血。因此选 C。

9. D。支被架主要用于肢体瘫痪、极度虚弱的患者,可避免盖被压迫肢体所造成的不舒适或其他并发症。因此答案选 D。

10. B。全身麻醉术后未清醒患者宜采取去枕仰卧位,头偏一侧,防止呕吐物流入气管引起窒息。因此答案选 B。

11. A。术后第 2 天患者清醒后适宜采取头高足低位,可减轻颅内压预防脑水肿,因此选 A。

12. E。头高足低位可以降低颅内压,预防脑水肿,答案选 E。

13. D。使用约束带时应注意观察末梢血液状况,以便于及时调节松紧,一般每 15~30 分钟观察 1 次。

六、医院内感染的预防和控制

1. 长度为 16cm 的无菌镊子,存放于其浸泡容器中时,适宜的消毒液深度为

A. 4cm

B. 5cm

C. 6cm

D. 7cm

E. 8cm

2. 在传染病区中属于污染区的是

A. 走廊

B. 病室

C. 护士站

D. 治疗室

E. 值班室

3. 在隔离病区工作护士的下列行为,正确的是

A. 掀页撕取避污纸

B. 把口罩挂在胸前

C. 身着隔离衣进入治疗室

D. 为患者翻身后用手整理口罩

E. 护理结核患者后立即更换口罩

4. 在行纤维胃镜消毒时,宜选择的化学消毒方法是

A. 75%乙醇擦拭

B. 2%戊二醛浸泡

C. 3%过氧化氢浸泡

D. 0.2%过氧乙酸熏蒸

E. 含有效氯 0.2%的消毒液浸泡

5. 无菌盘在未污染的情况

A. 1 小时

B. 4 小时

C. 8 小时

D. 12 小时

E. 24 小时

6. 护士为乙型肝炎患者采集血标本时,不慎将血液滴在患者的床头柜上,此时护士对该床头柜的处理方法,正确的是

A. 日光暴晒

B. 流动水刷洗

C. 卫生纸擦拭

D. 消毒液擦拭

E. 毛巾湿水擦拭

7. 在乡卫生院工作的护士准备用纯乳酸对换药室进行空气消毒,换药室长、宽、高分别为 4m、5m、3m。需要乳酸的量为

A. 3.6ml

B. 5.8ml

C. 7.2ml

D. 12.8ml

E. 17.4ml

8. 患者男，39 岁。大面积三度烧伤入院。对其所住的病室进行空气消毒的最佳方法是

A. 臭氧灭菌灯消毒

B. 消毒液喷雾

C. 开窗通风

D. 食醋熏蒸

E. 过滤除菌

9. 患者男，47 岁。肺癌术后化疗。护士在给其行 PICC 置管过程中发现手套破损。此时应

A. 用无菌纱布覆盖破损处

B. 用消毒液消毒破损处

C. 用胶布粘贴破损处

D. 加戴一副手套

E. 立即更换手套

10. 患者男，62 岁。以霍乱收治入院。护士在向患者及家属做入院宣教时，**错误**的内容是

A. 患者不能走出病室

B. 双休日家属可探视

C. 剩饭须煮沸后倾倒

D. 排泄物须严格消毒

E. 通向走廊的门窗须关闭

（11～13 题共用题干）

某护士在临床带教老师的指导下，正在进行无菌技术操作，其任务是铺无菌盘及戴消毒手套。

11. 无菌包打开后，未用完的无菌物品，按原折痕包扎好，注明开包日期及时间，其有效期为

A. 4 小时

B. 8 小时

C. 12 小时

D. 24 小时

E. 48 小时

12. 铺好的无菌盘有效期**不得**超过

A. 4 小时

B. 8 小时

C. 12 小时

D. 24 小时

E. 48 小时

13. 戴无菌手套时，**错误**的一项是

A. 洗手，剪指甲，戴口罩

B. 核对手套号码、灭菌日期及包装

C. 未戴手套的手持手套的反折部分取出手套

D. 戴上手套的手持手套的内面取出手套

E. 戴好手套后，双手置于胸前

（14～18 题共用题干）

患者男，31 岁。主诉因"近日高热、咳嗽伴有头痛、全身酸痛、不适、乏力等"就诊，经检查确诊为非典型肺炎并收住院治疗。

14. 应将患者安置于

A. 隔离病房

B. 手术室

C. 普通病房

D. ICU 病房

E. 抢救室

15. 应对患者采取

A. 接触隔离

B. 保护性隔离

C. 呼吸道隔离

D. 消化道隔离

E. 严密隔离

16. 在隔离过程中，**错误**的护理措施是

A. 住双人房间

B. 护士进入病室穿隔离衣

C. 排泄物须严格消毒处理

D. 病室空气消毒每天 1 次

E. 拒绝家属探视

17. 患者病情进一步加重，对其行气管切开术，污染敷料应
A. 紫外线照射
B. 高压灭菌
C. 焚烧
D. 煮沸
E. 浸泡

18. 患者病情进一步恶化后死亡，护士应为其进行
A. 一般消毒处理
B. 保护性处理
C. 院外消毒处理
D. 终末消毒处理
E. 太平间美容处理

（19～21 题共用题干）

患者男，43 岁。开放性肺结核，咳嗽、咳痰 1 周入院。

19. 作为隔离病区的护士在护理该患者时，应明确该病的传播途径是
A. 直接接触传播
B. 间接接触传播
C. 消化道传播
D. 共同媒介传播
E. 空气传播

20. 正确的隔离区域划分和方法是
A. 走廊属于污染区
B. 存放患者的各种标本处属于清洁区，患者不得进入
C. 医护办公室属于清洁区，护理人员穿隔离衣可进入
D. 医护人员值班室属于清洁区
E. 护理人员离开病房等半污染区前要洗手

21. 对于该患者的护理措施，正确的是
A. 必须单间隔离
B. 家属可以随意探视
C. 患者离开病房应不受限制

D. 注意开门、开窗使病室内空气流通
E. 患者的呼吸道分泌物必须消毒后方可丢弃

答案与解析

1. E。无菌镊子存放于其浸泡器中时，消毒液液面高度应浸没无菌镊子长度的 1/2。故本题选 E。

2. B。污染区指传染病患者和疑似传染病患者接受诊疗的区域，以及被其血液、体液、分泌物、排泄物污染的物品暂存和处理的场所；走廊、护士站、治疗室属于潜在污染区，值班室属于清洁区。故本题选 B。

3. E。避污纸应用手捏取，A 错误；摘口罩时，须先洗手，再取下口罩，不可将口罩挂在胸前，手勿接触口罩外面（污染面），B、D 错误；进入隔离病区应穿隔离衣，离开隔离病区，脱下隔离衣，不能身着隔离衣进入治疗室，C 错误。故本题选 E。

4. B。2% 戊二醛用于内镜及不耐热器械的消毒和灭菌，内镜连续使用，需每人次间隔消毒 10 分钟，每天使用前、后各消毒 30 分钟。故本题选 B。

5. B。无菌盘是将无菌治疗巾铺在洁净干燥的治疗盘内，形成无菌区以供无菌操作用。在铺盘完成以后要注明铺盘日期和时间并签名，铺好的无菌盘在 4 小时内有效。故联系以上各选项，本题选 B。

6. D。乙型肝炎病毒在 65℃ 时 10 小时或煮沸 10 分钟或进行高压蒸汽灭菌法均可灭活 HBV。含氯制剂、环氧乙烷、戊二醛、过氧乙酸和碘伏等也有较好的灭活效果。所以选项 D 正确。

7. C。用纯乳酸进行空气消毒，每 $100m^3$ 的空间需用 12ml 乳酸，换药室空间体积为 $4m \times 5m \times 3m = 60m^3$，需要乳酸的量为 $60/100 \times 12ml = 7.2ml$。

8. E。患者大面积深度烧伤，需要保护性隔离，应进行严格的空气消毒。故本题选 E。

9. E。发现手套有破损或疑有污染，立即更换。故本题选 E。

10. B。霍乱属于甲类传染病，应严密隔离，若有家属探视有可能造成传染，继而引发严重的后果，因此在治愈之前应拒绝探视，故本题选 B。

11. D。无菌包打开后，所剩物品 24 小时内可使用。故本题选 D。

12. A。铺好的无菌盘，保持盘内无菌，4小时内有效。故本题选 A。

13. D。已戴手套的手持手套的翻边内面（手套外面）取出手套。故本题选 D。

14. A。非典型肺炎是乙类传染病，须安置于隔离病房。故本题选 A。

15. E。霍乱、鼠疫、传染性非典型性肺炎（SARS）、禽流感等须严密隔离。故本题选 E。

16. A。严密、保护性隔离，住单人间。接触、呼吸道、肠道、血液-体液和昆虫隔离，同病种患者可居一室。故本题选 A。

17. C。焚烧灭菌适用于特殊敷料及病理标本的灭菌处理。故本题选 C。

18. D。对出院、转科或死亡患者及其所住病室、用物、医疗器械等进行的消毒处理。故本题选 D。

19. E。肺结核是由结核分枝杆菌引起的肺部慢性传染性疾病。患者在咳嗽、咳痰、打喷嚏或高声谈笑时，飞沫通过空气传播是肺结核的主要传播途径。故选 E。

20. D。清洁区指未被病原微生物污染的区域，如更衣、值班室等；半污染区指有可能被病原微生物污染的区域，如医护办公室、病区内走廊、检验室、消毒室等。污染区指患者直接或间接接触的区域，如病房、患者卫生间、存放标本的地方等。故选 D。

21. E。肺结核患者因呼吸道分泌物经空气传播，住院治疗时须进行呼吸道隔离。最好给患者一间空气流通，阳光充足的房间，如无条件者，也可单独一床，注意经常开窗通风。患者应减少与他人接触，尤其是痰菌阳性和化疗初期（2 个月内），减少与小孩及老年人接触。患者的痰液等都要消毒后倒去或吐在纸上后焚烧。故 E 正确。

七、病人的清洁护理

1. 压疮淤血红润期的主要特点是
A. 局部皮肤变红、肿、热、痛
B. 皮下产生硬结
C. 表皮有水疱形成
D. 局部组织见新鲜创面
E. 浅表组织有脓液流出

2. 压疮发生的原因**不包括**
A. 局部组织长期受压
B. 使用石膏绷带衬垫不当
C. 全身营养缺乏
D. 局部皮肤经常受排泄物刺激
E. 肌肉软弱萎缩

3. 为昏迷患者进行口腔护理时，**不需要**准备的用物是
A. 手电筒
B. 血管钳
C. 开口器
D. 棉球
E. 吸水管

4. 特殊口腔护理的适应证**不包括**
A. 禁食
B. 高热
C. 鼻饲
D. 昏迷
E. 腹泻

5. 护士进行晨间护理的内容**不包括**
A. 协助患者进行口腔护理
B. 整理床单位
C. 必要时更换衣服
D. 发放口服药物
E. 必要时给予吸痰

6. 患儿男，6 月龄。因间歇发热，咳嗽半个月，拟诊"支气管炎"，给予口服"头孢拉定"治疗。近 2 天发现口腔有白色点片状乳凝、乳块样物，不易拭去。护士在为患儿进行口腔护理时，宜选择的溶液是

A. 甲酚皂溶液

B. 0.9%氯化钠注射液（生理盐水）

C. 0.1%利凡诺

D. 2%碳酸氢钠

E. 3%过氧化氢

7. 患者女，32 岁。因剖宫产后卧床多日造成长发打结且黏结成团，护士欲帮其湿润疏通头发宜选用

A. 清水

B. 油剂

C. 百部酊

D. 生理盐水

E. 30%乙醇

8. 患者男，29 岁。因外伤致昏迷，须鼻饲。护士在晨、晚护期间为其进行口腔护理的目的**不包括**

A. 保持口腔清洁

B. 清除口腔内一切细菌

C. 清除口臭、口垢

D. 观察口腔黏膜

E. 预防并发症

9. 患者女，60 岁。因脑出血入院 2 周。目前患者意识不清，骶尾部皮肤出现红肿，压之不褪色，未破损。患者的压疮处于

A. 淤血红润期

B. 炎性浸润期

C. 浅度溃疡期

D. 深度溃疡期

E. 坏死溃疡期

10. 患者，男，52 岁。因脑出血已在家卧床 2 个月，大小便失禁，不能自行翻身，近日骶尾部皮肤发红，大小为 3cm×3cm。为预防患者发生其他并发症，应着重指导家属学会的护理技术是

A. 更换敷料

B. 测量血压

C. 被动运动

D. 鼻饲营养

E. 皮下注射

11. 患者女，72 岁。患扩张型心肌病伴慢性右侧心力衰竭 5 年，长期卧床。皮肤护理时，应着重预防压疮发生的部位是

A. 肩胛部

B. 枕部

C. 腰骶部

D. 胫前部

E. 足踝部

12. 患者男，60 岁。下肢瘫痪，近日评估见骶尾部皮肤紫红色，有皮下硬结和小水疱。患者目前皮肤状况处于

A. 正常

B. 淤血红润期

C. 炎性浸润期

D. 浅度溃疡期

E. 坏死溃疡期

（13～14 题共用题干）

患者男，65 岁。脑血栓致右侧肢体瘫痪卧床 2 年，因骶尾部皮肤破损而入院，入院后检查：破损处组织发黑，有脓性分泌物与臭味，面积为 5cm×6cm。

13. 目前患者最主要的护理问题是

A. 营养失调

B. 活动无耐力

C. 自理能力缺陷

D. 吞咽功能障碍

E. 皮肤完整性受损

14. 护理措施中正确的是

A. 按摩骶尾部

B. 每 4 小时翻身 1 次

C. 给予高脂低盐饮食

D. 清创后用无菌敷料包扎

E. 晨、晚间用 60℃清水床上擦浴

（15～18 题共用题干）

患者男，63 岁。因脑外伤昏迷入院，给予降颅内压及抗生素治疗，患者 2 周后出现口腔颊部黏膜破溃。创面有白色膜状物，用棉签拭去附着物后创面有轻微出血。

15. 该患者口腔病变的原因可能是

A. 维生素缺乏

B. 真菌感染

C. 病毒感染

D. 凝血功能障碍

E. 铜绿假单胞菌感染

16. 为该患者做口腔护理时，应选择的漱口液是

A. 0.9%氯化钠注射液

B. 1%～3%过氧化氢溶液

C. 0.02%呋喃西林溶液

D. 1%～4%碳酸氢钠溶液

E. 复方硼酸溶液

17. 口腔护理时开口器应从

A. 门齿放入

B. 舌下放入

C. 尖牙处放入

D. 臼齿处放入

E. 侧切牙处放入

18. 该患者有活动义齿，正确的处理方法是清洗后

A. 放入冷水中

B. 放入热水中

C. 放入乙醇中

D. 放入碘伏中

E. 放入过氧乙酸中

答案与解析

1. A。淤血红润期为压疮初期：受压局部皮肤出现红、肿、热、痛，但皮肤表面无破损，呈可逆性改变，A 正确。炎性浸润期：红肿部位继续受压后，局部皮肤静脉回流受阻，皮肤颜色转为紫红进而出现硬结，B 错误。表皮出现水疱，C 错误。浅度溃疡期，水疱破裂后可见新鲜创面，感染后有脓液流出，D、E 错误。

2. E。影响压疮发生的因素：①压力因素；②皮肤受潮湿或排泄物的刺激；③营养不良；④年龄；⑤体温升高；⑥矫形器械使用不当。

3. E。昏迷患者行口腔护理时无法使用吸水管，同时禁止漱口，在擦拭过程中应注意使用的棉球不能过湿，防止因水分过多引起误吸，E 错误。

4. E。对于高热、昏迷、危重、禁食、鼻饲、口腔疾病、术后、生活不能自理者，护士应给予特殊口腔护理，一般每日 2 次或 3 次。

5. D。晨间护理内容：①协助患者排便、留取标本，更换引流管。②协助进行口腔护理、洗脸、洗手、梳头、翻身，检查皮肤受压情况，50%乙醇按摩。③整理床单位，需要及时更换床单。④注意观察病情，了解患者睡眠情况。⑤进行心理护理和卫生宣教，酌情开窗通风。⑥根据需要叩背，必要时给予吸痰。故选 D。

6. D。患儿长期应用抗生素造成体内菌群失调，真菌乘虚而入，并大量繁殖，引起鹅口疮。宜使用 1%～4%碳酸氢钠溶液进行口腔护理。

7. E。梳头时尽量使用圆钝齿的梳子，以防损伤头皮；遇长发或头发打结不易梳理时，可将头发绕在手指上，也可用 30%乙醇湿润打结处，再慢慢梳理开；避免过度牵拉使患者感到疼痛。

8. B。口腔护理的目的：①保持口腔清洁、湿润，预防口腔感染等并发症。②预防或减轻口腔异味，清除牙垢，增进食欲，确保患

者舒适。③观察口腔黏膜和舌苔的变化，提供病情变化的信息。

9．A。淤血红润期为压疮初期，此时患者骶尾部组织受压，血液循环障碍，皮肤出现红肿热痛或麻木，皮肤完整性未破坏，为可逆性改变。

10．C。患者皮肤发红，没皮下硬结和水疱，可以判断患者处于压疮的淤血红润期，此时应经常帮助患者更换卧位，以防压疮继续发展。还应指导患者家属对患者实施被动运动，以防下肢深静脉血栓形成和坠积性肺炎等。故本题选 C。

11．C。右侧心力衰竭严重时可引起全身水肿，最早出现在身体的下垂部位，患者长期卧床，骶尾部受到压力最大、最易发生压疮，应着重预防。

12．C。压疮分期：①淤血红润期，受压局部皮肤出现红、肿、热、痛，但皮肤表面无破损，呈可逆性改变；②炎性浸润期，红肿部位继续受压后，局部皮肤静脉回流受阻，皮肤颜色转为紫红进而出现硬结，表皮出现水疱；③浅度溃疡期，皮肤破坏可达皮下组织和深层组织；④坏死溃疡期，坏死组织可达真皮下层和肌肉层，感染可达骨面。

13．E。患者并没有出现营养失调的症状，A 错误；患者因偏瘫导致的活动无耐力及自理能力缺陷，非护理措施能解决，B、C 错误；题中未提及患者有吞咽功能障碍，D 错误；患者皮肤处于压疮坏死溃疡期，疼痛加剧，严重者易引起败血症及全身感染，严重危害生命，E 正确。

14．D。按摩已损伤的皮肤可造成深部组织的伤害，A 错误；一般每 2 小时或必要时 30 分钟翻身 1 次可使骨隆突部轮流承受身体的重量，B 错误；高蛋白质、高热量、高维生素饮食可促进创面愈合，C 错误；创面有感染时，应清洗创面后给予无菌凡士林纱布及敷料包扎，D 正确；床上擦浴温度为 50～52℃，E 错误。

15．B。长期使用抗生素的患者易引起体内的菌群失调而出现念珠菌感染，症状有口腔干燥、黏膜灼痛、舌痛、口角糜烂，可伴有假膜，去除假膜后可有轻微出血。

16．D。0.9%氯化钠注射液可清洁口腔，预防感染，A 错误；过氧化氢溶液适用于口臭、口腔感染者，B 错误；呋喃西林溶液只能起到清洁口腔的作用，属于广谱抗菌药物，C 错误；碳酸氢钠为碱性溶液，适用于真菌感染，D 正确；硼酸溶液有抑制细菌的作用，E 错误。

17．D。昏迷患者开口器应从臼齿处放入，牙关紧闭者不可使用暴力使其张口，以免造成损伤。

18．A。为防止活动义齿丢失或损坏，应将取下的活动义齿浸没于贴有标签的冷水杯中，每日换水 1 次。

八、生命体征的评估

1．测量脉搏首选动脉是
A．颞动脉
B．桡动脉
C．颈动脉
D．肱动脉
E．足背动脉

2．成年人腋温的正常范围是
A．35.0～36.0℃
B．36.0～37.0℃
C．36.3～37.2℃
D．36.5～37.5℃
E．36.5～37.7℃

3．可以使用肛温测量患者体温的情况是
A．阿米巴痢疾
B．痔疮术后
C．肝昏迷
D．心肌梗死
E．直肠术后

4．测量血压的方法，**错误**的是
A．测量前安静休息 20～30 分钟

B. 测量时将动脉、心脏处于同一水平

C. 袖带松紧以 1 指为宜

D. 打气至 240mmHg

E. 放气速度以每秒 4mmHg 为宜

5. 患者女，患原发性高血压入院，目前左侧肢体偏瘫，医嘱测血压每日 4 次，执行该医嘱时，**错误**的是

A. 固定血压计

B. 测右上肢血压

C. 卧位测量时肱动脉平腋中线

D. 固定专人测量

E. 每日固定时间测量血压

6. 患者男，62 岁。因心房纤颤住院治疗，心率每分钟 114 次，心率脉率不一致。此时护士测量脉搏与心率的方法是

A. 同一人先测心率，后测脉率

B. 同一人先测脉率，后测心率

C. 两人分别测脉率和心率，同时起止

D. 两人分别测脉率和心率后求平均

E. 一人测心率，然后另一人测脉率

7. 患者男，58 岁。诊断"风湿性心脏病"入院，突然出现胸闷、胸痛、心律极不规则，心率快慢不一，心音强弱不等，心率每分钟 102 次，脉率每分钟 78 次，此脉搏属于

A. 洪脉

B. 奇脉

C. 间歇脉

D. 交替脉

E. 脉搏短绌

8. 患者男，60 岁。因"风湿性心脏病"入院。住院期间患者曾出现心房纤颤。护士为其测量脉搏时，**错误**的方法是

A. 应由 2 名护士同时测量心率和脉率

B. 测量前使患者安静

C. 患者手臂放于舒适位置

D. 将手指指端按压在桡动脉搏动处

E. 记数 30 秒，将所测得数值乘以 2

9. 患者男，29 岁。以脑膜炎收入院。入院后体格检查：口唇发绀，呼吸呈周期性，由浅慢变为深快，再由深快变为浅慢，经过一段呼吸暂停后，重复上述过程。该患者的呼吸属于

A. 潮式呼吸

B. 间断呼吸

C. 鼾声呼吸

D. 蝉鸣样呼吸

E. 呼吸困难

10. 患儿女，4 月龄。肺炎入院。医嘱给予心电监护，安静状态下生命体征如图所示。护士对检测结果判断正确的是

A. 心率、呼吸均正常

B. 心率增快，呼吸增快

C. 心率正常，呼吸增快

D. 心率减慢，呼吸正常

E. 心率减慢，呼吸减慢

11. 某患者因脑出血入院治疗，现意识模糊，左侧肢体瘫痪。护士为其测量体温、血压的正确方法是

A. 测量口腔温度，右上肢血压

B. 测量腋下温度，右上肢血压

C. 测量腋下温度，左上肢血压

D. 测量直肠温度，左上肢血压

E. 测量直肠温度，左上肢血压

12. 患者女，28 岁。患者因近 2 年月经周期不规律就诊。医嘱：自测基础体温。患者来社区医院咨询自测体温的方法，患者下列哪项陈述说明尚未充分了解护士的指导

A．"我睡觉前先把体温计甩到 36℃ 以下。"

B．"我把体温计放到床头柜上，一伸手就拿到了。"

C．"早上一睁眼就先测体温，测完再起床。"

D．"我用一个记事本来记体温，要是有什么特殊的情况也记在上面。"

E．"要坚持 1 个月,都记录完整了再去复诊。"

13．患儿女，6 岁。诊断"喉头异物"入院。体格检查，面色发绀，呼吸费力，伴明显的三凹征，其呼吸类型属于

A．深度呼吸

B．潮式呼吸

C．吸气性呼吸困难

D．呼气性呼吸困难

E．混合性呼吸困难

14．患者女，48 岁。哮喘持续发作，呼吸每分钟 36 次，吸气时脉搏明显减弱，此时该患者的脉搏属于

A．奇脉

B．短绌脉

C．洪脉

D．交替脉

E．水冲脉

15．患者男，57 岁。因严重肝病导致昏迷，呼吸微弱，浅而慢，护士为其测量呼吸的正确方法是

A．以 1/4 的脉率计算

B．测脉率后观察胸腹起伏的次数

C．计算所听到的呼吸音的次数

D．用手感觉呼吸气流通过的次数

E．用少许棉花置患者鼻孔前观察棉花飘动的次数

（16～18 题共用题干）

　　患者男，34 岁。以"发热待查"入院。主诉寒战、咳嗽、胸痛，持续数日体温不退，体温单如图所示。

16．该患者的热型属于

A．回归热

B．弛张热

C．间歇热

D．稽留热

E．不规则热

17．该热型常见于

A．疟疾

B．败血症

C．风湿热

D．流行性感冒

E．肺炎球菌肺炎

18．对该高热患者进行体温观察，正确的是

A．每日测温 4 次

B．每日测温 2 次

C．每隔 4 小时测温 1 次

D．每隔 2 小时测温 1 次

E．每隔 1 小时测温 1 次

答案与解析

1．B。浅表、靠近骨骼的大动脉均可作为测量脉搏的部位，临床上最常选用的诊脉部位是桡动脉。

2．B。成年人腋温的正常范围：36.0～37.0℃；成年人口温的正常范围：36.3～37.2℃；成年人肛温的正常范围：36.5～37.7℃。

3．C。直肠或肛门手术、腹泻患者禁忌肛温测量；心肌梗死患者不宜测肛温，以免刺激肛门引起迷走神经反射，导致心动过缓；昏迷患者禁忌口温测量，但适合肛温测量。

4．D。测量血压时具体打气多少应该考虑患者的日常血压情况，不能一概而论，并且240mmHg过高，会给患者带来不适。故选D。

5．D。对于需要密切监测血压者，应做到四定：定时间、定部位、定体位、定血压计。无须固定专人测量。

6．C。若发现患者脉搏短绌，应由2名护士同时测量，一人听心率，另一人测脉率，由听心率者发出"起"或"停"口令，计时1分钟。

7．E。在单位时间内脉率少于心率，称为脉搏短绌，简称绌脉，其特点是心律完全不规则，心率快慢不一，心音强弱不等，常见于心房纤颤患者。

8．E。正常脉搏测30秒，将所测得数值乘以2，若发现患者脉搏短绌，应由2名护士同时测量，一人听心率，另一人测脉率，由听心率者发出"起"或"停"口令，计时1分钟。该患者心房纤颤出现绌脉，应计时1分钟。

9．A。潮式呼吸，其形态为潮水起伏，周期可长达0.5～2分钟，多见于中枢神经系统疾病，A正确；间断呼吸即呼吸和呼吸暂停现象交替出现，常在临终前发生，B错误；鼾声呼吸表现为呼吸时发出一种粗大的鼾声，多见于昏迷患者，C错误；蝉鸣样呼吸，吸气时产生一种极高的似蝉鸣样音响，多见于喉头水肿，D错误；呼吸困难表现为呼吸费力，E错误。

10．A。正常婴儿呼吸、脉搏的频率随着年龄增长而变慢，正常新生儿心率为每分钟120～140次，呼吸约为每分钟44次，该患儿心率正常，呼吸频率正常。

11．B。婴幼儿、精神异常、昏迷、口腔疾病、口鼻手术、张口呼吸者禁忌口温测量，为偏瘫患者行血压测量时应避开患侧肢体。

12．A。测量体温前应检查体温计是否完好，测体温应事先把体温计甩到35℃以下，A错误；测体温前应避免被运动、进食、冷（热）敷、洗澡、坐浴、灌肠等因素影响，故早起测完体温再起床是正确的。

13．C。首先患者呼吸费力属于呼吸困难，吸气性呼吸困难特点是吸气时间延长，有明显的三凹征，常见于气管阻塞、气管异物、喉头水肿等，C正确；呼气性呼吸困难特点是呼气困难，呼气时间延长，常见于支气管哮喘、阻塞性肺气肿，D错误；混合性呼吸困难特点是呼吸频率增加，常见于重症肺炎、广泛性肺纤维化、大面积肺不张等，E错误。

14．A。吸气时脉搏明显减弱或消失称奇脉，A正确；在单位时间内脉率少于心率，称为脉搏短绌，简称绌脉，其特点是心律完全不规则，心率快慢不一，心音强弱不等，B错误；脉搏强而大称为洪脉，C错误；节律正常而强弱交替出现的脉搏称为交替脉，D错误；脉搏骤起骤降，急促而有力称为水冲脉，E错误。

15．E。对于呼吸微弱、浅而慢的患者，正确的测量方法应该是棉花置于鼻孔前，观察棉花飘动的次数，计时1分钟。故选E。

16．D。稽留热即体温升高达39～40℃，持续数天或数周，24小时波动范围不超过1℃。弛张热是指体温在39℃以上，但波动幅度大，24小时内体温差达1℃以上，最低体温超过正常水平。间歇热是指高热与正常体温交替出现，发热时体温骤升达39℃以上，持续数小时或更长，然后很快降至正常，经数小时、数天的间歇后，又再次发作。故本题选D。

17．E。根据患者体温单显示，患者属于稽留热，稽留热多见于肺炎球菌肺炎、伤寒等。

18．C。新入院患者每日测量体温4次，连续测量3天，3天后体温正常者改为每日测量2次；高热患者应每4小时测量1次，待体温恢复正常3天后，改为每日1次或2次。

九、病人饮食的护理

1. 甲状腺功能亢进症患者**不宜**进食的食物是
A. 高糖的食物
B. 高碘的食物
C. 高钾的食物
D. 高磷的食物
E. 高蛋白质的食物

2. **禁止**食用肉类、肝类、含铁丰富的药物、绿色蔬菜的试验饮食为
A. 隐血试验饮食
B. 尿浓缩试验饮食
C. 肌酐试验饮食
D. 胆囊造影饮食
E. 甲状腺 ^{131} I 试验

3. **不属于**医院基本饮食的是
A. 普食
B. 软食
C. 半流食
D. 流食
E. 治疗饮食

4. 正确测量胃管插入长度的方法是
A. 从鼻尖至剑突
B. 从眉心至剑突
C. 从眉心至胸骨柄
D. 从前发际至剑突
E. 从前发际至胸骨柄

5. 中国居民"平衡膳食宝塔"的最底层，即居民膳食中最基本的组成部分是
A. 鱼、禽、肉、蛋
B. 蔬菜、水果类
C. 奶类及豆类
D. 五谷类
E. 油脂类

6. 人体的热能营养素是
A. 糖类、维生素、矿物质
B. 糖类、脂肪、蛋白质

C. 脂肪、糖类、维生素
D. 蛋白质、脂肪、维生素
E. 蛋白质、糖类、微量元素

7. 应在婴儿饮食中添加米汤及稀粥的婴儿月龄是
A. 1～3 月龄
B. 4～6 月龄
C. 7～9 月龄
D. 10～12 月龄
E. 14 月龄

8. 患者女，32 岁。医嘱：行 ^{131} I 甲状腺功能测定。护士指导该患者在试验期间应忌食的食物有
A. 花菜
B. 紫菜
C. 芹菜
D. 西红柿
E. 黄瓜

（9～10 题共用题干）

患者男，50 岁。急性胰腺炎住院。医嘱：立即插胃管进行胃肠减压。

9. 护士携物品到床边后，该患者拒绝插胃管，护士首先应
A. 接受该患者的拒绝
B. 把患者的拒绝转告给医师
C. 告诉护士长并请家属做患者的思想工作
D. 告诉家属并请护士长做患者的思想工作
E. 给该患者耐心解释插胃管的目的，并教他如何配合

10. 如果在插管过程中，该患者出现恶心、呕吐，护士首先应
A. 立即拔出胃管以减轻反应
B. 嘱患者头向后仰
C. 加快插管速度以减轻反应
D. 暂停插管并嘱患者深呼吸
E. 继续插管并嘱患者做吞咽动作

（11～13 题共用题干）

患者男，45 岁。脑外伤昏迷 2 周，为其插鼻饲管协助进食，以满足营养需要。

11. 在为患者行鼻饲插管时，为提高插管成功率，应重点采取的措施是

A. 患者取平卧位，利于胃管插入

B. 先稍向上而后平行再向后下缓慢轻轻地插入

C. 插管时动作要准确，让胃管快速通过咽部

D. 插入 15cm 时，托起患者头部使下颌靠近胸骨柄

E. 边插边用注射器抽吸有无胃液，检验胃管是否在胃内

12. 每次为患者注入鼻饲液的量和间隔时间要求分别是

A. ≤200ml，≥2 小时

B. ≤200ml，≥4 小时

C. >200ml，<4 小时

D. >200ml，≥4 小时

E. >200ml，≥2 小时

13. 通过鼻饲注入流食后，再注少量温开水的目的是

A. 使患者温暖舒适

B. 准确记录出入量

C. 防止患者呕吐

D. 冲净胃管，避免鼻饲液积存

E. 保证足够的水分摄入

答案与解析

1. B。碘是合成甲状腺素的一个重要元素，在一定量的限度内，甲状腺素的合成量随碘的剂量的增加而增加，如果剂量超过限度，则暂时性抑制甲状腺素的合成和释放，使患者症状暂时性迅速缓解，如果长期服用高碘食物或药物，则甲状腺对碘的"抑制"作用产生"适应"，甲状腺素的合成重新加速，引起甲状腺功能亢进症复发或加重。

2. A。隐血试验饮食需要试验前 3 天起禁止食用易造成隐血试验假阳性结果的食物，如肉类、肝类、动物血、含铁丰富的药物或食物、绿色蔬菜等，可进食牛奶、豆制品、土豆、白菜、米饭、面条、馒头等，第 4 天开始留取粪便做隐血试验。

3. E。医院基本饮食不包括治疗饮食，治疗饮食是指在基本饮食的基础上，适量调节热能和营养素，以达到治疗或辅助治疗的目的，从而促进患者的康复，如高热量饮食、高蛋白质饮食等。

4. D。插入长度一般为前额发际至胸骨剑突处或由鼻尖经耳垂至胸骨剑突处的距离。

5. D。居民膳食宝塔是呈三角形分布，膳食宝塔各层位置和面积不同，这反映出各类食物在膳食中的地位和应占的比重，最底层是五谷类，特别强调要多吃五谷杂粮类，故本题选 D。

6. B。热能是一切生物维持生命和生长发育及从事各类活动所必需的能量，由食物内的化学潜能转化而来；人体的主要热能来源是糖类，其次是脂肪、蛋白质，因此这些物质又称为热能营养素。

7. C。婴儿 6 月龄内应纯母乳喂养，6 月龄后，随着生长发育的逐渐成熟，纯乳类喂养不能满足其需要，故需向固体食物转换，以保障婴儿的健康。此期为婴儿食物的过渡期，又称换乳期。一般在 7～9 月龄时婴儿乳牙已萌出，可给予末状食物，如稀粥、烂面、肝泥、饼干等。故本题正确答案为 C。

8. B。甲状腺功能测定试验期为 2 周，试验期间禁用含碘食物，如海带、海蜇、紫菜、海参、虾、鱼、加碘食盐等；禁用碘做局部消毒；2 周后做 ^{131}I 功能测定。

9. E。当患者拒绝治疗时，护士首先应给患者解释只有胃肠减压后才能继续下一步治疗，这样做也是为了减轻患者痛苦，取得患者理解，并教患者配合做吞咽动作以便顺利插管；当患者继续不配合时再请家

属做患者的思想工作，必要时通知护士长和医师。

10．D。若在插管过程中，患者出现恶心、呕吐，可暂停插管，并嘱患者做深呼吸，深呼吸可分散患者注意力，缓解紧张，以便继续插管进行治疗。

11．D。插入胃管至 10～15cm（咽喉部）时，若为清醒患者，嘱其做吞咽动作；若为昏迷患者，则用左手将其头部托起，使下颌靠近胸骨柄，以利于插管，平卧位不是提高插管成功率的重点措施。

12．A。每次鼻饲量不超过 200ml，间隔时间大于 2 小时，每次注入前应先用水温计测试温度，以 38～40℃为宜。

13．D。流食也可使患者温暖舒作，A 错误；注入少量温开水目的与记出入量无关，B 错误；少量温开水不会防止患者呕吐，C 错误；温开水可润滑管腔，防止鼻饲液黏附于管壁，D 正确；流食就可保证水分的摄入，E 错误。

十、冷热疗法

1．热疗的目的**不包括**
A．促进炎症的消散或局限
B．减轻深部组织充血
C．缓解疼痛
D．减慢炎症扩散或化脓
E．保暖

2．使用冰槽时，为防止冻伤需保护的部位是
A．前额
B．颞部
C．头顶
D．耳部
E．面颊

3．患者男，55 岁。因关节疼痛需每日红外线照射 1 次，在照射过程中观察皮肤出现紫红色，此时护士应该
A．停止照射，改用热敷

B．立即停止照射，涂抹凡士林保护皮肤
C．适当降低温度，继续照射
D．改用小功率灯，继续照射
E．改用大功率灯，继续照射

4．患者女，30 岁。高热 39℃，医嘱给予冰袋物理降温，冰袋正确放置的位置是
A．枕部
B．足底
C．颈前颌下
D．前额
E．胸部

5．患者男，65 岁。脑梗死入院，意识模糊 2 天，身体虚弱，生命体征尚平稳，四肢发凉。护士用热水袋为其进行保暖，正确的方法是
A．热水袋内水温为 60℃
B．热水袋外裹毛巾
C．热水袋置于腹部
D．热水袋内水温与室温相同后撤走热水袋
E．叮嘱家属随时更换热水袋内热水

6．患者男，50 岁。因高热急诊入院，体温 39.9℃。正确的物理降温措施是
A．嘱患者多饮冰水
B．前额、头顶部置冰袋
C．全身冷水擦浴
D．心前区乙醇擦浴
E．冰敷 60 分钟后测体温

7．患者男，40 岁。发热 38.3℃，行物理降温。图示的哪个部位**不适合**放置冰袋
A．A
B．B
C．C
D．D
E．E

8. 患者男，22 岁。手术后麻醉未清醒，手足厥冷，全身发抖，欲用热水袋保暖，下列操作方法**不恰当**的是

A. 热水袋内水温应控制在 60℃以内

B. 热水袋套外再包裹大毛巾

C. 密切观察局部皮肤颜色

D. 及时更换热水

E. 交接班时应着重交代

9. 患者男，65 岁。行痔疮手术后给予热水坐浴，**不正确**的是

A. 具有消炎、镇痛作用

B. 盆浴和溶液要求无菌

C. 坐浴前须排空膀胱

D. 坐浴后更换敷料

E. 坐浴时间 30～45 分钟

答案与解析

1. D。热疗使局部血管扩张，加速血液循环，增加白细胞的吞噬能力和新陈代谢，A 正确；热疗可使全身循环血量重新分布，减轻深部组织充血，B 正确；热疗可降低痛觉神经兴奋性，又可加速致痛物质排出和炎性渗出物吸收，C 正确；控制炎症扩散为冷疗的目的，D 错误；热疗可使局部血管扩张，促进血液循环，将热带至全身，使体温升高，E 正确。

2. D。前额、头顶部为适合冷疗部位，30 分钟内不需要防止冻伤的特殊保护，枕后、耳郭、阴囊处用冷疗易引起冻伤，应每 10 分钟查看一次局部皮肤颜色，尤其注意患者耳郭部位有无发绀、麻木及冻伤发生。

3. B。红外线多次治疗后，治疗部位皮肤可出现网状红斑，停止照射不久红斑即消失，大剂量红外线多次照射皮肤时，可产生褐色大理石样的色素沉着，这与热作用加强了血管壁基底细胞层中黑色素细胞的色素形成有关，皮肤出现紫红色为照射过度，应立即停止照射，并涂凡士林以保护皮肤。

4. D。枕后、耳郭、阴囊处用冷疗易引起冻伤，A 错误；足底用冷可导致反射性末梢血管收缩影响散热或引起一过性冠状动脉收缩，B 错误；扁桃体摘除术后将冰囊置于颈前颌下，C 错误；高热降温置冰袋于前额、头顶部和体表大血管流经处（颈部两侧、腋窝、腹股沟等），D 正确；心前区用冷疗可导致反射性心率减慢、心房纤颤或心室纤颤等，E 错误。

5. B。成年人用热水袋时温度为 60～70℃，昏迷、老年人、婴幼儿、感觉迟钝、循环不良等患者，温度应低于 50℃，A 错误；热水袋外裹毛巾可避免热水袋与患者皮肤直接接触，增进舒适感的同时防止烫伤，B 正确；腹部不是患者所需热水袋位置，C 错误；热水袋放置时间不应超过 30 分钟，D 错误；叮嘱家属不要自行更换热水袋内热水，以防烫伤，E 错误。

6. B。腹部用冷疗易引起腹泻，A 错误；高热降温置冰袋于前额、头顶部和体表大血管流经处（颈部两侧、腋窝、腹股沟等），B 正确；高热患者适合温水擦浴，C 错误；心前区用乙醇擦浴可导致反射性心率减慢、心房纤颤或心室纤颤等，D 错误；冰敷 30 分钟后测体温，当体温降至 39℃以下，应取下冰袋，并在体温单上做好记录，E 错误。

7. E。冷疗的禁忌部位包括枕后、耳郭、阴

囊处、心前区、腹部、足底，故本题选 E。

8. A。使用热水袋时一般把水温调节至 60～70℃，对意识不清、老年人、婴幼儿、麻痹未清醒、末梢循环不良等患者，水温应调至 50℃，以防发生烫伤，A 错误；特殊患者使用热水袋时热水袋套外再包裹毛巾，可避免烫伤，B 正确；对意识不清的患者要定时检查局部皮肤情况，以防烫伤，C 正确；热水袋内水温降低后及时更换热水，并严格执行交接班制度，D、E 正确。因此本题选 A。

9. E。热水坐浴可减轻盆腔、直肠器官的充血，达到消炎、消肿、镇痛和局部清洁、舒适的作用，常用于会阴、肛门疾病及手术前后等患者。一般坐浴时间为 15～20 分钟，坐浴时间太长会引起继发效应。故选 E。

十一、排泄护理

1. 便秘患者应用液状石蜡导泻的原理是
A. 刺激肠蠕动
B. 润滑肠壁，软化粪便
C. 阻止肠道吸收水分
D. 使肠内形成高渗透压
E. 解除肠痉挛

2. 患者男，56 岁。因脑血栓处于昏迷状态。医嘱进行留置导尿术。留置导尿 15 天后，护士在观察尿液情况时，发现尿液浑浊、沉淀。这些应
A. 拔除导尿管
B. 清洗尿道口
C. 膀胱内滴药
D. 给予膀胱冲洗
E. 定时更换卧位

3. 某 68 岁社区居民主诉经常发生便秘。社区护士对其进行的健康指导中，**不恰当**的是
A. "您应该给自己定一个有规律的活动计划，增加活动量。"
B. "每天应当多吃一点粗纤维素食物，像

麦片、芹菜等。"
C. "每天排便要有规律，在一段固定时间内排便。"
D. "经常做腹部环形按摩，促进肠蠕动。"
E. "您应当常备开塞露，排便不畅时随时使用。"

4. 患者男，29 岁。初步诊断为阿米巴痢疾收入院。医嘱：留取粪便做阿米巴原虫检查。护士应为患者准备的标本容器是
A. 无菌容器
B. 清洁容器
C. 干燥容器
D. 装有培养基的容器
E. 加温的清洁容器

5. 患者男，50 岁。术前医嘱：清洁灌肠。在灌肠过程中出现面色苍白、出冷汗、心慌气促，此时护士应采取的措施是
A. 边灌肠边通知医师
B. 转移患者的注意力
C. 立即停止灌肠并通知医师
D. 边灌肠边指导患者深呼吸
E. 减低灌肠筒高度，减轻压力

6. 患者女，78 岁。在全身麻醉下行膝关节置换术，术后当晚排稀便于床上。值班护士正确的做法是
A. 让家属更换床单
B. 让患者自行更换病号服
C. 用 75%乙醇擦洗局部皮肤
D. 告诉患者以后不能再发生类似的事
E. 评估后再进行擦洗处理

7. 患者女，38 岁。剖宫产术后第 2 天，导尿管拔除后 5 小时，患者诉下腹部腹痛，有尿意但排不出。护士检查发现耻骨上膨隆，应首先进行的处理措施是
A. 肌内注射卡巴胆碱（卡巴可）
B. 用力按压膀胱，帮助患者排尿
C. 重新插导尿管，将尿液排出

D. 让患者听流水声诱导其排尿

E. 让患者尝试去厕所蹲位排尿

8. 67 岁慢性便秘患者来院咨询，护士提出下列为改善便秘的处理措施，其中**错误**的是

A. 腹部环形按摩

B. 坚持长期服用缓泻药

C. 增加饮水量

D. 提供隐蔽的排便环境

E. 高纤维素饮食

9. 患者男，18 岁。因车祸外伤收入院行手术治疗。7 日晚 18:00 至 8 日 18:00，护士记录患者尿袋中尿量：7 日 18:00，170ml；21:00，210ml。8 日 8:00，380ml。护士清空尿袋：12:00，70ml；18:00，150ml。经询问确认家属未自行清空尿袋后，护士应判断患者为

A. 无尿

B. 少尿

C. 尿量正常

D. 尿潴留

E. 多尿

10. 患者女，45 岁。行宫颈癌根治术后第 12 天。护士在拔尿管前开始夹闭尿管，定期开放，以训练膀胱功能，开放尿管的时间为

A. 每 1 小时 1 次

B. 每 2 小时 1 次

C. 每 3 小时 1 次

D. 每 4 小时 1 次

E. 每 5 小时 1 次

11. 患者男，76 岁。因"前列腺增生，尿潴留"来院就诊，遵医嘱行留置导尿术。正确的操作方法是

A. 导尿管插入尿道长度为 4～6cm

B. 插尿管时见尿后再插入 2cm

C. 插尿管遇到阻力时应用力快速插入

D. 第 1 次放尿量不可超过 800ml

E. 集尿袋放置应高于耻骨联合

（12～13 题共用题干）

患者女，62 岁。肺癌晚期，骨转移。化疗后食欲极差，腹胀痛，夜间不能入睡。近 3 天常有少量粪水从肛门排出，有排便冲动，但不能排出粪便。

12. 患者最可能出现的护理问题是

A. 腹泻

B. 粪便嵌塞

C. 肠胀气

D. 便秘

E. 便失禁

13. 最恰当的护理措施是

A. 指导患者进行排便控制训练

B. 增加静脉输液量，防止水、电解质紊乱

C. 可适当减少饮食量，避免腹胀

D. 可给予口服导泻药通便

E. 可给予小量不保留灌肠，必要时人工取便

（14～15 题共用题干）

患者男，56 岁。患胃癌入院，术前遵医嘱行清洁灌肠。

14. 灌肠时，患者应采取的体位是

A. 仰卧位

B. 俯卧位

C. 头高足低位

D. 左侧卧位

E. 右侧卧位

15. 灌肠结束后，护士应嘱患者尽量保留灌肠溶液多久后再排便

A. 20～30 分钟

B. 15～20 分钟

C. 10～15 分钟

D. 5～10 分钟

E. 灌肠后立即排便

（16～19 题共用题干）

患儿女，5 岁。因肺炎入院。体温 39.6℃，医嘱为该患儿灌肠降温。

16. 灌肠液的温度是
A. 4℃
B. 29℃
C. 38℃
D. 40℃
E. 42℃

17. 灌肠时应为患儿安置的体位为
A. 平卧位
B. 俯卧位
C. 中凹卧位
D. 左侧卧位
E. 右侧卧位

18. 灌肠时插入肛管的深度是
A. 2.5～3cm
B. 4～7cm
C. 7～10cm
D. 10～15cm
E. 15～18cm

19. 拔除灌肠管后，护士嘱患儿及家长，保留灌肠液的时间为
A. 5 分钟
B. 10 分钟
C. 20 分钟
D. 30 分钟
E. 60 分钟

（20～23 题共用题干）

患者女，56 岁。卵巢癌术后，拔出尿管后 7 小时未能自行排尿。体格检查：耻骨上部膨隆，叩诊呈实音，有压痛，考虑尿潴留。

20. 为患者提供的护理措施中，维护其自尊的是
A. 教育其养成良好的排尿习惯
B. 耐心解释并提供隐蔽的排尿环境
C. 调整体位以协助排尿
D. 按摩其下腹部，使尿液排出
E. 温水冲洗会阴以诱导排尿

21. 为患者实施导尿时，第 2 次消毒的顺序是
A. 自上而下，由外向内
B. 自下而上，由外向内
C. 自下而上，由内向外
D. 自上而下，由内向外
E. 自上而下，由内向外再向内

22. 首次导出尿液**不应**超过
A. 1000ml
B. 1200ml
C. 1500ml
D. 1700ml
E. 2000ml

23. 如果首次导尿过多，将会发生
A. 膀胱挛缩
B. 加重不舒适感
C. 血尿和虚脱
D. 诱发膀胱感染
E. 膀胱反射功能恢复减慢

答案与解析

1. B。液状石蜡导泻的原理是软化粪便，润滑肠壁，刺激肠蠕动促进排便。

2. D。昏迷患者不可贸然拔除导尿管，以免尿失禁时尿液污染会阴部皮肤及再次插管困难，A 错误；清洗消毒尿道口为每日常规护理工作，B 错误；当确诊患有膀胱疾病时应遵医嘱膀胱内滴药，而该患者没有确诊膀胱疾病，C 错误；当发现尿液浑浊、沉淀时应遵医嘱膀胱冲洗，D 正确；更换卧位不能解决患者尿液浑浊的问题，E 错误。

3. E。开塞露属于刺激性泻药，很可能会导致患者依赖。如果经常使用，直肠被刺激的次数越多，它的敏感性就越差，形成没有强烈刺激就不肯排便的习惯；粪便干结且量少的患者，长期依赖开塞露，排便会更加困难，开塞露中的甘油吸水性强，容易造成肠壁干燥，经常使用反而会引起习惯性便秘。

4．E。检查阿米巴原虫应将便器加热至接近人体的体温，排便后标本连同便器立即送检，以免阿米巴原虫失活。

5．C。灌肠过程中应随时注意观察患者的病情变化，如发现脉速、面色苍白、出冷汗、剧烈腹痛、心慌气急时，应立即停止灌肠并及时与医师联系，采取急救措施。

6．E。A、B 选项不符合优质服务的要求，错误；保持皮肤清洁，应使用温水擦拭皮肤，C 错误；患者行膝关节置换术，术后当天不能下床活动，便失禁也非患者能控制，D 错误；值班护士正确的做法是先评估后再进行擦洗处理。

7．D。尿潴留患者可以听流水声或用温水冲洗会阴来诱导排尿，也可以用手按压膀胱协助排尿，必要时遵医嘱肌内注射卡巴胆碱，以上措施仍不能解除尿潴留时，可采用导尿术。该患者剖宫产术后第 2 天，按压膀胱和肌内注射卡巴胆碱均不合适；如厕用力排尿可能使切口裂开。故首选措施是让患者听流水声诱导其排尿。

8．B。便秘患者护理：①提供适当排便环境；②腹部环形按摩；③口服缓泻药；④使用开塞露等简易通便药；⑤合理膳食等。以上方法仍无效时，可遵医嘱给予灌肠。长期使用缓泻药会使结肠失去正常排便反射，只对缓泻药刺激做出反应，产生对缓泻药的生理依赖，失去正常排便功能。

9．B。正常人 24 小时尿量 1000～2000ml，多尿指 24 小时尿量超过 2500ml，无尿指 24 小时尿量少于 100ml 或 12 小时内无尿液产生，少尿指 24 小时尿量少于 400ml 或每小时尿量少于 17ml，该患者 24 小时尿量为 380－170＋150＝360ml，为少尿。

10．B。宫颈癌根治术后患者，可间歇性夹闭导尿管，每 2 小时开放 1 次，使膀胱定时充盈和排空，促进膀胱功能的恢复。

11．D。留置导尿术中，男性插入尿道长度 20～22cm，女性为 4～6cm，插尿管时见尿后再插 7～10cm，集尿袋不可高于耻骨联合高度，以防尿液反流。插尿管时如遇阻力不应用力快速插入，以免尿道损伤。尿潴留患者第 1 次放尿不可超过 1000ml。故本题选 D。

12．B。该患者出现化疗不良反应，如消化系统损害。腹泻指排便形态改变，频繁排出稀薄便或水样便。肠胀气指肠道气体多不能排出。便秘指排便形状、次数改变，排便困难。便失禁指不受意识控制而不自主的排便。粪便嵌塞指粪便久积肠内不能排出，但患者有排便冲动，腹部胀痛，肛门处有少量液化的粪便排出，但不能排出粪便。

13．E。粪便嵌顿患者早期可使用栓剂、口服缓泻药通便；时间稍长者可给予灌肠，必要时进行人工取便来缓解症状。该患者出现症状已近 3 天，可给予小量不保留灌肠，必要时人工取便。

14．D。左侧卧位使乙状结肠、降结肠处于下方，利用重力作用使灌肠液顺利流入乙状结肠和降结肠，起到稀释作用。

15．D。保留 5～10 分钟使灌肠液在肠中有足够的作用时间，以使粪便充分软化容易排出。

16．B。大量不保留灌肠溶液温度一般为 39～41℃，降温时用 28～32℃，中暑用 4℃。

17．D。左侧卧位使乙状结肠、降结肠处于下方，利用重力作用使灌肠液顺利流入乙状结肠和降结肠，更好起到降温作用。

18．B。大量不保留灌肠时成年人插入肛管深度为 7～10cm，小儿插入深度为 4～7cm。

19．D。大量不保留灌肠保留 5～10 分钟，降温灌肠保留 30 分钟，排便后 30 分钟复测体温并记录。

20．B。尿潴留患者可以通过关闭门窗，屏风遮挡，请无关人员回避等方法来提供一个隐秘的环境，以保护患者隐私，维护其自尊。A、C、D、E 均不符合题干要求。

21．E。导尿操作时第 1 次消毒顺序是由外向内，自上而下。第 2 次消毒顺序是由内向外再向内（尿道口－小阴唇－尿道口），自上而下。

22．A。对膀胱高度膨胀且极度虚弱的患者，第1次放尿不得超过1000ml，以免出现虚脱和血尿。

23．C。大量放尿可使腹腔内压急剧下降，血液大量滞留在腹腔内，导致血压下降为虚脱；另外膀胱内压突然降低，还可导致膀胱黏膜急剧充血，发生血尿。

十二、药物疗法和过敏试验法

1．臀大肌注射部位为
A．髂前上棘与尾骨连线外上 1/2 处
B．髂前上棘与尾骨连线内上 1/2 处
C．髂前上棘与尾骨连线外上 1/3 处
D．髂前上棘与尾骨连线内上 1/3 处
E．髂前上棘与尾骨连线内下 1/3 处

2．下列外文缩写正确的是
A．每日 1 次，qod
B．隔日 1 次，qd
C．每晚 1 次，biw
D．每晨 1 次，qm
E．每周 1 次，qn

3．破伤风抗毒素皮试液的标准是每 1ml 皮试液含破伤风抗毒素
A．50U
B．100U
C．150U
D．1500U
E．15000U

4．需避光使用的药物是
A．垂体后叶素
B．尼可刹米
C．硝普钠
D．脂肪乳
E．复方氨基酸

5．图示肌内注射定位法最合适的人是

A．孕妇
B．老年人
C．成年男性
D．成年女性
E．2 岁以内婴幼儿

6．口服液状铁剂的正确方法是
A．饭前服
B．饭前测心率
C．吸管吸入
D．茶水送服
E．服后不宜立即饮水

7．宜餐前服用的药物是
A．阿奇霉素
B．氨茶碱
C．阿司匹林
D．维生素 C
E．西咪替丁

8．做碘过敏试验的时间应在碘化物造影检查前
A．2 周
B．1 周
C．3～5 天
D．2～3 天
E．1～2 天

9．护士为患者分发口服药后将一次性药杯收回，正确的处理方法是

A. 直接丢弃

B. 消毒后销毁

C. 清洗后销毁

D. 消毒后备用

E. 清洗后备用

10. 护士为某患者发口服药时恰逢其外出，此时正确的做法是

A. 等候患者

B. 将药交给陪护

C. 将药置于床头柜上

D. 暂缓发药

E. 交给患者同室病友

11. 下列药物过敏试验的皮试液浓度，正确的是

A. 青霉素：500U/0.1ml

B. 链霉素：2500U/0.11ml

C. 普鲁卡因：0.25mg/0.1ml

D. 细胞色素 C：0.75mg/0.1ml

E. 破伤风抗毒素：150U/0.1ml

12. 患者男，65 岁。10：00 行磁共振检查，护士分发口服药时患者未回，此时正确的处理是

A. 交给病友

B. 暂缓发药

C. 置于床头柜

D. 交给患者家属

E. 将药品送回药房

13. 患者男，40 岁。因足部外伤 30 分钟就诊，清创缝合后遵医嘱 TAT 肌内注射，注射前需要做 TAT 过敏试验，皮试液的浓度

A. 15U/ml

B. 150U/ml

C. 1500U/ml

D. 15 万 U/ml

E. 150 万 U/ml

14. 患者男，同时口服下列药物时，宜最后

服用的是

A. 地高辛

B. 止咳糖浆

C. 维生素 C

D. 维生素 B_1

E. 复方阿司匹林

15. 患者女，50 岁。确认为特发性血小板减少性紫癜 1 年，全身多处瘀斑 3 天入院。医嘱：浓缩血小板悬液 15U ivdrip。以下输注血小板悬液的**错误**做法是

A. 从血库取血回来后应尽早输注

B. 输注前需 2 位护士进行三查八对

C. 输注前后均需输入少量生理盐水

D. 输注速度调节至每分钟 20～30 滴

E. 输注过程中应加强巡视患者

16. 患者女，65 岁。因 2 型糖尿病需要注射胰岛素，出院时护士对其进行健康教育，对患者自行注射胰岛素的指导中，**不正确**的是

A. 行皮下注射，进针角度 90°

B. 不可在发炎、有瘢痕、硬结处注射

C. 进针后不能有回血

D. 应在上臂三角肌下缘处注射

E. 注射区皮肤要消毒

17. 患者男，29 岁。因高热、畏寒、咳嗽、流涕而住院治疗。医师开出以下口服药，护士在指导用药时嘱咐患者宜最后服用的是

A. 止咳糖浆

B. 利巴韦林

C. 维 C 银翘片

D. 对乙酰氨基酚

E. 阿莫西林胶囊

18. 患者女，64 岁。患有多种慢性病，同时服用下列几种药物，宜饭前服用的药物是

A. 红霉素

B. 布洛芬

C. 健胃消食片

D. 氨茶碱

E．阿司匹林

19．护士遵医嘱为患者行 10%葡萄糖酸钙 10ml 缓慢静脉推注，推注约 5ml 后护士发现推注稍有阻力，局部略肿胀，抽吸无回血。发生上述情况的原因可能是
A．静脉痉挛
B．针刺入过深，穿破对侧血管壁
C．针头斜面一半在血管外
D．针头斜面紧贴血管内壁
E．针头刺入皮下

20．患者女，17 岁。行破伤风抗毒素过敏试验。20 分钟后结果示局部皮丘红肿，硬结大于 1.5cm，红晕大于 4cm，自述有痒感。应采取的处理措施是
A．将抗毒素分成 4 等份，分次注射
B．在对侧前臂做对照试验后再注射
C．将抗毒素稀释，分 2 次注射
D．待患者痒感消失后再全量注射
E．将抗毒素分 4 次逐渐增加剂量注射

21．患者男，38 岁。因肺部感染来院。医嘱：青霉素皮试。皮试 3 分钟后患者突然出现呼吸困难，脉搏细弱，面色苍白，意识丧失。护士应立即采取的措施是
A．通知家属
B．报告医师
C．行心肺复苏术
D．将患者送入抢救室
E．皮下注射盐酸肾上腺素

22．患者女，28 岁。有习惯性流产史。现妊娠 8 周，遵医嘱给予黄体酮肌内注射。正确的操作是
A．乙醇消毒皮肤
B．消毒范围 3cm
C．选择粗长针头注射
D．进针角度成 45°
E．见回血后方可推药

23．患者男，29 岁。体温 39.3℃，咽痛，诊断为化脓性扁桃体炎。医嘱：头孢曲松钠皮试。护士进行皮试时，正确的操作是
A．选择前臂掌侧下段为注射部位
B．用安尔碘消毒皮肤
C．注射时，针尖斜面向下
D．针尖与皮肤成 15°刺入皮内
E．注射完毕，迅速拔出针头，用棉签按压针眼

24．某冠心病患者将其每日服用的氨氯地平、阿司匹林、辛伐他汀（舒降之）、硝酸甘油、普萘洛尔（心得安）放置于透明的塑料分药盒中，责任护士发现后立即告知患者有一种药物**不宜**放入此药盒中，这种药物是
A．氨氯地平
B．阿司匹林
C．辛伐他汀（舒降之）
D．硝酸甘油
E．普萘洛尔（心得安）

25．患者女，28 岁。咽炎。医嘱：复方新诺明 1.0g，po，bid。护士指导患者服药时间，正确的是
A．8am
B．8pm
C．8am～4pm
D．8am～12n～4pm
E．8am～12n～4pm～8pm

26．患儿女，1 岁。因淋巴结核住院，医嘱肌内注射数种药物。护士为该患儿肌内注射时，**不恰当**的操作是
A．宜选用肌肉肥厚的臀大肌
B．注射时应固定好肢体，防止折针
C．注意药物的配伍禁忌
D．注意经常更换注射部位
E．切勿将针梗全部刺入

27．患者男，30 岁。阿米巴痢疾，医嘱：硫酸巴龙霉素 40 万～60 万 U，po，qid。患者

正确的服药时间是

A．每日 4 次

B．每日 3 次

C．每日 2 次

D．每日 1 次

E．每 4 小时 1 次

（28～29 题共用题干）

患者男，65 岁。因"直肠癌"拟行手术治疗。医嘱：青霉素皮内试验，护士配制好青霉素皮试液后给患者注射。

28．注射的剂量应是

A．1500U

B．200U

C．150U

D．20U

E．15U

29．注射前应询问患者的情况**不包括**

A．既往是否使用过青霉素

B．最后一次使用青霉素的时间

C．有无其他药物或食物过敏

D．是否对海鲜、花粉过敏

E．家属有无青霉素过敏

（30～32 题共用题干）

患者男，68 岁。2 型糖尿病 8 年。胰岛素 6U 治疗，餐前 30 分钟，H, tid。

30．"H"译成中文的正确含义是

A．皮内注射

B．皮下注射

C．肌内注射

D．静脉注射

E．静脉滴注

31．每日给药次数

A．每日 1 次

B．每日 2 次

C．每日 3 次

D．每日 4 次

E．每晚 1 次

32．合适的注射部位是

A．腹部

B．臀小肌

C．臀中肌

D．臀大肌

E．前臂外肌

（33～34 题共用题干）

患儿男，8 岁。跌倒时右手掌撑地，少量出血。当时除手掌擦伤外右腕剧痛。逐渐肿胀，活动障碍，诊断为桡骨下端骨折，骨折部位行石膏固定。

33．该患儿最重要的健康教育要点是

A．不需要换石膏

B．患侧前臂抬高，注意血液循环

C．随时进行腕关节活动

D．随时进行肩关节活动

E．饮食教育

34．给予患儿破伤风抗毒素注射治疗，皮试（+）。对于其破伤风抗毒注射的最佳方法是

A．停止注射，改换其他药物

B．将药液分 2 次肌内注射，每次间隔 20 分钟

C．将药液分 4 次肌内注射，每次间隔 20 分钟

D．将药液稀释，分 2 次肌内注射，小剂量并逐渐增加，每次间隔 20 分钟

E．将药液稀释，分 4 次肌内注射，小剂量并逐渐增加，每次间隔 20 分钟

答案与解析

1．C。臀大肌注射定位法：①十字法从臀裂顶点向左或右划一水平线，然后从髂嵴最高点做一垂线，将一侧臀部分为 4 个象限，其外上象限（避开内角）为注射部位。②连线法取髂前上棘和尾骨连线的外上 1/3 处为注射部位。

2．D。qd 为每日 1 次，qod 为隔日 1 次，biw

为每周 2 次, qm 为每晨 1 次, qn 为每晚 1 次。

3. C。TAT 皮试液配制是用 1ml 注射器吸取 TAT 药液（1500U/ml）0.1ml，加生理盐水稀释至 1ml（1ml 内含 TAT150U），即可供皮试使用。

4. C。对易氧化和遇光易变质的药物应装在有色密闭瓶中或放在黑色遮光的纸盒内，放阴凉处，如维生素 C、硝普钠、氨茶碱、盐酸肾上腺素等。

5. E。臀中肌、臀小肌注射定位法是以示指尖和中指尖分别置于髂前上棘和髂嵴下缘处，在髂嵴、示指、中指之间构成的一个三角形区域，其示指与中指构成的内角为注射区，适用于 2 岁以下婴幼儿。

6. C。对牙有腐蚀作用的药物，如酸类和铁剂，应用吸管吸服后漱口以保护牙。

7. E。一般情况下，健胃药在饭前服，助消化药及对胃黏膜有刺激性的药物宜在饭后服，催眠药在睡前服，驱虫药在空腹或半空腹时服用。替丁类药物属于健胃药应餐前服用。

8. E。临床上常用碘化物造影剂对肾、肝囊等器官造影，此类药物也可发生过敏反应，凡首次用药者应在碘造影前 1～2 天做过敏试验，结果为阴性时方可做碘造影检查。

9. B。为了防止传染病，一次性医疗用品使用后，统一回收，集中消毒、毁形，由卫生行政部门指定机构回收，做无害化处理，严禁重复使用和流回市场。

10. D。发药时若患者不在或因故暂不能服药，应将药物带回保管，适时再发或交班。

11. C。各种药物皮试液浓度：青霉素 20～50U/0.1ml，链霉素 250U/0.1ml，普鲁卡因 0.25mg/0.1ml，细胞色素 C0.075mg/0.1ml，破伤风抗毒素 15U/0.1ml。因此答案选 C。

12. B。发药时若患者不在或因故暂不能服药，应将药物带回保管，适时再发或交班。

13. B。TAT 皮试液配制是用 1ml 注射器吸取 TAT 药液（1500U/ml）0.1ml，加生理盐水稀释至 1ml（1ml 内含 TAT150U），即可供皮试使用。

14. B。服用对呼吸道黏膜起安抚作用的药物后不宜立即饮水，如止咳糖浆。其他药物服用后需要温水送服，若同时服用多种药物，应最后服用止咳糖浆，以免冲淡药液，使药效降低。

15. A。库存血取出后勿剧烈振荡，也不能加温，需要在室温下放置 15～20 分钟复温后再输入。

16. A。皮下注射进针角度为 30°～40°，皮内进针角度为 5°，肌内注射进针角度为 90°，静脉注射进针角度为 15°～30°。

17. A。服用对呼吸道黏膜起安抚作用的药物后不宜立即饮水，如止咳糖浆。其他药物服用后需要温水送服，若同时服用多种药物，应最后服用止咳糖浆，以免冲淡药液，使药效降低。

18. C。一般情况下，健胃药在饭前服，助消化药及对胃黏膜有刺激性的药物宜在饭后服，催眠药在睡前服，驱虫药在空腹或半空腹时服用。

19. C。针刺入过深，穿破对侧血管壁，抽吸无回血局部无隆起；针头斜面一半在血管外，抽吸虽有回血，但推药时药液溢至皮下，局部隆起并有痛感；针头斜面紧贴血管内壁，抽吸无回血，局部无隆起；针头刺入皮下，抽吸无回血，局部肿胀疼痛。

20. E。TAT 脱敏注射法是将所需要的 TAT 剂量分次少量注入体内，分 4 次逐步增加剂量注射，每隔 20 分钟肌内注射 TAT1 次，直至完成总剂量注射。

21. E。该患者出现青霉素过敏性休克，应立即停药，协助患者平卧，皮下注射 0.1% 盐酸肾上腺素 1ml 为首选，并报告医师，就地抢救。

22. C。肌内注射时可采用碘酊消毒，乙醇脱碘或碘伏消毒，消毒直径应在 5cm 以上，进针角度为 90°，回抽无回血方可注入药液，刺激性弱的药液（如黄体酮）采用粗长针头，刺激性强的药液采用细长针头、进针深。

供皮试使用。

23．A。皮内注射进行皮试时用 75%乙醇消毒皮肤，一手绷紧局部皮肤，一手持注射器，针头斜面向上，与皮肤成 5°刺入皮内，注射完毕后，迅速拨出针头，勿按压针眼，利用排除法。

24．D。对易氧化和遇光易变质的药物应装在有色密闭瓶中或放在黑色遮光的纸盒内，放阴凉处，如维生素 C、硝普钠、硝酸甘油、氨茶碱、盐酸肾上腺素等。

25．C。po 指口服，bid 指每天 2 次，给药时常安排在 8am 与 4pm。

26．A。2 岁以下婴幼儿易选择臀中肌、臀小肌进行注射，以示指尖和中指尖分别置于髂前上棘和髂嵴下缘处，在髂嵴、示指、中指之间构成的一个三角形区域，其示指与中指构成的内角为注射区。其余选项均为正确操作。

27．A。qid 及 quaterindie/fourtimesaday 即每日 4 次，故本题选 A。tid 为每日 3 次，bid 为每日 2 次，qd 为每日 1 次。

28．D。青霉素皮试液配制以每 1ml 含青霉素 200～500U 的皮内试验液为标准，注入剂量为 20～50U（0.1ml）。

29．D。使用青霉素前应询问患者有无青霉素过敏史及其他药物过敏史、家族过敏史；凡初次用药、停药 3 天后再用，以及在应用中更换青霉素批号时，均须按常规做过敏试验。

30．B。皮内注射为 intradermicinjection（ID）；皮下注射为 hypodermicinjection（H）；肌内注射为 intramuscularinjection（IM）；静脉注射为 intravenousinjection（IV）；静脉输液为 intravenousinfusion（ivgtt/drip）。

31．C。qid 表示每日 4 次；tid 表示每日 3 次；bid 表示每日 2 次；qd 表示每日 1 次；qn 表示每晚 1 次。

32．A。腹部是胰岛素注射的首选部位，其吸收速度较快且皮下组织较肥厚，能减少注射至肌肉层的风险，故常选腹部注射，注意不要在距脐部 5cm 的范围内注射胰岛素。

33．B。抬高患肢，有利于患肢血液回流，

减轻水肿，B 正确；水肿消退后要改为中立位固定，A 错误；石膏去除外固定后方可进行腕关节活动，C 错误；固定早期为保持患肢抬高，肩关节不可随意运动，D 错误；骨折患者饮食不具有特殊性，E 错误。

34．E。破伤风抗毒素过敏试验阳性者须采用脱敏注射法，即将所需要的 TAT 剂量分 4 次少量注入体内，逐步增加剂量注射，每隔 20 分钟肌内注射 TAT 1 次，直至完成总剂量注射。

十三、静脉输液和输血法

1．护士在巡回过程中发现某患者输液器墨菲滴管内液体不断自行下降，最可能的原因是
A．针头滑出血管外
B．输液瓶位置过高
C．患者静脉痉挛
D．输液管有漏气
E．患者静脉扩张

2．护士在巡回过程中发现某患者静脉输液突然发生溶液不滴，该护士首选应采取的措施为
A．调整针头斜面
B．抬高输液瓶
C．穿刺部位热敷
D．挤压输液管
E．观察穿刺部位有无红肿及疼痛

3．对于需要静脉输液的成年人，使用头皮针进行静脉穿刺时，优先选择的血管是
A．贵要静脉
B．头静脉
C．桡静脉
D．手背静脉网
E．肘正中静脉

4．为婴儿进行静脉注射时，最常采用的静脉是
A．肘正中静脉
B．颞浅静脉

C．大隐静脉

D．贵要静脉

E．手背浅静脉

5．关于输血的叙述，**错误**的是

A．输血前须 2 人进行查对

B．输血前先输入少量生理盐水

C．输血后输入少量生理盐水

D．在输血卡上记录输血时间、滴速、患者状况等

E．输血完毕后及时将输血器、血袋等物品进行消毒、分类弃置

6．凝血因子缺乏患者最适合输入的血液制品是

A．新鲜血浆

B．冷冻血浆

C．干燥血浆

D．红细胞悬液

E．血小板浓缩悬液

7．患者女，20 岁。因腹泻到门诊输液，输液的溶液含有氯化钾。患者诉穿刺局部疼痛，护士检查发现输液管内回血良好，局部无肿胀。此时正确的处理方法是

A．拔针后另选静脉穿刺

B．将针头再插入少许

C．给予局部镇痛

D．提高输液袋

E．减慢输液速度

8．患者女，20 岁。诊断为再生障碍性贫血。医嘱：输注浓缩红细胞。护士巡房时发现输血速度变慢，穿刺点局部无肿胀、无压痛，挤捏输液器无阻力，局部皮温正常。护士首先应

A．用生理盐水冲管

B．热敷患者穿刺局部

C．更换输血器后继续输血

D．使用恒温器加热血液

E．拔针后另行穿刺

9．某使用静脉留置针的患者，输液完毕已使用肝素液封管，但第 2 日仍然发生血液反流堵塞导管。**不是**导致堵塞的可能原因是

A．封管的肝素液量不够

B．推注封管液速度过快

C．患者穿刺侧肢体活动过度

D．患者静脉压过高

E．封管的肝素液浓度过大

10．患者男，50 岁。重症肺炎并发感染性休克入院。护士配合抢救时实施静脉输液的过程中**错误**的是

A．尽快建立 2 条静脉通道

B．妥善安排输液顺序

C．输液量宜先少后多

D．输入血管活性药物时应根据血压随时调整滴速

E．保持输液通畅，防止药液外渗

11．医嘱 0.9%氯化钠溶液 500ml，ivgtt。患者从上午 8 时 20 分开始输液、输液器点滴系数为 20。护士根据情况把输液速度调整至每分钟 40 滴。预计输液完成的时间为

A．上午 9 时 56 分

B．上午 11 时 40 分

C．中午 12 时 30 分

D．下午 1 时 20 分

E．下午 2 时 15 分

12．患者女，43 岁。因重型再生障碍性贫血收入院，拟对其进行输血治疗。护士在进行输血前的准备时，**不正确**的操作是

A．进行血型鉴定和交叉配血试验

B．提血时，与血库人员共同做好"三查八对"

C．库存血取出后，如紧急需要，可低温加热

D．输血前，需与另一名护士再次核对

E．输血前应先征得患者同意并签署知情同意书

13．患者男，60 岁。由于严重恶心、呕吐导

致急性消化液大量丢失。医师开具以下医嘱，应首先为该患者输入的是

A. 5%碳酸氢钠（$NaHCO_3$）溶液

B. 平衡盐溶液

C. 3%氯化钠溶液

D. 5%葡萄糖溶液

E. 10%葡萄糖溶液

14. 患者女，45岁。因门脉高压大出血入院，医嘱输血1000ml，静脉注射10%葡萄糖酸钙10ml。补钙的目的是

A. 降低血钾

B. 使钾离子从细胞外向细胞内转移

C. 纠正酸中毒

D. 降低神经肌肉的应激性

E. 对抗钾离子对心肌的抑制作用

15. 某患者因消化性溃疡多年入院，今突然呕血约700ml。医嘱：全血200ml，ivgtt。输血过程中护士注意到其眼睑、口唇出现水肿，患者自诉面部皮肤发痒。该患者最可能发生了

A. 过敏反应

B. 空气栓塞

C. 血管内溶血

D. 血管外溶血

E. 枸橼酸钠中毒

（16～18题共用题干）

患者男，67岁。因冠心病入院。在静脉输液过程中出现胸闷、呼吸困难、咳嗽、咳粉红色泡沫痰。

16. 该患者发生了

A. 发热反应

B. 急性肺水肿

C. 静脉炎

D. 空气栓塞

E. 过敏反应

17. 此时，护士应为患者采取的卧位是

A. 去枕仰卧位

B. 左侧卧位

C. 端坐位，两腿下垂

D. 休克卧位

E. 头低足高位

18. 给氧时，护士应选择的吸氧流量为

A. 1～2L/min

B. 3～4L/min

C. 5～6L/min

D. 6～8L/min

E. 9～10L/min

（19～21题共用题干）

患者女，36岁。急性淋巴细胞白血病。医嘱浓缩红细胞1U和血小板1U输注。在首先输注浓缩红细胞过程中患者出现全身皮肤瘙痒伴颈部、前胸出现荨麻疹。

19. 首先考虑该患者发生了

A. 发热反应

B. 溶血反应

C. 过敏反应

D. 超敏反应

E. 急性肺水肿

20. 针对上述患者发生的情况，护士应该首先采取的处理是

A. 密切观察体温，局部涂抹止痒药膏

B. 减慢输血速度并按医嘱给予抗过敏药等

C. 停止输注浓缩红细胞并保留血袋、余血及输血器送检

D. 停止输注浓缩红细胞并重新采集血标本进行交叉配血

E. 停止输注浓缩红细胞并待患者情况好转后重新输血

21. 护士在执行输注血小板的过程中，**错误**的是

A. 采用2人核对法

B. 输注前轻摇血袋

C. 直接缓慢输注血小板

D．血液内不能加入其他药物

E．记录输注时间及血型、血量

答案与解析

1．D。输液过程中，如果墨菲滴管内液面自行下降，应检查滴管上端输液管与滴管的衔接是否松动，滴管有无漏气或裂隙，必要时更换输液器。

2．E。发现溶液不滴，应查找原因，如是否有针头堵塞、压力过低、针头斜面紧贴血管壁、静脉痉挛等。出于爱伤观念应首先观察患者穿刺部位有无红肿及疼痛。

3．D。上肢常用的输液浅静脉有肘正中静脉、头静脉、贵要静脉、手背静脉网。手背静脉网是成年人患者输液时的首选部位。

4．B。由于头皮静脉分布较多，表浅易见，不易滑动，便于固定，因此常用于小儿的静脉输液。较大的头皮静脉有颞浅静脉、额静脉、枕静脉和耳后静脉。

5．E。输血前 2 名护士进行三查八对；输血前后用生理盐水冲管且输血速度不宜过快，以防发生不良反应；过程中加强巡视，在输血卡上记录输血时间、滴速、患者情况等；输完血的血袋要保留，以备出现输血反应时查找原因。

6．A。新鲜血浆含所有凝血因子，适用于凝血因子缺乏的患者；冷冻血浆用于贫血、失血多的手术或疾病，也可用于心力衰竭的患者补充红细胞，以避免心脏负荷过重；干燥血浆是将冷冻血浆放在真空装置下加以干燥制成，可延长保存期限；红细胞悬液适用于战地急救及中小手术者；血小板浓缩悬液用于血小板减少或功能障碍性出血的患者。

7．E。输血管回血良好，局部无肿胀，可知不是静脉输液失败所致的疼痛；又因为氯化钾为刺激性药物，对血管有刺激性，可知是氯化钾引起的疼痛。故可以通过减慢输液速度来降低对血管刺激性。

8．A。患者穿刺部位无肿胀、无压痛，应考虑其他因素导致输液速度减慢，因患者输入的是浓缩红细胞，则此时可采取的护理措施是用生理盐水冲管，保持输液管路通畅。

9．E。肝素具有抗凝作用，可保证静脉通道的通畅，肝素浓度越大，抗凝作用越强，血液更不容易凝结而堵塞管道。肝素液不足时抗凝效果差；推注过快，无法确保正压封管；活动过度与静脉压升高会使管道正压不足而让血液进入。

10．C。休克患者需要迅速建立 2 条以上静脉输液通道，大量快速补液（除心源性休克外），首先快速输入扩容迅速的平衡盐溶液，再输入扩容作用持久的胶体液。输入血管活性药液时应根据血压随时调节滴速，以防血压过高或过低。

11．C。已知每分钟滴数与输液总量，计算输液所需用的时间的公式为输液时间（h）＝液体总量（ml）×点滴数÷[每分钟滴数×60（min）]，将数值代入计算可得输液时间为 4 小时 10 分钟故本题选 C。

12．C。事项血液自血库取出后，勿剧烈振荡，以免红细胞破坏而引起溶血。库存血不能加温，以免血浆蛋白凝固变性而引起不良反应。如为库存血，需要在室温下放置 15～20 分钟后再输入。

13．B。通常补液遵循的原则是"先晶后胶、先盐后糖、宁酸勿碱和宁少勿多"，且平衡盐溶液属于晶体溶液，故应首选平衡盐溶液。

14．E。大量输血使枸橼酸钠大量进入体内，如果患者的肝功能受损，枸橼酸钠不能完全氧化和排出，而与血中的游离钙结合使血钙浓度下降，患者出现手足抽搐，血压下降，心率缓慢。甚至心搏骤停。故常规每输库存血 1000ml，静脉注射 10% 葡萄糖酸钙 10ml，预防发生低血钙。

15．A。轻度过敏反应可出现皮肤瘙痒，局部或全身出现荨麻疹；中度过敏反应出现血管神经性水肿，多见于颜面部，表现为眼睑、口唇高度水肿，也可发生喉头水肿，表现为呼吸困难，两肺可闻及哮鸣音；重度过敏反应可发生休克。故本题选 A。

16．B。患者原有心肺功能不良或输液过多过快可导致肺水肿，表现为突然出现的呼吸困难、胸闷、咳嗽、咳粉红色泡沫样痰。根据患者患冠心病史及表现可知患者发生了急性肺水肿。

17．C。急性肺水肿体位是端坐位，双腿下垂，以减少静脉回流，减轻心脏负担。

18．D。急性肺水肿患者应保持呼吸道通畅，立即给予高流量（6～8L／min）氧气吸入，湿化瓶中加入 20%～30%乙醇湿化，使肺泡内泡沫的表面张力减低而破裂，以利于改善肺泡通气。

19．C。输血的过敏反应大多发生在输血后期或即将结束输血时。轻度过敏反应为输血后出现皮肤瘙痒，局部或全身出现荨麻疹。中度过敏反应为出现血管神经性水肿，多见于颜面部，表现为眼睑、口唇高度水肿；也可发生喉头水肿，表现为呼吸困难，两肺可闻及哮鸣音。重度过敏反应为发生过敏性休克。患者表现属于轻度过敏反应。

20．B。轻度过敏反应应减慢输血速度，给予抗过敏药物，如苯海拉明、异丙嗪或地塞米松，用药后症状可缓解；中、重度过敏反应，应立即停止输血，通知医师，根据医嘱皮下注射 1∶1000 肾上腺素 0.5～1ml 或静脉滴注氢化可的松或地塞米松等抗过敏药物；呼吸困难者给予氧吸入，严重喉头水肿者行气管切开；循环衰竭者给予抗休克治疗；监测生命体征变化。

21．C。输血滴速开始输入时速度宜慢，观察 15 分钟左右，如无不良反应后再根据病情及年龄调节滴速每分钟 40～60 滴为宜。

十四、标本采集

1. 亚急性心内膜炎血培养标本采血量应为

A．1～3ml

B．4～6ml

C．7～9ml

D．10～15ml

E．16～18ml

2. 采集 24 小时尿标本时，其正确的采集时间是

A．早 7∶00 至次晨 7∶00

B．早 9∶00 至次晨 9∶00

C．早 11∶00 至次日 9∶00

D．晚 7∶00 至次日晚 7∶00

E．晚 11∶00 至次日晚 11∶00

3. 尿常规检查时，留取尿标本的时间是

A．饭前半小时

B．全天尿液

C．早晨第 1 次尿

D．有时收集尿液

E．饭后半小时

4. 检测红细胞沉降率应使用的容器是

A．干燥试管

B．抗凝试管

C．血培养瓶

D．乳酸钠试管

E．液状石蜡试管

5. 24 小时尿标本检查需要加入甲醛作为防腐剂的检查项目是

A．艾迪计数

B．17-酮类固醇

C．尿糖定量

D．尿蛋白定量

E．肌酐定量

6. 采集血气分析标本时，**错误的**操作是

A．使用 2ml 无菌干燥注射器

B．抽取经过稀释的肝素溶液，充盈注射器后弃去

C．无菌操作下抽取动脉血 1ml

D. 将血迅速注入无菌试管内并用软木塞塞住

E. 立即送检

7. 患者男，56 岁。需要做粪便隐血试验，护士指导其在标本采集前 3 天内，可食用的食物为

A. 肉类

B. 动物肝

C. 绿叶蔬菜

D. 豆制品

E. 动物血

8. 患者男，45 岁。因高热、牙龈出血及有多处皮肤瘀点 5 天入院。医嘱开具下列检验单。护士采血时，应优先采取的标本是

A. 血常规

B. 血生化组合

C. 凝血四项

D. ABO 血型

E. 血培养

9. 患者男，80 岁。原发性高血压 10 年。长期服用排钾利尿药控制血压，现因低血钾收入院，护士在患者右手背进行静脉穿刺滴入含钾溶液，4 小时后遵医嘱抽血复查血钾。**不宜**选择的采血部位是

A. 右肘正中静脉

B. 右股静脉

C. 左手背静脉

D. 左肘正中静脉

E. 左股静脉

10. 患者女，30 岁。外伤后昏迷伴尿路感染。医嘱：尿培养。留取尿标本的正确方法是

A. 导尿术留取

B. 留取前段尿

C. 留取晨尿

D. 采集 24 小时尿

E. 留取 12 小时尿

（11~13 题共用题干）

　　患者男，55 岁。1 周来体温持续 39~

40℃，护理体格检查：面色潮红，呼吸急促，口唇轻度发绀，意识清楚。

11. 该患者发热的热型是

A. 弛张热

B. 回归热

C. 稽留热

D. 间歇热

E. 不规则热

12. 为明确诊断，需要查心肌酶、红细胞沉降率及血培养。应选用的血沉标本容器是

A. 血培养瓶

B. 无菌试管

C. 干燥试管

D. 抗凝试管

E. 液状石蜡试管

13. 采集上述血标本后，注入容器的先后顺序是

A. 抗凝试管、干燥试管、培养瓶

B. 干燥试管、血培养瓶、抗凝试管

C. 干燥试管、抗凝试管、血培养瓶

D. 血培养瓶、干燥试管、抗凝试管

E. 血培养瓶、抗凝试管、干燥试管

答案与解析

1. D。一般血培养取血 5ml，对亚急性细菌性心内膜炎患者，为提高培养阳性率，采血 10~15ml，故本题选 D。

2. A。取 12 小时尿标本，嘱患者于 7pm 膀胱排空后开始留取尿液，至次晨 7am 留取最后 1 次尿液；若留取 24 小时尿标本，嘱患者于 7am 膀胱排空后，开始留取尿液，至次晨 7am 留取最后 1 次尿液。

3. C。留取尿常规标本时嘱患者将其晨起第 1 次尿留于容器内，除测定尿比重需留 100ml 以外，其余检验留取 30~50ml 尿。

4. B。测定红细胞沉降率应采集全血标本，将血液注入盛有抗凝剂的试管内，并轻轻摇

动，使血液与抗凝剂完全混匀，避免血液凝固，从而影响检查结果。

5．A。艾迪计数时应在每 30ml 尿液＋40%甲醛 1 滴以防腐和固定尿中有机成分。

6．D。血气分析可以用 2ml 或 5ml 注射器或动脉血气针，A 正确；穿刺前先抽吸肝素 0.5ml，湿润注射器管腔后弃去余液，以防血液凝固，B 正确；血气分析采血量一般为 0.1～1 ml，C 正确；针头拔出后立即刺入软木塞或橡胶塞，以隔绝空气，并不需要注入无菌试管，D 错误；标本立即送检，延迟将影响检验结果，E 正确。

7．D。采集粪便隐血标本时，患者检查前 3 天禁食肉类、动物肝、血和含铁丰富的药物、食物，3 天后采集标本，以免造成假阳性。故本题选 D。

8．E。同时抽取不同种类的血标本，应先将血液注入血培养瓶，然后注入抗凝管，最后注入干燥试管；高热、牙龈出血及有多处皮肤瘀点者不会抽配血。故本题选 E。

9．A。在输液的肢体抽取血标本将会影响检查结果。患者右手背输液，应避免在右手采血。

10．A。尿培养标本常用于细菌培养或细菌敏感试验，以了解病情，协助临床诊断和治疗。临床上常用的采集方法为中段尿留取法和导尿术留取法，留取标本时要注意严格遵循无菌操作原则。故本题选 A。

11．C。稽留热的表现是体温持续在 39～40℃，达数天或数周，24 小时波动范围不超过 1℃，常见于肺炎球菌肺炎、伤寒等。根据患者表现可知为稽留热。

12．D。血沉就是红细胞沉降率，是指红细胞静止状态下每小时下降的速度，需要采集全血标本，选用盛有抗凝试剂的试管，以防血液成分发生改变。

13．E。同时抽取不同种类的血标本，应先将血液注入血培养瓶，然后注入抗凝管，最后注入干燥试管，故本题选 E。

十五、病情观察和危重病人的抢救

1．吸氧时为了使氧浓度达到 53%，需将氧流量调至
A．10L/min
B．6L/min
C．4L/min
D．8L/min
E．2L/min

2．口服中毒患者，在中毒物质不明时，应先进行哪项操作再洗胃
A．生理盐水灌肠
B．硫酸镁导泄
C．抽胃液检查
D．乳果糖口服
E．补液

3．为敌百虫中毒患者进行洗胃时，禁用的洗胃液是
A．温开水
B．生理盐水
C．蛋清水
D．高锰酸钾液
E．碳酸氢钠溶液

4．护理工作中，护士观察患者病情的最佳方法是
A．多倾听交班护士的汇报
B．经常与患者交谈，增加日常接触
C．经常与家属交谈，了解患者需要
D．多加强医护间的沟通
E．经常查看护理记录

5．意识完全丧失，对各种刺激均无反应及生命体征不稳定属于意识状态的
A．嗜睡
B．意识模糊
C．昏睡
D．浅昏迷
E．深昏迷

6. 患者男，56 岁。因肺心源性心脏病需要吸氧，**错误**的操作是

A. 插管前用湿棉签清洁鼻孔

B. 插管前检查导管是否通畅

C. 先调节好流量再插管

D. 给氧期间不可直接调节氧流量

E. 停用氧气时先关流量开关

7. 患者女，53 岁。因突起意识障碍伴右侧肢体瘫痪入院。体格检查：呼之不应，压眶有痛苦表情，角膜反射及瞳孔对光反射存在，护士判断该患者意识状态为

A. 嗜睡

B. 昏睡

C. 意识模糊

D. 浅昏迷

E. 重昏迷

8. 患者男，50 岁。以外伤入院治疗，在用氧过程中，家属私自将鼻导管氧流量调至 10L/min，15 分钟后患者继之出现烦躁不安、面色苍白、进行性呼吸困难等表现。该患者最可能出现了

A. 肺水肿

B. 肺不张

C. 肺气肿

D. 氧中毒

E. 心力衰竭

9. 吸氧持续 1～2 天，患儿会发生氧中毒的最低氧浓度是

A. 60%

B. 40%

C. 70%

D. 50%

E. 30%

10. 患者男，29 岁。因车祸急诊入院。患者意识丧失，无自主动作，压迫眼眶有躲避反应，此时患者的意识障碍属于

A. 深昏迷

B. 浅昏迷

C. 嗜睡

D. 昏睡

E. 谵妄

11. 护士为使用呼吸机的患者吸痰，发现痰液黏稠不易吸出，**错误**的处理措施是

A. 叩拍胸背部

B. 增加负压吸引力

C. 滴入化痰药物

D. 滴入生理盐水

E. 雾化吸入

12. 患者女，34 岁。车祸后送来医院。体格检查：出现刺痛后睁眼，回答问题正确，能遵命令动作，其格拉斯哥昏迷评分是

A. 9 分

B. 10 分

C. 11 分

D. 12 分

E. 13 分

13. 患儿女，1 岁。细菌性肺炎入院，目前患儿烦躁不安、呼吸困难。医嘱：吸氧。适宜该患儿的吸氧方式为

A. 单侧鼻导管法

B. 面罩法

C. 鼻塞法

D. 漏斗法

E. 头罩法

14. 患者男，70 岁。因呼吸衰竭行呼吸机辅助呼吸。提示患者出现了过度通气的体征是

A. 烦躁不安

B. 抽搐、昏迷

C. 皮肤潮红、多汗

D. 表浅静脉充盈消失

E. 血压升高、脉搏加快

答案与解析

1. D。吸氧浓度（%）=21+4×氧流量（L/min）。为了使患者吸入氧浓度达到53%，应该将氧流量调到8L/min。

2. C。当中毒物质不明时，先抽胃液检查再洗胃，洗胃溶液可选用温开水或生理盐水。待毒物性质明确后，再采用对抗剂洗胃。

3. E。敌百虫遇碱性药物会分解出毒性更强的敌敌畏，其分解过程随碱性的增强和温度的升高而加速，故敌百虫中毒患者禁止用碱性溶液。

4. B。在对患者的病情进行观察时，护士可以运用各种感觉器官，以达到全面准确收集患者资料的目的。故应经常与患者交谈和接触，及时了解患者病情变化。

5. E。深昏迷是指意识完全丧失，对各种刺激均无反应。全身肌肉松弛，肢体呈弛缓状态，深、浅反射均消失，偶有深反射亢进及病理反射出现。

6. E。吸氧前应检查用湿棉签清洁患者双侧鼻腔并检查鼻腔有无分泌物堵塞及异常。鼻氧管前端放入小药杯凉开水中湿润，并检查鼻氧管是否通畅。使用氧气时，应先调节流量后应用；停用氧气时，应先拔出导管，再关闭氧气开关。中途改变流量，先分离鼻氧管与湿化瓶连接处，调节好流量再接上。

7. D。浅昏迷：意识大部分丧失，无自主运动，对声、光刺激无反应，对疼痛刺激（如压迫眶上缘）可有痛苦表情及躲避反应。瞳孔对光反射、角膜反射、眼球运动、吞咽反射、咳嗽反射等可存在。呼吸、心率、血压无明显改变，可有便、尿失禁或潴留。符合浅昏迷，故本题选D。

8. B。吸入高浓度氧后容易出现肺不张，表现为烦躁，呼吸、心率增快，血压上升，继而出现呼吸困难、发绀、昏迷。故本题选B。

9. A。吸氧浓度高于60%，持续时间超过24小时，易发生氧中毒。氧中毒表现为胸骨下不适、疼痛、灼热感，继而出现呼吸增快、恶心、呕吐、烦躁、断续的干咳。预防措施是避免长时间、高浓度氧疗，经常做血气分析，动态观察氧疗的治疗效果。

10. B。浅昏迷表现为意识大部分丧失，无自主运动，对声、光刺激无反应，对疼痛刺激（如压迫眶上缘）可有痛苦表情及躲避反应。根据患者表现可知为浅昏迷。

11. B。一般吸痰时负压，成年人40.0～53.3kPa（300～400mmHg），儿童<40.0kPa。吸痰压力过大会损伤呼吸道黏膜，故不能随意增加负压。

12. E。格拉斯哥昏迷评分中出现刺痛后睁眼为2分，回答问题正确为5分，能遵命令动作为6分，共13分。

13. E。氧气头罩法主要用于小儿，使用时头罩与颈部之间要保持适当的空隙，防止二氧化碳潴留及重复吸入。

14. B。通气量不足时患者烦躁不安、多汗、皮肤潮红、血压升高、脉搏加速；通气过度时患者可出现昏迷、抽搐等碱中毒症状；通气量适宜时患者安静，呼吸合拍，血压、脉搏正常，故排除A、C、D、E选项，正确选项为B。

十六、水、电解质、酸碱平衡失调病人的护理

1. 某患者因腹泻、呕吐入院。心电图、ST段水平压低，T波倒置，U波增高。最可能的病因是

A. 高钾血症

B. 低钾血症

C. 高钙血症

D. 洋地黄效应

E. 洋地黄中毒

答案与解析

1. B。低钾血症的心电图是Q-T间期延长，ST段下降，T波低平、增宽、双向、倒置，U

波出现，故 B 对。高钾血症的心电图表现：ST 段缩短，T 波高尖，QRS 波增宽，P 波消失，窦室传导，故 A 错。高钙血症的心电图特征：ST 段缩短或消失，QRS 波群之后即继以 T 波，故 C 错。出现房室传导阻滞，室性期前收缩，非阵发性交界性心动过速，二度或三度房室传导阻滞肯定是洋地黄中毒，P-R 间期延长往往提示已达到治疗量。故选 B。

十七、临终病人的护理

1. 进行尸体护理时，头下垫一软枕的目的是
A. 防止面部淤血变色
B. 用于安慰家属
C. 便于家属识别
D. 保持尸体整洁
E. 保持尸体位置良好

2. 临终患者通常最早出现的心理反应期是
A. 否认期
B. 协议期
C. 愤怒期
D. 接受期
E. 忧郁期

3. 目前医学界主张判断死亡的诊断标准是
A. 瞳孔散大固定
B. 各种反射消失
C. 呼吸停止
D. 心搏停止
E. 脑死亡

4. 临终患者最后丧失的感觉是
A. 视觉
B. 嗅觉
C. 味觉
D. 听觉
E. 触觉

5. 某临终患者向护士叙述："我得病不怪别人，拜托你们尽力治疗，有什么新疗法，可以在我身上先试验，奇迹总是有的啊。"该患者处在心理反应的
A. 否认期
B. 愤怒期
C. 协议期
D. 忧郁期
E. 接受期

6. 患者男，28 岁。因车祸致颅脑损伤急诊入院，经医护人员全力抢救无效死亡。其家属情绪激动，对医护人员说"这么年轻的小伙子，进医院还能呼吸，怎么就死了!你们怎么治的?我家就这么一个孩子。"此时影响家属心理状态的主要因素是
A. 医院急救设备陈旧
B. 护士和家属交流受限
C. 家属对结果无法接受
D. 医护人员技术水平欠佳
E. 家属缺乏对护士的信任

7. 患者男，70 岁。因脑出血急诊入院，目前患者各种反射消失，瞳孔散大，心搏停止，呼吸停止，脑电波平坦。目前该患者处于
A. 生物学死亡期
B. 深昏迷期
C. 濒死期
D. 临床死亡期
E. 临终状态

8. 患者男，62 岁。吞咽困难 1 个月余，经检查后确诊为食管癌并肝转移。患者哭泣、烦躁，目前该患者的心理反应是
A. 否认期
B. 愤怒期
C. 协议期
D. 抑郁期
E. 接受期

（9～10 题共用题干）
患者男，27 岁。车祸伤及内脏出现循环衰竭症状，经抢救无效死亡。

9. 护士进行尸体护理的前提是

A. 患者的心搏、呼吸停止后

B. 患者的意识丧失之后

C. 抢救工作效果不显著时

D. 在家属的请求之后

E. 医师做出"死亡"诊断之后

10. 尸体护理时,为了防止面部淤血,易于辨认,护士应采取的护理措施是

A. 洗脸,闭合眼睑

B. 头下垫枕头

C. 擦洗身体,堵塞身体孔道

D. 第1张尸体识别卡系于右手腕部

E. 第2张尸体识别卡别在尸单外面的腰部

答案与解析

1. A。进行尸体护理时,应将床支架放平,使尸体仰卧,头下置一软枕,以防止面部淤血变色。

2. A。否认期是个体得知自己即将死亡后的第1个反应,是为了暂时逃避残酷现实对自己所产生的强烈压迫感,此反应是患者所采取的一种心理防御机制,旨在有较多的时间调整自己去面对死亡。

3. E。1968年,在世界第22次医学大会上,美国哈佛医学院特设委员会发表报道,提出了新的死亡概念,即脑死亡,指出不可逆的脑死亡是生命活动结束的象征,是目前医学界主张判断死亡的标准。

4. D。临终患者的知觉改变表现为视觉逐渐减退,由视觉模糊发展到只有光感,最后视力消失。眼睑干燥,分泌物增多。听觉常是人体最后消失的一个感觉。

5. C。在协议期,患者开始接受自己已患绝症的现实,已承认存在的事实,希望能发生奇迹。患者为了尽量延长生命,希望有好的治疗方法,并会做出许多承诺作为延长生命的交换条件。

6. C。如果患者死亡来得过快或突然死亡,家属会感到措手不及,完全没有心理准备,对结果无法接受,家属的内心会觉得愧疚,总感到还应为亲人多做些事情,此时可能会产生责怪或怀疑医护人员的疏忽,而产生复杂的心理反应和行为。

7. A。目前医学界逐步开始主张将脑死亡作为判断死亡的标准,认为脑死亡后,生命活动将无法逆转。而脑电波平直是脑死亡的重要判断依据。故可知该患者脑死亡不可逆。生物学死亡期时中枢神经系统出现不可逆的变化,与患者表现符合。故选A。

8. B。愤怒期的患者通常会生气、愤怒、怨恨、嫉妒,产生"这不公平,为什么是我!"的心理反应。该患者有烦躁表现,应属于愤怒期。故选B。

9. E。尸体护理应在确认患者死亡,医师开具死亡诊断书后尽快进行,这样既可减少对其他患者的影响,也可防止尸体僵硬。

10. B。进行尸体护理时,应将床支架放平,使尸体仰卧,头下置一软枕,留一层大单遮盖尸体,防止面部淤血变色。

十八、医疗和护理文件的书写

1. 书写病室交班报告应先书写

A. 危重患者

B. 转入患者

C. 手术患者

D. 出院患者

E. 新入院患者

2. 护士在执行医嘱时**不能**

A. 根据需要自行调整医嘱

B. 严格遵守医嘱执行制度

C. 有疑问时重新核对医嘱

D. 患者有不良反应时复核医嘱

E. 抢救时执行医师的口头医嘱

3. 患者住院期间,病案中排列在最前面的是

A. 医嘱单

B. 体温单

C. 入院记录

D. 门诊病历

E. 住院病案首页

4. 在护理实践中，护士有权拒绝执行医嘱的情形是

A. 护理程序太烦琐

B. 医嘱中需要监测的生理指标太多

C. 需要额外的劳动和支出

D. 医嘱有错误

E. 费用太昂贵

5. 在下列患者中，护士在书写交班报告时首先应写

A. 4 床，患者甲，上午 10 时转呼吸科

B. 18 床，患者乙，上午 9 时入院

C. 21 床，患者丙，上午 8 时手术

D. 25 床，患者丁，下午行胸腔穿刺术

E. 41 床，患者戊，医嘱特级护理

6. 体温单底栏的填写内容是

A. 体温

B. 脉搏

C. 呼吸

D. 住院天数

E. 胃液引流量

7. "地西泮 5mg，po，sos" 属于

A. 长期医嘱

B. 长期备用医嘱

C. 临时医嘱

D. 临时备用医嘱

E. 短期医嘱

8. 护士在体温单上绘制肛温的符号为

A. ⊙（蓝色）

B. ○（蓝色）

C. ●（红色）

D. ×（蓝色）

E. ●（蓝色）

9. 属于长期医嘱的是

A. 地塞米松 5mg，iv，qd

B. 奎尼丁 0.2g，po，q2h×5

C. 超声

D. 地西泮（安定）5mg，po，sos

E. 呋塞米（速尿）5mg，im，st

10. **不需要**记录患者出入量的情况是

A. 心力衰竭伴下肢水肿

B. 大面积烧伤

C. 大叶性肺炎

D. 肝硬化伴腹水

E. 肾功能不全

11. 医师为某患者开具医嘱青霉素肌内注射。护士在核对医嘱时，注意到该患者无青霉素用药史记录，医师也未开具青霉素皮试医嘱。此时，护士应首先

A. 拒绝转抄医嘱

B. 向护士长报告

C. 执行医嘱

D. 为患者行青霉素皮试

E. 向医师提出加开皮试医嘱

12. 某患者自行排便 1 次，灌肠后又排便 2 次，在体温单上正确的记录是

A. $3\frac{2}{E}$

B. $\frac{1}{2E}$

C. $\frac{2}{E}$

D. $\frac{1}{E}$

E. $1\frac{2}{E}$

13. 1 例患者因心绞痛入院。患者疼痛剧烈。医嘱：吗啡 5mg，iv。护士认为医嘱存在错误，去找这位医师沟通，医师拒绝修改。护士的做法**不妥**的是

A. 报告护士长

B. 报告上级医师

C. 按医嘱执行

D. 暂缓执行医嘱

E. 报告科主任

14. 患者女，34岁。今早主诉昨晚夜间多梦易醒，下午医师开出医嘱：地西泮 5mg，po，sos。当晚患者睡眠良好，该项医嘱未执行。值班护士应在次日上午，在该项医嘱栏内

A. 用红笔写上"失效"

B. 用蓝笔写上"失效"

C. 用红笔写上"未用"

D. 用蓝笔写上"未用"

E. 用红笔写上"作废"

（15～16题共用题干）

患者女，55岁。因急性有机磷农药中毒到急诊科进行抢救，经过洗胃等抢救，现患者病情稳定。

15. 护士在抢救结束后要及时据实补记抢救记录和护理病历，时间为

A. 2 小时内

B. 3 小时内

C. 6 小时内

D. 8 小时内

E. 9 小时内

16. 患者需要复印病历，**不能**复印的病历资料是

A. 体温单

B. 化验单

C. 门诊病历

D. 会诊记录

E. 医学影像资料

答案与解析

1. D。书写病室交班报告时先写离开病区的患者（出院、转出、死亡），再写进入病区的患者（入院、转入），最后写本班重点患者（手术、分娩、危重及有异常情况的患者）。

同一栏内的内容，按床号先后顺序书写报告。

2. A。医嘱是医师根据患者病情的需要，为达到诊治的目的而拟定的嘱咐，由医护人员共同执行。凡已写在医嘱单上而又不需执行的医嘱，不得贴盖、涂改，应由医师在该项医嘱的第 2 个字上重叠用红笔写"取消"字样，并在医嘱后用蓝（黑）钢笔签全名。护士不得擅自更改医嘱。

3. B。住院期间病历排列顺序依次：体温单（按时间先后倒排）、医嘱单（按时间先后倒排）、入院记录病史及体格检查、病程记录（手术、分娩记录单等）会诊记录各种检验和检查报告、护理记录单、医疗与护理文件、长期医嘱执行单、住院病历首页、门诊和（或）急诊病历等。

4. D。护士执行医嘱时必须做到准确无误，对有疑问的医嘱，必须核对清楚后方可执行。发现违反法律法规或诊疗规定的医嘱，要及时向开具医嘱的医师提出，必要时向科室报告。

5. A。书面接班报告顺序：先写离开病区的患者（出院、转出、死亡），再写进入病区的患者（入院、转入），最后写本班重点患者（手术、分娩、危重及有异常情况的患者）。同一栏内的内容，按床号先后顺序书写报告。故本题选 A。

6. E。底栏的内容包括血压、出入量、尿量、大便次数、体重、身高及其他等。数据以阿拉伯数字记录，免写计量单位，用蓝（黑）钢笔填写在相应栏内。胃液引流量属于出入量。

7. D。sos 指代临时备用医嘱，医师开写医嘱起 12 小时内有效，必要时用，过期未执行则失效。

8. B。体温符号中口温以蓝点"●"表示，腋温以蓝叉"×"表示，肛温以蓝圈"○"表示。

9. A。qd 为每天 1 次，长期医嘱；q2h×5 为口服每 2 小时 1 次，共 5 次，按临时医嘱处理；超声属于临时医嘱；sos 属于临时备用医嘱，12 小时内有效；st 为立即执行，属

于临时医嘱。

10．C。护理人员有必要掌握正确地测量和记录患者每日液体的摄入量和排出量，以作为了解病情、做出诊断、决定治疗方案的重要依据。常用于休克、大面积烧伤、大手术后或心脏病、肾病、肝硬化腹水等患者。

11．E。护士执行医嘱时必须做到准确无误，对有疑问的医嘱，必须核对清楚后方可执行。发现违反法律法规或诊疗规定的医嘱，要及时向开具医嘱的医师提出，必要时向科室报告。

12．E。大便符号：未解大便为"0"；大便失禁为"※"；人工肛门为"☆"；灌肠为"E"，灌肠后排便以 E 作分母、排便作分子表示，例如"$\frac{1}{E}$"表示灌肠后排便 1 次；"$1\frac{2}{E}$"表示自行排便 1 次，灌肠后又排便 2 次；"$\frac{4}{2E}$"表示灌肠 2 次后排便 4 次。

13．C。发现违反法律，法规或者诊疗技术的医嘱，要及时向开医嘱的医师提出，必要时向科室负责人或者医疗卫生机构的有关人员报告。执行错的医嘱，可能会导致患者严重损害。

14．C。由医师开写在临时医嘱单上，12 小时内有效。如地西泮 5mg，po，sos，过时未执行，则由护士用红笔在该项医嘱栏内写"未用"二字，故本题选 C。

15．C。医疗与护理文件的书写原则要求书写应及时，如因抢救未能及时记录的文件，应在抢救结束后 6 小时内补记。

16．D。患者或其代理人有权复印或复制的病历资料有患者的门（急）诊病历、住院志、体温单、医嘱单、化验单（检验报告）、医学影像检查资料、同意书、手术及麻醉记录单、病理报告、护理记录、出院记录等，不包含会诊记录。

第2章 循环系统疾病病人的护理

一、循环系统解剖生理

1. 心脏自身的血液供应主要来自于
A. 主动脉
B. 锁骨下动脉
C. 冠状动脉
D. 肺动脉
E. 肺静脉

2. 心脏正常窦性心律的起搏点是
A. 心房
B. 窦房结
C. 房室结
D. 希氏束
E. 左心室

3. 下列具有自律性的心肌细胞为
A. 心房肌细胞
B. 心室肌细胞
C. 乳头肌细胞
D. 心内膜细胞
E. 窦房结

4. 心包腔内液体的生理作用是
A. 维持心包腔内压力
B. 润滑作用
C. 营养心肌
D. 免疫作用
E. 维持心肌张力

5. 二尖瓣的解剖位置是
A. 左心房与左心室之间
B. 右心房与右心室之间
C. 右心室与肺动脉之间
D. 左心室与主动脉之间

E. 左心房与肺动脉之间

6. 三尖瓣的解剖位置在
A. 左心室和主动脉之间
B. 右心室和肺动脉之间
C. 左心房和左心室之间
D. 右心房和右心室之间
E. 主动脉和肺动脉之间

答案与解析

1. C。心脏的血液供应来自左、右冠状动脉，灌流主要在心脏舒张期。

2. B。心脏正常窦性心律的起搏点是窦房结。故选 B。

3. E。心脏传导系统的细胞均能发出冲动（自律性），但以窦房结的自律性最高，为正常人心脏的起搏点。故本题选 E。

4. B。心脏外层为心外膜，即心包的脏层，紧贴于心脏表面，与心包壁层之间形成一个间隙称为心包腔，腔内含少量浆液，在心脏收缩和舒张时起润滑作用。故本题选 B。

5. A。左心房、左心室之间的瓣膜称二尖瓣，右心房、右心室之间的瓣膜称三尖瓣，两侧瓣膜均有腱索与心室乳头肌相连。

6. D。三尖瓣位于右心房和右心室间的瓣膜，A 选项为主动脉瓣，B 选项为肺动脉瓣，C 选项为二尖瓣，E 不存在瓣膜。故选 D。

二、心功能不全病人的护理

1. 导致左心室压力负荷过重的病因是
A. 二尖瓣关闭不全
B. 主动脉瓣关闭不全

C. 甲状腺功能亢进

D. 高血压

E. 肺动脉瓣狭窄

2. 临床治疗心力衰竭时，应用洋地黄的主要目的是

A. 增强心肌收缩力

B. 减慢心室率

C. 调节心肌耗氧量

D. 抑制心脏传导系统

E. 提高异位起搏点的自律性

3. 服用下列药物时，需常规测量脉搏或心率的是

A. 普萘洛尔（心得安）

B. 地西泮（安定）

C. 洋地黄

D. 泼尼松（强的松）

E. 氯丙嗪

4. 地高辛用于治疗心力衰竭的主要药理作用是

A. 扩张冠状动脉

B. 增强心肌收缩力

C. 减轻心脏前负荷

D. 减少心律失常的发生

E. 降低心脏的传导性

5. 右心功能不全主要临床症状出现的病理生理基础是

A. 肺循环淤血

B. 体循环淤血

C. 心肌损害

D. 心室重构

E. 血流动力学改变

6. 慢性左心功能不全患者最主要的临床表现是

A. 咳嗽

B. 心悸

C. 下肢水肿

D. 肝大

E. 呼吸困难

7. 在静脉补钾时，200ml 液体，最多可加入 10%氯化钾的量是

A. 12ml

B. 10ml

C. 8ml

D. 6ml

E. 3ml

8. 长期服用呋塞米的心力衰竭患者，护士应重点关注的不良反应的是

A. 低血钾

B. 低血镁

C. 低血钠

D. 脱水

E. 发热

9. 为慢性心力衰竭患者进行输液治疗时，输液速度宜控制在

A. 每分钟 10～20 滴

B. 每分钟 20～30 滴

C. 每分钟 30～40 滴

D. 每分钟 40～50 滴

E. 每分钟 50～60 滴

10. 提示左侧心力衰竭的临床表现是

A. 奇脉

B. 平脉

C. 水冲脉

D. 脉搏短绌

E. 交替脉

11. 关于硝普钠的主要药理作用，正确的叙述是

A. 利尿

B. 减慢心率

C. 心排血量增加

D. 增强心肌收缩力

E. 扩张动、静脉，减轻心脏负荷

12. 慢性左心功能不全最早出现的症状是
A. 劳力性呼吸困难
B. 心源性哮喘
C. 水肿
D. 咳粉红色泡沫痰
E. 食欲缺乏

13. 患者男，55岁。因心力衰竭收住入院，采用地高辛治疗，护士查房时，患者主诉食欲明显减退，视物模糊，护士测心率每分钟50次，心律失常，上述症状最可能的原因是
A. 心力衰竭加重
B. 颅内压增高
C. 心源性休克
D. 低钾血症
E. 洋地黄中毒

14. 患者男，55岁。大面积烧伤，半小时内输入500ml液体后突然出现气促、呼吸困难，咳粉红色泡沫样痰，为该患者吸氧时湿化瓶内放入的液体是
A. 乙醇溶液
B. 温开水
C. 蒸馏水
D. 矿泉水
E. 生理盐水

15. 患者男，69岁。以"肺源性心脏病"而入院治疗，护士对患者进行身体评估发现下列症状，其中提示其右心功能不全的是
A. 口腔发绀
B. 呼吸急促
C. 表情痛苦
D. 肝-颈回流征阳性
E. 双肺底可闻及散在湿啰音

16. 患者男，55岁。因心力衰竭使用洋地黄进行治疗。治疗期间的下列医嘱中，护士应对哪项提出质疑和核对
A. 氯化钾溶液静脉滴注
B. 生理盐水静脉滴注

C. 5%葡萄糖溶液静脉滴注
D. 葡萄糖酸钙溶液静脉滴注
E. 乳酸钠溶液静脉滴注

17. 患者女，50岁。因心力衰竭入院。诊断为心功能Ⅱ级。患者应表现为
A. 不能从事任何体力活动
B. 日常活动后出现呼吸困难，休息后缓解
C. 轻微活动后出现呼吸困难，休息后不易缓解
D. 一般活动不引起困乏，呼吸困难
E. 休息时即有呼吸困难

18. 慢性心功能衰竭患者经保守治疗，病情好转出院。患者做出以下哪项陈述，表明其还没有充分了解出院指导
A. "如果我睡不好觉，只能坐起来才能睡着，我应当来复诊。"
B. "如果我呼吸越来越短，越来越急，我应当来复诊。"
C. "如果我饮食没变化，但体重越来越重，我应当来复诊。"
D. "如果我把开的药都吃完了，病情没什么变化，就来复诊继续开药。"
E. "如果我咳嗽、发热，应当先把剩下的抗生素吃掉，然后来复诊。"

19. 患儿女，9岁。患有先天性心脏病，应用强心苷类药物治疗。护士对其家长进行有关饮食营养的健康教育时，应强调多给患儿进食
A. 富含钠的食物
B. 富含钾的食物
C. 富含钙的食物
D. 富含镁的食物
E. 富含铁的食物

20. 患者女，52岁。因慢性心力衰竭，长期低盐饮食，用利尿药、洋地黄类药物治疗后，近日出现疲乏、食欲缺乏、淡漠、嗜睡等，应首先考虑其发生了
A. 左侧心力衰竭加重

B．洋地黄类药物中毒

C．电解质紊乱

D．继发感染

E．消化不良

（21～22 题共用题干）

患者男，62 岁。高血压 10 年。夜间睡眠中突然憋醒，大汗淋漓，被迫坐起，喘息，咳粉红色泡沫痰，双肺闻及广泛哮鸣音，给予乙醇湿化吸氧。

21．采用乙醇湿化吸氧的目的是

A．湿化气道

B．净化气道

C．降低通气阻力

D．降低肺泡表面张力

E．降低肺泡内泡沫的表面张力

22．乙醇的浓度是

A．20%～30%

B．30%～40%

C．40%～50%

D．50%～60%

E．60%～80%

答案与解析

1．D。左心室压力负荷增加常见于高血压、主动脉瓣狭窄。肺动脉瓣狭窄会造成右心室压力负荷增加；A、B、C 均会导致心脏容量负荷增加。故选 D。

2．A。洋地黄可增强心肌收缩力，抑制心脏传导系统。对迷走神经系统的直接兴奋作用是洋地黄的一个独特优点。长期应用地高辛，即使较少剂量也可对抗心力衰竭时交感神经兴奋的不利影响。因此，本题选 A。

3．C。洋地黄类药物会引起心律失常，因此服用洋地黄之前需监测脉率或心率，故选 C。

4．B。地高辛具有正性肌力作用，其机制：该品选择性地与心肌细胞膜 Na^+，K^+-ATP 酶结合而抑制该酶活性，使心肌细胞膜内外

Na^+-K^+主动耦联转运受损。心肌细胞内 Na^+ 浓度升高，从而使肌膜上 Na^+-Ca^{2+} 交换趋于活跃，使细胞质内 Ca^{2+} 增多，肌浆网内 Ca^{2+} 储量亦增多。心肌兴奋时，有较多的 Ca^{2+} 释放，心肌细胞内 Ca^{2+} 浓度增高，激动心肌收缩蛋白从而增加心肌收缩力，是治疗心力衰竭的主要药理作用机制。

5．B。右心功能不全的主要表现是体循环淤血引起的。故选 B。

6．E。呼吸困难是慢性左心功能不全最主要的临床表现，包括劳力性呼吸困难、阵发性夜间呼吸困难、端坐呼吸。

7．D。静脉滴注液含钾浓度不超过 0.3%，即 200ml 生理盐水中加入 10%氯化钾的量不超过 6ml。

8．A。呋塞米是排钾利尿药，长期服用应注意低血钾的发生。故选 A。

9．B。慢性心力衰竭患者 24 小时输液量宜控制在 1500ml 内，输液速度每分钟 20～30 滴。故选 B。

10．E。左侧心力衰竭可出现交替脉。

11．E。硝普钠为动静脉血管扩张药，主要在急性心力衰竭或急症高血压发生时用于快速降血压，减轻心脏前、后负荷。故选 E。

12．A。程度不同的呼吸困难是左侧心力衰竭最主要的症状，表现为劳力性呼吸困难，夜间阵发型呼吸困难等。故选 A。

13．E。食欲缺乏、视物模糊、心律失常是洋地黄制剂中毒反应的临床表现，E 正确。故排除其他答案。

14．A。患者咳粉红色泡沫痰，是急性肺水肿的表现，应给予高流量吸氧，氧气中加入 20%～30%乙醇湿化，以降低肺泡内泡沫的表面张力，使泡沫破裂消散。故选 A。

15．D。肝-颈静脉回流征阳性是右侧心力衰竭的体征，E 是左侧心力衰竭的体征。故选 D。

16．D。洋地黄与葡萄糖酸钙合用会加重洋地黄的毒性反应，导致心律失常。故选 D。

17．B。心功能Ⅱ级的表现是日常活动后出

现心悸、呼吸困难，休息后缓解。故选 B。

18．E。慢性心功能不全的患者出现咳嗽、发热时，应当立即复诊，不应擅自使用药物。

19．B。强心苷类药物属于正性肌力药物，具有增强心肌收缩力，改善心脏灌注功能的作用，常用于心功能不全和多种心律失常患者的治疗。但是用量不当时可引起中毒症状，而钾离子对这一中毒症状有拮抗作用。因此饮食中注意补充钾盐可以有效预防强心苷中毒现象。故本题选 B。

20．B。洋地黄中毒最重要的反应是各类心律失常，此外可表现为食欲缺乏、恶心、呕吐等胃肠道反应，以及头痛、倦怠、视物模糊等神经系统表现。该患者长期低盐饮食与使用利尿药，易造成低血钾状态，增加洋地黄中毒的发生率，再结合该患者的临床表现，可判断患者很有可能发生了洋地黄中毒。故本题选 B。

21．E。急性肺水肿患者用乙醇湿化给氧的目的是降低肺泡内泡沫的表面张力，使泡沫破裂消散。

22．A。乙醇湿化给氧时，浓度为 20%～30%。选 A。

三、心律失常病人的护理

1．最危急的心律失常类型是
A．窦性心动过速
B．心房颤动
C．室上性心动过速
D．房室传导阻滞
E．心室纤颤

2．下列因素中，可能引起窦性心动过缓的是
A．缺氧
B．发热
C．失血性贫血
D．甲状腺功能亢进
E．高钾

3．关于对心律失常患者的健康指导，**不恰**

当的叙述是
A．注意休息，劳逸结合
B．防治原发病，避免诱因
C．遵医嘱服用抗心律失常药物
D．可选择辛辣食物以促进食欲
E．定期门诊复查

4．通过消除紧张情绪能缓解的心律失常是
A．窦性静止
B．房性期前收缩
C．心室纤颤
D．室性期前收缩
E．三度房室传导阻滞

5．预防室性心律失常的最佳方法是
A．适宜的锻炼
B．保持情绪稳定
C．良好的饮食习惯
D．经常进行健康体检
E．控制器质性心脏病病情

6．心室纤颤患者的脉搏特征是
A．快而规则
B．慢而规则
C．快而不规则
D．慢而不规则
E．摸不到

7．窦性心动过速是指心率大于
A．每分钟 80 次
B．每分钟 100 次
C．每分钟 120 次
D．每分钟 160 次
E．每分钟 180 次

8．频发期前收缩的心律失常患者，不可饮用浓茶的目的主要是避免
A．影响铁的摄入
B．过多液体的摄入
C．过多咖啡因的摄入
D．过多 K^+ 的摄入

E. 过多 Ca^{2+} 的摄入

9. 诊断心律失常最有效的检查方法是
A. 心电图
B. 心电向量图
C. 心尖冲动图
D. 超声心动图
E. 心脏磁共振

10. 患者女，60 岁。因急性心肌梗死入院，病情不稳定。该患者出现哪项心律失常时需高度警惕心室纤颤的发生
A. 房室传导阻滞
B. 窦性心动过缓
C. 室上性心动过速
D. 心房纤颤
E. 尖端扭转型室性心动过速

11. 患者女，28 岁。诉心慌不适来诊，医嘱行心电图检查。护士在给该患者做心电图检查时单极胸导联 V_1 电极应放在
A. 胸骨右缘第 4 肋间
B. 胸骨左缘第 4 肋间
C. 左腋前线第 4 肋间
D. 左腋中线第 5 肋间
E. 左锁骨中线与第 5 肋间相交点

12. 患者男，70 岁。行 12 导联心电图检查，其中 V_1 导联电极的安放位置应为图中的

A. A
B. B
C. C
D. D

E. E

13. 患者男，42 岁。码头搬运工人。安装永久性起搏器 10 天后出院。正确的出院指导是
A. 可以恢复正常工作
B. 可以行磁共振检查
C. 学会每天自测脉搏
D. 术侧上肢只能下垂，不能抬起
E. 术后定期随访

答案与解析

1. E。心室纤颤是最危急的心律失常类型，一旦出现应立即抢救。

2. E。睡眠、运动员，急性下壁心肌梗死、颅内疾病、高钾都可引起窦性心动过缓。甲状腺功能亢进、缺氧、发热、贫血会引起窦性心动过速，故选 E。

3. D。嘱心律失常患者注意劳逸结合，生活规律，保证充足的休息与睡眠；保持乐观、稳定的情绪；戒烟酒，避免摄入刺激性食物如咖啡、浓茶、辛辣食品等，避免饱餐；避免感染。

4. D。药物中毒、电解质紊乱、精神不安、过量烟酒等亦能诱发室性期前收缩。

5. E。室性心律失常常发生于器质性心脏病患者，因此预防室性心律失常最佳的方法是控制器质性心脏病病情。故选 E。

6. E。心室纤颤患者的脉搏是摸不到的，故选 E。

7. B。

8. C。频发期前收缩是指 1 分钟内有 6 次以上的室性期前收缩，多在器质性心脏病基础上出现。正常人与各种心脏病患者均可发生期前收缩。浓茶中含有咖啡因，能使人体心搏加快、血压升高，易引发期前收缩，故此题选 C。

9. A。①心电图是心律失常的重要标准；②超声心电图是诊断心力衰竭的重要标准；③心电向量图是记录心脏各瞬间产生的电激动在立体的方向及大小的一种特殊检查，仅记录一个心

电周期;④心尖冲动图是在心尖部位记录心尖冲动而引起的低频振动的曲线图形,测定心脏收缩和舒张功能;⑤心脏磁共振用来观察心脏的形态和运动功能,多用于诊断冠状动脉的疾病。故本题选 A。

10．E。尖端扭转型室性心动过速可进展为心室纤颤或猝死。故选 E。

11．A。V_1 导联应放在胸骨右缘第 4 肋间,反映右心室的电位变化。故选 A。

12．A。V_1 导联:胸骨右缘第 4 肋间,反映右心室的电位变化。即图中 A 位置。

13．C。出院后教会患者每天自测脉搏 2 次,出现脉率比设置频率低 10% 或再次出现安装起搏器前的症状应及时就医,C 正确;告知患者应避免强磁场和高电压的场所,B 错误;装有起搏器的一侧上肢应避免做用力过度或幅度过大的动作,并不是不能抬起,D 错误;刚出院患肢还没恢复,肯定是不能正常工作的,A 错误;术后要定期随访,E 错误。故选 C。

四、先天性心脏病病人的护理

1．属于发绀型先天性心脏病的是
A．法洛四联症
B．室间隔缺损
C．动脉导管未闭
D．房间隔缺损
E．主动脉缩窄

2．护理法洛四联症患儿时,给予充足水分的主要目的是
A．预防形成脑血栓
B．预防并发肺感染
C．预防并发亚急性细菌性心内膜炎
D．预防心力衰竭
E．预防中枢神经系统感染

3．先天性心脏病患儿出院时对家长的健康宣教,错误的是

A．避免患儿长时间剧烈哭闹
B．积极参加各种体育运动
C．避免受凉、防止感冒
D．少量多餐,给予高蛋白质、高热量、易消化的饮食
E．按免疫程序接种疫苗

4．关于先天性心脏病儿童的个性心理特征表现,错误的叙述是
A．性格内向
B．情绪不稳
C．依赖心理增强
D．明显的恐惧感
E．记忆力强

5．患儿,2 岁。诊断为动脉导管未闭。对该患儿做健康指导时,不妥的是
A．建立合理的生活制度
B．充分运动,增强体质
C．合理营养,促进生长
D．预防呼吸道感染
E．指导定期复诊

6．患儿男,3 岁。诊断为法洛四联症。患儿缺氧发作时宜采取的体位是
A．去枕平卧位
B．取半坐位
C．膝胸卧位
D．患儿头肩抬高 15°~30°
E．侧卧位

7．患儿男,6 岁。患轻度室间隔缺损,尚未治疗。现因龋齿须拔牙,医师在拔牙前给予抗生素,其目的是预防
A．上呼吸道感染
B．牙龈炎
C．支气管炎
D．充血性心力衰竭
E．感染性心内膜炎

8．法洛四联症患儿缺氧发作时,使用普萘

洛尔（心得安）进行治疗的目的是

A．控制惊厥

B．减慢心率

C．减少水钠潴留

D．抑制呼吸中枢

E．纠正代谢性酸中毒

9．患儿，5 岁。在门诊诊断为"房间隔缺损"，拟择期手术治疗。门诊护士对家属的健康教育要点，**错误**的是

A．本病为一种先天性心脏病

B．经过治疗，大多数情况下预后良好

C．治疗方案以手术为主

D．术前最重要的是防止皮肤破损

E．术前注意保暖，避免着凉、感冒

10．患儿，3 岁。出生 4 个月后出现发绀，剧烈哭闹时有抽搐史。发育比同龄儿童稍差，平时经常感冒。体格检查：槌状指，嘴唇发绀明显；心前区闻及 3 级收缩期喷射样杂音。X 线胸片提示肺血少，右心室增大。最可能的临床诊断是

A．房间隔缺损

B．室间隔缺损

C．动脉导管未闭

D．法洛四联症

E．肺动脉狭窄

11．患儿女，6 月龄。室间隔缺损，哭闹时常有口唇发绀。对其饮食护理正确的是

A．勿边喂食、哺乳边吸氧

B．每餐宜喂饱，以保证营养

C．提供低蛋白质易消化食物

D．喂食、哺乳后取仰卧位以利消化

E．喂食、哺乳过程中可暂停，给予休息

12．患儿男，10 岁。室间隔缺损，拟次日行室间隔缺损修补术。夜间护士巡视病房时发现患儿不肯入睡，哭诉不想手术。此时患儿主要护理问题是

A．活动无耐力

B．营养失调，低于机体需要量

C．潜在并发症：心力衰竭

D．有感染的危险

E．焦虑/恐惧

13．患儿男，5 岁。自幼气促，今日在学校剧烈活动后出现晕厥，查体：胸骨左缘第 2 肋间可闻及粗糙喷射样收缩期杂音，考虑为先天性心脏病。最具有诊断价值的检查是

A．心电图

B．X 线检查

C．超声心动图

D．血常规检查

E．心肌标志物检查

14．患者女，27 岁。患风湿性瓣膜病，二尖瓣狭窄伴关闭不全 2 年，1 周前因感冒后病情加重入院治疗，**不正确**的护理措施是

A．空腹服用阿司匹林

B．定时测体温，注意热型

C．卧床休息减少活动

D．进食高热量、高蛋白质、清淡易消化饮食

E．保持口腔清洁

15．患儿女，3 岁。患法洛四联症，心功能 IV 级。护士建议其家长该患儿最合适的手术时机是

A．立即

B．择期

C．学龄前

D．成年后

E．心功能改善后

答案与解析

1．A。发绀型先天性心脏病最严重，由于畸形的存在，致右心压力增高并超过左心而血液从右向左分流，引起全身持续性发绀。如法洛四联症。

2．A。法洛四联症患儿血液黏稠度高，发热、出汗、吐泻时，加重血液浓缩易形成血栓，

因此要注意供给充足液体。故选 A。

3．B。先天性心脏病患儿心功能不好，不应参加剧烈体育活动，应保持劳逸结合，B 错误；患儿长时间剧烈哭闹易造成缺氧，加重病情，A 正确；患儿应避免受凉，防止呼吸道感染，C 正确；给予少量多餐、高蛋白质、高热量、易消化饮食，保证营养需要，D 正确；应按时接种疫苗，E 正确。故选 B。

4．E。先天性心脏病患儿常有生长发育落后，A、B、C、D 均符合本病患儿的心理特征，只有 E 记忆力强不正确。故选 E。

5．B。先天性心脏病患儿应保证充足的休息，根据病情适当安排活动量，减少心脏负担。故选 B。

6．C。膝胸卧位时下肢屈曲，体循环阻力增加，使右心室分流减少，肺循环增加，同时下肢屈曲，使静脉回流量减少，减轻了右心室负荷，使右向左分流减少，从而缺氧症状暂时得以缓解。

7．E。室间隔缺损者，为预防感染性心内膜炎，应在拔牙、做扁桃体或其他咽部手术时预防性使用抗生素。故选 E。

8．B。普萘洛尔有减慢心率、缩小脉压、减少心排血量的作用。法洛四联症患儿缺氧发作时，使用普萘洛尔可以缓解缺氧症状。

9．D。房间隔缺损是一种先天性心脏病，本病预后一般较好，A、B 正确；治疗以介入治疗或手术为主，C 正确；术前最重要的是防止感染，应避免着凉、感冒，E 正确，D 错。故选 D。

10．D。发绀、杵状指、右心室增大，心前区有收缩期喷射性杂音等均是法洛四联症的临床表现。故选 D。

11．E。患儿的饮食护理应该注意给予充足营养蛋白质、能量和维生素，提倡少量多餐，避免呛咳和呼吸困难，因此符合此要求的只有喂哺过程中可暂停，从而保证患儿氧气吸入并避免呛咳。故选 E。

12．E。室间隔缺损是最常见的先天性心脏

病，可单独存在也可与其他心脏畸形同时存在。手术修补术适用于存在中型或大型缺损的患儿，对于此类患儿，焦虑是其常见的护理问题，多与疾病的威胁和对手术的担忧有关。联系题干中该患儿哭诉不想手术可知，目前该患儿存在的主要问题是焦虑/恐惧。故本题选 E。

13．C。先天性心脏病最具有诊断价值的检查是超声心动图，其比 X 线更能够准确地提供各心腔的大小，以及心脏瓣膜结构与功能情况，C 正确；心电图是心律失常的重要标准，A 错误；心肌标志物检查主要是心肌梗死的诊断标准，E 错误；血常规检查对于先天性心脏病的诊断无意义，D 错误。故本题选 C。

14．A。心脏瓣膜病患者有发生栓塞的可能，因此需要评估栓塞的危险程度，必要时遵医嘱服用阿司匹林等抑制血小板聚集的药物，预防附壁血栓形成和血栓。但是阿司匹林属于非甾体类消炎药，对胃黏膜有一定的刺激，因此不宜在空腹时服用。故本题选 A。

15．E。法洛四联症手术年龄一般在 2 岁以上。在体外循环下做心内直视手术，切除流出道肥厚部分，修补室间隔缺损，纠正主动脉骑跨。如肺血管发育较差不宜做根治手术，则以姑息分流手术为主，以增加肺血流量，待年长后一般情况改善时再做根治术。患儿心功能较差时，应在心功能改善后再进行手术。故本题选 E。

五、高血压病人的护理

1．通过利尿作用达到降血压效果的药物是

A．氯沙坦

B．硝苯地平

C．普萘洛尔

D．氢氯噻嗪

E．卡托普利

2．根据血压水平的定义和分类，血压 130/88mmHg

属于

A．正常血压

B．正常高值

C．1 级高血压

D．2 级高血压

E．3 级高血压

3．利尿药降低血压的主要作用机制是

A．减少血容量

B．阻断 β 受体

C．阻断 α 受体

D．阻滞钙通道

E．扩张小动脉

4．原发性高血压的治疗药物卡托普利最常见的不良反应是

A．头痛

B．乏力

C．心率增快

D．心率减慢

E．刺激性干咳

5．患者男，38 岁。因劳累近 2 周自感头晕、头痛，连续 3 次测血压值为 160/100mmHg，休息后头痛、头晕可缓解，诊断首先考虑

A．急进性高血压

B．慢性肾炎

C．甲状腺功能亢进症

D．原发性高血压

E．急性肾小球肾炎

6．患者男，42 岁。诊断高血压 3 年。性情温和，体态匀称。平素面食为主，饮食清淡，喜食咸菜等腌制食品。目前对其最主要的饮食护理指导是

A．低脂肪饮食

B．低磷饮食

C．低钠饮食

D．低蛋白质饮食

E．低纤维素饮食

7．患者男，71 岁。身高 170cm，体重 80kg。患高血压 20 年，为控制患者体重所采取的措施**不应包括**

A．制订个体化膳食方案

B．监测体重变化

C．吃减肥药

D．规律运动

E．控制饮食

8．患者男，50 岁。高血压 2 年，体态肥胖，无烟酒嗜好，为减轻患者体重，适宜的运动是

A．散步

B．举重

C．冬泳

D．攀岩

E．跳绳

9．患者男，70 岁。高血压 15 年。昨日受凉后出现剧烈头痛，头晕，呕吐。体格检查：血压 200/130mmHg。遵医嘱给予硝普钠降血压。用药护理正确的是

A．提前配制

B．肌内注射

C．静脉推注

D．快速静脉滴注

E．避光静脉滴注

10．患者患原发性高血压 3 年。入院后给予降血压药等治疗。在用药护理中指导患者改变体位时动作宜缓慢，其目的为

A．避免发生高血压脑病

B．避免发生高血压危象

C．避免发生急进型高血压

D．避免发生直立性低血压

E．避免血压增高

11．患者女，50 岁。初诊为高血压，目前血压维持在 145/85mmHg。护士在评估中发现患者喜好下列食物。护士应指出，其中最**不利于**控制高血压的食物是

A．猪肝

B. 鲫鱼

C. 瘦肉

D. 河虾

E. 竹笋

12. 患者女，66 岁。高血压病史多年。曾多次发生短时间肢体麻木或眩晕，持续几分钟后恢复正常，发作时曾有跌倒现象。目前最重要的护理措施是

A. 给予低脂肪、低盐、低胆固醇饮食

B. 向患者讲解疾病相关知识

C. 安抚患者情绪

D. 指导患者配合，进行有效安全防护

E. 嘱患者戒烟限酒

13. 患者女，52 岁。诊断为高血压急症，医嘱呋塞米（速尿）20mg，iv。执行后患者出现乏力、腹胀、肠鸣音减弱的症状。该患者可能发生了

A. 高钾血症

B. 低钾血症

C. 高钠血症

D. 低钠血症

E. 低氯血症

14. 患者男，68 岁。因高血压来诊。医嘱给予口服降血压药治疗，患者应自行测量、记录血压。测量血压的最佳时段是

A. 服用降血压药前

B. 服用降血压药后

C. 两次服用降血压药之间

D. 服用降血压药 30 分钟后

E. 服用降血压药 2 小时后

15. 患者女，50 岁。最近血压波动在（160～170）/（90～95）mmHg，诊断为高血压，属于

A. 舒张期高血压

B. 收缩期高血压

C. 1 级高血压

D. 2 级高血压

E. 3 级高血压

16. 患者男，70 岁。高血压 10 年。今在服用降血压药后出现头晕、恶心、乏力。体格检查：血压 110/70mmHg，脉搏每分钟 106 次。目前最主要的处理措施是

A. 吸氧

B. 肌内注射止吐药

C. 心电监护

D. 加服降血压药

E. 安置头低足高位

17. 患者男，41 岁。近期出现头晕、乏力，连续 3 天血压（140～150）/（90～96）mmHg。患者的血压属于

A. 正常值

B. 正常高值

C. 1 级高血压

D. 2 级高血压

E. 3 级高血压

18. 患者男，70 岁。高血压病病史 20 年，糖尿病病史 15 年。平时血压控制在（160～170）/（100～105）mmHg。患者的高血压危险度分层属于

A. 无危险组

B. 低度危险组

C. 中度危险组

D. 高度危险组

E. 极高度危险组

19.患者男，55 岁。原发性高血压，身高176cm，体重86kg。该患者属于

A. 体重低下

B. 体重正常

C. 体重超重

D. 重度肥胖

E. 中度肥胖

（20～22 题共用题干）

患者女，78 岁。因右侧肢体活动不便 4

小时入院，入院时神志清楚，呼吸每分钟 18 次，脉搏每分钟 90 次，血压 165/95mmHg，右侧肢体肌力 2 级，既往有高血压和糖尿病史。

20．护士对该患者及其家属进行入院宣教，宣教重点是

A．请不要到医师、护士办公室翻看病历

B．主治医师的专业方向

C．应该尽早开始进行康复锻炼

D．当前应该卧床休息，不可自行起床活动

E．应该每天进行身体清洁

21．医嘱要求急送该患者行 CT 检查，护士首先必须

A．告诉其家属 CT 室方位

B．先给患者吸氧 30 分钟后再送检查

C．安排用平车送患者前往

D．查看检查单是否已经收费

E．报告护士长请求外出

22．该患者回到病床后，护士应该立即完成的护理措施是

A．睡硬板床

B．双侧上床档

C．插留置导尿管

D．保持左侧卧位

E．进行手术前准备

（23～24 题共用题干）

　　患者男，70 岁。有高血压病史 10 年。2 小时前排便用力后突然出现头痛、喷射状呕吐，言语不清，跌倒在地，急诊就诊。

23．分诊护士最恰当的处理是

A．优先心血管内科急诊

B．优先神经外科急诊

C．优先普外科急诊

D．优先骨科急诊

E．进一步询问病史

24．接诊护士在配合医师体检时，**不正确**的做法是

A．扶患者坐起，听双肺呼吸音

B．测量生命体征，观察瞳孔、意识

C．迅速建立静脉通道

D．头部放置冰袋

E．禁食禁饮

答案与解析

1．D。氯沙坦属于血管紧张素受体拮抗药，硝苯地平属于钙通道阻滞药，普萘洛尔属于 β 受体阻滞药，卡托普利属于血管紧张素转化酶抑制药。只有氢氯噻嗪是利尿药，故选 D。

2．B。收缩压 120～139mmHg，舒张压 80～89mmHg 为血压的正常高值。1 级高血压是指收缩压 140～159mmHg，舒张压 90～99mmHg。2 级高血压指收缩压 160～179mmHg，舒张压 100～109mmHg。3 级高血压是指收缩压 ≥ 180mmHg，舒张压 ≥ 110mmHg。故选 B。

3．A。利尿药是通过利钠排水、降低细胞外高血容量、减轻外周血管阻力发挥降血压作用。

4．E。卡托普利属于 ACEI 类药物，该药最常见的不良反应是刺激性干咳。故选 E。

5．D。收缩压 ≥ 140mmHg，舒张压 ≥ 90mmHg 为高血压。原发性高血压通常起病缓慢，早期常无症状，可于例行体检时发现血压升高。常见症状有头痛、头晕、疲劳、心悸、耳鸣等，但并不一定与血压水平成正比。可因过度疲劳、激动或紧张、失眠等加剧，休息后多可缓解。故选 D。

6．C。高血压患者应限制钠盐摄入，每天钠盐摄入量应低于 6g。

7．C。高血压非药物治疗：①控制能量摄入，以控制体重；②减少钠盐摄入，增加钾盐摄入；③减少脂肪摄入；④戒烟、限酒；⑤适当运动；⑥减少精神压力。

8．A。高血压患者可根据年龄和血压水平选择适宜的运动方式。中老年人具体运动项目可选择步行、慢跑、太极拳等。运动频率一般每周 3～5 次，每次持续 30～60 分钟。注

意劳逸结合，以不出现不适反应为宜，避免竞技性和力量型运动。

9．E。硝普钠溶液应现配现用，因其见光易分解，使用时应避光静脉滴注。

10．D。降血压药常见的不良反应为低血压，为了防止发生直立性低血压，在用药护理中指导患者改变体位时动作宜缓慢。

11．A。高血压患者饮食指导：限制钠盐摄入，每天钠盐摄入量应少于 6g；增加钾的摄入；减少含钠盐调味品的使用量；减少含钠较高的加工食品，如咸菜、火腿等。控制能量摄入，以控制体重。合理膳食，营养均衡，减少脂肪摄入，少吃或不吃肥肉和动物内脏，补充适量蛋白质，多吃蔬菜，增加粗纤维素食物摄入。

12．D。该患者高血压病史多年，且多次发生跌倒现象，护士对该患者最重要的护理措施是避免受伤，进行有效的安全防护。

13．B。呋塞米（速尿）属于排钾利尿药，用药过程中应监测血钾及有无乏力、腹胀、肠鸣音减弱等低钾血症的表现，注意补钾。

14．E。遵医嘱应用降血压药物治疗，用药后 2 小时测量血压的变化以判断疗效，注意观察药物不良反应。

15．D。1 级高血压收缩压 140～159mmHg 或舒张压 90～99mmHg；2 级高血压收缩压 160～179mmHg 或舒张压 100～109mmHg；3 级高血压收缩压≥180mmHg 或舒张压≥110mmHg。单纯收缩期高血压收缩压≥140mmHg 和舒张压＜90mmHg。当收缩压和舒张压分属于不同分级时，以较高的级别作为标准。故该患者是 2 级高血压。

16．E。根据该患者的表现可判断其发生了低血压，护士的首要措施是协助患者采取头低足高位平卧，促进下肢血液回流。

17．C。1 级高血压收缩压 140～159mmHg 或舒张压 90～99mmHg；2 级高血压收缩压 160～179mmHg 或舒张压 100～109mmHg；3 级高血压收缩压≥180mmHg 或舒张压≥110mmHg。单纯收缩期高血压收缩压≥140mmHg 和舒张

压＜90mmHg。当收缩压和舒张压分属于不同分级时，以较高的级别作为标准。

18．E。首先患者属于 2 级高血压，其次患者年龄超过 55 岁，并伴有临床疾病（糖尿病），因此属于极高度危险组。故选 E。

19．C。体重指数（BMI）计算公式：体重（kg）/身高（m）^{2}，低于 18.5 为体重过轻，18.5～23.9 为正常，24.0～27.9 表示过重，28.0～32.0 表示肥胖，高于 32.0 表示非常肥胖，根据计算，该患者的身高体重指数是 27.76，属于体重超重状态。故本题选 C。

20．D。该患者右侧肌力二级，当前应当卧床休息，防止自行活动造成跌伤。因此答案选 D。

21．C。由于医嘱要求紧急，患者又丧失行动能力，因此要用平车运送，故答案选 C。

22．D。患者右侧肢体肌力下降不能再受压，因此应保持左侧卧位。答案选 D。

23．B。根据患者表现可知患者为高血压性脑出血导致的颅内压升高，应优先去神经内科或神经外科就诊。故本题选 B。

24．A。高血压急症时患者应绝对卧床休息，避免一切不良刺激和不必要的活动，以免加重出血。故不能将患者扶起。本题选 A。

六、冠状动脉粥样硬化性心脏病病人的护理

1．冠心病患者饮食时，建议可多进食

A．蛋黄

B．肥肉

C．鱼肉

D．动物内脏

E．鱼籽

2．对急性心肌梗死患者给予吸氧的主要目的是

A．改善心肌缺氧，减轻疼痛

B．预防心源性休克

C．减少心律失常

D. 防止心力衰竭

E. 促进坏死组织吸收

3. 缓解心绞痛发作最有效、作用最快的药物是

A. 硝苯地平

B. 普萘洛尔

C. 阿司匹林

D. 硝酸甘油

E. 阿托品

4. 关于心绞痛疼痛特点的叙述，**错误**的是

A. 阵发性前胸、胸骨后部疼痛

B. 劳累或情绪激动时发作

C. 可放射至心前区与左上肢

D. 持续时间长，像针刺刀扎样痛

E. 持续数分钟，为压榨性疼痛

5. 急性心肌梗死患者发病后 24 小时内主要的死亡原因是

A. 心脏破裂

B. 心律失常

C. 心力衰竭

D. 心源性休克

E. 室壁瘤

6. 患者男，62 岁。心绞痛 2 年。4 小时前出现胸骨中段剧烈疼痛，舌下含服硝酸甘油不能缓解。体格检查：心率增快，心尖部可闻及舒张期奔马律。心电图 ST 段抬高。该患者的检查结果最可能出现

A. 血糖降低

B. 白细胞减少

C. 血清心肌酶升高

D. C 反应蛋白降低

E. 红细胞沉降率正常

7. 某急性心肌梗死患者发病 48 小时后，要求到厕所排便，责任护士应该

A. 嘱家长陪同前往

B. 用开塞露后，再允许前往

C. 先给予缓泻药，再允许前往

D. 如无便秘史，应允许前往

E. 制止患者，指导其在床上使用便盆排便

8. 患者男，70 岁。冠心病史 15 年。活动后出现心前区压榨样疼痛 2 小时。首选的治疗措施是

A. 口服螺内酯（安体舒通）

B. 嚼服铝碳酸镁（达喜）

C. 肌内注射哌替啶（度冷丁）

D. 舌下含服硝酸甘油

E. 口服氯苯那敏（扑尔敏）

9. 患者男，43 岁。踢球时突感左臂及心前区剧痛，有濒死感，就地休息 30 分钟未缓解，伴烦躁不安、恶心、出冷汗，急送至急诊科。心电监护示多导联 ST 段弓背状抬高，T 波倒置，可见异常深宽 Q 波，最可能发生了

A. 稳定型心绞痛

B. 急性心包炎

C. 急性心肌梗死

D. 心脏神经官能症

E. 急性主动脉夹层动脉瘤

10. 患者女，44 岁。患心肌梗死住院治疗。首次静脉泵入硝酸甘油时，在 30 分钟内应特别注意的是

A. 尿量

B. 中心静脉压

C. 血氧饱和度

D. 心率

E. 血压

11. 某患者接受经皮冠状动脉介入治疗后回到病房，医嘱沙袋压迫股动脉穿刺点 6 小时。为防止局部出血和栓塞护士应重点观察

A. 呼吸

B. 心率

C. 血压

D. 足背动脉搏动

E. 肌力

12. 患者女，70岁。急性下壁心肌梗死，收入 CCU 病房。患者出现下列哪种心律失常最危险

A. 窦性心动过速

B. 偶发房性期前收缩

C. 窦性心律失常

D. 三度房室传导阻滞

E. 偶发室性期前收缩

13. 患者男，72岁。因急性前壁心肌梗死收入院。入院后已行面罩吸氧，建立静脉通路，心电监护示频发、多源性室性期前收缩。护士在床边准备抢救用品，最重要的是

A. 血氧饱和度仪

B. 气管切开包

C. 吸痰器

D. 除颤仪

E. 呼吸机

（14～16题共用题干）

患者男，52岁。因"胸骨后压榨性疼痛半日"急诊入院。心电图：急性广泛前壁心肌梗死。

14. 升高最早也是恢复最早的心肌损伤标志物是

A. 天冬氨酸转移酶

B. 乳酸脱氢酶

C. 肌酸磷酸激酶

D. 碱性磷酸酶

E. 谷氨酸转移酶

15. 为减轻患者疼痛，首选的药物是

A. 地西泮（安定）

B. 阿司匹林

C. 吗啡

D. 硝酸甘油

E. 硝苯地平（心痛定）

16. 最有可能导致患者 24 小时内死亡的原因是

A. 右侧心力衰竭

B. 心源性休克

C. 心室纤颤

D. 心脏破裂

E. 感染

答案与解析

1. C。蛋黄、鱼籽、动物内脏中富含胆固醇，肥肉中脂肪含量高，冠心病应进食低脂肪、低胆固醇的食物，以免加重冠状动脉硬化。利用排除法可选 C。

2. A。心肌梗死是心肌的缺血性坏死。是在冠状动脉病变的基础上发生冠状动脉血供急剧减少或中断，使相应的心肌严重而持久地急性缺血导致心肌坏死。吸氧是治疗急性心肌梗死（AMI）的基本措施之一，通过提高肺泡内氧分压来增加 SaO_2、PaO_2 及氧含量，纠正低氧血症，确保组织氧供应，缓解组织缺氧，改善心肌氧合，有助于梗死周围缺血心肌氧供，缩小梗死范围，减轻心肌缺氧性损伤，从而减轻患者疼痛。所以 A 是正确选项。

3. D。硝酸甘油是缓解心绞痛发作最有效、作用最快的药物。心绞痛发作时给予患者舌下含服硝酸甘油，用药后注意观察患者胸痛变化情况。

4. D。心绞痛疼痛特点：①部位，主要在胸骨体中段或上段之后，可波及心前区，常放射至左肩、左臂内侧达环指和小指；②性质，为压迫、紧缩、憋闷、烧灼感，像针刺或刀割样痛，偶伴濒死感；③诱因，体力劳动、情绪激动、饱餐、寒冷、吸烟、心动过速、休克等；④持续时间，疼痛出现后常逐渐加重，3～5 分钟逐渐消失；⑤休息或舌下含服硝酸甘油可缓解。

5. B。心律失常见于 75%～95% 的心肌梗死患者，多发生在起病 1～2 天，24 小时内最多见，心室纤颤是心肌梗死早期，特别是入

院前主要的死因。

6．C。患者心绞痛 2 年。4 小时前出现胸骨中段剧烈疼痛，舌下含服硝酸甘油不能缓解，心率增快，心尖部可闻及舒张期奔马律。心电图 ST 段抬高，提示可能发生了急性心肌梗死。该患者的检查结果最可能出现血清心肌酶升高。故选 C。

7．E。心肌梗死患者应预防便秘，增加富含纤维素食物的摄入；适当腹部按摩（按顺时针方向）；常规应用缓泻药；床边使用便盆。

8．D。硝酸甘油是缓解心绞痛发作最有效、作用最快的药物。心绞痛发作时给予患者舌下含服硝酸甘油，用药后注意观察患者胸痛变化情况。

9．C。稳定型心绞痛疼痛表现为胸骨体中、上段之后压榨性疼痛，持续 3～5 分钟，休息或含服硝酸甘油可缓解；心肌梗死疼痛程度更剧烈，持续数小时，休息和服用硝酸甘油不缓解。稳定型心绞痛心电图 ST 段压低；心肌梗死心电图 ST 段抬高呈弓背向上，宽而深的 Q 波，T 波倒置。

10．E。遵医嘱给予硝酸甘油药物治疗时应注意观察血压的变化，防止低血压的发生。

11．D。穿刺动脉血栓形成或栓塞是冠状动脉造影的并发症之一。穿刺动脉血栓形成或栓塞可引起动脉闭塞产生肢体缺血，术后应注意观察双下肢足背动脉搏动情况，皮肤颜色、温度、感觉改变；穿刺动脉血栓形成或栓塞也可引起致命性肺栓塞，术后应注意观察患者有无突然咳嗽、呼吸困难、咯血或胸痛，需积极配合给予抗凝或溶栓治疗。

12．D。①窦性心动过速时，患者可无任何症状。当心率过快时，患者可出现心悸、气短、胸闷、烦躁等症状。②偶发房性期前收缩是为最常见的心律失常之一，房性期前收缩通常无须治疗。症状或因房性期前收缩触发室上性心动过速时，应给予治疗。③窦性心律失常指窦房结不规则地发出激动所引起心房及心室的节律改变，一般不需要治疗。

④三度房室传导阻滞又称为完全性房室传导阻滞，因为心室率缓慢，可出现晕厥、阿-斯综合征、心脏性猝死、心力衰竭、脑栓塞等并发症。故本题选 D。

13．D。急性前壁心肌梗死有发生猝死的危险，当发现频发室性期前收缩，成对出现或呈非持续性室性心动过速、多源性或 RonT 现象的室性期前收缩及严重的房室传导阻滞时，应立即通知医师，遵医嘱应用利多卡因等药物，警惕心室纤颤或心搏骤停、心脏性猝死的发生。因此护士在准备床旁抢救仪器时最重要的是除颤仪。故本题选 D。

14．C。肌酸激酶是升高最早也是恢复最早的心肌损伤标志物；肌酸激酶同工酶能较准确地反映梗死的范围，其高峰出现时间是否提前有助于判断溶栓治疗是否成功；心肌肌钙蛋白 I（cTnI）或 T（cTnT）是诊断心肌坏死最特异和敏感的首选指标。

15．C。吗啡可作为解除患者疼痛的首选药物。

16．C。心室纤颤是急性心肌梗死患者主要的死因。

七、心脏瓣膜病病人的护理

1．二尖瓣面容特点是

A．两颊部蝶形红斑

B．两颊部紫红，口唇轻度发绀

C．两颊黄褐斑

D．午后两颊潮红

E．面部毛细血管扩张

2．确诊二尖瓣狭窄的最可靠的辅助检查是

A．心电图

B．CT

C．胸部 X 线片

D．超声心动图

E．心导管检查

3．风湿性心脏病二尖瓣狭窄患者，最常见的心律失常是

A．室性期前收缩

B．二度 2 型房室传导阻滞

C．预激综合征

D．室性阵发性心动过速

E．心房颤动

4．预防风湿性心瓣膜病的根本措施是

A．长期服用抗风湿药物

B．积极防治链球菌感染

C．防止复发，卧床休息

D．增加营养，避免过劳

E．居室要防寒避湿

5．胸部 X 线检查心影呈梨形提示

A．心包积液

B．三尖瓣关闭不全

C．二尖瓣关闭不全

D．二尖瓣狭窄

E．主动脉瓣狭窄

6．主动脉瓣狭窄患者的突出临床表现是

A．胸痛伴眩晕

B．乏力、下肢水肿

C．呼吸困难、心绞痛和晕厥

D．乏力、水肿、黑矇

E．咯血伴声嘶

7．患者男，62 岁。2 年前行"人工瓣膜置换术"，术后遵医嘱服用华法林。护士建议该患者日常生活中使用电动剃须刀剃须，主要目的是

A．避免出血

B．避免损伤皮肤引发感染性心内膜炎

C．避免交叉感染

D．方便老年人使用

E．经济实用

8．患者女，30 岁。风湿性心脏病二尖瓣狭窄 10 年。近 1 个月常夜间憋醒，呼吸深快，伴有哮鸣音，端坐后可稍缓解，对夜间易发生喘憋的机制，正确的叙述是

A．平卧回心血量增加

B．膈肌抬高/下降

C．交感神经张力增加

D．小支气管舒张

E．全身小动脉痉挛

（9～10 题共用题干）

患者女，25 岁。患风湿性心脏瓣膜病。不明原因持续发热 1 个月余，体温波动在 37.5～38.5℃，应用多种抗生素治疗无效，今晨以"感染性心内膜炎"收住入院。

9．现遵医嘱行血培养检查。抽取血培养标本时间的选择，正确的是

A．第 1 日间隔 1 小时采血，共 3 次，体温升高时采血

B．第 1 日间隔 1 小时采血，共 3 次，无须体温升高时采血

C．第 1 日间隔 1 小时采血，共 3 次，寒战时采血

D．入院 3 小时内采血，间隔 1 小时，共 3 次

E．停用抗生素 2～7 天后采血，无须体温升高时采血

10．入院后心脏彩超检查示二尖瓣有一大小约为 10mm×10mm 赘生物。据此，护士最应预防和关注的是

A．心力衰竭

B．肺部感染

C．动脉栓塞

D．出血

E．深静脉血栓

答案与解析

1．B。重度二尖瓣狭窄者呈"二尖瓣面容"，口唇及双颊发绀。

2．D。超声心动图是明确和量化诊断二尖瓣狭窄的可靠方法。M 型超声示二尖瓣前叶活动曲线 EF 斜率降低，双峰消失，前后叶同向运动，呈"城墙样"改变。二维超声心动

图可显示狭窄瓣膜的形态和活动度,测量瓣口面积。

3．E。心房颤动是二尖瓣狭窄最常见的并发症。起始可为阵发性,之后转为持续性或永久性心房颤动。突发快速心房纤颤常为左侧心力衰竭、右侧心力衰竭、急性肺水肿的常见诱因。

4．B。风湿性心瓣膜病亦称慢性风湿性心脏病,是指急性风湿性心脏炎后所遗留下来的以心脏瓣膜病变为主的一种心脏病。预防风湿性心脏瓣膜病的关键在于积极防治风湿热,引起风湿病的病因为甲型溶血性链球菌感染,所以预防风湿性心瓣膜病的根本措施是积极防治链球菌感染。本题应选 B。

5．D。轻度二尖瓣狭窄时,X 线表现可正常。中、重度二尖瓣狭窄左心房显著增大时,心影呈梨形(二尖瓣型心脏)。

6．C。主动脉瓣狭窄的症状与心排血量减少所致体循环和重要器官供血不足有关,主要症状表现为三联征:头晕甚至晕厥,心绞痛和心源性呼吸困难。故选 C。

7．A。华法林为抗凝药,护士指导患者用电动剃须刀剃须主要是为了避免出血。

8．A。二尖瓣狭窄的临床症状主要取决于瓣口的狭窄程度,当瓣口面积小于 $1.5cm^2$ 时,左心房排血困难,肺部慢性阻性淤血,顺应性减低,临床上可出现气促、咳嗽、咯血、发绀等症状。咳嗽喘憋多在活动后和夜间入睡后、肺淤血加重时出现。故本题选 A。

9．E。该患者已用过抗生素治疗,因此应在停药 2～7 天后采血,感染性心内膜炎的菌血症为持续性,采集血培养标本时无须在体温升高时采血,故本题答案为 E。对于未经治疗的亚急性患者,应在第 1 天每间隔 1 小时采血 1 次,共 3 次。急性患者应立即采血,每隔 1 小时采血 1 次,共取 3 次。

10．C。心脏超声可见巨大赘生物的患者,应绝对卧床休息,防止赘生物脱落引起动脉栓塞。当患者突然出现胸痛、气急、发绀和咯血等症状,要考虑肺栓塞的可能;出现腰痛、血尿等考虑肾栓塞的可能;当患者出现神志和精神改变、失语、吞咽困难、肢体功能障碍、瞳孔大小不对称,甚至抽搐或昏迷征象时,警惕脑血管栓塞的可能;当出现肢体突发剧烈疼痛,局部皮肤温度下降,动脉搏动减弱或消失要考虑外周动脉栓塞的可能。

八、感染性心内膜炎病人的护理

1．引起亚急性自体瓣膜心内膜炎最常见的致病菌是

A．草绿色链球菌

B．肺炎球菌

C．淋球菌

D．流感嗜血杆菌

E．金黄色葡萄球菌

2．患者女,45 岁。反复不规则发热 6 个月,半个月前出现左下肢酸痛,行走困难,伴胸闷、心悸,被诊断为"亚急性感染性心内膜炎,二尖瓣脱垂伴关闭不全",建议手术治疗。患者对手术非常担心,适宜的护理措施是

A．建议患者转院

B．告知患者手术已经安排,无法更改

C．向患者介绍手术成功的例子

D．告诉患者手术很简单

E．建议患者签名放弃治疗

3．患者男,38 岁。感染性心内膜炎。患者住院期间突然出现失语,吞咽困难、瞳孔大小不等,神志模糊,最可能出现的并发症是

A．脑栓塞

B．肾栓塞

C．肺栓塞

D．脾栓塞

E．肝栓塞

答案与解析

1．A。急性感染性心内膜炎病原体主要是金黄色葡萄球菌，亚急性感染性心内膜炎病原体多见草绿色链球菌。

2．C。患者病情严重，需要手术治疗以缓解，患者担心的原因是恐惧手术失败危及生命。转院对于缓解对手术的担心没有帮助，A错误；患者可以选择不接受手术，话语冷漠，只会增加患者的担忧，B错误；D答案会误导患者，心脏的手术不是简单的手术；在患者能得到有效的治愈的情况下医护人员应保障患者的安全，让患者接受手术，E错误。只有C最符合题意。

3．A。动脉栓塞是感染性心内膜炎的表现之一，以脑栓塞和脾栓塞最常见。当患者出现神志和精神改变、失语、吞咽困难、肢体功能障碍、瞳孔大小不对称，甚至抽搐或昏迷征象时，提示脑血管栓塞；当患者突然出现胸痛、气急、发绀和咯血等症状，要考虑肺栓塞的可能；出现腰痛、血尿等考虑肾栓塞的可能。根据该患者的表现可判断出该患者最可能是脑栓塞。

九、心肌疾病病人的护理

1．对心肌疾病患者进行长期用药指导的内容**不包括**

A．药物的名称、剂量、用法

B．教会患者或家属观察药物的不良反应

C．教会患者或家属观察药物的疗效

D．根据药物疗效调整药物剂量

E．指导患者时间药效的观点

2．扩张型心肌病的主要体征是

A．听诊心脏杂音

B．叩诊心界扩大

C．咳粉红色泡沫痰

D．心率增快

E．出现心律失常

3．肥厚型心肌病患者猝死的先兆症状是

A．心悸

B．晕厥

C．心前区疼痛

D．全身乏力

E．呼吸困难

4．扩张型心肌病患者心脏结构最基本的改变是

A．室间隔肥厚

B．心室容积减少

C．单侧或双侧心腔扩大

D．左心室肥厚

E．右心室流出道梗阻

5．护士指导梗阻性肥厚型心肌病患者避免屏气的主要目的是

A．避免心力衰竭

B．避免出血

C．防止晕厥

D．防止栓塞

E．防止抽搐

6．患者男，30岁，农民。患病毒性心肌炎经治疗后康复出院。出院医嘱要求患者出院后限制活动6个月，患者认为现无不适现象，询问为何不能下地干农活，护士向患者说明此时合理休息的主要原因是

A．减少疲劳感

B．减轻精神压力

C．减少心肌耗氧量

D．恢复体力，增强体质

E．增加战胜疾病的信心

7．患者女，41岁。患有肥厚型心肌病，因胸痛1小时急诊入院。首要的护理措施是

A．绝对卧床

B．给予1～2L/min吸氧

C．给予高热量饮食

D．建立静脉通道

E．预防呼吸道感染

8. 患者男，31 岁。扩张型心肌病 5 年，因天气转冷，出现咳嗽、咳痰、端坐呼吸 3 天入院，**不适宜**使用的药物是

A. 盐酸美西律

B. 呋塞米

C. 洋地黄类

D. 酚妥拉明

E. 抗生素

9. 某病毒心肌炎患者出院时，护士嘱其限制重体力活动，预防病毒的重复感染。其目的是预防哪种疾病的发生

A. 风湿性心瓣膜病

B. 二尖瓣脱垂

C. 肥厚型心肌病

D. 扩张型心肌病

E. 限制型心肌病

10. 患者女，32 岁。因心悸、水肿、端坐呼吸入院，诊断为肥厚型心肌病。护士采集健康史时，针对病因，首先应询问的是该患者有无

A. 应用化疗药物

B. 病毒感染史

C. 家庭装修史

D. 酗酒史

E. 家族史

答案与解析

1. D。药物指导：①说明药物的名称、剂量、用法；②教会患者及家属观察药物疗效及不良反应；③遵医嘱用药，不可自行调整药物剂量；④定期门诊随访，症状加重时立即就医。

2. B。心脏扩大为扩张型心肌病的主要体征。

3. B。晕厥是肥厚型心肌病患者猝死先兆。

4. C。扩张型心肌病主要特征是一侧或双侧心腔扩大，心肌收缩功能减退，可产生心力衰竭。最基本的心脏结构改变是单侧或双侧心腔扩大。

5. C。晕厥是肥厚型心肌病患者猝死先兆。患者应避免疼痛和晕厥的诱因，包括劳累、激烈运动、突然屏气或站立、持重、情绪激动、饱餐、寒冷刺激、戒烟酒。

6. C。病毒性心肌炎病毒的直接侵害和免疫反应介导致使心肌细胞损害，使心脏舒缩功能障碍；劳累可导致心肌耗氧量增加，诱发心悸、胸闷、胸痛或心前区隐痛、头晕、呼吸困难等症状，而合理休息可减少心肌耗氧量。

7. A。心肌病患者疼痛发作时应立即停止活动，卧床休息。

8. C。扩张型心肌病并发心力衰竭早期使用 β 受体阻滞药，宜从小剂量开始。晚期心力衰竭患者较易发生洋地黄中毒，慎用洋地黄。该患者出现端坐呼吸，考虑右侧心力衰竭后期，不宜使用洋地黄。故本题选 C。

9. D。持续的病毒感染对心肌组织的直接损伤，自身免疫细胞、自身抗体或细胞因子介导的心肌损伤等均可导致和诱发扩张型心肌病，故本题选 D。

10. E。肥厚型心肌病是一类由常染色体显性遗传造成的原发性心肌病，以心室壁对称或非对称性肥厚，心室腔缩小，左心室血液充盈受阻为主要病理特征。本病多为家族性常染色体显性遗传，因此护士在采集病史时首先应询问患者有无家族史。故本题选 E。

十、心包疾病病人的护理

1. 护士配合医师进行心包穿刺操作时，正确的是

A. 术前嘱患者禁食 2～3 小时

B. 术前准备阿托品

C. 第 1 次可抽液 350ml 以上

D. 抽液中禁止夹闭胶管

E. 术后待心包引流液小于每天 50ml 时可拔管

2. 心包炎患者做出下列哪项表述时，护士应对其加强饮食教育

A. "医院的饭菜太淡，我自己带了几个咸

鸭蛋。"

B. "我的身体正在恢复，要每天吃点肉和鱼。"

C. "每天饭菜量必须足够，不能饿着。"

D. "我每天都要吃一些新鲜水果。"

E. "要多吃蔬菜，不然会便秘。"

3. 我国目前最常见的缩窄性心包炎的病因是

A. 风湿性

B. 化脓性

C. 结核性

D. 真菌性

E. 创伤性

4. 听诊时为清楚的听到急性心包炎患者的心包摩擦音，患者应采取的体位是

A. 端坐位

B. 坐位且身体后仰

C. 坐位且身体前倾

D. 右侧卧位

E. 左侧卧位

5. 我国缩窄性心包炎最常见的病因是

A. 创伤

B. 肿瘤

C. 结核菌感染

D. 化脓性细菌感染

E. 非特异性感染

6. 患者男，30 岁。心慌、气短 10 天来诊。超声心动图检查后诊断为心包积液，体检时最**不可能**出现的体征是

A. 颈静脉怒张

B. 肝大

C. 奇脉

D. 动脉血压升高

E. 脉压减小

答案与解析

1. B。心包穿刺术术前禁食 4~6 小时，术

前准备抢救药品，如阿托品，术中严格无菌操作，抽液过程中随时夹闭胶管，防止空气进入心包腔；抽液要缓慢，每次抽液量不超过 300ml，以防急性右心室扩张；一般第 1 次抽液量不宜超过 100ml，若抽出新鲜血，应立即停止抽吸；心包引流者需做好引流管的护理，待间断每天心包抽液量<25ml 时拔除导管。

2. A。心包炎患者饮食护理：加强营养，进食高热量、高蛋白质、高维生素的易消化饮食，限制钠盐摄入。

3. C。缩窄性心包炎继发于急性心包炎。我国，以结核性心包炎最为常见，其次为化脓性或创伤性心包炎后演变而来。

4. C。急性心包炎患者一般采取半坐卧位或坐位，出现心脏压塞者被迫采取前倾坐位。故本题患者应采取的体位是坐位且身体前倾。

5. C。缩窄性心包炎在我国最常见的病因是结核性，其次为化脓性、创伤性。近年认为非特异性、尿毒症性、红斑狼疮性心包炎也可引起缩窄性心包炎，肿瘤性、放射性和心脏直视手术引起缩窄性心包炎者在逐年增多，偶有血吸虫、阿米巴等寄生虫感染、心包异物、乳糜性心包炎引起的缩窄性心包炎。故本题选 C。

6. D。大量心包积液可使收缩压下降，而舒张压变化不大，故脉压变小，可累及静脉回流，出现颈静脉怒张、肝大、水肿及腹水等。心包积液造成心脏压塞也可出现体循环静脉淤血、颈静脉怒张、静脉压升高、奇脉等体征。故本题中动脉血压升高是不可能出现的体征。

十一、周围血管疾病病人的护理

1. 血栓闭塞性脉管炎最常见的病变部位是

A. 上肢大动脉

B. 上肢大静脉

C. 下肢大动脉

D. 下肢中、小动静脉

E. 上肢中、小动静脉

2. 患者男，63 岁。因下肢不适 6 个月入院就诊，被诊断为下肢静脉曲张。给予保守治疗。下列会加重病情的行为是

A. 避免久立

B. 防止便秘

C. 适当休息，抬高患肢

D. 戒烟

E. 坐位时双膝交叉

3. 患者男，43 岁。因左下肢静脉曲张行大隐静脉高位结扎剥脱术。术后该患者的患肢应

A. 平放

B. 内收

C. 外展

D. 抬高

E. 垂落床边

4. 患者男，40 岁。行血栓闭塞性脉管炎术后，为了解手术肢体远端血供情况，护士应观察的体征**不包括**

A. 双侧足背动脉搏动

B. 皮肤温度

C. 皮肤颜色

D. 皮肤出血

E. 皮肤感觉

5. 患者女，63 岁。因右下肢静脉曲张行大隐静脉高位结扎剥脱术。术后护士指导其使用弹力绷带的正确方法是

A. 包扎前应下垂患肢

B. 手术部位的弹力绷带应缠绕得更紧

C. 两圈弹力绷带之间不能重叠

D. 由近心端向远心端包扎

E. 包扎后应能扪及足背动脉搏动

6. 患者女，39 岁。下肢静脉曲张数年，近日行硬化剂注射疗法。护士对其进行健康教育，正确的内容是

A. 绷带加压包扎期间不能行走

B. 绷带加压包扎期间可以久站

C. 坐时双膝可长久采取交叉位

D. 绷带加压包扎 1 个月

E. 可穿紧身衣裤

7. 患者男，34 岁。左足麻木、疼痛，走路时小腿酸、易疲劳，足底有硬胀感。初步诊断为血栓闭塞性脉管炎。可确诊的辅助检查是

A. 肢体抬高试验

B. 静脉注射硫酸镁 10ml

C. 仔细检查肢体各种脉搏动情况

D. 行交感神经阻滞

E. 行动脉造影

（8～9 题共用题干）

患者男，46 岁。右下肢发冷、小腿抽痛、足趾麻木半年余 1 周前出现右足趾持续性疼痛难忍，夜间尤甚，以血栓闭塞性脉管炎收入院。医师告知其应积极配合治疗，多做勃格运动，否则有截肢危险。现在患者坐卧不安，经常无故地发怒，与家人争吵，对医护人员的服务不满。

8. 此时对其进行心理护理，主要是减轻该患者的

A. 焦虑

B. 紧张

C. 恐惧

D. 绝望

E. 抑郁

9. 护士指导其做勃格运功的主要目的是

A. 减轻下肢水肿

B. 促进患者舒适

C. 减慢肢体坏疽速度

D. 促进侧支循环建立

E. 提高日常活动能力

答案与解析

1. D。血栓闭塞性脉管炎病变主要累及四肢

的中、小动脉和静脉，以下肢多见。常起始于动脉，后累及静脉，由远端向近端发展。

2．E。下肢静脉曲张患者应保持良好的坐姿，避免久站；坐时避免双膝交叉过久，休息时抬高患肢。故选 E。

3．D。下肢静脉曲张剥脱术后患肢抬高 30°，术后 24 小时可鼓励患者下地行走，以避免深静脉血栓形成。

4．D。血栓闭塞性脉管炎术后应密切观察生命体征的变化和切口渗血情况；观察患肢远端的皮肤温度、色泽、感觉和脉搏强度以判断血管重建后的通畅度。

5．E。穿弹力袜时，应平卧并抬高患肢，故 A 错误。排空曲张静脉内的血液后再穿。弹力绷带自下而上包扎，不妨碍关节活动，故 C、D 错误。保持合适的松紧度，以能扪及足背动脉搏动及保持足部正常皮肤温度为宜，故 B 错误、E 正确。

6．D。硬化剂注射疗法是将硬化剂注入曲张的静脉后引起的炎症反应使之闭塞，适用于局部轻度静脉曲张或手术后残留的静脉曲张。绷带加压包扎期间行走可促进下肢静脉回流，避免深静脉血栓形成，A 错误；避免长时间站立，双膝交叉过久，穿紧身衣裤等影响静脉回流和增加静脉压的因素，B、C、E 错误。故本题选 D。

7．E。血栓闭塞性脉管炎行动脉血管造影时，主要表现为肢体远端动脉的节段性受累，有时近端动脉也有节段性病变。DSA 检查可明确动脉阻塞的部位、程度、范围和侧支循环的建立情况，能与动脉栓塞鉴别，对血栓闭塞性脉管炎的诊断有确诊价值。故本题选 E。

8．A。由于患肢疼痛和趾端坏死使患者备受病痛折磨，甚至对治疗失去信心，医护人员应以极大的同情心关心、体贴患者，给患者以心理支持，帮助其树立战胜疾病的信心，积极配合治疗和护理。

9．D。勃格运动可建立侧支循环。方法：平卧，抬高患肢 45° 以上，维持 2～3 分钟；再坐起，患肢下垂于床旁 2～5 分钟，同时

做足背屈、跖屈和旋转运动；恢复平卧，将患肢放平休息 5 分钟。

十二、心搏骤停病人的护理

1．心肺复苏后的处理措施**不包括**
A．维持有效的循环和呼吸功能
B．维持水、电解质和酸碱平衡
C．防治脑缺氧和脑水肿
D．做好心理护理，减轻患者的恐惧心理
E．由家属代为陪护，满足患者的情感需求

2．心脏复苏首选的药物是
A．阿托品
B．利多卡因
C．肾上腺素
D．异丙肾上腺素
E．氧化钙

3．心肺脑复苏（CPR）CAB 三个步骤中的"A"是指
A．胸外心脏按压
B．人工呼吸
C．清理口腔污物
D．开放气道
E．头部降温

4．心肺复苏时首选的给药途径是
A．中心静脉输注
B．气管内注射
C．心内注射
D．外周静脉输注
E．骨髓腔注

5．为成年人进行心肺复苏（CPR），心脏按压的按压点应位于图示的
A．A
B．B
C．C
D．D
E．E

6. 肾上腺素用于治疗心搏骤停，其主要的药理作用是

A. 增加心肌收缩力

B. 扩张外周血管

C. 减慢心率

D. 抗心律失常

E. 纠正酸碱平衡

7. 一般认为心搏骤停多长时间后会出现脑水肿

A. 1 分钟

B. 2 分钟

C. 3 分钟

D. 10 分钟

E. 15 分钟

8. 判断心搏骤停的主要指征是

A. 面色苍白

B. 瞳孔放大

C. 皮肤发绀

D. 尿量减少

E. 大动脉搏动消失

9. 护士巡视时发现一冠心病患者突然出现抽搐，意识丧失。颈动脉触诊无搏动，此时首要的急救措施是

A. 心内注射肾上腺素

B. 吸氧

C. 通知医师

D. 进行心肺复苏术

E. 静脉灌注利多卡因

10. 患者男，58 岁。因心搏呼吸骤停进行心肺复苏。胸外心脏按压操作中正确的是

A. 胸外按压的频率 100～120 次/分

B. 胸外按压位置为胸骨 1/2 交界处

C. 按压/通气比例是 15：2

D. 胸外按压深度为 3～4cm

E. 将患者平放于软床上

11. 患者男，55 岁。因频发室性期前收缩入院。如厕时突然倒地不省人事，颈动脉打不到搏动，未闻及呼吸音，双侧瞳孔散大。此时应立即采取的措施是

A. 平卧保暖

B. 氧气吸入

C. 心肺复苏

D. 心电监护

E. 建立静脉通路

12. 患者女，18 岁。失足落入水中，15 分钟后被救出，呼之不应，胸廓无起伏，抢救该患者首要的步骤是

A. 倒水处理

B. 通畅气道

C. 人工呼吸

D. 心脏按压

E. 紧急呼救

（13～14 题共用题干）

患者男，22 岁。HIV 阳性，因患风湿性心脏病住院。护士巡视病房时发现患者面色苍白，呼之不应，立即呼救，触摸颈动脉无搏动。

13. 护士首要采取的措施是

A. 心脏按压

B. 开放气道

C. 人工呼吸

D. 通知医师

E. 建立静脉通路

14. 如该患者出现呼吸骤停，此时最适宜的辅助呼吸方法是

A. 鼻导管给氧

B. 口对口人工呼吸

C. 配合医师气管内插管

D. 配合医师气管切开

E. 简易呼吸器辅助呼吸

答案与解析

1. E。心肺复苏后应继续密切观察病情和监测生命体征；维持有效血液循环和呼吸功能（A 对）；维持水电解质和酸碱平衡（B 对）；积极进行脑复苏（C 对）；积极寻找病因和治疗原发病；及时交代病情，给予心理支持（D 对）。本题 A、B、C、D 均为心肺复苏后的护理措施，只有 E 除外。因此，本题选 E。

2. C。肾上腺素是 CPR 的首选药物。

3. D。A 指开放气道；B 指人工呼吸；C 指胸外按压。

4. D。心肺复苏过程中，应优先选择最大、最通畅的外周静脉进行给药。

5. C。成年人胸外按压的位置为胸骨下半部；新生儿及婴儿为乳头连线下 1 指处；1～8 岁为胸骨下半段（避开剑突）；超过 8 岁同成年人。

6. A。肾上腺素是心脏复苏的首选药物，能激发心肌自主收缩，增加心肌收缩力，升高血压。

7. C。一般认为心搏骤停 3 分钟后会出现脑水肿，4～6 分钟开始发生不可逆脑损害。

8. E。心搏骤停的临床表现包括突然面色死灰、意识丧失、大动脉搏动消失、呼吸停止、瞳孔散大、皮肤苍白或发绀、心尖冲动及心

音消失、伤口不出血等。临床上一旦出现意识突然丧失和大动脉搏动消失即可做出心脏骤停的诊断，故本题答案为 E。

9. D。冠心病患者突发抽搐、意识丧失，颈动脉搏动消失，首要的措施是进行心肺复苏，然后想办法通知医师，进行抢救。

10. A。胸外按压时，病人应置于硬板上。胸外按压的正确部位是胸骨下半部。按压时用一手掌根部放在胸骨的下半部，另一手重叠在上，手掌根部横轴与胸骨长轴确保方向一致，手指无论是伸展还是交叉，都不要接触胸壁。按压时肘关节伸直，依靠肩部和背部的力量垂直向下按压，使胸骨压下 5～6cm，随后放松让其回复，按压和放松的时间大致相当，按压频率 100~120 次/分。按压与人工呼吸比为 30：2。故选 A。

11. C。患者突然意识丧失，颈动脉扪不到搏动，未闻及呼吸音，双侧瞳孔散大，此时已发生心搏骤停，应立即进行心肺复苏。

12. B。溺水现场急救步骤：①将患者救离出水；②保持呼吸道通畅；③倒水处理；④心肺复苏。

13. A。发现患者意识丧失，颈动脉搏动消失时，首要的措施是进行心肺复苏，第 1 步骤为胸外按压，然后想办法通知医师，进行抢救。

14. B。气管内插管是建立人工通气的最好方法。当时间或条件不允许时，常采用口对口呼吸，此时为急救，故应采用口对口人工呼吸。

第3章　消化系统疾病病人的护理

一、消化系统解剖生理

1. 空腹时大肠最常见的运动形式是

A. 集团蠕动

B. 分节运动

C. 紧张性收缩

D. 袋状往返运动

E. 多袋推进运动

2. 正常情况下，胰液进入十二指肠，在肠激酶的作用下首先激活的是

A. 糜蛋白酶原

B. 激肽释放酶原

C. 前磷脂酶

D. 前弹力蛋白酶

E. 胰蛋白酶原

3. 结肠的主要功能是

A. 吸收水分和盐类

B. 吸收胆盐和维生素 B_{12}

C. 吸收脂肪的水解产物

D. 分泌消化液

E. 产生排便反射

4. 肝组织基本的功能单位是

A. 肝细胞

B. 肝小叶

C. 肝窦

D. 肝段

E. 门脉系统

答案与解析

1. D。空腹时大肠最常见的运动形式是袋状往返运动。

2. E。胰液进入十二指肠后，在肠激酶作用下，首先激活胰蛋白酶原，形成胰蛋白酶，在胰蛋白酶作用下使各种胰消化酶原被激活为有生物活性的消化酶。

3. A。大肠包括盲肠及阑尾、结肠、直肠三部分，大肠的主要功能是吸收水分和盐类。

4. B。肝是人体最大的腺体器官，基本的结构和功能单位是肝小叶。

二、口炎病人的护理

1. 患儿女，1.5 岁。疱疹性口腔炎。护士在口腔涂药后应协助患儿闭口

A. 5 分钟

B. 10 分钟

C. 15 分钟

D. 20 分钟

E. 25 分钟

2. 患者女，51 岁。因淋巴瘤入院接受化疗。护士在评估患者时发现其口腔黏膜有乳白色分泌物，在给予口腔护理时首选的溶液是

A. 多贝尔溶液

B. 1%～4%碳酸氢钠溶液

C. 0.1%醋酸溶液

D. 1%～3%过氧化氢溶液

E. 生理盐水

3. 患儿男，出生后 10 天。因口腔黏膜有异常来院就诊。体格检查：可见口腔黏膜有白色乳凝块样小点，汇聚成小片，家长称不易拭去。目前患儿饮食正常，无全身症状。为该患儿进行口腔黏膜局部治疗应选用的是

A. 2%多卡因

B. 3%过氧化氢溶液

C. 10万 U/ml 制霉菌素鱼肝油混悬溶液

D. 2%碳酸氢钠溶液

E. 2.5%金霉素鱼肝油

答案与解析

1. B。涂药后嘱患儿闭口 10 分钟后取出纱布或棉球，并嘱患儿不可立即漱口、饮水或进食。

2. B。"口腔黏膜有乳白色分泌物"提示有白念珠菌（真菌）感染，而碳酸氢钠溶液是碱性药剂，适用于真菌感染，故此题正确选项为 B。多贝尔溶液可以轻度抑菌、除臭，故排除 A。醋酸溶液用于铜绿假单胞菌感染，故排除 C。过氧化氢溶液在遇到有机物时，放出新生氧，抗菌除臭，故排除 D。生理盐水可以清洁口腔，预防感染，故排除 E。

3. C。鹅口疮为白念珠菌感染所致，特征是在口腔黏膜表面出现白色或灰白色乳凝块样小点或小片状物，可逐渐融合成大片，不易拭去，患处不痛、不流涎，不影响吃奶，一般无全身症状。局部治疗应涂抹 10 万～20万 U/ml 制霉菌素鱼肝混悬溶液,每日2～3 次，C 正确。

三、慢性胃炎病人的护理

1. 符合慢性胃炎临床表现的是
A. 长期腹胀不适、餐后加重
B. 贫血、消瘦
C. 反酸、呕吐、腹泻
D. 长期上腹痛、餐后缓解
E. 上腹部疼痛、向肩背部放射

2. 急、慢性胃炎患者有少量出血时，为中和胃酸可给予
A. 米汤
B. 肉汤
C. 绿色蔬菜

D. 温开水
E. 凉开水

3. 关于慢性胃炎的叙述，正确的是
A. 多好发于青壮年
B. 自身免疫性胃炎可伴有贫血
C. 常有特征性腹部疼痛特点
D. 均应进行抗幽门螺杆菌治疗
E. 萎缩性胃炎随年龄增长症状可逐渐减轻

4. 执行慢性胃炎患者的医嘱时，使用前应着重与医师进行沟通的药物是
A. 消胆胺
B. 山莨菪碱
C. 雷尼替丁
D. 泼尼松
E. 多潘立酮

5. 患者男，38 岁。因上腹部胀痛、饭后嗳气及反酸明显来诊。胃镜检查示慢性胃炎。下列食物适合患者食用的有
A. 浓茶
B. 咖啡
C. 纯牛奶
D. 面条
E. 油条

6. 患者男，63 岁。慢性胃炎，幽门螺杆菌（+），需采用抗菌药物治疗。其用药原则是
A. 剂量宜大
B. 宜静脉给药
C. 联合用药
D. 宜长期使用
E. 药物种类不受限制

答案与解析

1. A。慢性胃炎患者部分有上腹痛或不适、食欲减退、饱胀、嗳气、反酸、恶心和呕吐等表现，症状常与进食和食物种类有关，餐后加重。故 A 正确。

2．A。慢性胃炎患者应给予高热量、高蛋白质、高维生素、易消化的饮食，少量多餐。避免摄入过咸、过甜、过辣的刺激性食物，以及浓茶、咖啡等饮料，嗜酒者应戒酒。有少量出血可喝牛奶、米汤等以中和胃酸。

3．B。慢性胃炎在人群中的确切患病率不完全清楚，A 错误。其病程迁延，进展缓慢，缺乏特异性症状，C 错误。慢性胃炎是否应该行根除幽门螺杆菌治疗目前尚存在争议，D 错误。萎缩性胃炎随病情迁延，可形成异型增生，E 错误。故本题选 B。

4．D。泼尼松片最主要的不良反应是降低免疫力，其次是对胃肠道有刺激，容易造成上消化道出血、大剂量易引起糖尿病。故本题选 D。

5．D。慢性胃炎患者应给予高热量、高蛋白质、高维生素、易消化的饮食，少量多餐。避免摄入过咸、过甜、过辣的刺激性食物，以及浓茶、咖啡等饮料，嗜酒者应戒酒；高胃酸者应避免进酸性、多脂肪食物。故 A、B、C、E 均错误。

6．C。对于幽门螺杆菌的治疗目前推荐以 PPI 或胶体铋剂为基础再加上两种抗生素的三联治疗方案。故选 C。

四、消化性溃疡病人的护理

1．与消化性溃疡发生关系密切的细菌是
A．链球菌
B．霍乱弧菌
C．幽门螺杆菌
D．痢疾杆菌
E．大肠埃希菌

2．十二指肠溃疡患者腹痛的节律特点为
A．空腹时腹痛明显
B．餐后即刻腹痛明显
C．餐后 0.5～1 小时腹痛明显
D．进餐时腹痛明显
E．餐后 2 小时腹痛明显

3．以下哪种药物抑制胃酸分泌最弱
A．奥美拉唑
B．法莫替丁
C．氢氧化铝镁
D．枸橼酸铋钾
E．硫糖铝

4．胃溃疡的好发部位是
A．胃小弯
B．胃大弯
C．胃底
D．贲门
E．幽门管

5．消化性溃疡患者服用铝碳酸镁片的正确方法是
A．温开水吞服
B．咀嚼后服用
C．餐后 2 小时服用
D．餐前服用
E．餐中服用

6．消化性溃疡最主要的发病因素是
A．十二指肠肠壁薄弱
B．习惯性便秘
C．先天畸形
D．黏膜萎缩
E．幽门螺杆菌感染

7．消化道手术后，提示患者肠蠕动恢复的有效指征是
A．听诊有肠鸣音
B．肛门排气
C．患者有饥饿感
D．患者有便意
E．胃管的引流量较前减少

8．消化性溃疡特征性的临床表现是
A．黄疸
B．慢性贫血
C．食欲缺乏

D. 嗳气

E. 节律性和周期性上腹痛

9. 关于消化性溃疡患者用药的叙述，**不正确**的是

A. 氢氧化铝凝胶应在餐后 1 小时服用

B. 服用西咪替丁应注意观察有无头晕、皮疹

C. 硫糖铝片应在餐前 1 小时服用

D. 奥美拉唑可引起头晕，用药时不可开车

E. 甲硝唑应在餐前 0.5 小时服用

10. 服用胃黏膜保护剂硫糖铝后最常见的不良反应是

A. 头晕

B. 皮疹

C. 乏力

D. 便秘

E. 口干

11. 患者男，22 岁。消化性溃疡患者，给予胶体次枸橼酸铋+克拉霉素+呋喃西林三联治疗期间出现黑粪，担心病情加重，行粪便隐血试验，报告呈阴性。此时应向患者解释其黑粪的原因是

A. 溃疡出血

B. 溃疡癌变

C. 呋喃西林不良反应

D. 克拉霉素不良反应

E. 胶体次枸橼酸铋不良反应

12. 患者女，50 岁。确认为胃溃疡活动期，其最可能的腹痛特点是

A. 夜间腹痛明显

B. 空腹时腹痛明显

C. 餐后 0.5～1 小时腹痛明显

D. 餐后即刻腹痛明显

E. 进餐时腹痛明显

13. 患者男，32 岁。反复间歇性上腹痛 2 年。诊断为十二指肠壶腹部（球部）溃疡。缓解腹痛措施正确的是

A. 睡前加餐

B. 腹部热敷

C. 取平卧体位

D. 服用镇痛药物

E. 尽早手术治疗

14. 患者男，41 岁。有消化性溃疡病史 4 年。1 天来胃痛明显，无恶心、呕吐。今晨觉头晕、乏力、黑矇，排尿、排便 1 次。对于该患者，除腹痛外，护士还应重点询问

A. 排便习惯

B. 粪便颜色

C. 尿液颜色

D. 尿量

E. 有无眩晕

15. 患者男，45 岁。患十二指肠壶腹部（球部）溃疡 5 年，今日原有的疼痛节律消失，变为持续上腹痛，伴频繁呕吐隔宿酵酸性食物，最可能的并发症是

A. 上消化道出血

B. 溃疡穿孔

C. 幽门梗阻

D. 溃疡癌变

E. 复合性溃疡

16. 患者男，58 岁。行动不便。3 天来反复上腹痛，进餐后发作或加重，伴反酸嗳气。电话咨询社区护士其应进行哪项检查，社区护士的建议是

A. 腹部 X 线片

B. 超声

C. CT

D. 胃镜

E. MRI

17. 患者男，45 岁。十二指肠壶腹部（球部）溃疡并发幽门梗阻。医嘱中出现下列哪种药物时，护士应提出质疑

A. 氢氧化铝凝胶

B. 口服补液盐

C．奥美拉唑

D．枸橼酸铋钾

E．克拉霉素

18．患者女，72 岁。胃溃疡 12 年，听说"胃溃疡可能会导致癌变"后闷闷不乐，一言不发，暗自垂泪，感觉自己没有未来，担心拖累家人，目前其心理反应最可能为

A．烦躁

B．焦虑

C．抑郁

D．孤独

E．否认

19．患者男，40 岁。因胃溃疡穿孔行毕 I 式胃大部切除术。术后 4 天，主诉腹部胀痛，恶心。停止排气排便。体格检查：全腹膨胀，未见肠型，中上腹轻度压痛及肌紧张，肠鸣音消失。最重要的处理措施是

A．镇痛

B．胃肠减压

C．补液

D．侧卧位

E．应用抗生素

20．某消化性溃疡患者即将出院，责任护士指导其回家后应注意的问题**不包括**

A．生活规律，劳逸结合

B．避免进食刺激性食物

C．保护为胃黏膜药宜在餐前 1 小时服用

D．抗酸药宜在饭后和睡前服用

E．上腹部疼痛时要及时服用索米痛（去痛片）镇痛

（21～23 题共用题干）

　　患者男，40 岁。近几天来上腹部疼痛不适反复发作，2 小时前在睡眠中突感上腹刀割样剧痛，继之波及全腹，既往有十二指肠溃疡病史，根据临床表现和辅助检查结果，拟诊为十二指肠穿孔。

21．肠穿孔的重要诊断依据为

A．既往病史

B．腹膜炎和腹腔积液体征

C．超声示腹腔液性暗区

D．X 线示膈下游离气体

E．患者自觉症状

22．该患者先试行非手术治疗，其措施**不包括**

A．禁食

B．胃肠减压

C．静脉补液

D．腹腔引流

E．应用抗生素

23．该患者最恰当的体位是

A．平卧位

B．半卧位

C．膝胸卧位

D．侧卧位

E．头低足高位

答案与解析

1．C。幽门螺杆菌感染是消化性溃疡的主要病因。主要证据：①消化性溃疡患者幽门螺杆菌检出率显著高于对照组的普通人群，DU 患者的幽门螺杆菌的检出率约为 90%，GU 为 70%～80%；②对消化性溃疡患者应用根除幽门螺杆菌治疗后，其溃疡复发率明显下降，证明幽门螺杆菌感染与溃疡形成密切相关。故本题选 C。

2．A。餐后 0.5～1 小时腹痛明显是胃溃疡的特点，C 错误；十二指肠溃疡疼痛多在餐前空腹时或半夜出现，故本题选 A。

3．E。硫糖铝是有效的抗消化性溃疡药，具有保护溃疡面，促进溃疡愈合的作用，此外，硫糖铝能吸附胃蛋白酶及中和胃酸，但作用弱。

4．A。胃溃疡的好发部位胃窦部，早期胃癌好发于胃窦部位及胃体部，特别是小弯侧为多发。故本题选 A。

5．B。铝碳酸镁片应在饭后 1 小时和睡前服用，服用时应嚼服。

6．E。消化性溃疡最主要的发病因素是幽门螺杆菌感染。因此在治疗中要抑制其感染。故本题选 E。

7．B。在伴有消化道的手术时，肛门排气及肠鸣音正常时提示肠蠕动恢复。可以开始饮水、进流食。故本题选 B。

8．E。消化性溃疡以慢性病程、周期性发作、节律性上腹痛为特点。故本题选 E。

9．E。氢氧化铝凝胶等应在餐后 1 小时或睡前服用，A 正确；西咪替丁不良反应引起头晕皮疹，B 正确；硫糖铝在酸性环境下起作用，应在餐前 1 小时给药，C 正确；奥美拉唑可引起头晕，特别是用药初期，因此初次服用应减少活动，D 正确。甲硝唑饭后 0.5 小时服用，故本题选 E。

10．D。服用硫糖铝后，抑制肠道运动增加水分吸收，引起便秘，故本题选 D。

11．E。溃疡出血和胶体铋剂的不良反应都可使粪便颜色变黑，但患者粪便隐血试验报告呈阴性，因此排除出血。故本题选 E。

12．C。空腹或夜间痛是十二指肠溃疡的特点，因此 A、B 错误；胃溃疡疼痛的特点是进餐—疼痛—缓解，疼痛多在餐后 0.5～1 小时出现，持续 1～2 小时逐渐缓解，下次进餐后疼痛复发。故本题选 C。

13．B。为缓解十二指肠溃疡患者的腹痛，可采取疼痛前或疼痛时进食碱性食物、服用制酸药的方法，也可采取局部热敷或针灸镇痛。故本题选 B。

14．B。消化性溃疡最常见的并发症是出血，出血引起的临床表现取决于出血的速度和量。轻者仅表现为黑粪、呕血，重者出现周围循环衰竭，为判断患者是否出血，应询问粪便的颜色。故本题选 B。

15．C。患者频繁呕吐隔宿酵酸性食物，应首先考虑幽门梗阻，幽门梗阻也是十二指肠溃疡常见的并发症。

16．D。患者反复上腹痛，进餐后发作或加重，考虑可能为胃溃疡，确诊消化性溃疡的首选检查方法是胃镜。故本题选 D。

17．B。氢氧化铝是碱性药物，可中和胃酸，A 正确；奥美拉唑是质子泵抑制药，C 正确；枸橼酸铋钾可保护黏膜，D 正确，克拉霉素是抗生素，E 正确；口服补液盐是世界卫生组织推荐的治疗急性腹泻脱水的药物，而幽门梗阻者应禁食，输血、输液、胃肠减压。故本题选 B。

18．C。抑郁表现为巨大的失落感、悲伤、情绪低落、退缩、沉默、抑郁和绝望等。患者出现闷闷不乐、一言不发、暗自垂泪、感觉自己没有未来等，符合抑郁的表现，孤独是感觉没有人陪伴。故此题选 C。

19．B。患者表现为腹部胀痛、恶心，停止排气排便，腹部压痛及肌紧张，肠鸣音消失，提示为术后梗阻。处理措施包括禁食，胃肠减压，肠外营养支持，纠正低蛋白，维持水、电解质和酸碱平衡等。其中，胃肠减压能减轻腹胀和梗阻的程度，是最重要的处理措施，故选 B。

20．E。消化性溃疡患者常伴有上腹部疼痛，护士应注意观察并详细了解患者疼痛的规律和特点，并按其疼痛特点指导缓解疼痛的方法。服用索米痛（止痛片）容易掩盖病情，且止痛片大多含有非甾体类抗炎药，对胃肠道黏膜刺激性大，因此消化性溃疡的患者不宜服用此类药物。故本题选 E。

21．D。约 80% 的胃十二指肠溃疡合并穿孔患者的立位腹部 X 线检查可见膈下新月状游离气体影。故本题选 D。

22．D。胃十二指肠溃疡合并穿孔非手术治疗措施：①禁食、持续胃肠减压，减少胃肠内容物继续外漏；②给予静脉输液，以维持水、电解质平衡，同时给予营养支持，保证热、氮量的供给；③全身性应用抗生素，以控制感染；④应用抑酸药物。故本题选 D。

23．B。伴有休克者应将其上身及下肢各抬高 20°；生命体征平稳后改为半卧位，以利漏出的消化液积聚于盆腔最低位，减少毒素的吸收，同时也可降低腹壁张力和减轻疼痛。故本题选 B。

五、溃疡性结肠炎病人的护理

1. 溃疡性结肠炎的好发部位
A. 升结肠
B. 横结肠
C. 降结肠
D. 乙状结肠
E. 盲肠

2. 患者女，32 岁。患溃疡性结肠炎 3 年，急性加重 2 周入院。入院后护士评估患者的粪便形态最可能发现的是
A. 米泔水样便
B. 柏油便
C. 黏液脓血便
D. 白陶土样便
E. 黄色软便

3. 患者女，26 岁。半年前开始出现反复发作的腹泻、腹痛、排黏液脓便，疑诊溃疡性结肠炎，拟行肠镜检查，门诊护士告知患者应在行肠镜检查的
A. 前 4 小时可进食
B. 前 1 天晚餐后禁食
C. 前 2 天停服铁剂
D. 前 2 天清洁灌肠
E. 前 3 天停服阿司匹林类药物

答案与解析

1. D。溃疡性结肠炎病变呈连续非节段性分布，主要位于直肠和乙状结肠。故本题选 D。
2. C。因患者患有溃疡性结肠炎并急性加重 2 周，溃疡性结肠炎主要表现为腹泻、黏液脓血便、腹痛。重者排便 10 次以上，呈稀

水样，大量黏液脓血，故本题选 C。
3. A。结肠镜检查当日早晨禁食，故 B 错误。检查前 3 天停服铁剂，故 C 错误。检查前 1 天晚清洁灌肠，故 D 错误。若患者有服用阿司匹林类药物，应在检查前 7 天停服阿司匹林类药物。故本题选 A。

六、小儿腹泻病人的护理

1. 轮状病毒肠炎所致腹泻的临床特点**不包括**
A. 多发生在秋、冬季
B. 常伴上呼吸道感染症状
C. 常伴腹痛、里急后重
D. 全身感染中毒症状不明显
E. 粪便无腥臭味

2. 10 月龄患儿患病毒性肠炎入院，**不宜**进食的食物有
A. 母乳
B. 纯牛乳
C. 发酵乳
D. 去乳糖配方乳
E. 豆制代乳品

3. 有助于维护和修复小儿肠道黏膜屏障功能的药物是
A. 青霉素
B. 黄连素
C. 制霉菌素
D. 蒙脱石散
E. 双歧杆菌

4. 患儿男，1 岁 6 个月。患小儿腹泻来诊。家长的哪项表述提示护士需要进一步对家长进行健康教育
A. "我会适当减少给孩子的食物量"
B. "我会让孩子一次少吃点"
C. "我会多给孩子吃点脂肪丰富的食物"
D. "我会给孩子用吸水性强的纸尿布"
E. "孩子每次大便后我会用温水帮孩子清洗臀部"

5. 患儿女，3岁。半年来"感冒"反复发作，家长多次自行给予"阿司匹林""头孢拉定""阿莫西林""罗红霉素"等药物治疗。5天前患金黄色葡萄球菌肠炎入院。出院时护士对家长进行健康指导应特别强调

A. 合理喂养

B. 注意饮食卫生

C. 多进行户外活动

D. 注意儿童个人卫生

E. 滥用抗生素的严重后果

6. 患儿女，3月龄。轻型腹泻，家长主诉给患儿清洁臀部时哭闹明显。护士进行健康教育评估时要特别注意患儿的

A. 体温

B. 呼吸

C. 尿量

D. 肛周皮肤

E. 每日排便次数

7. 患儿男，9月龄。腹泻2天，排便每日15～16次，蛋花汤样。判断患儿脱水程度的评估指标<u>不包括</u>

A. 精神状态

B. 尿量

C. 肠鸣音

D. 皮肤弹性

E. 前囟

8. 患儿男，11月龄。2015年10月因发热、呕吐、腹泻入院。粪便为黄色蛋花汤样，每日10余次，量多，无腥臭味。前囟、眼窝稍凹陷，尿量减少，粪便镜检（-）。对该患儿的治疗<u>不恰当</u>的是

A. 及时足量使用广谱抗生素

B. 补液

C. 补钾

D. 应用双歧杆菌

E. 使用蒙脱石散

（9～12题共用题干）

患儿女，11月龄。腹泻3天，粪便为蛋花汤样带黏液，无腥臭味；无尿8小时，眼窝凹陷极明显；血钠125mmol/L，诊断为小儿秋季腹泻。

9. 该患儿感染的病原体主要是

A. 变形杆菌

B. 柯萨奇病毒

C. 轮状病毒

D. 金黄色葡萄球菌

E. 致病性大肠埃希菌

10. 患儿脱水的程度和性质是

A. 中度低渗性脱水

B. 中度等渗性脱水

C. 重度等渗性脱水

D. 重度低渗性脱水

E. 重度高渗性脱水

11. 护士晨起观察到患儿出现四肢厥冷、脉弱、血压下降的情况，提示可能出现了

A. 贫血

B. 休克

C. 低钾血症

D. 低钙血症

E. 继发感染

12. 首要的处理措施是

A. 利尿

B. 记出入量

C. 静脉补液

D. 限制饮食

E. 应用抗生素

（13～14题共用题干）

患儿男，8月龄。体重8kg，因严重腹泻入院治疗。医嘱：0.9%氯化钠静脉滴注，输液速度为20ml/（kg·h）。

13. 护士每小时应为患儿输入的液体量是

A. 140ml

B．160ml

C．180ml

D．200ml

E．240ml

14．患儿情绪稳定后，护士在日常护理过程中，**不正确**的措施是

A．详细记录出入液体量

B．加强臀部护理

C．腹胀时注意观察有无低钠血症

D．如再次发作急性腹泻，应尽早使用止泻药

E．若患儿呕吐，应禁食、补液

答案与解析

1．C。轮状病毒肠炎所致腹泻的临床特点：多发生在秋冬季节；常伴上呼吸道感染，感染中毒症状不明显；粪便为黄色水样或蛋花汤样，无腥臭味。而腹痛、里急后重见于侵袭性大肠埃希菌肠炎。故本题选 C。

2．B。病毒性肠炎多继发双糖酶（主要为乳糖酶）缺乏不宜用蔗糖，应暂停乳类喂养，改为豆制代乳品、去乳糖配方奶或发酵奶喂养。故本题选 B。

3．D。青霉素属于抗生素类，滥用导致肠道菌群失调；故 A 不选。黄连素具有抑菌作用，主要用于治疗细菌性痢疾和肠胃炎，故 B 不选。制霉菌素主要用于内服治疗消化道真菌感染或外用于表面皮肤真菌感染，故 C 不选。双歧杆菌，恢复肠道正常菌群的微生态平衡，故 E 不选。肠黏膜保护剂蒙脱石散具有吸附病原体和毒素、保护肠黏膜的作用。故本题选 D。

4．C。脂肪丰富的食物相对比较难消化，过多摄入容易加重腹泻，腹泻期间应忌食。故本题选 C。

5．E。金黄色葡萄球菌肠炎，为抗生素诱发的肠炎，多继发使用大量抗生素之后，免疫功能低下。且滥用抗生素导致体内菌群失调，并出现耐受。故护士健康教育应特别强调滥用抗生素的后果。故本题选 E。

6．D。患儿轻型腹泻，应指导家长保持患儿臀部的清洁干燥，勤换尿布，每次便后用温水清洗臀部及会阴部并吸干；评估患儿的皮肤情况，观察皮肤的颜色及表皮有无破损。故本题选 D。

7．C。脱水程度一般从神志、眼窝及前囟、皮肤弹性、尿量、口腔黏膜、休克症状、失水量占体重比例等几个方面进行评估，不包括肠鸣音。故本题选 C。

8．A。根据题干中该患儿的临床表现可推断其是由轮状病毒感染引起的腹泻，而对于病毒性肠炎的患者，一般不主张应用抗生素而以饮食疗法和支持疗法为主进行治疗，因此 A 选项是错误的。故本题选 A。

9．C。轮状病毒肠炎又称秋季腹泻，多见于 6 月龄至 2 岁的婴幼儿，排便次数多，蛋花汤样带少量黏液，无腥臭味，常并发脱水、酸中毒。故本题选 C。

10．D。患儿眼窝凹陷极明显，无尿是重度脱水的表现；血钠 125mmol/L，小于 130mmol/L，为低渗性脱水，由此判断该患儿脱水的程度及性质属于重度低渗性脱水。故本题选 D。

11．B。低渗性脱水因循环血容量明显减少，多有四肢厥冷、皮肤发花、血压下降、脉搏细弱等休克症状，故本题选 B。

12．C。患儿发生重度低渗性脱水，并伴有休克症状，故应及时静脉补液，纠正水、电解质和酸碱平衡紊乱。故本题选 C。

13．B。根据题干可知：患儿男的体重为 8kg，根据医嘱输液速度为 20ml/（kg·h），所以可以计算出小儿的补液总量为 160ml。故本题选 B。

14．D。腹泻是自限性疾病，治疗原则为预防脱水，纠正脱水，继续饮食，合理用药（指口服补液盐，并非止泻药）。补液治疗需监测 24 小时出入量；同时腹泻应关注肛周皮肤的护理，谨防臀红；吐泻丢失过多以及摄入不足、钾不能补偿等可导致低血

钾发生，出现腹胀；若患儿出现呕吐，应避免口服，防止误吸，应静脉补充液体。故本题选 D。

七、肠梗阻病人的护理

1. 预防肠扭转最重要的措施是**避免**

A. 腹部受凉

B. 进食高脂肪饮食

C. 进食辛辣饮食

D. 进食高蛋白质饮食

E. 饱餐后剧烈运动

2. 肠梗阻患者的临床表现**不包括**

A. 腹痛

B. 腹胀

C. 腹泻

D. 呕吐

E. 肛门停止排气排便

3. 患者女，63 岁。胃穿孔修补术后，为预防发生粘连性肠梗阻，应指导患者

A. 早期取半卧位

B. 早期离床活动

C. 早期进食

D. 保持排便通畅

E. 多饮水

答案与解析

1. E。肠扭转是一段肠襻沿其肠系膜长轴旋转造成闭襻性肠梗阻，常在饱食后剧烈活动而发病，避免在饱餐后立即进行重体力劳动，尤其是需要身体前俯和旋转的劳动，对预防肠扭转有一定意义，故本题选 E。

2. C。肠梗阻患者主要临床表现"痛、吐、胀、闭"，即腹痛、呕吐、腹胀、停止排便排气，利用排除法，故本题选 C。

3. B。肠道手术后鼓励患者早期下床活动，促进肠蠕动恢复，防止肠粘连，也可预防下

肢静脉血栓的形成。故本题选 B。

八、急性阑尾炎病人的护理

1. 急性阑尾炎患者最典型的症状是

A. 转移性脐周疼痛

B. 转移性右下腹痛

C. 固定的脐周疼痛

D. 固定的右下腹痛

E. 腹痛位置无规律

2. 患者男，36 岁。1 天前右下腹有转移性腹痛，麦氏点有固定的压痛。诊断为阑尾炎，采取非手术治疗。现腹痛缓解后突然加重，范围扩大，应考虑是

A. 单纯性阑尾炎

B. 化脓性阑尾炎

C. 坏疽性阑尾炎

D. 阑尾周围脓肿

E. 阑尾穿孔

3. 患者男，53 岁。患急性化脓性阑尾炎行阑尾切除术后 1 天。护士要求患者下床活动，其主要目的是

A. 有利于伤口愈合

B. 预防血栓性静脉炎

C. 预防肺不张

D. 预防肠粘连

E. 预防压疮

4. 患者男，70 岁。2 天前因急性阑尾炎行阑尾切除术，现诉腹胀，未排气、排便，下列护理措施**错误**的是

A. 评估患者腹胀情况

B. 给予阿托品肌内注射

C. 鼓励患者床上多翻身

D. 必要时给予肛管排气

E. 鼓励患者下床活动

5. 患者男，38 岁。阑尾穿孔合并腹膜炎手术后第 7 天，体温 39℃，伤口无红肿，排便

次数增多，混有黏液，伴里急后重。该患者可能并发了

A．肠炎

B．肠粘连

C．盆腔脓肿

D．膈下脓肿

E．细菌性痢疾

答案与解析

1．B。阑尾炎患者腹痛典型表现为转移性右下腹痛。疼痛发作始于上腹部，逐渐移向脐周，之后转移并局限于右下腹，呈持续性。故本题选 B。

2．E。不同类型的阑尾炎腹痛特点：单纯性为轻度隐痛；化脓性为阵发性胀痛和剧痛；坏疽性为持续性剧烈腹痛；穿孔性为腹痛暂时减轻，出现腹膜炎后，腹痛又持续加剧。故本题选 E。

3．D。阑尾炎术后患者，鼓励其早期下床活动，促进肠蠕动恢复，防止肠粘连，故本题选 D。

4．B。阑尾切除术后患者，出现腹胀，未排气、排便，应考虑胃肠功能未恢复，应评估患者腹胀情况，鼓励患者早期下床活动，腹胀严重时可给予肛管排气。阿托品可抑制胃肠蠕动，故本题选 B。

5．C。盆腔脓肿是由于炎症渗液积聚于盆腔所形成，表现为术后 5～7 天体温升高，有典型的直肠或膀胱刺激症状，如里急后重、排便频而量少、黏液便，或尿频、排尿困难等，该患者阑尾穿孔合并腹膜炎手术后第 7 天，故本题选 C。

九、腹外疝病人的护理

1．关于右侧腹股沟斜疝嵌顿患者的术后出院指导，正确的叙述是

A．减少和消除引起腹外疝复发的因素

B．出院后 3 天内避免重体力劳动或提举重物

C．卧床休息，不可增加活动量

D．可进食刺激性食物

E．出院后不必定期随访

2．患者男，36 岁。腹外疝。因担心疝块反复突出影响工作和生活，最常产生的主要心理问题是

A．自卑

B．忧郁

C．焦虑

D．恐惧

E．愤怒

3．某患儿，3 月龄。因哭闹时脐部隆起就医，诊断为脐疝。患儿家长很是担心。护士对家长进行健康教育，**不妥**的是

A．解释脐疝的发病原因及临床特点

B．嘱其保持患儿排便通畅，防止便秘

C．疝块还纳后局部可用大于脐环并外包纱布的硬币压迫

D．建议尽早手术治疗

E．定期来院复查

4．患者男，25 岁。在硬膜外麻醉下行左腹股沟斜疝修补术。恰当的术后饮食护理是

A．术后应禁食 48 小时

B．术后即进普食

C．术后应胃肠减压

D．术后应静脉供给营养 3 天

E．若术后 6 小时无恶心即可进流食

5．患者男，65 岁。发现右腹股沟内侧包块 3 年余。3 天前腹股沟包块增大变硬，不能还纳，伴剧烈疼痛，8 小时前疼痛有所缓解，但出现发热。患者最可能出现了

A．易复性疝

B．难复性疝

C．嵌顿性疝

D．绞窄性疝

E．急性阑尾炎

（6～9题共用题干）

患者男，50岁。慢性便秘多年。近半年来站立时发现阴囊出现肿块，平卧时可还纳，入院诊断为腹股沟斜疝，拟行手术治疗

6. 对患者的术前护理措施**不妥**的是
A. 应积极消除患者的便秘
B. 按下腹部手术备皮范围进行皮肤准备
C. 用肥皂水灌肠，清洁肠道
D. 术晨应置胃管
E. 入手术室前应膀胱排空

7. 术毕患者回病房，护士为其采取平卧位，腘窝部垫枕，其主要目的是
A. 缓解张力，以利愈合
B. 减轻术后头痛
C. 防止复发和感染
D. 减轻切口疼痛及渗血
E. 减少阴囊血肿的发生

8. 术后为预防阴囊血肿，对患者采取的主要措施为
A. 仰卧位
B. 保持敷料清洁、干燥
C. 托起阴囊、伤口沙袋压迫
D. 应用抗生素
E. 不可过早下床活动

9. 可有效防止患者术后复发的措施是
A. 治疗便秘
B. 备皮
C. 利尿
D. 短期禁食
E. 长期服镇痛药

（10～11题共用题干）

患者男，62岁。5年来站立、咳嗽时反复出现左侧腹股沟肿块，呈梨形，平卧可消失，12小时前搬家具时肿块增大，有明显疼痛，平卧和手推均不能回纳，肛门停止排便排气，诊断为腹外疝入院治疗。

10. 该患者最合适的治疗措施是
A. 立即手术
B. 手法复位
C. 药物镇痛
D. 平卧观察
E. 抗生素治疗

11. 患者治疗后即将出院，护士给予指导，其中**不正确**的是
A. 出院后3个月内避免重体力劳动
B. 减少和消除引起腹外疝复发的因素
C. 调整饮食习惯，保持排便通畅
D. 定期随访，疝复发时可在家中观察
E. 注意避免增加腹内压的动作，如剧烈咳嗽等

答案与解析

1. A。腹股沟斜疝出院指导：①出院后注意适当休息，逐渐增加活动量，3个月内避免参加重体力劳动或提举重物，故B、C错；②保持排便通畅，多饮水，多吃蔬菜等粗纤维素食物，养成定时排便的习惯，以防便秘发生，故D错；③积极预防和治疗相关疾病，如肺部疾病、前列腺肥大等；④注意避免腹内压升高的因素，如剧烈咳嗽、用力排便等，故A对；⑤遵医嘱按时服药，定期复查，若疝复发，应及早治疗，故E错。故选A。

2. C。该患者因疝块反复突出影响工作和生活，因而感到焦虑不安。

3. D。临床发现未闭锁的脐环迟至2岁时多自行闭锁，因此除了脐疝嵌顿或穿破等紧急情况外，小儿2岁之前均采取非手术治疗。故本题选D。

4. E。术后6～12小时，若无恶心、呕吐，可进流食，次日可进软食或普食，行肠切除吻合术者应禁食，肠功能恢复后可进食。故本题选E。

5. D。绞窄性疝可在肠袢坏死穿孔时疼痛，因疝块压力骤降而暂时缓解，但疼痛减轻肿

块存在并非病情好转，绞窄时间长的患者由于疝内容物发生感染，可引起急性炎症，甚至脓毒症。题干中疼痛缓解但出现发热的情况就是绞窄性疝的特征。故选 D。

6．B。疝修补术前半小时完成阴囊及会阴部的皮肤准备，并不是按照下腹部手术备皮范围进行备皮。故本题选 B。

7．A。腹股沟疝手术后早期取平卧位，膝下垫一软枕，使髋关节微屈，以降低腹股沟区切口张力和减少腹腔内压力，利于切口愈合和减轻切口疼痛。故本题选 A。

8．C。因阴囊比较松弛、位置低，渗血渗液易集聚于此。为避免阴囊内积血、积液和促进淋巴回流，术后可用丁字带托起阴囊，并密切观察阴囊肿胀情况，故本题选 C。

9．A。腹壁强度降低和腹内压升高是腹外疝发病的两个主要原因，长期便秘容易导致腹内压升高，导致腹外疝复发，故本题选 A。

10．A。患者左侧腹股沟出现肿块，呈梨形，平卧和手推均不能回纳，肛门停止排便排气，可以推断患者发生嵌顿性腹股沟斜疝，嵌顿性疝原则上应紧急手术，以解除肠梗阻，防止内容物坏死，故本题选 A。

11．D。A、C、E 选项为消除引起腹压增高的因素。术后出院患者应定期随访，若疝复发，应及早到医院就诊，故本题选 D。

十、痔病人的护理

1．内痔的主要表现是
A．肛门不适
B．排便时无痛性间歇性出血
C．肛门环状肿物
D．肛周红肿
E．有脓液流出

（2～4 题共用题干）

　　患者男，51 岁。反复出现排便后肛门疼痛，时有瘙痒 4 年余，站立或行走过久时肿胀感，昨日突发便后肛门剧烈疼痛，咳嗽时疼痛加剧。体格检查：见肛门处有一紫红色肿块，有触痛感，直径约 2cm。

2．最可能的诊断是
A．直肠息肉脱出
B．血栓性外痔
C．肛管周围脓肿
D．内痔并发感染
E．肛裂

3．【假设信息】患者行手术治疗，术后正确的护理措施是
A．术后 48 小时内控制排便
B．术后当天下床活动
C．术后当天可进普食
D．术后尽量减少或不使用镇痛药
E．术后每天用 1∶500 的高锰酸钾溶液坐浴

4．患者术后**不会**出现的情况是
A．伤口出血
B．尿潴留
C．肛门疼痛
D．伤口渗血
E．肠粘连

答案与解析

1．B。内痔的主要临床表现是便血及痔块脱出。其便血的特点是无痛性间歇性便后出血。故本题选 B。

2．B。血栓性外痔，表现为疼痛剧烈，排便、咳嗽时加剧，可在肛周看见暗紫色椭圆形肿物，表面皮肤水肿、质硬、压痛明显，该患者表现同血栓性外痔表现相一致，故本题选 B。

3．A。术后 24 小时内可在床上活动，24 小时后可适当下床活动；术后 1～2 日应以无渣或少渣流食、半流食为主；判断术后疼痛原因，给予相应处理，如使用镇痛药、去除多余辅料等；为保持肛门周围皮肤清洁，便后使用 1∶5000 的高锰酸钾溶液坐浴；术后 48 小时内控制排便，促进切口愈合，故本题

选 A。

4．E。术后容易因止血不彻底、用力排便等导致创面渗血，出血；因手术、麻醉刺激等原因可造成术后尿潴留；由于肛周末梢神经丰富，粪便的刺激导致肛门疼痛；而肠粘连多见于胃肠道手术后，故本题选 E。

十一、肛瘘病人的护理

1．引起肛瘘最常见的原发病是
A．痔疮
B．直肠息肉
C．肛裂
D．直肠肌管周围脓肿
E．直肠癌

2．患者女，29 岁。因肛瘘行瘘管术，护士指导患者最合适的术后卧位是
A．侧卧位
B．平卧位
C．半坐位
D．头低足高位
E．中凹位

3．患者男，27 岁。肛瘘切除术后。护士的健康教育**不正确**的是
A．多饮水
B．保持排便通畅
C．可以适当进食辛辣饮食
D．保持肛门清洁
E．适当加强体育锻炼

答案与解析

1．D。大多数肛瘘由直肠肌管周围脓肿发展而来，脓肿破溃-假性愈合反复发生是肛瘘的特点，故本题选 D。
2．A。肛瘘行瘘管术后应采取侧卧位，其余卧位皆可能压迫伤口。
3．C。肛瘘切除术后给予清淡、易消化食物，

保持排便通畅。辛辣饮食具有刺激性，不利于术后切口恢复。故本题选 C。

十二、直肠肛管周围脓肿病人的护理

1．有关直肠肛管周围脓肿的叙述，**错误**的是
A．多由肛腺或肛窦感染引起
B．肛门周围脓肿最多见
C．坐骨直肠窝脓肿很少见
D．骨盆直肠窝脓肿全身中毒症状明显
E．一旦脓肿形成应及时切开引流

2．患者女，19 岁。肛管直肠手术后医嘱高锰酸钾坐浴。**不正确**的坐浴方法是
A．坐浴盆用前应消毒
B．高锰酸钾溶液浓度为 1∶5000
C．坐浴时间 20 分钟
D．水温 30～32℃
E．感觉头晕不适立即停止坐浴

3．患者男，55 岁。肛门常有瘙痒不适，少量便血。护士指导其温水坐浴的水温是
A．32～35℃
B．37～39℃
C．40～45℃
D．45～49℃
E．50～56℃

4．患者男，23 岁。直肠肛管周围脓肿切开引流术后 3 天，在饮食指导中**错误**的是
A．多饮水
B．均衡饮食
C．少吃水果、蔬菜
D．避免辛辣食物
E．避免油炸食物

5．患者男，25 岁。1 周前肛门周围持续性跳痛，皮肤红肿，并有局部压痛及波动感，诊断为肛门周围脓肿，行手术治疗，并应用抗生素。选择抗生素的方法，正确的是
A．对革兰阳性菌有效的抗生素

B. 对厌氧菌有效的抗生素

C. 对金黄色葡萄球菌有效的抗生素

D. 对革兰阴性杆菌和厌氧菌有效的抗生素，宜联合用药

E. 对铜绿假单胞菌有效的抗生素

（6～7 题共用题干）

患者男，43 岁。肛周肿痛 4 天，肛门左侧皮肤发红并伴疼痛，以坐时及排便时明显。2 天前加剧并局部肿胀，无畏寒、发热。体格检查：胸膝位肛门 11 点位置处见局部肿胀，约 2cm×2cm，有脓头，周围皮肤发红，波动感（＋）。

6. 引起该病的最常见原因是

A. 外伤

B. 肛周皮肤感染

C. 肛腺感染

D. 痔行药物注射治疗后

E. 血栓性外痔剥离术后

7. 该患者目前的主要护理诊断为

A. 体温过高

B. 疼痛

C. 皮肤完整性受损

D. 便秘

E. 个人应对无效

答案与解析

1. C。直肠肛管周围脓肿中，肛门周围脓肿最多见，坐骨直肠窝脓肿较为多见，骨盆直肠窝脓肿少见。故本题选 C。

2. D。温水坐浴必要时用 1∶5000 高锰酸钾溶液 3000ml，控制温度在 43～46℃，每日 2～3 次，每次 20～30 分钟，以预防病情进展及并发症，故本题选 D。

3. C。温水坐浴时控制温度在 43～46℃，每日 2～3 次，每次 20～30 分钟，以预防病情进展及并发症，故本题选 C。

4. C。脓肿切开引流术后患者应多饮水，摄入有助于排便的食物，多食水果、蔬菜等，忌食辛辣刺激食物，故本题选 C。

5. A。肛门周围脓肿很可能由肠道细菌诱发，宜使用对革兰阳性菌有效的抗生素，有条件的可以对脓液进行药敏试验，根据试验结果选择适当抗生素。故选 A。

6. C。由题干可知患者发生了直肠肛管周围脓肿，绝大多数直肠肛管周围脓肿源于肛腺感染，少数可继发于外伤、肛裂或痔疮药物注射治疗等。故本题选 C。

7. B。根据病情，患者肛周肿痛 4 天，肛门左侧皮肤发红并伴疼痛，所以目前的主要护理诊断是肛周肿痛。故本题选 B。

十三、肝硬化病人的护理

1. 肝硬化合并上消化道大出血经止血后常并发

A. 癌变

B. 窒息

C. 肝性脑病

D. 感染

E. 黄疸

2. 严重肝病患者手术前，最需要补充的维生素是

A. 维生素 A

B. 维生素 B

C. 维生素 C

D. 维生素 K

E. 维生素 E

3. 门静脉系与腔静脉系之间最主要的交通支是

A. 直肠下段肛管交通支

B. 前腹壁交通支

C. 腹膜后交通支

D. 胃底、食管下段交通支

E. 肠系膜交通支

4. 肝硬化腹水患者每日钠的摄入量宜控制在

A. 1.2～2.0g

B. 2.5～3.0g

C. 3.5～4.0g

D. 4.5～5.0g

E. 5.0～7.5g

5. 关于肝硬化门脉高压患者的临床表现，**错误**的叙述是

A. 早期可出现脾大，脾功能亢进

B. 全身无出血倾向

C. 可出现黄疸、蜘蛛痣、腹壁静脉曲张等

D. 腹部膨隆，可出现腹水

E. 可有食管胃底静脉曲张

6. 以假小叶形成为主要病理改变的疾病是

A. 慢性肝淤血

B. 弥漫型肝癌

C. 急性重型肝炎

D. 肝硬化

E. 亚急性重型肝炎

7. 肝硬化失代偿期患者最常见的并发症是

A. 电解质紊乱

B. 肝性脑病

C. 原发性肝癌

D. 肝肾综合征

E. 上消化道出血

8. 评估肝硬化患者有无腹水的最佳方法是

A. 问诊

B. 叩诊

C. 听诊

D. 触诊

E. 视诊

9. 患者男，50岁。因严重肝硬化伴门静脉高压症进行脾肾分流术。出院时进行预防上消化道出血的健康指导，最重要的是

A. 继续卧床休息

B. 低蛋白质低脂肪饮食

C. 选择细软不烫食物

D. 服用护肝药物

E. 应用维生素K

10. 患者男，50岁。患肝硬化入院，自诉"皮肤瘙痒，睡觉的时候会把皮肤挠破"，皮肤瘙痒的原因最可能是

A. 叶酸缺乏

B. 凝血时间延长

C. 胆红素水平升高

D. 高钾血症

E. 低蛋白血症

11. 患者男，40岁。患酒精性肝硬化入院。护士对其生活方式和行为的指导中，最重要的是

A. 避免过度劳累

B. 适量饮酒

C. 戒酒

D. 服用解酒护肝药

E. 低脂肪饮食

12. 患者男，48岁。肝硬化病史5年。体格检查：腹部膨隆，腹壁皮肤紧张发亮，脐周可见静脉纡曲。患者腹壁膨隆的最可能原因是

A. 肝大

B. 脾大

C. 大量腹水

D. 腹腔积气

E. 腹腔肿瘤

13. 患者男，56岁。肝硬化腹水，在放腹水的过程中突然出现昏迷，首先采取的措施是

A. 吸氧

B. 头部降温

C. 停止放腹水

D. 补充血容量

E. 保持呼吸道通畅

（14～16题共用题干）

患者男，50岁。肝硬化5年。中午进食后突然呕血，色暗红，量约350ml，急诊入

院。体格检查：神志清，体温 37.5℃，脉搏每分钟 120 次，血压 90/60mmHg。患者情绪高度紧张，诉说有濒死的感觉，经抢救，患者病情平稳后行门体分流术。

14．入院时，患者主要的心理问题是

A．抑郁

B．恐惧

C．焦虑

D．淡漠

E．悲哀

15．患者入院后采取的处理措施中不正确的是

A．输液、输血

B．应用保肝药物

C．静脉止血药物的应用

D．三腔二囊管压迫止血

E．应用肥皂水灌肠

16．分流术后 24 小时内应指导患者采取的卧位是

A．半坐卧位

B．俯卧位

C．平卧位

D．中凹位

E．头低足高位

答案与解析

1．C。上消化道出血是肝硬化最常见的并发症，突然大量的呕血和黑粪，由于食管下段或胃底静脉曲张破裂出血所致，可导致出血性休克或诱发肝性脑病。

2．D。肝具有凝血功能，其储存的维生素 K 对凝血酶原和部分凝血因子的合成必不可少，所以严重肝病患者手术前，最需要补充的维生素是维生素 K。故本题选 D。

3．D。门静脉系与腔静脉系之间存在 4 组交通支：①胃底、食管下段交通支，临床上最重要；②直肠下段肛管交通支；③前腹壁交通支；④腹膜后交通支，故本题选 D。

4．A。肝硬化腹水患者应限制钠的摄入（食盐每日 1.5～2.0g），进水量限制在每日 1000ml 左右，故本题选 A。

5．B。肝硬化失代偿期患者可有全身出血倾向和贫血。可因凝血功能障碍，出现鼻出血、牙龈出血、皮肤紫癜，女性常有月经量过多。病人可有不同程度的贫血。故选 B。

6．D。肝硬化病理特点为广泛的肝细胞变性坏死、再生结节形成、纤维组织增生，正常肝小叶结构破坏和假小叶形成。故本题选 D。

7．E。上消化道出血是肝硬化失代偿期患者最常见的并发症，肝性脑病是肝硬化失代偿期患者最严重的并发症。故本题选 E。

8．B。肝硬化患者大量腹水时，其叩诊的特点是移动性鼓、浊音，左侧卧位时，左侧浊音右腹鼓音，右侧卧位时右腹浊音左腹鼓音。所以叩诊是肝硬化患者评估有无腹水的最佳方法。故选 B。

9．C。上消化道出血是肝硬化最常见的并发症，常在咳嗽、负重等使腹内压突然升高，或因粗糙食物机械损伤时，引起大量呕血和黑粪，因此患者应注意食物的控制，选择细软不烫食物，故本题选 C。

10．C。肝硬化患者由于肝功能受损，胆红素水平会升高，表现为黄疸、皮肤瘙痒等，故本题选 C。

11．C。患者因酒精性肝硬化入院，主要为长期大量饮酒所致，针对病因，应让患者戒酒，故本题选 C。

12．C。肝硬化失代偿期表现为肝功能减退和门静脉高压，门静脉高压的三大临床表现是脾大、侧支循环的建立和腹水。该患者腹部膨隆，腹壁皮肤紧张发亮，脐周可见静脉纡曲，可见大量腹水，故本题选 C。

13．C。肝硬化腹水患者大量放腹水过程中突然出现昏迷，应立即停止放腹水，监测血清电解质和酸碱度的变化，防止肝性脑病、肝肾综合征的发生，故本题选 C。

14．B。患者情绪高度紧张，诉说有濒死的感觉，表明患者对疾病很恐惧，担心疾病预后，故选 B。

15. E。肝硬化患者为保持肠道通畅，及时清除肠道内积血，防止便秘，可口服硫酸镁溶液导泻或酸性液灌肠。禁忌肥皂水等碱性液灌肠，因为碱性液可促进氨的生成和吸收，诱发或加重肝性脑病，故选 E。

16. C。分流术后 24 小时内，为使血管吻合口保持通畅，取平卧位或低坡半卧位（＜15°），1 周后可逐步下床活动，故选 C。

十四、细菌性肝脓肿病人的护理

1. 发生细菌性肝脓肿时，细菌侵入肝最主要的途径是
A. 肝动脉
B. 门静脉
C. 肝静脉
D. 胆道系统
E. 十二指肠

2. 细菌性肝脓肿最常见的早期症状是
A. 恶心
B. 黄疸
C. 贫血
D. 右上腹肌紧张，局部触痛明显
E. 寒战、高热

答案与解析

1. D。胆道系统是最主要的入侵途径和最常见的病因。胆管结石、胆道蛔虫病等并发急性化脓性胆管炎累及胆总管时，细菌沿胆管上行，感染肝而形成肝脓肿。故本题选 D。

2. E。寒战和高热是细菌性肝脓肿最常见的早期症状，体温 39～40℃，多为弛张热。

十五、肝性脑病病人的护理

1. 肝性脑病患者**禁用**的维生素

A. 维生素 A
B. 维生素 E
C. 维生素 C
D. 维生素 B$_1$
E. 维生素 B$_6$

2. 关于肝性脑病患者饮食护理的叙述，正确的是
A. 每日总热量以脂肪为主
B. 血氨偏高者限制蛋白质摄入
C. 病情好转后主要选择动物蛋白质
D. 控制饮食中维生素 C 的摄入
E. 每日饮水量不少于 2000ml

3. 属于氨中毒引起肝性脑病的主要机制是
A. 氨导致蛋白质代谢障碍
B. 氨干扰脑的能量代谢
C. 氨取代正常神经递质
D. 氨引起神经传导异常
E. 氨使氨基酸代谢不平衡

4. 患者男，75 岁。诊断为肝性脑病入院，为防止患者病情加重，应给予
A. 低脂肪饮食
B. 低蛋白饮食
C. 低嘌呤饮食
D. 低胆固醇饮食
E. 低盐饮食

5. 患者男，临床诊断为肝性脑病昏迷前期。下列对于该患者**不宜**食用的食物是
A. 肉末蛋羹、拌菠菜
B. 豆腐脑、什锦菜
C. 果汁、蛋糕
D. 炒米饭、蘑菇汤
E. 稀饭、烧饼

6. 患者男，52 岁。确诊为肝性脑病，现给予乳果糖口服，目的是为了
A. 导泻
B. 酸化肠道

C．抑制肠菌生长

D．补充能量

E．保肝

7．患者女，60 岁。肝硬化 10 年伴大量腹水，现昏迷急诊平车入院。该患者应安置的体位是

A．中凹卧位，头偏向一侧

B．半卧位，头下加枕

C．俯卧位，膝下垫枕

D．左侧卧位，头下加枕

E．仰卧位，头偏向一侧

（8～9 题共用题干）

　　患者男，50 岁。因"神志不清、行为异常 5 天，昏迷 1 天"入院，既往有肝硬化病史 8 年。体格检查：呼之不应，压眶反射无反应。皮肤可见蜘蛛痣。实验室检查：血氨 145μg/dl。脑电图显示 δ 波每秒 3 次；诊断为肝硬化、肝性脑病。

8．患者入院后制定的护理措施**不恰当**的是

A．取仰卧位，头偏向一侧

B．鼻饲 25% 葡萄糖供给热量

C．如有便秘及时用肥皂水灌肠

D．每日入液量以尿量加 1000ml 为标准

E．必要时使用约束带

9．患者经积极治疗后好转，神志清醒，此时适宜的饮食是

A．绝对禁食蛋白质饮食

B．限制糖类的摄入

C．逐步增加蛋白质饮食，以植物蛋白质为主

D．逐步增加蛋白质饮食，以动物蛋白质为主

E．增加脂肪的摄入，以保证热量的供给

答案与解析

1．E。肝性脑病患者不宜用维生素 B6，因其可使多巴在外周神经处转为多巴胺，影响多巴进入脑组织，减少中枢神经系统的正常传导递质。故本题选 E。

2．B。肝性脑病患者每日总热量应以糖类为主，A 错误；病情好转后主要选择植物蛋白，因为植物蛋白含甲硫氨酸、芳香族氨基酸较少，含支链氨基酸较多，C 错误；不宜用维生素 B6，不限制维生素 C，D 错误；每日入液总量以不超过 2500ml 为宜，肝硬化腹水患者一般以尿量加 1000ml 为标准控制入液量，E 错误；蛋白质可在肠道转化为氨，再进入血液使血氨升高，所以血氨偏高者应限制蛋白质摄入，故本题选 B。

3．B。氨对中枢神经系统的毒性作用：①干扰脑细胞三羧酸循环，使大脑的能量供应不足，故 B 正确；②增加了脑对中性氨基酸如酪氨酸、苯丙氨酸、色氨酸的摄取；③脑内氨浓度升高，星形胶质细胞合成谷氨酰胺增加，是肝性脑病脑水肿发生的主要原因；④氨还可以直接干扰神经的电活动。故本题选 B。

4．B。肝性脑病患者为减少肠内毒物的生成和吸收，应减少或临时停止蛋白质饮食。故本题选 B。

5．A。肝性脑病患者应限制蛋白质摄入，摄入量为 1～1.5g/（kg•d），最好选择植物和奶制品蛋白。肉末蛋羹为动物蛋白，不宜食用，故本题选 A。

6．B。乳果糖在结肠中被消化道菌群转化成低分子量有机酸，导致肠道内 pH 下降，并通过渗透作用增加结肠内容量。在肝性脑病，上述作用促进肠道嗜酸菌（如乳酸杆菌）的生长，抑制蛋白分解菌；促进肠内容物的酸化从而使氨转变为离子状态；降低结肠 pH 并发挥渗透效应导泻；刺激细菌利用氨进行蛋白合成，改善氮代谢。

7．B。肝硬化大量腹水者应取半卧位，以使膈肌下移，有利于呼吸运动，减轻呼吸困难和心悸，故本题选 B。

8．C。肝性脑病患者忌用肥皂水灌肠，因为肥皂水为碱性，可使肠道产生更多游离的 NH3，弥散入血后能透过血脑屏障，加剧病情。可用生理盐水或弱酸性溶液（如稀醋酸

液）灌肠。故本题选 C。

9. C。大多数肝硬化患者存在营养不良，长时间限制蛋白质饮食会加重营养不良的程度。当病情好转后，可逐步增加蛋白质饮食，植物和奶制品蛋白优于动物蛋白，因为植物蛋白含甲硫氨酸、芳香族氨基酸较少，含支链氨基酸较多，还可提供纤维素，有利于维护结肠的正常菌群及酸化肠道。故本题选 C。

十六、胆道感染病人的护理

1. 查科（Charcot）三联征是指
A. 腹痛、恶心、高热
B. 恶心、腹胀、寒战
C. 腹痛、腹胀、寒战高热
D. 腹痛、黄疸、恶心
E. 腹痛、寒战高热、黄疸

2. 对急性胆囊炎患者进行腹部触诊，最常见的压痛点在

A. A
B. B
C. C
D. D
E. E

答案与解析

1. E。肝外胆管结石患者平时无症状或仅有上腹不适，当结石阻塞胆道并继发感染，引起急性胆管炎时，可表现为典型的查科

（Charcot）三联征，即腹痛、寒战与高热及黄疸。故本题选 E。

2. A。急性胆囊炎患者右上腹可有不同程度的压痛或叩痛。将左手压于右上肋下缘（对应图中 A 点），嘱患者腹式呼吸，如出现突然吸气暂停称为 Murphy 征阳性，是急性胆囊炎的典型体征。故本题选 A。

十七、胆道蛔虫病病人的护理

1. 胆道蛔虫病的临床特点是
A. 阵发性"钻顶样"剧烈绞痛
B. 剑突下左侧深压痛
C. 剧烈呕吐蛔虫
D. 畏寒，高热
E. 肝大并具有压痛

2. 患儿男，13 岁。以"胆道蛔虫病"入院治疗，经解痉镇痛后病情缓解，给予驱虫药哌嗪治疗，指导患儿正确服用驱虫药的时间为
A. 清晨空腹或晚上临睡前
B. 进餐时服用
C. 餐前半小时
D. 餐后 1 小时
E. 腹痛时

3. 患儿女，10 岁。突发腹部钻顶样疼痛 2 小时来院。大汗淋漓，辗转不安，疼痛停止时又平息如常。体格检查：剑突偏右方有压痛，无腹肌紧张及反跳痛。为明确诊断，应采取的检查是
A. 腹部超声
B. ERCP
C. 右上腹 X 线片
D. 测血清淀粉酶
E. 十二指肠引流液检查

4. 患儿女，10 岁。剑突下突发阵发性"钻顶样"剧烈腹痛 3 小时，呕出一条蛔虫，患儿立即全身发抖，双目紧闭，面色苍白，体格检查不配合。患儿的主要心理反应为

A. 焦虑

B. 自卑

C. 孤独

D. 恐惧

E. 绝望

答案与解析

1. A。胆道蛔虫病的临床特点是突发剑突下方钻顶样绞痛，其余选项也为胆道蛔虫病的临床表现，但阵发性"钻顶样"剧烈绞痛为特征性表现。

2. A。驱虫药应于清晨空腹或晚上临睡前服用，以发挥最佳药效，服药后注意观察粪便中是否有蛔虫排出。故本题选 A。

3. A。患儿突发腹部钻顶样疼痛，剑突偏右方有压痛，提示为胆道蛔虫病。影像学检查中超声为首选方法，可显示蛔虫体影。ERCP 可用于检查胆总管下段的蛔虫，不是首选方法。故本题选 A。

4. D。患儿剑突下突发阵发性"钻顶样"剧烈腹痛 3 小时，呕出 1 条蛔虫，提示为胆道蛔虫病。患儿全身发抖，双目紧闭，面色苍白，为看见呕吐物中蛔虫后产生强烈的恐惧感，此时应注重患儿的心理护理。故本题选 D。

十八、胆石症病人的护理

1. 患者男，54 岁。胆囊结石，明天即将做胆囊切除术，护士应首选下列哪个主题与患者交谈

A. 吸烟的危害

B. 规律饮食的重要性

C. 鼓励患者战胜疾病

D. 术前健康指导

E. 镇痛的方法

2. 患者女，40 岁。行胆总管切开取石+T 管引流术，术后第 5 天 T 管引流量为 1000ml/d，提示可能发生

A. 胆总管下段梗阻

B. 胆汁量正常

C. 胆汁量偏少

D. 肠液反流

E. 肝总管上段梗阻

3. 患者男，37 岁。因胆石症入院行胆囊切除术、胆总管切开术，术中放置 T 管。护士向患者家属解释时，应说明使用 T 管的首要目的是

A. 引流胆汁和减压

B. 促进伤口引流

C. 提供冲洗胆道的途径

D. 阻止胆汁进入腹膜腔

E. 将胆汁进入十二指肠的量减至最少

4. 拟行胆总管结石切除术的某患者感到焦虑，对于减轻焦虑最为合适的护理措施是

A. 告知患者手术是常规治疗方法

B. 为患者提供其想知道的有关术后信息

C. 告知患者转移注意力以减轻焦虑

D. 强调术后遵从医嘱的重要性

E. 强调术前情绪稳定的重要性

（5～6 题共用题干）

患者女，57 岁。胆总管结石。入院行胆总管切开探查，T 管引流术。

5. 术后针对 T 管引流的护理措施，<u>不妥</u>的是

A. 记录引流胆汁的量、色及性状

B. 每日用生理盐水冲洗 T 管

C. 一般留置 2 周

D. 拔管前经 T 管胆道造影

E. 拔管前夹管观察 1～2 天

6. 若患者出院时仍然不能将 T 管拔除，<u>不妥</u>的出院指导是

A. 穿柔软宽松衣物，以防引流管受压

B. 避免过度劳动，以防牵拉 T 管致脱出

C. 避免淋浴，以防感染发生

D. 更换引流袋注意消毒连接口

E. 出现引流异常或管道脱出应及时就诊

答案与解析

1．D。患者明天即将做胆囊切除术，护士首先应进行术前的健康教育：①合理饮食，进食低脂肪饮食，以防诱发急性胆囊炎而影响手术；②嘱患者用肥皂水清洗脐部；③进行呼吸功能锻炼；④避免感冒，戒烟，以减少呼吸道分泌物，利于术后早日康复。故本题选 D。

2．A。胆道术后胆汁引流一般每天 300～700ml，术后 24 小时内引流量为 300～500ml，恢复饮食后可增至每日 600～700ml，以后逐渐减少至每日 200ml 左右。若引流量过多，提示胆道下端有梗阻的可能；如引流液浑浊，应考虑结石残留或胆管炎症未被控制。

3．A。胆总管切开术中放置 T 管目的：①引流胆汁和减压，防止胆汁排出受阻，导致胆总管内压力增高、胆汁外漏引起腹膜炎；②引流残余结石，使胆道内残余结石，尤其是泥沙样结石通过 T 管排出体外；亦可经 T 管行造影或胆道镜检查、取石；③支撑胆道，防止胆总管切开处粘连、瘢痕狭窄等导致管腔变小。故本题选 A。

4．B。焦虑是术前常有的心理反应，主要是由于患者对手术不了解，担心疼痛及预后。要纠正其心理错误认知应该加强健康教育，使患者及其家属对术后康复知识有一定的掌握，从而减轻焦虑。这里用到的是护理心理学中艾利斯的情绪 ABC 理论。故本题选 B。

5．B。T 管引流应保持通畅，防止引流管扭曲、折叠、受压。引流液中有血凝块、絮状物、泥沙样结石时要经常挤捏，防止管道堵塞。必要时用生理盐水低压冲洗或用 50ml 注射器负压抽吸，用力要适宜，以防引起胆管出血，而不是用生理盐水简单冲洗，故本题选 B。

6．C。带 T 管出院的指导：①穿宽松柔软的衣服，以防管道受压，A 正确；②避免提举重物或过度活动，以免牵拉 T 管导致管道脱出，B 正确；③淋浴时，可用塑料薄膜覆盖引流管处，以防感染，C 不妥；④长期带管者，定期更换引流袋，更换时严格执行无菌操作，D 正确；⑤出现引流异常或管道脱出时，及时就诊，E 正确。故本题选 C。

十九、急性胰腺炎病人的护理

1. 以下**不符合**急性胰腺炎腹痛特点的是
A. 刀割痛或绞痛
B. 进食后疼痛缓解
C. 向腰背部呈带状性放射
D. 位于中上腹
E. 可阵发性加剧

2. 怀疑急性胰腺炎时，首选的检查项目是
A. 血钾
B. 血肌酐
C. 血淀粉酶
D. 血尿酸
E. 血白细胞计数

3. 护士查房时观察到某急性胰腺炎患者偶有阵发性的肌肉抽搐，最可能的原因是
A. 低钙反应
B. 疼痛反应
C. 营养失调导致
D. 精神高度紧张导致
E. 使用哌替啶后的正常反应

4. 为急性胰腺炎患者解痉镇痛时，**不能**使用的药品是
A. 山莨菪碱
B. 吗啡
C. 阿托品
D. 哌替啶
E. 普鲁本辛

5. 为缓解疼痛，急性胰腺炎患者可采取的

体位是

A. 仰卧位

B. 俯卧位

C. 弯腰屈膝侧卧位

D. 半坐卧位

E. 仰卧屈膝位

6. 患者男，40 岁。饱餐饮酒后出现上腹持续性剧痛并向左肩、腰背部放射，诊断为急性胰腺炎，经住院保守治疗后好转，现准备出院，护士给患者的饮食建议中**不妥**的是

A. 暴饮暴食

B. 热量充足、禁酒类饮料

C. 清淡饮食

D. 清淡饮食，允许少量饮酒

E. 适量蛋白，禁酒类饮料

7. 患者男，45 岁。患急性胰腺炎入院，经非手术治疗病情好转准备出院。下列患者的陈述中，提示患者对自身保健原则理解**有误**的是

A. "我每天饭量要减少，分四五次吃"

B. "我要少吃油腻的食物"

C. "每天一杯红酒有助于我康复"

D. "我的饮食节律必须规律，食物以蔬菜为主"

E. "我应当检查一下，有胆道的疾病要尽早治疗"

8. 患者男，50 岁。平常嗜烟酒，有胆道结石病史。昨晚饮酒和暴食后，出现左上腹疼痛。最可能的疾病是

A. 胆囊穿孔

B. 胆道阻塞

C. 肝硬化

D. 急性胰腺炎

E. 原发性肝癌

9. 患者女，42 岁。诊断为急性胰腺炎，经治疗后腹痛、呕吐基本消失，开始进食时应

给予

A. 普食

B. 低脂肪低蛋白质流食

C. 高脂肪高蛋白质流食

D. 高脂肪低蛋白质流食

E. 低脂肪高蛋白质饮食

10. 患者女，45 岁。因餐后腹痛住院，拟诊为急性水肿性胰腺炎行非手术治疗。护士告知患者行胃肠减压的主要目的是

A. 减轻腹胀

B. 防止恶心、呕吐

C. 减少胰液分泌

D. 预防感染

E. 防止胰液逆流

11. 某患者因急性胰腺炎拟行急诊手术，下列护理措施**不妥**的是

A. 将备用床改为麻醉床

B. 测量生命体征

C. 通知医师协助体格检查

D. 口渴时少量饮水

E. 评估患者收集资料

12. 患者男，28 岁。酗酒后突发剧烈上腹绞痛 10 小时伴呕吐、冷汗，面色苍白入院。体格检查：体温 39.1℃，脉搏每分钟 110 次，血压 83/60mmHg。上腹部压痛及反跳痛阳性，腹肌紧张，Grey-Turner 征（＋）。实验室检查，血清淀粉酶升高，血钙降低。最可能的诊断是

A. 急性水肿型胰腺炎

B. 出血坏死型胰腺炎

C. 急性胃穿孔

D. 胃溃疡

E. 胆石症

答案与解析

1. B。急性胰腺炎腹痛为突然发作，腹痛剧烈，呈持续性、刀割样疼痛，持续阵发性加

剧。位于上腹正中偏左，严重时两侧腰背部有放射痛，以左侧为主。疼痛多由进食油腻食物、饱餐、过量饮酒等诱发。所以进食后疼痛不会缓解，故本题选 B。

2．C。血清淀粉酶一般在起病后 6～12 小时开始升高，48 小时后开始下降，持续 3～5 天。血清淀粉酶超过正常值 3 倍即可诊断本病。

3．A。急性胰腺炎患者血钙降低与脂肪组织坏死后释放的脂肪酸和钙离子结合，形成钙皂有关。血钙浓度降低后神经肌肉兴奋性会增强，引起肌肉抽搐。故本题选 A。

4．B。禁用吗啡，以防引起 Oddi 括约肌痉挛，加重病情。

5．C。急性胰腺炎腹痛时取弯腰、前倾坐位或屈膝侧卧位。

6．A。急性胰腺炎与暴饮暴食和嗜酒有关。患者应戒酒，避免暴饮暴食。高脂血症引起胰腺炎者，应长期服降脂药，并摄入低脂、清淡饮食。故选 A。

7．C。急性胰腺炎患者为减少诱因，应治疗胆道疾病、戒酒、预防感染、正确服药以预防复发。饮食应避免刺激性强、产气多、高脂肪和高蛋白质食物。"每天一杯红酒"可能会诱使急性胰腺炎复发，C 错误，正确的做法是戒除烟酒。故本题选 C。

8．D。患者有胆道结石病史，饮酒和暴食后出现左上腹疼痛，提示为急性胰腺炎。急性胰腺炎的主要表现和首发症状是腹痛，常在暴饮暴食或酗酒后突然发生，符合该患者的临床表现。故本题选 D。

9．B。急性胰腺炎禁食期间给予肠外营养支持。轻型急性胰腺炎一般 1 周后可开始进食无脂肪低蛋白质流食，并逐渐过渡至低脂饮食。高脂肪或高蛋白会促进胰液分泌，可能导致病情复发。故本题选 B。

10．C。急性胰腺炎禁食及胃肠减压的目的在于减少胃酸分泌，进而减少胰液分泌，以减轻腹痛和腹胀。其主要目的是减少胰液分泌，故本题选 C。

11．D。急性胰腺炎患者应禁食、胃肠减压，目的是减少胰液分泌、防止感染及 MODS 的发生。饮水会刺激胰液分泌，增加胰液对胰腺及周围组织的刺激，是不妥的。故本题选 D。

12．B。由题干中该患者的症状体征可推断出该患者发生了急性胰腺炎，而急性胰腺炎从病理上可分为急性水肿型和急性出血坏死型，出血坏死型患者上腹压痛明显，并发急性腹膜炎时，有反跳痛，且可出现低血钙。故本题选 B。

二十、上消化道大量出血病人的护理

1．某患者因上消化道大量出血伴休克，紧急入院抢救，护士采取的措施中**不妥**的是
A．头低足高卧位
B．暂禁食
C．建立静脉通路
D．迅速交叉配血
E．氧气吸入

2．患者男，50 岁。胃溃疡病史 20 余年，近 1 个月出现腹部疼痛不似以前规律，无恶心、呕吐、体重下降现象。入院检查粪便隐血试验阳性，考虑胃溃疡伴消化道出血。下列生活指导正确的是
A．禁食
B．多喝肉汤
C．高蛋白质高纤维素饮食
D．温热、清淡无刺激性流食
E．增加体育锻炼

答案与解析

1．A。大出血时患者应取平卧位并将下肢略抬高，以保证头部供血，A 错误；急性大出血伴恶心、呕吐者应禁食，B 正确；立即建立静脉通道，配合医师迅速、准确地实施输血、输液、各种止血治疗及用药等抢救措施，C、D

正确；给予吸氧，E 正确。故本题选 A。

2．D。题干中患者表现为消化道出血，护士进行生活指导时，要告知患者避免油腻食物和多渣食物；体育锻炼会增加营养消耗；禁食会加重胃黏膜损伤，所以 A、B、C、E 错误。故本题选 D。

二十一、慢性便秘病人的护理

1．慢性便秘患者最主要的临床表现是

A．缺乏便意、排便艰难

B．腹痛

C．里急后重感

D．恶心、呕吐

E．腹部下坠感

答案与解析

1．A。便秘指排便频率减少，1 周内排便次数少于 2～3 次，排便困难，粪便干结。慢性便秘的主要临床表现为缺乏便意、排便艰难，A 正确；B、C、D、E 4 个选型是腹泻的临床表现，应注意区分。故本题选 A。

二十二、急腹症病人的护理

1．老年急腹症患者的临床特点**不包括**

A．症状不典型

B．体征较轻

C．体温变化不明显

D．白细胞计数显著增高

E．易伴发其他疾病

2．对诊断不明确的急腹症患者禁用泻药的主要原因是

A．易致感染扩散

B．减少肠道蠕动

C．易致血压下降

D．影响肠道消化吸收

E．易致水、电解质失衡

3．急腹症最突出的表现是

A．腹痛

B．败血症

C．休克

D．恶心、呕吐

E．腹泻

4．患者男，45 岁。因大量饮酒后出现上腹部持续疼痛 3 小时来院就诊，为减轻疼痛患者的常见体位是

A．平卧位

B．半卧位

C．头低足高位

D．端坐卧位

E．弯腰屈膝侧卧位

5．患者被汽车撞伤，右上腹剧痛，呼吸每分钟 36 次，脉搏每分钟 100 次，血压 90/65mmHg，诊断不明，**禁用**

A．异丙嗪（非那根）

B．地西泮（安定）

C．6-氨基己酸

D．吗啡

E．苯巴比妥（鲁米那）

6．患者男，25 岁。因外伤被家人送至急诊。体格检查：面色苍白，意识模糊；腹部膨隆，右上腹有一刀刺伤口不断流血，如图所示，该患者最可能受伤的腹腔脏器是

A．肝

B. 脾

C. 胃

D. 胰

E. 结肠

7. 患者男, 30 岁。因反复上腹痛 1 年半加重 3 天入院。护士夜间巡视时, 患者诉上腹痛加剧, 大汗淋漓。此时护士应采取的最有意义的措施是

A. 取半卧位

B. 遵医嘱使用镇痛药

C. 检查腹肌紧张度, 是否有压痛及反跳痛

D. 针灸或热敷

E. 多饮水以减少体液流失

答案与解析

1. D。由于老年人脏器功能减退, 反应能力降低, 体征较轻, 临床表现不典型, 体温有的不升高反而会降低, 合并感染后白细胞计数变化不大, 故本题选 D。

2. A。泻药会加剧肠道蠕动, 使胃肠内容物扩散, 对于急腹症患者易导致感染扩散, 因此对于不明原因的急腹症患者禁用泻药, 故本题选 A。

3. A。急腹症是一类以急性腹痛为主要表现, 必须早期诊断和紧急处理的腹部疾病。恶心、呕吐、腹泻常是伴随症状, D、E 说法错; 败血症和休克是其常见并发症, B、C 错。故本题选 A。

4. E。患者因大量饮酒后出现上腹部持续疼痛, 提示为急性胰腺炎。腹痛时应协助患者取弯腰、前倾坐位或屈膝侧卧位, 以缓解疼痛。故本题选 E。

5. D。急腹症患者诊断未明确者禁用吗啡、哌替啶等镇痛药, 禁热敷, 以免掩盖病情。

6. A。根据患者表现怀疑为内脏出血引起休克, 位置处于右上腹, 有可能是肝破裂出血。脾在左上腹, B 错; 胃位于腹腔左上方, 大部分在左季肋部, C 错; 胰在腹膜后偏左, D 错; 结肠固定于腹后壁, 下腹部, E 错。故本题选 A。

7. C。急腹症在没有明确诊断前, 不能用镇痛药, 以免掩盖病情, B 错误。应禁饮食, 以免增加消化道负担或加重病情, E 错误。急腹症的护理中, 应定时观察腹部症状和体征, 注意腹痛的部位、范围、性质和程度, 有无牵涉性痛、压痛及反跳痛, 如腹部检查见腹膜刺激征出现或加重, 多提示病情恶化, 故选 C。

第4章 呼吸系统疾病病人的护理

一、呼吸系统的解剖生理

1. 在正常情况下,呼吸中枢发出呼吸冲动,依赖于血液中哪种物质浓度变化的刺激

A. 二氧化碳

B. 氧

C. 一氧化氮

D. 碳酸氢根

E. 酸碱度

2. 关于婴儿呼吸系统生理特点的叙述,<u>错误</u>的是

A. 婴儿的呼吸频率较快是正常的

B. 婴儿呼吸节律很规整,若不齐就有严重问题

C. 婴儿呈腹式呼吸

D. 婴儿没有什么呼吸储备,容易出现呼吸衰竭

E. 婴儿气道管径小,容易阻塞

3. 左、右主支气管分叉水平对应的解剖部位是

A. 颈静脉切迹

B. 胸骨柄

C. 胸骨角

D. 胸骨体

E. 剑突

4. <u>不能</u>进行气体交换的部位是

A. 终末细支气管

B. 呼吸性细支气管

C. 肺泡管

D. 肺泡囊

E. 肺泡

答案与解析

1. A。血液中的二氧化碳浓度是维持呼吸中枢兴奋性的主要物质,二氧化碳浓度升高促进呼吸中枢兴奋性增高,二氧化碳浓度降低抑制呼吸中枢兴奋性,故本题选A。

2. B。婴幼儿的肺容量很小,气道管径小,容易阻塞,从而呼吸很容易受到抑制,但其代谢旺盛,需氧量与成年人差不多,为了满足机体需要量通常会通过增加频率来满足,因此呼吸频率快于成年人,A、E 说法对;婴幼儿呼吸中枢发育不完全,对呼吸的调节很差,所以婴幼儿容易出现呼吸节律失常或是间歇性呼吸,甚至呼吸暂停,B 说法错,D 对;孩子在 7 岁以前均为腹式呼吸,C 说法对。故本题选 B。

3. C。胸骨角是重要解剖标志,其平面相当于第 2 肋、支气管分叉、心房上缘和上下纵隔交界及第 5 胸椎水平,故本题选 C。

4. A。终末细支气管属于气体传到气道,不与气体交换,当气体通过终末细支气管后,依次经过呼吸性细支气管、肺泡管、肺泡囊、肺泡急性气体交换,故本题选 A。

二、急性感染性喉炎病人的护理

1. 关于上呼吸道感染患儿发热的护理措施,<u>不正确</u>的是

A. 保持室内温度适宜,空气清新

B. 保证营养和水分的摄入

C. 松解衣被,及时更换汗湿的衣物

D. 体温升至 38℃时,给予乙醇擦浴

E. 注意观察是否有高热惊厥发生

2. 引起细菌性扁桃体炎最多见的病原体是

A. 溶血性链球菌

B. 流感嗜血杆菌

C. 肺炎链球菌

D. 葡萄球菌

E. 克雷伯杆菌

3. 急性上呼吸道感染最常见的病原体是

A. 细菌

B. 病毒

C. 支原体

D. 衣原体

E. 幽门螺杆菌

4. 急性细菌性咽-扁桃体炎有别于其他上呼吸道感染的突出表现是

A. 起病急

B. 发热

C. 咽痛明显

D. 鼻黏膜充血肿胀

E. 颌下淋巴结大

5. 在对 1 例急性上呼吸道感染患者进行有关预防措施指导时，护士的下列说法中，<u>不当</u>的是

A. 避免过度劳累

B. 避免到人多拥挤的场所

C. 保持环境整洁，空气清新

D. 坚持规律体育锻炼

E. 接种疫苗后可产生终身免疫力

6. 患儿女，3 岁。因上呼吸道感染入院。目前出现高热、声嘶、犬吠样咳嗽、吸气性喉鸣。为迅速缓解症状，首选的处理方法是

A. 地塞米松雾化吸入

B. 静脉滴注抗生素

C. 静脉滴注泼尼松

D. 口服化痰药

E. 以呼吸机行机械通气

答案与解析

1. D。上呼吸道感染患儿，体温超过 38.5℃时给予物理降温或药物降温。

2. A。细菌性扁桃体炎的病原体多数为溶血性链球菌，其次为流感嗜血杆菌、肺炎链球菌、葡萄球菌等。

3. B。急性上呼吸道感染有 70%～80% 由病毒引起。

4. C。急性细菌性咽-扁桃体炎区别于其他上呼吸道感染的是其局部症状，咽痛明显。

5. E。急性上呼吸道感染的疾病预防指导包括生活规律、劳逸结合、坚持规律且适当的体育活动，以增强体质，提高抗寒能力和机体的抵抗力。保持室内空气流通，避免受凉、过度疲劳等感染的诱发因素。在高发季节少去人群密集的公共场所。接种疫苗并无终身免疫力。

6. A。根据患儿的症状可以判断患儿为小儿急性喉炎，可使用地塞米松雾化吸入，可控制炎症扩散，缓解呼吸困难，且效果明显。故本题选 A。

三、急性支气管炎病人的护理

1. 慢性支气管炎的最突出症状是

A. 反复发热

B. 反复咳嗽、咳痰

C. 少量咯血

D. 胸部刺痛

E. 间断喘息

2. 患儿女，1 岁。诊断为"急性支气管炎"，近 3 天，咳嗽、咳痰加重。评估患儿痰液黏稠，患儿自己难以咳出。清理患儿呼吸道首先应选用的方法是

A. 继续鼓励患儿咳嗽排痰

B. 少量多次饮水

C. 体位引流

D. 超声雾化吸入

E．负压吸痰

3．患者男，75 岁。因"发热、反复咳嗽并伴有脓性痰液 2 周"入院，诊断为急性支气管炎。易加重病情的药物是

A．可待因

B．溴己新（必嗽平）

C．复方甘草合剂

D．复方氯化铵

E．沐舒坦

（4～5 题共用题干）

患者男，89 岁。患慢性支气管炎 17 年，近 2 周来急性发作入院，患者入院后出现频繁咳嗽、咳痰、痰稠不易咳出。2 分钟前夜班护士发现患者剧烈咳嗽，突然呼吸极度困难，喉部有痰鸣音，表情恐怖，两手乱抓。

4．护士应该判断患者最可能发生了

A．急性心肌梗死

B．患者从噩梦中惊醒

C．出现急性心力衰竭

D．呼吸道痉挛导致缺氧

E．痰液堵塞气道导致窒息

5．此时护士最恰当的处理是

A．立即通知医师

B．给予氧气吸入

C．应用呼吸兴奋药

D．立即清除呼吸道痰液

E．立即配合医师行气管内插管

答案与解析

1．B。慢性支气管炎以咳嗽、咳痰为主要症状，或有喘息，每年发病累计 3 个月，并延续 2 年或以上。

2．D。患儿痰液黏稠，不易咳出，应选择超声雾化吸入，不仅可以稀释痰液，方便痰液咳出，还具有治疗疾病的作用。

3．A。可待因用于剧烈的干咳，且有镇静作

用，但不利于痰液排除，会加重呼吸困难。必嗽平、复方甘草合剂、复方氯化铵、沐舒坦均为祛痰药，不会加重病情。故本题选 A。

4．E。患者痰液黏稠不易咳出，发作时喉部有痰鸣音，呼吸困难及窒息表现，故应考虑为痰液堵塞呼吸道引起的窒息，答案为 E。

5．D。因为患者为痰液堵塞呼吸道引起的窒息，故应立即清除呼吸道痰液，本题选 D。

四、肺炎病人的护理

1．支气管肺炎患儿宜采取的体位是

A．平卧位

B．去枕仰卧位

C．头低足高位

D．头胸抬高位

E．左侧卧位

2．肺炎患者出现高热，其饮食原则<u>不包括</u>

A．高热量

B．高蛋白质

C．高脂肪

D．高维生素

E．多饮水

3．肺炎患者咳大量黄色脓痰，最有可能提示感染的是

A．冠状病毒

B．金黄色葡萄球菌

C．肺炎链球菌

D．肺炎支原体

E．白念珠菌

4．支气管肺炎患儿停用抗生素的时间是抗生素用至体温正常后

A．1～2 天

B．3～4 天

C．5～7 天

D．8～10 天

E．10～15 天

5. <u>不属于</u>肺炎球菌肺炎的病理分期是

A. 充血期

B. 红色肝变期

C. 溃疡期

D. 灰色肝变期

E. 消散期

6. 治疗支原体肺炎的首选抗生素是

A. 大环内酯类

B. β-内酰胺类

C. 氨基糖苷类

D. 喹诺酮类

E. 磺胺类

7. 重症肺炎患儿发生腹胀是由于

A. 低钠血症

B. 消化不良

C. 中毒性肠麻痹

D. 低钾血症

E. 低钙血症

8. 患儿，4 月龄。低热，咳嗽，呼吸急促，呼气延长，双肺可闻及大量哮鸣音及中小水泡音，应诊断为

A. 支气管肺炎

B. 急性支气管肺炎

C. 腺病毒肺炎

D. 毛细支气管炎

E. 金黄色葡萄球菌肺炎

9. 患儿女，8 月龄。因"发热、咳嗽伴气促"就诊，以"肺炎"入院。为防止患儿发生并发症，护士应重点观察

A. 睡眠状况

B. 进食量

C. 大小便次数

D. 心率、呼吸的变化

E. 咳嗽频率及轻重

10. 慢性阻塞性肺疾病急性发作期患者，长期卧床，咳痰无力，为促进排痰，护士给予

胸部叩击，叩击方法中，<u>错误</u>的是

A. 患者取侧卧位

B. 叩击顺序由外向内

C. 叩击顺序由下向上

D. 叩击者的手扇形张开

E. 叩击者的手指向掌心微弯曲

11. 休克型肺炎的患者应用抗生素和补液治疗。提示患者病情好转、血容量已补足的体征<u>不包括</u>

A. 口唇红润

B. 肢端温暖

C. 尿量每小时＞30ml

D. 收缩压＞90mmHg

E. 心率每分钟 120 次

12. 患者男，60 岁。肺癌晚期，表现为极度消瘦，卧床，生活无法自理，由鼻饲管喂食，静脉营养，患者可能出现的下列问题中，发生可能性最大的是

A. 口腔感染

B. 肺部感染

C. 压疮

D. 静脉炎

E. 双下肢血栓

13. 患者男，22 岁。因肺炎链球菌肺炎入院4 天，无家属探视。近 2 天来咳嗽、胸痛加重，患者情绪激动，入睡困难，<u>坐立不安</u>，对待医师、护士不耐烦。患者目前最主要的心理问题是

A. 紧张

B. 恐惧

C. 依赖

D. 焦虑

E. 悲观

14. 6 月龄肺炎患儿，精神不振，食欲差。对该患儿饮食指导<u>错误</u>的是

A. 继续母乳喂养

B. 少量多餐

C. 尽量少饮水

D. 耐心喂养防呛咳

E. 给予营养丰富的半流食

15. 某肺炎球菌性肺炎患者，在应用常规青霉素治疗下，病程延长且退热后又发冷发热，白细胞增高，应首先考虑的是

A. 青霉素剂量不足

B. 支持疗法不力

C. 机体抵抗力差

D. 发生了并发症

E. 细菌产生耐药性

16. 患者女，30 岁。因淋雨受凉 2 日后，出现头痛、咽痛，畏寒。体温 38.0~39.0℃。伴乏力、食欲缺乏，体重下降。该患者目前**不存在**的护理问题是

A. 疼痛：头痛、咽痛，与鼻、咽、喉感染有关

B. 体液过多：与体循环淤血有关

C. 营养失调：低于机体需要量，与食欲缺乏有关

D. 体温过高：与病毒或细菌感染有关

E. 潜在并发症：气管支气管炎，肾小球肾炎

（17~18 题共用题干）

　　患者男，28 岁。外出活动时遇暴雨，淋湿全身，当晚出现全身乏力，全身肌肉酸痛，测体温 39℃，自服"抗病毒冲剂"后效果不佳，凌晨开始感觉胸痛并咳嗽，咳铁锈色痰。

17. 目前该患者最主要的护理问题是

A. 疼痛

B. 清理呼吸道无效

C. 自理能力下降

D. 体温过高

E. 知识缺乏

18. 护士应首先采取的护理措施是

A. 药物镇痛

B. 物理降温

C. 协助生活护理

D. 雾化吸入促进排痰

E. 鼓励多饮水

答案与解析

1. D。应采取有利于肺扩张的体位，如半卧位或是抬高床头 30°~60°，让头、胸抬高，膈肌下移胸腔容量加大，改善呼吸困难。故本题选 D。

2. C。由于高热导致热量消耗增加，饮食上应给予高蛋白质、高热量、高维生素、低脂肪饮食，多饮水，补充由于高热大汗导致的失水，故本题选 C。

3. B。金黄色葡萄球菌感染肺炎，患者痰液可呈黄色脓痰。

4. C。支气管肺炎抗生素一般用至体温正常后的 5~7 天，临床症状、体征消失后 3 天。葡萄球菌性肺炎易复发及产生并发症，体温正常后继续用药 2 周，总疗程 6 周。支原体肺炎至少用药 2~3 周。故本题选 C。

5. C。肺炎球菌性肺炎根据其病理改变可分为四期：充血期、红色肝变期、灰色肝变期、消散期。各期无明确分界，故本题选 C。

6. A。肺炎支原体或衣原体肺炎首选大环内酯类，如红霉素、罗红霉素及阿奇霉素。故本题选 A。

7. C。肺炎是指不同病原体及其他因素（如吸入羊水、过敏等）所引起的肺部炎症，临床以发热、咳嗽、气促、呼吸困难和肺部固定湿啰音为主要表现。但重症肺炎患者可出现循环、消化和神经系统的相应症状，其中消化系统常因发生中毒性肠麻痹而出现严重的腹胀，致使膈肌抬高，呼吸困难加重。故本题正确答案为 C。

8. D。4 月龄的患儿出现呼吸急促，呼气延长，双肺闻及大量哮鸣音，符合毛细支气管炎的临床表现，同时毛细支气管炎多见于 1~6 月龄的小婴儿。

9. D。肺炎严重的并发症是心力衰竭，是导致死亡的主要原因之一，护理时应重点观察患儿呼吸频率及心率变化，当呼吸变快>每分钟 60 次，心率>每分钟 180 次时即为肺炎心力衰竭，应立即抢救，故本题选 D。

10. D。胸部叩击方法：患者侧卧位或在他人协助下取坐位，叩击者两手手指弯曲并拢，使掌侧呈杯状，以手腕力量，从肺底自下而上、由外向内、迅速而有节律地叩击胸壁。手掌并不呈扇形张开，故本题选 D。

11. E。当血容量不足时，机体会代偿性的促使呼吸加深加快，心率变快超过正常，心率每分钟 120 次是休克抑制期的表现，不能提示血容量已不足，故本题选 E。

12. C。患者生活无法自理，无法进行运动，无法保持身体清洁，再加上极度消瘦营养不良，最容易发生压疮。

13. D。患者经过治疗后症状没有好转，对疾病的相关知识缺乏了解，心理也未得到家人的关爱支持，使其焦虑，故本题选 D。

14. C。该肺炎患儿精神不振，食欲差，应继续母乳喂养或提供高蛋白质、高热量、高维生素、易消化的流食或半流食，少量多餐，以提供充足的营养，且应耐心喂养防呛咳。呼吸道疾病患者如无心肺疾病，每天应给予足够的入量以稀释痰液，有利于病情康复。故本题答案为 C。

15. D。肺炎球菌性肺炎在治疗过程中可并发菌血症、心内膜炎、脑膜炎等。菌血症可造成肺以外的感染病灶，包括脓毒性关节炎、心内膜炎、脑膜炎及腹膜炎（腹水患者）。有些患者出现肺部重复感染，表现为在治疗过程中，暂时改善之后又出现发热和新的肺炎性浸润而致病情恶化。故本题正确答案为 D。

16. B。该患者有头痛、咽痛，排除 A；体重下降，排除 C；体温 38.0～39.0℃，排除 D；由题意知该患者可能为肺炎链球菌肺炎，链球菌感染可引起肾炎，排除 E。故本题选 B。

17. D。患者临床表现为乏力、肌肉酸痛、体温高、胸痛咳嗽等。其中体温过高会引起心搏加快、能量消耗、食欲缺乏，重者可危害脏器功能，引起神经系统的功能障碍，可使患者出现烦躁、谵语、幻觉，甚至抽搐，是最重要的护理问题，故选 D。

18. B。护士应首先针对最重要的护理问题"体温过高"采取护理措施。物理降温是简易、有效、安全的降温方法，包括温水擦浴、乙醇擦浴、冰敷等，若物理降温效果不满意，可适当配合药物降温。故本题选 B。

五、支气管扩张病人的护理

1. 支气管扩张的早期病理改变是
A. 柱状扩张
B. 气管扭曲
C. 气管坏死
D. 气管穿孔
E. 空洞形成

2. 为减少支气管扩张患者肺部继发感染和全身中毒症状，最关键的措施是
A. 加强痰液引流
B. 选择广谱抗生素
C. 使用呼吸兴奋药
D. 使用支气管扩张药
E. 注射流感疫苗

3. 患者男，60 岁。患右肺中叶支气管扩张。现患者痰多不易咳出。该患者可能存在的体征是
A. 消瘦、贫血
B. 呼吸运动减弱
C. 局限性哮鸣音
D. 固定而持久的局限性湿啰音
E. 两肺底满布湿啰音

4. 支气管扩张患者出现反复咯血，有窒息的危险，患者最可能出现的心理反应是
A. 抑郁
B. 悲伤

C. 恐惧

D. 愤怒

E. 震惊

5. 患者男，23 岁。患支气管扩张症，间断咯血。近日来因受凉咳大量黄色脓痰入院治疗。医嘱体位引流。护士指导患者做体位引流时，**错误**的是

A. 在饭后 1 小时进行

B. 引流前做生理盐水超声雾化

C. 引流同时做胸部叩击

D. 引流后可给予治疗性雾化吸入

E. 每次引流 15~20 分钟

6. 患者男，55 岁。支气管扩张 20 年，近年来手指末端增生，肥厚，指甲从根部到末端拱形隆起呈槌状。该患者出现这种变化的主要原因是

A. 慢性缺氧

B. 营养不良

C. 反复感染

D. 睡眠不足

E. 运动过量

（7~8 题共用题干）

患者男，65 岁。支气管扩张。今日劳作后出现恶心、胸闷，反复咯血，24 小时出血量约 800ml。

7. 该患者的咯血程度属于

A. 痰中带血丝

B. 微小量咯血

C. 小量咯血

D. 中等量咯血

E. 大量咯血

8. 目前患者饮食应

A. 禁食

B. 流质饮食

C. 半流质饮食

D. 软质饮食

E. 普通饮食

答案与解析

1. A。支气管扩张症是由于呼吸道感染和支气管阻塞后，反复发生支气管炎症、致使支气管壁结构破坏，引起的支气管异常和扩张。支气管扩张症的早期病理改变为气管柱状扩张。故本题选 A。

2. A。支气管扩张患者大量浓痰不易咳出，是加重其肺部感染和造成全身毒血症状的主要原因，要减轻症状，最好的方式是加强痰液引流，促进排痰，故 A 是正确答案。

3. D。患者为右肺中叶支气管扩张，现痰多不易咳出，因肺部痰液集聚，肺部听诊可闻及固定而持久的局限性湿啰音。

4. C。因为患者有窒息的危险，此时最可能的心理反应是恐惧。

5. A。体位引流，根据病变部位、病情和患者状况，每天 1~3 次，每次 15~20 分钟。一般于饭前进行，早晨清醒后立即进行效果最好。

6. A。槌状指可见于多种情况，包括一些心血管系统疾病、肺部疾病及营养障碍性疾病，也可以是先天性的且不伴任何疾病。一般认为槌状指的产生与肢体末端血液循环障碍，导致动脉血氧量不足及血流增快等因素有关，故选 A。

7. E。咯血量每＜100ml 为少量咯血，每日 100~500ml 为中量咯血，每日＞500ml 或 1 次＞300ml 为大量咯血。

8. A。大量咯血患者应绝对卧床休息，禁食。

六、慢性阻塞性肺疾病病人的护理

1. 慢性阻塞性肺气肿的病理改变<u>不包括</u>

A. 肺过度膨胀

B. 外观苍白或灰白

C. 镜检可见肺大疱

D. 肺血供增多

E. 弹力纤维网破坏

2. 最易并发阻塞性肺气肿的疾病是
A. 慢性支气管炎
B. 支气管哮喘
C. 慢性肺脓肿
D. 支气管扩张
E. 肺结核

3. 预防慢性阻塞性肺疾病急性发作的措施**不包括**
A. 戒烟
B. 防止感冒
C. 合理膳食
D. 适当运动
E. 冬季停止一切户外活动

4. 患者男, 65 岁。确诊慢性阻塞性肺疾病多年, 加重 1 周入院, 现痰多不易咳出, 昼睡夜醒, 头痛, 烦躁, 神志恍惚, 最近护理时发现患者神志淡漠, 应考虑
A. 呼吸性碱中毒
B. 痰液堵塞
C. 肺性脑病先兆
D. 休克早期
E. 脑疝先兆

5. 患者男, 75 岁。慢性阻塞性肺病急性发作期, 患者痰多黏稠, 翻身时突然出现面色发绀, 烦躁不安。护士首先应采取的措施是
A. 给患者吸氧
B. 给患者吸痰
C. 协助患者取坐位
D. 指导患者有效咳嗽
E. 湿化气道

6. 患者男, 62 岁。诊断 "COPD, Ⅱ 型呼吸衰竭, 肺性脑病"。护理人员应**避免**使用以下哪项处理措施
A. 持续低流量给氧
B. 静脉滴注抗生素

C. 肌内注射呋塞米
D. 烦躁时使用镇静药
E. 口服解痉平喘类药物

7. 患者男, 80 岁。因慢性阻塞性肺疾病并发感染住院, 患者出现下列哪种表现提示为肺性脑病先兆
A. 瞳孔不等大
B. 心率加快, 血压升高
C. 呼吸急促
D. 烦躁、嗜睡
E. 尿量减少

8. 患者男, 62 岁。因慢性阻塞性肺疾病合并慢性呼吸衰竭入院治疗, 现病情缓解准备出院。在进行出院指导时, 以下**不妥**的是
A. 应适当散步、做操
B. 坚持腹式呼吸锻炼
C. 定时进行深呼吸咳嗽
D. 长期规则服用抗生素
E. 预防受凉感冒

9. 患者女, 65 岁。患有 COPD。患者进行腹式呼吸锻炼时, 正确的方法是
A. 每次进行 30～60 分钟
B. 每分钟 18～20 次
C. 吸气时间短, 呼气时间长
D. 吸气时收腹, 呼气时挺腹
E. 用鼻吸气, 用鼻呼气

10. 患者男, 70 岁。慢性阻塞性肺疾病, 出院后拟进行长期家庭氧疗, 护士应告知患者每日吸氧的时间是**不少于**
A. 5 小时
B. 8 小时
C. 10 小时
D. 12 小时
E. 15 小时

11. 患者女, 80 岁。慢性阻塞性肺疾病 20 余年。今因 "咳嗽, 咳痰加重" 住院, 夜间

因烦躁难以入眠，自服地西泮 5mg 后入睡，晨起呼之不应，呼吸浅促。出现上述表现的最可能原因是

A．地西泮的镇静作用

B．地西泮过敏

C．地西泮抑制呼吸中枢

D．地西泮中毒

E．地西泮的镇咳作用

12．患者女，65 岁。慢性阻塞性肺疾病病史。近年来多次在冬季发生肺炎，为减少患病概率，可以嘱患者在易发病季节

A．注射免疫球蛋白

B．接种卡介苗

C．接种流感疫苗

D．服用抗生素

E．在家中不要外出

（13～14 题共用题干）

患者男，70 岁。因慢性阻塞性肺气肿入院治疗。今晨护理查房时发现患者躁动不安，有幻觉，对自己所处的位置、目前的时间无法做出正确判断。

13．医嘱给予吸氧。最适合该患者的吸氧流量为

A．2L/min

B．4L/min

C．6L/min

D．8L/min

E．10L/min

14．该患者目前的意识状态属于

A．嗜睡

B．意识模糊

C．昏睡

D．浅昏迷

E．深昏迷

（15～16 题共用题干）

患者女，68 岁。慢性阻塞性肺疾病 10

年。因咳嗽、咳痰加重，伴发热、喘息 3 天入院，给予氨茶碱等治疗。

15．对该患者进行胸部评估时，可发现的体征是

A．胸廓不对称隆起

B．呼气延长

C．呼吸频率减慢

D．支气管偏向一侧

E．可闻及湿啰音

16．应用氨茶碱治疗的目的是

A．控制细菌感染

B．减少支气管分泌物

C．稀释痰液

D．舒张支气管平滑肌

E．降低体温

答案与解析

1．D。COPD 的病理改变主要为慢性支气管炎和肺气肿的病理改变。肺气肿的病理改变可见肺过度膨胀，弹性减退。外观灰白或苍白。镜检见肺泡壁变薄，肺泡腔扩大、破裂或形成大疱，血液供应减少，弹力纤维网破坏。故本题选 D。

2．A。COPD 与慢性支气管炎及肺气肿密切相关。当慢性支气管炎和（或）肺气肿患者肺功能检查出现气流受限并且不能完全可逆时，则诊断为 COPD，故本题选 A。

3．E。应当发挥患者的主观能动性，制订个体化锻炼计划，进行腹式呼吸或缩唇呼吸训练等，以及步行、慢跑等体育锻炼，增强体质，提高机体免疫力。潮湿、大风、严寒气候时避免室外活动，冬季也应适当运动。故本题选 E。

4．C。肺性脑病早期会出现意识障碍，出现头痛、烦躁不安、表情淡漠、神志恍惚、精神错乱、嗜睡和昏迷等症状。故本题选 C。

5．B。根据该患者的症状，有呼吸困难导致

缺氧，结合其痰液性状应考虑出现了呼吸道痰液阻塞、应首先采取的措施是吸痰，故本题选 B。

6．D。对呼吸衰竭患者禁用镇静药，因镇静药会抑制呼吸中枢加重呼吸困难，肺性脑病患者用镇静药会加重其脑部症状，故本题选 D。

7．D。肺性脑病早期会出现意识障碍，出现头痛、烦躁不安、表情淡漠、神志恍惚、精神错乱、嗜睡和昏迷等症状。故本题选 D。

8．D。抗生素应在明确有炎症后方可使用，不可预防性使用，长期应用抗生素，易产生耐药性，故本题选 D。

9．C。腹式呼吸时，用鼻吸气，用口呼气，呼吸缓慢而均匀，勿用力呼气，吸气时间短，呼气时间长，吸气与呼气时间比为 1：2 或 1：3。故选 C。

10．E。慢性阻塞性肺部疾病吸氧应给予低流量、低浓度持续吸氧，1～2L/min，浓度不超过 40%，每天 15 小时以上，故本题选 E。

11．C。患者服用地西泮后出现呼之不应，呼吸浅促，是因为地西泮的呼吸抑制作用。

12．A。慢性阻塞性肺疾病患者应当积极预防肺部的感染，题干提到多次在冬季发生肺炎，故应在易发病季节注射免疫球蛋白，提高机体免疫力。

13．A。呼吸困难伴低氧血症者，遵医嘱给予氧疗。一般采用鼻导管持续低流量给氧，氧流量 1～2L/min。故选 A。

14．B。意识的改变分为 2 类：①以觉醒状态改变为主的意识障碍，分为嗜睡、昏睡、昏迷。昏迷又分为浅昏迷、深昏迷，为最严重的意识障碍。②以意识内容改变为主，包括意识模糊、谵妄。意识模糊患者能保持简单的精神活动，但对时间、地点、人物的定向能力发生障碍。故选 B。

15．B。胸廓前后径增大，剑突下胸骨下角增宽（桶状胸），部分患者呼吸变浅，频率增快，严重者可有缩唇呼吸等；触觉语颤减弱。叩诊肺部过清音，心浊音界缩小，肺下界和肝浊音界下降，听诊两肺呼吸音减弱，呼气延长，部分患者可闻及干啰音和（或）湿啰音。故本题选 B。

16．D。药物有支气管扩张药，如口服或吸入 β 受体激动药和 M 受体阻断药、茶碱类口服药和 β 受体激动药与糖皮质激素的联合吸入治疗；氨茶碱具有舒张支气管平滑肌作用，并具有强心、利尿、扩张冠状动脉、兴奋呼吸中枢和呼吸肌作用，所以用于慢阻肺的治疗。故本题选 D。

七、支气管哮喘病人的护理

1．通过兴奋 β2 肾上腺素能受体缓解支气管痉挛的药物是

A．氨茶碱

B．麻黄碱

C．阿托品

D．肾上腺素

E．沙丁胺醇

2．支气管哮喘的主要临床表现是

A．吸气性呼吸困难伴三凹征

B．发作性呼吸困难伴窒息感

C．反复发作带哮鸣音的呼气性呼吸困难

D．带哮鸣音的混合性呼吸困难

E．呼吸困难伴哮鸣音

3．哮喘发生的本质是

A．交感神经兴奋

B．迷走神经兴奋

C．气道反应性降低

D．免疫介导气道慢性炎症

E．β-肾上腺素受体功能低下

4．糖皮质激素用于治疗哮喘的主要作用是

A．降低痰液黏稠度

B．抑制气道炎症反应

C．舒张支气管平滑肌

D．抑制咳嗽中枢

E．兴奋呼吸中枢

5. 某急性发作重度的支气管哮喘患者，其首选药物是
A. 氯茶碱
B. 地塞米松
C. 沙丁胺醇
D. 色甘酸钠
E. 异丙托溴铵

6. 患者女，25 岁。诊断支气管哮喘入院。2 分钟前患者哮喘急性发作。护士应立即协助患者采取的体位是
A. 去枕平卧
B. 中凹卧位
C. 屈膝俯卧位
D. 侧卧位
E. 端坐位

7. 患者男，75 岁。支气管哮喘患者。考虑与该患者哮喘**无关联**的因素是
A. 狗
B. 花草
C. 鸡蛋
D. 散步
E. 虾

8. 患者男，50 岁。因支气管哮喘发作到某医院急诊就诊，因护士操纵不当，快速静脉推注某药后，患者出现头晕、心悸、心律失常、血压剧降。此类药物可能是
A. 沙丁胺醇
B. 氨茶碱
C. 异丙阿托品
D. 地塞米松
E. 色甘酸钠

9. 患者女，55 岁。因发热性胸闷、咳嗽就诊，诊为支气管哮喘。医嘱给予糖皮质激素吸入治疗，下列用药指导中正确的是
A. "吸入激素的主要作用是快速缓解症状。"
B. "如果哮喘症状缓解，即可停止用药。"

C. "吸入激素不会有任何不良反应。"
D. "吸入激素后要漱口。"
E. "如果您要进行运动，可在此前预防性吸入激素。"

10. 患者女，40 岁。毛绒玩具车间工人，有哮喘史 5 年。防止哮喘发作最有效的方法是
A. 脱离变应原
B. 药物治疗
C. 免疫治疗
D. 对症治疗
E. 长期治疗

11. 患者男，45 岁。患有支气管哮喘史 20 余年，每年急性发作数次，经用药治疗后可以缓解。患者在与护士交流时询问：由于自觉症状消失后即停止服药，因此下次发作时是否可以先自行服用上次剩余的药物？护士首先要向患者重点说明的是
A. 应每天定时口服支气管扩张药
B. 需认识到要长期规范治疗哮喘，不得自行停药
C. 鼓励多作运动，锻炼身体
D. 应当寻求医师帮助，及时解决用药问题
E. 应当寻找发病原因，避免复发，以减少用药

12. 患者男，28 岁。患支气管哮喘。经常入睡后发作，患者白天没有精力工作，每到晚上就害怕病情发作，甚至危及生命，惶惶不可终日。该患者最主要的心理反应是
A. 依赖
B. 恐惧
C. 悲观
D. 焦虑
E. 抑郁

13. 患者男，16 岁。因支气管哮喘发作入院，听诊可闻及
A. 两肺满布湿啰音
B. 两肺满布哮鸣音

C. 一侧满布湿啰音

D. 一侧满布哮鸣音

E. 两肺底满布干湿啰音

14. 患者男，48岁。受凉后哮喘发作。2天来呼吸困难加重，皮肤潮红，多汗，眼球结膜水肿。应给予患者的吸氧方式是

A. 高流量持续吸氧

B. 高流量间歇吸氧

C. 低流量持续吸氧

D. 低流量间歇吸氧

E. 乙醇湿化吸氧

（15～17题共用题干）

患者女，56岁。支气管哮喘10年。因受凉后憋喘加重，呼吸困难，夜间不能平卧，自行吸入 β_2 受体激动药效果不佳，患者紧张不已。血气分析：PaO_2 70mmHg。

15. 患者可能出现了

A. 吸气性呼吸困难

B. 呼气性呼吸困难

C. 混合性呼吸困难

D. 心源性呼吸困难

E. 神经精神性呼吸困难

16. 患者目前哮喘程度为

A. 轻度

B. 中度

C. 重度

D. 危重

E. 极危重

17. 正确的处理措施是

A. 给予镇静药

B. 给予支气管舒张药

C. 低流量吸氧

D. 给予抗生素

E. 静脉使用糖皮质激素

（18～21题共用题干）

患者女，38岁。慢性哮喘病史12年。

近日感冒后病情加重，夜间咳嗽频繁，痰量多。体格检查：神志清，口唇轻度发绀；桶状胸；双肺叩诊过清音，有干、湿啰音。经定量雾化吸入治疗后病情缓解，但 PaO_2（55mmHg）仍低。

18. 为防止病情进一步加重，最有效的措施是

A. 做腹式呼吸加强膈肌运动

B. 保持情绪稳定

C. 进行家庭氧疗

D. 坚持步行或慢跑等全身运动

E. 每日坚持用药

19. 对该患者进行健康教育旨在提高

A. 健康意识

B. 疾病的处理方法

C. 自我管理技能

D. 生活的规律性

E. 适应工作节奏

20. 护士鼓励患者记哮喘日记，其监测内容**不包括**

A. 吸氧时间及次数

B. 症状发作程度

C. 所应用的药物

D. 每日症状发作次数

E. 上次住院时间

21. 经治疗，患者状况好转。复诊时护士叮嘱患者注意避免各种诱发因素，其中**不包括**

A. 避免摄入引起过敏的食物

B. 避免吸入刺激性气体

C. 避免接触外界人员

D. 避免呼吸道感染

E. 避免剧烈运动

答案与解析

1. E. 沙丁胺醇为选择性 β_2 受体激动药，能有效地抑制组胺等致过敏性物质的释放，防止支气管痉挛。适用于支气管哮喘、喘息

性支气管炎、支气管痉挛、肺气肿等症。

2．C。典型表现为发作性呼气性呼吸困难，伴有哮鸣音，胸闷、咳嗽、咳白色泡沫痰，发病前多有干咳、打喷嚏、流泪等先兆，患者常被迫坐起。

3．D。支气管哮喘是由多种细胞（如嗜酸性粒细胞、肥大细胞、T淋巴细胞等）和细胞组分参与的气道慢性炎症性疾病。其发病与遗传因素、神经因素、免疫因素密切相关，哮喘的炎症反应是由多种炎症细胞、介质和细胞因子参与的相互作用的结果。故本题选D。

4．B。糖皮质激素可以有效抑制炎症细胞的迁移和活化，抑制气道炎症反应，从而舒缓平滑肌。故本题选B。

5．C。支气管哮喘控制哮喘急性发作的首选药物是β_2肾上腺素受体激动药，其中，沙丁胺醇属于短效β_2受体激动药。故选C。

6．E。哮喘急性发作时，为呼吸困难者采取端坐位，提供床旁桌支撑，以减少体力消耗。

7．D。哮喘的激发因素，包括：①吸入性变应原，如尘螨、花粉、真菌、动物毛屑、二氧化硫、氨气等；②感染，如细菌、病毒、原虫、寄生虫等；③食物，如鱼、虾、蟹、蛋类、牛奶等；④药物，如普萘洛尔（心得安）、阿司匹林等；⑤其他，如气候改变、运动、妊娠等。故本题选D。

8．B。氨茶碱的有效剂量和中毒剂量比较接近，因此静脉注射时一定要缓慢，否则可能会出现中毒症状，如烦躁、呕吐、定向力差、心律失常、血压急剧下降等，严重的甚至会死亡。故本题选B。

9．D。吸入性糖皮质激素是目前长期维持治疗哮喘的第一线用药，排除答案A；哮喘需要长期用药，随意停药可能导致阻塞性肺气肿或慢性肺源性心脏病等严重并发症，故不可随意停药，排除答案B；激素会有反射性咳嗽、口周皮炎、口干和舌体肥厚、咽喉刺激、声嘶或发音困难、肥胖等不良反应，排除C；哮喘患者可做适量的身体锻炼，增强体质，不必预防

性吸入激素，排除E；激素吸入后漱口是为了预防不良反应。故本题选D。

10．A。防止哮喘发作的首要措施为去除病因，包括避免接触过敏原，去除各种诱发因素，积极治疗和清除感染病灶。患者有哮喘史，而毛绒玩具可作为过敏原引起患者哮喘发作，为预防哮喘发作应脱离过敏原，故本题选A。

11．B。哮喘目前不能根治，临床上主要是以抑制炎症为主的规范治疗来控制哮喘，如果随意停药，可能导致阻塞性肺气肿或慢性肺源性心脏病等严重并发症，故应该长期规范治疗，不可随意停药。而患者没有认识到自行停药的危害，因此护士应该向患者重点说明哮喘长期规范治疗的重要性。故本题选B。

12．B。恐惧表现为惊慌害怕、惶惶不安。患者因为支气管的临床症状，出现对疾病不正确的认识，担心害怕会失去生命，与恐惧的表现相符合。故此题选B。

13．B。支气管哮喘被称为发作性伴有哮鸣音的呼气性呼吸困难或者发作性胸闷或者咳嗽；支气管哮喘发作时，胸部呈过度充气状态，两肺布满广泛的哮鸣音，呼气音延长但在轻度哮喘或者非常严重的哮喘发作的时候，哮鸣音可不出现，被称作寂静胸，故本题选B。

14．C。哮喘患者的护理中，要根据患者缺氧情况及血气分析结果，调整氧流量。本题中患者皮肤潮红，多汗，眼球结膜水肿，提示为二氧化碳潴留，宜给予持续低流量吸氧，通常选用双孔吸氧管吸氧，严重缺氧时，可应用鼻面罩吸氧，以改善呼吸困难。故本题选C。

15．B。呼气性呼吸困难呼气费力及呼气时间延长，常伴有哮鸣音，其发生与支气管痉挛、狭窄和肺组织弹性减弱，影响肺通气功能有关，多见于支气管哮喘和慢性阻塞性肺疾病。故选B。

16．B。中度哮喘：日常生活受限，稍事活

动便有喘息，喜坐位，讲话常有中断。呼吸频率增加，哮鸣音响亮而弥漫。脉率 100～每分钟 120 次，有焦虑和烦躁 $PaO_2$60～80mmHg，$PaCO_2 \leqslant$45mmHg，血氧饱和度 91%～95%，使用支气管舒张药后仅有部分缓解。故选 B。

17．B。中度哮喘急性发作应给予处理支气管舒张药以扩张血管，若不能缓解，可持续雾化吸入 β_2 受体激动药（或联合用抗胆碱药吸入）或口服糖皮质激素，必要时静脉推注氨茶碱。故选 B。

18．C。患者 PaO_2（55mmHg）仍低，故最有效的措施是纠正缺氧，进行家庭氧疗。家庭氧疗是医院外治疗低氧血症的重要手段之一，通常适用于支气管哮喘、慢性气管炎、肺气肿、心绞痛、呼吸衰竭及心力衰竭等疾病的家庭治疗，C 正确。

19．C。哮喘是一种终身性疾病，不可治愈，所以患者必须学会自我管理。患者应在医护人员的帮助下制订一个渐进的管理方案，选择合适的治疗方法，确定并避免导致哮喘发作的诱因，进行长期的监测，并不断调整哮喘的治疗措施。故本题选 C。

20．E。患者哮喘日记的内容包括每天的用药和剂量、吸氧时间和次数、症状发作次数和程度及主观感受、每天早晚峰流速值等。哮喘日记可以为疾病预防和治疗提供参考资料，是哮喘患者进行自我管理的有效措施。记录内容不包括住院情况，故选 E。

21．C。可诱发哮喘的因素包括摄入引起过敏的食物、吸入刺激性气体、呼吸道感染、剧烈运动、持续的喊叫、情绪激动、紧张不安、怨怒等，A、B、D、E 均正确。哮喘患者可接触外界人员，但应少去人多的场所。故本题选 C。

八、慢性肺源性心脏病病人的护理

1．肺源性心脏病并发呼吸衰竭患者缺氧的典型表现是
A．呼吸困难
B．发绀
C．意识障碍
D．肺功能下降
E．球结膜水肿

2．慢性肺心源性心脏病患者的心理社会状况评估内容**不包括**
A．家庭角色和家庭关系的变化
B．经济问题
C．社会孤立
D．失业问题
E．治疗方案

3．慢性肺源性心脏病的心脏形态改变主要是
A．左心室肥厚
B．二尖瓣关闭不全
C．肺动脉瓣狭窄
D．主动脉扩大
E．右心室肥厚

4．慢性肺源性心脏病最常见的病因是
A．COPD
B．支气管哮喘
C．支气管扩张
D．肺动脉栓塞
E．睡眠呼吸暂停综合征

5．肺源性心脏病肺动脉高压形成的最主要因素是
A．缺氧
B．血容量增加
C．血液黏稠度增加
D．继发性红细胞增多
E．肺部毛细血管微小栓子形成

6．慢性肺源性心脏病患者肺、心功能失代偿期最突出的表现是
A．呼吸困难加重，夜间更甚
B．疲倦乏力，头晕心悸

C. 贫血

D. 多食多饮

E. 多尿

7. 患者男，65 岁。3 年前被诊断为"肺源性心脏病"，近日因感冒后呼吸困难加重入院。护士对该患者所采取的氧疗方式正确的是

A. 间歇高流量给氧

B. 间歇低流量给氧

C. 持续高流量给氧

D. 持续低流量给氧

E. 高压给氧

8. 患者女，69 岁。慢性肺源性心脏病急性发作，患者出现头痛、昼眠夜醒、神志恍惚时应考虑

A. 窒息先兆

B. 呼吸性酸中毒

C. 休克早期

D. 肺性脑病

E. DIC

9. 患儿女，10 月龄。因发热、咳嗽 3 天，病情加重来诊。体格检查：患儿烦躁不安，气促，口唇发绀。体温 39℃，脉搏每分钟 180 次，呼吸每分钟 50 次。肺部可闻及较多细湿啰音，心音低钝，肝肋下 3cm。对该患儿的护理**错误**的是

A. 面罩给氧

B. 置患儿于半卧位

C. 避免各种刺激

D. 加快输液速度

E. 备好抢救用品

10. 患者男，68 岁。被人搀扶步入医院，分诊护士见其面色发绀，口唇呈黑紫色，呼吸困难，家属称其"肺心痛又发作"。需立即对其进行的处理是

A. 为患者挂号

B. 不做处理，等待医师到来

C. 吸氧，测量血压

D. 叩背

E. 让患者去枕平卧于平车上

11. 患者女，60 岁。慢性咳嗽、咳痰 30 年，下肢水肿 1 年。近半个月咳嗽加重，痰量增多，为黄色脓痰。呼吸困难，腹胀明细，食欲减退。诊断为慢性肺源性心脏病，呼吸衰竭。对患者进行的健康教育，**不妥**的内容是

A. 鼓励患者进行耐寒锻炼，如坚持冷水洗脸

B. 避免吸入刺激性气体

C. 尽量少去人群拥挤的公共场所，减少呼吸道感染的机会

D. 可以长期应用抗生素预防呼吸道感染

E. 积极改善膳食结构，加强营养

12. 患者男，55 岁。肺源性心脏病并发 Ⅱ 型呼吸衰竭，遵医嘱给予吸氧。该患者为快速缓解症状，自行调大氧流量，30 分钟后大量出汗，烦躁不安，肌肉震颤，间歇抽搐。考虑该患者最可能并发了

A. 氯中毒

B. 肺性脑病

C. 低钙血症

D. 低镁血症

E. 低钾血症

答案与解析

1. B。呼吸衰竭的患者缺氧的典型表现为发绀，当 SaO_2 低于 90%时，出现口唇、指甲和舌的发绀。故本题选 B。

2. E。心理社会状况评估包括家庭角色和家庭关系、经济情况、社会关系、就业状态、近期有无重大事件等，不包括治疗情况。故选 E。

3. E。肺源性心脏病肺循环阻力增加时，右心发挥代偿作用，在克服肺动脉压升高的阻力时发生右心室肥厚。随着病情进展，肺动脉压持续升高，右心失代偿而致右侧心力衰竭。故本题选 E。

4．A。慢性阻塞性肺疾病（COPD）由于长期缺氧，肺血管痉挛，导致肺动脉阻力增加，肺动脉高压，右心室肥厚，引起肺源性心脏病，是慢性肺源性心脏病最常见的原因，占80%～90%。故本题选A。

5．A。缺氧是形成肺动脉高压的最重要因素，缺氧可使肺组织中血管活性物质的含量发生变化，收缩血管物质的作用占优势，使血管收缩；缺氧还可直接使肺血管平滑肌细胞膜对Ca^{2+}的通透性增加，使肺血管平滑肌收缩。故本题选A。

6．A。慢性肺源性心脏病患者肺、心功能失代偿期，肺组织损害严重，引起缺氧二氧化碳潴留，导致呼吸衰竭和（或）心力衰竭（以右侧心力衰竭为主），患者表现为呼吸困难和劳动耐力下降。故选答案A。

7．D。肺源性心脏病患者中枢系统对高浓度二氧化碳不敏感，需要持续低流量氧气刺激呼吸中枢，保持呼吸中枢的兴奋性，防止患者呼吸功能减弱或者呼吸骤停。故本题选D。

8．D。肺性脑病的临床表现为意识障碍、神经、精神症状，肺源性心脏病患者出现头痛、昼眠夜醒、神志恍惚等精神症状和神经系统症状时，考虑是肺性脑病，应该着重注意观察，及时报告医师。故本题选D。

9．D。根据患者临床表现可初步判断患儿有急性心力衰竭，此时应停止一切增加心肌耗氧量的操作，加快输液速度会增加心脏负担加剧心力衰竭，故本题选D。

10．C。患者面色发绀，口唇呈黑紫色，呼吸困难，说明患者极度缺氧，应立刻开放气道，缓解呼吸困难的症状，并测量生命体征。故本题选C。

11．D。肺部感染是肺源性心脏病急性加重常见的原因，控制肺部感染才能使病情好转。在应用抗生素之前做痰培养及药物敏感试验，找到感染病原菌作为选用抗生素的依据，根据病原微生物的种类，选用针对性强的抗生素，以10～14天为1个疗程。若长期服用抗生素，会产生耐药性或发生其他病菌的感染，使病情继续发展、恶化。故选D。

12．B。肺源性心脏病患者由于缺氧和高碳酸血症可引起二氧化碳麻醉，导致肺性脑病。早期可表现为头痛头晕、记忆力减退、精神不振、工作能力降低等症状，继之可出现不同程度的意识障碍，轻者呈嗜睡、昏睡状态，重者昏迷。此外还可有颅内压升高、视盘水肿、肌阵挛，全身强直-阵挛样发作等各种运动障碍。精神症状可表现为兴奋、不安、言语增多、幻觉、妄想等。故本题选B。

九、血气胸病人的护理

1．自发性气胸自觉症状是
A．呕吐
B．心悸
C．发热
D．胸痛
E．咳嗽

2．自发性气胸的治疗措施中首要的是
A．消除病因
B．防治感染
C．预防复发
D．预防并发症
E．使肺尽早复张

3．拔除胸腔闭式引流管时，应嘱患者
A．深吸气后屏气
B．深呼气后屏气
C．正常呼吸
D．浅呼气后屏气
E．浅吸气后屏气

4．成年人大量血胸是指胸膜腔内积血
A．＞300ml
B．＞500ml
C．＞800ml
D．＞1000ml
E．＞1200ml

5. 患者男，25 岁。肋骨骨折后合并气胸，急诊行胸腔闭式引流术。对胸腔闭式引流护理，**错误**的是

A. 嘱患者勿折叠、扭曲、压迫管道

B. 嘱患者翻身时勿牵拉引流管

C. 保持水封瓶长管没入水中 6～8cm

D. 指导患者多做深呼吸运动

E. 更换引流瓶时应双重夹闭引流管

6. 患者女，35 岁。车祸后并发血气胸，进行手术治疗后医嘱常规行沐舒坦（盐酸氨溴索）雾化吸入。用该药物的目的是

A. 解痉

B. 平喘

C. 镇痛

D. 抑制腺体分泌

E. 稀释痰液，促进排出

7. 患者男，33 岁。干咳、胸痛，以自发性气胸入院。经积极治疗后已痊愈准备出院。护士告诉患者为预防复发最重要的是

A. 戒烟

B. 清淡饮食

C. 避免屏气用力

D. 积极锻炼身体

E. 保持情绪稳定

8. 慢性阻塞性肺疾病合并自发性气胸患者，经过治疗准备出院。为减少气胸复发，护士应告知患者需特别注意的是

A. 避免进食生冷食物

B. 不能喝牛奶

C. 不能快步行走

D. 保持排便通畅

E. 坚持低蛋白质饮食

9. 某患者因胸腔积液行胸腔闭式引流管术，正确的操作是

A. 将胸腔引流管连接于 A 管

B. 将胸腔引流管连接于 D 管

C. 每天记录引流瓶（2）的液体量

D. 观察 C 管中的水柱是否随呼吸上下波动

E. 需要负压吸引时连接于 A 管

10. 患者男，23 岁。车祸 30 分钟后，因出现极度呼吸困难送来急诊。体格检查：右胸部饱满，呼吸音消失，叩诊呈鼓音；右胸部有骨擦音，皮下气肿。首要的急救措施是

A. 输血、输液

B. 镇静、吸氧

C. 胸壁固定

D. 剖胸探查

E. 胸腔穿刺排气

11. 患者男，28 岁。突发胸痛 2 小时，以自发性气胸诊断入院。体格检查：体温 36.8℃，脉搏每分钟 90 次，呼吸每分钟 22 次；右侧胸部肋间隙增宽，语颤消失，叩诊鼓音。其肝浊音界的改变是

A. 下移

B. 上移

C. 左移

D. 右移

E. 不变

12. 患者男，28 岁。车祸后导致血气胸。下列哪项信息提示患者胸腔有活动性出血

A. 血压逐步回升

B. 血红蛋白、红细胞计数升高

C. 胸腔闭式引流每小时引流量超过 200ml

D. 体温升高

E. 白细胞计数增多

答案与解析

1. D。自发性气胸发作时均有呼吸困难，但正常呼吸功能的患者可无明显感觉；胸痛是气胸患者最常见的主诉，而且在轻度气胸时，可能是唯一症状；自发性气胸偶见刺激性咳嗽；气胸合并血胸时，患者可出现心悸，血压低，四肢发冷等症状。故本题选 D。

2. E。自发性气胸患者表现为呼吸困难，气管向健侧移位，呼吸运动减弱或消失，应首先使肺部复张，缓解患者呼吸困难的症状。故本题选 E。

3. A。拔除胸腔闭式引流管时，患者坐在床边缘或躺向健侧，嘱患者深吸气后屏气拔管，并迅速用凡士林纱布覆盖，再盖上纱布，胶布固定。

4. D。小量血胸（＜500ml）、中等量血胸（500～1000ml）和大量血胸（＞1000ml）。

5. C。勿折叠、扭曲、压迫管道以保持导管的通畅；翻身时勿牵拉引流管，防止导管滑脱；多做深呼吸运动利于胸腔内液体和气体的排除；更换引流瓶时应双重夹闭引流管可保持导管的密闭性。胸腔闭式引流时水封瓶长管没入水中 3～4cm，并始终保持直立。故本题选 C。

6. E。沐舒坦能增加呼吸道黏膜浆液腺的分泌，减少黏液腺分泌，从而降低痰液黏度，促进肺表面活性物质的分泌，增加支气管纤毛运动，使痰液易于咳出。故本题选 E。

7. C。自发性气胸患者出院后要注意避免剧烈运动或用力，防止气胸复发，故本题选 C。

8. D。慢性阻塞性肺疾病合并自发性气胸患者出院指导，吸烟者劝其务必戒烟。避免重体力劳动及用力提拉等动作，适量运动，增强机体抵抗力；清淡饮食，保持排便通畅；预防感染，定期复诊。患者应尤其注意不可剧烈运动或用力，便秘时屏气排便，可能造成气胸复发。故本题选 D。

9. A。胸腔引流管应该连接于 A 管，记录引流瓶（1）液体量，观察 B 管中的水柱波动，负压吸引装置应该连接于 D 管。故本题选 A。

10. E。右胸部饱满，呼吸音消失，叩诊呈鼓音，皮下气肿，可知患者出现了张力性气胸，应当立即进行胸腔穿刺排气。

11. A。气胸的形成多由于肺组织、气管、支气管、食管破裂，空气逸入胸膜腔，或因胸壁伤口穿破胸膜，外界空气进入胸膜腔所致。轻者胸闷、胸痛，重者出现呼吸困难，主要与胸膜腔积气量和肺萎陷程度有关。该患者出现右侧自发性气胸，同侧胸腔积气过多压力增大就会导致横膈下移，肝脏也相应下移，肝浊音界下移，A 正确。

12. C。胸膜腔内活动性出血的征象：①脉搏逐渐加快，血压持续下降；②经补充血容量后血压虽有短暂回升，但又迅速下降；③血红蛋白、血细胞计数、血细胞比容持续降低；④胸膜腔闭式引流出血量每小时＞200ml，并持续 2 小时以上；⑤胸膜腔穿刺抽出的血液很快凝固或因血液凝固抽不出，且胸部 X 线片示胸膜腔阴影继续增大者。

十、呼吸衰竭病人的护理

1. 呼吸衰竭发生时，最早因缺氧发生损害的组织器官是

A. 大脑

B. 心

C. 肝

D. 肾

E. 肺

2. "三凹征"是指

A. 胸骨上窝，锁骨上窝，肋间隙在吸气时明显下陷

B. 胸骨上窝，锁骨上窝，肋间隙在呼气时明显下陷

C．胸骨上窝，锁骨上窝，纵隔在吸气时明显下陷

D．胸骨上窝，锁骨上窝，纵隔在呼气时明显下陷

E．胸骨上窝，锁骨下窝，纵隔在吸气时明显下陷

3．呼吸衰竭的患者，呼吸中枢兴奋性下降，应使用的药物是

A．沙丁胺醇

B．酚妥拉明

C．头孢曲松

D．可拉明

E．卡托普利

4．慢性呼吸衰竭患者最早、最突出的临床表现是

A．发绀

B．发热

C．咳嗽

D．神经精神症状

E．呼吸困难

5．因发生呼吸肌无力引起呼吸衰竭的疾病是

A．慢性阻塞性肺疾病

B．重症支气管疾病

C．重症肺炎

D．肺栓塞

E．重症肌无力

6．慢性呼吸衰竭的患者，医嘱给予洛贝林静脉滴注，提示患者可能存在

A．心力衰竭

B．外周循环衰竭

C．尿量减少

D．呼吸中枢抑制

E．严重感染

7．患者女，68 岁。有慢性哮喘史 15 年。近日感冒后病情加重，夜间咳嗽频繁，痰量多。以急性呼吸衰竭入院治疗。经治疗后病情缓

解，准备出院，但氧分压仍低（55mmHg）。为防止心脏进一步受累，最有效的措施是

A．做腹式呼吸加强膈肌运动

B．避免吸入有害气体

C．保持室内清洁

D．进行家庭氧疗

E．坚持步行或慢跑等全身运动

8．患者男，65 岁。因"呼吸衰竭"入院，住院期间应用呼吸兴奋药。患者出现了何种情况时提示药物过量

A．烦躁不安

B．面色苍白

C．呼吸深快

D．四肢湿冷

E．高热不退

9．某慢性呼吸衰竭痰多的患者，在使用哪种药物后可能因为痰液黏稠度增加而使排痰困难加重

A．泼尼松

B．沙丁胺醇

C．呋塞米

D．氨茶碱

E．盐酸氨溴索

10．患者男，76 岁。COPD 病史 5 年。因受凉并发肺部感染咳嗽、咳痰入院。血气分析：PaO_2 50mmHg，$PaCO_2$ 55mmHg，pH 7.35。该患者最可能的诊断是

A．支气管哮喘

B．支气管肺炎

C．支气管扩张

D．Ⅰ型呼吸衰竭

E．Ⅱ型呼吸衰竭

答案与解析

1．A。大脑，中枢神经系统皮质神经元细胞对缺氧最敏感。缺氧、二氧化碳潴留及酸中毒可造成脑组织水肿，甚至颅内压增高造成

脑疝危象。故本题选 A。

2．A。由于上呼吸道部分梗阻，气流进入肺部不畅，导致肺内负压极度增高，患者吸气费力，辅助呼吸肌收缩增强，出现三凹征，表现为吸气时胸骨上窝、锁骨上窝和肋间隙或腹上角凹陷。故本题选 A。

3．D。沙丁胺醇用于松弛平滑肌，缓解呼吸困难；酚妥拉明用于血管痉挛性疾病；头孢曲松用于敏感致病菌所致的各种感染及炎症；可拉明用于中枢性呼吸抑制及各种原因引起的呼吸抑制；卡托普利用于高血压及心力衰竭。故本题选 D。

4．E。慢性呼吸衰竭患者最早、最突出的临床表现是呼吸困难，最典型的表现是发绀。

5．E。重症肌无力患者肌无力症状突然加重时，会出现呼吸肌、吞咽肌进行性无力或麻痹等现象，12%～16% 的重症肌无力患者可发生呼吸衰竭。故本题选 E。

6．D。洛贝林的药理作用为兴奋颈动脉窦和主动脉体化学感受器而反射性兴奋呼吸中枢；对迷走神经中枢和血管运动中枢也同时有反射性兴奋作用；对自主神经节先兴奋而后抑制，故选 D。

7．D。呼吸衰竭的患者出现心动过速，严重缺氧和酸中毒，可引起周围循环衰竭、血压下降、心肌损害、心律失常甚至心搏骤停，最有效的措施是进行氧疗。

8．A。应用呼吸兴奋药后，若出现颜面潮红、面部肌肉颤动、烦躁不安等现象，表示用药过量，应减慢滴速或停用。故本题选 A。

9．C。泼尼松：具有抗炎及抗过敏作用，能抑制结缔组织的增生，降低毛细血管壁和细胞膜的通透性，减少炎性渗出，并能抑制组胺及其他毒性物质的形成与释放；沙丁胺醇：松弛平滑肌；氨茶碱：松弛平滑肌；盐酸氨溴索：促进呼吸道内部黏稠分泌物的排除及减少黏液的滞留，因而显著促进排痰；呋塞米：利尿作用，水分的排出，导致痰液变得黏稠，不易排出。故选答案 C。

10．E。根据该患者的血气分析结果，排除患者存在心内解剖分流和原发于心排血量降低等因素，可以初步判断该患者发生了呼吸衰竭。由于该患者同时还存在 $PaCO_2 > 50mmHg$，可知其为 II 型呼吸衰竭。故本题选 E。

十一、急性呼吸窘迫综合征病人的护理

1．ARDS 患者在使用人工呼吸机时，若通气过度可出现
A．皮肤潮红、出汗
B．表浅静脉充盈消失
C．呼吸浅快
D．呼吸性酸中毒
E．呼吸性碱中毒

2．患者男，37 岁。因感染性休克入院。护士在观察病情时，下列哪项症状提示其发生急性呼吸窘迫综合征的可能
A．呼吸音减弱
B．肺部湿啰音
C．躁动不安
D．动脉氧分压下降
E．呼吸困难迅速加重

3．急性呼吸窘迫综合征早期的病理变化**不包括**
A．肺间质水肿
B．肺泡萎陷
C．肺泡内透明膜形成
D．肺充血
E．肺泡纤维化

答案与解析

1．E。呼吸机通气不足时表现呼吸性酸中毒，出现面色潮红、出冷汗。通气过度出现呼吸性碱中毒表现抽搐昏迷等。故本题选 E。

2．E。ARDS 常在受到发病因素攻击后 12～48 小时突然出现进行性呼吸困难、发绀，常

伴有烦躁、焦虑、出汗。故本题选 E。

3．E。急性呼吸窘迫综合征（ARDS）主要有 3 个病理阶段：渗出期、增生期和纤维化期。1～3 周后，渗出期逐渐过渡到增生期和纤维化期，晚期肺泡的透明膜经吸收消散而形成纤维化。因此，肺泡纤维化不是早期病理变化。

第5章　传染病病人的护理

一、传染病概述

1. 列入乙类传染病，但按甲类传染病管理的是
A. 肺炭疽
B. 血吸虫病
C. 肺结核
D. 百日咳
E. 疟疾

2. 下列属于甲类传染病的疾病是
A. 肺炎
B. 猩红热
C. 肺结核
D. 霍乱
E. 伤寒

3. 护士在工作中患血源性传染病的最常见的原因是
A. 针刺伤
B. 侵袭性操作
C. 接触被污染体液
D. 为污染伤口换药
E. 接触被污染的衣物

4. 属于传染病预防措施中保护易感人群的的是
A. 计划免疫
B. 封锁疫区
C. 环境消毒
D. 限制集会
E. 停工停课

答案与解析

1. A。乙类传染病按甲类传染病管理的是传

染性非典型肺炎和肺炭疽。

2. D。甲类传染病为强制管理传染病，包括鼠疫和霍乱，其他选项均属于乙类传染病。

3. A。针刺伤为护士在工作中患血源性传染病的最常见的、最直接的原因，针刺伤可将经血液传播疾病的病菌迅速传播给被刺伤者，引起感染，故A正确，本题选A。

4. A。传染病的预防包括：①管理传染源。对患者的管理：早发现、早诊断、早报告、早隔离、早治疗；对接触者的管理；对病原携带者的管理；对动物传染源的管理。②切断传播途径。③保护易感人群：人体可通过隐性感染、显性感染或预防接种获得对该种传染病的特异性免疫力，其中以预防接种起关键作用。

二、流行性感冒病人的护理

1. 对鉴别急性支气管炎与流行性感冒最有意义的是
A. 发热
B. 咳嗽、咳痰
C. 肺部啰音
D. X线检查
E. 流行病学史

答案与解析

1. E。急性支气管炎与流行性感冒都可有发热、咳嗽、咳痰等症状，肺部可闻及散在干、湿啰音，X线片检查多无异常，或仅有肺纹理增粗。流行性感冒多发生在冬春季节的同一地区，1~2天有大量上呼吸道感染患者发

病的集体发病史或某地区有本病流行等流行病学资料。急性气管炎多发生在寒冷季节或气候突变时。

三、麻疹病人的护理

1. 针对麻疹患儿的护理措施，应**除外**

A. 高热时用乙醇擦浴或药物迅速降温

B. 剪短指甲，防止抓伤皮肤，继发感染

C. 做好口腔、眼部的护理

D. 及时做好隔离措施

E. 观察有无合并症出现

2. 麻疹患者在出疹期首先出现皮疹的部位是

A. 前额、面、颈

B. 耳后、发际

C. 胸、背

D. 胸、腹

E. 四肢

3. 患儿女，10 月龄。发热 4 天，体温 39～40℃，同时伴流涕。体格检查：口腔黏膜充血、粗糙，在颊黏膜处可见白色点，耳后皮肤可见斑丘疹。护士考虑该患儿是

A. 麻疹

B. 水痘

C. 猩红热

D. 病毒疹

E. 幼儿急疹

答案与解析

1. A。麻疹患儿处理高热时需兼顾透疹，不宜使用药物及物理方法强行降温，尤其禁用冷敷及乙醇擦浴，以免皮肤血管收缩、末梢循环障碍，使皮疹不宜透发或突然隐退。如体温升至 40℃以上时，可用小剂量解热药或温水擦浴，使体温稍降以免发生惊厥。

2. B。皮疹多在发热 3～4 天后出现，先见于耳后、发际、颈部到颜面部，然后从上而下蔓延。

3. A。麻疹好发于 6 月龄至 5 岁，主要表现为高热，上呼吸道感染症状及麻疹黏膜斑。麻疹黏膜斑为麻疹早期特征性体征，开始时见于第二磨牙相对的颊黏膜上，为灰白色小点，可累及整个颊黏膜。皮疹多在发热 3～4 天后出现，先在耳后发际，渐及额、面、颈部，自上而下蔓延至躯干和四肢，最后达手掌和足底。

四、水痘病人的护理

1. 水痘皮肤病变的病理特征是

A. 仅限黏膜

B. 仅限表皮

C. 仅限真皮

D. 可侵及皮下组织

E. 可侵及肌层

2. 3 岁幼儿，未患过水痘。现该幼儿班级里出现水痘患儿。该幼儿应在家隔离观察的时间是

A. 1 周

B. 2 周

C. 3 周

D. 4 周

E. 5 周

答案与解析

1. B。水痘病变主要发生在皮肤和黏膜，皮肤表皮棘状细胞层上皮细胞水肿变性，肿胀细胞裂解、液化及组织液渗入后，即形成水疱，疱液内含大量病毒。

2. C。水痘潜伏期一般为 2 周左右，易感儿接触后应隔离观察 3 周。

五、流行性腮腺炎病人的护理

1. 对无并发症的急性腮腺炎患儿，正确的

隔离方式是

A. 保护性隔离

B. 接触隔离

C. 血液隔离

D. 消化道隔离

E. 家中隔离

2. 患儿男，6岁。因腮腺炎入院，给予对症治疗。该患儿特别害怕打针，为其输液时，下列措施**不正确**的是

A. 待其睡眠后输液

B. 与患儿建立相互信赖的友好关系

C. 给患儿讲故事

D. 指导患儿深呼吸

E. 以鼓励的态度支持患儿

答案与解析

1. E。腮腺炎主要传播途径为呼吸道飞沫传播，或直接接触经唾液污染的食具或玩具传播。所以对无并发症的急性腮腺炎患儿，一般在家中隔离治疗，采取呼吸道隔离。

2. A。对于患儿害怕输液的心理，应该采取措施帮助患儿克服恐惧心理，而不是采用待其睡眠后输液的方法。且睡眠后扎针，可能会惊醒患儿，使其睡眠紊乱。故选A。

六、病毒性肝炎病人的护理

1. 急性黄疸前期最突出的表现是

A. 消化道症状

B. 呼吸道症状

C. 泌尿道症状

D. 神经系统症状

E. 血液系统症状

2. 乙型肝炎患者入院时换下的衣服应

A. 统一焚烧

B. 包好后存放

C. 消毒后存放

D. 交给家属带回

E. 消毒后交给患者

3. 患者男，27岁。既往体健，体检时肝功能正常，抗HBs阳性，HBV其他血清病毒标志物均为阴性。其很担心自己患上乙型肝炎，护士应告知患者此时的状况是

A. 乙型肝炎且有传染病

B. 乙型肝炎但病情稳定

C. 乙型肝炎病毒携带状态

D. 处于乙型肝炎恢复期

E. 对乙型肝炎病毒具有免疫力

4. 患者女，32岁。因"乏力、食欲缺乏5天，尿黄1天"来诊，经实验室检查诊断为急性病毒性肝炎（甲型）。对于其5岁的儿子，适宜的做法是

A. 不需采取任何措施

B. 预防性服用抗病毒药物

C. 进行相关检查，若未感染可不做处理

D. 进行相关检查，若未感染可注射人丙种球蛋白

E. 进行相关检查，若未感染可注射高价特异性免疫球蛋白

答案与解析

1. A。黄疸前期：平均5~7天。表现：①病毒血症、畏寒、发热、疲乏及全身不适等。②消化系统症状，食欲减退，恶心呕吐，厌油，腹痛腹胀等。③其他症状，部分可出现荨麻疹、斑丘疹、血管神经性水肿和关节痛。其中以消化道症状最为突出。

2. C。乙型肝炎通过性交、母婴、血液及密切的生活接触传播，一般不会通过衣物传播，经过一般的消毒即可。

3. E。抗HBs抗体阳性主要见于预防接种乙型肝炎疫苗后或过去感染HBV并产生免疫力的恢复者。乙肝五项检查里面，当出现只有抗HBs阳性，其他均为阴性时，是最好

的情况，说明对 HBV 有免疫力。

4．E。HAV 主要经粪-口传播，日常生活密切接触大多为散发性发病，所以应进行相关检查，易感者可接种甲型肝炎减毒活疫苗，对接触者可注射高价特异性免疫球蛋白防止发病。

七、获得性免疫缺陷综合征（艾滋病）病人的护理

1．预防、医疗、保健机构发现获得性免疫缺陷综合征病毒感染者时，以下措施**不正确**的是

A．身体约束

B．留观

C．给予宣教

D．医学观察

E．定期和不定期访视

2．获得性免疫缺陷综合征患者需要吸痰时，做法**错误**的是

A．吸痰前洗手，戴好口罩、护目镜

B．吸痰前穿好隔离衣

C．不与其他患者共用中心吸引系统

D．吸痰后吸痰管误落地上，立即进行地面的清洁处理

E．用过的吸痰管及纱布装入高危品袋中焚烧

3．HIV 感染后对免疫系统造成损害，主要的机制是损害哪类细胞

A．中性粒细胞

B．B 淋巴细胞

C．$CD4^+T$ 淋巴细胞

D．$CD8^+T$ 淋巴细胞

E．自然杀伤（NK）细胞

4．患者在体格检查中发现血清抗-HIV 阳性，护士在对其进行健康教育指导时，**不正确**的是

A．排泄物用漂白粉消毒

B．严禁献血

C．性生活应使用安全套

D．不能和他人共用牙刷

E．外出时应戴口罩

（5～7 题共用题干）

患者男，60 岁。确诊获得性免疫缺陷综合征毒感染 1 年，现阑尾炎术后 1 天，创面有少量渗血。

5．对该患者的护理措施正确的是

A．禁止陪护及探视

B．限制患者与他人接触

C．在患者床头卡贴隔离标识

D．告知患者应履行"防止感染他人"的义务

E．在患者床头柜上旋转预防艾滋病提示

6．护士更换被血液污染的被服时防护重点是

A．手部皮肤完好，可不戴手套

B．血液污染面积少时，可不戴手套

C．戴手套操作，脱手套后认真洗手

D．未戴手套时，应避免手部被污染

E．只要操作时戴手套，操作后不须洗手

7．采血后注射器最恰当的处理方法是

A．毁形

B．分离针头

C．回套针帽

D．放入垃圾袋

E．转入锐器盒

答案与解析

1．A。获得性免疫缺陷综合征主要经过性传播、血液传播和母婴传播，一般接触不会发生传染。不应对其进行身体约束。

2．D。为获得性免疫缺陷综合征患者吸痰时，若吸痰管误落地上，应立即进行地面的消毒处理，艾滋病毒对热较为敏感，56℃30 分钟、25%以上浓度乙醇、0.2%次氯酸钠和漂白粉能将其灭活。

3．C。HIV 特异性侵犯并破坏辅助性 T 淋巴细胞即 $CD4^+T$ 淋巴细胞，并使多种免疫细

胞受损，最终并发各种严重的机会性感染和恶性肿瘤。选 C。

4．E。获得性免疫缺陷综合征主要通过性接触、血液、母婴传播，不能经过呼吸道传播，所以外出时不用戴口罩。

5．D。获得性免疫缺陷综合征患者术后创面有渗血，为了防止获得性免疫缺陷综合征病毒的传播，告知患者应履行"防止感染他人"的义务。

6．C。医护人员接触患者的体液、污物时应戴手套，同时脱手套后应认真洗手。

7．A。沾有传染病毒的注射器应进行毁形处理。

八、流行性乙型脑炎病人的护理

1．流行性乙型脑炎极期最严重的三种症状是

A．高热、意识障碍、呼吸衰竭

B．意识障碍、呼吸衰竭、循环衰竭

C．高热、惊厥、呼吸衰竭

D．高热、惊厥、循环衰竭

E．惊厥、呼吸衰竭、循环衰竭

2．某社区护士拟向社区居民宣传乙脑的预防知识，在强调接种乙脑疫苗的同时，还应动员社区居民做好

A．家禽管理

B．家畜管理

C．灭蝇工作

D．灭蚊工作

E．灭鼠工作

3．患儿男，10岁。以发热40.2℃收入院，诊断为乙脑。针对该患儿的高热，护理措施是

A．严格限制钠盐的摄入

B．早期足量给予脱水治疗

C．以药物降温为主，无效时给予物理降温

D．以物理降温为主，可用小量阿司匹林或肌内注射安乃近

E．密切观察低钾的表现

答案与解析

1．C。流行性乙型脑炎简称乙脑，是由乙型脑炎病毒引起的一种急性传染病，病情重而且预后较差。其中处于极期的患者主要表现为脑实质受损症状，以高热、惊厥、呼吸衰竭三种症状最为严重。故本题选 C。

2．D。流行性乙型脑炎简称乙脑，是由乙型脑炎病毒引起的一种急性传染病，临床体征为高热、惊厥、意识障碍和呼吸衰竭。蚊虫是乙脑的主要传播媒介，故应做好灭蚊工作。

3．D。乙脑患者的主要症状是高热、惊厥、抽搐。而抽搐又可导致脑组织缺氧、水肿，水肿又促进惊厥和抽搐。因此对乙脑的降温是治疗的关键。主要以物理降温为主，可用小量阿司匹林或肌内注射安乃近等综合措施，使体温控制在38℃以内，高热伴抽搐可用冬眠疗法。脑水肿颅内压升高采取脱水治疗时，密切观察水电解质的平衡情况。故本题选 D。

九、猩红热病人的护理

1．引起猩红热的病原体是

A．金黄色葡萄球菌

B．A 组 β 型链球菌

C．B 组链球菌

D．C 组链球菌

E．肺炎链球菌

2．猩红热患儿特有的体征是

A．口周苍白圈

B．躯干糠皮样脱屑

C．皮疹多在发热 2 天后出现

D．疹间无正常皮肤

E．多为持续性高热

3．患儿女，8岁。患猩红热入院，现处于脱屑期，躯干呈糠皮样脱屑，手足为大片状脱皮，患儿拒绝与外界交流，原因是"现在我太难看了"。护士给予心理疏导时，<u>不恰当</u>

的内容是

A. 介绍疾病的预后，加强其战胜疾病的信心

B. 关心爱护患儿，与其建立良好的护患关系

C. 鼓励患儿与他人及社会进行交往

D. 介绍病情观察的要点

E. 正确对待自我形象改变

4. 患儿女，5 岁。发热，出疹 3 天，诊断为猩红热收住院。医师嘱家长在病程 2~3 周时检查尿液，护士应向家长解释

A. 了解有无肾损害

B. 为控制活动量提供依据

C. 决定饮食调整方案

D. 了解药物不良反应

E. 了解疾病恢复情况

5. 患儿男，6 岁。1 天前突发高热，体温达 39℃，并伴有咽痛、吞咽痛。发现耳后、颈部及上胸部出现分布丘疹，舌头肿胀，呈杨梅舌。正确的护理措施是

A. 严密隔离

B. 呼吸性隔离

C. 消化性隔离

D. 保护性隔离

E. 无须隔离

答案与解析

1. B。猩红热是一种由 A 组 β 型溶血性链球菌所致的急性呼吸道传染病，主要表现为发热、咽峡炎、全身弥漫性红色皮疹及疹退后皮肤脱屑为特征。多见于 3~7 岁儿童。

2. A。口周苍白圈是猩红热的特有体征，躯干糠皮样脱屑可见于麻疹患者，猩红热多见于发病后 1~2 天出疹，疹间皮肤不正常，持续性高热也可见于伤寒。

3. D。目前患儿出现了自我形象紊乱，护士应给予患儿心理疏导，应向家长介绍病情观察的要点，而不是向患儿。

4. A。猩红热患儿少数起病后 2~3 周可发

过敏反应，主要表现为肾小球肾炎或风湿热。

5. B。考虑患儿为猩红热，主要表现为发热、咽峡炎、杨梅舌、全身弥漫性红色皮疹及疹退后皮肤脱屑为特征，主要通过飞沫传播，故采取呼吸道隔离。

十、中毒性细菌性痢疾病人的护理

1. 患儿女，3 岁。因高热、腹泻、进行性呼吸困难入院，考虑为中毒性细菌性痢疾，护士在为患者留取粪便标本时应注意

A. 在抗菌治疗后采集标本

B. 选择有黏液脓血部分的粪便送检

C. 留取部分成形粪便送检

D. 可多次采集标本，集中送检

E. 患者无大便时，用导泻药后留取标本

2. 患者男，28 岁。在大排档聚餐后出现高热、腹泻，诊断为细菌性痢疾。对该患者采取的护理措施中，**不正确**的是

A. 给予胃肠道隔离

B. 给予高蛋白质饮食

C. 酌情给予流食或半流食

D. 记录排便的性状、次数

E. 留取粪便标本送检

答案与解析

1. B。粪便培养可分离出志贺菌属痢疾杆菌，早期、连续多次、抗菌治疗前、采新鲜粪便的脓血部分可提高培养阳性率，应及时送检。患者无粪便时，可用肛拭子采集标本。

2. B。严重腹泻伴呕吐的患者可暂禁食，静脉补充营养，使肠道休息，能进食者给予营养丰富、易消化的流食或半流食。

十一、流行性脑脊髓膜炎病人的护理

1. 流行性脑脊髓膜炎患者最典型的皮肤黏膜体征是

A．斑丘疹

B．斑疹

C．荨麻疹

D．丘疹

E．瘀点、瘀斑

2．暴发性流脑病情危重，病死率高，患者、家属均可产生焦虑及恐惧心理，护士进行护理时**不妥**的做法是

A．镇静，守候在患者床前

B．鼓励患者朋友、家人探视

C．密切观察患者病情变化

D．取得患者及家属的信赖

E．做好安慰解释工作

3．患者男，45 岁。以流行性脑脊髓膜炎收入传染病区治疗。护士接待过程中，**不妥**的是

A．患者衣服经消毒后交由家属带回

B．护士进入隔离室需戴口罩、帽子

C．告知患者落地物品分为污染和未污染两种

D．关闭通向走廊的门窗

E．紫外线消毒病室时应戴好眼罩

答案与解析

1．E。流行性脑脊髓膜炎简称为流脑，是由脑膜炎奈瑟菌引起的急性化脓性脑膜炎。其主要临床表现为突发高热、剧烈头痛、频繁呕吐、皮肤黏膜瘀点、瘀斑及脑膜刺激征，严重者可有败血症休克和脑实质损害，常可危及生命。

2．B。暴发性流脑具有传染性，病情危重，病死率高，鼓励患者朋友、家人探视可增加传染的风险，且不利于病情的恢复。

3．E。紫外线消毒病室时人应离开房间，必要时戴防护镜、穿防护衣。

十二、结核病病人的护理

1．肾结核的原发病灶大多在

A．骨

B．肺

C．肠

D．肝

E．脑

2．预防肺结核流行的最重要措施是

A．加强营养

B．接种卡介苗

C．加强登记管理

D．做好痰的处理

E．隔离和有效治疗排痰患者

3．肺结核化学治疗原则的描述，**错误**的是

A．早期使用抗结核药

B．联合使用两种以上药物

C．间断使用抗结核药

D．严格遵照适当的药物剂量

E．坚持完成规定疗程

4．最容易引起听神经损害的抗结核药物是

A．异烟肼

B．利福平

C．链霉素

D．吡嗪酰胺

E．乙胺丁醇

5．关于肺结核患者咯血时的护理措施的叙述，**不正确**的是

A．绝对卧床休息

B．消除紧张情绪

C．鼓励患者轻咳将血排出，不可屏气

D．协助患者健侧卧位，轻拍患者后背刺激咳嗽

E．发现窒息先兆时立即报告医师

6．肺结核患者在家休养治疗期间，最简便有效的处理痰液的方法是

A．煮沸

B．深埋

C．焚烧

D．70%乙醇浸泡

E．5%苯酚消毒

7．骨结核患者中，最常见的发病部位是

A．指骨

B．股骨

C．胫骨

D．脊椎骨

E．趾骨

8．患者女，43 岁。患肺结核 2 年。现使用链霉素抗结核治疗，用药期间应注意监测

A．肝功能

B．心功能

C．肾功能

D．肺功能

E．胃肠功能

9．患者男，39 岁。近日来咳嗽，食欲缺乏，四肢乏力。入院时患者面色晦暗，消瘦，结核菌检查结果为阳性，诊断为肺结核。患者呈现的面容属于

A．急性病容

B．慢性病容

C．病危面容

D．二尖瓣面容

E．贫血面容

10．患者男，30 岁。咳嗽 3 个月，咳白色黏痰，内带血丝，午后低热，面颊潮红，疲乏无力，常有心悸、盗汗，较前消瘦。痰结核菌素试验阳性。对该患者的护理措施，正确的是

A．不需隔离

B．常到室外晒太阳

C．服药至症状消失即可

D．加强活动锻炼，增强体质

E．做好用具、餐具、病室和痰的消毒

（11～12 题共用题干）

患者男，35 岁。3 个月来发热，乏力，

盗汗，食欲缺乏。体格检查：体重减轻，一般状况尚可，实验室检查：痰结核分枝杆菌阳性，初步诊断为肺结核收住入院，医嘱行 PPD 试验。

11．PPD 试验结果阳性的判定标准为皮肤硬结直径达

A．≤4mm

B．5～9mm

C．10～19mm

D．≥20～24mm

E．≥25mm

12．护士对患者营养失调的护理措施**不正确**的是

A．制订合理的饮食营养计划

B．采用增进食欲的食谱

C．检测体重变化

D．给予高蛋白质、高热量饮食

E．给予低蛋白质、低脂肪饮食

（13～14 题共用题干）

患者男，31 岁。2 个月来出现午后低热、盗汗、乏力、消瘦、食欲缺乏，近 1 周高热、咳嗽、痰中带血，痰结核分枝杆菌阳性，应用链霉素抗结核治疗。

13．链霉素长期应用可出现的不良反应是

A．周围神经炎

B．肝损害

C．眩晕、听力障碍

D．高尿酸血症

E．视神经炎

14．对患者的痰液简单有效的处理方法是

A．深埋

B．焚烧

C．阳光下暴晒

D．用开水煮沸

E．过氧乙酸浸泡

（15～18题共用题干）

患者女，33岁。干咳伴乏力、低热、夜间盗汗、体重减轻2个月余。X线胸片示：右上肺阴影。疑诊肺结核收住入院。

15．为明确诊断应进行的检查是
A．结核菌素试验
B．痰结核菌检查
C．呼吸功能检查
D．肺部超声
E．纤维支气管镜检查

16．经检查确诊为肺结核，拟行异烟肼、利福平和吡嗪酰胺化疗。利福平的不良反应是可引起
A．周围神经炎
B．听力障碍
C．球后视神经炎
D．胃肠道反应
E．肝损害

17．应采取的隔离措施是
A．消化道隔离
B．呼吸道隔离
C．保护性隔离
D．接触隔离
E．床边隔离

18．在治疗过程中，患者突然大量咯血，应采取的体位是
A．右侧卧位
B．左侧卧位
C．俯卧位
D．仰卧位
E．坐位

答案与解析

1．B。肾结核多为继发性的，由原发病灶如肺、骨、关节、淋巴结等处经血行或淋巴途径进入肾脏，其中大多数原发病灶位于肺部。

故选B。

2．B。卡介苗（BCG）是一种无毒的牛型结核菌活菌疫苗，接种后可使未受过结核菌感染者获得对结核病的特异免疫力。其接种对象主要为未受感染的新生儿、儿童及青少年。

3．C。结核病化学治疗原则：早期、适宜、联合、规律、全程。

4．C。异烟肼的主要不良反应为周围神经炎，偶有肝功能损害；利福平的主要不良反应为肝功能损害和过敏反应；链霉素的主要不良反应为听力障碍、眩晕和肾功能损害；吡嗪酰胺的主要不良反应为胃肠道不适、肝功能损害、高尿酸血症和关节痛；乙胺丁醇的主要不良反应为视神经炎。

5．D。中等或大量咯血时应严格卧床休息（患侧卧位），保证气道通畅，注意防止窒息，并配血备用。

6．C。嘱患者在咳嗽或打喷嚏时，用双层纸巾遮住口鼻，防飞沫传染。将痰吐在纸上用火焚烧。

7．D。结核杆菌可以通过血液传播到很多系统中，骨骼系统是其中之一，而脊椎骨因为活动大、负重多，容易发生劳损的部位最易发生感染，故最常见的是脊椎骨。选D。

8．C。链霉素的主要不良反应为听力障碍、眩晕和肾功能损害，故应注意监测肾功能。

9．B。急性面容往往是面色潮红，兴奋不安，与此题描述不同，排除A，二尖瓣面容是有口唇轻度发绀，故排除D，肺结核也是一种消耗性疾病，所以只有慢性病容是最符合，故选B。

10．E。肺结核属于传染病，应做好隔离，做好日常物品的消毒，防止传播，A错误，E正确；疾病恢复前应注意休息，避免剧烈活动，减少能量消耗，B、D错误；肺结核的治疗应坚持全疗程规律性用药，禁止患者时用时停或随意变换用量，症状消失不代表疾病痊愈，应去医院复查后再决定停药时间，C错误。故本题选E。

11．C。结核菌素试验通常取 0.1ml 结核菌素，在左前臂屈侧做皮内注射，注射 48～72 小时后测量皮肤硬结的横径和纵径，得出平均直径=（横径+纵径）/2。硬结直径≤4mm 为阴性（−）；5～9mm 为弱阳性（+）；10～19mm 为阳性（++）；≥20mm 或虽＜20mm 但局部出现水疱、坏死或淋巴管炎为强阳性（+++）。

12．E。肺结核是一种慢性消耗性疾病，应制订膳食计划，易给予高热量、高蛋白质、富含维生素的易消化饮食，增加食欲，监测体重。

13．C。链霉素的主要不良反应为听力障碍、眩晕和肾功能损害。

14．B。结核分枝杆菌对干燥、酸、碱、冷有较强抵抗力，在烈日下暴晒 2～7 小时可被杀死，紫外线照射 30 分钟有明显杀菌作用，煮沸 5 分钟即可被杀死。常用杀菌剂中，75%乙醇最佳，接触 2 分钟即可杀死。将痰吐在纸上直接焚烧是最简单的灭菌方法。

15．B。痰结核菌检查是确定肺结核最特异的方法，也是制订化疗方案和考核疗效的主要依据。临床上以直接涂片镜检最常用，若抗酸杆菌阳性，肺结核诊断基本可以确立。

16．E。利福平的主要不良反应为肝功能损害和过敏反应。

17．B。飞沫传播是肺结核最主要的传播途径，传染源主要是痰中带菌的肺结核患者，尤其是未经治疗者。故本题选 B。

18．A。大咯血患者应绝对卧床休息，减少翻动，同时协助患者取患侧卧位，该患者为右上肺阴影，故应取右侧卧位。

第6章 皮肤及皮下组织疾病病人的护理

一、皮肤及皮下组织化脓性感染病人的护理

1. 患者诊断为痈时，最可能出现下列哪项血常规检查结果
A. 嗜酸粒细胞增加
B. 淋巴细胞计数增加
C. 网织红细胞计数增加
D. 中幼粒细胞计数增加
E. 中性粒细胞比例增加

2. 对青少年痤疮的护理措施，**不恰当**的是
A. 多吃清淡食物
B. 不吸烟，不饮酒
C. 保持乐观情绪
D. 保持皮肤清洁
E. 挤净痤疮内容物

3. 挤压面部"危险三角区"未成熟的疖，最严重的后果是
A. 鼻部感染
B. 面部肿胀
C. 形成痈
D. 留瘢痕
E. 化脓性海绵状静脉窦炎

4. 急性蜂窝织炎患者应用抗生素治疗，选择抗生素最理想的依据是
A. 感染发生部位
B. 感染的严重程度
C. 药物敏感试验结果
D. 患者的抵抗力
E. 病菌的类型

5. 急性淋巴管炎患者首选的抗生素是

A. 庆大霉素
B. 青霉素
C. 头孢菌素
D. 卡那霉素
E. 氨苄西林

6. 患者女，68岁。因面部肿块疼痛来诊，诊断面部疖肿。与患者的疾病相关度最低的健康史内容是
A. 局部受伤史
B. 糖尿病史
C. 营养状况
D. 卫生习惯
E. 家庭史

7. 患者男，68岁。因颈部蜂窝织炎入院，医嘱给予气管切开。操作前，护士向其解释该措施的目的是预防
A. 窒息
B. 肺不张
C. 全身感染
D. 吞咽困难
E. 化脓性海绵状静脉窦炎

8. 患者女，30岁。下肢急性蜂窝织炎伴全身感染症状，须采血做抗生素敏感试验。最佳的采血时间应是在患者
A. 寒战时
B. 高热时
C. 发热间歇期
D. 静脉滴注抗生素时
E. 抗生素使用后

9. 患者女，20岁。寒战、发热，右小腿内

侧皮肤出现鲜红色片状疹，烧灼样疼痛，附近淋巴结大、疼痛。**错误**的护理措施是

A．遵医嘱使用抗生素

B．嘱患者勿抬高患肢

C．局部温热敷

D．给予物理降温

E．嘱患者卧床休息

答案与解析

1．E。痈的血常规检查可见白细胞总数明显增高，中性粒细胞比例增加。

2．E。面部上唇周围和鼻部"危险三角区"的痤疮如被挤压或处理不当，病菌可沿内眦静脉和眼静脉向颅内扩散，引起颅内感染。故本题选 E。

3．E。面部上唇周围和鼻部"危险三角区"的疖如被挤压或处理不当，病菌可沿内眦静脉和眼静脉向颅内扩散，引起化脓性海绵状静脉窦炎。故本题选 E。

4．C。细菌药物敏感试验可以了解病原微生物对各种抗生素的敏感（或耐受）程度，用来指导临床合理选用抗生素药物。故本题选 C。

5．B。积极处理原发感染病灶是治疗急性淋巴管炎的重要措施，可局部热敷，并全身应用抗生素，首选青霉素。故本题选 B。

6．E。疖是单个毛囊及其周围组织的化脓性感染，好发于毛囊及皮脂腺丰富的部位，如头面部、颈项、背部等。与皮肤不洁、局部擦伤或摩擦、环境温度高及机体抵抗力降低有关，常见于免疫力较低的糖尿病患者和小儿。故本题选 E。

7．A。颌下急性蜂窝织炎可发生喉头水肿和气管受压，引起呼吸困难，甚至窒息。故本题选 A。

8．A。对多发、反复感染者，可由脓肿处直接抽取血液进行细菌培养，阳性结果有助于下肢急性蜂窝织炎的诊断，血培养一般选择患者寒战时采血，这样可以避免应用抗生素以后出现的假阴性结果，较易发现致病菌。故选 A。

9．B。由题干中该患者的症状表现可推断其可能患了网状淋巴管炎。患肢制动并抬高，可以促进静脉和淋巴回流，减轻局部充血、水肿，缓解疼痛。故本题选 B。

二、手部急性化脓性感染病人的护理

1．脓性指头炎典型的临床表现是

A．手指发麻

B．搏动性跳痛

C．寒战、发热

D．晚期疼痛加剧

E．晚期指头明显发红、肿胀

2．关于脓性指头炎切开引流的叙述，正确的是

A．在波动最明显处切开

B．在患指侧面横行切开

C．在患指侧面纵行切开

D．在患指背侧切开

E．在患指掌侧切开

答案与解析

1．B。早期为指头发红、轻度肿胀、针刺样疼痛，继而肿胀加重、疼痛剧烈。当指动脉受压时，疼痛转为搏动性跳痛，患指下垂时加重，剧痛常使患者烦躁，彻夜不眠，此时多伴有全身症状。故本题选 B。

2．C。指头炎出现跳痛，明显肿胀，应即切开减压、引流，以免发生指骨坏死和骨髓炎，不能等待波动出现。在切开引流时，应从手指末节的一侧做纵切口。故本题选 C。

第7章　妊娠、分娩和产褥期疾病病人的护理

一、女性生殖系统解剖生理

1. 正常宫颈阴道部上皮为
A. 单层立方上皮
B. 单层柱状上皮
C. 复层柱状上皮
D. 复层鳞状上皮
E. 单层鳞状上皮

答案与解析

1. D。宫颈下端伸入阴道内的部分称为宫颈阴道部，子宫颈阴道部表面主要由非角化的复层鳞状上皮所覆盖。宫颈管主要由柱状上皮覆盖。子宫颈外口柱状上皮和鳞状上皮交界处，是宫颈癌的好发部分。故本题选 D。

二、妊娠期妇女的护理

1. 下列针对妊娠期妇女便秘的护理措施，**不恰当**的是
A. 养成定时排便的习惯
B. 每天多饮水
C. 适当运动
D. 自行服用缓泻药
E. 多食高纤维素食物

2. 组成胎膜的是
A. 真蜕膜和羊膜
B. 底蜕膜和羊膜
C. 绒毛膜和羊膜
D. 包蜕膜和羊膜
E. 绒毛膜和底蜕膜

3. 胎动减少是指胎动 12 小时<u>少于</u>

A. 5 次
B. 10 次
C. 15 次
D. 20 次
E. 25 次

4. 初产妇，29 岁。既往月经规律，妊娠 38⁺² 周，门诊查体：宫高在脐剑之间，胎心正常。孕妇自我监测胎儿安危最简单有效的方法是
A. 胎动计数
B. 计算孕龄
C. 测量体重
D. 睡眠情况
E. 情绪波动

5. 孕妇，29 岁。尿 HCG 阳性；超声检查：宫内孕 6 周，对孕期健康指导正确的是用
A. 妊娠初期 8 周内谨慎用药
B. 妊娠 28 周后每天数胎动 1 次
C. 妊娠 12~28 周避免性生活
D. 胎心率 160~180 次/分钟
E. 妊娠 30 周后进行乳房护理

6. 孕妇，25 岁，妊娠 6 周。医师建议其口服叶酸。孕妇向门诊护士询问服用该药的目的时，正确的回答是
A. 促进胎盘的形成
B. 预防缺铁性贫血
C. 防止发生胎盘早剥
D. 预防脑神经管畸形
E. 防止发生妊娠期高血压疾病

7. 孕妇，28 岁。平素月经规律，末次月经为 2012 年 1 月 6 日，其预产期是

A．2012 年 9 月 6 日

B．2012 年 9 月 13 日

C．2012 年 10 月 6 日

D．2012 年 10 月 13 日

E．2013 年 1 月 6 日

8．某初孕妇，32 岁。妊娠 38 周。腹部触诊：宫底部可触及圆而硬胎儿部分，腹部右侧凹凸不平，左侧相对平坦，胎心音在脐上左侧听得最清楚。该孕妇的胎儿胎位最可能是

A．枕左前位

B．枕右前位

C．骶左前位

D．骶右前位

E．肩右前位

答案与解析

1．D。便秘是妊娠期常见症状之一，应嘱孕妇养成每日定时排便的习惯，增加每日饮水量，注意适当运动，多吃水果、蔬菜等含纤维素多的食物。未经医师许可不可随便使用大便软化剂或轻泻药。故本题选 D。

2．C。胎膜由绒毛膜和羊膜组成。胎膜外层为绒毛膜，在发育过程中因缺乏营养而逐渐退化成平滑绒毛膜。胎膜内层为羊膜，为半透明的薄膜，与覆盖胎盘、脐带的羊膜层相连接。故本题选 C。

3．B。胎动是指胎儿在子宫腔里的活动冲击到子宫壁的动作。胎动的次数多少、快慢强弱等表示胎儿的安危。如果 12 小时胎动少于 20 次，则可疑异常，应做胎心监测；少于 10 次，为胎动减少，表明胎儿有宫内缺氧现象。故本题选 B。

4．A。自数胎动是孕妇自我监测胎儿安危最简单有效的方法，也是健康宣教的重点内容，妊娠期应嘱孕妇在早、中、晚自数 1 小时的胎动，每小时的胎动为 3～5 次，每 12 小时不得少于 10 次，如果 12 小时胎动累计数小于 10 次，则高度考虑为胎儿宫内缺氧，应

该及时就诊，故本题选 A。

5．A。妊娠初期 8 周内谨慎用药，A 正确；妊娠 28 周后每天早中晚各数胎动 1 次。B 错误；妊娠前 3 个月及末 3 个月，均应避免性生活，C 错误；胎心率每分钟 120～160 次，D 错误；妊娠 37 周后进行乳房护理，E 错误。

6．D。孕早期（妊娠 1～3 个月）是胎儿器官系统分化，胎盘形成的关键时期，细胞生长，分裂十分旺盛。此时叶酸缺乏可导致胎儿畸形、胎儿神经管发育缺陷，从而增加包括无脑儿、脊柱裂的发生率。另外还可引起早期的自然流产。故本题选 D。

7．D。计算方法：末次月经第 1 日起，月份减 3 或加 9，日期加 7。如为阴历，月份依然减 3 或加 9，但日期加 15。故本题选 D。

8．C。宫底部可触及圆而硬胎儿部分，为胎儿的头部，所以胎位为臀位。腹部右侧凹凸不平为胎儿肢体，左侧相对平坦为胎背。臀先露时，胎心音在脐上方右或左侧，在左侧为骶左前位，C 正确。

三、分娩期妇女的护理

1．在第三产程中，对产妇的评估最重要的是

A．乳汁分泌的情况

B．宫缩情况，阴道出血的量及颜色

C．生命体征

D．疼痛

E．会阴伤口情况

2．在胎儿分娩过程中，贯穿于整个产程的是

A．衔接

B．下降

C．俯屈

D．仰伸

E．内旋转

3．胎儿娩出后，护士首先进行的护理措施是

A．保暖

B. 擦干羊水

C. 结扎脐带

D. 清理呼吸道

E. 新生儿 Apgar 评分

4. 进入第二产程的标志是

A. 宫口开全

B. 胎头拨露

C. 胎头着冠

D. 胎膜已破

E. 外阴膨隆

5. 为临产后产妇进行胎心听诊应选择在

A. 宫缩刚开始时

B. 宫缩期

C. 宫缩快结束时

D. 宫缩间歇期

E. 宫缩任何时间

6. 正常情况下,产妇顺产后需继续留在产房观察的时间是

A. 1 小时

B. 2 小时

C. 3 小时

D. 4 小时

E. 5 小时

7. 产检项目中能够反映胎儿生长发育状况最重要的指标是

A. 孕妇体重

B. 胎方位

C. 宫高与腹围

D. 胎动

E. 胎心率

8. 某产妇,26 岁。自然分娩后 1 小时在产房观察,责任护士应重点观察

A. 泌乳量

B. 呼吸

C. 心理状态

D. 体温

E. 宫缩情况

9. 可以动态监测产妇产程进展和识别难产的重要手段是

A. 胎儿监护

B. 多普勒听胎心

C. 产程图

D. 阴道检查

E. 肛门检查

10. 初产妇,正常阴道分娩。第二产程时宫缩频繁,疼痛难忍,痛苦呻吟。此时护士最恰当的沟通方式是

A. 劝其忍耐

B. 默默陪伴

C. 抚摸腹部

D. 握紧产妇的手

E. 投以关切的目光

11. 30 岁初产妇,妊娠 40 周顺产。胎儿经阴道娩出后护士立即为其按摩子宫并协助胎盘娩出,这一行为可能导致的**不良后果**是

A. 胎盘粘连

B. 胎盘卒中

C. 胎盘嵌顿

D. 胎盘植入

E. 胎盘剥离不全

12. 初产妇,26 岁。足月临产,进入第二产程,宫缩规律有力。宫缩时因疼痛加剧,产妇烦躁不安、大声喊叫,要求行剖宫产尽快结束分娩。此时,产妇主要的心理特点是

A. 焦虑

B. 内省

C. 依赖

D. 悲伤

E. 抑郁

答案与解析

1. B。产后出血是我国产妇死亡的首因,故

在第三产程要密切观察宫缩及阴道出血情况，以尽早发现产后出血征象。正常产妇子宫收缩良好，胎盘娩出，阴道出血，正常分娩的出血量一般不超过 300ml；若子宫收缩乏力，可能会有产后出血；若产后 24 小时出血量超过 500ml 提示产后出血。故本题选 B。

2．B。胎头沿盆骨轴前进的动作称为下降，是胎儿娩出的首要条件，下降动作贯穿于分娩全过程，与其他动作相伴随。故本题选 B。

3．D。胎儿娩出后应用新生儿吸痰管或导尿管轻轻吸除新生儿咽部及鼻腔黏液和羊水，以免发生吸入性肺炎。当确定未误吸而未啼哭时，可用手轻拍新生儿足底。新生儿大声啼哭表示呼吸道已通畅，即可处理脐带。故本题选 D。

4．A。第二产程又称胎儿娩出期，指从宫口全开到胎儿娩出。初产妇需 1~2 小时，经产妇较快，但也有长达 1 小时者，但不应该超过 1 小时。进入第二产程的标志是宫口开全。故本题选 A。

5．D。首先通过四步触诊法确定胎心最响亮的部位，在宫缩间歇期时用听诊器或多普勒仪听胎心音，每次测 1 分钟。正常胎心率为 120~160 次/分。故本题选 D。

6．B。产后应在产房观察 2 小时，重点观察血压、脉搏、子宫收缩情况、宫底高度、阴道出血量，是否膀胱充盈，会阴及阴道有无血肿，发现异常及时处理。因临床约有 80% 产后出血发生在产后 2 小时内，因此也称第四产程。故本题选 B。

7．C。随着孕期的进展，子宫顺应胎儿的发育而增大，通过宫高和腹围的测量即可初步判断孕周，并间接了解胎儿生长发育状况，估计胎儿体重。故本题选 C。

8．E。产后应在产房观察 2 小时，重点观察血压、脉搏、子宫收缩情况、宫底高度、阴道出血量，是否膀胱充盈，会阴及阴道有无血肿等，以及早发现有无产后出血。

9．C。产程图的横坐标为临产时间，纵坐标左侧为宫口扩张程度，右侧为先露下降程度，画出宫口扩张曲线和胎头下降曲线。通过绘制产程图，可动态监测产程进程，可发现宫缩乏力、胎位异常、头盆不称等异常。故本题选 C。

10．D。在分娩过程中产妇因为疼痛加剧而出现焦虑。护士应该守护在产妇身边，握紧产妇双手，给予安慰和鼓励，消除其紧张情绪。故本题选 D。

11．E。接产者切忌在胎盘尚未完全剥离时用手按揉、下压宫底或牵拉脐带，以免造成胎盘部分剥离而出血或拉断脐带，甚至造成子宫内翻。故本题选 E。

12．A。在分娩过程中产妇因为疼痛加剧而出现明显的焦虑心理。护士应该守护在产妇身边，给予安慰和鼓励，消除其紧张情绪。故本题选 A。

四、产褥期妇女的护理

1．产妇在产褥期子宫复旧正常的是

A．产后 2 周在腹部扪及宫底

B．产后 6 周子宫如孕 50 天大小

C．产后 6 周子宫内膜全部修复

D．产后 6 周时宫颈恢复正常形态

E．产后第 2 周为血性恶露

2．产妇，35 岁。因胎儿宫内窘迫行低位产钳助产术娩出一活婴。产后 3 天诉会阴部疼痛难忍。体格检查：会阴部肿胀，左侧切口红肿，有触痛。以下处理**不正确**的是

A．红外线照射

B．50% 硫酸镁湿敷切口

C．每日冲洗外阴

D．取健侧卧位

E．1:5000 高锰酸钾溶液坐浴

3．初产妇，顺产后第 4 天，新生儿采用母乳喂养。产妇诉乳房胀，乳汁排出不畅。首先应采取的措施是

A．冷敷乳房

B. 生麦芽煎服

C. 新生儿多吮吸

D. 芒硝外敷乳房

E. 口服己烯雌酚

4. 产妇，28 岁。2 天前经阴道分娩一女婴。今日查房发现其乳头皲裂，为减轻母乳喂养时的不适，正确的护理措施是

A. 先在损伤较重的一侧乳房哺乳

B. 为减轻疼痛应减少喂哺的次数

C. 哺乳前用毛巾和肥皂水清洁乳头和乳晕

D. 喂哺后挤出少许乳汁涂在乳头和乳晕

E. 哺乳时让婴儿含吮乳头即可

5. 初产妇，35 岁。自然分娩，产程延长，手取胎盘。出院时，责任护士告知其预防产褥感染的措施，**错误**的内容是

A. 加强营养

B. 不能外出

C. 注意卫生

D. 禁止盆浴

E. 防止感冒

6. 初产妇，29 岁。自然分娩一男婴，现为产后第 1 天，出现下腹部阵痛。检查：子宫硬，宫底在脐下 2 横指，血性恶露，量小无臭味。护士对产妇的指导正确的是

A. 产时应用缩宫素所致

B. 产后宫缩痛

C. 不可应用镇痛药物

D. 减少新生儿吸吮，以缓解疼痛

E. 通常一周后消失

答案与解析

1. C。产后第 3 周除胎盘附着部位以外的子宫内膜基本修复，胎盘附着部位的内膜修复约需至产后 6 周。故本题选 C。

2. E。会阴或会阴伤口水肿的患者，可用 50%硫酸镁湿热敷，产后 24 小时可用红外线照射外阴。每日应进行会阴及伤口的擦洗 2～3 次，嘱其健侧卧位。产后不足 2 周的产妇禁止坐浴，故本题选 E。

3. C。初产妇诉乳房胀，乳汁排出不畅，可让新生儿多吮吸，排空乳腺管，可缓解症状。

4. D。若为皲裂乳头，轻者可继续哺乳，先喂健侧，后喂患侧，严重者可用吸乳器吸出或用乳头罩；喂哺后挤出少许乳汁涂在乳头和乳晕，短暂暴露使乳头干燥，因乳汁具有抑菌作用，且含丰富的蛋白质，能起到修复作用。故本题选 D。

5. B。产妇可以外出，但应注意保暖，不可去人口密集的地方，注意不要感冒。故本题选 B。

6. B。产后缩宫痛是指产褥早期因宫缩引起下腹部阵发性剧烈疼痛。经产妇宫缩痛较初产妇明显，哺乳者较不哺乳者明显。子宫疼痛时呈强直性收缩，产妇一般可以承受，于产后 1～2 天出现，持续 2～3 天自然消失，不需特殊用药。

五、流产病人的护理

1. 早期流产最常见的病因是

A. 胚胎染色体异常

B. 宫颈内口松弛

C. 子宫畸形

D. 子宫肌瘤

E. 母儿血型不合

2. 患者女，26 岁。停经 52 天，阴道点滴出血 2 天，伴轻度下腹阵发性疼痛，尿妊娠试验（+）。体格检查：宫口闭，子宫如孕 7 周大小。最可能的诊断是

A. 先兆流产

B. 难免流产

C. 不全流产

D. 稽留流产

E. 习惯性流产

答案与解析

1. A。导致流产的原因有很多，除胚胎因素外，还与母体因素、胎盘因素和环境因素有关。其中胚胎及胎儿染色体异常是自然流产最常见的原因。故本题选 A。

2. A。先兆流产表现为停经后出现少量阴道出血，量比月经少，可伴有轻微下腹痛、腰痛。子宫大小与停经周数相符，宫颈口未开，胎膜未破，妊娠产物未排出。

六、早产病人的护理

1. 某初产妇，26 岁。双胎妊娠 35 周，因下腹疼痛 2 小时入院。体格检查：宫口开大 6cm，其最可能发生的情况是

A. 早产

B. 前置胎盘

C. 胎盘早剥

D. 妊娠高血压综合征

E. 子宫收缩乏力

2. 某孕妇，G_3P_2。妊娠 30 周，规律下腹疼痛伴阴道血性分泌物 6 小时。体格检查：胎位 LOA，胎心率每分钟 146 次，7～8 分钟宫缩 20 秒，宫缩力弱，肛查胎先露 S-3，宫颈管缩短，宫口可容一指尖。目前最恰当的处理措施是

A. 严密观察等待自然分娩

B. 静脉滴注缩宫素加强宫缩

C. 抑制宫缩保胎治疗

D. 立即行剖宫产终止妊娠

E. 阴道检查后确定分娩方式

答案与解析

1. A。早产的临床表现主要是子宫收缩，最初为不规律宫缩，常伴有少许阴道血性分泌物或出血，继之可发展为规律有效宫缩，与足月临产类似，使宫颈管消失和宫口扩张。

本题患者为双胎妊娠，是早产的危险因素，故本题选 A。

2. C。妊娠 28～37 周出现有明显的规律宫缩（至少每 10 分钟 1 次）伴有宫颈管缩短，可诊断为先兆早产。先兆早产的主要治疗为抑制宫缩，与此同时，还要积极控制感染、治疗合并症和并发症。本题中胎位和胎心率均正常，没有早产临产，所以应进行保胎治疗，C 正确。

七、过期妊娠病人的护理

1. 过期妊娠是指孕妇妊娠期达到或超过

A. 37 周

B. 39 周

C. 40 周

D. 42 周

E. 44 周

答案与解析

1. D。过期妊娠是指孕妇妊娠期达到或超过 42 周尚未分娩者。其发生率占妊娠总数的 3%～15%。过期妊娠是胎儿窘迫、胎粪吸入综合征、成熟障碍综合征、新生儿窒息、围生儿死亡及巨大儿、难产的重要原因。故本题选 D。

八、妊娠期高血压疾病病人的护理

1. 使用硫酸镁治疗妊娠高血压综合征时要注意

A. 使用前应测体温、脉搏

B. 尿量每日＞360ml，每小时＞15ml

C. 呼吸每分钟不少于 16 次

D. 膝腱反射增强提示中毒

E. 严格控制静脉滴注速度，以每小时 2g 为宜

2. 妊娠期高血压的基本病理变化是

A. 脑血管痉挛

B. 胎盘血管痉挛

C. 肾小血管痉挛

D. 冠状动脉痉挛

E. 全身小动脉痉挛

3. 孕妇，孕 38 周。因先兆子痫入院。目前患者轻微头痛，血压 140/90mmHg，尿蛋白（++），呼吸、脉搏正常。在应用硫酸镁治疗过程中，护士应报告医师停药的情况是

A. 呼吸 18 次/分

B. 膝反射消失

C. 头痛缓解

D. 血压 130/90mmHg

E. 尿量 800ml/24h

4. 某孕妇，28 岁，孕 34 周。因"头晕、头痛"就诊。体格检查：血压 160/115mmHg，实验室检查，水肿（+），尿蛋白定量 5.5g/24h，临床诊断为重度子痫前期。首选的解痉药物是

A. 地西泮（安定）

B. 阿托品

C. 硫酸镁

D. 冬眠合剂

E. 卡托普利

答案与解析

1. C。硫酸镁治疗妊娠高血压综合征时，静脉滴注速度以每小时 1～1.5g 为宜，应每小时≤2g。维持用量每天 15～20g，中毒现象首先表现为膝反射减弱或消失。用药前及用药过程中均应监测孕妇血压及下述内容：①膝腱反射必须存在；②呼吸≥每分钟 16 次；③尿量每天≥600ml，或每小时≥25ml。

2. E。妊娠期高血压疾病的基本病理变化是全身小动脉痉挛。由于小动脉痉挛，造成管腔狭窄，周围阻力增大，内皮细胞损伤，通透性增加，体液和蛋白质渗漏，表现为血压上升、蛋白尿、水肿和血液浓缩等。故本题选 E。

3. B。硫酸镁的治疗浓度和中毒浓度相近，因此在进行硫酸镁治疗的时候，应严密观察其毒性作用。并控制硫酸镁的入量。中毒现象首先表现为膝反射减弱或消失。随着血镁浓度升高，还会出现全身肌张力减退及呼吸抑制，尿量 24 小时少于 600ml 或每小时少于 25ml，严重者心搏可突然停止。故本题选 B。

4. C。子痫前期的治疗原则是解痉、降血压、镇静，合理扩容及利尿，适时终止妊娠。解痉药物首选硫酸镁，其有预防子痫和控制子痫发作的作用。故本题选 C。

九、异位妊娠病人的护理

1. 输卵管妊娠患者前来就诊时，最常见的主诉是

A. 腹痛

B. 胸痛

C. 咳嗽

D. 咯血

E. 呼吸急促

2. 关于输卵管妊娠非手术治疗患者的护理措施，正确的叙述是

A. 多活动

B. 流质饮食

C. 定期腹部触诊

D. 避免做增加腹压的动作

E. 无出血危险不必严密观察

答案与解析

1. A。腹痛是输卵管妊娠患者就诊最常见的症状，未发生流产或破裂前，常表现为一侧下腹隐痛或酸胀感。发生流产或破裂时，突感一侧下腹部撕裂样疼痛，常伴有恶心、呕吐。故本题选 A。

2. D。针对输卵管妊娠的非手术患者的护理措施包括患者应卧床休息，避免增加腹压的活动；随时观察患者的阴道出血量、

腹痛程度等症状的发展；及时发现病情变化；密切关注患者生命体征，重视患者主诉。故选 D。

十、胎盘早剥病人的护理

（1～3 题共用题干）

　　患者女，30 岁，妊娠 35 周。受到撞击后腹部剧烈疼痛 1 小时。体格检查：体温 36℃，脉搏每分钟 110 次，血压 140/100mmHg，阴道无出血，宫口未开，未破膜，子宫足月妊娠大小，板状硬，有压痛，胎心音每分钟 90 次，胎位不清。

1. 该患者可能发生的问题是
A. 前置胎盘
B. 胎盘早期剥离
C. 流产
D. 早产
E. 宫外孕

2. 为明确诊断，应进一步做哪项检查
A. 血生化
B. 超声检查
C. 妊娠试验
D. 血、尿 HCG 检查
E. 胎心监护

3. 以下哪项处理措施是**不正确**的
A. 迅速建立静脉通路，补充血容量及凝血因子
B. 静脉滴注缩宫素
C. 选择剖宫产终止妊娠
D. 做好术前准备
E. 做好抢救新生儿准备

答案与解析

1. B。胎盘剥离面超过胎盘的 1/3，伴有较大的胎盘后血肿，常有内出血或混合性出血称为重型胎盘早剥，腹部持续性疼痛，可无

阴道出血或少量阴道出血及血性羊水，子宫多处于高张状态，硬如板状，压痛明显，胎位不正，子宫收缩间歇期不能放松，胎位触不清楚。故本题选 B。

2. B。正常位置的胎盘超声检查图像应紧贴子宫体部后壁、前壁或侧壁，若胎盘与子宫壁之间有血肿时，在胎盘后方出现液性低回声区，暗区常不止一个，并见胎盘增厚。重型胎盘早剥时常伴胎心、胎动消失。故本题选 B。

3. B。产妇为重型胎盘早剥，胎心音每分钟 90 次，应立即选择剖宫产，不能进行顺产，所以不能静脉滴注缩宫素。故本题选 B。

十一、前置胎盘病人的护理

1. 孕妇，29 岁。妊娠 37 周，G_2P_0，前置胎盘入院。现有少量阴道出血，孕妇担心胎儿安危会产生的心理问题是
A. 无助感
B. 恐惧
C. 悲哀
D. 自尊低下
E. 倦怠

（2～4 题共用题干）

　　患者女，29 岁。孕 32^{+3} 周，晨起醒来发现阴道出血，量较多。体格检查：宫高 26cm，腹围 83cm，胎心音每分钟 154 次，未入盆。

2. 最可能的诊断是
A. 早产
B. 流产
C. 前置胎盘
D. 胎盘早剥
E. 子宫破裂

3. 患者入院后非常紧张，不停地询问"对胎儿影响大吗？我有生命危险吗？"目前对其首要的护理是

A．心理护理，减轻恐惧

B．输液输血

C．抗生素预防感染

D．吸氧

E．给予镇静药

4．在进行身体评估时，**错误**的是

A．监测血压、脉搏、呼吸

B．腹部检查时注意胎位有无异常

C．做输血输液准备时，做阴道检查

D．做肛门检查

E．超声检查

答案与解析

1．B。孕妇因阴道出血而感到恐惧，既担心自身的健康，也担心胎儿的安危。故本题选B。

2．C。妊娠晚期或临产时，突发性无诱因、无痛性阴道出血是前置胎盘的典型症状。该产妇有无痛性阴道出血，量较多，故本题选C。

3．A。孕妇因阴道出血而感到恐惧，既担心自身的健康，也担心胎儿的安危。所以应先给予安慰，缓解其恐惧情绪。故本题选A。

4．D。目前一般不主张应用阴道检查。只有在近预产期出血不多时，终止妊娠前为除外其他出血原因或明确诊断决定分娩方式前考虑采用，要求阴道检查操作必须在输血、输液和做好手术准备的情况下方可进行，故C正确。怀疑前置胎盘的个案，切忌肛查。故本题选D。

十二、羊水量异常病人的护理

1．羊水过少的定义是足月妊娠时，羊水量**少于**

A．300ml

B．400ml

C．500ml

D．800ml

E．1000ml

2．某孕妇，30岁。G₁P₀，妊娠37周，羊水过多行羊膜腔穿刺术后为该孕妇腹部放置沙袋的目的是

A．减轻疼痛

B．减少出血

C．预防休克

D．预防血栓形成

E．预防感染

答案与解析

1．A。妊娠足月时羊水量少于300ml者称为羊水过少。若羊水量少于50ml，胎儿窘迫的发生率高达50%以上，围生儿的死亡率也高达88%。故本题选A。

2．C。腹腔穿刺放羊水时应防止速度过快、量过多，一次放羊水量不超过1500ml，放羊水后腹部放置沙袋或加腹带包扎以预防血压骤降发生休克。故本题选C。

十三、多胎妊娠及巨大胎儿病人的护理

1．初孕妇，29岁。妊娠20周行产前检查。检查时腹部触及多个小肢体，考虑多胎妊娠。以下检查方法中最有助于明确诊断的是

A．腹部超声

B．胎心监护

C．腹部X线片

D．腹部MRI检查

E．腹部CT

答案与解析

1．A。腹部超声对于超对双胎的诊断最有价值。

十四、胎儿窘迫病人的护理

1．急性胎儿窘迫最早出现的症状是

A．胎动减少

B. 胎动消失

C. 胎心音加快

D. 胎儿生长受限

E. 胎盘功能减退

2. 下列属于胎儿窘迫的临床表现的是

A. 胎心率大于 120 次/分

B. 胎心率小于 160 次/分

C. 胎心率大于 140 次/分

D. 胎心率大于 110 次/分

E. 胎心率小于 80 次/分

3. 孕妇，26 岁。妊娠 40 周，入院待产。夜间呼唤护士，自述感觉胎动过频。此时最**不恰当**的处理是

A. 立即听胎心音

B. 通知值班医师

C. 吸氧

D. 左侧卧位

E. 立即做剖宫产准备

答案与解析

1. C。胎儿窘迫的主要表现是胎心音改变、胎动异常及羊水胎粪污染或羊水过少，严重者胎动消失。急性胎儿窘迫最早出现胎心率加快或减慢。故本题选 C。

2. E。正常胎心率为 110～160 次/分。胎心率<110 次/分，尤其<100 次/分，为胎儿危险征象。故选 E。

3. E。应让孕妇采取侧卧位，间断吸氧，通知值班医师，严密监测胎心变化，安慰患者，做好术前准备，做好新生儿抢救和复苏的准备。胎动过频无法改善后方考虑结束分娩。故本题选 E。

十五、胎膜早破病人的护理

1. 患者女，31 岁。妊娠 38 周，因阴道持续性流液 2 小时入院。医师诊断为胎膜早破。护士协助其采用的卧位应为

A. 平卧位

B. 头低足高位

C. 头高足低位

D. 截石位

E. 膝胸卧位

2. 孕妇，36 岁。产前检查漏斗骨盆。现足月妊娠，胎膜早破来诊。体格检查：胎头未入盆。医嘱：入院行各项检查，拟次日行剖宫产术。护士对其进行健康教育，**不正确**的内容是

A. 讲明产道异常对母儿的影响

B. 说明剖宫产的必要性

C. 解释剖宫产术前、术后注意事项

D. 嘱其保持会阴清洁

E. 鼓励术前适当下床活动

3. 孕妇，32 岁，妊娠 32 周。阴道不自主流液 3 小时住院，知道孕妇预防感染的正确措施是

A. 坐浴

B. 外阴热敷

C. 外阴湿敷

D. 保持外阴清洁

E. 外阴远红外线照射

答案与解析

1. B。为防止胎膜早破患者发生脐带脱垂，应协助患者采取头低足高位。

2. E。产妇应绝对卧床，左侧卧位，注意抬高臀部防止脐带脱垂造成胎儿缺氧或宫内窘迫，进行阴道检查确定有无隐形脐带脱垂，如有脐带脱垂，应在数分钟内结束分娩。

3. D。嘱孕妇保持外阴清洁，每日会阴护理 2 次，使用消毒会阴垫，勤换会阴垫，保持清洁干燥，防止上行性感染。故本题选 D。

十六、妊娠期合并症病人的护理

1. 某产妇妊娠合并糖尿病，孕期无其他合

并症。于妊娠 39 周剖宫产一健康男婴，对于该新生儿应重点监测的内容是

A. 大小便
B. 体重
C. 黄疸
D. 血糖
E. 体温

2. 产妇，29 岁。因双胎妊娠行剖宫产娩出两活婴。新生儿均因轻度窒息转儿科治疗。该产妇因患有活动型乙型肝炎，护士告知其需要退奶，产后第 2 天值班护士查房时发现产妇情绪低落，其可能的原因**不包括**

A. 母婴分离
B. 手术后疲劳
C. 生产过程中缩宫素的使用
D. 产妇体内雌、孕激素水平急剧下降
E. 家属对新生儿的高度关注带来的失落感

3. 患者女，25 岁。妊娠 17 周，诊断淋病入院，护士向其解释淋病对妊娠、分娩及胎儿和新生儿的影响后，孕妇出现下列哪一项表述时，表明护士仍需要对其进行健康教育

A. "淋病会导致胎儿窘迫"
B. "淋病会导致新生儿肺炎"
C. "我不想让我丈夫知道这事"
D. "我会因此发生盆腔感染"
E. "孕晚期我要注意胎膜早破的症状"

（4～5 题共用题干）

患者女，25 岁。妊娠 8 周，先天性心脏病，妊娠后表现为一般体力活动受限制，活动后感觉心悸、轻度气短，休息时无症状。

4. 患者现在很紧张，询问是否能继续妊娠。护士应告诉她做决定的依据主要是

A. 年龄
B. 心功能分级
C. 胎儿大小
D. 心脏病种类
E. 病变发生部位

5. 患者整个妊娠期心脏负担最重的时期是

A. 妊娠 12 周内
B. 妊娠 24～26 周
C. 妊娠 28～30 周
D. 妊娠 32～34 周
E. 妊娠 36～38 周

答案与解析

1. D。新生儿出生后仍存在高胰岛素血症，如不及时补充糖易发生新生儿低血糖，严重时危及生命。故本题选 D。

2. C。缩宫素常用于引产、催产、产后及流产后因宫缩无力或缩复不良而引起的子宫出血等。较少引起不良反应，偶有恶心、呕吐、心率加快或心律失常。大剂量应用时可引起高血压或水滞留。因此该产妇的情绪低落与缩宫素的使用无关。故本题选 C。

3. C。淋病具有传染性，必须告知其丈夫。治疗期间禁止性生活，注意隔离。污染物（如浴巾及其他衣物等）应煮沸消毒。

4. B。根据心脏病的类型、病变程度、心功能分级及是否有手术矫治史等具体情况，决定是否适宜妊娠。其中心功能分级是决定是否妊娠的主要依据。故本题选 B。

5. D。妊娠期妇女循环血量于妊娠第 6 周开始逐渐增加，妊娠 32～34 周达高峰，产后 2～6 周逐渐恢复正常。故本题选 D。

十七、产力异常病人的护理

1. 协调性子宫收缩乏力表现为
A. 子宫收缩无对称性
B. 容易发生胎膜早破
C. 不宜静脉滴注缩宫素
D. 产程常延长
E. 不易发生产后出血

2. 孕妇，26 岁。宫口开大 4cm 后产程进展缓慢，诊断为协调性子宫收缩乏力，产妇因

此烦躁不安,情绪不稳定,对自然分娩失去信心,针对此孕妇最主要的护理措施是

A. 提供心理支持,减轻焦虑

B. 促进子宫收缩,加快产程

C. 鼓励孕妇多进食,恢复体力

D. 做剖宫产准备

E. 开放静脉

答案与解析

1. D。协调性子宫收缩乏力又称低张性子宫收缩乏力,是指子宫收缩具有正常的节律性、对称性及极性,但收缩力弱,宫腔压力低于15mmHg,持续时间短,间歇期长且不规律,每10分钟宫缩少于2次。在宫缩的高峰期,宫体隆起不明显,用手指压宫底部肌壁仍可出现凹陷,可使产程延长甚至停滞。故本题选D。

2. A。产妇的精神心理因素对分娩很重要,该产妇对分娩失去信心,分娩难以成功,故首先要关心安慰产妇,消除紧张情绪,可给镇静药,补充营养、水分电解质,适当进食,保持膀胱和直肠的空虚状态。加强子宫收缩,加快产程。故本题选A。

十八、产道异常病人的护理

1. 轻度头盆不称的正确试产为

A. 给予镇静药

B. 观察 2～4 小时

C. 给予灌肠

D. 给予静脉输液

E. 观察 1～2 小时

答案与解析

1. B。轻度头盆不称在严密监护下可以试产,一般不可用镇静药,少肛查,禁灌肠。试产2～4 小时,胎头仍未入盆,并伴胎儿窘迫者,应停止试产,及时剖宫产。故本题选B。

十九、胎位异常病人的护理

1. 孕妇,妊娠 30 周。臀先露,为矫正胎位,可采取的体位是

A. 膝胸卧位

B. 半卧位

C. 左侧卧位

D. 膀胱截石位

E. 俯卧位

答案与解析

1. A。胎位异常者在妊娠 30 周前多能自行转为头先露,若妊娠 30 周后仍未纠正,可指导孕妇采取膝胸卧位。故本题选 A。

二十、产后出血病人的护理

1. 产后出血是指胎儿娩出后 24 小时内出血量超过

A. 100ml

B. 200ml

C. 300ml

D. 400ml

E. 500ml

2. 产妇,妊娠 39 周分娩,在会阴左侧切开下顺产一活婴。胎盘胎膜娩出完整,产后 30 分钟阴道出血增多,测血压 90/60mmHg,脉搏每分钟 90 次。宫底位于脐上 3 横指,子宫软,按压宫底排出血液及血块约 500ml。首要的处理原则是

A. 抗休克

B. 抗感染

C. 检查软产道

D. 加强宫缩

E. 清理宫腔

答案与解析

1. E。胎儿娩出后 24 小时内出血量超过

500ml 者为产后出血。

2．D。宫收缩乏力导致的产后出血，子宫轮廓不清，触不到宫底或宫底升高。治疗时针对原因迅速止血，应先加强宫缩。患者血压与脉率正常，故不需要抗休克。故本题选 D。

二十一、羊水栓塞病人的护理

（1～3 题共用题干）

初产妇，30 岁。妊娠 39 周，于胎儿分娩后突然出现烦躁不安、恶心、呕吐，继而出现呛咳、呼吸困难，呼吸每分钟 24 次，心率每分钟 126 次，血压 80/50mmHg。

1．此时，产妇很可能发生

A．失血性休克

B．羊水栓塞

C．心力衰竭

D．哮喘发作

E．急性胃肠炎

2．针对产妇的病情紧急处理哪项<u>不妥</u>

A．立即分娩

B．抗过敏

C．用阿托品解痉

D．纠正心力衰竭

E．抗休克

3．为该产妇提供的心理支持<u>不适宜</u>的是

A．给予安慰，增强信心

B．适当允许家属陪伴

C．向家属介绍患者病情

D．鼓励下床活动，利于康复

E．病情稳定后共同制订康复计划

答案与解析

1．B。羊水栓塞起病急骤，来势凶险，多发生在分娩过程中，尤其是胎儿娩出前后的短时间内。多表现为烦躁不安、恶心、呕吐，继而出现呛咳、呼吸困难、发绀、昏迷、血

压急剧下降。故本题选 B。

2．A。处理原则上应在产妇呼吸循环功能得到明显改善，并已纠正凝血功能障碍后再处理分娩。故本题选 A。

3．D。对于神志清醒的患者，应给予鼓励，使其增强信心并相信自己的病情会得到控制。对于家属的恐惧情绪表示理解和安慰，适当的时候允许家属陪伴患者，向家属介绍患者病情的严重性，以取得配合。待病情稳定后与其共同制订康复计划，针对患者具体情况提供健康教育与出院指导。患者应卧床休息，短时间内不能下床活动，故本题选 D。

二十二、子宫破裂病人的护理

1．初产妇，妊娠 40 周。产程进展 24 小时，宫口开大 4cm 给予静脉滴注缩宫素后，宫缩持续不缓解，胎心音每分钟 100 次，耻骨联合处有压痛。应考虑为

A．前置胎盘

B．胎盘早期

C．痉挛性子宫

D．先兆子宫破裂

E．子宫收缩过强

2．某产妇，29 岁。G_1P_0，妊娠 39 周。因胎儿畸形分娩时子宫破裂行子宫修补术。该患者术后再次妊娠至少需要

A．3 个月

B．6 个月

C．1 年

D．2 年

E．3 年

答案与解析

1．D。先兆子宫破裂的四大主要临床表现是子宫形成病理性缩复环、下腹部压痛、胎心音改变及血尿出现。

2．D。子宫破裂行子宫修补术后应注意修养，

再次妊娠至少需要 2 年。再次妊娠子宫破裂的可能性很大, 再次怀孕需要谨慎。故本题选 D。

二十三、产褥感染病人的护理

1. 患者女, 25 岁。产后 1 周出现会阴侧切伤口感染, 细菌培养结果为金黄色葡萄球菌感染。该细菌最有可能对下列哪种抗生素存在耐药性

A. 头孢菌素

B. 红霉素

C. 甲硝唑

D. 青霉素

E. 两性霉素 B

2. 某产妇, 足月产后 3 天, 出现下腹痛, 体温不高, 恶露多, 有臭味, 子宫底位于脐上 1 指, 子宫体软。以下护理措施中, **错误**的是

A. 做好会阴护理

B. 半卧位或抬高床头

C. 监测体温变化

D. 做好心理支持

E. 红外线照射会阴部每日 3 次, 每次 1 小时

答案与解析

1. D。金黄色葡萄球菌最初对青霉素的敏感度在 90% 以上, 后来由于青霉素滥用使得耐青霉素的金黄色葡萄球菌大量繁殖, 所以金黄色葡萄球菌对青霉素最可能存在耐药性。故选 D。

2. E。题干中并未提及会阴或会阴伤口出现水肿, 故不用红外线照射, 同时, 采取红外线照射时, 每次 20~30 分钟, 故本题选 E。

二十四、晚期产后出血病人的护理

1. 患者女, 30 岁。剖宫产后 35 天, 以晚期产后出血入院, 采取保守治疗, 护理措施**不正确**的是

A. 密切观察生命体征

B. 密切观察阴道出血情况

C. 保持外阴清洁

D. 协助做相关检查

E. 取半坐卧位

2. 患者女, 25 岁。孕 28 周, 因胎儿畸形行引产术后 2 周, 感自责、自罪, 并有自伤行为, 该患者最可能发生的心理障碍是

A. 产后自残

B. 产后抑郁

C. 产后沮丧

D. 产后焦虑

E. 产后紧张

3. 患者女, 30 岁。分娩后 2 周发生阴道大量出血入院, 护士对患者进行健康评估时, 与病情最相关的是

A. 了解患者的分娩史

B. 评估患者的血压、脉搏、呼吸、神志情况

C. 观察患者阴道出血量

D. 了解宫底的大小及有无压痛

E. 母乳喂养情况

答案与解析

1. E。患者应平卧床休息, 以保证回心血量充足, 且需要及早补充血容量, 吸氧, 保暖; 给予抗生素预防感染等。故本题选 E。

2. B。产后抑郁症多在产后 2 周内发病, 产后 4~6 周症状明显, 病程可持续 3~6 个月。典型症状是情感低落、思维迟缓、意志活动减退, 多表现为心情压抑、悲伤、思维迟钝、反应缓慢, 自责、自罪、担心自己或婴儿受到伤害, 重者可有伤害婴儿或自我伤害的行为等。故选 B。

3. E。患者为晚期产后出血, 护士评估的内容应包括患者的分娩史、生命体征、阴道的出血量, 以及子宫复旧的情况、有无压痛。故本题选 E。

第8章　新生儿和新生儿疾病的护理

一、正常新生儿的护理

1. **不属于**新生儿常见的正常生理状态的是
A. "马牙"
B. 生理性黄疸
C. 臀红
D. 假月经
E. 乳腺肿大

2. 新生儿出生时存在,以后逐渐消失的神经反射是
A. 角膜反射
B. 结膜反射
C. 拥抱反射
D. 瞳孔反射
E. 吞咽反射

3. 新生儿室的室温应保持在
A. 18~20℃
B. 20~22℃
C. 22~24℃
D. 24~26℃
E. 28~30℃

4. 对正常新生儿的心理护理,**错误**的是
A. 母婴同室
B. 父亲应参与照顾婴儿
C. 保持安静不与新生儿说话
D. 经常与新生儿进行目光交流
E. 给色彩鲜艳会转动的玩具看

5. 一健康女婴,足月顺产后5天,因出现阴道血性分泌物被父母送来医院,该现象最可能是
A. 假月经

B. 阴道直肠瘘
C. 尿道阴道瘘
D. 会阴损伤
E. 血友病

6. 健康足月新生儿生后第2天,对其脐部的护理,**错误**的是
A. 勤换尿布,衣物柔软
B. 脐部保持清洁、干燥
C. 接触新生儿前后要洗手
D. 严格执行无菌操作技术
E. 用3%过氧化氢液清洗脐部

7. 某新生儿,5日龄。出生体重3kg,目前体重2.8kg,妈妈很担心孩子的体重会继续下降,护士向妈妈解释孩子的体重将恢复正常,下列解释正确的是
A. 1天内恢复正常
B. 7天内恢复正常
C. 10天内恢复正常
D. 2周内恢复正常
E. 3周内恢复正常

答案与解析

1. C。新生儿正常生理状态:生理性黄疸,一般于出生后2~3日出现,5~7日最重,10~14日消退。乳房胀大及假月经,新生儿出生后3~4日发生乳房肿胀,2~3周自然消失,部分女婴在出生后5~7日阴道流出少许血性分泌物或大量非脓性分泌物。一般持续2~3日自然停止。口腔内改变,出现"马牙""螳螂嘴"。臀红属病理性改变。

2. C。出生时存在,以后逐渐消失的神经反

射包括觅食反射、拥抱反射、握持反射、吸吮反射及颈肢反射等，故本题选 C。

3．C。新生儿所处环境应光线充足，空气流通，保持室内温度恒定在 20～24℃，相对湿度 55%～65%。

4．C。新生儿的心理社会发展的主要问题是信任与不信任，新生儿的发展任务是与照顾者（通常是父母）建立信任感，学习爱和被爱。因此母婴同室，父亲参与照顾婴儿及目光交流，转动玩具等都是建立信任感的良好措施，而不与新生儿说话则不利于信任感的建立。故选 C。

5．A。部分女婴在出生后 5～7 日阴道流出少许血性分泌物或大量非脓性分泌物即假月经，受母体激素影响，一般持续 2～3 日自然停止。

6．E。新生儿每次沐浴后用 75%乙醇消毒脐带残端及脐轮周围，然后用无菌纱布覆盖包扎。

7．C。生理性体重下降：新生儿出生后由于摄入少，经皮肤和肺部排出的水分相对较多，所出现的体重下降，下降 6%～9%，最多不超过 10%。一般在出生后 4 日开始回升，7～10 日恢复到出生时的体重。

二、早产儿的护理

1．下列符合早产儿外观特点的是
A．皮肤红润，胎毛少
B．耳壳软骨发育好
C．乳晕明显，有结节
D．指（趾）甲长过指（趾）端
E．足底光滑，纹理少

2．早产儿，胎龄 35 周。目前体重 2100g，护士应将室温保持在
A．18～20℃
B．21～23℃
C．24～26℃
D．27～28℃
E．29～30℃

3．患儿男，孕 32 周早产儿。体重 1450g，体温不升，呼吸每分钟 50 次，血氧饱和度 95%，胎脂较多。护士首先应采取的护理措施是
A．将患儿置于暖箱中
B．给予鼻导管低流量吸氧
C．立即擦净胎脂
D．接种卡介苗
E．立即向患儿家长进行入院宣教

4．新生儿，女，胎龄 35 周。生后第 1 天，基本情况可。其母尚无乳汁分泌。为预防新生儿低血糖，护理措施重点是
A．可试喂米汤
B．及时喂葡萄糖水
C．应果断进行人工喂养
D．配合进行静脉输注葡萄糖液
E．等待母亲乳汁开始分泌再开奶，坚持母乳喂养

5．早产儿，2 日龄，胎龄 34 周。因发绀给予氧气吸入，为预防其氧中毒，正确的做法是
A．维持动脉血氧分压 80～90mmHg
B．维持经皮血氧饱和度 85%～93%
C．连续吸氧时间不超过 7 天
D．吸氧浓度在 70%～80%
E．给予机械正压通气

答案与解析

1．E。早产儿外观特点：皮肤红嫩、胎毛多、头发分条不清楚；耳郭软骨发育不好；摸不到乳房结节；指（趾）甲未超过指（趾）尖；男婴睾丸未降或未全降，阴囊少皱襞；女婴大阴唇不能遮盖小阴唇；足底纹少，足跟光滑。

2．C。早产儿应与足月儿分开护理，早产儿棕色脂肪含量少，产热能力差，寒冷时更易出现低体温，甚至寒冷损伤综合征，因此室内温度保持在 24～26℃，相对湿度 55%～65%。

3．A。早产患儿保暖尤其重要，该患儿体温

不升，体重小于 2000g，应尽早暖箱保暖。

4．B。早产儿为预防低血糖应及时哺乳，无法母乳喂养者先试喂 5%～10%葡萄糖水。

5．B。早产儿氧疗应注意控制吸入氧流量，监测血氧状态，维持动脉血氧分 50～70mmHg，A 错误。或经皮血氧饱和度在 85%～93%，一般不宜超过 95%，B 正确。为避免继发氧疗的不良反应，不应长时间持续吸氧，应该有间歇，C 错误。吸入氧浓度应根据吸氧方式来决定，D 错误。机械正压通气操作麻烦，不作为首选方法，E 错误。故本题选 B。

三、新生儿窒息的护理

1．新生儿出生后进行 Apgar 评分的评价指标**不包括**
A．皮肤颜色
B．角膜反射
C．心率
D．呼吸
E．肌张力

2．某早产儿，胎龄 34 周。生后 2 小时出现呼吸困难、呻吟。X 线胸片提示肺透明膜病早期。应首先给予的处理措施是
A．地塞米松
B．氧气枕吸氧
C．纠正酸中毒
D．气管内插管，机械通气
E．持续气道正压通气

3．一男性新生儿经产钳助产娩出。出生后心率 95 次/分，呼吸浅慢，皮肤发绀，四肢稍屈，喉反射消失。Apgar 评分为
A．4 分
B．5 分
C．6 分
D．7 分
E．8 分

4．某患儿，1 日龄。诊断为"新生儿窒息"入暖箱治疗。该新生儿室的相对湿度波动范围应为
A．20%～30%
B．30%～40%
C．40%～50%
D．50%～60%
E．60%～70%

5．某新生儿出生时无呼吸，心率每分钟<90 次，全身苍白，四肢瘫软，经清理呼吸道后的下一步抢救措施是
A．药物治疗
B．胸外按压
C．保暖
D．建立呼吸，增加通气
E．建立静脉通道

6．患儿女，足月儿。因脐带绕颈，出生后 1 分钟 Apgar 评分为 1 分。经窒息复苏后，目前患儿仍嗜睡、反应差，呕吐。此时对该患儿**不恰当**的护理是
A．头罩吸氧
B．监测生命体征
C．立即开奶
D．配合亚低温治疗
E．注意保暖

答案与解析

1．B。Apgar 评分的评价指标包括皮肤颜色、心率、呼吸、对刺激的反应以及肌肉张力。

2．E。气道内正压通气（CPAP）辅助呼吸，使有自主呼吸的患儿在整个呼吸周期都能接受高于大气压的气体，以增加功能残气量，防止肺泡萎陷。如用 CPAP 后，病情仍无好转者，采用间隙正压通气（IPPV）及呼气末正压呼吸（PEEP）。

3．A。心率每分钟 95 次，评分 1 分；呼吸浅慢，评分 1 分；皮肤发绀，评分 1 分；四

肢稍屈,评分 1 分;喉反射消失,评分 0 分。Apgar 评分为 4 分。

4. D。病室相对湿度一般指相对湿度,湿度会影响皮肤蒸发散热的速度,而造成人对环境舒适感的差异。人体对湿度的需要随温度的不同而不同,温度越高,对湿度的需要越小。病室的相对湿度一般以 50%～60% 为宜,新生儿室可保持在 55%～65%,故综合以上选项,本题选 D。

5. D。由题干中该患儿的临床表现可判断其发生了新生儿窒息,而对于该类患儿,及时启动有效的复苏工作是抢救的重点。新生儿窒息的复苏工作应按 ABCDE 方案执行:A,清理呼吸道;B,建立呼吸,增加通气;C,维持正常循环;D,药物治疗;E,评价和环境保温。因此,清理呼吸道以后下一步抢救措施为建立呼吸,增加通气。故本题选 D。

6. C。新生儿窒息后应进行复苏,复苏后监护的主要内容为体温、呼吸、心率、血压、尿量、肤色和神经系统症状,必要时给予头罩吸氧,A、B 正确。治疗新生儿缺血缺氧性脑病用亚低温治疗的方法,D 正确。整个治疗过程中应注意患儿的保暖,可将患儿置于远红外保暖床上,E 正确。该患儿立即开奶可能出现胃肠道功能障碍,引起肠道感染和坏死性小肠结肠炎,故 C 不恰当,选 C。

四、新生儿缺氧缺血性脑病的护理

1. 新生儿,胎龄 38 周。因围生期窒息出现嗜睡、肌张力低下,拥抱、吸吮反射减弱,诊断为新生儿缺血缺氧性脑病,进行亚低温(头部降温)治疗。此时,护士应持续监测的是

A. 头罩温度

B. 暖箱温度

C. 腋下温度

D. 肛门温度

E. 环境温度

答案与解析

1. D。亚低温治疗的同时必须注意保暖,同时要保证亚低温的温度要求,患儿给予持续的肛温监测,以了解患儿的体温波动情况。

五、新生儿颅内出血的护理

1. 患儿男,10 日龄。出生后诊断为颅内出血,经治疗后病情好转,留后遗症,出院时护士应重点指导家长

A. 测量血压的方法

B. 测量体重、身长、头围的方法

C. 服用铁剂预防贫血的方法和注意事项

D. 补充叶酸、维生素 B_{12} 的方法

E. 进行功能训练的智力开发的意义及方法

答案与解析

1. E。患儿病后及早进行功能锻炼和智能开发。可减轻后遗症状。因此出院时护士应重点指导家长进行功能训练的智力开发的意义及方法。

六、新生儿黄疸的护理

1. 以下属于新生儿病理性黄疸的是

A. 血清胆红素每日升高 2mg/dl

B. 出生后 24 小时内出现黄疸

C. 黄疸持续时间早产儿>2 周

D. 母亲血型 A 型,患儿血型 B 型

E. 母亲血型 A 型,患儿血型 O 型

2. 关于新生儿黄疸健康教育的叙述,**错误**的是

A. 保管患儿衣物时勿放樟脑丸

B. 保持患儿排便通畅

C. 母乳性黄疸的患儿须中断母乳喂养

D. 红细胞 6-磷酸脱氢酶(G6PD)缺陷的患儿,忌食蚕豆

E. 有后遗症的患儿,给予康复治疗和功能

锻炼

3. 早产儿，2 日龄。全身皮肤黄染，诊断为新生儿溶血病。患儿出现拒食、嗜睡、肌张力减退。考虑该患儿并发了

A. 败血症

B. 颅内出血

C. 胆红素脑病

D. 病毒性脑炎

E. 缺血缺氧性脑病

4. 患儿女，7 日龄。诊断为新生儿黄疸收入院行蓝光照射治疗。光疗时，护士应特别注意的是

A. 保护眼睛

B. 及时喂养

C. 监测血压

D. 保持安静

E. 皮肤清洁

5. 某新生儿，5 日龄。面部黄染，血清胆红素 5mg/dl，吃奶好，大小便正常。家属询问出现黄疸的原因，护士正确的回答是

A. 生理性黄疸

B. 新生儿肝炎

C. 新生儿败血症

D. 新生儿溶血症

E. 新生儿胆道闭锁

（6~8 题共用题干）

新生儿，男，3 日龄。体重 3200g，皮肤巩膜发黄，血清总胆红素 280μmol/L。

6. 根据该新生儿的临床表现，应考虑为

A. 正常新生儿

B. 生理性黄疸

C. 高胆红素血症

D. 新生儿低血糖

E. 新生儿颅内出血

7. 应立即采取的处理措施为

A. 换血疗法

B. 光照疗法

C. 输全血

D. 输血浆

E. 输清蛋白

8. 对该新生儿最主要的观察重点是

A. 尿量

B. 瞳孔

C. 体重

D. 体温变化

E. 皮肤、巩膜黄染的程度

答案与解析

1. B。病理性黄疸常有以下特点：①黄疸在出生后 24 小时内出现。②黄疸程度重，血清胆红素足月儿＞221μmol/L（12.9mg/dl），早产儿＞257μmol/L（15mg/dl）。③黄疸持续时间长（足月儿＞2 周，早产儿＞4 周）。④黄疸退而复现。⑤血清结合胆红素＞34μmol/L。

2. C。母乳性黄疸的患儿应暂停母乳喂养 1~4 天，或改为隔次母乳喂养，黄疸消退后再恢复母乳喂养，而不是中断母乳喂养。

3. C。胆红素脑病一般发生在生后 2~7 天，早产儿尤易发生。典型临床表现包括警告期、痉挛期、恢复期及后遗症期，拒食、嗜睡、肌张力减退属于警告期表现。

4. A。光疗时，双眼应佩戴眼罩，避免光线损伤视网膜。

5. A。血清胆红素＜12.9mg/dl，且吃奶好，大小便正常，应为生理性黄疸。

6. C。血清胆红素足月儿＞221μmol/L，早产儿＞257μmol/L，皆为病理性黄疸的检查结果。该新生儿血清总胆红素 280μmol/L，为高胆红素血症，为病理性的黄疸。

7. B。采用蓝光照射疗法，降低血清胆红素，防止胆红素脑病的发生。

8. D。光照疗法时应监测体温和温箱变化，每 4 小时测体温 1 次，使体温保持在 36~

37℃为宜，根据体温调节箱温，若光疗时体温上升超过 38.5℃。要暂停光照疗法。

七、新生儿寒冷损伤综合征的护理

（1～2 题共用题干）

新生儿女，5 日龄。因全身冰冷，拒奶 24 小时入院。体格检查：体温 35℃，反应差，皮肤呈暗红色，心音低钝，双小腿皮肤如硬橡皮样。脐带已脱落。

1. 最可能的诊断是
A. 新生儿水肿
B. 新生儿红斑
C. 新生儿寒冷损伤综合征
D. 新生儿败血症
E. 新生儿皮下坏疽

2. 应首先采取的护理措施是
A. 指导母乳喂养
B. 复温
C. 加强脐部护理
D. 给予氧气吸入
E. 遵医嘱用抗生素

答案与解析

1. C。新生儿寒冷损伤综合征表现为低体温和皮肤硬肿，根据题意知患儿可能的诊断为新生儿寒冷损伤综合征。

2. B。复温是新生儿寒冷损伤综合征治疗的关键，其复温原则是逐步复温，循序渐进。

八、新生儿脐炎的护理

1. 新生儿脐炎最常见的致病菌为金黄色葡萄球菌，治疗应首选的抗生素是
A. 庆大霉素
B. 头孢呋辛
C. 林可霉素
D. 红霉素
E. 丁胺卡那霉素

2. 患儿女，足月新生儿。10 日龄，吃奶差，精神欠佳。脐部出现红肿、渗液，最可能的诊断是
A. 新生儿感染
B. 新生儿脐炎
C. 新生儿湿疹
D. 新生儿破伤风
E. 新生儿败血症

答案与解析

1. D。金黄色葡萄球菌所致新生儿脐炎时首选的抗生素是红霉素。

2. B。新生儿脐炎的表现为脐带根部及周围皮肤发红，脐窝有带臭味脓液，可形成局部脓肿。严重时可有全身中毒症状。

九、新生儿低血糖的护理

1. 预防新生儿低血糖的主要措施是
A. 尽早喂养
B. 静脉补液
C. 监测血糖
D. 观察病情
E. 注意保暖

答案与解析

1. A。出生后能进食应尽早喂养，根据情况给予 10% 的葡萄糖溶液或吸吮母乳，以预防新生儿低血糖。

十、新生儿低钙血症的护理

1. 某新生儿确诊为低钙血症。医嘱：静脉注射 10% 葡萄糖酸钙。护士要注意观察的是
A. 防止心动过缓，保持心率每分钟 >80 次
B. 防止心动过缓，保持心率每分钟 >90 次
C. 防止心动过缓，保持心率每分钟 >100 次

D. 防止心动过速，保持心率每分钟<80 次

E. 防止心动过速，保持心率每分钟<100 次

答案与解析

1. A。钙浓度过高抑制窦房结引起心动过

缓，所以在静脉注射 10%葡萄糖酸钙时护士要注意观察的是防止心动过缓，保持心率每分钟>80 次。

第9章 泌尿生殖系统疾病病人的护理

一、泌尿系统的解剖生理

1. 尿路感染女性发病率高于男性，是因为女性尿道较男性尿道
A. 短而宽
B. 长而窄
C. 扁而平
D. 宽而长
E. 短而窄

答案与解析

1. A。男性尿道长 18～20cm，女性尿道长 4～5cm，较男性尿道短、直、粗，富于扩张性，尿道外口位于阴蒂下方，与阴道口、肛门相邻，比男性容易发生尿道感染，故本题选 A。

二、肾小球肾炎病人的护理

1. 关于急性肾小球肾炎的叙述，正确的是
A. 女性多见
B. 蛋白尿多见
C. 镜下血尿少见
D. 血压明显升高
E. 常发生于感染后 1 周

2. 患者男，22 岁。无明显诱因出现双下肢水肿 2 周，尿蛋白（++++）、测血压 142/86mmHg，导致其水肿最主要的因素是
A. 肾小球滤过率下降
B. 血浆胶体渗透压下降
C. 继发性醛固酮增多
D. 抗利尿激素增多

E. 有效滤过压降低

3. 患者女，40 岁。慢性肾小球肾炎病史 10 年，因反复发作不愈，影响生活和工作，患者表现非常焦虑。护士针对该患者采取的心理护理内容中，重要性**最低**的是
A. 注意观察患者心理活动
B. 及时发现患者不良情绪
C. 主动与患者沟通，增加信任感
D. 与家属共同做好患者的疏导工作
E. 向患者讲解慢性肾小球肾炎的病因

4. 患者男，30 岁。因慢性肾小球肾炎收入院。目前主要临床表现为眼睑及双下肢轻度水肿，血压 150/100mmHg。护士在观察病情中应重点关注
A. 精神状态
B. 水肿情况
C. 血压变化
D. 心率变化
E. 营养状态

（5～6 题共用题干）
患者男，55 岁。慢性肾小球肾炎 10 年，1 周前受凉后出现食欲缺乏，恶心、呕吐，晨起明显，夜尿增多。内生肌酐清除率为 30ml/min。

5. 患者饮食中蛋白质的选择正确的是
A. 大量动物蛋白质
B. 大量植物蛋白质
C. 少量动物蛋白质
D. 少量植物蛋白质
E. 禁食蛋白质

6. 为了维持水、电解质、酸碱平衡，下列护理措施**不正确**的是
A. 食用含钾高的食物
B. 限制磷的摄入
C. 补充活性维生素 D_3
D. 限制钠、水摄入
E. 补充钙、铁

答案与解析

1. B。急性肾小球肾炎以男性儿童多见，A 错误；绝大多数患者有蛋白尿，多为轻度至中度，B 正确；血尿常为首发症状，几乎见于所有患者，C 错误；80%的患者多为一过性的轻度至中度高血压，D 错误；发病前常有前驱感染，潜伏期为 1～3 周，E 错误；故本题选 B。

2. B。由题干可考虑患者为肾病综合征，导致水肿的最主要因素是低蛋白血症所致的血浆胶体渗透压低下。

3. E。慢性肾小球肾炎因反复发作不愈，影响生活和工作，患者表现非常焦虑，此时，最重要的是调节患者情绪。

4. C。该患者为青年男性，肾病不会影响神志变化，精神状态不是观察重点，A 错误；慢性肾小球肾炎早期水肿时有时无，且多为眼睑和（或）双下肢轻中度水肿，晚期持续存在，该患者处于慢性肾小球肾炎早期，水肿、心率、营养状态都不是观察的重点，B、D、E 错误；高血压可引起肾小动脉硬化性损伤，血压为观察之重点，C 正确；故本题选 C。

5. E。慢性肾小球肾炎内生肌酐清除率 30ml/min 以下，为肾功能重度损害。蛋白尿与肾功能减退密切相关，肾功能重度损害时应暂时禁食蛋白质。

6. A。食用含钾高的食物，可导致钾潴留，引起高钾血症。

三、肾病综合征病人的护理

1. 肾病综合征最根本的病理生理改变是
A. 水肿
B. 高血压
C. 低蛋白血症
D. 大量蛋白尿
E. 高胆固醇血症

2. 肾病综合征患者最突出的体征是
A. 高血压
B. 水肿
C. 肾区叩击痛
D. 嗜睡
E. 昏迷

3. 患儿男，5 岁。因"肾病综合征"以肾上腺皮质激素治疗 5 个月，出现水肿减轻，食欲增加，双下肢疼痛，最应关注的药物不良反应是
A. 高血压
B. 骨质疏松
C. 白细胞减少
D. 消化道溃疡
E. 下肢静脉血栓

（4～6 题共用题干）

患儿男，8 岁。双眼睑水肿、尿少 3 天，以肾病综合征收入院。体格检查：双下肢水肿明显。实验室检查血浆白蛋白 27g/L，尿蛋白定性（+++）。

4. 目前患儿最主要的护理问题是
A. 焦虑
B. 知识缺乏
C. 体液过多
D. 有感染的危险
E. 有皮肤完整性受损的危险

5. 最常见的并发症是
A. 感染
B. 电解质紊乱

C．血栓形成

D．急性肾衰竭

E．生长延迟

6．最主要的护理措施是

A．绝对卧床休息

B．给予高蛋白质饮食

C．增加钠盐、水的摄入量

D．加强皮肤护理

E．限制热量的摄入

答案与解析

1．D。蛋白尿是本病最根本和最重要的病理生理改变，是导致肾病综合征其他三大临床特点的基本原因，长期持续大量蛋白尿能促进肾小球系膜硬化和间质病变，导致肾功能不全；故本题选 D。

2．B。水肿是肾病综合征最突出的体征，其发生与低蛋白血症所致血浆胶体渗透压明显下降有关，严重水肿者可出现胸腔积液、腹水和心包积液。故本题选 B。

3．E。高血压、消化道溃疡、骨质疏松属于激素治疗的不良反应，但患者没有出现相应症状，A、B、D 错误；白细胞计数下降与免疫抑制药的使用有关，与激素无关，C 错误；因大量利尿可致血容量不足，有出现低血容量性休克或静脉血栓形成的危险，E 正确。故本题选 E。

4．C。患儿双下肢水肿明显表示水肿严重，且患儿尿少，故最紧急的护理问题为体液过多，应立即给予患儿利尿药以减轻水肿，缓解病情，C 正确；其他选项不是主要护理问题。故本题选 C。

5．A。感染是本病最常见的并发症，由于肾病患儿免疫功能低下，蛋白质营养不良及患儿多用皮质激素和（或）免疫抑制药治疗等，使患儿常合并各种感染，常见的有呼吸道感染、皮肤感染、泌尿系感染和原发性腹膜炎等，A 正确；其他选项也都属于本病并发症，

但感染是最常见的。故本题选 A。

6．A。该患儿为严重水肿状态，须卧床休息来减轻肾及心脏负担，但应经常变换体位，防止血栓栓塞等并发症发生，A 正确；大量蛋白尿期间应减少蛋白质的摄入，B 错误；水肿患者应限制水钠的摄入，C 错误；皮肤护理不是最主要的护理措施，D 错误；本病应给予足够的热量供机体消耗，E 错误。故本题选 A。

四、慢性肾衰竭病人的护理

1．尿毒症晚期患者的呼气中可有

A．尿味

B．樱桃味

C．大蒜味

D．甜味

E．烂苹果味

2．患者男，46 岁。3 年前诊断慢性肾功能衰竭，1 个月前出现进餐后上腹饱胀，恶心、呕吐，加重 2 天入院。体格检查：尿量减少，内生肌酐清除率 20ml/min，目前正确的饮食方案是

A．高钠饮食

B．高钾饮食

C．高脂肪饮食

D．高蛋白质饮食

E．高热量饮食

3．患者男，46 岁。患尿毒症 2 年。血常规示红细胞计数 RBC $2.35×10^{12}$/L，血红蛋白（Hb）70g/L。导致该患者贫血的最主要原因是

A．出血

B．低蛋白

C．促红细胞生成素缺乏

D．缺铁

E．叶酸缺乏

4．患者男，73 岁。慢性肾功能不全尿毒症期患者，需进行维持性血液透析治疗。常抱

怨家属照顾欠周到。今天早上对护士说"你们治来治去，怎么也治不好，我不治了!"下列护士的答复中，最恰当的是

A. "您的心情我理解，我们也在努力，需要您的配合。"

B. "要是不治疗，您的病情比现在严重多了!"

C. "尿毒症是终末期疾病，治愈是不可能的。"

D. "您觉得治疗效果不理想，可以找找别的治疗途径。"

E. "您这样扰乱了病房的秩序，影响了我们工作。"

5. 患者男，45岁。慢性肾衰竭尿毒症期。因酸中毒给予5%碳酸氢钠250ml静脉滴注后出现手足抽搐，最可能的原因是发生了

A. 低血钾

B. 低血钙

C. 高钠血症

D. 碱中毒

E. 脑出血

答案与解析

1. A。尿毒症晚期患者呼气中可有尿味，口腔炎、口腔黏膜溃疡、消化道黏膜糜烂、溃疡以及消化道出血也很常见，故本题选A。

2. E。患者内生肌酐清除率严重降低，尿量减少，首先要限制水钠摄入，防止水肿加重，A错误；防止高钾血症，B错误；防止高脂血症，C错误；防止酸中毒，应进食优质低蛋白饮食，D错误；高热量饮食可减少体内蛋白质的消耗，应供给患者足够的热量，E正确。

3. C。导致贫血的主要原因是由于肾促红细胞生成素（EPO）缺乏生成减少所致，其次为铁摄入不足、叶酸缺乏、营养不良、红细胞寿命缩短、慢性失血、感染等。故本题选C。

4. A。患者此时正处于愤怒期，医护人员应对患者的情况表示理解，同时寻求患者的配合。

5. B。纠正酸中毒时应注意补钙，因纠正酸中毒后血清钙离子下降，易发生低钙血症，导致手足抽搐。

五、急性肾衰竭病人的护理

1. 为防止猝死，急性肾衰竭少尿期的患者应密切监测的指标是

A. 尿量

B. 血压

C. 血肌酐

D. 血钙

E. 血钾

2. 急性肾衰竭患者可选择的抗生素是

A. 磺胺药

B. 卡那霉素

C. 链霉素

D. 青霉素

E. 阿米卡星

3. 高钾血症引起心律失常时，静脉注射应首选的药物是

A. 10%硫酸镁溶液

B. 5%碳酸氢钠溶液

C. 5%氯化钙溶液+等量5%葡糖糖溶液

D. 利尿药

E. 5%葡萄糖溶液+胰岛素

4. 患者男，70岁。因肾衰竭住院。护士观察其24小时尿量为360ml，该患者的排尿状况是

A. 正常

B. 尿量偏少

C. 无尿

D. 少尿

E. 尿潴留

（5~6题共用题干）

患者男，54岁。1周前尿量减少，每日

500～600ml，食欲差、双眼睑水肿就诊。体格检查：血压 170/100mmHg。实验室检查：血肌酐 726μmol/L，尿素氮 26.8μmol/L，血钾 6.5mmol/L，红细胞计数 23.5×10^{12}/L，血红蛋白 70g/L。初步诊断为肾衰竭收住入院。

5. 引起该患者高血压的最主要原因是
A. 肾素活性增高
B. 水钠潴留
C. 使用环孢素等药物
D. 精神应激
E. 钠盐摄入过多

6. 该患者每天摄入的液体量应为
A. 前 1 天的尿量加上 500ml
B. 相当于前 1 天的尿量
C. 前 1 天的尿量减去 500ml
D. 2000～2500ml
E. 一般不需严格限水，但不可过多饮水

答案与解析

1. E。高血钾是急性肾衰竭患者最严重的并发症，是少尿期死亡的最常见原因，故应要密切监测血钾变化，及早发现高钾血症。

2. D。磺胺药、卡那霉素、链霉素、阿米卡星具有肾毒性，青霉素无肾毒性。

3. C。对抗心律失常时，因钙与钾有对抗作用，故给予 10%葡萄糖酸钙 20ml 缓慢静脉推注，能缓解钾离子对心肌的毒性作用，此题中用 5%氯化钙溶液和等量 5%葡萄糖溶液也是有同样的效果，故选 C。

4. D。每天尿量约 1500ml 为尿量正常，A 错误；成年人每天尿量少于 1000ml，且大于 400ml 时称尿量偏少，B 错误；每天尿量少于 100ml 称无尿，C 错误；膀胱内充满尿液不能排出称为尿潴留，患者无此症状，E 错误；每天尿量少于 400ml 称少尿，D 正确。

5. B。主要原因为水钠潴留，其次与肾素-血管紧张素-醛固酮系统功能紊乱、血管舒张

因子分泌减少有关。故本题选 B。

6. A。水肿严重的患者须限制水钠入量，每日摄入的液体量应为前 1 日 24 小时的尿量加上不显性失水量（500ml），A 正确；B、C 选项水量过少，不能维持机体正常运行，B、C 错误；D 选项水量过多，会加重病情，D 错误；若每日尿量达 1000ml 以上，可不严格限水，但不可饮水过多，E 错误。

六、尿石症病人的护理

1. 患者男，40 岁。诊断为膀胱结石，行碎石术后，护士发现膀胱冲液着色较红时正确的处理是
A. 立即送手术室
B. 尽快输新鲜血
C. 加快冲洗速度
D. 用冰盐水冲洗
E. 手动高压冲洗

答案与解析

1. D。术后发现膀胱冲液着色较红时应持续膀胱冲洗，血块阻塞导尿管后可致尿潴留，膀胱壁静脉受压而回流障碍，会加重出血，用肾上腺素 1mg 加入 200ml 冲洗液中注入膀胱或用冰盐水冲洗膀胱可有助止血，上述处置无效时，应及时手术，患者未出现血容量严重不足时不需要输注血液，故本题选 D。

七、泌尿系统损伤病人的护理

1. 应紧急手术的肾损伤是
A. 明显血尿
B. 严重休克不能纠正
C. 疼痛明显
D. 抗休克治疗后，病情好转
E. 体温升高

2. 护士告诉肾挫伤非手术治疗的患者，其

至少需要卧床的时间是

A．5 周

B．2 周

C．6 周

D．7 周

E．8 周

3．膀胱损伤患者出现休克的常见原因是

A．合并骨盆骨折

B．合并心力衰竭

C．痛性休克

D．神经源性休克

E．感染性休克

答案与解析

1．B。应紧急手术的肾损伤：①开放性肾损伤；②经抗休克治疗后生命体征仍未改善者；③血尿逐渐加重者；④腰、腹部肿块明显增大；⑤有腹腔脏器损伤的可能。故本题选 B。

2．B。非手术治疗的患者须绝对卧床休息 2～4 周，待病情稳定、血尿消失后可下床活动；通常损伤后 4～6 周，肾挫裂伤才趋于愈合，下床活动过早、过多，有可能再度出血。故本题选 B。

3．A。膀胱损伤患者出现休克主要是骨盆骨折引起大出血所致；其次膀胱破裂引起尿外渗及腹膜炎时，常发生感染性休克。故本题选 A。

八、尿路感染病人的护理

1．对尿路感染患者的健康教育中，错误的是

A．鼓励患者多饮水

B．长期预防性服用抗生素

C．及时治疗尿路结石

D．及时治疗尿路损伤

E．保持会阴部清洁

2．服用磺胺类药物治疗尿路感染时，加服

碳酸氢钠的作用是

A．抗炎

B．增加尿量

C．碱化尿液

D．保护尿路黏膜

E．增加肾血流量

3．患者女，26 岁。尿频、尿急、尿痛 8 天，以"急性尿路感染"在门诊应用抗生素治疗，进行尿细菌培养检查前，应嘱患者停用抗生素

A．1 天

B．2 天

C．3 天

D．4 天

E．5 天

4．患者女，60 岁。近 2 天出现尿频、尿急、尿痛、耻骨弓上不适，且有肉眼血尿，初诊为急性膀胱炎，最适宜的口服药物是

A．红霉素

B．氧氟沙星

C．甲硝唑

D．氨苄西林

E．碳酸氢钠

答案与解析

1．B。多饮水、勤排尿是预防尿路感染最简便而有效的措施，A 正确；尿路结石、尿路损伤患者的尿路感染危险性高，应及时治疗，C、D 正确；每日保持会阴清洁也是预防尿路感染的有效措施，E 正确；治愈后长期服用抗生素易造成机体耐药，B 错误。故本题选 B。

2．C。尿路感染患者服用磺胺类药物治疗时，加口服碳酸氢钠片（1.0g，每日 3 次），可碱化尿液、增强上述抗菌药物的疗效，减轻尿路刺激症状。故本题选 C。

3．E。尿培养标本的采集注意事项：①在应用抗菌药之前或停用抗菌药 5 天之后留取尿

标本；②留取尿液时要严格无菌操作；③尿标本必须在 1 小时内做细菌培养，否则需要冷藏保存；④勿混入消毒液及患者阴道分泌物。故本题选 E。

4.E。急性膀胱炎患者应卧床休息，多饮水，避免刺激性食物，热水坐浴或耻骨上热敷可改善局部血液循环，减轻症状。口服碳酸氢钠或枸橼酸钾碱性药物可碱化尿液，减少对尿路的刺激。故本题选 E。

九、前列腺增生病人的护理

1. 良性前列腺增生的典型症状是
A. 尿频
B. 尿痛
C. 血尿
D. 尿潴留
E. 进行性排尿困难

2. 患者男，50 岁。因前列腺增生症入院，行经尿道前列腺电切术治疗。术后健康教育措施中，**错误**的是
A. 进食高纤维素食物
B. 多饮水
C. 尽早锻炼（如跑步等）
D. 进行盆底肌肉锻炼
E. 2 个月后可行性生活

3. 患者男，60 岁。行前列腺肥大摘除术。术后进行膀胱冲洗时，应选择的溶液是
A. 0.02%呋喃西林
B. 3%硼酸
C. 0.9%氯化钠溶液
D. 0.1%新霉素
E. 5%葡萄糖溶液

4. 患者男，71 岁。因良性前列腺增生行前列腺切除术，术后留置气囊导尿管的主要目的是
A. 引流膀胱
B. 防止感染

C. 膀胱冲洗
D. 观察尿量
E. 压迫前列腺窝

5. 患者男，64 岁。良性前列腺增生术后 3 天，护士对其进行健康教育，正确的内容是
A. 手术后加强运动
B. 手术后早期少饮水
C. 排尿异常会在术后 2 个月内消失
D. 术后要进行肛提肌锻炼
E. 术后半年避免外出

答案与解析

1.E。进行性排尿困难是前列腺增生最主要的症状，典型表现是排尿迟缓、断续、尿细而无力、射程短、终末滴沥、排尿时间延长。如梗阻加重，残余尿量较多，常需要用力并增加腹压以帮助排尿。

2.C。①术后进食高纤维素食物，保持排便通畅，A 正确；②留置尿管期间鼓励患者多饮水，以稀释尿液、预防感染，B 正确；③术后 1～2 个月避免久坐、提重物、避免剧烈活动，如跑步、骑自行车、性生活等，防止继发性出血，C 错误；④进行盆底肌肉锻炼，以尽快恢复尿道括约肌功能，D 正确；⑤经尿道前列腺电切术后 2 个月原则上可恢复性生活，E 正确。

3.C。前列腺肥大摘除术后，应用生理盐水持续冲洗膀胱 3～7 日，防止血凝块形成致尿管堵塞。

4.E。良性前列腺增生行前列腺切除术后，在尿道放置三腔气囊导尿管，利用导尿管的水囊压迫前列腺窝与膀胱颈，起到局部压迫止血的目的。

5.D。前列腺增生术后健康教育：①病情观察，密切观察患者的生命体征的变化。②生活指导，指导患者做提肛运动，尽快恢复尿道括约肌的功能，故 D 正确。③自我观察，术后半年内，可出现血尿、镜下血尿，及时

到医院复查；排尿不畅或尿失禁及时到医院进行治疗；预防复发，故 C 错。④生活指导，多饮水、忌辛辣、不憋尿、忌粪便干燥；不坐硬板凳。避免剧烈活动，防止发生继发性出血，故 A、B 错。故本题选 D。

十、外阴炎病人的护理

1. 治疗外阴炎时，使用 1:5000 高锰酸钾溶液坐浴的最主要作用是

A. 杀菌

B. 止痒

C. 镇痛

D. 消肿

E. 除臭

答案与解析

1. A。治疗外阴炎时，取 1:5000 高锰酸钾溶液坐浴，每日 2 次，每次 15～30 分钟，5～10 次为 1 个疗程。高锰酸钾具有消毒、防腐作用，其用于治疗外阴炎主要是通过其氧化菌体的活性基团，发挥杀菌作用。

十一、阴道炎病人的护理

1. 滴虫阴道炎分泌物的典型特点是

A. 干酪样

B. 豆渣样

C. 稀薄泡沫状

D. 血性

E. 脓性

2. 患者女，25 岁。诊断为滴虫阴道炎，询问用自助冲洗器灌洗阴道的方法。护士应告知她最适宜的冲洗液为

A. 5.5%醋酸溶液

B. 1‰高锰酸钾溶液

C. 生理盐水

D. 1%乳酸溶液

E. 2%碳酸氢钠溶液

3. 患者女，35 岁，已婚。主诉近日白带增多，外阴瘙痒伴灼痛 1 周。妇科检查：阴道内多量灰白泡沫状分泌物，阴道壁散在红斑点。有助于诊断的检查是

A. 阴道分泌物涂片检查

B. 宫颈刮片

C. 盆腔超声

D. 诊断性刮宫

E. 阴道镜检查

答案与解析

1. C。滴虫阴道炎典型症状是稀薄的泡沫状阴道分泌物增多及外阴瘙痒。分泌物可呈脓性、黄绿色，有臭味。分泌物呈脓性是因分泌物中含有白细胞，若合并其他感染则呈黄绿色；呈泡沫状、有臭味是因滴虫无氧酵解糖类，产生腐臭气体。

2. D。滴虫阴道炎局部用药：1%乳酸或 0.1%～0.5%醋酸冲洗阴道，阴道放甲硝唑泡腾片。

3. A。阴道内多量灰白泡沫状分泌物，阴道壁散在红斑，考虑为滴虫阴道炎。用生理盐水悬滴法行阴道分泌物涂片检查。由于阴道毛滴虫运动活泼，可在显微镜下观察到运动的虫体，作为诊断的依据。

十二、宫颈炎和盆腔炎病人的护理

1. 子宫颈炎的主要症状是

A. 外阴皮肤瘙痒

B. 阴道分泌物稀薄

C. 白带增多

D. 泡沫状白带

E. 腹痛

2. 治疗厌氧菌感染的急性盆腔炎时常使用的抗生素是

A．四环素

B．甲硝唑

C．万古霉素

D．克拉霉素

E．阿奇霉素

3．患者女，25 岁。因"白带增多 7 天"就诊。妇产检查：外阴阴道正常，宫颈糜烂，糜烂面积占宫颈面积的 1/2。护士评估该患者宫颈糜烂的程度是

A．轻度

B．中度

C．中重度

D．重度

E．特重度

答案与解析

1．C。子宫颈炎大部分患者无症状，有症状者主要表现为阴道分泌物增多。阴道分泌物刺激可引起外阴瘙痒及灼热感，有时也可出现经间期出血、性交后出血等症状。若合并尿路感染，可出现尿急、尿频、尿痛等症状。

2．B。治疗厌氧菌感染的急性盆腔炎时常使用的抗生素有头孢菌素、氨苄西林、甲硝唑等，故选 B。而其他选项中的抗生素在治疗盆腔炎中不常应用。

3．B。宫颈糜烂可根据糜烂面积的大小进行划分，分为轻、中、重三度。①轻度：糜烂面积小于整个宫颈面积的 1/3。②中度：糜烂面积占到整个宫颈面积的 1/3～2/3。③重度：糜烂面积达到整个宫颈面积的 2/3 以上。

十三、功能失调性子宫出血病人的护理

1．有排卵性功能失调性子宫出血患者多见于

A．儿童期

B．育龄期

C．青春期

D．围绝经期

E．老年期

2．判断有无排卵最简单的方法是

A．阴道脱落细胞检查

B．子宫镜检查

C．子宫颈黏液检查

D．激素水平测定

E．基础体温测定

3．患者女，16 岁。月经周期不规则，量多，此次月经持续 11 天未净，量多，基础体温呈单相，采用的止血方法是

A．诊断性刮宫

B．雌激素

C．孕激素

D．雄激素

E．雌激素序贯疗法

答案与解析

1．B。有排卵型功能失调性子宫出血较无排卵性功能失调性子宫出血少见，多发生于生育期妇女，有周期性排卵，临床上仍有可辨认的月经周期。

2．E。基础体温测定是测定排卵的简易可行方法。无排卵型功能失调性子宫出血者基础体温无上升改变而呈单相曲线，提示无排卵。排卵型功能失调性子宫出血者则表现为基础体温呈双相，其中黄体功能不全者排卵后体温上升缓慢，上升幅度偏低，升高时间仅维持 9～10 日即下降。

3．B。患者基础体温呈单相，提示为无排卵型功能失调性子宫出血。无排卵型功能失调性子宫出血的治疗首选性激素，雌激素适用于青春期功能失调性子宫出血患者，通过应用大剂量雌激素可迅速提高血内雌激素浓度，促使子宫内膜生长，短期内修复创面而止血，也称"子宫内膜修复法"。

十四、痛经病人的护理

1. 痛经患者疼痛的性质主要是
A. 针刺样疼痛
B. 刀割样疼痛
C. 坠胀痛
D. 烧灼样疼痛
E. 牵扯痛

答案与解析

1. C。月经期下腹痛是原发性痛经的主要症状，疼痛多数位于下腹中线或放射至腰骶部、外阴与肛门，少数人的疼痛可放射至大腿内侧。疼痛的性质以坠痛为主，重者呈痉挛性。

十五、围绝经期综合征病人的护理

1. 患者女，48 岁。因午后潮热、心悸等症状就诊，诊断为围绝经期综合征。为预防骨质疏松，医嘱用激素替代疗法，同时需要补充
A. 钙剂
B. 铁剂
C. 叶酸
D. 维生素 E
E. 蛋白质

2. 患者女，51 岁。主诉"月经紊乱半年，伴潮热、焦虑、睡眠差"就诊，医嘱给予激素治疗。患者询问激素替代治疗的主要目的，护士的正确回答是
A. 调整周期
B. 纠正与性激素不足有关的健康问题
C. 促使卵巢功能的恢复
D. 减少月经量
E. 防止子宫内膜病变

答案与解析

1. A。为预防骨质疏松，用激素替代疗法的同时还应适当地补充钙和维生素 D。规律地运动（如散步、骑自行车等）可以促进血液循环，维持肌肉良好的张力，延缓老化的速度，还可以刺激骨细胞的活动，延缓骨质疏松症的发生。

2. B。激素替代疗法是一种医疗措施。当机体缺乏性激素，并由此发生或将会发生健康问题时，需要外源地给予具有性激素活性的药物，以纠正与性激素不足有关的健康问题。

十六、子宫内膜异位症病人的护理

1. 子宫内膜异位症患者的典型症状是
A. 撕裂样疼痛
B. 转移性腹痛
C. 继发性渐进性痛经
D. 脐周疼痛
E. 牵拉性疼痛

2. 患者女，45 岁。因"继发性痛经逐渐加重 10 年"就诊。双侧卵巢囊性增大，考虑为子宫内膜异位症。既能诊断又能治疗该疾病的最佳方法是
A. 双合诊
B. 三合诊
C. 腹腔镜
D. 查 CA125 水平
E. 盆腔超声

3. 患者女，32 岁。因白带增多伴下腹坠痛 3 个月就诊，诊断为宫颈柱状上皮异位，2 日前行宫颈锥形切除术；护士指导患者出院后禁止性生活及盆浴的时间应是
A. 1 个月
B. 2 个月
C. 3 个月
D. 4 个月
E. 5 个月

答案与解析

1. C。约 50%子宫内膜异位症患者以痛经为

主要症状，其特点为继发性痛经且进行性加重。典型的痛经常于经前 1～2 天开始，经期第 1 天最重，以后逐渐减轻并持续至整个月经期。

2．C。腹腔镜检查是目前国际公认的诊断子宫内膜异位症的最佳方法，特别是对不明原因不育或腹痛者是首选的有效诊断手段。镜下看到典型的病灶即可确诊；对可疑病变进行活体组织检查，同时，在直视情况下有助于确定临床分期。因此，腹腔镜也是治疗子宫内异症最常用的方法。

3．B。宫颈锥形切除术后应注意每日清洗外阴 2 次，保持外阴清洁，在术后 2 个月禁盆浴、性交和阴道冲洗，防止感染，B 正确。

十七、子宫脱垂病人的护理

1．患者女，50 岁。G₃P₁。主诉腰骶部酸痛，有下坠感。妇科检查：患者平卧向下屏气用力时宫颈脱出阴道口，宫体仍在阴道内，其子宫脱垂为

A．Ⅰ度轻型
B．Ⅰ度重型
C．Ⅱ度轻型
D．Ⅱ度重型
E．Ⅲ度

答案与解析

1．C。子宫脱垂分为 3 度：①Ⅰ度，轻型为宫颈外口距离处女膜缘小于 4cm，但未达处女膜缘；重型为宫颈外口已达处女膜缘，在阴道口可见到宫颈。②Ⅱ度，轻型为宫颈已脱出阴道口外、宫体仍在阴道内；重型为

宫颈及部分宫体已脱出阴道口外。③Ⅲ度，宫颈及宫体全部脱出至阴道口外。

十八、急性乳腺炎病人的护理

1．急性乳腺炎最初的临床表现是
A．寒战、高热
B．乳房肿胀、疼痛
C．脉率加快
D．白细胞计数明显增高
E．腋窝淋巴结大

2．患者女，33 岁。产后 30 天出现左侧乳房疼痛，全身畏寒、发热、脉快。体格检查：左侧乳房皮肤红肿明显，可扪及一压痛性硬块。护士应告知患者预防该病的关键在于
A．防止乳房皮肤破损
B．保持乳房皮肤清洁
C．预防性使用抗生素
D．避免乳汁淤积
E．尽量采用人工喂养

答案与解析

1．B。急性乳腺炎局部临床表现为患侧乳房胀痛，局部红肿、发热，有压痛性肿块，为首发症状；常伴患侧腋窝淋巴结大和触痛。随着炎症发展，患者可有寒战、高热、脉搏加快、食欲缺乏等。

2．D。急性乳腺炎最主要的病因是乳汁淤积，所以预防该病的关键在于避免乳汁淤积。除此之外，还应保持乳头清洁，纠正乳头内陷，养成良好哺乳习惯，保持婴儿口腔卫生，及时处理乳头破损。

第 10 章　精神障碍病人的护理

一、精神障碍症状学

1. 患者女，19 岁。在输液时指着输液管说是一条蛇，应诊断此患者为
A. 错觉
B. 幻觉
C. 思维奔逸
D. 感觉障碍
E. 妄想

答案与解析

1. A。错觉是对客观事物歪曲的知觉，比如将输液管看成蛇，"杯弓蛇影""草木皆兵"等。

二、精神分裂症病人的护理

1. 幻觉是精神分裂症患者最常见的知觉障碍，其中最常见的幻觉是
A. 幻视
B. 幻听
C. 幻嗅
D. 幻味
E. 内脏性幻觉

2. 患者男，28 岁。精神分裂症。第 2 次复发住院治疗后拟于明日出院。护士在对患者进行出院指导时，应首先重点强调的是
A. 规律生活
B. 锻炼身体
C. 加强营养
D. 维持药物治疗
E. 参与社会工作

3. 患者女，44 岁。敏感多疑，怀疑单位同事有意和她作对，故意给其工作和生活设置障碍，近期经常听到耳边有人说话，对其行为进行评论，护士对其心理护理中，正确的是
A. 经常与患者讨论单位同事对她的评价
B. 明确告诉患者没有人陷害她
C. 与患者争辩其说话的对象不存在
D. 耐心倾听患者诉说，尽量满足患者合理要求
E. 在患者面前应低声交谈，以免引起患者猜疑

（4～5 题共用题干）
　　患者男，43 岁。因"失眠、食欲缺乏、凭空闻语 3 个月余，加重 1 个月"来诊，以精神分裂症收入院。患者病前性格内向、多疑，入院时神志清醒。接触差，多问少答。

4. 针对该患者失眠，**错误**的护理措施是
A. 白天适当参加娱乐活动
B. 睡前不喝浓茶、咖啡
C. 临睡前排尿
D. 睡前访谈患者
E. 创造良好的睡眠环境

5. 患者住院治疗 1 个月后，病情好转准备出院。正确的出院指导是
A. 低盐低脂肪饮食
B. 鼓励家人照顾患者日常生活
C. 症状消失后可停止药物治疗
D. 鼓励患者增加人际交往，回归社会
E. 出院 1 年后再复查

答案与解析

1．B。幻觉是没有客观事物或缺乏现实刺激作用于感官而产生的知觉体验，按知觉体验所涉及的感官，将幻觉分为听幻觉、视幻觉、嗅幻觉、味幻觉、触幻觉、内脏性幻觉。其中听幻觉为临床最常见且具有诊断意义的幻觉，B 正确。

2．D。指导患者遵医嘱按时按量坚持服药，足疗程治疗（预防复发最重要的措施）。

3．D。若患者自行谈及妄想内容时，护士要仔细倾听，接受其真实感，不要急于纠正或与其争辩，防止患者加重妄想，增加对护士的敌意，妨碍良好护患关系的建立。

4．D。睡前应该减少同患者的访谈，帮其稳定情绪，减少刺激，促进睡眠。

5．D。出院应该坚持服药，定期回门诊复查，并且要纠正不良生活习惯，提高综合性自我护理能力，家属除了学会识别判断症状复发的方法外，还应该给患者多创造与社会接触的机会。

三、抑郁症病人的护理

1．抑郁症患者的核心表现是

A．情绪低落

B．思维迟缓

C．情感淡漠

D．睡眠障碍

E．自责自罪

2．抑郁症患者情绪低落的表现在一天中的规律是

A．晨轻夜重

B．晨重夜轻

C．晨轻夜轻

D．晨重夜重

E．无规律

3．5-羟色胺（5-HT）再摄取抑制药治疗抑郁症时，起效时间是开始服药后

A．1 周

B．2 周

C．3 周

D．4 周

E．5 周

4．关于对重度抑郁症患者的健康教育，正确的叙述是

A．建议患者进行自我心理调整为主，用药为辅

B．鼓励安静休息，避免声光刺激

C．生活中回避压力，不要主动挑起对抗

D．尽量减少社会活动，避免受人关注

E．坚持服药治疗，不要漏服或随意停药

5．患者女，30 岁。近 3 年来出现情绪低落，食欲、性欲减退，觉得自己患了不治之症，给家人带来许多麻烦，生不如死。近 2 周症状加重，诊断为抑郁症，对该患者进行健康评估的重点是

A．抑郁心境评估

B．自杀行为评估

C．认知行为评估

D．意志活动评估

E．睡眠质量评估

6．患者女，35 岁。已婚，近 3 周来无明显诱因出现情绪低落，兴趣缺乏，动作缓慢，自觉"脑子笨，没有以前聪明，好像一块木头"，给予氟西汀（百忧解）等治疗。护士需要向患者说明该药物的不良反应是

A．过度出汗

B．嗜睡

C．胃肠功能紊乱

D．口唇发干

E．心血管系统的紊乱

（7～8 题共用题干）

患者男，56 岁。患类风湿关节炎 20 年，全身关节活动受限，生活部分自理，3 天前患者企图自杀被家人发现，及时将其送往医院接

受治疗，门诊以"重度抑郁症"收治入院。

7. 在实施患者的入院护理时，需要**避免**的做法是

A. 将患者安排在离护士站近的房间

B. 将患者安排在单人房间

C. 严格检查患者入院携带的物品

D. 向患者介绍主管护士

E. 向患者介绍同病房的其他患者

8. 对患者实施给药护理时，正确的做法是

A. 将药物放在床头柜上，让患者自行服用

B. 将药物交给家属，让其督促患者服用

C. 将药物混合在患者的食物内，一同服用

D. 护士看护患者服药，确认服下后离开

E. 患者拒绝服药时，应以命令或强制的方式执行

（9～10题共用题干）

患者男，35岁。因失眠、乏力、少语、少动3个月，加重2周就诊。体格检查：意识清，精神疲倦，消瘦，语音低，情绪低落，诉"不想活了"。诊断为抑郁症收入院。

9. 评估该患者时首先要注意的问题是

A. 躯体的营养状况

B. 认知与感知状况

C. 有无自伤自杀行为

D. 睡眠与休息状况

E. 注意安慰开导

10. 针对该患者首要的心理护理是

A. 鼓励患者抒发自己的内心情感

B. 调动患者积极情绪

C. 帮助患者学习新的应对技巧

D. 与患者建立良好的护患关系

E. 劝阻患者的自杀想法

答案与解析

1. A。情绪低落（抑郁心境），指患者自感

心境或情绪低落，痛苦忧伤、愉快感丧失、高兴不起来、兴趣丧失等。典型病例的患者还会出现晨重夕轻的波动。

2. B。典型病例的患者会出现晨重夕轻的波动。表现为患者清晨很早醒来，醒来后不能再入睡，情绪忧郁，心中极度痛苦，自感又要开始"度日如年"一天的煎熬。但到傍晚患者自感轻松了很多，有心情豁然开朗之感。这种变化是抑郁患者特有的。

3. B。5-羟色胺（5-HT）再摄取抑制药通过抑制5-HT的再摄取，增加突触间隙递质浓度，增强5-HT能神经作用，抑郁症患者服用后表现精神振奋，情绪提高，产生抗抑郁作用，但须连续服用2周才能起效。故选B。

4. E。抑郁症患者的健康教育：①心理护理，抑郁症患者缺乏自信，悲观，家属应该多与之交谈，给予鼓励与信心，但是药物治疗是中度以上抑郁发作的主要治疗措施，故A错误；②密切观察，预防抑郁症患者做出自杀、自伤等行为；③督促服药，家属应该督促患者服药，尤其是病情好转的患者，不应该随意停药，E正确；④鼓励社交，鼓励患者回到亲朋好友的社交圈子里边，接受他人快乐的感染，获取社会支持的力量，而且要教会患者正确的处理压力，而不是一味地回避压力。故C、D不正确，选E。

5. B。患者已经感觉到生不如死，并且症状加重，所以需要格外关注患者自杀倾向。

6. C。百忧解属于新型抗抑郁药中的选择性5-HT再摄取抑制药（SSRI），这类药物的不良反应主要为胃肠道反应，如恶心、呕吐、厌食、腹泻，一般出现于治疗后1～2周，继续服用症状减轻，多不影响治疗。故本题选C。

7. B。对于抑郁症患者，尤其是有自杀倾向的患者，应该避免患者单独活动。

8. D。对于抑郁症患者的用药护理，重点是防藏药，所以护士应该严格检查患者口腔，确认服药后才能离开。

9．C。鉴于患者已经主诉"不想活了"，那么应该首要关注患者的自伤、自杀行为。

10．E。对于有轻生想法的患者应该首先劝阻患者的自杀想法，之后再鼓励患者抒发自己的想法，学习新的应对技巧等。

四、焦虑症病人的护理

1．关于焦虑症的叙述，正确的是

A．焦虑发作是先天的对可怕情景的条件反射

B．焦虑是害怕某些环境刺激所形成的条件反射

C．广泛性焦虑多见于 40 岁以后

D．发作是紧张程度与现实环境相符

E．焦虑人格特质与生化因素无关

2．对焦虑症患者的心理护理，**不恰当**的是

A．建立良好的治疗性护患关系

B．指导患者进行放松训练

C．鼓励患者倾诉内心感受

D．关注患者过多躯体不适的主诉

E．帮助患者认识症状

3．对焦虑症患者生命威胁最大的因素是

A．自杀、自伤倾向

B．药物不良反应

C．暴力冲动行为

D．特殊治疗的并发症

E．噎食

4．常规治疗焦虑症的药物**不包括**

A．地西泮

B．咪达唑仑

C．阿普唑仑

D．劳拉西泮

E．奋乃静

5．患者女，18 岁。以焦虑症入院，护理措施中最重要的是

A．深入了解引发患者焦虑的来源

B．鼓励患者描述焦虑的感受

C．保护患者安全，降低焦虑程度

D．指导患者认识个人的焦虑行为

E．护士应与患者保持一定距离

6．患者女，43 岁。以广泛性焦虑障碍入院，广泛性焦虑障碍的征兆**不包括**

A．坐卧不宁

B．出汗、心搏加快

C．尿频、尿急

D．莫名恐惧

E．濒死感

答案与解析

1．B。行为主义理论认为焦虑是害怕某些环境或情景刺激所形成的条件反射，精神分析学派认为过度的内心冲突对自身威胁的结果可以导致焦虑症的发生。

2．D。对主诉躯体不适的患者，注意区别是心因性还是器质性问题，对于后者需要及时向医师反馈，遵照医嘱给予相应处理。

3．C。焦虑症发作的患者常出现有运动性不安，自主神经功能亢进，易激惹等。

4．E。奋乃静主要用于治疗精神分裂症，不用于治疗焦虑症。

5．C。由于患者常出现有运动性不安，自主神经功能亢进，易激惹等，所以保障患者安全最为首要。

6．E。濒死感多出现在惊恐障碍的患者上，其余 4 项多出现在广泛性焦虑障碍的患者上。

五、强迫症病人的护理

1．强迫症的发病年龄通常为

A．婴幼儿期

B．童年期

C．青少年期

D．中年期

E．老年期

2. 强迫人格患者的主要特点为

A. 犹豫不决，追求完美

B. 自我中心，富于幻想

C. 情感体验肤浅，易感情用事

D. 违法乱纪，冷酷无情

E. 情绪不稳，易激惹

3. 患者男，20 岁。自述"在天桥上看到火车开过来，就出现想跳下去自杀的念头"。虽不伴有相应的行为，但却因此感到焦虑、紧张。护士评估时考虑为

A. 强迫怀疑

B. 强迫性穷思竭虑

C. 强迫情绪

D. 强迫意向

E. 强迫行为

4. 患者女，19 岁。主诉因"怕脏，反复洗手，双手变得粗糙皲裂，明知没必要却无法控制"来就诊。最佳治疗方案是

A. 药物治疗+心理治疗

B. 抗精神病药物治疗

C. 工娱治疗

D. 电休克治疗

E. 精神分析治疗

答案与解析

1. C。强迫症的发病年龄多在 25 岁以前，病前可有强迫性人格特点。

2. A。患者多会反复回想，或反复怀疑等，表现出犹豫不决的特点。

3. D。强迫意向：患者体会到一种强烈的内在冲动要去做某种违背自己意愿的事，但一般不会转变为行动。这类冲动常是伤害性的，如杀妻灭子、捣毁物品、跳向飞驶的汽车或产生十分不合时宜的冲动，如在大庭广众之下脱掉自己的裤子之类，此时常伴有强烈的恐惧和不安。

4. A。通过给患者讲解强迫症相关的知识，使对自身疾病有正确的认识，减轻心理负担。抗抑郁药可缓解患者的抑郁和焦虑情绪，减轻强迫症状。两者相结合效果优于单种治疗方法。

六、分离（转换）性障碍病人的护理

1. 最容易导致分离（转换）性障碍的性格特征是

A. 孤僻

B. 敏感

C. 固执

D. 冲动任性

E. 富于幻想

2. 影响分离（转换）性障碍发病最主要的因素是患者的

A. 器质性病变

B. 心理因素

C. 血型

D. 年龄

E. 经济状况

3. 分离（转换）性障碍患者抽搐发作时，紧急处理常用的药物是

A. 地西泮

B. 氯氮平

C. 奋乃静

D. 氟西汀（百忧解）

E. 丙米嗪

答案与解析

1. E。患者病前性格特点显著，与本病有明显关系。此类性格特点：自我中心；暗示性强；富于幻想；情感丰富而肤浅。

2. B。分离障碍的发病与不良心理因素的刺激密切相关。

3. A。通过使用地西泮使患者镇静，减轻抽动。

七、睡眠障碍病人的护理

1. 患者因焦虑症入院，每天晚上总是躺在床上翻来覆去睡不着觉，一直到凌晨 1 时。患者的表现属于睡眠障碍的哪一种

A. 入睡困难

B. 时醒时睡

C. 睡眠规律倒置

D. 彻夜不眠

E. 浅睡眠

2. 患者女，21 岁。因研究生入学考试压力大，近几个月来出现入睡困难，睡眠表浅，多梦早醒，醒后不易入睡，最可能出现了

A. 嗜睡症

B. 夜惊症

C. 睡行症

D. 梦魇症

E. 失眠症

答案与解析

1. A。一直到凌晨 1 时还不能入睡，属于睡眠障碍中的入睡困难。

2. E。入睡困难，睡眠表浅，多梦早醒等都是失眠症的症状。

八、阿尔茨海默病病人的护理

1. 在护理阿尔茨海默病（AD）患者时，**错误**的做法是

A. 促进患者多料理自己的生活，积极维持自理能力

B. 反复强化患者训练用脑，维持大脑活力

C. 多帮助患者回忆往事，锻炼记忆力

D. 患者回忆出现错误并坚持己见时，要坚持说服其接受正确观点

E. 保证夜间休息，保证充足的睡眠

2. 阿尔茨海默病患者的首发症状是

A. 妄想

B. 人格改变

C. 记忆障碍

D. 语言功能障碍

E. 视空间技能障碍

3. 阿尔茨海默病患者出现下列哪种情况时，护士应高度关注发生走失的可能性

A. 语言啰唆，反复絮叨

B. 情绪高涨，言语激动

C. 情绪紧张，无故攻击他人

D. 四处徘徊，无目的走动

E. 拒绝正确意见，情绪执拗

4. 患者女，73 岁。2 年前丈夫病故后，经常独自流泪，近 1 年来常出现当天发生的事，刚说的话和做的事不能记忆，忘记进食或物品放何处，外出找不到家门，失眠，焦躁不安，根据临床表现，护士评估患者最可能发生了

A. 老年精神病

B. 抑郁症

C. 大脑慢性缺血改变

D. 早期阿尔茨海默病

E. 脑肿瘤

5. 患者男，71 岁。诊断为阿尔茨海默病，目前临床最常用的治疗药物是

A. 抗焦虑药物

B. 抗抑郁药物

C. 抗精神病药物

D. 乙酰胆碱酯酶抑制药

E. 促脑代谢药物

答案与解析

1. D。患者回忆出现错误并坚持己见时，不应该坚持说服，转移注意力即可。

2. C。记忆障碍是阿尔茨海默病的早期突出症状或核心症状，其特点是近事遗忘先出现，渐出现远记忆障碍。

3. D。阿尔茨海默病是一组原因不明的原发性退行性脑变性疾病，常起病于老年或老年

前期，潜隐、缓慢起病，呈渐进、不可逆进展，临床以痴呆综合征为主要表现。该病目前无特效的药物治疗方法，首先应认真做好一般生活照料，并应根据不同病情给予相应的护理。若老年人常无目的地走动，应防止走失的发生，故选 D。

4. D。记忆障碍是阿尔茨海默病的早期突出症状或核心症状。其特点是近事遗忘先出现，渐出现远记忆障碍，定向力障碍日益明显。随着记忆障碍加重，可出现虚构症状。

5. D。目前临床常用的治疗药物是乙酰胆碱酯酶抑制药，如哈伯因等，主要不良反应为肝功能损伤、恶心等。

第11章 损伤、中毒病人的护理

一、创伤病人的护理

1. 患者女，56岁。在路上行走时不慎绊倒，手掌、手腕部、膝盖部挫伤，局部处理方法**错误**的是
A. 局部制动
B. 抬高患肢
C. 血肿加压包扎
D. 早期局部热敷
E. 血肿若进行性增大，需要切开止血

2. 患者女，70岁。今日下楼时不慎致踝关节扭伤1小时来院就诊，目前应进行的处理措施是
A. 热敷
B. 冷敷
C. 冷、热敷交替
D. 热水足浴
E. 按摩推拿

3. 患者男，20岁。因工程塌方被石板压迫4小时，伤肢严重肿胀，组织广泛坏死。该损伤属于
A. 扭伤
B. 挤压伤
C. 挫伤
D. 冲击伤
E. 撕裂伤

4. 患者男，19岁。车祸致伤，即来院急诊。神志朦胧、咯血、口鼻均有泥沙夹血外溢，呼吸困难、烦躁不安。左胸侧严重擦伤，肿胀，心率每分钟98次。血压120/90mmHg，左大腿中下段中度肿胀，有瘀斑和严重擦伤。此时最紧迫的抢救措施是
A. 请胸外科医师会诊处理
B. 清除上呼吸道异物，保持呼吸道通畅
C. 开放静脉通道，输血
D. 鼻导管低流量吸氧
E. 左下肢夹板固定

5. 患者女，25岁。右小腿有10cm×5cm的肉芽组织水肿创面。换药时应选用的湿敷药液是
A. 等渗盐水
B. 0.02%呋喃西林溶液
C. 0.1%依沙吖啶溶液
D. 含氯石灰硼酸溶液
E. 5%氯化钠溶液

答案与解析

1. D。早期应该局部冷敷有助于血肿形成，48小时后热敷，有助于血肿消退。

2. B。组织闭合性损伤，早期局部冷敷，以减少渗血和肿胀，48小时后可热敷或理疗，促进吸收和炎症消退。

3. B。挤压伤是人体肌肉丰富的部位，如四肢、躯干，受重物长时间挤压后造成的损伤。

4. B。清除口鼻异物，保持呼吸通畅是现阶段危及生命的最紧急问题。

5. E。使用高渗溶液有助于消除水肿。

二、烧伤病人的护理

1. 患者男，22岁。因火灾致面部烧伤入院。体检发现，患者声嘶，口鼻处有黑色分泌物，鼻毛烧焦。该患者目前最主要危险是
A. 呼吸衰竭

B. 肺部感染

C. 肺水肿

D. 窒息

E. 呼吸性碱中毒

2. 患者女，烧伤后休克期。护士调整补液速度最有效的观察指标为

A. 意识

B. 脉搏

C. 血压

D. 末梢循环

E. 尿量

3. 患者女，27岁。因体表面积40%烧伤入院，护士向患者解释创面局部涂抹磺胺嘧啶银的目的是

A. 促进创面干燥

B. 促进创面结痂

C. 促进创面愈合

D. 控制感染

E. 防止出血

4. 患者女，38岁。大面积烧伤后5小时入院。心率每分钟120次、血压70/50mmHg，尿少。发生上述状况最能的原因是

A. 大量红细胞丧失造成肺换气障碍

B. 大量水分蒸发造成脱水

C. 疼痛导致的生理反应

D. 大量体液从血管内渗出引起低血容休克

E. 创面细菌感染造成感染性休克

5. 患者女，6岁。左肘关节以下包括左前臂和左手，被开水烫伤，估计其烧伤面积

A. 5.5%

B. 7.5%

C. 9.5%

D. 11.5%

E. 13.5%

（6~11题共用题干）

患者女，16岁。因煤气泄漏爆炸致头面

部、双上肢烧伤入院。体格检查：烧伤部位有大量水疱，痛觉迟钝。

6. 采用中国新九分法估计该患者的烧伤面积约为

A. 18%

B. 21%

C. 24%

D. 27%

E. 54%

7. 患者的烧伤严重程度是

A. 轻度

B. 中度

C. 中重度

D. 重度

E. 特重度

8. 根据患者烧伤部位的特点，护士应重点观察

A. 呼吸功能

B. 上肢血液循环

C. 意识

D. 疼痛程度

E. 血压

9. **不正确**的补液方案是

A. 尽早开始

B. 见尿补钾

C. 先晶后胶

D. 先糖后盐

E. 先快后慢

10. 患者入院第5天出现发热，体温39.2℃，创面有黄绿色分泌物伴有恶臭味，引起感染的细菌考虑为

A. 溶血性链球菌

B. 大肠埃希菌

C. 金黄色葡萄球菌

D. 铜绿假单胞菌

E. 梭形芽胞杆菌

11．患者经 1 个月的治疗拟于近日出院，由于烧伤部位瘢痕较严重，患者自觉不愿见人，不想离开医院。对其采取护理措施**不妥**的是

A．理解患者并倾听其诉说

B．动员尽快出院

C．介绍后期整形美容治疗方法

D．鼓励自理，增强独立性

E．不回避问题，尽量稳定情绪

答案与解析

1．D。患者症状显示可能发生了吸入性损伤，多死于窒息。

2．E。尿量是观察补液量是否合适的最有效观察指标。

3．B。涂抹磺胺嘧啶银有助于促进创面结痂。

4．D。造成休克的主要原因是体液从血管中渗出，而非水分蒸发。

5．A。根据烧伤面积的口诀：①3、3、3（头、面、颈各占 3%）；②5、6、7（双手、双前臂、双上臂的面积）；③5、7、13、21（臀部、双足、小腿、大腿的面积）；④13、13、1（前躯、后躯、会阴部的面积）。因此左手和左前臂烧伤面积为 2.5%+3%=5.5%。故本题选 A。

6．D。双上肢面积和头面部共 27%。

7．B。患者为深二度烧伤，面积 10%～29%，所以为中度烧伤。

8．A。患者伤在头面部和双上肢，应该特别关注呼吸功能。

9．D。补液原则应该是先盐后糖。

10．D。创面有黄绿色分泌物伴有恶臭味，提示铜绿假单胞菌感染。

11．B。应该首先解决患者不愿见人的问题，再考虑出院。

三、咬伤病人的护理

1．在被疑为狂犬病的小狗咬伤后，下列处理**错误**的是

A．挤出污血，尽快用肥皂水反复冲洗至少半小时

B．冲洗后用 70%的乙醇擦拭

C．冲洗后用浓碘酒擦拭

D．冲洗后的伤口尽早缝合包扎，以防细菌感染

E．用抗狂犬病血清在伤口处行浸润注射

（2～4 题共用题干）

患者女，40 岁。在田间劳作时小腿被毒蛇咬伤，局部留下一对大而深的齿痕，伤口出血不止，周围皮肤迅速出现瘀斑、血疱。

2．应优先采取下列何种急救措施

A．首先呼救

B．立即奔跑到医院

C．早期绑扎伤口近心端肢体

D．伤口排毒

E．反复挤压伤口

3．为减慢毒素吸收，伤肢应

A．抬高

B．局部热敷

C．与心脏置于同一高度

D．局部按摩

E．制动并下垂

4．为降解伤口内蛇毒，可用于伤口外周封闭的是

A．淀粉酶

B．脂肪酶

C．地塞米松

D．胰蛋白酶

E．糜蛋白酶

答案与解析

1．D。犬咬伤后，应尽早处理伤口及注射疫苗。立即、就地、彻底冲洗伤口是预防狂犬病的关键。用大量清水反复、彻底冲洗伤口，并用力挤压周围软组织。

2．C。首先应该绑扎伤肢，阻断静脉淋巴回流。

3．E。制动下垂有利于减轻毒素扩散，减缓静脉回流。

4．D。使用胰蛋白酶进行伤口外周封闭，可以有效降解毒素。

四、腹部损伤病人的护理

1．患者男，20 岁。因车祸撞伤右上腹部，表现有腹腔内出血症状和明显的腹膜刺激征，应首先考虑的是
A．肝破裂
B．脾破裂
C．胆囊破裂
D．胃破裂
E．肾破裂

2．患者女，36 岁。因车祸致腹部闭合性损伤入院，左中下腹持续性剧烈疼痛伴腰背部酸痛。患者出现烦躁不安，诉口渴，血压下降，具体诊断尚未确定，医嘱拍 X 线腹平片。适宜的护理措施是
A．布桂嗪（强痛定）镇痛
B．哌替啶镇痛
C．饮水止渴
D．确诊前禁食
E．搀扶患者去放射科做检查

（3～5 题共用题干）

　　患者诉心慌、胸闷、腹痛。体格检查：神志清，面色苍白，血压 90/60mmHg，腹部稍胀，左上腹压痛明显，以腹部闭合性损伤，皮肤挫裂伤收入院。

3．观察期间**不正确**的做法是
A．尽量少搬动患者
B．禁饮食
C．疼痛剧烈时，及时应用镇痛药
D．绝对卧床休息

E．随时做好术前准备

4．半小时后，患者全腹压痛，左下腹抽出不凝血，须急症手术，术前准备的内容**不包括**
A．注射破伤风抗毒素
B．皮肤准备
C．交叉配血
D．皮肤过敏试验
E．留置胃管、尿管

5．术后第 1 天，患者自述痰多不易咳出，护士应协助其
A．少量饮水
B．翻身、叩背
C．口含润喉片
D．通知医师
E．应用镇咳化痰药

答案与解析

1．A。患者因车祸撞伤右上腹部，脾和胃位于左腹部，可排除 B、D；胆囊破裂没有内出血表现，排除 C；肾破裂甚少有腹膜刺激征的表现，排除 E。肝为实质器官，损伤后有出血症状，肝内含有胆汁，肝破裂后胆汁进入腹腔，腹痛和腹膜刺激征明显。故本题选 A。

2．D。在患者的疼痛原因未明确之前，不可盲目地服用镇痛药，防止掩盖病情，耽误正确的诊断，因此 A、B 两项均错误；在确诊前应该禁食禁饮，防止进食食物导致疼痛加重，也影响下一步的拍片检查，因此 C 项错误，D 项正确。腹部损伤患者在观察期间应绝对卧床休息，不可随意搬动患者，E 选项错误。因此选 D。

3．C。诊断未明确者禁用吗啡、哌替啶等镇痛药，禁热敷，以免掩盖病情。

4．A。注射破伤风抗毒素不属于术前准备内容。

5．B。术后患者自述痰多不易咳出，护士应协助其翻身、叩背，使痰块松动容易咳出。

五、一氧化碳中毒病人的护理

（1～2 题共用题干）

患者女，50 岁。一氧化碳中毒 2 小时入院。患者深昏迷，呼吸规则，血碳氧血红蛋白（COHb）55%。

1. 为促进一氧化碳的排出，最佳的措施是
A. 应用呼吸机
B. 高压氧舱治疗
C. 间断高浓度给氧
D. 持续低流量给氧
E. 应用呼吸兴奋药

2. 此时护士应将患者安置的体位是
A. 端坐位
B. 侧卧位
C. 中凹卧位
D. 头低足高位
E. 平卧位头偏一侧

答案与解析

1. B。高压氧舱治疗是有效的缓解一氧化碳中毒情况的措施。

2. E。平卧位头偏一侧有利于保持呼吸道通畅，促进氧气吸入一氧化碳排出。

六、有机磷中毒病人的护理

1. 急性有机磷农药中毒患者使用胆碱酯酶复能剂的原则，正确的是
A. 应该尽量地少用
B. 应该尽早地使用
C. 不与阿托品合用
D. 只用于轻度中毒
E. 只用于重度中毒

2. 有机磷中毒时，代谢失常的神经递质是
A. 多巴胺
B. 乙酰胆碱

C. 5-羟色胺
D. 肾上腺素
E. 去甲肾上腺素

3. 患者女，40 岁。由家人背送急诊，家属诉半小时前发现其人事不省，倒卧在家中床上，时有呕吐。体格检查：皮肤多汗。流涎，双侧瞳孔明显缩小，呼吸有大蒜味，分诊护士应首先考虑该患者最有可能为
A. 催眠药中毒
B. 食物中毒
C. 一氧化碳中毒
D. 有机磷中毒
E. 脑出血

4. 急性有机磷中毒的患者，医嘱给予阿托品静脉注射，在给药后患者最可能出现
A. 口干
B. 血压下降
C. 心率减慢
D. 出汗增多
E. 呼吸加快

5. 患儿女，10 岁。约半小时前误服农药，被急送入院，现意识清醒，能准确回答问题，护士首选的处理方法是
A. 口服催吐
B. 注射器洗胃
C. 漏斗胃管洗胃
D. 电动吸引器洗胃
E. 自动洗胃机洗胃

6. 患者女，60 岁。诊断为"有机磷农药中毒"，已经给予洗胃等处理，遵医嘱给予阿托品药物治疗。当患者出现下列哪种情况时应及时通知医师给予停药
A. 脸面涨红
B. 皮肤干燥、口干
C. 体温 37.2℃
D. 心率每分钟 100 次
E. 狂躁不安、抽搐

答案与解析

1．B。胆碱酯酶复能剂应该尽早使用，当症状好转后应该逐步停药。

2．B。有机磷中毒时会抑制乙酰胆碱酯酶的活力，使乙酰胆碱代谢失常。

3．D。有机磷中毒的标志性症状即为多汗、流涎、瞳孔缩小等。

4．A。阿托品化指标为瞳孔扩大、口干、皮肤干燥、颜面潮红等。

5．A。口服中毒且意识清醒者应立即催吐。

6．E。阿托品化指标为瞳孔扩大、口干、皮肤干燥、颜面潮红等。阿托品中毒的指标是体温升高超过39℃，心率大于每分钟160次，狂躁不安，抽搐。

七、镇静催眠药中毒病人的护理

1．患者女，29岁。口服地西泮（安定）100片，被家人发现时呼之不应，意识昏迷，急诊来院。<u>错误</u>的护理措施是

A．立即洗胃
B．立即催吐
C．硫酸镁导泻
D．生理盐水洗胃
E．监测生命体征

答案与解析

1．B。现患者昏迷，禁止催吐，以防窒息。

八、酒精中毒病人的护理

1．患者男，78岁。饮用红酒600ml后出现脸色潮红，轻微眩晕，言语增多，诊断为酒精中毒，下列医嘱中，对治疗酒精中毒<u>无效</u>的是

A．静脉推注利尿药
B．静脉推注纳洛酮
C．静脉滴注维生素
D．静脉滴注抗生素

E．静脉滴注电解质

答案与解析

1．D。酒精中毒昏迷患者需保持循环血量，静脉滴注5%葡萄糖盐水溶液；利尿，维持水、电解质，酸碱平衡；纳洛酮缓慢静脉注射有助于缩短昏迷时间。戒断综合征患者给予维生素；重症患者用地西泮控制症状；心血管症状可用可乐定控制，有癫痫史者可用苯妥英钠，有幻觉者可用氟哌利多醇。

九、中暑病人的护理

1．患者女，68岁。身体虚弱，中暑后入院治疗，以下何种措施对患者预后有决定作用

A．脱离高温环境
B．补充液体
C．快速降温
D．平卧
E．保持呼吸道通畅

2．患者男，60岁。烈日下从事田间劳动约1小时后，感觉口渴、头晕、胸闷、恶心、四肢无力，紧急送往医院治疗。体格检查：温37.8℃，脉搏每分钟100次，未发现其他异常，休息约半小时后症状消失。该患者出现上述症状，应首先考虑的原因是

A．过度劳累
B．睡眠不足
C．高温环境
D．身体虚弱
E．饮食过饱

答案与解析

1．A。中暑后入院治疗对预后最重要的是补充液体。

2．C。先兆中暑表现为乏力、大汗、口渴、头晕恶心、胸闷、体温正常或略高。目前患者表现符合先兆中暑。题干中提及烈日下从

事田间劳动约 1 小时，故首先考虑的原因应该是 C。

十、淹溺病人的护理

1. 患儿男，8 岁。不慎溺水，检查发现该男童面部发绀，意识丧失，自主呼吸停止，颈动脉搏动消失。护士实施抢救时首先应采取的措施是

A. 准备好给氧装置

B. 准备开口器撑开口腔

C. 清除口鼻分泌物和异物

D. 放清洁纱布于男童口部

E. 将男童双手放于其躯干两侧

答案与解析

1. C。淹溺患者现场急救：①迅速将患者救出水；②立即清除口鼻腔泥草，拉出舌头使呼吸道通畅；③将患者置于头低足高位进行排水；④呼吸心搏停止者立即进行心肺复苏。

十一、细菌性食物中毒病人的护理

1. 胃肠型食物中毒最常见的病原菌是

A. 金黄色葡萄球菌

B. 大肠埃希菌

C. 克雷伯杆菌

D. 沙门菌属

E. 副溶血性弧菌

2. 患者男，32 岁。中午吃了未加热的剩菜，4 小时后出现腹痛、腹泻、呕吐等症状，呕吐物为食用的食物，最可能的是

A. 中暑

B. 急性胃肠炎

C. 细菌性食物中毒

D. 感冒

E. 消化不良

答案与解析

1. D。沙门菌属是引起胃肠型食物中毒最常见的病原菌之一。

2. C。细菌性食物中毒传播途径是通过食用被细菌或其毒素污染的食物而传播。题干又强调中午吃了未加热的剩菜后出现症状，故首先考虑细菌性食物中毒。

十二、小儿气管异物的护理

1. 患儿男，10 岁。因误吸笔帽入院。术前患儿活动时突然剧烈咳嗽，口唇及颜面发绀明显，护士应立即采取的措施是

A. 通知医师

B. 吸氧

C. 将患儿扶回病床

D. 用力叩击患儿背部

E. 进行心电监测

答案与解析

1. B。小儿气管异物需密切观察患儿呼吸情况，如呼吸困难突然加重，立即给予吸氧并通知医师。

十三、破伤风病人的护理

1. 护士为破伤风患者处理伤口后，换下的敷料应

A. 统一填埋

B. 高压灭菌

C. 集中焚烧

D. 阳光下暴晒

E. 浸泡消毒

2. 治疗破伤风患者时，注射破伤风抗毒素的作用是

A. 控制和解除痉挛

B. 中和游离毒素

C. 保持呼吸道通畅

D. 自动免疫

E. 被动免疫

3. 患者男，20 岁。铁钉扎伤 1 周后，出现张口受限、苦笑面容、角弓反张、抽搐频繁，护理措施**不正确**的是

A. 注射破伤风抗毒素

B. 保持病室安静避光

C. 病情严重时少食多餐

D. 密切观察病情

E. 做好消毒隔离

4. 患者男，46 岁。建筑工人，入院时诊断为破伤风。以下与本病最有关的既往史是

A. 糖尿病病史

B. 工作时被钉子扎伤过

C. 高血压家族史

D. 吸烟 20 年

E. 对花粉过敏

答案与解析

1. C。破伤风患者所有器械及敷料均须专用，器械使用后给予灭菌处理，用后的敷料须焚烧。患者的用品和排泄物均应严格消毒，防止交叉感染。

2. B。早期使用破伤风抗毒素（TAT）可中和游离毒素。

3. A。破伤风抗毒素应尽早使用，若破伤风毒素已与神经组织结合，则难以起效，患者已经处于发作期，应用破伤风抗毒素无效。

4. B。破伤风是由破伤风杆菌经由皮肤或黏膜伤口侵入人体，在缺氧环境下生长繁殖，产生毒素而引起阵发性肌肉痉挛的特异性感染。常继发于各种创伤后，尤其是伤口窄而深，局部缺血，引流不畅情况下更易发生破伤风的感染，铁锈伤加上钉子深入的伤口是继发破伤风的高危因素。故选 B。

十四、肋骨骨折病人的护理

1. 闭合性单处肋骨骨折的处理重点是

A. 骨折对线

B. 骨折对位

C. 应用抗生素

D. 功能锻炼

E. 固定胸廓

2. 胸部外伤后出现胸廓软化是由于

A. 单根肋骨骨折

B. 胸骨骨折

C. 锁骨骨折

D. 多根多处肋骨骨折

E. 数根肋骨单处骨折

3. 肋骨骨折多见于

A. 第 1～3 肋

B. 第 4～7 肋

C. 第 7～9 肋

D. 第 8～10 肋

E. 第 11～12 肋

4. 判断肋骨骨折胸部检查最可靠的依据是

A. 局部肿胀

B. 皮下瘀斑

C. 皮下气肿

D. 胸式呼吸消失

E. 直接和间接压痛

5. 患者男，28 岁。右胸外伤后发生肋骨骨折入院，患者极度呼吸困难，发绀，右胸壁可见反常呼吸运动，主要的急救措施是

A. 加压给氧

B. 气管内插管

C. 开胸探查

D. 固定胸壁

E. 气管切开

答案与解析

1．E。闭合性肋骨骨折处理要点是固定胸廓、镇痛和处理合并症。

2．D。多根多处肋骨骨折使局部胸廓失去完整肋骨支持而软化，从而出现反常呼吸运动，即吸气时软化区胸壁内陷，呼气时外突，称连枷胸。

3．B。肋骨骨折是指暴力直接或间接作用于肋骨，使肋骨的完整性和连续性中断，常发生于第 4～7 肋骨长而薄，最易折断。

4．E。肋骨骨折断端可刺激肋间神经产生局部疼痛，胸壁可有畸形，局部压痛明显（直接疼痛），挤压胸部可使疼痛加重（间接疼痛），甚至产生骨擦音。因胸部外伤时，按压软组织挫伤的局部亦可产和局部压痛，不易与肋骨骨折鉴别。但间接疼痛阳性，即按压胸壁使局部疼痛加重则提示存在肋骨骨折。因为按压胸壁时，骨折断端受力，对肋间神经的刺激加重，局部疼痛加重。故选 E。

5．D。通过固定胸壁，处理反常呼吸，能够缓解呼吸困难的情况，促进患肺复张。

十五、常见四肢骨折病人的护理

1．患者男，34 岁。因车祸致右下肢开放性骨折，大量出血，被送来急诊。在医师未到之前，接诊护士应立即

A．详细询问车祸发生的原因

B．向医院有关部门报告

C．给患者注射镇静药

D．给患者使用止血药

E．给患者止血，测量血压，建立静脉通道

2．患者男，32 岁。车祸后右肱骨骨折，行内固定术后 2 周拆线出院。对于该患者的出院宣教，**错误**的是

A．锻炼需贯穿骨折愈合全过程

B．活动范围应由小到大

C．活动强度应由弱到强

D．活动量应固定，始终一致

E．主动和被动活动相结合

3．患儿男，5 岁。摔倒后左肘关节着地送来急诊。分诊护士判断该患儿是否发生骨折的最重要依据是

A．左上臂疼痛

B．局部肿胀

C．左上臂畸形

D．局部压痛

E．肘关节活动度减小

4．患者男，65 岁。原发性支气管肺癌骨转移。今晨起床时，左小腿疼痛、肿胀，不能行走。X 线片示左侧胫腓骨干双骨折。导致该患者骨折最可能的原因是

A．直接暴力

B．间接暴力

C．肌肉牵拉

D．疲劳性骨折

E．病理性骨折

5．患者女，34 岁。肱骨干骨折术后 3 天。护士指导患者进行功能锻炼，正确的方法是

A．患侧运用握力器进行前臂肌肉舒缩运动

B．患肢爬墙运动，以活动上臂肌肉

C．用手推墙动作，以活动胸大肌、三角肌

D．篮球运球动作，以活动上肢各肌群

E．提重物练习，以促进骨痂愈合

6．患儿男，3 岁。奔跑时摔倒，诊断为左前臂闭合骨折。患儿在急诊科留观期间哭闹不止，护士提供正确的心理护理措施是

A．安慰，解释治疗的重要性

B．请患儿妈妈进入留观室陪伴

C．让患儿听舒缓的音乐

D．询问患儿需求，给予满足

E．请主治医师与患儿交谈

7．患者女，64 岁。摔倒致右股骨头下骨折。

因合并有严重心肺疾病，采取非手术治疗 12 周后髋部疼痛没有缓解，下肢活动受限，不能站立和行走。首先考虑该患者出现了

A．关节脱位

B．关节感染

C．骨折断端神经损伤

D．骨折畸形愈合

E．股骨头缺血性坏死

答案与解析

1．E。现患者大量出血，应先给患者止血，测量血压，建立静脉通道补液，以防休克。

2．D。术后尽早开始手指屈伸活动和上臂肌的主动舒缩运动，禁止做上臂旋转运动。2～3 周后开始主动的腕、肘关节屈伸活动和肩关节的外展、内收活动。6～8 周做肩关节旋转活动。逐渐增加活动量和活动频率。

3．C。骨折的特有体征为畸形、反常活动、骨擦音或骨擦感。

4．E。病理性骨折是指骨骼疾病致骨质破坏、在轻微的外力作用下发生的骨折。

5．A。术后尽早开始手指屈伸活动和上臂肌的主动舒缩运动，禁止做上臂旋转运动。

6．B。患儿哭闹不止时应该让患儿的亲属陪伴，以使患儿有安全感。

7．E。股骨头骨折严重并发症是缺血性坏死和关节炎，股骨头骨折常见症状有髋部疼痛，下肢活动受限，不能站立和行走，但有时数天后才出现，髋部疼痛加重，逐渐出现活动后疼痛更加重，甚至完全不能行走；患肢外旋畸形；骨折畸形愈合不会出现不能站立和行走。故选 E。

十六、骨盆骨折病人的护理

1．患者男，45 岁。因车祸致伤急诊入院。初步检查拟诊骨盆骨折合并腹腔内脏损伤，有休克征象。护士应首先给予

A．建立静脉通道

B．准备骨盆兜，行悬吊牵引

C．准备腹腔手术止血

D．准备髋部石膏固定

E．准备骨牵引器材

答案与解析

1．A。患者有休克征象，应首先建立静脉通道，按医嘱补液。

十七、颅骨骨折病人的护理

1．患者女，25 岁。头部受伤后意识清楚，主诉头痛，左耳道内有少量淡血性液体流出，生命体征平稳。正确的护理是

A．右侧卧位

B．床头抬高 15°～30°

C．定时冲洗耳道

D．嘱咐患者用力咳嗽

E．耳道内滴抗生素溶液

2．患者女，25 岁。前额及眶部被车撞伤，眼睑青肿，结膜下出血，鼻部不断流出血性液体，考虑是

A．颅顶骨折

B．颧骨骨折

C．颅前窝骨折

D．鼻骨骨折

E．面部挫伤

3．患者男，30 岁。因车祸伤致颅中窝骨折。伤后 3 天患者剧烈头痛、呕吐、厌食、反应迟钝、脉搏细弱、血压偏低，该患者最可能出现了

A．颅内压增高

B．颅内压过低

C．低血糖

D．颅内感染

E．颅内出血

答案与解析

1. B。患者颅底骨折体位宜取半坐位，头偏向患侧；严禁从鼻腔吸痰或放置鼻胃管，禁止耳、鼻滴药、冲洗和堵塞，禁忌腰椎穿刺；勿用力屏气排便、咳嗽、擤鼻涕或打喷嚏等。

2. C。现患者眼睑青肿，结膜下出血，鼻部不断流出血性液体，考虑为颅前窝及颅中窝骨折。

3. B。若脑脊液外漏多，可使颅内压过低而导致颅内血管扩张，出现剧烈头痛、眩晕、呕吐、厌食、反应迟钝、脉搏细弱、血压偏低。头痛在立位时加重，卧位时缓解。若病人出现颅压过低表现，可遵医嘱补充大量水分以缓解症状。

第12章 肌肉骨骼系统和结缔组织疾病病人的护理

一、腰腿痛和颈肩痛病人的护理

1. 腰椎间盘突出症局部注射药物治疗的目的**不包括**
A. 镇痛
B. 消肿
C. 减轻粘连
D. 预防感染
E. 减轻肌痉挛

2. 腰椎间盘突出好发于腰 4～5 及腰 5 至骶 1,是因为该部位
A. 椎间盘较厚
B. 韧带松弛
C. 血供差
D. 活动度大
E. 肌肉松弛

3. 患者男, 60 岁。因颈椎病入院手术治疗, 术前锻炼的项目**不包括**
A. 颈部前屈
B. 颈部后伸
C. 颈部侧屈
D. 颈部侧转
E. 头上加压

4. 护士指导腰椎间盘突出症的患者在手术后早期即进行直腿抬高练习, 其目的是预防
A. 神经根粘连
B. 血肿形成
C. 骨质疏松

D. 伤口感染
E. 肌肉萎缩

5. 某护士在急诊科工作 13 年, 由于工作长期处于紧张状态, 在患者行动不便时还要协助搬运患者, 劳动强度较大, 经常感到身心疲惫。近期腰部不适加重, 检查为腰椎间盘突出。导致其损伤的职业因素属于
A. 化学性因素
B. 生物性因素
C. 放射性因素
D. 机械性因素
E. 心理因素

答案与解析

1. D。腰椎间盘突出症非手术治疗适用于首次发作、症状较轻的患者, 目的是镇痛、消肿、减轻粘连及减轻肌痉挛。包括绝对卧床休息、骨盆牵引、物理治疗、皮质激素＋2% 利多卡因硬膜外注射及髓核化学溶解法。

2. D。腰椎间盘突出症多发生在脊柱活动度大, 承重较大或活动较多的部位, 以腰 4～5 及腰 5 至骶 1 多见。

3. E。颈椎病术前护理:①颈部前屈、后伸、侧屈及侧转训练以便进行颈椎手术时能充分暴露视野;②呼吸功能训练;③前路手术者需进行气管、食管推移训练;④后路手术者进行俯卧位训练。

4. A。腰椎间盘突出症的患者术后早期即进行功能训练从而预防并发症的发生, 直腿抬

高练习可预防神经根粘连，故本题选 A；腰背肌锻炼的目的是预防肌萎缩和增强脊柱稳定性。

5．D。护士由于劳动强度大，搬运患者才患腰间盘突出，是腰部负荷过重的结果，此为机械性因素。故选 D。

二、骨和关节化脓性感染病人的护理

1．急性血源性骨髓炎多见于

A．儿童

B．成年人

C．老年人

D．妇女

E．骨折患者

2．急性血源性骨髓炎的好发部位是

A．骨髓腔

B．骨皮质

C．骨膜下

D．骨骺

E．干骺端

答案与解析

1．A。急性血源性骨髓炎多发生于儿童和少年的长骨的干骺端，故本题选 A。

2．E。急性血源性骨髓炎好发部位为长骨的干骺端，如胫骨近端、股骨远端、肱骨近端，还可见于脊椎骨及髂骨等，故本题选 E。

三、脊柱及脊髓损伤病人的护理

（1～3 题共用题干）

患者男，41 岁。体重 82kg，因车祸致骨折。四肢瘫痪，呼吸困难，对自己的病情非常担心。

1．导致呼吸困难的最主要原因是

A．腹胀导致膈肌上移

B．肺栓塞

C．呼吸肌麻痹

D．痰液分泌过多堵塞气道

E．血块压迫气道

2．搬运该患者的方法是

A．单人背起患者搬运

B．单人抱起患者搬运

C．二人搬运，其中一人抬上身，一人抬足

D．三人搬运，其中二人平托患者躯干部，一人抬足

E．四人搬运，其中三人将患者平托到木板上，一人固定头颈部

3．在与患者的沟通中，会对患者的心理产生**不良影响**的是

A．向患者介绍脊髓损伤的手术并发症

B．指导患者进行功能锻炼

C．安排康复较好的患者与其交流

D．建议患者听柔和的音乐放松心情

E．与患者共同探讨缓解症状的护理方案

答案与解析

1．C。颈脊髓损伤时，由于肋间神经支配的肋间肌完全麻痹，胸式呼吸消失，这是最主要的原因，故本题选 C。另外，任何阻碍膈肌活动和呼吸道通畅的原因均可导致呼吸困难，A、B、D、E 项也会导致呼吸困难。

2．E。四人搬运法适用于颈椎、腰椎骨折和病情较重的患者，一人托住患者头颈肩，一人抬起患者的双足，另两人分别抓住中单四角，四人同时抬起患者向平车处移动，故本题选 E。

3．A。患者因不同的心理承受能力和文化程度等影响，对于手术并发症的态度也不同，接受能力也存在差异，会对患者的心理产生不良影响，故本题选 A。

四、关节脱位病人的护理

1. 下列哪项**不是**伸直型肱骨髁上型骨折与肘关节后脱位的区别点
A. 肘关节畸形
B. 肘后三角异常
C. 肘关节弹性固定
D. 肢体缩短的部位
E. 肘关节盂空虚

答案与解析

1. A。本题主要考查骨折和关节脱位的体征区别：关节脱位的特有体征有畸形，弹性固定和关节盂空虚；骨折的特有体征是畸形，反常活动和骨擦音或骨擦感。故本题选 A。

五、风湿热病人的护理

1. 治疗风湿性二尖瓣狭窄药物中，苄星青霉素的作用是防止
A. 风湿热
B. 心力衰竭
C. 动脉栓塞
D. 心律失常
E. 心绞痛

2. 患儿女，7 岁。因风湿热入院，目前使用青霉素和阿司匹林治疗。近日该患儿出现食欲缺乏、恶心等胃肠道不适，护士可以给予正确的指导
A. 饭后服用阿司匹林
B. 暂时停用阿司匹林
C. 暂时停用青霉素
D. 两餐间注射青霉素
E. 阿司匹林与维生素 C 同服

答案与解析

1. A。青霉素能够清除链球菌感染，风湿性二尖瓣狭窄患者每个月肌内注射苄星青霉

素可预防风湿热的复发，故本题选 A。

2. A。阿司匹林可引起胃肠道反应，可饭后服用以减少对胃的刺激，并按医嘱加用维生素 K 防止出血。

六、类风湿关节炎病人的护理

1. 在为预防类风湿关节炎患者发生晨僵而采取的护理措施中，正确的是
A. 早晨起床后先用冷水浸泡僵硬关节然后按摩
B. 夜间睡眠时戴弹力手套保暖
C. 尽量不要活动僵硬的关节
D. 关节内可注射透明质酸
E. 禁用镇痛药

2. 对类风湿关节炎的描述**不正确**的是
A. 基本病变是滑膜炎
B. 发病与自身免疫有关
C. 有皮下结节示病情活动
D. 类风湿因子阳性
E. 不引起脏器损害

3. 类风湿关节炎患者的特点是
A. 主要侵犯大关节
B. 属于单系统性疾病
C. 全身游走性疼痛
D. 关节病变呈对称性改变
E. 发病者男女之比为 1：2

4. 类风湿关节炎活动期最常见的临床表现是
A. 晨僵
B. 指关节畸形
C. 肘侧皮肤出现浅表结节
D. 下肢皮肤有大片出血点
E. 贫血

5. 患者女，48 岁。患类风湿关节炎 5 年，双侧腕、指关节肿胀畸形，为保持关节的功能，正确的做法是
A. 腕关节背伸、指关节背伸

B. 腕关节背伸、指关节掌曲

C. 腕关节掌曲、指关节侧曲

D. 腕关节掌曲、指关节背伸

E. 腕关节侧曲、指关节掌曲

6. 患者女，30 岁。诊断类风湿关节炎入院，经使用药物治疗后患者关节疼痛减轻，但出现体重增加、满月脸、向心性肥胖。提示存在何种药物的不良反应

A. 泼尼松

B. 环磷酰胺

C. 硫唑嘌呤

D. 吲哚美辛

E. 阿司匹林

答案与解析

1. B。晨僵的护理：患者晚上睡眠时使用弹力手套保暖；鼓励患者起床时进行温水浴或用热水浸泡僵硬的关节，起床后应活动关节；鼓励患者参加日常活动，应避免长时间不活动。

2. E。类风湿关节炎的关节外表现有个体差异，受累的脏器可以是某种器官，也可同时有多个脏器受累。

3. D。类风湿关节炎关节典型表现为对称性关节炎，主要侵犯小关节，故 A 错误；类风湿关节炎会是多器官系统受累，故 B 错误；关节痛是类风湿关节炎最早出现的症状，呈对称性和持续性，故 C 错误；发病率女性患者约为男性的 3 倍，故 E 错误。

4. A。95% 以上的类风湿关节炎患者可出现晨僵，故本题选 A。

5. B。关节正常功能位：腕关节背曲 15°～30°，即用力握拳时腕关节所处的位置；拇指充分外展，掌指及指间关节微屈（拇指处于对掌位）；其他手指略为分开，诸指间关节的屈曲位置较为一致，即掌指关节及近侧指间关节半屈曲，故本题选 B。

6. A。波尼松属于糖皮质激素类药物，具有抗炎、免疫抑制等作用。但长期应用大剂量

糖皮质激素可导致类肾上腺皮质亢进综合征，如满月脸、向心性肥胖、皮肤变薄、痤疮、多毛、水肿、低血钾、高血压、糖尿病等，停药后可自行消退，所以 A 正确。

七、系统性红斑狼疮病人的护理

1. 患者女，20 岁。四肢关节疼痛 7 个月，近 2 个月出现面颊部对称性红斑，反复发作口腔溃疡，诊断为"系统性红斑狼疮"，以下护理措施**不恰当**的是

A. 避免辛辣等刺激性食物

B. 坚持饭后漱口

C. 少食多餐

D. 优质低蛋白质饮食

E. 可以进食蘑菇、芹菜等食物

2. 患者女，24 岁。患系统性红斑狼疮入院，面部蝶形红斑明显。对该患者进行健康指导时，**错误**的是

A. 用清水洗脸

B. 不用碱性肥皂

C. 禁忌日光浴

D. 可适当使用化妆品

E. 坚持用消毒液漱口

3. 患者女，24 岁。因系统性红斑狼疮入院，使用大剂量甲泼尼松龙冲击治疗。用药期间，护士应特别注意观察和预防的是

A. 继发感染

B. 消化道出血

C. 骨质疏松

D. 高血压

E. 骨髓抑制

4. 患者女，26 岁。系统性红斑狼疮患者，用药治疗过程中出现胃溃疡发作。考虑可能与下列哪种药物的不良反应有关

A. 环磷酰胺

B. 羟氯喹

C. 泼尼松

D. 雷公藤总苷

E. 免疫球蛋白

答案与解析

1．E。系统性红斑狼疮的诱因有食物这一项，E项的蘑菇和芹菜都含有诱发本病的因素。

2．D。系统性红斑狼疮的皮肤护理指导是注意个人卫生及皮肤损伤处局部清洁，不滥用外用药或化妆品，切忌挤压、抓搔皮疹或皮损部位。

3．A。糖皮质激素有较强的抗炎、抗过敏和免疫抑制作用，能迅速缓解症状，但可能引起继发感染、无菌性骨坏死等。在服药期间，应做好皮肤和口腔黏膜的护理。

4．C。糖皮质激素有较强的抗炎、抗过敏和免疫抑制作用，能迅速缓解症状，但可能引起继发感染、无菌性骨坏死等；长期服用糖皮质激素可引起医源性库欣综合征，加重或引起消化性溃疡、骨质疏松，可诱发精神失常。故选C。

八、骨质疏松症病人的护理

1．骨质疏松患者常见的症状是

A. 疼痛

B. 身长缩短

C. 驼背

D. 骨折

E. 呼吸困难

2．骨质疏松患者**不宜**食用的食物是

A. 牛奶

B. 黄花菜

C. 鸡蛋

D. 浓茶

E. 海带

3．患者女，65岁。遵医嘱每天服用补钙制剂阿仑膦酸钠1次。正确的服药时间是

A. 晨起

B. 早饭后

C. 午饭后

D. 晚饭后

E. 睡前

答案与解析

1．A。骨痛是最常见、最早出现的症状，以腰背痛多见。椎体骨折可引起驼背和身高变矮。

2．D。骨质疏松患者应给予高能量、高纤维素、高维生素饮食，如牛奶、虾皮、芝麻、豆制品等，以摄入足量的钙，以利于钙的吸收，而饮酒、喝浓茶、喝咖啡影响钙的吸收。

3．A。服用二膦酸盐应晨起空腹服用，同时饮清水200～300ml，服药后至少半小时内不能进食或喝饮料，也不能平卧，应采取立位或坐位，以减轻对食管的刺激。同时，应嘱患者不要咀嚼或吮吸药片，以防发生口咽部溃疡。故本题选A。

第 13 章 肿瘤病人的护理

一、食管癌病人的护理

1. 食管癌患者最典型的临床表现是
A. 疼痛
B. 异物感
C. 呕血
D. 进行性吞咽困难
E. 声嘶

2. 食管癌最主要的转移途径是
A. 血行转移
B. 淋巴转移
C. 直接扩散
D. 种植转移
E. 消化道转移

3. 患者男，67 岁。因食管癌入院准备手术。患者自述目前能进食米粥之类的食物，护士应指导患者的饮食为
A. 高热量、高蛋白质、高脂肪半流食
B. 低热量、低蛋白质、低脂肪流食
C. 高热量、高蛋白质、高维生素半流食
D. 高热量、低蛋白质、高维生素半流食
E. 高热量、高蛋白质、高维生素普食

答案与解析

1. D。食管癌患者最典型的临床表现是进行性吞咽困难。
2. B。食管癌的转移方式主要是通过淋巴转移。故答案选 B。
3. C。对于尚能进食者，应给予高热量、高蛋白质、高维生素的流食或半流食。不能进食者，应静脉补充水分、电解质及热量。低

蛋白血症的患者，应输血或血浆蛋白给予纠正。故答案选 C。

二、胃癌病人的护理

1. 低钾性碱中毒最可能出现于
A. 尿毒症
B. 胃手术后
C. 大量输血
D. 术后少尿
E. 严重创伤

2. 某患者因胃癌行胃大部切除术。术后第 1 天除生命体征外，护士最应重点观察的是
A. 神志
B. 尿量
C. 肠鸣音
D. 腹胀
E. 胃管引流液

3. 患者男，45 岁。因胃癌行胃大部切除术后 13 天，痊愈出院。正确的出院指导是
A. 进流食
B. 绝对卧床休息
C. 经常消毒伤口
D. 定期回院复查
E. 定期针灸理疗

4. 患者男，48 岁。胃癌根治术后 1 个月，今日复诊时自诉进食半小时后出现心悸、出汗、面色苍白和头痛、上腹部饱胀不适等。护士对其进行健康教育，**不恰当**的内容是
A. 饮食方面宜少量多餐
B. 用餐时间限制饮水、喝汤

C．进餐后宜活动 20 分钟后休息

D．宜进低糖类，高蛋白质饮食

E．避免过甜、过咸、过浓的流食

（5～7 题共用题干）

患者男，41 岁。因胃癌收入院。今晨在全身麻醉下行胃大部切除术。手术过程顺利，患者安返病房。

5．交接时，责任护士应向手术室护士重点了解的内容是

A．术中病理结果

B．术中出血量

C．麻醉用药

D．出入液量

E．主刀医师

6．术后 3 天内最重要的护理措施是

A．麻醉清醒 6 小时后给予半流食

B．加强口腔护理

C．鼓励患者尽早下床活动

D．保持引流管通畅，观察引流量及性状

E．床上放置枕头，促进患者舒适

7．患者术后置导尿管 3 天，为防止发生尿路感染，最重要的护理措施是

A．严密观察尿量

B．严格限制饮水

C．每日尿道口护理 2 次

D．每日更换集尿袋 2 次

E．每日行膀胱冲洗 3 次

答案与解析

1．B。胃手术后胃酸分泌下降，对钾的吸收暂时减缓，所以就会导致低钾，故选 B。

2．E。胃癌术后病情观察的要点包括生命体征、神志、尿量、切口渗血、渗液和引流液等。其中除生命体征外，胃管引流液可以反映术后出血和恢复的情况，是需要重点观察的，故选 E。故答案选 E。

3．D。胃癌术后 13 天，切口已拆线，可以进普食，不必绝对卧床休息，更不用消毒切口和针灸理疗。故答案选 D。

4．C。由题干可知，患者出现了早期倾倒综合征，应注意进餐后平卧 10～20 分钟，少食多餐，避免过甜、过咸、过浓的流食，应该进食低糖类和高蛋白质饮食。故本题选 C。

5．B。责任护士应了解手术方式和麻醉类型，手术过程是否顺利，术中出血、输血、补液量及留置的引流管情况等，以判断手术创伤大小及机体影响。术中出血量更为准确。故答案选 B。

6．D。胃大部切除术后应注意观察患者生命体征及胃引流情况。保持引流通畅。故答案选 D。

7．C。防止泌尿系统逆行感染的措施：①保持尿道口清洁，每天 1～2 次尿道口护理；②集尿袋的更换，每周更换 1～2 次；③尿管的更换，每 1~4 周更换 1 次。尿道口是最容易发生尿路感染的入口，应加强护理。故答案选 C。

三、原发性肝癌病人的护理

1．原发性肝癌肝区疼痛的特点是

A．间歇性隐痛

B．持续性胀痛

C．阵发性绞痛

D．刀割样疼痛

E．烧灼样疼痛

2．在我国诱发原发性肝癌最主要的疾病是

A．肝脓肿

B．甲型肝炎

C．乙型肝炎

D．中毒性肝炎

E．肝棘球蚴病

3．肝癌患者术前肠道准备中，口服新霉素的主要目的是

A．减轻腹压

B．增加肠蠕动

C．减少氨的产生

D．减少胃肠道出血

E．防止便秘

4．肝癌按组织细胞分型，最常见的类型是

A．混合型

B．胆管细胞型

C．肝细胞型

D．结节型

E．弥漫型

5．患者男，58 岁。因肝癌晚期入院。患者出现烦躁不安、躁动，为保证患者安全，最重要的护理措施是

A．用牙垫放于上下臼齿之间

B．加床档，用约束带保护患者

C．室内光线宜暗

D．护理动作要轻

E．减少外界的刺激

6．患者男，45 岁。当天上午被诊断肝癌。在与患者沟通中，患者的哪项表述提示其处于震惊否认期

A．"我身体那么好，得肝癌是因为酒喝得太多吗？"

B．"你看我能吃能睡，癌症患者有这样的吗？再查查吧！"

C．"我的孩子还没毕业，我这一病怎么办啊？"

D．"能帮我打听一下哪里治肝癌的效果特别好吗？"

E．"你们去忙吧，别管我了。

7．某肝癌晚期患者住院期间情绪激动，常常指责或挑剔家属和医护人员，护士正确的护理措施是

A．给患者正确的死亡观和人生观教育

B．让患者尽可能的一个人独处

C．认真倾听患者的心理感受

D．诚恳地指出患者的不恰当做法

E．减少和患者的语言交流

答案与解析

1．B。肝区疼痛是原发性肝癌的首发症状，也是最常见，最主要的症状，其特点主要表现为持续或间歇性的胀痛。故答案选 B。

2．C。乙型肝炎是诱发肝癌的最主要疾病。故答案选 C。

3．C。肝癌患者术前准备时服用新霉素主要通过抑制肠道微生物，减少氨的生成，防止肝昏迷的发生，故答案选 C。

4．C。原发性肝癌是发生于肝细胞和肝内胆管上皮细胞的癌。根据病理组织学可分为 3 型，分别为肝细胞癌型、胆管细胞癌型和混合型肝癌。其中肝细胞型肝癌最多见，占 90% 以上，主要见于男性，多伴有肝硬化。故本题答案为 C。

5．B。患者烦躁不安、躁动，为防止患者伤害自己或者坠床，应使用床档及约束带保护患者。故答案选 B。

6．B。处于震惊否认期的患者，会产生猜疑或侥幸心理，希望是误诊，所以只有 B 答案符合否认期的表述。

7．C。通过交流和沟通，了解患者及其家属情绪和心理变化，采取诱导方法逐渐使其接受并正视病情；医护人员应热情、耐心、服务周到，使其增强应对能力，树立战胜疾病的信心，积极接受和配合治疗。故答案选 C。

四、胰腺癌病人的护理

1．胰腺癌的好发部位是

A．胰头

B．胰尾

C．胰体

D．全胰腺

E．胰体尾部

2. 患者女，40 岁。胰腺癌术后第 4 天，患者出现心慌、出冷汗，测血糖为 3.2mmol/L，护士正确的处理是

A. 加快输液

B. 输注血浆

C. 补充葡萄糖

D. 减慢输液

E. 增加胰岛素用量

3. 患者女，56 岁。诊断胰头癌入院。住院行胰头十二指肠切除术，术后出现高血糖。出院饮食指导原则正确的是

A. 低脂肪、低糖、低蛋白质

B. 高脂肪、低糖、高蛋白质

C. 高脂肪、低糖、低蛋白质

D. 低脂肪、低糖、高维生素

E. 低脂肪、高糖、高维生素

4. 患者男，68 岁。行胰头十二指肠切除术（Whipple 术）后 4 小时，患者变换卧位后 30 分钟内，腹腔引流管突然引流出 200ml 鲜红色血性液体。正确的措施是

A. 恢复原卧位

B. 加大吸引负压，促进引流

C. 严密观察生命体征，报告医师

D. 加快输液输血速度

E. 关闭引流管，暂停引流

5. 患者男，48 岁。因患胰腺癌入院拟行手术治疗，现空腹血糖 7.8mmol/L。术前给予注射胰岛素，其作用是

A. 促进蛋白质合成

B. 利于吻合口愈合

C. 抑制胰腺分泌

D. 抑制胰酶活性

E. 控制血糖

6. 患者男，48 岁。以"全身心皮肤黄染 20 天伴消瘦、食欲缺乏"入院，诊断胰头癌。患者入院后情绪低落，思想负担较重。责任护士对其采取较为适宜的护理措施是

A. 对患者隐瞒病情以取得配合

B. 注意强调手术治疗的效果

C. 尽量避免谈及患者的病情

D. 介绍同病种术后康复期病友与其交流

E. 为了避免患者术前情绪波动，尽量减少探视

答案与解析

1. A。胰头癌占胰腺癌的 70%～80%。故答案选 A。

2. C。患者在术后出现了低血糖，此时应适当补充葡萄糖。

3. D。胰十二指肠切除后的患者由于胰腺的功能下降，应鼓励患者吃高蛋白质、高糖、低脂肪及富含脂溶性维生素的饮食，由于患者术后出现高血糖，此患者的饮食应变为低糖饮食，故本题选 D。

4. C。患者术后腹腔引流管突然引流出 200ml 鲜红色血性液体。考虑出血，应及时报告医师，严密观察患者生命体征。故答案选 C。

5. E。对合并高血糖者，应调节胰岛素用量，控制血糖，故答案选 E。

6. D。患者情绪低落，思想负担重，护士应该通过沟通了解其真实感受，有针对性的给予健康指导。介绍同病种术后康复期病友与其交流，可以让患者说出心中的顾虑，与病友的交流可以给患者解答其心中的疑虑，提高患者配合治疗的积极性和自信心。故本题选 D。

五、大肠癌病人的护理

1. 结肠造口患者出院后可以进食的蔬菜是

A. 芹菜

B. 韭菜

C. 洋葱

D. 辣椒

E. 菜花

2. 直肠癌的早期症状是

A. 黏液血便

B. 排便困难，便条变细

C. 里急后重

D. 排便习惯改变

E. 腹胀、腹痛

3. 患者女，59 岁。近 1 个月来多次排黏液血便，疑为直肠癌，最简便有效的检查是

A. 直肠指检

B. 粪便隐血试验

C. 纤维直肠镜

D. 血清癌胚抗原测定

E. X 线钡剂灌肠

4. 患者男，65 岁。因直肠癌入院治疗，择期行结肠造口。**错误**的宣教内容是

A. 术后 5 天开放造口

B. 避免粪便污染切口

C. 造口周围涂氯化锌软膏

D. 取左侧卧位

E. 避免食入产气性、刺激性食物

5. 患者男，30 岁。因外伤致骨盆骨折，直肠损伤，行切开复位内固定及结肠造口术。**不正确**的术后护理措施是

A. 多食含粗纤维素的食物

B. 置气垫床

C. 平卧位和患侧卧位相互交替

D. 保持造口周围皮肤清洁

E. 进行上肢伸展运动

答案与解析

1. E。出院后患者切记避免进食易产气、刺激性或易引起便秘的食物，故答案选 E。

2. D。直肠癌早期无明显症状，主要为排便习惯的改变。故答案选 D。

3. A。直肠指检是诊断直肠癌最主要和直接的方法。

4. A。人造肛门于手术后 2～3 日肠蠕动恢

复后开放，故答案选 A。

5. A。术后以高热量、高蛋白质、高维生素、易消化的少渣熟食为主，避免过多粗纤维素食物，以及洋葱、大蒜、豆类、山芋等可产生刺激性气味或胀气的食物，故答案选 A。

六、肾癌病人的护理

1. 晚期肾癌患者常伴营养不良，其最主要原因是

A. 尿频和尿急

B. 恶心、呕吐和消化不良

C. 高血压和低蛋白血症

D. 发热和继发感染

E. 血尿和肿瘤消耗

2. 患者男，52 岁。肾癌行肾部分切除术后 2 天。护士告知患者要绝对卧床休息，其主要目的是

A. 防止出血

B. 防止感染

C. 防止肿瘤扩散

D. 防止静脉血栓形成

E. 有利于肾功能恢复

答案与解析

1. E。晚期肾癌患者常营养不良，最主要原因是血尿和机体肿瘤消耗的影响。故答案选 E。

2. A。肾部分切除术后应卧床 1～2 周，以防出血。故答案选 A。

七、膀胱癌病人的护理

1. 泌尿系肿瘤患者排尿的特点是

A. 无痛性全程肉眼血尿

B. 终末血尿伴膀胱刺激征

C. 初始血尿

D. 疼痛伴血尿

E. 血红蛋白尿

2. 某膀胱癌患者行保留膀胱术，术后应用膀胱灌注法治疗预防肿瘤复发。常用的灌注药物为

A. 苯扎溴铵（新洁尔灭）

B. 硼酸溶液

C. 卡介苗

D. 干扰素

E. 抗菌药

3. 患者男，74 岁。因膀胱癌住院手术，术后接受顺铂化疗。在给药前后，护士遵医嘱给患者输入大量液体进行水化，此做法是为了防止该药物对患者产生

A. 骨髓抑制

B. 肾功能损害

C. 胃肠道反应

D. 神经毒性

E. 肝功能损害

（4～5 题共用题干）

患者男，68 岁。因间歇、无痛性肉眼血尿诊断为膀胱癌入院。

4. 诊断膀胱癌最可靠的方法是

A. 超声

B. 双合诊

C. 血尿和膀胱刺激征

D. 尿脱落细胞学检查

E. 膀胱镜和活组织检查

5. 此患者经手术治疗后，在给患者留置导尿管的护理中，**错误**的是

A. 保持尿管通畅

B. 定时观察尿量、颜色及性状

C. 定期行膀胱冲洗

D. 导尿管每日更换 1 次

E. 用带气囊尿管，以免脱落

答案与解析

1. A。泌尿系肿瘤患者排尿的特点为无痛性

全程肉眼血尿。故答案选 A。

2. C。膀胱灌洗最常用的药物是卡介苗。故答案选 C。

3. B。通过给药前后进行大量液体水化，能够稀释药物浓度，减少化疗药物对肾的损害。

4. E。膀胱镜和活组织检查是诊断膀胱癌最可靠的方法。故答案选 E。

5. D。导尿管每周更换 1～2 次。故答案选 D。

八、宫颈癌病人的护理

1. 关于宫颈癌的叙述正确的是

A. 多为鳞癌和腺癌，以腺癌为主

B. 转移途径以直接蔓延和淋巴转移为主，血行转移极少见

C. 病变多发生在子宫颈外口处

D. 宫颈原位癌不属于宫颈上皮内瘤样变

E. 可表现为外生型、内生型、溃疡型 3 种类型

2. 患者女，37 岁，G_2P_1。3 天前发现"性生活后阴道有血性白带"。子宫颈刮片细胞学检查结果为巴氏Ⅲ级。患者询问检查结果的意义，正确的解释是

A. 轻度炎症

B. 重度炎症

C. 可疑癌症

D. 高度可疑癌症

E. 癌症

答案与解析

1. B。宫颈癌以直接蔓延和淋巴转移为主，血行转移极少见。直接蔓延是最常见的转移途径。癌组织直接侵犯邻近组织，向下波及阴道壁；向上累及子宫下段及宫体，向两侧可扩散至子宫颈旁及阴道旁组织，甚至延伸至骨盆壁；向前、后蔓延，可侵犯膀胱或直肠，甚至造成生殖道瘘。

2. C。巴氏分级法是临床常用的宫颈刮片分

级办法，可分为五级：Ⅰ级正常：未见异常细胞；Ⅱ级炎症，发现异常细胞，但均为良性；Ⅲ级可疑，发现可疑恶性细胞；Ⅳ级高度，发现待证实的癌细胞（高度可疑的恶性细胞），具有恶性特征但不够典型；或更典型但数目太少，需要复核，例如高度可疑的未分化或退化癌细胞，或少数低分化癌细胞；Ⅴ级恶性，发现癌细胞，其恶性特征明显或数目较多，可作互相比较以确定为恶性者，例如高分化的鳞状细胞癌或腺癌细胞；成群未分化或低分化癌细胞。

九、子宫肌瘤病人的护理

1. 患者女，40 岁。因患子宫肌瘤入院，护士在采集病史时，应重点追溯的内容是
A. 是否有早婚早育史
B. 高血压家庭史
C. 是否长期使用雌激素
D. 睡眠情况
E. 饮食习惯

答案与解析

1. C。一般认为子宫肌瘤的发生和生长可能与女性性激素长期刺激有关，需重点询问是否长期使用雌激素。故答案选 C。

十、卵巢癌病人的护理

1. 患者女，42 岁。因卵巢癌住院。常常哭泣，并且焦虑不安，对该患者首选的护理措施是
A. 倾听其倾述并给予安慰
B. 通知主管医师
C. 让家属探视
D. 同意家属陪伴
E. 给予镇静药

2. 某患者入院行卵巢癌根治术。术前 1 日。

护士为其所做的准备工作中**不包括**
A. 灌肠
B. 导尿
C. 备血
D. 备皮
E. 皮试

答案与解析

1. A。根据患者表现，最主要的护理问题为悲观和焦虑，故答案选 A。
2. B。术日晨留置导尿管，而不是术前 1 日。故选 B。

十一、绒毛膜癌病人的护理

1. 侵蚀性葡萄胎与绒毛膜癌最常见的转移部位是
A. 卵巢
B. 骨骼
C. 肺
D. 淋巴
E. 肾

2. 恶性葡萄胎与绒毛膜癌的主要**区别**是
A. 上皮高度增生有异型性
B. 有绒毛结构
C. 侵犯肌层和血管
D. 有出血坏死
E. 有阴道转移结节

答案与解析

1. C。侵蚀性葡萄胎与绒毛膜癌最常见的转移部位是肺，故答案选 C。
2. 答案 B。恶性葡萄胎继续发展就是绒毛膜癌。两者的区别是后者有绒毛结构。故答案选 B

十二、葡萄胎及侵蚀性葡萄胎病人的护理

1. 关于侵蚀性葡萄胎的叙述，正确的是
A. 多继发于人工流产术后
B. 转移灶最常见的部位是肺
C. 肺部转移灶表现为紫蓝色结节
D. 最主要的症状是停经后阴道出血
E. 侵蚀性葡萄胎是一种良性滋养细胞疾病

2. 确诊葡萄胎最重要的辅助检查是
A. 血/尿绒毛膜促性腺激素（HCG）测定
B. 超声检查
C. 多普勒胎心听诊检查
D. 腹部 CT 检查
E. 腹部 X 线检查

3. 葡萄胎患者清宫术后，护士对其健康教育，错误的是
A. 定期复查 HCG
B. 注意月经是否规则
C. 观察有无阴道出血
D. 注意有无咳嗽、咯血等转移症状
E. 行安全期避孕

4. 患者女，40 岁。侵蚀性葡萄胎，给予 5-氟尿嘧啶和更生霉素联合化疗 8 天。该患者可能出现的最严重不良反应是
A. 恶心、呕吐
B. 复发
C. 骨髓抑制
D. 出血性膀胱炎
E. 口腔溃疡

答案与解析

1. B。侵蚀性葡萄胎多数在葡萄胎清除后 6 个月内发生，因此 A 选项错误；最常见的是肺转移，出现咳嗽、咯血等症状，X 线胸片可见棉球状转移阴影，而发生在阴道、宫颈的转移表现为紫蓝色结节，因此 B 选项正确、

C 选项错误；最主要的症状是不规则的阴道出血，故 D 选项错误；侵蚀性葡萄胎是恶性滋养细胞肿瘤，因此 E 选项错误；因此选 B。

2. B。超声检查是诊断葡萄胎的重要辅助检查方法，采用经阴道彩色多普勒超声效果更好。完全性葡萄胎的典型超声影像学表现为增大的子宫内无妊娠囊或胎心搏动，宫腔内充满不均质密集状或短条状回声，呈"落雪状"，若水泡较大则呈"蜂窝状"。故本题选 B。

3. E。葡萄胎清宫术后应严密随访，定期复查 HCG，同时应注意月经是否规则，有无阴道异常出血，有无咳嗽、咯血及其他转移灶症状，定时做妇科检查、盆腔超声及 X 线胸片检查。随访期间必须严格避孕 1 年，避孕方法首选避孕套，故答案选 E。

4. C。化疗过程中，最常见和最严重的一种不良反应为造血功能障碍（骨髓抑制），主要表现为外周血液中的白细胞及血小板计数的下降。故答案选 C。

十三、白血病病人的护理

1. 与白血病发病无关的是
A. 药物化学因素
B. 病毒因素
C. 物理因素
D. 免疫功能亢进
E. 遗传因素

2. 急性白血病患者出血的主要原因是
A. 反复感染
B. 弥散性血管内凝血
C. 血小板质和量的异常
D. 白血病细胞浸润
E. 感染毒素对血管的损伤

3. 患者男，43 岁。慢性粒细胞白血病慢性期，脾大至脐平，血常规：白细胞计数 50×10^9/L。血红蛋白 105g/L；血小板计数

$450×10^9$/L，护士健康指导时应向患者特别强调的是

A. 劳逸结合

B. 按时服药

C. 保持情绪稳定

D. 避免腹部受压

E. 预防感冒

4. 患者男，55 岁。患急性淋巴细胞白血病，医嘱静脉推注长春新碱，护理措施**错误**的是

A. 静脉推注时边抽回血边注药

B. 外周静脉应选择粗直的

C. 首选中心静脉

D. 静脉推注药物前，先用生理盐水冲管，确定针头在静脉内方能注入

E. 静脉推注时若发现外渗，立即拔针

5. 患者女，19 岁。急性白血病。实验室检查：白细胞计数 $43×10^9$/L，红细胞计数 $2.7×10^{12}$/L，血红蛋白 67g/L，血小板计数 $10×10^9$/L。此时，应着重观察患者的

A. 活动耐力

B. 尿量

C. 营养状况

D. 月经周期

E. 颅内出血征兆

6. 患者女，42 岁。白血病入院化疗 3 个周期后出现足趾麻木、腱反射消失等外周神经炎的表现，引起此不良反应的化疗药物为

A. 长春新碱

B. 泼尼松

C. 柔红霉素

D. 多柔比星

E. 甲氨蝶呤

（7～9 题共用题干）

　　患者女，30 岁。因"无明显诱因出现乏力伴胸闷、气急，活动后症状加重 3 周"就诊。实验室检查：血红蛋白 77g/L，白细胞计数 $61.8×10^9$/L，血小板计数 $183×10^9$/L，异

常细胞 88%。为进一步诊治收入血液科病房。

7. 为明确诊断，须行骨髓穿刺术。护士对患者解释穿刺的注意事项时，**错误**的内容是

A. 目的是帮助明确诊断

B. 穿刺时需采取膝胸卧位

C. 穿刺后可能会有酸胀的感觉

D. 穿刺后 2～3 天不宜洗澡

E. 可以正常活动，不影响生活规律

8. 患者被确诊为急性单核细胞白血病，即给予 DAH 方案化疗（D，柔红霉素；A，阿糖胞苷；H，三尖杉酯碱）。应用化疗药物后，护士应重点观察的是

A. 心脏毒性表现

B. 骨髓抑制表现

C. 注射部位局部表现

D. 膀胱毒性表现

E. 神经毒性表现

9. 患者病情缓解拟于近日出院，护士为其进行健康教育，告知注意监测血常规指标，血小板开始低于多少时应限制活动

A. $<300×10^9$/L

B. $<100×10^9$/L

C. $<50×10^9$/L

D. $<20×10^9$/L

E. $<10×10^9$/L

（10～11 题共用题干）

　　患儿男，2 岁。因白血病，肺部感染入院。上午 10 时测体温 39.8℃，给予降温。

10. 给予该患儿的降温方式是

A. 冰袋

B. 冰帽

C. 冰槽

D. 乙醇拭浴

E. 温水拭浴

11. 适宜该患儿进食的食物是

A. 馒头

B. 油条

C. 饺子

D. 包子

E. 稀粥

答案与解析

1. D。白血病的发生与很多因素有关：①生物因素，主要包括病毒感染和自身免疫功能异常等，因此 B 正确。②化学因素，例如接触苯及其衍生物，某些抗肿瘤的细胞毒药物（如氮芥等）。因此 A 正确。③还与放射因素有关，如 X 射线及电离辐射等，因此 C 正确。④遗传因素，家族性白血病发病率明显高于普通人，因此 E 正确。此外某些血液病如骨髓增生异常综合征、淋巴瘤等最终可能发展成白血病。白血病是人体免疫缺陷型疾病，D 选项错误。

2. C。出血的主要原因是因为血小板减少，此外，血小板功能异常、凝血因子减少，以及白血病细胞的浸润和细菌毒素对血管的损伤等也有关系。

3. D。患者出现脾大，应避免腹部受压，尽量避免弯腰和碰撞腹部，以避免脾破裂。

4. E。长春新碱对血管有刺激作用，因此要注意保护血管。当发生药物外渗时应立即停止药物注射，不要拔针，尽量回抽渗入皮下的药液。

5. E。患者的血小板计数严重低于正常值，红细胞计数与血红蛋白也低于正常值，容易发生出血，因此要着重观察颅内出血的征兆。

6. A。泼尼松的不良反应是类库欣综合征，高血压，糖尿病，B 错误。柔红霉素和多柔比星的不良反应是骨髓抑制，心脏损害，消化道反应，C 和 D 错误。甲氨蝶呤的不良反应是口腔及胃肠道黏膜溃疡，肝损害，骨髓抑制，E 错误。长春新碱可引起末梢神经炎、手足麻木感。

7. B。根据穿刺部位帮助患者采取合适的体位，若位于胸骨、髂前上棘做穿刺取仰卧位，前者还需用枕头垫于背后，以使胸部稍突出。若于髂后上棘穿刺应取侧卧位或俯卧位。棘突穿刺点则取坐位，尽量弯腰，头俯曲于胸前使棘突暴露。因此 B 错误。

8. A。柔红霉素、高三尖杉酯碱类药物可引起心脏传导损害，药前后应监测患者的心率、心律及血压；用药时缓慢静滴，<40 滴/分；注意观察病人面色和心率，以病人无心悸为宜。

9. C。血小板计数的正常值（100～300）×10^9/L，当低于 $50×10^9$/L 时既有出血倾向，要限制活动。

10. A。发热是血液病患者的常见症状，常见于再生障碍性贫血、白血病等。高热患者可先给予物理降温，如冰敷前额及大血管经过的部位，如颈部、腋窝和腹股沟，有出血倾向的患者禁用乙醇或温水拭浴，以防局部血管扩张而进一步加重出血。由于几乎所有的白血病患者在整个病程中均有不同程度的出血，因此采用冰袋降温较为妥当。故本题选 A。

11. E。对于体温过高的白血病患者，应给予高热量，富含蛋白质和维生素，清淡易消化的饮食，以半流食为主，少量多餐。避免进食高糖、高脂肪、产气过多和辛辣的食物，并尽可能满足患者的饮食习惯或对食物的要求，以增加食欲。故本题选 E。

十四、骨肉瘤病人的护理

1. 最容易发生骨肉瘤转移的脏器是

A. 脑

B. 肺

C. 肝

D. 脾

E. 肾

答案与解析

1. B。骨肉瘤转移早而迅速，转移瘤几乎完全发现于肺部，通过肺部转移至其他器官者则罕见。

十五、颅内肿瘤病人的护理

1. 颅内肿瘤最好发的部位是
A. 大脑半球
B. 小脑
C. 脑室
D. 脑干
E. 鞍区

答案与解析

1. A。颅内肿瘤的发生部位往往与肿瘤类型有明显关系，发病部位以大脑半球最多，其次为蝶鞍、鞍区周围、小脑脑桥角、小脑、脑室及脑干。

十六、乳腺癌病人的护理

1. 乳腺癌特征性的乳腺体征是
A. 肿块
B. 酒窝征
C. 乳头内陷
D. 乳头溢液
E. 红肿热痛

2. 根据乳腺癌淋巴转移的主要途径，护理评估应重点关注的部位是
A. 腹股沟
B. 颌下
C. 颈后
D. 颈前
E. 腋窝

3. 患者女，35 岁。右侧乳腺癌根治术后，患者出院时，提示患者掌握了正确的健康教育内容的描述是
A. "我出院后要穿几周紧身衣保持体形"
B. "在我化疗期间，我要坚持吃素"
C. "我要注意避孕，2 年内我不能怀孕"
D. "我要坚持右侧上肢的功能锻炼"
E. "我下个月准备去做乳房再造术"

4. 患者女，39 岁。行右侧乳腺癌根治术，术后生命体征平稳。家属探视时感觉伤口处包扎过紧，问护士"为什么包得这么紧啊？"护士的正确解释是
A. 防止感染
B. 保护伤口
C. 防止皮瓣坏死
D. 有利于引流
E. 利于肢体功能恢复

5. 患者女，28 岁。乳腺癌扩大根治术后咨询护士可以妊娠的时间是术后
A. 1 年
B. 2 年
C. 3 年
D. 4 年
E. 5 年

（6～7 题共用题干）

患者女，47 岁。发现右侧乳房内无痛性肿块 2 个月。体格检查：右侧乳房外上象限可扪及直径约 4cm 的肿块，边界不清，质地硬，周部乳房皮肤出现"橘皮样"改变，经活组织病理学检查证实乳腺癌，行乳腺癌改良根治术。

6. 该患者乳房皮肤出现"橘皮样"改变，是由于
A. 癌细胞阻塞皮下淋巴管
B. 癌肿侵犯乳房
C. 癌肿与胸肌粘连
D. 癌肿与皮肤粘连
E. 癌肿侵犯乳管

7. 术后第 2 天，对患者采取的护理措施<u>不</u>

正确的是
A. 患侧垫枕以抬高患肢
B. 保持伤口引流管通畅
C. 观察患侧肢端的血液循环
D. 指导患侧肩关节的活动
E. 禁止在患侧手臂测血压、输液

答案与解析

1. B。只有酒窝征是乳腺癌的特征性体征，其他几项在乳房疾病中都会有体现。酒窝征就是肿瘤累及 COPPER 韧带，使其缩小而致使肿瘤表面皮肤凹陷而出现的。

2. E。乳腺癌淋巴转移的途经为经胸大肌外侧淋巴管－同侧腋窝淋巴结－锁骨下淋巴结－锁骨上淋巴结－胸导管或右淋巴管－静脉－远处转移。

3. D。A 选项错误，穿紧身衣会束缚压迫伤口，影响正常的血液循环，不利于伤口愈合。患者术后要坚持放、化疗，期间因抵抗力低，应加强营养，因此 B 错误。患者在术后 5 年内都要避孕，因此 C 也错误。在术后早期应尽量避免再次手术，会使伤口愈合缓慢，因此 E 错误。

4. C。包扎紧密使皮瓣紧贴胸壁，防止积液积气的产生，并且要告知患者不可随意松紧绷带。

5. E。术后 5 年内都应避免妊娠，防止乳腺癌复发。

6. A。橘皮征是由于皮下淋巴管被癌细胞堵塞，导致淋巴回流障碍，然后出现真皮水肿，乳房皮肤出现橘皮样改变。

7. D。术后第 2 天不能进行肩关节的活动，因为皮瓣未愈合，若此时做肩关节活动会导致积液积气的产生。应在术后 1～2 周皮瓣基本愈合后再开始做肩关节的运动。

十七、子宫内膜癌病人的护理

1. 患者女，55 岁。因绝经 5 年后出现阴道

不规则出血入院，经检查诊断为子宫内膜腺癌。患者咨询本病最常用的治疗方案，护士正确的回答是
A. 化疗
B. 手术治疗
C. 中药治疗
D. 放疗
E. 放疗、化疗结合

答案与解析

1. B。子宫内膜癌是发生于子宫体内膜层的一组上皮性恶性肿瘤，其中来源于子宫内膜腺体的腺癌最常见。手术治疗是子宫内膜癌患者首选的治疗方法，通过手术切除病灶，同时进行手术-病理分期。故本题选 B。

十八、原发性支气管肺癌病人的护理

1. 原发性支气管肺癌的起源部位是
A. 毛细支气管
B. 支气管腺体或黏膜
C. 主支气管
D. 纵隔黏膜
E. 肺泡黏膜

2. 表示肺癌已有全身转移的表现是
A. 痰中带血
B. 持续性胸痛
C. 股骨局部破坏
D. 间歇性高热
E. 持续性胸腔积液

3. 全身麻醉患者清醒前最危险的并发症是
A. 窒息
B. 体温过低
C. 坠床
D. 引流管脱落
E. 意外损伤

4. 患者男，70 岁。因患肺癌行多次放疗，

护士进行皮肤护理正确的是

A. 保持皮肤干燥，清洁

B. 肥皂水清洗

C. 热敷理疗

D. 外用药物

E. 按摩

5. 患者男，48 岁。确诊为支气管肺癌后，患者表现为沉默、食欲减退、夜间入睡困难、易怒。护理工作中最应重视的问题是

A. 继续加强与患者的沟通交流

B. 鼓励患者自我表达，宣泄情绪

C. 可利用治疗效果好的患者现身说法，正面宣教

D. 防自杀、防伤人、防出走

E. 家属加强支持与安慰

6. 患者男，62 岁。支气管肺癌手术后 3 天，目前一般情况尚可，但有痰不易咳出。最适宜采取的排痰措施是

A. 指导患者深呼吸咳嗽

B. 给予叩背

C. 给予机械振荡

D. 给予体位引流

E. 给予吸痰

7. 患者女，45 岁。小学文化。刚刚知晓自己被诊断为原发性支气管肺癌，询问护士："我是不是活不了多久了？"针对该患者的心理护理。**错误**的是

A. 耐心倾听患者的诉说

B. 讲解有关疾病知识及治疗措施

C. 安排家庭成员和朋友定期看看望患者

D. 指导患者立遗嘱安排后事

E. 安慰患者，保持积极情绪

（8～11 题共用题干）

患者男，48 岁。支气管肺癌。病理组织报告为"鳞状细胞癌"。

8. 按解剖学部位分类，该癌肿最常见的类型是

A. 周围型

B. 混合型

C. 边缘型

D. 中央型

E. 巨块型

9. 患者进行肿瘤切除术后，需要进行化疗，输注化疗药前与患者沟通，最重要的注意事项是

A. 健康教育

B. 评估血管

C. 保护血管

D. 血液检验指标正常

E. 告知患者，并要求签署化疗同意书

10. 患者在输注化疗药过程中，突然感觉静脉穿刺处疼痛，紧急处理措施是

A. 安慰患者

B. 检查有无回血，如有回血继续输注

C. 拔掉液体

D. 立即停止输液，做进一步处理

E. 通知医师

11. 患者治疗过程中，白细胞计数低于多少时应停止化疗或减量

A. $6.5×10^9/L$

B. $5.5×10^9/L$

C. $4.5×10^9/L$

D. $3.5×10^9/L$

E. $2.5×10^9/L$

答案与解析

1. B。支气管肺癌主要起源于支气管黏膜上皮，可以向支气管管腔内或邻近的肺组织生长，并可通过淋巴、血行转移或直接向支气管转移扩散。

2. C。股骨局部破坏说明癌细胞已经转移到骨，而题中的其他选项则是晚期癌肿侵及或癌肿压迫周围器官引起的。

3．A。此时患者的呕吐反射，咳嗽反射还没有恢复，最容易引起分泌物或呕吐物窒息以及舌后坠引起的窒息。

4．A。放疗患者皮肤不可用肥皂水清洗，避免冷敷和热敷刺激皮肤，B、C 错误。也不可涂抹药物，防止过敏发生，D 选项也错误。按摩会加重皮肤损伤，E 错误。保持干燥清洁，可以防止溃烂，促进伤口的愈合。

5．D。确诊支气管肺癌后，患者表现为沉默、易怒，上述选项中的措施都是应当采取的，但其中最应重视的是防自杀、防伤人、防出走，故选 D。

6．A。痰液黏稠和气道纤毛清除功能及呼吸咳痰的方法是影响排痰效果的主要因素。肺切除的患者，存在气道纤毛摆动频率减慢，呼吸肌功能减弱，所以呼吸的训练及正确的咳嗽咳痰方法能最大限度的动员全部吸气肌和呼气肌收缩，增强纤毛清除功能。

7．D。这样说会降低患者的自信心，不利于接受治疗。

8．D。鳞状细胞癌大多起源于较大的支气管，以中央型肺癌多见。

9．E。应在化疗前给患者及家属解释清楚，化疗的作用及不良反应，让患者做好心理准备。

10．D。应立即停止输注，查找原因，防止发生意外。

11．D。白细胞计数过低会增加感染的风险，降低患者免疫力。

第 14 章 血液、造血器官及免疫疾病病人的护理

一、血液及造血系统的解剖生理

1. 正常小儿白细胞分类出现两次交叉的年龄分别是
A. 2～4 日龄和 1～3 岁
B. 4～6 日龄和 4～6 岁
C. 6～8 日龄和 4～6 岁
D. 8～10 日龄和 8～10 岁
E. 13～15 日龄和 13～15 岁

2. 小儿发生生理性贫血的年龄是
A. 1 月龄内
B. 2～3 月龄
C. 半岁时
D. 1 岁时
E. 12～18 月龄

答案与解析

1. B。4～6 日龄中性粒细胞和淋巴细胞两者比例相等，4～6 岁两者比例再次相等。
2. B。婴儿出生后，红细胞破坏较多（生理性溶血）。再加上婴儿生长发育迅速，血循环量迅速增加，红细胞数和血红蛋白量逐渐减低。至 2～3 月龄时出现轻度贫血，称为"生理性贫血"。

二、缺铁性贫血病人的护理

1. 患者女，16 岁。诊断为缺铁性贫血入院。护士为其进行饮食指导时，最恰当的食物组合是
A. 鱼、咖啡
B. 瘦肉、牛奶
C. 羊肝、橙汁
D. 鸡蛋、可乐
E. 豆腐、绿茶

2. 患者女，40 岁。近 1 个月来自觉疲乏，无力，头晕。医嘱硫酸亚铁溶液口服，为减少不良反应，正确的给药指导是
A. 饭前服用
B. 直接喝取
C. 茶水送服
D. 牛奶送服
E. 服药后及时漱口

答案与解析

1. C。维生素 C 可促进铁的吸收，羊肝富含铁，橙汁富含维生素 C，二者同时服用可促进铁的吸收。
2. E。由于铁剂会带来胃肠道反应，因此应于餐中或餐后服用，避免与牛奶、茶、咖啡同服，并且要使用吸管服用并且后漱口从而防止牙变黑。故选 E。

三、营养性巨幼细胞贫血病人的护理

1. 患儿男，1 岁。近来出现厌食、呕吐，反应低下。少哭不笑。体格检查：患儿颜面虚胖、皮肤苍白、表情呆滞，肢体及头部震颤。

医嘱应用维生素 B_{12} 治疗，若治疗有效，该患儿最先出现的改变是

A. 网织红细胞上升
B. 血红蛋白上升
C. 精神、食欲好转
D. 震颤缓解
E. 面色转红

答案与解析

1. A。巨幼细胞贫血的一般临床表现除乏力、头晕、活动后气短、心悸外，严重贫血者可有轻度黄疸，胃肠道症状包括反复发作的舌炎、舌面光滑、乳突及味觉消失，食欲缺乏；腹胀、腹泻及便秘偶见，维生素 B_{12} 缺乏性的巨幼细胞贫血会出现末梢神经炎、共济失调等，患者在应用维生素 B_{12} 治疗后有效，网织红细胞一般于治疗后 2～4 天开始升高，以后血细胞比容和血红蛋白逐渐增高，血红蛋白可在 1～2 个月恢复正常。故本题选 A。

四、再生障碍性贫血病人的护理

1. 患者男，35 岁。因再生障碍性贫血入院治疗，入院当日血常规结果回报血红蛋白59g/L，护士对该患者制订的休息与活动计划为

A. 绝对卧床休息，协助自理活动
B. 卧床休息为主，间断床上及床边活动
C. 床上活动为主，适当增加休息时间
D. 床边活动为主，增加午睡及夜间睡眠时间
E. 适当进行室内运动，避免重体力活动

2. 患者男，28 岁。因皮肤黏膜出血来诊。判断为"再生障碍性贫血"入院。现患者有高热并且时有抽搐。此时最适宜的降温措施是

A. 温水擦浴
B. 乙醇擦浴
C. 冷水灌肠
D. 口服解热药
E. 头部及大血管处放置冰袋

3. 患者女，32 岁。因再生障碍性贫血接受丙酸睾酮注射治疗 1 个月余。护士每次在为患者进行肌内注射前应首先检查

A. 注射部位是否存在硬块
B. 面部有无痤疮
C. 有无毛发增多
D. 有无皮肤黏膜出血
E. 口唇、甲床的苍白程度

答案与解析

1. A。患者血红蛋白 59g/L，属重度贫血，应绝对卧床休息。

2. E。再生障碍性贫血患者高热降温，最佳物理降温方法是头部及大血管处放置冰袋。

3. A。丙酸睾酮为油剂，不易吸收，局部注射常可形成硬块，甚至发生无菌性坏死。

五、血友病病人的护理

1. 患者男，26 岁。血友病 16 年，胃大部分切除术后 2 小时出现烦躁不安，术口敷料渗血，值班护士首先应采取的措施是

A. 监测血糖变化
B. 监测生命体征
C. 观察皮肤受压情况
D. 查看患者病历
E. 查看四肢活动情况

答案与解析

1. B。根据题干怀疑患者出现术后出血，应严密观察患者的生命体征，包括血压、脉搏、心率、呼吸、神志和体温的变化。

六、特发性血小板减少性紫癜病人的护理

1. 患者女，28 岁。印刷厂彩印车间工人，因特发性血小板减少性紫癜住院，应用糖皮

质激素治疗 15 天后好转出院，护士进行出院前的健康指导时，**错误**的是

A. 必须调换工种
B. 坚持饭后服药
C. 避免到人多聚集的地方
D. 注意自我病情监测
E. 若无新发出血可自行停药

2. 患者女，26 岁。反复发生皮肤黏膜瘀点、瘀斑入院，诊断为特发性血小板减少性紫癜。住院期间护士发现患者出现脉搏增快、视物模糊、瞳孔大小不等，患者最可能出现了

A. 心力衰竭
B. 眼部疾病
C. 颅内出血
D. 消化道出血
E. 呼吸道出血

答案与解析

1. E。服用糖皮质激素者必须按医嘱、按时、按剂量、按疗程服药，不可自行减量或停药以免加重病情。
2. C。此病全身都有可能发生出血，患者出现了瞳孔大小不等大，视物模糊很可能是颅内出血所导致的。

七、过敏性紫癜病人的护理

1. 过敏性紫癜的首发症状是
A. 皮肤紫癜
B. 突发性腹痛
C. 可累及大关节
D. 可出现血尿和蛋白尿
E. 脐周疼痛

2. 患儿男，9 岁。下肢及臀部有紫红色荨麻疹，膝、踝关节肿胀、疼痛，诊断为过敏性紫癜，下列护理措施哪项**不正确**

A. 保持皮肤的清洁与干燥
B. 加强关节功能锻炼
C. 注意尿色变化
D. 紫癜处清洗时用温水
E. 遵医嘱给予抗过敏等药物

答案与解析

1. A。皮肤紫癜是最早也是最常见的症状。
2. B。对于发作期患者应卧床休息，避免过早或过多的锻炼，可使症状加快消失。

八、弥散性血管内凝血病人的护理

1. 以下出现的征兆符合 DIC 最早征兆表现的是
A. 消化道出血
B. 血小板黏附性降低
C. 凝血时间缩短
D. 抽出的静脉血不易凝固
E. 静脉血不易抽出、易凝固

2. 下列药物中属于 DIC 早期最常用抗凝药物的是
A. 阿司匹林
B. 枸橼酸钠
C. 肝素
D. 低分子肝素钙（速避凝）
E. 右旋糖酐-40（低分子右旋糖酐）

答案与解析

1. A。出血是 DIC 最常见的临床表现之一。凝血时间延长且抽出血易凝固。
2. C。肝素是早期最常用的抗凝药物，也是首选药物。

第15章 内分泌、营养及代谢疾病病人的护理

一、内分泌系统的解剖生理

1. 分泌胰岛素的主要细胞是
A. 胰岛 A 细胞
B. 胰岛 B 细胞
C. 胰岛 C 细胞
D. 胰岛 D 细胞
E. 胰岛 PP 细胞

答案与解析

1. B。胰岛 A 细胞分泌胰高血糖素，胰岛 B 细胞分泌胰岛素。

二、单纯性甲状腺肿病人的护理

1. 患者女，28 岁。双侧甲状腺大 2 年，眼球突出，食欲亢进。对该患者心理疏导的措施**不包括**
A. 理解患者，态度温和与其沟通
B. 对患者关心的问题给予耐心解释
C. 适当的外表修饰可增加自信
D. 指导患者多做运动
E. 鼓励患者家属给予患者关爱和理解

答案与解析

1. D。指导患者多做运动并不属于心理疏导的措施，同时甲状腺功能亢进的患者由于蛋白质分解增加、甲状腺毒症性心脏病、肌无力等原因会出现活动无耐力，活动应以不感到疲劳为度，增加休息时间。

三、甲状腺功能亢进症病人的护理

1. 甲状腺功能亢进症眼球突出的眼部护理内容**不包括**
A. 佩戴有色眼镜
B. 睡前涂抗生素眼膏
C. 睡觉或休息时，抬高头部
D. 多食碘盐
E. 加盖眼罩防止角膜损伤

2. **不属于**甲状腺功能亢进症患者最常见的情绪改变是
A. 神经过敏
B. 多言好动
C. 易激动
D. 悲伤
E. 注意力不集中

3. 患者女，35 岁。因甲状腺功能亢进症接受放射性 ^{131}I 治疗。治疗后护士应嘱患者定期复查，以便及早发现
A. 甲状腺癌变
B. 诱发甲状腺危象
C. 粒细胞减少
D. 眼球突出恶化
E. 永久性甲状腺功能减退

4. 患者女，22 岁。因甲状腺功能亢进症住院手术治疗。术后第 1 天患者出现轻微声嘶，表现焦虑。为了减轻不适感，正确的健康教育是告知患者
A. 轻微声嘶是暂时的

B．减少饮水量

C．冷敷局部

D．平卧位

E．及早练习发音

5．某甲状腺功能亢进症患者，拟行甲状腺次全切除术，术前给予碘剂口服。在进行术前健康教育时，对服用碘剂的正确解释是

A．减少甲状腺血流

B．抑制甲状腺素分泌

C．抑制甲状腺素合成

D．增加甲状腺球蛋白分解

E．防止缺碘

（6～9 题共用题干）

患者女，20 岁。因近 1 个月脾气暴躁、怕热、多汗、多食、失眠去医院就诊。体格检查：甲状腺 1 度肿大，两手微抖，有轻度眼球突出，心率每分钟 90 次。实验室检查：T_3 为 6.5nmol/L，T_4 为 263nmol/L，均高于正常水平。

6．该患者最可能的诊断是

A．生理性甲状腺肿

B．甲状腺功能亢进性心脏病

C．甲状腺功能亢进症

D．地方性甲状腺肿

E．甲状腺癌

7．该患者的最佳治疗方法是

A．手术治疗

B．放射性 ^{131}I 治疗

C．普萘洛尔治疗

D．甲巯咪唑治疗

E．复方碘液治疗

8．应用此治疗期间，应观察的不良反应是

A．红细胞减少

B．粒细胞减少

C．骨质疏松

D．声嘶

E．甲状腺功能低下

9．患者出现上述不良反应时，正确的护理措施是

A．给予含铁丰富的饮食

B．补充甲状腺素

C．给予含钙丰富的饮食

D．给予清咽含片

E．预防感染

答案与解析

1．D。甲状腺功能亢进症眼球突出的眼部护理：外出佩戴有色眼镜，减少光线、异物及灰尘的刺激；经常点眼药，保持眼球湿润；睡前涂抗生素眼膏，眼睑不能闭合者，加盖眼罩或覆盖无菌纱布，防止角膜损伤；睡觉或休息时，抬高头部，减轻球后水肿。遵医嘱利用利尿药，减少钠盐摄入。

2．D。悲伤是甲状腺功能减退常见的情绪改变。

3．E。甲状腺有很强的摄碘能力，^{131}I 也被甲状腺摄取，放射性 ^{131}I 易致甲状腺功能低下，应定期复查，严格掌握剂量和密切观察不良反应，以免造成永久性甲状腺功能减退。

4．A。甲状腺功能亢进症术后 1 天，出现轻微声嘶，首先考虑可能在术中钳夹了喉返神经，造成喉返神经轻微挫伤，或术后血肿形成后压迫喉返神经，这些损伤均为暂时的，通过适当的针刺、理疗可以恢复。由于患者目前已出现焦虑状况，护理时应避免刺激患者，并给予安慰，以免加重焦虑。

5．A。碘剂的作用在于抑制蛋白水解酶，减少甲状球蛋白的分解，从而抑制甲状腺素的释放，还能减少甲状腺的血流量，减少腺体充血，使腺体缩小变硬。但由于碘剂不能抑制甲状腺素的合成，因此一旦停服后，储存于甲状腺滤泡内的甲状球蛋白大量分解，将使甲状腺功能亢进症状重新出现、甚至加重。因此凡不准备施行手术治疗的甲状腺功能亢进患者均不能服用碘剂。

6．C。甲状腺功能亢进症在临床上有三大主要症状：甲状腺激素分泌过多综合征、甲状腺肿大和眼征。根据题干中该患者的症状体征表现及实验室检查结果可判断该患者最有可能患了甲状腺功能亢进症。故本题选C。

7．D。抗甲状腺药物治疗适应范围广，无论大人小孩，男性还是女性，轻症或者重症甲状腺功能亢进，无论首次发病还是甲状腺功能亢进复发，孕妇或哺乳女性甲状腺功能亢进都可以用药物治疗。抗甲状腺药物的代表药物为甲巯咪唑和丙基硫氧嘧啶。故选D。

8．B。抗甲状腺药物的严重不良反应为粒细胞减少，严重者可致粒细胞缺乏症。主要发生在治疗开始后 2～3 个月，需定期复查血常规，当白细胞计数低于 $3 \times 10^9/L$ 或中性粒细胞低于 $1.5 \times 10^9/L$ 时应停药。故选B。

9．E。轻度粒细胞减少者，不需特别的预防措施；中度减少者，感染概率增加，应减少进出公共场所，注意皮肤、口腔、呼吸道卫生，去除慢性感染灶；粒细胞缺乏者，应采取隔离措施，防止交叉感染。故本题选E。

四、甲状腺功能减退症病人的护理

1.患者女,50岁。患甲状腺功能减退症2年,家属主诉患者记忆力严重减退、反应迟钝、经常猜疑他人,家人都无法和其正常交流和相处,该患者目前存在的主要心理问题是

A．焦虑

B．恐惧

C．社交障碍

D．角色紊乱

E．自我形象紊乱

答案与解析

1．C。患者记忆力减退，反应迟钝，猜疑，无法同家人正常交流和相处，已经无法正常完成社交活动，属于社交障碍。故选C。

五、库欣综合征病人的护理

1．库欣综合征的典型临床表现**不包括**

A．低血压

B．向心性肥胖、皮肤紫纹

C．情绪不稳定，失眠、烦躁

D．皮肤变薄，多血质面容

E．月经不规律

答案与解析

1．A。库欣综合征临床表现：①特征性外貌，满月面，向心性肥胖，腹部膨出，而四肢显得相对细小，锁骨上及颈背部有脂肪堆积，形成所谓水牛背，故B对。②心血管系统，约75%的库欣综合征患者有高血压，故A错。③精神症状，约有66%患者有精神症状，故C对。④性腺功能障碍，女性多数有月经紊乱或闭经，且多伴有不孕；故E正确。⑤糖代谢紊乱的表现，约70%患者有不同程度的糖代谢紊乱。⑥皮肤色素沉着，异位促肾上腺皮质激素（ACTH）综合征患者明显，故D对。故本题选A。

六、糖尿病病人的护理

1．对血糖在正常范围者没有降血糖作用的药物是

A．胰岛素

B．格列本脲（优降糖）

C．格列吡嗪

D．格列喹酮

E．二甲双胍

2．在使用胰岛素的过程中，老年糖尿病患者更易发生低血糖的主要原因是

A．对胰岛素敏感导致血糖降低

B．肾糖阈降低导致尿糖排出过多

C．胃肠功能差导致糖类摄入减少

D．进食不规律导致糖类摄入减少

E．肝功能减退导致对胰岛素灭活能力降低

3．糖尿病患者使用二甲双胍时服药方法**错误**的是

A．通常每天服用剂量为 500～1500mg

B．服用时应与第一口饭同时咀嚼

C．可改善胰岛素敏感性，减轻胰岛素抵抗

D．可导致恶心、腹泻等不良反应

E．是治疗肥胖或超重的 2 型糖尿病的首选药

4．患者男，64 岁。诊断"2 型糖尿病"10 年，为患者进行糖尿病足预防的健康指导中，**不妥**的是

A．每天检查清洁足部

B．选择透气，柔软的鞋袜

C．每天坚持适度的运动

D．足部出现破损可自行搽药物

E．外出不宜穿拖鞋

5．患者男，58 岁。糖尿病住院，经过治疗血糖得以控制，病情稳定准备出院。护士给该患者进行出院饮食指导时，应告诉其每日总热量在三餐中的比例为

A．早餐 1/6；剩下的中餐、晚餐各 1/2

B．早餐 1/5；中餐、晚餐各 2/5

C．早餐 1/4；剩下的中餐、晚餐各 1/2

D．早餐 1/4；中餐 1/2；晚餐 1/4

E．早餐 1/2；剩下的中餐、晚餐各 1/2

6．患者女，56 岁。既有糖尿病史 10 余年，突发糖尿病酮症酸中毒，患者排出的尿液气味可能为

A．烂苹果味

B．氨臭味

C．蒜臭味

D．苦杏仁味

E．苯酚味

7．患者男，48 岁。诊断为糖尿病，患者拟在家中自行检测血糖。护士应告知其餐后 2 小时血糖的正常值是

A．<4.8mmol/L

B．<5.8mmol/L

C．<6.8mmol/L

D．<7.8mmol/L

E．<8.8mmol/L

8．患者男，65 岁。因焦虑紧张，伴 2 型糖尿病入院治疗。晨起注射胰岛素后进食油条，突然出现噎食，应立即采取的护理措施是

A．建立静脉通道

B．抠出患者嘴里食物

C．口对口人工呼吸

D．环甲膜穿刺

E．准备行气管切开

9．患者男，58 岁。糖尿病病史 30 余年。目前使用胰岛素治疗，但血糖未规律检测。近 3 个月出现眼睑及下肢水肿来诊。尿常规检查：尿糖（++），白细胞 0～4 个/HP，尿蛋白（+++）。应优先考虑的是

A．胰岛素性水肿

B．肾动脉硬化

C．肾盂肾炎

D．急性肾炎

E．糖尿病肾病

10．患者男，62 岁。诊断 2 型糖尿病 5 年，坚持口服降血糖药治疗，血糖控制效果较好，患者拟计划春游，出发前测得空腹血糖低于哪个值时应注意低血糖发生

A．3.9mmol/L

B．4.9mmol/L

C．5.9mmol/L

D．6.9mmol/L

E．7.9mmol/L

11．患者女，70 岁。糖尿病病史 20 余年，诉视物不清，胸闷憋气，双腿及足底刺痛，夜间难以入睡多年，近来足趾逐渐变黑，护士在接诊后立即对其进行评估，发现该患者的并发症**不包括**

A．视网膜病变

B．冠心病

C．神经病变

D．肢端坏疽

E．足部感染

（12～13 题共用题干）

患者男，45 岁。糖尿病 5 年，近来因血糖控制不住，自感心前区疼痛入院治疗。遵医嘱给予三餐前速效胰岛素、睡前长效胰岛的"三短一长"治疗方案。某日夜间，患者突然感到心慌、出虚汗、全身无力，继而神志恍惚。

12．值班护士首先判断患者可能发生了

A．心绞痛

B．胰岛素过敏

C．心律失常

D．低血糖反应

E．高渗性昏迷先兆

13．此时应首先采取的措施是

A．端坐位吸氧

B．嘱患者立即进食甜食

C．测血压

D．测血糖，确认是否发生了低血糖

E．找专人陪护患者

答案与解析

1．E。双胍类药物可明显降低糖尿病患者的血糖，对正常人的血糖无明显影响。其作用机制可能是降低葡萄糖在肠道的吸收，促进脂肪组织摄取葡萄糖，抑制糖异生及抑制胰高血糖素的释放。

2．E。老年人肝调节血糖的功能减退，肝糖原生成及储存量少，在使用胰岛素的过程中，更易发生低血糖。一旦发生低血糖则难以快速纠正，使低血糖程度加重还易发展为严重类型。

3．B。双胍类药物可通过增加外周组织对葡萄糖的摄取和利用，抑制糖异生和肝糖原分解从而降低血糖。其不良反应有腹部不适、恶心、畏食、腹泻等；应餐中或餐后服药，可减轻不适症状。葡萄糖苷酶抑制药如阿卡波糖（拜糖平）应与第 1 口饭同时嚼服。故选 B。

4．D。糖尿病足的预防：①指导患者进行足部自检，观察足部颜色、温度改变。②指导患者定期做足部感觉测试及时了解足部感觉功能。③指导患者行足部护理，避免感染，勤换鞋袜，每天清洁足部。④洗足后仔细检查有无皮肤病变；若出现破损应及时就诊；不要自行处理或修剪病变处。⑤预防外伤，避免感染，不要赤足走路，外出不可穿拖鞋。⑥每日做小腿和足部运动。

5．B。患者血糖得以控制，病情稳定，患者每日三餐可按早餐 1/5、中餐 2/5，晚餐 2/5 或 1/3、1/3、1/3 分配。

6．A。糖尿病酮症酸中毒由于糖排出增多，机体利用率较低，需要动员体内脂肪、蛋白质的氧化分解功能，脂肪酸在氧化过程中产生的乙酰辅酶 A 在一系列催化酶作用下进一步缩合产生丙酮、乙酰乙酸、β-羟丁酸，尿中出现酮体。

7．D。定期的监测和自我监测是糖尿病管理的重要内容。餐后 2 小时血糖监测能较好的反映饮食及降血糖药的治疗是否适当。餐后 2 小时血糖正常值＜7.8mmol/L。

8．B。患者在进食油条时出现噎食，可堵塞呼吸道，导致窒息，此时应迅速抠出患者嘴里食物，通畅呼吸道。

9．E。微循环障碍、微血管瘤形成和微血管基底膜增厚，是糖尿病微血管病变的典型改变。即糖尿病肾病、糖尿病性视网膜病变和糖尿病性神经病变。糖尿病肾病是 1 型糖尿病的主要死亡原因。根据患者的临床表现故判断为糖尿病肾病。

10．A。一般患者血糖≤2.8mmol/L，糖尿患者血糖≤3.9mmol/L 为低血糖。

11．B。患者视物不清（视网膜病变），双腿及足底刺痛（神经病变），足趾变黑（肢端坏疽、足部感染），虽出现胸闷憋气，但并无冠心病的典型症状。故本题选 B。

12．D。低血糖为糖尿病患者接受胰岛素治疗的常见潜在并发症之一，临床上可表现为出汗、心悸、饥饿、焦虑、紧张、面色苍白、肢体震颤和血压轻度升高。神经性低血糖症状体现在注意力不集中、反应迟钝和思维混乱等。该患者正在接受"三短一长"的治疗方案，极易发生低血糖，选择 D。

13．D。患者出现了低血糖反应，首先应该测血糖进行确认，同时了解病情严重程度。根据病情严重程度选择治疗措施：对于轻度低血糖可口服果汁或糖水治疗；对于中度低血糖应立即快速静脉葡萄糖输注；重度低血糖亦可用 50% 葡萄糖静脉注射。故本题选 D。

七、痛风病人的护理

1．患者男，45 岁。痛风病史 8 年。该患者<u>不需要</u>加以限制的食物有

A．豆腐、蘑菇

B．土豆、鸡汤

C．红酒、牛排

D．鸡肝、米饭

E．水、菠菜

2．患者男，65 岁。右侧跖骨、踝关节红肿疼痛。诊断为痛风性关节炎。首选的治疗药物是

A．美洛昔康

B．布洛芬

C．秋水仙碱

D．糖皮质激素

E．吲哚美辛

答案与解析

1．B。痛风患者避免进食高嘌呤食物，如动物内脏、鱼虾类、蛤蟹、肉类、菠菜、蘑菇、黄豆、扁豆、豌豆、浓茶等。严禁饮酒，可指导患者进食碱性食物，如牛奶、鸡蛋、马铃薯、各类蔬菜、柑橘类水果。

2．C。秋水仙碱是痛风性关节炎的特效药。

八、营养不良病人的护理

1．营养不良患儿皮下的脂肪最先减少的部位是

A．面部

B．腹部

C．躯干

D．臀部

E．四肢

2．苯丙酸诺龙治疗营养不良的主要药理作用是

A．促进消化

B．促进机体蛋白质合成

C．降低血糖，增加饥饿感

D．改善味觉

E．消除肠道寄生虫

3．患者女，54 岁。因近半年来进食吞咽困难就诊。身高 160cm，体重 40kg。由此判断患者为

A．肥胖

B．超重

C．消瘦

D．明显消瘦

E．正常

（4～7 题共用题干）

患儿女，10 月龄，足月产。反复腹泻 1 个月余。每天 5～6 次。时稀时稠。出生后混合喂养，未添加辅食。体格检查：神清，表情呆滞，体重 4.8kg；腹软、腹壁脂肪消失。

4．应先考虑该患儿为

A．轻度营养不良，慢性腹泻

B. 中度营养不良，慢性腹泻

C. 重度营养不良，慢性腹泻

D. 中度营养不良，迁延性腹泻

E. 重度营养不良，迁延性腹泻

5. 患儿变化最为显著的血清学指标是

A. 红细胞计数

B. 淋巴细胞计数

C. 白细胞计数

D. 血清白蛋白浓度

E. 血红蛋白浓度

6. 关于该患儿的补液原则，正确的是

A. 补液总量适量减少，滴速宜稍慢

B. 补液总量适量减少，滴速宜稍快

C. 补液总量适量减少，保持正常滴速

D. 补液总量适量增加，滴速宜稍慢

E. 补液总量适量增加，保持正常滴速

7. 患儿住院第 2 天晨起突然神志不清，面色苍白，脉搏细弱，呼吸表浅，出冷汗，首先应静脉注射的是

A. 氨茶碱

B. 洛贝林

C. 地西泮

D. 葡萄糖

E. 地高辛

答案与解析

1. B。皮下脂肪的消耗首先累及腹部，其次为躯干、臀部、四肢，最后为面颊。

2. B。苯丙酸诺龙为蛋白同化激素类药，既能促进氨基酸合成蛋白质，又能抑制氨基酸分解生成尿素，并有促进体内钙质蓄积的功能。主要用于低蛋白血症、营养不良、小儿发育不良等，促进机体蛋白质合成，补充营养，因此选 B。

3. C。体重指数（BMI）＝体重（kg）/身高（m）^{2}。体重指数＜18.5 偏瘦，18.5～23.9 正常，≥24.0 超重，24.0～27.9 偏胖，≥28.0

肥胖。该患者体重指数为 15.63，为消瘦。

4. E。小儿营养不良临床分为三度：Ⅰ（轻）度营养不良体重低于正常均值 15%～25%，腹部皮下脂肪厚度 0.4～0.8cm；Ⅱ（中）度营养不良体重低于正常均值 25%～40%，腹部皮下脂肪厚度＜0.4cm；Ⅲ（重）度营养不良体重低于正常均值 40%以上，腹部皮下脂肪消失。正常 10 月龄大婴儿体重＝6＋10×0.25＝8.5kg，该患儿的体重减轻为 43%，＞40%，且其腹部皮褶消失，属于重度营养不良。腹泻 1 个月余，＜2 个月，属于迁延性腹泻。故本题选 E。

5. D。血清白蛋白浓度降低是营养不良患儿的血清学特征性改变，D 正确。血红蛋白浓度主要用于贫血与否的诊断，E 错误。红、白细胞及淋巴细胞对于营养不良的诊断无意义，A、B、C 错误。故本题选 D。

6. A。营养不良伴有腹泻者，因营养不良患儿皮下脂肪少，皮肤弹性差，对脱水程度易于估计过高，且因心、肾功能较差，故补液量不可过多，速度宜稍慢，以免发生肺水肿和急性心力衰竭。故本题选 A。

7. D。根据题干中该患儿的症状表现，再结合其营养不良状态可判断其发生了低血糖反应。对于低血糖重者和疑似低血糖昏迷的患者，应及时测定毛细血管血糖，甚至无须血糖结果，及时给予 50%葡萄糖 40～60ml 静脉注射，继以 5%～10%葡萄糖液静脉滴注。神志不清者，切忌喂食以免呼吸道窒息。故本题选 D。

九、小儿维生素 D 缺乏性佝偻病病人的护理

1. 维生素 D 缺乏性佝偻病的特征性病变的部位是

A. 肌肉

B. 血液

C. 骨骼

D. 大脑

E．皮肤

2．人类维生素 D 的最主要来源是

A．日光照射皮肤产生

B．食入动物肝提供

C．食入蔬菜类提供

D．食入水果类提供

E．食入蛋类提供

3．佝偻病初期患儿的临床表现是

A．颅骨软化

B．下肢畸形

C．有郝氏沟

D．出现枕秃

E．形成鸡胸

4．足月儿，出生后 4 天，护士在进行出院宣教时，指导家长为患儿口服维生素 D，正确的开始给药时间应在

A．出生后 1 周

B．出生后 2 周

C．出生后 3 周

D．出生后 1 个月

E．出生后 2 个月

5．患儿，6 月龄。患佝偻病。医嘱：鱼肝油滴 6 滴，每日 1 次，取药时，护士杯中放少量温开水的目的是

A．有利于吞服

B．减少药量损失

C．减少药物毒性

D．避免药物挥发

E．稀释药物

6．患儿男，3 月龄。因多汗、烦躁易惊、睡眠不安半月余，诊断为佝偻病初期，护士指导患儿正确的日光照射方法是

A．每天在室内关窗晒太阳 1 小时

B．每天在室内关窗晒太阳 2 小时

C．每天要保证 30 分钟户外活动

D．每天要保证 1～2 小时户外活动

E．每天要保证 8 小时户外活动

答案与解析

1．C。维生素 D 缺乏性佝偻病主要表现为生长中的骨骼改变、肌肉松弛和非特异性神经精神症状。骨骼改变为其特征性病变，头部可见颅骨软化、方颅等；1 岁患儿胸部可见佝偻病串珠、郝氏沟、鸡胸、漏斗胸；患儿四肢可出现佝偻病手镯或脚镯，"O"形腿和"X"形腿。

2．A。皮肤的光照合成是人类维生素 D 的主要来源。

3．D。佝偻病初期（早期）多见于 3 月龄以内小婴儿，表现为易激惹、烦躁、睡眠不安、夜间啼哭。多汗，尤其头部多汗而刺激头皮，导致枕秃。

4．B。足月新生儿出生 2 周后每日给予维生素 D 400U。

5．B。鱼肝油量较少，患儿用药杯服药会造成药量损失，杯中加入少量温开水后，可减少药量损失。

6．D。日光照射不足可导致维生素 D 缺乏，出生后 2～3 周即可带婴儿户外活动，保证每日 1～2 小时户外活动时间。

十、小儿维生素 D 缺乏性手足搐搦症病人的护理

1．患儿男，10 月龄。3 天前突然双眼上翻、面肌和四肢抽动急诊入院，诊断为维生素 D 缺乏性手足搐搦症。该患儿出院时，护士对家长进行健康指导最重要的内容是

A．指导母乳喂养

B．提倡进行站立锻炼

C．多抱患儿到户外晒太阳

D．添加含维生素 D 的食物

E．处理惊厥和喉痉挛的方法

2．患儿，9 月龄。单纯牛乳喂养，未添加辅

食，因抽搐 2 次入院，血清 Ca^{2+} 0.8mmol/L。诊断维生素 D 缺乏性手足搐搦症。对该患儿护理措施**不正确**的是

A．惊厥时及时清除口鼻分泌物

B．遵医嘱应用镇静药和钙剂

C．补充钙剂时应快速静脉推注

D．惊厥发作时保护患儿安全

E．保持安静，减少刺激

3．某患儿，4 月龄，人工喂养。近日反复出现发作性吸气困难，伴有吸气时喉鸣音，急诊入院。查血钙 1.7mmol/L。其余正常。首先考虑该患儿出现了

A．中毒性肺炎

B．喉痉挛

C．气管异物

D．惊厥

E．支气管哮喘

答案与解析

1．E。维生素 D 缺乏性手足搐搦症出院指导应重点教会家长惊厥、喉痉挛发作时的处理方法。

2．C。遵医嘱使用钙剂时应缓慢推注（10 分钟以上），监测心率，以免因血钙骤升，发生呕吐，甚至心搏骤停。

3．B。喉痉挛轻者可表现为轻微吸气性喘鸣，重者可出现完全性上呼吸道梗阻。血清离子钙降低是引起惊厥、喉痉挛、手足抽搐的直接原因。故本题选 B。

第16章　神经系统疾病病人的护理

一、神经系统解剖生理

（附：小儿神经系统解剖生理特点）

1. 新生儿出生时脊髓末端的位置是在
A. 第1～2腰椎间隙
B. 第2腰椎水平
C. 第2～3腰椎间隙
D. 第3腰椎水平
E. 第4～5腰椎间隙

答案与解析

1. B。新生儿脊髓下端在第2腰椎下缘，4岁时达到第1～2腰椎。故婴幼儿时期行腰椎穿刺的位置要低，以免损伤脊髓。故本题选B。

二、颅内压增高与脑疝病人的护理

1. 患者女，68岁。因颅内压增高，头痛逐渐加重，行腰椎穿刺脊液检查。术后突然呼吸停止，血压下降，该患者最可能发生了
A. 小脑幕切迹疝
B. 枕骨大孔疝
C. 大脑镰下疝
D. 脑干缺血
E. 脑血管意外

2. 患者男，46岁。因"急性脑出血"入院，护士在巡视时发现，患者出现一侧瞳孔散大，呼吸不规则，此时患者有可能出现的并发症是
A. 动眼神经损害
B. 消化道出血
C. 癫痫发作
D. 脑疝
E. 呼吸衰竭

3. 患者男，48岁。诊断为颅内肿瘤入院。患者有颅内压增高症状。护士给予此患者床头抬高15°～30°，其主要目的是
A. 有利于改善心脏功能
B. 有利于改善呼吸功能
C. 有利于颅内静脉回流
D. 有利于鼻饲
E. 防止呕吐物误入呼吸道

4. 患者男，40岁。因脑外伤住院。住院后患者出现脑疝征兆，立即输入20%甘露醇治疗，其目的是
A. 降低血压
B. 升高血压
C. 降低颅内压
D. 升高颅内压
E. 增加血容量

5. 患者男，65岁。因"反复头痛，呕吐2个月"入院，经检查诊断为脑星形细胞瘤，为降低颅内压，最佳的治疗方法是
A. 脱水治疗
B. 激素治疗
C. 冬眠低温疗法
D. 脑脊液外引流
E. 手术切除肿瘤

6. 患者男，20岁。头部被木棒击伤后昏迷12分钟，清醒后诉头痛并呕吐1次。入院后，若患者出现急性颅内压增高，伴随其出现的生命体征是

A. 血压升高，脉搏加快，呼吸急促

B. 血压升高，脉搏缓慢，呼吸深慢

C. 血压升高，脉搏加快，呼吸深慢

D. 血压下降，脉搏缓慢，呼吸深慢

E. 血压下降，脉搏细速，呼吸急促

答案与解析

1. B。枕骨大孔疝生命体征紊乱出现较早，意识障碍出现较晚，早期可突发呼吸骤停而死亡。

2. D。急性脑出血导致颅内压急剧升高，可导致脑疝。患者瞳孔变化及生命体征发生变化符合脑疝症状。故本题选 D。

3. C。颅内压增高患者床头抬高15°～30°，有利于颅内静脉回流，减轻脑部水肿，降低颅内压。

4. C。患者出现脑疝征兆，此时输入 20%甘露醇的目的是降低颅内压。

5. E。患者颅内压增高是由肿瘤生长造成的，只有手术切除才能根治。故本题选 E。

6. B。当患者出现急性颅内压增高，机体代偿性出现血压升高，脉压增大，脉搏慢而有力，呼吸深而慢（常说两慢一高）这种典型的生命体征改变称为库欣反应。病情严重者血压下降，脉搏快而弱，呼吸浅促，最终因呼吸循环衰竭而死亡。故本题选 B。

三、头皮损伤病人的护理

1. 关于对头皮撕脱伤患者急救的叙述，<u>不正确</u>的是

A. 撕脱部位加压包扎止血

B. 将撕脱的头皮浸泡在 75%乙醇中消毒

C. 保护创面，避免污染

D. 严密观察休克征象

E. 迅速送往医院进行救治

答案与解析

1. B。被撕脱的头皮，轻轻折叠撕脱内面，

外面用清洁布单包裹，要保持绝对的干燥，禁止置于任何药液中。故本题选 B。

四、脑损伤病人的护理

1. 外伤后急性硬脑膜外血肿患者典型的意识障碍形式是

A. 清醒与朦胧状态交替出现

B. 持续性昏迷加重

C. 早期清醒，随后逐渐昏迷

D. 清醒，随后昏迷，再次清醒

E. 昏迷，随后清醒，再次昏迷

2. 开放性脑损伤的主要表现<u>不包括</u>

A. 硬脑膜破裂

B. 头皮裂伤

C. 脑积水

D. 脑脊液漏

E. 颅骨骨折

3. 患者男，25 岁。因脑挫裂伤入院。医嘱给予应用肾上腺皮质激素治疗。其目的是

A. 减轻脑出血

B. 减轻脑水肿

C. 预防应激性溃疡

D. 预防继发感染

E. 预防肌痉挛

（4～5 题共用题干）

患者男，50 岁。因钝器击伤头部 1 小时入院。患者昏迷、呕吐，双侧瞳孔不等大，血压 180/120mmHg，行硬膜下血肿清除术+碎骨片清除术，留置引流管送回病房。

4. 术后引流管护理正确的措施是

A. 每天消毒引流管

B. 保持引流管通畅

C. 脱出要及时送入

D. 定时冲洗引流管

E. 每天更换引流管

5. 医嘱：250ml 甘露醇快速滴入。滴完的时间是

A. 5 分钟内

B. 30 分钟内

C. 60 分钟内

D. 90 分钟内

E. 90 分钟以上

答案与解析

1. E。进行性意识障碍是颅内血肿的主要症状，典型的意识障碍是伤后昏迷有中间清醒期，即原发性脑损伤的意识清醒后，经过一段时间因颅内血肿形成，颅内压增高使患者再度昏迷。故本题选 E。

2. C。头颅损伤后脑组织与外界相通称为开放性脑损伤，皆伴有头皮裂伤、颅骨骨折、硬脑膜破裂和脑脊液漏，可发生失血性休克和颅内感染。故本题选 C。

3. B。通过改善血脑屏障通透性，预防和治疗脑水肿，并能减少脑脊液生成，降低颅内压。故本题选 B。

4. B。患者因头部受伤导致硬膜下血肿，引起昏迷、呕吐，应保持引流通畅，以防导管堵塞引起颅压增高。

5. B。甘露醇降颅压，应快速静脉滴注，15～30 分钟滴完。

五、脑血管疾病病人的护理

1. 患者男，53 岁。急诊以"脑栓塞"收入院，入院后护士经评估判断该患者能够经口进食，但存在吞咽困难，为防止因进食所致的误吸或窒息，护士采取的措施**不妥**的是

A. 进食前注意休息，避免疲劳

B. 营造安静、舒适的进餐环境

C. 嘱患者进餐时不要讲话

D. 嘱患者使用吸管喝汤

E. 进餐后保持坐位半小时以上

2. 患者女，43 岁。有风湿性心脏瓣膜病史。患者于户外运动时，突然出现右侧肢体无力，站立不稳，并有口角歪斜。该患者最可能是并发了

A. 脑栓塞

B. 短暂性脑缺血发作

C. 颅内肿瘤

D. 蛛网膜下腔出血

E. 颅内动静脉瘤破裂

3. 患者男，49 岁。因突发左侧肢体活动不利伴恶心、呕吐及头痛来诊，以"脑栓塞"收入院。今晨护士进行肌力评估时其左侧肢体可轻微收缩，但不能产生动作。按 6 级肌力记录法，该患者的肌力为

A. 0 级

B. 1 级

C. 2 级

D. 4 级

E. 5 级

4. 患者男，68 岁。高血压病史 10 年。2 小时前看电视时突然跌倒在地，神志不清，急诊入院。体格检查：浅昏迷；血压 150/100mmHg，脉搏每分钟 64 次。头颅 CT：左侧基底节区高密度影。患者最可能发生了

A. 脑肿瘤

B. 高血压脑病

C. 脑脓肿

D. 脑出血

E. 脑梗死

5. 患者女，60 岁。吸烟史 13 年，每日吸 1 包。脑出血，经治疗后病情稳定，拟出院，**错误**的出院指导是

A. 避免情绪激动

B. 低盐、低胆固醇饮食

C. 戒烟

D. 绝对卧床休息

E. 保证充足睡眠

6. 患者男，53 岁。饮酒时发生言语不清，呕吐，随即昏迷，右侧肢体瘫痪；血压 230/120mmHg，诊断为"脑出血"，为防止出血加重，应首先采取的措施是

A. 控制血压

B. 保护性约束

C. 降低颅内压

D. 止血处理

E. 肢体制动

（7～8 题共用题干）

患者男，72 岁。1 个月时因急性脑梗死致左侧肢体偏瘫入院，2 周前出院。社区护士对其进行访视，发现患者目前意识清晰，血压维持在 145/95mmHg 左右。左侧肢体偏瘫，右侧肢体肌力好，皮肤完整性好。语言表达部分障碍。目前久卧在床，可在床上独立进餐，现由老伴照顾。

7. 社区护士对该患者及其家属进行健康教育时，目前教育内容的侧重点是

A. 家庭消毒隔离知识

B. 脑梗死的预防

C. 传染性疾病及老年常见病的预防

D. 患肢康复锻炼

E. 死亡教育

8. 首选的健康教育形式是

A. 发放视频教育光盘

B. 推荐相关健康教育网站

C. 组织社区病友座谈会

D. 对其进行个别教育

E. 提供宣传册

答案与解析

1. D。因疲劳有增加误吸的危险，所以进食前应注意休息；应保持用餐环境的安静、舒适；告知患者进餐时不要讲话，减少进餐时环境中分散注意力的干扰因素；因用吸管饮水需要比较复杂的口腔肌肉功能，所以患者不可用吸管；进餐后保持坐位可减少误吸的危险。故本题选 D。

2. A。风湿性心脏瓣膜附壁血栓脱落可致栓塞，脑栓塞最为多见。患者在运动时突然出现右侧肢体无力，站立不稳，并有口角歪斜，符合脑栓塞的表现。

3. B。肌力的分级：0 级，肌肉完全麻痹，触诊肌肉完全无收缩力；Ⅰ级，肌肉有主动收缩力，但不能带动关节活动（可见肌肉轻微收缩）；Ⅱ级，可以带动关节水平活动，但不能对抗地心引力（肢体能在床上平行移动）；Ⅲ级，能对抗地心引力做主动关节活动，但不能对抗阻力，肢体可以克服地心吸收力，能抬离床面；Ⅳ级，能对抗较大的阻力，但比正常者弱（肢体能做对抗外界阻力的运动）；Ⅴ级，正常肌力（肌力正常，运动自如）。故本题选 B。

4. D。患者出现意识障碍，CT 显示高密度影，提示脑出血。故本题选 D。

5. D。病情稳定后应尽早进行康复训练，恢复其神经功能，不应绝对卧床休息。故本题选 D。

6. A。脑出血后血压升高是机体对颅内压升高的自动调节反应，当血压≥200/110mmHg 时应采取降血压治疗，血压升高可进一步增加脑出血，首要措施应为控制血压。故本题选 A。

7. D。患者病情稳定，应尽早进行康复训练。故本题选 D。

8. D。患者脑梗死后出现偏瘫，语言表达障碍，护士应针对患者的特殊情况进行单独的康复训练。故本题选 D。

六、三叉神经痛病人的护理

1. 三叉神经痛治疗首先选择

A. 布洛芬

B. 卡马西平

C. 地西泮

D．吗啡

E．阿司匹林

答案与解析

1．B。三叉神经痛的首选药物是卡马西平。故本题选 B。

七、急性脱髓鞘性多发性神经炎病人的护理

1．急性脱髓鞘性多发性神经炎对患儿生命威胁最大的症状是

A．运动障碍

B．感觉障碍

C．脑神经麻痹

D．呼吸肌麻痹

E．自主神经功能障碍

答案与解析

1．D。急性脱髓鞘性多发性神经炎的突出表现是进行性肌无力，急性起病者在 24 小时内即可出现严重的肢体瘫痪以及呼吸肌麻痹。故本题选 D。

八、帕金森病病人的护理

1．帕金森病特征性症状是

A．头痛

B．呕吐

C．意识丧失

D．静止性震颤

E．姿势步态异常

2．患者女，72 岁。患帕金森病 5 年。随诊中患者表示现在多以碎步、前冲动作行走，并对此感到害怕。患者进行行走训练时，护士应提醒患者避免

A．思想尽量放松

B．尽量跨大步

C．足尽量抬高

D．双臂尽量摆动

E．将注意力集中于地面

答案与解析

1．D。帕金森病又称震颤麻痹，是中老年常见的神经系统变性疾病，以静止性震颤、运动减少、肌强直和体位不稳为临床特征。故本题选 D。

2．E。帕金森患者在活动时尽量保持最大限度地全关节活动，预防关节僵硬。行走训练时，两腿尽量保持一定距离，双臂摆动，以增加平衡；起步困难者可以在患者脚前放置一个小的障碍物作为视觉提示帮助起步。步行时要目视前方，不要目视地面，应集中注意力，以保持步行幅度和速度。故本题选 E。

九、癫痫病人的护理

1．癫痫患者强直-阵挛发作的特征性表现是

A．某种活动突然中断

B．意识丧失和全身对称性抽搐

C．连续多次发作，且有意识障碍

D．机械动作持续时间长

E．表情呆滞，肌肉强直

2．1 例青少年女性癫痫患者使用苯妥英钠和卡马西平进行治疗。她询问护士有关结婚生子的问题。护士回答最恰当的是

A．在癫痫治愈之前不要考虑要孩子的问题

B．您的孩子不一定存在癫痫的危险

C．如果你打算要孩子，请医师为你换药

D．癫痫妇女一般很难受孕

E．停药后才能怀孕

3．患者女，在商场突然倒地，随后出现四肢痉挛性抽搐，牙关紧闭，疑为癫痫发作急诊，以下哪种检查对帮助诊断最有意义

A．头部 CT

B．脑血管造影

C．脑电图

D．脑磁共振

E．脑多普勒彩色超声

4．患者男，45 岁。无诱因突发四肢抽搐，呼吸急促、面色发绀、两眼上翻、口吐白沫、呼之不应，症状持续约 3 分钟后，抽搐停止但仍昏迷。家属急送医院救治，医师体格检查时患者再次出现类似发作，此时**不应当**

A．解开患者的衣领、衣扣和腰带

B．将患者的头部侧向一边

C．在患者的上下臼齿间放压舌板

D．按压患者的肢体以制止抽搐

E．给予地西泮（安定）静脉推注

5．患者女，34 岁。因癫痫发作突然跌倒。护士赶到时患者仰卧，意识不清，牙关紧闭，上肢抽搐。首要的急救措施是

A．人工呼吸

B．保持呼吸道通畅

C．胸外心脏按压

D．氧气吸入

E．应用简易呼吸机

答案与解析

1．B。全身强直-阵挛发作：突然意识丧失，继之先强直后阵挛性痉挛，常伴尖叫，面色发绀，尿失禁，舌咬伤，口吐白沫或血沫，瞳孔散大，持续数十秒或数分钟后痉挛发作自然停止，进入昏睡状态，醒后有短时间的头晕，烦躁，疲乏，对发作过程不能回忆。若发作持续不断，一直处于昏迷状态者称癫痫持续状态，常危及生命。故选 B。

2．A。妊娠与分娩为癫痫的诱发因素，应在癫痫治愈后考虑生育。故本题选 A。

3．C。完整和详尽的病史和发作时目击者的描述，典型的发作性、短暂性和间歇性特点，脑电图检查有异常发现即可诊断。故本题选 C。

4．D。癫痫发作时切忌用力按压患者抽搐肢体，以防骨折和脱臼。故本题选 D。

5．B。癫痫发作时立即让患者就地平卧，保持呼吸道通畅，及时给氧。防止受伤、骨折和脱臼。

十、化脓性脑膜炎病人的护理

1．预防化脓性脑膜炎的健康教育应强调

A．限制饮水量

B．预防细菌引起的上呼吸道感染

C．预防性使用抗生素

D．监测基础体温

E．限制患者户外活动

2．患儿男，3 岁。因化脓性脑膜炎入院，脑脊液细菌培养显示为脑膜炎双球菌感染。进行抗菌治疗首选的抗生素是

A．青霉素

B．阿奇霉素

C．庆大霉素

D．氯霉素

E．链霉素

3．患儿女，3 岁。因化脓性脑膜炎入住 ICU。患儿母亲不吃不喝，在门口来回走动。见到医生或护士就紧紧拉住问个不停。此时，患儿母亲的心理状态是

A．抑郁

B．绝望

C．狂躁

D．恐惧

E．焦虑

答案与解析

1．B。化脓性脑膜炎的致病菌可通过多种途径侵入脑膜，最常见的途径是致病菌通过体内感染灶如上呼吸道感染等经血流传播。利用各种方式宣传化脓性脑膜炎的预防知识，

积极防治上呼吸道、消化道等感染性疾病，预防皮肤外伤和脐部感染对预防化脓性脑膜炎很重要。故选 B。

2．A。肺炎球菌选用青霉素或头孢曲松等；流感嗜血杆菌应选氨苄西林或头孢三代；脑膜炎双球菌应选青霉素、氨苄西林或头孢三代；肠道革兰阴性杆菌，如大肠埃希菌，选氨苄西林或头孢三代。

3．E。焦虑表现为对未来可能发生的、难以预料的不幸事件的经常担心，与题干相符，故本题选 E。

十一、病毒性脑膜脑炎病人的护理

1．患儿男，4 岁，以病毒性脑膜脑炎入院，经积极治疗，除右侧肢体仍活动不利，其他临床症状明显好转，家长要求回家休养，护士为其进行出院指导，**不妥**的是

A．给予高热量、高蛋白质、高维生素饮食

B．患侧肢体保持功能位，尽量减少活动

C．指导用药的注意事项

D．保持患儿心情舒畅

E．指导定期随访

答案与解析

1．B。症状好转后，应鼓励患儿积极锻炼身体，提高免疫力。故本题选 B。

十二、小儿惊厥的护理

1．患儿，2 岁。急性上呼吸道感染，体温 39℃，因全身抽搐就诊，为明确抽搐原因，在收集患儿健康史时应重点询问

A．出生史

B．喂养史

C．家族史

D．过敏史

E．既往发作史

2．患儿男，2 岁。发热 1 天，体温 39℃，伴有轻咳来诊。既往有癫痫病史。门诊就诊过程中突然发生惊厥，即刻予以输氧、镇静，此刻首选药物是

A．苯巴比妥肌内注射

B．地西泮静脉推注

C．水合氯醛灌肠

D．氯丙嗪肌内注射

E．肾上腺皮质激素静注

（3～5 题共用题干）

　　患儿男，14 月龄。因"发热、流涕 2 天"就诊。体格检查：体温 39.7℃，脉搏每分钟 135 次；神志清，咽部充血，心肺检查无异常，体格检查时患儿突然双眼上翻，四肢强直性、阵挛性抽搐。

3．引起患儿病情变化的原因，最可能是

A．癫痫

B．低血糖症

C．高热惊厥

D．病毒性脑炎

E．化脓性脑膜炎

4．按医嘱静脉注射地西泮 2mg（1ml 含 10mg 地西泮），应抽取药液的量是

A．0.2ml

B．0.4ml

C．0.6ml

D．0.8ml

E．1ml

5．为防止患儿外伤，**错误**的做法是

A．床边设置防护栏

B．用约束带束缚四肢

C．移开床上一切硬物

D．将纱布放在患儿的手中

E．压舌板裹纱布置于上下磨牙间

答案与解析

1．E。患儿因全身抽搐就诊，应询问既往发病史，以区别高热引起的惊厥和因脑部病变引起者，来明确患者抽搐原因，故本题选 E。

2．B。地西泮为惊厥的首选药，对各型发作都有效，尤其适合于惊厥持续状态，剂量按每次 0.1～0.3mg/kg 体重缓慢静脉注射，半小时后可重复 8 次。故本题选 B。

3．C。小儿高热惊厥多在 6 月龄至 3 岁发生，体温＞38.5℃，惊厥发生在发热之后，全身性抽搐，常伴有呼吸系统急性感染症状。而癫痫、低血糖、病毒性脑炎、化脓性脑膜炎多伴有意识障碍及其他神经系统体征，与题干不符。故本题答案选 C。

4．A。1ml 含 10mg 地西泮，则 0.1ml 含 1mg，2mg 的药量为 0.2ml。故本题选 A。

5．B。防止患儿外伤的护理措施：使用床旁护栏，防止患儿抽搐发作时掉落，A 对；移开周围可能伤害患儿的物品，B 对；将纱布放在患儿手中，防止患儿手部受伤，D 对；压舌板用纱布包裹置于上下牙之间，防止抽搐发作时咬伤舌头，E 对。而用约束带束缚四肢，可能会导致抽搐患儿骨折或脱臼。故本题选 B。

第 17 章　生命发展保健

一、计划生育

1. **不属于**放置宫内节育器的并发症是
A. 感染
B. 节育器嵌顿
C. 子宫穿孔
D. 节育器异位
E. 子宫癌变

2. 放置宫内节育器的时间是在月经干净后
A. 11 天
B. 10 天
C. 9 天
D. 8 天
E. 7 天

3. 口服避孕药的禁忌证**不包括**
A. 患严重心血管疾病患者
B. 糖尿病患者
C. 甲状腺功能亢进症患者
D. 精神病生活不能自理患者
E. 产后 8 个月妇女

4. 输卵管结扎术的结扎部位是输卵管的
A. 间质部
B. 峡部
C. 壶腹部
D. 伞部
E. 漏斗部

5. 产后妇女，28 岁。产后 2 个月，母乳喂养，产妇要求对避孕方式进行指导，最适宜的避孕方法是
A. 长效口服避孕药
B. 短效口服避孕药
C. 安全期避孕
D. 避孕套
E. 探亲避孕药

6. 患者女，35 岁。入院行经腹腔镜输卵管绝育术，术前护士发现以下哪种情况需及时告知医生考虑更改手术时间
A. 体温 38.5℃
B. 脉搏 64 次/分钟
C. 呼吸 22 次/分钟
D. 血压 130/80mmHg
E. 血红蛋白 120g/L

7. 患者女，36 岁。长期吸烟，患有滴虫阴道炎。近来月经不规则，前来咨询避孕措施，护士应指导其选用
A. 口服避孕药
B. 长效避孕针
C. 安全期避孕
D. 阴茎套
E. 宫内节育器

8. 患者女，27 岁。半年前足月顺产一男婴。停止哺乳后，因月经量过多，口服短效避孕药物。服药期间出现哪种情况应该停药
A. 体重增加
B. 闭经
C. 色素沉着
D. 头晕乏力
E. 经量减轻

答案与解析

1. E。宫内节育器的并发症有感染、子宫穿

孔、节育器嵌顿或断裂、节育器异位、节育器脱落、带器妊娠。

2．E。放置宫内节育器的时间是在月经干净后3～7天，无性交，故本题选E。

3．E。口服避孕药的禁忌证：①严重心血管疾病；②急、慢性肝炎或肾炎；③血液病或血栓性疾病；④内分泌疾病，如需胰岛素控制的糖尿病患者、甲状腺功能亢进者；⑤恶性肿瘤、癌前病变、子宫或乳房肿块者；⑥哺乳期；⑦月经稀少或年龄大于45岁者；⑧精神病生活不能自理者；⑨年龄大于35岁的吸烟妇女。故答案选E。

4．B。输卵管结扎术是为了让女性绝育而进行的，其结果是阻止了卵子向子宫腔的移动。输卵管结扎术中一般的结扎部位为输卵管峡部。故选B。

5．D。C项不十分可靠，失败率可达20%，且避孕药不适宜哺乳期者，因为雌激素可抑制乳汁分泌，影响乳汁质量，故本题选D。

6．A。经腹腔镜输卵管绝育术的禁忌证：①24小时内两次测量体温≥37.5℃；②各种疾病急性期；③全身状况不良不能进行手术；④严重的神经官能症，故本题选A。

7．D。因患者患有滴虫阴道炎，阴茎套有利于预防性传播疾病的作用，故本题选D。

8．B。口服避孕药一般属于甾体激素类，药物的不良反应：①体重增加。②类早孕反应，如头晕、乏力等，轻者不需处理，坚持服药后常自行缓解，症状严重者给予对症处理。③阴道出血，多因漏服、迟服引起突破性出血，若点滴出血，则不需处理，若出血量稍多，可每晚加服炔雌醇。④月经过少或停经，若停药后月经仍不来潮，应在停药第7天开始服用下一周期避孕药，以免影响避孕效果；连续发生两个月停经，应考虑更换避孕药种类；更换药物后仍无月经来潮或连续发生3个月停经者，应停止服用避孕药。⑤色素沉着，停药后多数自行消退。故选B。

二、孕期保健护理

1．孕妇，24岁。妊娠20周来院进行产前检查，目前产妇进行产前检查的频率应当是
A．每1周1次
B．每2周1次
C．每3周1次
D．每4周1次
E．每5周1次

答案与解析

1．D。产前检查从确诊早孕开始，妊娠28周前每4周查1次，妊娠28周后每2周查1次，妊娠36周后每周查1次，直至分娩。故本题选D。

三、生长发育

1．为小儿测量体重时，错误的做法是
A．早起空腹排尿后进行
B．进食后立即进行
C．每次测量应在同一磅秤上称量
D．测量前应先校正磅秤为零点
E．脱去衣裤鞋袜后进行

2．对儿童生长发育规律的描述，错误的是
A．生长发育是一个连续的过程
B．生长发育遵循一定的顺序
C．有一定的个体差异性
D．各系统器官发育的速度一致
E．生长发育是由低级到高级

3．8月龄女婴，提示其发育正常的运动特征是
A．会抬头
B．会翻身
C．会爬行
D．用手握玩具
E．独自行走

4．判断小儿体格发育的主要指标是

A．体重、身高

B．牙、囟门

C．运动发育水平

D．语言发育水平

E．智力发育水平

5．一婴儿扶腋下能站立，两手能各握一玩具，能喃喃地发生单音节，能伸手取物。根据这些表现，该婴儿的最可能的月龄为

A．3 月龄

B．5 月龄

C．7 月龄

D．9 月龄

E．10 月龄

6．婴儿开始有意识的模仿成年人的发音，如"爸爸""再见""谢谢"等，这时婴儿的年龄约为

A．5 月龄

B．6～7 月龄

C．8～9 月龄

D．10～11 月龄

E．12 月龄

7．婴幼儿，4 个月。此时该婴儿最可能萌了几颗牙

A．2 颗

B．4 颗

C．6 颗

D．8 颗

E．10 颗

答案与解析

1．A。小儿测量体重的方法是晨起空腹排尿后或进食后 2 小时测量为佳，故本题选 A。

2．D。儿童生长发育规律：①生长发育的连续性和阶段性；②各系统器官发育的不平衡性，遵循一定的规律，有各自的生长特点；③生长发育通常遵循由上到下、由近到远、由粗到细、由低级到高级、由简单到复杂的顺序或规律；④生长发育的个体差异；故本题选 D。

3．C。8 月龄的婴儿会爬，会自己坐起来、躺下去，会扶着栏杆站起来，会拍手，故本题选 C。

4．A。体重是反映儿童体格生长，尤其是营养状况的最易获得的敏感指标，故本题选 A。

5．B。5 月龄婴儿能扶腋下能站立，两手能各握一玩具，能喃喃地发生单音节，能伸手取物，故本题选 B。

6．D。10 月龄左右的婴儿已能有意识的叫"爸爸""妈妈"，故本题选 D。

7．A。婴幼儿乳牙萌出时间为出生后 4～10 个月，最早萌出 2 颗下中切牙。该婴儿 4 个月，应刚开始萌牙，最可能萌出了 2 颗牙。故本题选 A。

四、小儿保健

1．纯母乳喂养多长时间最好

A．2 个月

B．4 个月

C．6 个月

D．9 个月

E．12 个月

2．新生儿时期应预防接种的疫苗是

A．乙型肝炎疫苗、乙脑疫苗

B．麻疹疫苗、卡介苗

C．卡介苗、乙肝疫苗

D．百白破疫苗、脊髓灰质炎疫苗

E．脊髓灰质炎疫苗、乙脑疫苗

3．给婴儿口服脊髓灰质炎减毒活疫苗时，正确的做法是

A．用温开水送服

B．用热开水送服

C．凉开水送服或含服

D．热开水溶解后服用

E. 服后半小时可饮用热牛奶

4. 小儿的自我概念开始形成的时期是
A. 婴儿期
B. 幼儿期
C. 学龄前期
D. 学龄期
E. 青春期

5. 幼儿期是指
A. 从出生至 1 岁
B. 从出生至 2 岁
C. 1～3 岁
D. 3～5 岁
E. 4～6 岁

6. 婴儿期就可以开始的早教训练是
A. 刷牙训练
B. 坐姿训练
C. 穿衣训练
D. 大小便训练
E. 学习习惯训练

7. 接种活疫苗时，可用作皮肤消毒的是
A. 75%乙醇
B. 90%乙醇
C. 0.5%碘伏
D. 2%碘酊
E. 生理盐水

8. 关于牛奶与母乳成分的比较，对牛奶的叙述正确的是
A. 乳糖含量高于母乳
B. 含不饱和脂肪酸较多
C. 矿物质含量少于母乳
D. 铁含量少，吸收率高
E. 蛋白质含量高，以酪蛋白为主

9. 日光浴一般于婴儿早餐后
A. 0.5 小时内为宜
B. 1～1.5 小时为宜
C. 2～2.5 小时为宜

D. 2.5～3 小时为宜
E. 3～3.5 小时为宜

10. 患儿男，因早产住院治疗。现患儿 3 月龄，需补种卡介苗。正确的做法是
A. 立即接种
B. PPD 试验阴性再接种
C. 4 个月后再接种
D. 与百白破疫苗同时接种
E. PPD 试验阳性再接种

11. 患儿男，5 岁。由家长带到预防保健科接种流感疫苗。接种前，护士应特别注意向家长询问患儿的哪项近况
A. 饮食情况
B. 发热情况
C. 小便情况
D. 大便情况
E. 睡眠情况

12. 3 月龄女婴，体重 5kg，母亲因患乳腺炎不能喂食母乳，改为牛乳喂养，每日需 8% 糖乳量应为
A. 500ml
B. 550ml
C. 600ml
D. 650ml
E. 700ml

13. 某医院预防保健科护士在执行流感疫苗接种操作前，发现部分疫苗出现浑浊现象。护士应采取的措施是
A. 就地销毁，记录经过
B. 停止接种，通知疾控中心
C. 先接种疫苗，再报医院处理
D. 先接种疫苗，报卫生局处理
E. 停止接种，报告医院相关部门处理

14. 患者女，26 岁。接种乙型肝炎疫苗 1 天后出现低热、食欲缺乏。该患者出现上述症状最可能的原因是

A．中毒反应

B．正常反应

C．过敏反应

D．特异性反应

E．排斥反应

15．患儿男，现体重 9kg。会走，能叫"爸爸""妈妈"。尚不能自主控制大小便。该小儿的年龄最可能是

A．3 月龄

B．6 月龄

C．12 月龄

D．18 月龄

E．24 月龄

16．2 月龄婴儿来院体检。护士指导家长每日定时播放音乐，近距离和孩子说话，在房间内张贴鲜艳图片。拿颜色鲜明能发声的玩具逗引孩子，其目的是促进该婴儿

A．新陈代谢

B．神经精神发育

C．消化吸收功能

D．体格发育

E．内分泌系统发育

17．小儿喂养中，若供给糖的比例过少，机体会氧化脂肪产能，此时，机体最可能出现的病理生理改变是

A．脱水

B．水中毒

C．酸中毒

D．碱中毒

E．氮质血症

18．某胎龄 35 周早产儿，出生后 32 天。冬天出生，母乳喂养。体重已由出生时 2.0kg 增至 3.0kg。现在可以添加的辅食和添加的目的是

A．米汤，以补充热量

B．菜汤，以补充矿物质

C．软面条，以保护消化道

D．蛋黄，以补充铁

E．鱼肝油，以补充维生素 D

19．某 6 月龄婴儿，父母带其到儿童保健门诊进行预防接种，此时应对该婴儿注射的疫苗是

A．百白破疫苗

B．乙肝疫苗

C．卡介苗

D．腮麻风疫苗

E．脊髓灰质炎疫苗

（20～21 题共用题干）

某新生儿出生 6 小时，进行预防接种。

20．接种卡介苗的正确方法是

A．前臂掌侧下段 ID

B．三角肌下缘 ID

C．三角肌下缘 H

D．上臂三角肌 H

E．臀大肌 IM

21．接种乙型肝炎疫苗的正确方法是

A．前臂掌侧下段 ID

B．三角肌下缘 ID

C．三角肌下缘 H

D．上臂三角肌 IM

E．臀大肌 IM

（22～25 题共用题干）

小儿女，3 月龄。母亲带其去儿童保健门诊接种百白破混合制剂。

22．接种前，护士应询问的内容不包括

A．家庭史

B．疾病史

C．过敏史

D．目前健康状况

E．接种史

23．接种结束后，错误的健康指导是

A．可以立即回家

B. 多饮水

C. 多休息

D. 饮食不需忌口

E. 观察接种后反应

24.接种后，小儿出现烦躁不安、面色苍白、四肢湿冷、脉搏细速等症状，该小儿最可能发生了

A. 低血钙

B. 过敏性休克

C. 全身反应

D. 全身感染

E. 低血糖

25. 患儿母亲非常焦虑，不停哭泣，针对患儿母亲的心理护理，<u>错误</u>的是

A. 告诉其患儿的目前状况

B. 告诉其当前采取的措施及原因

C. 告诉其不可陪伴患儿，以免交叉感染

D. 告知其以往类似情况的处理效果

E. 帮助其选择缓解焦虑情绪的方法

答案与解析

1．B。4～6 月龄婴儿提倡纯母乳喂养，4～6 月龄后，婴儿随着生长发育的逐渐成熟，纯乳类喂养不能满足其需要，故需向固体食物转换，以保障婴儿的健康。故选 B。

2．C。卡介苗、乙型肝炎疫苗均是要在出生后就接种的疫苗，乙脑疫苗和麻疹疫苗均在 8 月龄接种，百白破疫苗在 3 月龄开始接种，脊髓灰质炎疫苗在 2 月龄开始接种，故本题选 C。

3．C。脊髓灰质炎减毒活疫苗的糖丸疫苗为白色，对热非常敏感，故本题选 C。

4．C。小儿的自我概念开始形成于学龄前期，故本题选 C。

5．C。自 1 岁到满 3 周岁之前为幼儿期。

6．B。2 月龄婴儿可开始练习空腹俯卧，3～6 月龄婴儿喜欢注视和玩弄自己的小手；7～9 月龄婴儿可练习爬行、站立、

坐下和迈步；10～12 月龄婴儿，可鼓励学走路，故本题选 B。

7．A。接种活疫苗如卡介苗、脊髓灰质炎疫苗、麻腮风疫苗等活疫苗时，只用 75%乙醇消毒。

8．E。牛奶乳糖含量低于母乳，A 错误；含不饱和脂肪酸(亚麻酸2%)低于母乳（8%），B 错误；矿物质含量高，尤其磷的含量高，C 错误；母乳中铁含量与牛奶相似，但母乳中铁吸收率高于牛奶，D 错误；E 正确，牛奶蛋白质含量高，以酪氨酸为主，故本题选 E。

9．B。日光浴一年四季都可以进行，气温以 24～32℃为宜。日光浴的地点，可选择在庭院、阳台和江边等简洁而且空气流通的环境进行，或者在室内开窗户日晒。婴儿空腹时不宜日光浴，一般在早餐或午餐后 1～1.5 小时后进行为好，每次日光浴时间不超过 20～30 分钟，故本题选 B。

10．B。大于 2 月龄的小儿在接种卡介苗前要做 PPD 试验，结果为阴性方可接种，故本题选 B。

11．B。接种疫苗的禁忌证包含有急性传染病及发热者，故本题选 B。

12．B。8%糖牛奶 100ml 供能约 100kcal，婴儿的能量需要量为 110kcal/（kg·d），故婴儿需 8%糖牛奶 110ml/（kg·d），故本题选 B。

13．E。对于药物质量提出疑问时，应暂停使用，报告上级，保证用药安全，故本题选 E。

14．B。题干所出现的表现均是接种疫苗后的一般反应，均是一过性的，无须特殊处理，适当休息，多饮水即可，故本题选 B。

15．C。10 月龄左右婴儿已能有意识的叫"爸爸""妈妈"，根据体重计算公式 7－12 月龄的体重＝6＋月龄×0.25，故本题选 C。

16．B。其目的是促进婴儿的神经精神发育，故本题选 B。

17．C。糖、脂肪、蛋白质是维持人体生命活动所必需的三大营养物质。供能时以糖类

分解代谢为主,若糖类供给比例过少,机体会氧化脂肪产能,脂肪代谢产生甘油及脂肪酸,释放入血供其他组织氧化使用,血中脂肪酸若积蓄过多,易发生酸中毒。

18．E。给婴儿添加鱼肝油应从新生儿期开始,即从出生后2～4周起加服浓缩鱼肝油,以补充维生素D,故本题选E。

19．B。按照儿童计划免疫的程序来看,6月龄婴儿需要注射的疫苗只有乙型肝炎疫苗,乙肝疫苗的接种对象分别为0、1、6月龄,故本题选B。

20．B。卡介苗的注射部位是上臂三角肌下缘皮内注射ID,故本题选B。

21．D。乙肝疫苗的注射部位是上臂三角肌肌内注射IM,故本题选D。

22．A。接种前认真询问病史、传染病史、接触史、目前健康状况,必要时先做体检,不包括家庭史。故本题选A。

23．A。接种结束后应观察有无异常反应。故本题选A。

24．B。题干所示信息是过敏性休克的表现,低血糖表现为反应差或烦躁、喂养困难、哭声异常,肌张力低、激惹、惊厥、呼吸暂停等;低血钙的表现是烦躁不安、肌肉抽搐及震颤,手腕内屈,踝部伸直,故本题选B。

25．C。应陪在患儿身边,给予安慰,减少哭泣,故本题选C。

五、青春期保健

1. 青春期女孩的第二性征表现**不包括**
A．智齿萌出
B．月经初潮
C．骨盆变宽
D．脂肪丰满
E．出现阴毛

2. 对青春期孩子实施心理行为指导的重点是
A．对学校生活适应性的培养
B．加强品德教育

C．预防疫病和意外教育
D．性心理教育
E．社会适应性的培养

3. 青春期儿童最容易出现的心理行为是
A．咬指甲
B．遗尿症
C．学校恐惧症
D．自我形象不满
E．破坏性行为

4. **不属于**青春期保健重点的是
A．合理营养
B．健康教育
C．预防意外
D．计划免疫
E．法制教育

5. 患者女,13岁。因月经初潮来门诊咨询。该女生自述对月经初潮来临很紧张,害怕身体出现疾病,近期情绪难控制,心神不定,烦躁不安,常与他人争吵。护士针对其进行保健指导,以下**不正确**的是
A．告知其月经是女性的正常生理现象
B．嘱其月经期以卧床休息为主
C．讲授有关青春期生理知识、性教育
D．鼓励其多与他人交流,多参加文娱活动
E．月经期注意保暖,最好不游泳

6. 某13岁男孩,近期出现不听从父母安排,常用自己的标准衡量是非曲直。该男孩青春期心理特征属于
A．情绪两极化
B．独立性增强
C．心理"上锁"
D．心理向成熟过渡
E．行为易冲动

答案与解析

1. A。女性第二性征发育以乳房、阴毛、腋

毛发育为标志，通常9～10岁时骨盆开始加宽；月经初潮是性功能发育的主要标志；青春前期体格生长突然加速时，脂肪组织占体重比例上升，尤以女孩为显著，而智齿一般18～20岁萌出，但也有人终身不出此牙。故本题选A。

2．D。青春期是以性成熟为主要内容的生理成长，对青春期少年的心理及社会方面有着重大影响，因此对青春期孩子实施心理行为指导的重点是性心理教育。

3．D。青春期的主要心理社会发展问题是角色认同对角色混淆。随着身体的极速变化，青少年开始关注自我，探究自我，思考我是怎样一个人或适合怎样的社会职业角色。要适应自己必须承担的社会角色，同时又想扮演自己喜欢的新潮形象。故选D。

4．D。青春期少年的保健：①供给充足营养；②健康教育；③法制和品德教育；④预防疾病和意外；⑤防治常见的心理行为问题。而D选项的计划免疫是婴幼儿期的保健重点，故选D。

5．B。月经期间仍可正常活动，但应避免剧烈运动，故本题选B。

6．B。由于青少年产生了强烈的成人感，具有强烈的独立意识，他们常处于一种与成人相抵触的情绪状态中，不愿听取父母、老师及其他成人的意见，属于独立性增强，B正确。

六、妇女保健

1．**不属于**新生儿家庭访视内容的是
A．询问新生儿出生情况
B．观察新生儿一般状况
C．新生儿体格检查
D．指导喂养及日常护理
E．新生儿预防接种

2．关于产后访视，下列说法**错误**的是
A．第1次产后访视：出院后3天内

B．第2次产后访视：产后14天
C．第3次产后访视：产后28天
D．产后30天到医院接受全面检查
E．产后42天到医院接受全面检查

答案与解析

1．E。访视内容：①询问新生儿出生情况、出生后生活状态、预防接种、喂养与护理等情况；②观察居住环境及新生儿一般情况，重点注意有无产伤、黄疸、畸形、皮肤与脐部感染等；③体格检查，包括头颅、前囟、心肺腹、四肢、外生殖器，测量头围、体重等，视、听觉筛查；④指导及咨询，如喂养、日常护理。故本题选E。

2．D。产后访视开始于产妇出院后3日内、产后14天和28天，共3次。产妇于产后42天到医院接受全面的健康检查。

七、老年保健

1．能保证老年人的居家安全的照顾方法，正确的是
A．冬季房间尽量减少通风时间，避免着凉感染
B．洗澡时浴室温度不宜过高，以20～22℃为宜
C．夜晚入睡时点亮地灯，保证夜间如厕安全
D．家中行走通道的两侧应多摆放家具，便于老年人扶持
E．老年人皮肤感觉下降，使用热水袋保暖时水温应高些

2．最常见也最需要干预的老年人情绪状态是
A．焦虑和抑郁
B．害怕和紧张
C．拒绝和孤独
D．失望和消极
E．孤独和消极

3．符合老年人用药原则的用药方式是

A．从小剂量开始用药，尽量减少用药种类

B．合理用药，足量给药

C．首次剂量加倍，进行血药浓度监测

D．联合用药，进行血药浓度监测

E．足量给药，尽量减少用药种类

4．护士对 75 岁的老年患者进行皮肤状况的评估，下列信息中，表明患者的皮肤存在潜在的问题的是

A．皮肤皱纹增多

B．皮肤弹性减弱

C．皮肤色素沉着增多

D．皮肤存在硬结

E．皮肤表面干燥粗糙

答案与解析

1．C。冬季也应按时通风换气，A 错误；洗澡时浴室温度不宜过高，以 37～42℃ 为宜，B 错误；家中行走通道的两侧尽量少摆放物品，防止绊倒，D 错误；老年人皮肤感觉下降，使用热水袋保暖时水温应低些，E 错误。

2．A。焦虑和抑郁的患者均可能有自伤自杀的行为，对安全影响最大，最需要进行干预。故本题选 A。

3．A。老年人用药原则：①少用药，勿滥用药，当必须用药时，应遵医嘱尽量减少用药品种，从小剂量开始服用。②注意联合用药，注意药物的配伍禁忌。③密切关注用药反应，老年人用药后应密切关注有无各种不良反应，若出现皮疹、麻疹、低热、哮喘等症状，应及时就医。因此选 A。

4．D。A、B、C、E 选项属于老年人正常的形体变化，D 选项表明患者皮肤可能存在问题。

第18章 中医基础知识

1. 中医五行学说最基本概念是
A. 生、长、化、收、藏
B. 青、赤、黄、白、黑
C. 金、木、水、火、土
D. 心、肝、脾、肺、肾
E. 阴、阳、精、气、血

2. 在病情观察中，中医的"四诊"方法是
A. 望、触、叩、听
B. 望、触、问、切
C. 望、闻、问、切
D. 触、摸、按、压
E. 触、摸、叩、听

3. 中医五脏指的是
A. 脾、胆、胃、肺、肠
B. 肝、胆、胃、大肠、小肠
C. 心、肝、脾、肺、膀胱
D. 心、肝、脾、肺、肾
E. 心、肝、脾、胆、肾

4. 中医的"情志"指的是
A. 怒、喜、思、悲、恐
B. 酸、苦、甘、辛、咸
C. 木、火、土、金、水
D. 风、暑、湿、燥、寒
E. 青、赤、黄、白、黑

5. **不属于**中医急重症的是
A. 高热
B. 神昏
C. 痉证
D. 痿证
E. 血证

6. 经常不能获得正常睡眠的病症，中医称之为
A. 眩晕
B. 不寐
C. 痿证
D. 神昏
E. 头痛

7. 中医在自然界中"五色"是指
A. 青、赤、紫、橙、黑
B. 青、赤、黄、白、黑
C. 赤、橙、黄、绿、紫
D. 蓝、绿、紫、橙、黑
E. 红、黄、蓝、白、黑

8. 中医饮食上五味指的是
A. 酸、苦、甘、辛、咸
B. 酸、苦、甘、甜、涩
C. 酸、苦、麻、辣、涩
D. 甜、辣、苦、涩、咸
E. 甜、辣、苦、酸、辛

9. 中医在诊治疾病的活动中，主要在于
A. 辨证
B. 辨症
C. 辨病
D. 辨识体征
E. 辨识治疗方案

答案与解析

1. C。中医五行学说的基本概念是木、火、土、金、水五种物质及其运动变化。故本题选C。

2．C。中医的四诊为望、闻、问、切。治病八法为汗、吐、下、和、温、清、补、消。故本题选 C。

3．D。中医五脏是指心、肝、脾、肺、肾，牢记即可。

4．A。中医的"情志"指的是怒、喜、思、悲、恐。

5．D。痿证是指筋骨痿软，肌肉瘦削，皮肤麻木，手足不用的一类疾病。临床上以两足痿软、不能随意运动者较多见，故有"痿躄"之称，不属于中医急重症。故本题选 D。

6．B。不寐亦称失眠或"不得眠""不得卧""目不瞑"，是指经常不能获得正常睡眠为特征的病证。不寐的病情轻重不一，轻者有入寐困难，有寐而易醒，有醒后不能再寐，亦有时寐时醒者，严重者则整夜不能入寐。故本题选 B。

7．B。五色是指青、赤、黄、白、黑，分别与木、火、土、金、水相对应。故本题选 B。

8．A。五味为酸、苦、甘、辛、咸，分别与木、火、土、金、水相对应。故本题选 A。

9．A。辨证论治是中医治疗疾病的基本原则，证是对机体在疾病发展过程中某一阶段病理反应的概括，包括病变部位、原因、性质和邪正关系等。故选 A。

第 19 章　法规与护理管理

一、与护士执业注册相关的法律法规

1. 下列人员中，允许其在医疗机构从事诊疗技术规范规定的护理活动是
A. 护理学本科毕业未取得护士执业证书的护士
B. 护士执业注册有效期满未延续注册的护士
C. 工作调动，执业证书未变更执业地点的护士
D. 工作 10 年，因故吊销执业证书的护士
E. 取得执业证书 1 年，后出国留学 2 年再次返回原医院的护士

2. 申请护士执业注册，应具备"具有完全民事行为能力"条件，申请者年龄至少应在
A. 16 周岁以上
B. 17 周岁以上
C. 18 周岁以上
D. 19 周岁以上
E. 20 周岁以上

3. 在申请护士执业注册应当具备的条件中**错误**的是
A. 具有完全民事行为能力
B. 在中等职业学校、高等院校完成教育部和卫生部规定的普通全日制学习，并取得相应学历证书
C. 通过国务院卫生主管部门组织的护士执业资格考试
D. 获得经省级以上卫生行政部门确认免考资格的普通中等卫生（护士）学校护理专业毕业文凭者，可以免于护士执业考试
E. 符合国务院卫生主管部门规定的健康标准

4. 护士办理执业注册变更后，其执业许可期限是
A. 1 年
B. 3 年
C. 5 年
D. 10 年
E. 15 年

5. 护士甲某，进行护士执业注册未满 5 年，现因工作调动，欲往外地某医院继续从事护理工作，现在应办理的申请是
A. 护士执业注册申请
B. 逾期护士执业注册申请
C. 护士延续注册申请
D. 重新申请护士执业注册
E. 护士变更注册申请

6. 某护生在一所二级甲等医院完成毕业实习后，但未通过护士执业资格考试。护理部考虑其平时无护理差错，且普外科护士严重短缺，因此聘用其任普外科护士。护理部的做法违反的是
A. 护士条例
B. 侵权责任法
C. 民法通则
D. 医疗机构管理办法
E. 医疗事故处理条例

（7～8 题共用题干）
　　护理专业应届毕业生甲已经完成了国务院教育主管部门和卫生主管部门规定的全日制 4 年护理专业课程学习，本人拟申请护士执业注册。

7. **不属于**申请护士执业注册的条件是

A．年龄 18 周岁以上

B．护理专业学历证书

C．健康证明

D．护士执业资格考试成绩合格证明

E．户籍证明

8．从事护理活动唯一合法的凭证是

A．在校成绩单

B．实习证明

C．护理专业学历证书

D．护士执业资格考试成绩合格证明

E．护士执业资格证书

答案与解析

1．E。未经执业注册取得《护士执业证书》者，不得从事诊疗技术规范规定的护理活动，A 错误；护士执业注册后有下列情形之一的，原注册部门办理注销执业注册：①注册有效期届满未延续注册；②受吊销《护士执业证书》处罚；③护士死亡或者丧失民事行为能力，B、D 错误；护士在其执业注册有效期内变更执业地点等注册项目，应当办理变更注册，C 错误；护士执业注册有效期为 5 年，故本题选 E。

2．C。《民法通则》第 11 条规定，18 周岁以上的公民是成年人，具有完全民事行为能力，可以独立进行民事活动行为能力，故本题选 C。

3．D。申请护士执业注册，应当具备下列条件：①具有完全民事行为能力。②在中等职业学校、高等学校完成教育部和卫生部规定的普通全日制 3 年以上的护理、助产专业课程学习，包括在教学、综合医院完成 8 个月以上护理临床实习，并取得相应学历证书。③通过卫生部组织的护士执业资格考试。④符合下列健康标准：无精神病史；无色盲、色弱、双耳听力障碍；无影响履行护理职责的疾病、残疾或者功能障碍。故本题选 D。

4．C。护士执业注册有效期为 5 年，故本题

选 C。

5．E。护士在其执业注册有效期内变更执业地点等注册项目，应当办理变更注册，故本题选 E。

6．A。《护士条例》第五章第二十八条规定未经执业注册取得《护士执业证书》者，不得从事诊疗技术规范规定的护理活动。故本题选 A。

7．E。申请护士执业注册，应当具备下列条件：①具有完全民事行为能力；②在中等职业学校、高等学校完成教育部和卫生部规定的普通全日制 3 年以上的护理、助产专业课程学习，包括在教学、综合医院完成 8 个月以上护理临床实习，并取得相应学历证书；③通过卫生部组织的护士执业资格考试；④符合本办法第六条规定的健康标准，故本题选 E。

8．E。护士执业注册管理办法中规定护士经执业注册取得《护士执业证书》后，方可按照注册的执业地点从事护理工作。

二、与临床护理工作相关的法律法规

1．某患者住院期间因输入不合格血液导致乙型肝炎，其索赔对象应为

A．当地疾病控制中心

B．当地卫生计划行政部门

C．血站和医院

D．当地公安部门

E．执行输血操作的护士

2．根据我国《献血法》规定，为保障临床急救用血需要，对择期手术患者，应提倡采用的用血方式是

A．互助献血

B．同型输血

C．自身储血

D．自愿献血

E．输成分血

3.《中华人民共和国献血法》规定，我国实行

A. 有偿献血制度

B. 无偿献血制度

C. 自愿献血制度

D. 义务献血制度

E. 互助献血制度

4. 关于人体器官移植的叙述，正确的是

A. 捐献器官是公民的义务

B. 人体器官移植包括心、肺、肾、骨髓等移植

C. 活体器官的捐献与接受需经过伦理委员会审查

D. 公民生前表示不同意捐献器官的，该公民死亡后，其配偶可以以书面形式表示同意捐献

E. 任何组织或个人不得摘取未满 20 周岁公民的活体器官用于移植

5.《献血法》规定，负责组织献血工作的机构是

A. 地方各级人民政府

B. 县级以上人民政府

C. 地方各级卫生行政部门

D. 地方各级采供血机构

E. 行业协会

6. 医院发现甲类传染病时，**错误**的处理方法是

A. 对患者和病原携带者进行隔离治疗

B. 对疑似患者的密切接触者要在指定的场所进行医学观察

C. 隔离期限根据医学检查确定结果

D. 患者确诊前应收住入医院传染科病房观察、治疗

E. 对疑似患者的密切接触者采取必要的预防措施

7. 某血站违反有关操作规程和制度采集血液，责令其改正的部门应是

A. 县级以上的地方人民政府卫生计生行政部门

B. 县级以上的行业协会

C. 县级以上的卫生防疫机构

D. 县级以上的医疗保健机构

E. 县级以上的地税机构

8. 护士误给某青霉素过敏患者注射青霉素，造成患者死亡，此事故属于

A. 一级医疗事故

B. 二级医疗事故

C. 三级医疗事故

D. 四级医疗事故

E. 严重护理差错

9. 患者在诊疗活动中受到损害，医疗机构及其医务人员有过错的，承担赔偿责任的是

A. 医务人员

B. 医疗机构

C. 医疗机构负责人

D. 医务人员和医疗机构

E. 医务人员及其家属

10. 某值班护士在 23：00 行药物治疗时，由于患者甲已入睡，护士未叫醒患者甲，错将患者甲的药物输注给患者乙，导致患者乙出现皮肤过敏反应。此事件中，该护士应承担

A. 无责任

B. 轻微责任

C. 次要责任

D. 一半责任

E. 主要责任

11. 某医院心内科病房，相邻床位内出现了 3 例不明原因的腹泻患者，临床科室医务人员怀疑出现医院感染，应首先

A. 积极进行有关检查，等暴发感染的诊断明确后及时报告

B. 报告科室主任和医院感染管理部门

C. 密切观察暴发病例是否增加

D. 报告卫生行政部门

E．报告院长

12．患者女，23 岁。车祸致大量失血，入院时已昏迷。为抢救患者生命，需立即手术治疗，但短期内无法联系到患者家属。此时，合理的处理措施是

A．继续尝试联系家属

B．联系患者单位

C．转诊其他医疗机构

D．请示上级卫生主管部门

E．由医院负责人决策

13．某患者因慢性肾衰竭接受了肾移植手术，术后恢复良好，心怀感激，多次向责任护士打听捐肾者家庭住址，想登门致谢，面对患者的请求，责任护士正确的做法是

A．建议电话致谢

B．婉拒患者的请求

C．建议给予经济补偿

D．宣传捐献者事迹

E．与患者一道登门致谢

14．某护士为一患儿进行输液治疗，输液 30 分钟后患儿出现严重的不良反应并休克，经抢救病情好转并转入 ICU 继续治疗。对此，患儿家长反应强烈，质疑护士输液有误，护士应首先进行的重要工作是

A．向护士长汇报抢救经过

B．与医师一起分析患儿病情

C．继续与患儿家长沟通，做好解释

D．帮助患儿家长完成抢救用药的缴费

E．按照规定封存未输完的液体

（15～16 题共用题干）

　　患者女，78 岁。由于脑血栓导致左侧肢体偏瘫入院，病情稳定，医嘱二级护理。次日凌晨 1 时，患者坠床，造成颅内出血，虽经全力抢救，终因伤势过重死亡。

15．造成该事件的最主要原因是

A．病房环境过于昏暗

B．护士没有升起床档

C．护士没有进行健康教育

D．没有安排家属陪护

E．没有安排专人 24 小时照护

16．根据对患者造成的伤害程度，该事故属于

A．医嘱差错

B．一级医疗事故

C．二级医疗事故

D．三级医疗事故

E．护理差错

（17～18 题共用题干）

　　某男，20 岁，健康，清晨空腹到血站要求献血。

17．血站护士应向其说明，每次献血是最多不得超过

A．200ml

B．250ml

C．300ml

D．350ml

E．400ml

18．献血结束，其下 1 次献血的间隔时间不得少于

A．2 个月

B．4 个月

C．6 个月

D．8 个月

E．12 个月

（19～21 题共用题干）

　　患者男，42 岁。因剧烈腹泻来诊。根据临床症状和体格检查结果，高度怀疑为霍乱，正在等待实验室检查结果以确认诊断。

19．此时对患者正确的处置方法是

A．在指定场所单独隔离

B．在留下联系电话后要求其回家等通知

C．在医院门诊等待结果

D．收住入本院消化科病房

E. 要求患者尽快自行前往市疾控中心确诊

20. 该患者经检查确诊为霍乱，给予隔离治疗，护士应告知其家属，患者的隔离期限是

A. 以临床症状消失为准
B. 根据医学检查结果确定
C. 由当地人民政府决定
D. 由隔离场所的负责人确定
E. 由公安机关决定

21. 该患者治疗无效不幸死亡，应将其尸体立即进行卫生处理并

A. 由患者家属自行处理
B. 送回患者家乡火化
C. 按规定深埋
D. 石灰池掩埋
E. 就近火化

答案与解析

1. C。因药品、消毒药剂、医疗器械的缺陷，或者输入不合格的血液造成病人损害的，病人可以向生产者、血液提供机构或者医疗机构请求赔偿。

2. C。择期手术患者可通过自体输血方式输血，自体输血指术前或术中采集患者血液，经洗涤加工再输给患者本人的方法，该方法无须做血型鉴定和交叉配血试验，节省血源，并且避免了因输血而引起的疾病传播，是最安全的输血方法。

3. B。《中华人民共和国献血法》规定，我国实行无偿献血制度。

4. C。人体器官捐献应当遵循自愿、无偿的原则，A错；器官移植中器官为心、肝、肾或胰腺等，不包括骨髓，B错；公民生前表示不同意捐献其人体器官的，任何组织或者个人不得捐献、摘取该公民的人体器官，D错；捐献人体器官的公民应当具有完全民事行为能力，E错。故本题选C。

5. A。地方各级人民政府领导、组织本行政

区域内的献血工作。县级以上各级人民政府卫生行政部门监督管理献血工作。

6. D。处理措施：①对患者、病原携带者，给予隔离治疗，隔离期限根据医学检查结果确定；②对疑似患者，确诊前在指定场所单独隔离治疗；③对医疗机构内的患者、病原携带者、疑似患者的密切接触者，在指定场所进行医学观察和采取其他必要的预防措施。拒绝隔离治疗或者隔离期未满擅自脱离隔离治疗的，可以由公安机关协助医疗机构采取强制隔离治疗措施。故本题选D。

7. A。血站违反有关操作规程和制度采集血液，由县级以上地方人民政府卫生计生行政部门责令改正；给献血者健康造成损害的，应当依法赔偿，对直接负责的主管人员和其他直接责任人员，依法给予行政处分；构成犯罪的，依法追究刑事责任。

8. A。根据对患者人身造成的损害程度，医疗事故分为四级：一级医疗事故，造成患者死亡、重度残疾的；二级医疗事故，造成患者中度残疾、器官组织损伤导致严重功能障碍的；三级医疗事故，造成患者轻度残疾、器官组织损伤导致一般功能障碍的；四级医疗事故，造成患者明显人身损害的其他后果的。护理差错是指诊疗护理工作中，因为医务人员在诊疗护理中的过失，给患者的身体健康造成一定的伤害，延长了治疗时间，但尚未造成患者死亡、残疾、组织器官损伤导致功能障碍的不良后果者。故本题选A。

9. B。患者在诊疗活动中受到损害，医疗机构及其医务人员有过错的，由医疗机构承担赔偿责任，故本题选B。

10. E。主要责任是指差错或事故损害后果主要由医疗过失行为造成，其他因素起次要作用。故本题选E。

11. B。发现感染时，为及时防治疫情暴发和扩散，应首先及时报告科室主任和医院感染部门。

12. E。因抢救生命垂危的患者等紧急情况，

不能取得患者或者其近亲属意见的，经医疗机构负责人或者授权的负责人批准，可以立即实施相应的医疗措施。

13．B。为保护捐肾者隐私，应婉拒患者的请求。故本题选 B。

14．E。护士应当首先封存液体以备查明患儿休克原因，故本题选 E。

15．B。患者出现左侧肢体的瘫痪，且夜晚发生了坠床，可知是因为护士没有升起床档造成的。

16．B。一级医疗事故：造成患者死亡、重度残疾的。二级医疗事故：造成患者中度残疾、器官组织损伤导致严重功能障碍的。三级医疗事故：造成患者轻度残疾、器官组织损伤导致一般功能障碍的。四级医疗事故：造成患者明显人身损害的其他后果的。

17．E。为了保护献血者的健康，我国《献血法》规定血站对献血者每次采集血液一般为 200ml，最多不得超过 400ml。故本题选 E。

18．C。为保护献血者健康，《献血法》规定两次献血间隔不得少于 6 个月。故本题选 C。

19．A。霍乱具有高度的传染性，在结果出来之前，最好让患者在指定场所单独隔离。

20．B。发现霍乱患者及带菌者，按规定进行隔离治疗，直至症状消失，连续粪便培养（隔日 1 次）3 次阴性。

21．E。对于霍乱者尸体应就近火化，以免在转运过程中引起疾病传播。

三、医院护理管理的组织原则

1．医院的管理环境着重强调的是
A．医院的基本设施
B．医院的建筑设计
C．医院的规章制定
D．医院的医疗技术水平
E．医院的噪声污染

2．某医院护理部要求各科室提交的工作计划需根据医院的总体工作目标制订护理工作的总目标，内容清晰明确，高低适当。这体现的是护理管理组织原则中的
A．管理层次的原则
B．集权分权结合原则
C．任务和目标一致原则
D．等级和统一指挥的原则
E．专业化分工与写作原则

答案与解析

1．C。医院的管理环境着重强调的是医院的规章制定，属于组织的内部环境。

2．C。各科室的护理工作总目标要根据医院的总体工作目标制订，体现了任务和目标一致的原则。

四、临床护理工作组织结构

1．以"患者为中心"的优质护理服务工作模式是
A．分组制护理
B．分级制护理
C．分层制护理
D．功能制护理
E．责任制整体护理

2．患者男，38 岁。骨髓移植术后第 1 天，护士长安排1名护士专人对该患者进行 24 小时监护，此种护理工作方式是
A．个案护理
B．功能制护理
C．小组制护理
D．责任制护理
E．系统化整体护理

3．某医院的护理管理架构是护理部主任—科护士长—病区护士长，请问该医院护理管理的层次数是
A．1 级
B．2 级

C. 3 级

D. 4 级

E. 5 级

4. 年初一的早晨，结束夜班工作的护士发现接班的护士没有来，且无法联系，此时，夜班护士正确的处理方法是报告

A. 护士长

B. 护理部主任

C. 值班医师

D. 科主任

E. 住院总值班

5. 由责任护士和其辅助护士负责一定数量患者从入院到出院期间全部护理活动的护理方式属于

A. 个案护理

B. 功能制护理

C. 责任制护理

D. 小组护理

E. 临床路径

答案与解析

1. E。责任制护理是由责任护士和相应辅助护士对患者进行有计划有目的的整体护理，要求患者从入院到出院，有责任护士和其辅助护士负责。故本题选 E。

2. A。个案护理是一名当班护士负责 1 例病人全部护理内容。适用于病情复杂严重、病情变化快、护理服务需求量大，需要 24 小时监护和照顾的患者。

3. C。医院的三级管理体制：护理部主任—科护士长—病区护士长。故本题选 C。

4. A。我国医院的护理管理层级根据不同等级医院区分：三级医院实行院长领导下的护理部主任（或总护士长）—科护士长—护士长三级负责制；二级医院可实行三级负责制或护理部主任—护士长二级负责制。护士长是医院病房和其他基层单位护理工作的管

理者，病房护理管理施行护士长负责制，出现问题要首先报告护士长。

5. C。责任制护理是以病人为中心，病人从入院到出院的全过程，由一位责任护士和其他辅助护士按护理程序为病人提供全面、系统、连续和个性化的整体护理。故本题选 C。

五、医院常用的护理质量标准

1. 体现护理质量标准体系结构中环节质量的内容是

A. 设备质量

B. 药品质量

C. 医嘱执行情况

D. 差错发生率

E. 护士学历

2. 在临床护理的质量标准中，对无菌物品合格率的规定是

A. 100%

B. 95%

C. 90%

D. 85%

E. 80%

答案与解析

1. C。环节质量是各种要素通过组织管理所形成的各项工作能力、服务项目及其工作程序或工序质量，又称过程质量。如执行医嘱、观察病情等。

2. A。急救物品完好率为 100%，无菌物品灭菌合格率 100%。

六、医院护理质量缺陷及管理

1. PDCA 循环中的"D"代表

A. 管理

B. 计划

C. 实施

D. 检查

E. 处理

2. 护士在病房发药时不慎将 2 床患者的维生素 C0.2g 发给了 3 床患者。发现错误后,护士应直接向谁汇报

A. 值班医师

B. 科护士长

C. 病房护士长

D. 护理部主任

E. 主班护士

答案与解析

1. C。PDCA 循环是计划(Plan)、执行/实施(Do)、检查(Check)、处理(Action)4 个阶段的循环反复过程,是一种程序化、标准化、科学化的管理方式。

2. C。护士长是医院病房和其他基层单位护理工作的管理者,病房护理管理施行护士长负责制,出现问题要逐层报告,首先要报告病房护士长。

第20章 护理伦理

一、护士执业中的伦理具体原则

1. 在护理实践中，尊重原则主要是指尊重患者的
A. 健康
B. 家属
C. 个体差异
D. 自主性
E. 疾病

2. 遇到灾难事故，护理人员主动提出到救灾第一线去工作。这体现了护理人员
A. 良好的科学文化素质
B. 扎实的专业理论知识
C. 规范的时间操作能力
D. 崇高的职业道德素质
E. 具备评判性思维能力

（3～4题共用题干）

产妇剖宫产后要求出院，医师同意其出院但尚未开具出院医嘱。该产妇家属表示先带产妇和孩子回家，明天来医院结账。而护士考虑到住院费用没有结清，有漏账的风险，故没有同意家属的要求。但家属不听护士的劝阻并准备离开。这时，护士借口为孩子沐浴把孩子抱走了。产妇知情后大哭。

3. 该护士的行为违反了
A. 自主原则
B. 不伤害原则
C. 公正原则
D. 行善原则
E. 公平原则

4. 该家属的行为没有履行

A. 积极配合医疗护理的义务
B. 自觉遵守医院规章制度的义务
C. 自觉维护医院秩序的义务
D. 保持和恢复健康的义务
E. 公民的义务

答案与解析

1. D。尊重原则是指在医护实践中对能够自主的患者的自主性的尊重。

2. D。科学文化素质指具备一定的人文、社会科学知识，A错误；B、C、E是护士专业素质的表现，故不选；"遇到灾难事故时，主动提出到救灾第一线工作"体现了护士全心全意为人民服务的精神，正是崇高的职业道德的表现，故选D。

3. B。不伤害原则是指不给患者带来可以避免的肉体和精神上的痛苦、损伤、疾病，甚至死亡。护士借口把孩子抱走，给患者造成了精神上的痛苦，违反了不伤害原则。

4. B。患者有义务自觉遵守医院规章制度，应该在出院之前结账。

二、护士的权利与义务

1. 护士在从事护理工作时，首要的义务是
A. 维护患者的利益
B. 维护护士的利益
C. 维护医师的利益
D. 维护医院的利益
E. 维护医院的声誉

2. 下列属于侵犯患者隐私权的是
A. 未经患者许可对其体检时让医学生观摩

B. 对疑难病例进行科室内探讨

C. 在征得患者同意下将其资料用于科研

D. 在患者病历上标注患有传染性疾病

E. 对患有淋病的患者询问其性生活史

3. 我国的《护士条例》中规定了护士的权利和义务。在以下的护士享有权利的叙述中，**不正确**的是

A. 按照国家有关规定获取工资报酬、享受福利待遇的权利

B. 获得与其所从事的护理工作相适应的卫生防护，医疗保健服务的权利

C. 按照国家有关规定获得与本人业务能力和学术水平相应的专业技术职称的权利

D. 参加专业培训、从事学术研究和交流、参加行业协会和专业学术团体的权利

E. 获得接触有毒有害物质津贴的权利

4. 患者男，68 岁。48 小时前急性心肌梗死发作入院。现其病情稳定，家属强烈要求探视，但未到探视时间。此时护士首先应该

A. 请护士长出面调解

B. 请主管医师出面调解

C. 向家属耐心解释取得家属理解

D. 悄悄让家属进入病房

E. 不予理睬

5. 某护士轮值夜班，凌晨 2 时应为某患者翻身。护士觉得很困乏。认为反正护士长也没在，别人也没有看到，少翻一次身不会就这么巧就出现压疮的。这种做法违反了

A. 自强精神

B. 慎独精神

C. 奉献精神

D. 舒适感

E. 安全感

6. 护士了解到病房内的 1 例患者曾有吸毒史，患者要求其保密。她可以向谁提及此事

A. 护理部干事

B. 医务处处长

C. 患者的主治医师

D. 患者的上级领导

E. 患者的配偶和儿女

7. 在儿科的实习护士下班后在电梯中与外科护士说"告诉你，××大明星的女儿今天入住我们病房，你想不想知道是啥原因？"外科护士的正确回答是

A. "我们去病房说吧，这里是公共场所，不适合讨论病情。"

B. "你简单跟我说说病情好了，我不能去看她。"

C. "请不要跟我说这些，你不能透露这些消息。"

D. "如果是外科的疾病就告诉我，我也许能帮你。"

E. "告诉我床号，明天我自己去看她。"

8. 某护士给外伤患者做头孢素皮试，其结果为阳性，但医师仍坚持用药。此时该护士最应该坚持的是

A. 重新做一次

B. 做对照试验

C. 拒绝使用

D. 与其他护士进行商量

E. 继续执行医嘱

（9～11 题共用题干）

患者女，21 岁。在校大学生。因急性腹痛就诊，诊断为异位妊娠破裂出血，拟急诊手术。

9. 术前护理人员向患者介绍病情及预后，体现了护理人员的

A. 保证患者权益的义务

B. 及时救治患者的义务

C. 维护患者治疗安全的义务

D. 保护患者隐私义务

E. 认真执行医嘱的义务

10. 患者要求医护人员不要将真实情况告知

同学，体现了患者的

A. 知情权

B. 回避权

C. 服务选择权

D. 隐私权

E. 公平权

11. 患者在了解病情后签名同意手术治疗，体现了伦理学的

A. 自主原则

B. 不伤害原则

C. 公平原则

D. 行善原则

E. 有利原则

答案与解析

1. A。护士的义务是指在护理工作中，护士对患者、社会应尽的责任。护士应明确自身所承担的义务和责任，把对患者、社会应尽的义务和责任转化为自身的信念和道德观念，在工作中自觉地加以履行。其首要的义务是维护患者的利益。

2. A。隐私权是患者的个人隐私和个人尊严被保护的权力。未经患者许可，禁止在其进行体检时让医学生观摩，A 侵犯了隐私权。在征得患者同意下将其资料用于教学和科研（不会公开患者的姓名），对疑难病例进行科室内探讨及对患有淋病的患者询问其性生活史不属于侵犯患者隐私权。

3. E。护士的权利：①护士执业，有获取工资报酬、享受福利待遇、参加社会保险的权利。②护士执业，有获得与其所从事的护理工作相适应的卫生防护、医疗保健服务的权利。从事直接接触有毒有害物质、有感染传染病危险工作的护士，有接受职业健康监护的权利；患职业病的，有获得赔偿的权利。③护士有获得与本人业务能力和学术水平相应的专业技术职务、职称的权利；有参加专业培训、从事学术研究和交流、参加行业

协会的权利。④护士有获得疾病诊疗、护理相关信息的权利和其他与履行护理职责相关的权利，可以对医疗卫生机构和卫生主管部门的工作提出意见和建议。故选 E。

4. C。急性心肌梗死患者应绝对卧床休息，减少不良刺激，家属强烈要求探视时应向家属耐心解释取得家属理解。

5. B。护士觉得很困乏，认为反正护士长也没在，别人也没有看到，违反慎独精神。

6. C。护士有尊重和保护患者隐私的义务，不得将患者的个人信息泄露给与治疗护理无关的其他人员。患者的主治医师要为患者制定治疗措施，开具医嘱，了解其病史是出于治疗需要，不属于侵犯隐私权。

7. C。护士有尊重和保护患者隐私的义务。未经患者同意，护士不得将患者的个人信息泄露给治疗护理无关的其他人员。护士如果泄露或者公开谈论、渲染患者的隐私，则侵犯了患者的权利，患者可根据情节严重程度追究护士的法律责任。

8. C。《护士条例》明确指出护士对合作伙伴——医师的诊疗方案具有监管的责任。护士发现医嘱违反法律、法规、规章或诊疗技术规范规定的，应及时向开具医嘱的医师提出，医师执意不改，护士应及时报告。若继续执行该错误医嘱导致后果的，护士同样需承担连带责任。故本题答案为 C。

9. A。患者有知情同意权，有权获知与其所患疾病相关的医疗资料、诊疗信息，在此基础上对医务人员制订的诊疗计划自愿做出选择。在实施手术、特殊检查、特殊治疗时，应当向患者做必要的解释，只有当患者完全了解可选择的治疗方法并同意后治疗计划才能执行。

10. D。患者享有隐私权，有权要求护士对其隐私进行保密，如果护士对患者的隐私进行泄露、宣扬、威胁或者将患者的隐私用于治疗、科研范围以外的不正当目的，则侵犯了患者的隐私权。

11．A。自主原则是护理伦理学和医学伦理学的重要原则，它使患者真正体会到自己是自己的主人，体会到自身的价值，从而调动患者积极参与医疗方案的制定和决策的主观能动性，增强医、护患相互之间的交流，为相互信任和尊重提供了条件，也为和谐护患关系的建立提供了基础。术前签字同意是自主原则的体现。

三、病人的权利与义务

1．患者女，28 岁。因"婚后 2 年，未避孕，未孕"诊断为"不孕症"而入院，入院后，在进行妇科检查时，发现患者伴有尖锐湿疣，护士便将此信息告知了科室护士，并告知了同病房的其他患者，该护士的行为属于

A．渎职行为
B．侵犯患者的隐私权
C．侵犯患者的同意权
D．侵犯患者的生命健康权
E．侵犯患者知情权

2．患者男，55 岁。因胆结石合并胆道梗阻拟手术治疗，患者的妻子、父母、大哥及其 30 岁的儿子都到了医院，医务人员介绍了手术的重要性及风险，其手术协议签订人应首选

A．患者本人
B．患者的父母
C．患者的妻子
D．患者的大哥
E．患者的儿子

3．当患者对护士所实施的护理行为有质疑时，护士必须详细介绍，在患者同意后才能继续进行，这属于患者的

A．平衡医疗权
B．疾病认知权
C．知情同意权

D．社会责任权
E．保护隐私权

4．患者女，37 岁。因剧烈腹痛，独自到急诊科就诊，经检查确诊为宫外孕大出血。因其无监护人签名且没带够手术费用，值班医师未及时进行手术，而是让其在急诊科输液留观，当患者家属接到消息赶到医院付款时，错过了最佳手术时机。本案例侵犯了患者的

A．自主权
B．知情同意权
C．参与治疗权
D．基本医疗权
E．保密和隐私权

答案与解析

1．B。患者患有尖锐湿疣是患者的隐私，护士应当尊重患者的隐私权，但护士将该信息告诉了其他人员，侵犯了患者的隐私权。

2．A。从法律角度，精神正常的 18 周岁以上的患者，具有完全民事行为能力，知情同意只能由其本人做出方为有效。本题中患者符合上述条件，所以手术协议签订人应选患者本人。

3．C。患者在医疗卫生服务中，享有知晓病情、诊断、治疗护理方案、预后和医疗费用等情况，并自主选择诊疗护理方案的权利。护士应向患者提供尽可能多的信息，让患者尽量了解有关方面的知识，从而做出理智的、符合实际的决定。

4．D。当生命受到疾病的折磨时，人们就有解除痛苦、得到医疗照顾的权利，任何医护人员和医疗机构都不得拒绝患者的求医要求。案例中因为患者没带够手术费用，未能及时手术而错过了最佳手术时间，是侵犯患者基本医疗权的体现。

第21章 人际沟通

一、概述

1. 下列属于语言沟通的是
A. 表情
B. 眼神
C. 健康教育材料
D. 手势
E. 姿势

2. 在下列影响人际沟通效果的因素中属于环境因素的是
A. 沟通者躯体疼痛
B. 沟通者听力障碍
C. 沟通双方距离较远
D. 沟通双方信仰不同
E. 沟通双方价值观不同

答案与解析

1. C。语言沟通是指通过语词符号实现的沟通，分为有声语言（口语）和无声语言（书面语）。非语言沟通是指借助于非语词符号，如服饰、表情、姿势、动作、气质、体触、类语言实现的沟通。

2. C。人际沟通的环境影响因素：①物理环境，安静程度、舒适度、相距度；②心理环境，如沟通时缺乏保护隐私的条件，或因人际关系紧张导致的焦虑、恐惧情绪等都不利于沟通的进行。A、B、D、E四项属于影响因素中的个人因素。

二、护理工作中的人际关系

1. 要建立良好的护际关系，沟通策略**不包括**
A. 管理沟通人性化
B. 形成互帮互助氛围
C. 实现年龄、学历各因素的互补
D. 遇到冲突时据理力争、坚守阵地
E. 构建和谐工作环境

2. 建立良好医护关系的原则是双方应相互
A. 依存
B. 独立
C. 监督
D. 尊重
E. 补充

3. 改善医护人际关系的途径**不包括**
A. 把握角色，各司其职
B. 真诚合作，密切配合
C. 坚持原则，互不相让
D. 关心理解，相互尊重
E. 互相监督，协调关系

4. **不属于**患者家属角色特征的是
A. 患者护理计划实施的参与者
B. 患者生活的照顾者
C. 患者原有社会功能的替代者
D. 患者的心理支持者
E. 患者病痛的共同承受者

5. 患者女，28岁。因宫外孕急诊入院手术。术后宜采用的护患关系模式是
A. 主动型
B. 主动-被动型
C. 指导-合作型
D. 支配-服从型
E. 共同参与型

6. 患者女，36岁。多发性子宫肌瘤入院治

疗，护士为其安排好床位后，说"我是您的护士，我姓张，叫我小张好了，有事请按床头呼叫器，我随时为您服务。"此时护士承担的主要角色是

A．热情的接待者

B．主动的介绍者

C．细心的照顾者

D．病房的管理者

E．护理的协调者

7．患者女，因乳腺癌住院治疗，治疗期间得知自己儿子因患急性肾炎住院需要照顾，就立即放弃自己的治疗去照顾儿子，这种情况属于

A．患者角色行为消退

B．患者角色行为冲突

C．患者角色行为强化

D．患者角色行为缺如

E．患者角色行为适应

8．患儿女，2月龄。因肺炎、高热急诊入院。护士在为其进行静脉输液时，2次穿刺失败，患儿父亲非常气愤，甚至谩骂护士。导致此事件发生的主要因素是

A．角色责任模糊

B．角色期望冲突

C．角色心理差位

D．角色权利争议

E．经济压力过重

9．患者男，72 岁。来自偏远山区，因次日要行胃部切除术，护士告诉患者："您明天要手术，从现在开始，不要喝水，不要吃饭。"患者答应。第2天术前护士询问患者时，患者回答说："我按你说的没有喝水，也没有吃饭，就喝了两袋牛奶。"影响护患沟通的因素为

A．经济收入

B．疾病程度

C．个人经历

D．理解差异

E．情绪状态

10．患者女，62 岁。因肠梗阻入院治疗，责任护士来到其床边询问病史，此时她们的关系处于护患关系的

A．准备期

B．初始期

C．工作期

D．结束期

E．延续期

11．护士甲因为孩子患病最近经常请假，护士长认为其影响了工作而不满。护士甲则认为护士长对她不体谅、缺乏人情味，两人关系比较紧张。影响她们关系的主要原因是

A．经济压力过重

B．期望值差异

C．角色压力过重

D．角色权利争议

E．角色责任模糊

（12～14 题共同题干）

患者男，68 岁。因患膀胱癌住院，入院时，护士主动与其交流："您好，我是您的责任护士，有事请找我。"患者治疗多日病情不见好转，情绪低落，化疗不良反应重。护士悉心照顾、鼓励，患者深受感动。患者经治疗后即将出院，对护士的服务非常满意。

12．该责任护士与该患者的关系模式属于

A．共同参与型

B．主动-被动型

C．指导-合作型

D．自主-合作型

E．被动-主动型

13．影响患者与责任护士沟通的因素**不包括**

A．患者的感受

B．患者的情绪

C．患者的身体状况

D. 患者的籍贯

E. 护士的专业能力

14. 患者出院时，责任护士最主要的工作是

A. 向患者交代出院后的注意事项

B. 评价护理措施

C. 征求患者意见，寻找护理工作中问题

D. 保持与患者的信任关系

E. 评估患者，制订随访计划

答案与解析

1. D。建立良好的护际关系的策略：①创造民主和谐的人际氛围，管理沟通人性化、互帮互助、互补等；②创造团结协作的工作环境。A、B、C、E 均正确，D 错误，故选 D。

2. D。促进医护关系的策略：相互尊重专业自主权；相互理解，真诚合作；主动介绍专业；坚持原则，适当解释。故选 D。

3. C。C 选项"互不相让"容易诱发冲突，激化医护矛盾，不利于人际关系的协调，故本题选 C。

4. C。患者家属是患者病痛的共同承受者，是患者的心理支持者、生活照顾者，也是治疗护理过程的参与者；是护士沟通和联络患者感情、调整护患关系的重要纽带。故选 C。

5. C。指导-合作型模式，特点是"护士告诉患者应该做什么和怎么做"，适用于一般患者，尤其是急性患者和外科手术恢复期患者。故选 C。

6. B。护士身为患者的责任护士，主动向患者介绍自己，以便加强与患者的联系，在患者需要时能获得帮助，体现的是主动的介绍者角色。故本题选 B。

7. B。角色行为消退是指患者不能或不愿承担疾病所造成的一系列影响及后果而产生的角色行为特征。主要表现为"我的病好了，我要出院了，我还有许多事情要做"。根据题意，故选 B。

8. B。患者家属因亲人的病情有一定的心理

压力，从而对护士的期望较高，而护理工作的繁重、护理人员的紧缺及个别护士的操作技术或态度问题，容易造成和家属关系的冲突。故选 B。

9. D。由于护患双方的年龄、职业、生活环境和受教育程度不同，在交往过程中容易产生理解差异。由题意可以看出是由于理解差异影响护患沟通。故选 D。

10. B。护患关系的初期，护士的工作重点是与患者相互认识，建立信任关系。工作内容：向服务对象介绍治疗环境及设施、医疗场所各项规章制度、参与治疗的医护人员等，并初步收集服务对象生理、心理、社会文化及精神等各方面信息与资料。故选 B。

11. B。影响护理管理者和护士之间关系的主要是期望值的差异。故选 B。

12. A。共同参与型是一种双向、平等、新型的护患关系模式。此模式以患者的整体健康为中心，尊重患者的自主权，给予充分的选择权，以恢复患者在长期患病过程中丧失的信心和自理能力，使其在功能受限的情况下有较高的生活质量。故选 A。

13. D。影响护患沟通和人际关系的因素包括护士的仪表、表达水平、专业能力和相互间亲密程度，患者的情绪、感受、身体状况、接受能力、教育、个性品质等。故选 D。

14. A。出院前健康教育是护士在患者出院前的必须做的最主要的工作。首先应向患者进行出院指导，交代出院后注意事项，如饮食调理、康复治疗、定期复查、卫生习惯等。故选 A 选项。

三、护理工作中的语言沟通

1. 护患沟通时提问首先应遵循的原则是

A. 中心性原则

B. 开放性原则

C. 鼓励性原则

D. 安慰性原则

E．谨慎性原则

2．属于开放式提问的是

A．"您昨天呕吐了几次"

B．"您早餐后服过药了吗"

C．"现在您头还晕吗"

D．"您需要吃点什么吗"

E．"您昨晚睡了几个小时"

3．在倾听患者的话语时，**错误**的做法是

A．全神贯注

B．集中精神

C．不必保持目光的接触

D．用心听讲

E．双方保持合适的距离

4．患者沟通提问过程中，如果护士采用的是封闭式提问，其主要的优点是

A．患者可以更好的阐述自己的观点

B．护士可以在短时间内获得需要的信息

C．护士可以获得更多资料

D．护士可以获得更加真实全面的资料

E．患者可以更加全面的介绍自己的情况

5．需要护士进一步澄清的患者陈述是

A．"我每天吸 2 包烟，已经 10 年了。"

B．"我每天喝一杯酒。"

C．"我每天只吃二两米饭。"

D．"我痰中有血丝已经 10 天了。"

E．"这次住院的费用比我的预算多出 600 元。"

6．护士从患者的角度，通过倾听和提问，与患者交流，理解患者的感受。护士采用的交谈策略是

A．沉默

B．核对

C．阐述

D．移情

E．反应

7．在治疗性沟通的交谈阶段，护士提出问题时应注意的是

A．最好一次把所有的问题都提出

B．问题要符合患者的职业、年龄和文化程度

C．为准确表达，应多使用专业术语

D．为了简洁，尽可能使用医学名词的简称或英文缩写

E．只需使用闭合式提问

8．护患沟通的首要原则是

A．治疗性

B．保密性

C．规范性

D．艺术性

E．尊重性

9．患者女，65 岁。因输尿管结石行震波碎石术后康复出院。护士叮嘱道："您回家要多休息和按时服药，注意按规定时间来复查，您慢走。"这属于

A．介绍用语

B．解释用语

C．迎送用语

D．招呼用语

E．安慰用语

10．患者女，30 岁。因心搏骤停正在抢救，家属在旁边哭声不断，此时护士对家属最佳的指导是

A．"请您别哭，不要吵着其他患者。"

B．"别怕，医师可以救活她。"

C．"请您先离开抢救现场，谢谢"

D．"我们现在进行的心肺复苏步骤是……"

E．"我们过去抢救过这样的患者，都很成功"

11．护士对抑郁症患者进行健康宣教时，患者表示不耐烦。此时护士的最佳反应是

A．"你该认真听讲，不然你的病会更重的。"

B. "如果你不想听，我陪您坐一会儿吧。"

C. "你这样孤独对你没有好处，这是为你好。"

D. "不听可不行，护士长会来检查的。"

E. "不想听也行，我把宣传材料放在这里，您一会自己看吧。"

12. 患儿男，10岁。以大叶性肺炎收入院。入院当晚，护士正在巡视病房。此时患儿对护士说："你们都是坏人，把我的爸爸妈妈赶走了，平时都是他们陪我入睡的。"护士正确的回答是

A. "根据医院的管理规定，在住院期间，你的父母都不能在这里陪你。"

B. "如果你要乖乖的睡觉，我就找人给你买好吃的。"

C. "你再闹的话，我就给你扎针了。"

D. "你想爸爸妈妈了吧？我陪你说说话吧。"

E. "爸爸妈妈一会就来，你先睡吧。"

13. 1例住院患者在输液时担心某新护士的操作水平，提出让护士长来为其输液，此时，该新护士应当首先

A. 找护士长来输液

B. 装作没听见患者的话，继续操作

C. 表示理解患者的担心，告诉患者自己会尽力

D. 让患者等着，先去为其他患者输液

E. 找家属，让其劝说患者同意为其输液

14. 患儿，4岁。因肺炎入院治疗。入院时患儿拒绝治疗，并哭闹不止。护士的下列做法，**不恰当**的是

A. 多对患儿进行正面教育

B. 允许患儿把喜爱的玩具留在医院

C. 多与患儿进行互动交流

D. 允许患儿用哭喊等方式发泄

E. 对患儿拒绝治疗的行为进行批评

15. 患者女，34岁。因呕吐、腹泻急诊入院

进行静脉输液。护士**不宜**采用的用语是

A. "今天您呕吐腹泻多次，过会儿给您输液。"

B. "您快点儿去卫生间，回来就要输液了。"

C. "现在给您输液，请问您叫什么名字"

D. "等会扎针时，有什么不舒服您可以告诉我。"

E. "输液的滴速已经调节好了，请您不要自行调节。"

16. 患者女，38岁。1周前因"发热待查"收入院，护士在采集血标本时，患者说："我住院都1周了，病情怎么一直没有好转？"护士恰当的回答应该是

A. "别担心，你的病很容易治愈。"

B. "是吗？那你的病可能很严重吧。"

C. "我只负责采血，有事问医师吧。"

D. "你觉得主要是哪些方面没有变化？"

E. "你的主管医师可是我们的骨干，要相信他。"

17. 患者女，45岁。患子宫肌瘤住院治疗。护士在收集资料时提出若干问题。正确的提问方法是

A. "您出现过括约肌痉挛的现象吗？"

B. "您服药后感觉好多了吧？"

C. "您怎么还躺在床上？"

D. "您一天喝1000ml水还是1500ml？"

E. "您用过青霉素吗？"

18. 患儿女，3岁。因急性淋巴细胞白血病入院。在与患儿沟通时，护士始终采用半蹲姿势与其交谈。此种做法主要是应用了沟通技巧的

A. 倾听

B. 触摸

C. 沉默

D. 目光沟通

E. 语言沟通

19. 某患者因"腹痛 6 小时"被家属送来急诊。患者意识模糊、面色苍白、脉搏细弱。诊断为急性胰腺炎伴休克收入重症监护室。家属急切地向重症监护室护士询问"他怎么样了？""他能活过来吗？"护士最恰当的回答是

A. "我们现在正在忙着抢救别的患者，完事以后医师会跟您交代情况。"

B. "您必须签知情同意书，办完入院手续我们才能开始治疗。"

C. "医师正在积极治疗您的家人，请配合我们，谢谢。"

D. "我们处理过很多这样的患者，病情不算重，放心。"

E. "你们家属送来这么晚，我们没法保证结果。"

20. 患者："我每天都要喝一点酒。"护士："请问您每天具体喝多少?"护士使用的沟通技巧是

A. 叙述

B. 重复

C. 澄清

D. 反映

E. 反馈

21. 患者女，50 岁。工人，高中文化，有听力障碍。护士在病室与其沟通时，**不妥**的方式是

A. 核实信息

B. 倾听时身体位置与患者同高

C. 用手势和表情加强信息传递

D. 提高讲话声音与其交流

E. 可适当使用文字交流

22. 患者男，19 岁。尿道损伤后出现排尿困难。护士遵医嘱为其置尿管。患者表情紧张问："会不会很疼呀!"下列回答较妥当的是

A. "放心，一点儿也不疼!"

B. "当然会疼，谁让你受伤了呢!"

C. "不太清楚。"

D. "为了治病，疼也得忍着!"

E. "会有一些疼痛，我会尽量帮你减轻痛苦。"

23. 患者女，58 岁。直肠癌晚期进行化疗，须定期检测血常规，护士再次采血时患者拒绝，并说："我太瘦了，血都快没了，不采了!"此时护士最适宜的回答是

A. "您怎么这么不听话啊？采血不是为你好吗？"

B. "那您找您的主治医师去吧! 他若同意不化验就行。"

C. "不采就算了，反正您的血管也不好扎。"

D. "采血是为了检测您的病情，必须得采!"

E. "采血是为了更好的给您治疗，请您配合好吗？"

24. 患者男，75 岁。因脑出血进行手术已经有数小时。家属焦急地问病房护士："手术怎么还没有结束啊，我很担心!"此时最能安慰家属的回答是

A. "假如手术有问题，医师会通知您的。"

B. "这样的病情手术风险本来就很大，您就别催促了"

C. "您的心情我很理解，我可以打电话了解情况后再告诉您"

D. "这种手术的时间就是很长，您去手术室门口等着吧。"

E. "对不起，我不清楚手术的情况。"

25. 患者男，59 岁。糖尿病。入院时，护士说："您好! 我是您的责任护士。"这属于

A. 招呼用语

B. 介绍用语

C. 电话用语

D. 安慰用语

E. 迎送用语

（26～27 题共用题干）

　　患儿男，4 岁。因不规则发热，出血，肝、脾、淋巴结大等入院治疗。

26. 护士在护理患儿的过程中，体现护士照顾角色的行为是
A. 对患儿和其陪护的母亲进行健康教育
B. 与患儿的母亲共同制订护理计划
C. 做好病区内物品的管理
D. 帮助照顾患儿的饮食起居
E. 做好入院介绍

27. 在为患儿治疗时，最容易让患儿接受的言语技巧是
A. 问候式语言
B. 夸赞式语言
C. 言他式语言
D. 关心式语言
E. 安慰性谎言

（28～29题共用题干）

患者男，65岁，农民，小学文化。胃癌术后第1天，护士就减轻术后疼痛的方法与其进行交谈时，恰逢患者的亲属来探望。此时患者感到伤口阵阵疼痛，略显烦躁，导致难以继续。

28. 影响此次护患沟通的隐秘因素是
A. 患者性别
B. 患者情绪烦躁
C. 患者伤口疼痛
D. 患者亲属在场
E. 患者文化程度

29. 导致此次交谈困难的最主要的生理因素是患者
A. 高龄、身体衰弱
B. 伤口疼痛
C. 情绪烦躁
D. 饥饿
E. 无法起床活动

答案与解析

1. A。护患沟通时提问首先应遵循的原则是中心性原则，不管怎么沟通，都不能离开沟通的主要问题。

2. D。开放式提问：患者可以围绕所提问题展开，谈话内容广泛，护士可收集的内容多。D项属于开放式提问，其余选项均是封闭式提问。

3. C。在倾听时应保持目光接触，耐心倾听，姿势投入，保持适当的沟通距离，故选C。

4. B。①开放式提问：病人可以根据自己的观点、意见、建议和感受自由回答，护士可以从中了解病人的想法、情感和行为。优点是可以获得更多、更真实的资料，缺点是需要的时间较长。②闭合式提问：将问题限制在特定的范围内，病人回答问题的选择性很小，甚至可以通过简单的"是""否"或"有""无"来回答。护士可以通过这种方法在短时间内获得大量的信息。故选B。

5. B。澄清是指将对方一些模棱两可、含糊不清或不完整的陈述讲清楚，以获得更具体、更明确的信息。只有B需要了解更具体的信息，故选B。

6. D。移情是通过换位思考与倾听，表达对患者的理解。故选D。

7. B。提问时应注意提的问题要适当，不应一次提出所有的问题，A错误；问题要符合患者的职业、年龄和文化程度，B正确；应多使用简洁易懂的语言，C、D错误；闭合式提问不利于了解患者的更多的想法，E错误。故选B。

8. E。护患沟通的原则，有尊重性、目标性、规范性、治疗性、情感性、艺术性，其中尊重性是首要原则。在与患者的沟通过程中，护士应将对患者的尊重、恭敬、友好置于第一位，切记不可伤害患者的尊严，更不能侮辱患者的人格。故此题正确选项为E。

9. C。患者出入院时，护士的话语属于迎送用语。

10. C。抢救时，应取得患者家属的理解和配合，请患者家属离开抢救现场。

11．B。患者情绪激动时、患者思考和回忆时或者对患者的意见有异议时，应使用沉默技巧。

12．D。患儿想念父母，护士应陪患儿说话，疏导患儿心理。

13．C。护患沟通过程中，当患者表示不相信护士操作水平时，护士应该表示理解并告诉患者自己会尽力。

14．E。采用排除法，E 最不恰当，故选 E。

15．B。采用排除法，B 不符合护士用语。选 B。

16．D。A、B、C、E 回答均不利于沟通的进行，只有 D 最合适。选 D。

17．E。护士在想要获取所需要的信息时可采用闭合时提问，以将问题限制在特定范围内，E 正确。B、D 应采用开放式提问。A、C 不符合护患沟通语言的规范性。

18．D。护士注视患者时，最好是平视，以显示护士对患者的尊重和与护患之间的平等关系。在与患儿交谈时，可采取半蹲位或坐位。故选 D。

19．C。A、B、D、E 说法肯定是不对的，只有 C 最恰当。故选 C。

20．C。澄清是指将对方一些模棱两可、含糊不清或不完整的陈述讲清楚，以获得更具体、更明确的信息。故选 C。

21．D。护士在与患者沟通过程中要考虑患者的生理、心理因素，根据其生理、心理状况选择适宜的沟通方式。A、B、C、E 均有利于沟通，D 不妥，故选 D。

22．E。护患语言沟通应做到规范性、科学性。只有 E 更适合，故选 E。

23．E。护士同患者沟通时候应该有礼貌，不能言辞过激，因此 E 的说法是最适宜的回答。其他选项的说法带有责备和强制意味，不利于保持良好的护患关系。故选 E。

24．C。患者在进行手术，家属对于手术室和手术的过程都是未知的，看到患者长时间没有出来难免会担心，因此护士在与患者家属沟通的时候应该对家属表示理解并且给予帮助，故本题选 C。

25．B。护士的日常用语可分为招呼用语，介绍用语，安慰用语，迎送用语，电话用语。护士工作用语的基本要求为规范性，情感性，保密性。本题中该责任护士在入院时向患者做自我介绍，属于介绍用语。故本题选 B。

26．D。既然是照顾者，那当然是帮助照顾患儿的饮食起居了。选 D。

27．B。患儿最容易接受的是夸赞式语言。故选 B。

28．D。患者伤口疼痛是影响护患沟通的主要和直接因素，而隐秘因素为患者家属探望，由于家属探望使得患者更加对护士的宣教丧失耐心，更显烦躁。故选 D。

29．B。情绪烦躁为情绪因素，其他选项为生理因素。由题干可知患者因为伤口疼痛导致交谈无法继续进行，因此疼痛是目前患者最主要的生理因素。故选 B。

四、护理工作中的非语言沟通

1．护士的面部表情应根据不同的环境和需要而不同，下面讲述**不妥**的是

A．在面对患者时，表现真诚和友好

B．面对生命垂危的患者，表情凝重

C．在任何情况下都不能表现出不满或气愤

D．而对疼痛的患者应微笑

E．对疾病缠身的患者表现出关注和抚慰

2．使用呼吸机的患者常常用手势和表情与护士传递交流信息，此时的非语言行为对语言具有

A．补充作用

B．替代作用

C．驳斥作用

D．调整作用

E．修饰作用

3．患者女，58 岁。因支气管哮喘发作入院

治疗。护士向患者说明服药注意事项时，应采用的距离是

A. 0~40cm

B. 50~120cm

C. 130~250cm

D. 260~390cm

E. 400cm 以上

4. 患儿，2 岁。因急性上呼吸道感染收入院，护士选择头皮静脉穿刺为患儿输液，此时护士与患儿的人际距离是

A. 亲密距离

B. 个人距离

C. 社会距离

D. 公众距离

E. 心理距离

5. 患者男，28 岁。主诉腹痛、腹泻 2 天，以急性胃肠炎收入院，护士遵医嘱为其进行静脉输液，操作过程中护士运用的主要非语言沟通形式是

A. 触摸

B. 眼神

C. 仪表

D. 手势

E. 表情

答案与解析

1. D。面对疼痛的患者保持微笑，容易让患者误解，护士微笑应适度、适宜。故选 D。

2. B。非语言沟通可以代替语言沟通传递信息。根据题意，选 B。

3. B。个人距离为 0.45~1.2m，护士常在这种距离范围内对患者进行健康教育、心理咨询等。故选 B。

4. A。亲密距离：0~45cm，是一种允许存在身体接触的距离，护士在进行临床操作时需和患者保持亲密距离。

5. A。输液过程中护士与患者进行沟通的主要形式是触摸，选 A。

五、护理工作中礼仪要求

1. 关于护士在工作中坐姿的叙述，<u>错误</u>的是

A. 坐在椅子的前部 1/2~1/3 处

B. 上半身挺直，抬头

C. 两膝并拢，两足并拢

D. 双手交叉相握于腹前

E. 目视前方，下颌微收

2. 值班护士在听到呼叫器传来呼救："×床的患者突然昏迷了"。此时护士去病室的行姿应为

A. 慢步走

B. 快步走

C. 跑步

D. 小跑步

E. 快速跑步

答案与解析

1. D。站姿时双手交叉相握于腹前，坐姿时双手掌心向下，叠放于大腿之上即可。

2. B。护士的走姿应步幅适中、匀速前进，不应跑，在抢救患者时应快步走，故选 B。

模拟试卷一

专业实务

一、以下每一道考题下面有 A、B、C、D、E 五个备选答案。请从中选择一个最佳答案，并在答题卡上将相应题号的相应字母所属的方框涂黑。

1. 指导-合作型护患关系适用于
A. 脑出血患者
B. 老年痴呆患者
C. 骨质疏松患者
D. 阑尾炎术后患者
E. 病理性黄疸的新生儿

2. 建立护患关系的**错误**原则是
A. 不可分期性原则
B. 目的性原则
C. 专业性原则
D. 短暂性原则
E. 独特性原则

3. 对原发性肝癌确诊率高而又简便的检查是
A. 甲胎蛋白测定
B. 乙肝五项
C. CT 检查
D. 肝功能
E. 磁共振

4. 患者女，50 岁。确诊为宫颈癌，拟行经腹子宫全切术，术前准备措施中，**不必要**的是
A. 做好心理护理
B. 观察生命体征
C. 术前 3 天进无渣流质饮食
D. 术前 3 天每天阴道冲洗 1 次
E. 手术日按时给术前用药

5. 依据《医疗事故处理条例》关于医疗事故叙述**错误**的是
A. 医疗事故的主体是医疗机构与医务人员
B. 医疗事故是过失行为
C. 医疗事故对患者要有人身损害的后果
D. 医疗事故常常是由于疏忽造成的
E. 四级医疗事故比严重护理差错程度轻

6. 某护理部主任把工作分配给总护士长等管理人员，对于例行性业务按照常规措施和标准执行，她加以必要的监督和指导，只有特殊情况时她来处理。她可集中精力研究及解决全局性管理问题，也调动了下级的工作积极性。这种工作方式遵循的组织原则是
A. 集权分权结合原则
B. 任务和目标一致的原则
C. 精干高效原则
D. 专业化分工与协作的原则
E. 执行与监督分设原则

7. "知情同意"中的"知情"应包含哪两层含义
A. 信息告知和信息理解
B. 信息告知和自由同意
C. 信息理解和同意能力
D. 信息理解和自由同意
E. 自由同意和同意能力

8. 最早开始母乳喂养应在出生后
A. 30 分钟
B. 1 小时
C. 6 小时

D. 24 小时

E. 48 小时

9. 关于原发性高血压最常见的死亡原因，正确的是

A. 心室颤动

B. 肾衰竭

C. 心力衰竭

D. 脑血管意外

E. 高血压危象

10. "水谷之海"指的是

A. 胃

B. 脾

C. 肾

D. 肝

E. 胆

11. 护士小王清晨在为一患者行术前准备时，同病房的另外一位患者如厕时发生跌倒，此时尚未到白班上班时间，病区只有她一名护士。小王对跌倒的患者首先应该

A. 立即联系病区护士长汇报意外事件

B. 立即通知主管医生检查患者的情况

C. 初步检查、判定患者跌倒后受伤的情况

D. 教育患者注意再次跌倒

E. 立即联系家属

12. 青春期孩子心理行为教育的侧重点是

A. 法制和品德教育

B. 预防疾病和意外

C. 养成健康的生活方式

D. 性心理教育

E. 社会适应性的培养

13. 某病人患风湿性心脏病 8 年余，近日上呼吸道感染，查体肝颈静脉回流征阳性，提示

A. 心源性休克

B. 主动脉瓣关闭不全

C. 心房颤动

D. 右心功能不全

E. 左心功能不全

14. 患儿，6 岁。高热 2 天，腮腺肿大 2 天。诊断为流行性腮腺炎。其血清特异性抗体增高的是

A. SIgA

B. 抗核抗体

C. IgE

D. IgG

E. IgM

15. 患者男，70 岁。排尿困难 2 年，逐渐加重 3 个月。近日夜间尿液不自主流出。最可能发生的情况是

A. 完全性尿失禁

B. 压力性尿失禁

C. 充盈性尿失禁

D. 急迫性尿失禁

E. 神经源性膀胱

16. 患者男，38 岁。胃癌术后。护士长安排护士小张负责为该患者制订护理计划和护理措施，小张不在场时由其他护士协助实施。这种护理方式属于

A. 个案护理

B. 功能制护理

C. 责任制护理

D. 小组护理

E. 系统化整体护理

17. 护士在执行口头医嘱时正确的是

A. 坚决不执行口头医嘱

B. 任何情况均应执行口头医嘱

C. 医生提出口头医嘱应立即执行

D. 一人听到口头医嘱即可

E. 抢救完毕，应让医生及时补上书面医嘱

18. 患者男，53 岁，体重 93kg。因工作压力大和应酬较多，近来经常出现恶心、呕吐、视物模糊、头晕等症状。查体：血压 180/95mmHg。护士向其解释导致出现上述状

况最主要的发病机制是

A. 高级神经中枢功能紊乱

B. 肥胖

C. 饮酒

D. 年龄偏大

E. 高血压脑病

19. 心搏骤停后，必须建立有效人工循环的时限为

A. 3～4 分钟

B. 4～6 分钟

C. 5～6 分钟

D. 8～10 分钟

E. 10 分钟

20. 患儿，2 岁。化脓性脑膜炎。体温 39℃，给予降温处理后，复测体温的时间是

A. 降温后 30 分钟

B. 降温后 45 分钟

C. 降温后 60 分钟

D. 降温后 75 分钟

E. 降温后 90 分钟

21. 患者女，19 岁。再生障碍性贫血，全血细胞减少。医嘱：新鲜全血 200ml，静脉滴注，即刻。护士注意到患者输血 100ml 左右时，发生寒战，继而诉头痛、恶心，测体温 39.5℃。最初宜采取的处理是

A. 暂停输血，静脉滴注生理盐水

B. 20℃生理盐水灌肠降温

C. 乙醇擦浴降温

D. 口服碳酸氢钠

E. 静脉注射氢化可的松

22. 一位慢性病经常住院患者在静脉输液时提出由护士长来为其输液，因为担心新护士的操作水平不高。面对患者的这种要求，该新护士应当首先

A. 说服患者不用担心，告诉患者自己会尽力

B. 不做解释直接给患者输液

C. 不满患者的要求，与患者据理力争

D. 找有经验的高年资护士为患者输液

E. 找家属让其劝说患者同意为其输液

23. 对培养合格的医疗技术人员，医院承担的任务是

A. 教学

B. 医疗

C. 科研

D. 疾病预防

E. 健康促进

24. 小儿肺炎一般采用鼻前庭给氧，氧浓度一般**不超过**

A. 20%

B. 30%

C. 40%

D. 50%

E. 60%

25. 臀红是新生儿常见的皮肤病，护士为患儿采取的有效预防措施是

A. 用一次性尿布

B. 用肥皂粉泡洗尿布

C. 勤换尿布、涂油

D. 尿布煮沸消毒

E. 冲洗臀区后涂粉

26. 患者女，34 岁。下楼梯时不慎致胫骨骨折入院，现进行胫骨牵引。护士为其整理床单元时，以下哪项措施是**错误**的

A. 协助患者翻身侧卧，面向护士

B. 操作过程中注意观察患者的情况

C. 取下枕头，更换枕套拍松后放回患者头下

D. 减少过多的暴露患者

E. 必要时使用床档

27. 对抑郁症患者特别要注意的问题是

A. 因拒食导致营养不良

B. 因运动少而引起的合并感染

C. 因自责而产生的自伤自杀观念

D. 症状波动昼重夜轻

E. 因身体不适而产生的疑病观念

28. 护士从事护理活动唯一合法的法律文书是
A.《护士条例》
B. 护士执业证书
C. 护理或助产专业毕业证书
D.《护士管理办法》
E. 医疗事故处理条例

29. 患者男，58 岁。进行性黄疸 3 个月。诊断为胰头癌，行胰十二指肠切除术，术后 6 天突然出现上腹疼痛，腹腔穿刺抽出含胆汁的液体少许。护士对其进行病情评估后，认为该患者可能出现了
A. 胰漏
B. 胆漏
C. 吻合口漏
D. 术后感染
E. 急性腹膜炎

30. 患者女，18 岁。因急性阑尾炎须急症手术。患者表现十分害怕，焦虑不安，食欲缺乏，失眠。急诊护士应首先考虑给予
A. 饮食指导
B. 心理护理
C. 观察病情变化
D. 术前常规护理
E. 镇静药

31. 出生 24 小时内的新生儿，给其注射的疫苗是
A. 乙型肝炎疫苗
B. 百白破混合制剂
C. 麻疹疫苗
D. 乙脑疫苗
E. 脊髓灰质炎疫苗

32. 护士为住院患者测量血压，其操作**不正确**的是
A. 测量前嘱患者休息 20～30 分钟
B. 血压计零点、肱动脉平第 3 肋间

C. 袖带平整缠于患者上臂
D. 袖带下缘距肘窝 2～3cm
E. 以每秒 4mmHg 速度放气

33. 艾滋病的主要传播途径为
A. 性接触传播
B. 针头注射
C. 血源途径
D. 母婴传播
E. 人工授精

34. 贫血患儿，活动量稍大时气促、心悸，血红蛋白 40g/L，该患儿的贫血程度为
A. 轻度
B. 中度
C. 重度
D. 极重度
E. 特重度

35. 白喉、百日咳、破伤风混合疫苗初种时需
A. 注射 1 次
B. 每月 1 次，注射 3 次
C. 每周 1 次，注射 3 次
D. 每周 1 次，注射 2 次
E. 每月 1 次，注射 2 次

36. 儿童肺结核的主要类型是
A. 急性粟粒型肺结核
B. 纤维空洞型肺结核
C. 原发型肺结核
D. 结核性脑膜炎
E. 肠结核

37. 葡萄胎确诊后第一步
A. 切除子宫
B. 诊断性刮宫
C. 化学药物治疗
D. 放射治疗
E. 定期随访

38. 腰椎间盘突出症患者围术期功能锻炼方法，**错误**的是

A．术前教会患者正确坐起方法

B．坚持四肢肌肉和关节的功能练习

C．腰背肌锻炼一般从术后 7 天开始

D．麻醉清醒后每 2 小时翻身 1 次

E．术后指导患者进行行走训练

39．患儿，8 岁。右下肢外伤、铜绿假单胞菌感染。对其换药后的污染敷料，正确的处理是

A．过氧乙酸浸泡后清洗

B．高压灭菌后再清洗

C．清洗后，煮沸消毒

D．丢入污物桶，集中处理

E．单独放置，送焚烧炉焚烧

40．患者女，78 岁。白内障晚期，护士在与其交流时应选择的沟通方式是

A．用面部表情辅助交流

B．必要时用文字进行交流

C．让患者用手势回答问题

D．及时对患者所听到的声响做出解释

E．让患者用"点头"和"摇头"回答问题

41．外科急腹症患者，在未明确诊断时应严格"四禁"，下列哪项**除外**

A．禁用吗啡类药镇痛

B．禁饮食

C．禁服泻药

D．禁灌肠

E．禁腹部透视

42．患者男，58 岁。患扩张型心肌病 10 年，3 天前受凉后出现咳嗽、咳痰、流涕，呼吸困难加重。引起该患者呼吸困难加重最可能的原因是

A．并发了肺栓塞

B．并发了心包积液

C．诱发了慢性心力衰竭

D．诱发了呼吸衰竭

E．并发了严重心律失常

43．尊重患者自主权，在患者坚持己见时，

可能要求护士

A．放弃自己的责任

B．听命于患者

C．无须具体分析

D．必要时限制患者的自主性

E．不伤害患者

44．某肺结核患者，突然出现喷射性大咯血，继而突然中断，表情恐怖，大汗淋漓，此时首要的护理措施是

A．立即取半卧位

B．加压给氧

C．立即气管内插管

D．保持呼吸道通畅，清除血块

E．人工呼吸

45．患儿，1 岁。10kg，惊厥。医嘱：地西泮（安定）2mg，静脉注射，即刻。护士应抽取的药液容量是（1ml 含 10mg 地西泮）

A．0.2ml

B．0.4ml

C．0.7ml

D．1ml

E．1.5ml

46．患者男，68 岁。肺癌晚期。下列为临终患者进行躯体支持性护理措施哪项**不妥**

A．改善循环，必要时用热水袋

B．为患者创造昏暗的环境

C．保持呼吸道通畅，必要时吸痰

D．选择合适方式控制疼痛

E．加强皮肤护理，防止发生压疮

47．患者女，63 岁。肺气肿 10 年，上呼吸道感染后气促、发热伴胸骨后疼痛 1 天。查体：体温 39℃，左下肺听诊有低音调的摩擦音，屏气时仍持续存在。高度怀疑患者的情况是

A．胸膜炎

B．肺实变

C．心包摩擦

D．肺不张

E．胸腔积液

48．新生儿脐炎最常见的致病菌为金黄色葡萄球菌，治疗首选的抗生素是

A．庆大霉素

B．头孢呋辛

C．罗红霉素

D．阿奇霉素

E．环丙沙星

49．患儿男，7 岁。食欲缺乏，挑食，经常患上呼吸道感染，诊断为"营养不良 I 度"，判断营养不良程度的最重要指标是

A．身高

B．肌张力

C．精神状态

D．皮肤弹性

E．腹部皮下脂肪

50．某成人基础代谢率为+55%，其甲状腺功能为

A．轻度甲状腺功能亢进

B．正常范围

C．功能低下

D．中度甲状腺功能亢进

E．重度甲状腺功能亢进

51．下列**不属于**正性肌力药的是

A．氨力农

B．米力农

C．多巴胺

D．地高辛

E．氨苯蝶啶

52．老年人对环境要求**不包括**

A．休息、睡眠

B．居家环境色彩

C．室内温、湿度

D．采光

E．通风

53．患者女，20 岁。受凉打喷嚏、咳嗽、鼻

塞、流涕，开始为清水样，3 天后变稠，伴有咽痛，轻度头痛。对该患者的护理措施正确的是

A．绝对卧床休息

B．注意隔离，病室关闭门窗，注意保暖

C．限制水分摄入

D．给予高蛋白质、低盐饮食

E．咽痛时可予以消炎含片

54．患者女，53 岁。卵巢颗粒细胞瘤切除术后，在实施化疗之前，以下**不正确**的护理措施是

A．测身高体重以计算化疗剂量

B．嘱病人少食油腻食物，少饮水

C．做好病人心理护理树立信心

D．了解病人的血常规与肝肾功能

E．静脉给药要注意保护好血管

55．患者女，41 岁。车祸致颅内血肿。患者神志不清，呕吐数次。为预防脑疝形成，术前应采取的主要措施是

A．持续给氧

B．静脉推注甘露醇

C．冬眠低温疗法

D．静脉注射地塞米松

E．避免剧烈咳嗽和便秘

56．患者男，58 岁。心脏冠状动脉旁路移植术后第 3 天，目前病情稳定，但仍需卧床，对此患者应给予

A．特级护理

B．一级护理

C．二级护理

D．三级护理

E．个案护理

57．患者女，19 岁。以考虑系统性红斑狼疮收住院，实验室检查中系统性红斑狼疮标志性免疫指标是

A．抗双链 DNA 抗体

B．抗 Sm 抗体

C．抗磷脂抗体

D．抗核抗体

E．补体 CH50

58．"将您的右手握拳，穿刺时可能有点痛，但我会轻一些，请您放心"，属于

A．招呼用语

B．介绍用语

C．电话用语

D．安慰用语

E．迎送用语

59．青霉素过敏的血清病型表现是

A．发热，关节肿痛

B．皮肤发绀，血压下降

C．胸闷气促，伴濒危感

D．腹痛，便血

E．面色苍白，四肢麻木

60．孕妇，34 岁。停经 8 个月，有下坠感，并有少许阴道血性分泌物。护士观察发现子宫不规则收缩，无阴道流水。以下措施哪项**不正确**

A．安慰孕妇一定要保持平静的心情

B．嘱孕妇卧床休息，左侧卧位

C．告知其选择顺其自然的分娩时机

D．遵医嘱使用抑制宫缩的药

E．严密观察子宫收缩与胎心的变化

61．患儿，14 岁。中毒性肺炎、休克。经抢救病情稳定。医嘱：10%葡萄糖注射液 400ml+多巴胺 20mg，静脉滴注。若流速 20 滴/分，则告诉家长输液可维持的时间是

A．1 小时

B．2 小时

C．3 小时

D．5 小时

E．6 小时

62．患者男，65 岁。因呼吸困难，行气管切开术，呼吸机辅助呼吸。对该患者病室环境

的管理特别应注意

A．适宜的温、湿度

B．不摆设鲜花

C．加强通风

D．光线适宜

E．减少陪护，防止感染

63．患者男，55 岁。右腹股沟包块 1 年，逐渐增大，平卧可消退。查体：右腹股沟内侧及耻骨结节外上见一球形包块未进阴囊，压迫腹股沟韧带中点上方时仍可见包块突出，护士对疾病判断结果应为

A．腹股沟斜疝

B．腹股沟直疝

C．股疝

D．精索鞘膜积液

E．腹壁脂肪瘤

64．一位肿瘤晚期患者向医生诉说"虽然我得的是恶性肿瘤，但你们一定要使用最先进的疗法，我会全力配合，只要我们不放弃，希望总是有的，我会好起来的。"该患者处在心理反应的

A．忧郁期

B．协议期

C．接受期

D．否认期

E．愤怒期

65．患者女，40 岁。患尿路感染，医嘱做尿培养，患者神志清楚，一般情况尚好，在留取尿标本时，可采用

A．留晨第一次尿 100ml

B．随机留尿 100ml

C．留取中段尿

D．收集 24 小时尿

E．行导尿术留尿

66．患者男，22 岁。学生，诊断为支气管哮喘。护士应告诉患者发现早期哮喘发作最简便易行的方法是

A. 症状观察

B. 血氧饱和度测定

C. 支气管激发试验

D. 峰流速测定

E. 第一秒用力呼气容积测定

67. 高压蒸汽灭菌微生物测试法使用的菌片是

A. 表皮葡萄球菌

B. 金黄色葡萄球菌

C. 大肠埃希菌

D. 嗜热脂肪杆菌芽胞

E. 链球菌

68. 患者男，70 岁。半年来夜间尿频，有排尿不尽感，尿流变细，近 1 周排尿时下腹部疼痛，住院行手术治疗。术后 1 周内，下列护理措施哪项**不妥**

A. 术后第 2 天取半卧位

B. 鼓励患者多饮水

C. 持续膀胱冲洗

D. 出现腹胀，插肛管排气

E. 锻炼肛提肌

69. 患者男，40 岁。痔手术后，遵医嘱行热水坐浴，以下操作哪项**不妥**

A. 坐浴前需排空膀胱

B. 调节水温至 60～70℃

C. 坐浴液倒入盆内至 1/2 满

D. 坐浴时间为 15～20 分钟

E. 坐浴后更换敷料

70. 患者男，43 岁。因严重交通事故，致全身多发性损伤，其急救措施**不包括**

A. 首先处理危及生命的损伤

B. 脱出的肠管应及时还纳

C. 置患者于恰当的体位

D. 及时包扎损伤部位

E. 对腹腔内脏破裂出血者应在抗休克同时手术止血

71. 肝硬化患者肝功能减退的临床表现**除外**

A. 贫血

B. 脾大

C. 肝掌

D. 恶心、呕吐

E. 蜘蛛痣

72. 产妇，30 岁。产后 1 天未给宝宝母乳喂养，护士告知其母乳喂养的重要性，以下关于母乳喂养优点的说法哪项**不妥**

A. 可促进新生儿胃肠道发育，减少腹泻

B. 可促使胎便排出而缩短新生儿黄疸期

C. 能增进母子情感，促进心理健康

D. 可减少母亲患乳腺癌与卵巢癌风险

E. 可促进孩子神经发育和对外环境适应

73. 自身免疫性胃炎的病变部位多见于

A. 胃窦部

B. 胃体部

C. 胃底部

D. 胃大弯

E. 胃小弯

74. 中医五脏指的是

A. 心、肝、脾、肺、肾

B. 肝、胆、胃、大肠、小肠

C. 心、肝、胃、肺、膀胱

D. 脾、肝、胃、肺、女子胞

E. 心、肝、脾、胆、三焦

75. 患者女，18 岁。胸双侧甲状腺肿大住院。甲状腺扫描可见弥漫性甲状腺肿，均匀分布。医生诊断为单纯性甲状腺肿，支持这一诊断的实验室检查结果是

A. T_3、T_4 升高，TSH 降低

B. T_3、T_4 降低，TSH 升高

C. T_3、T_4 升高，TSH 正常

D. T_3、T_4 降低，TSH 正常

E. T_3、T_4 正常，TSH 正常

76. 护士锐器伤的发生率高，而由锐器伤职业暴露感染经血液传播疾病比例高，其中的

头号杀手是

A．肝炎和艾滋病

B．梅毒

C．弓形虫病

D．疟疾

E．伤害

77．排便时及排便后肛门剧烈疼痛，粪便表面有少量鲜血，应考虑为

A．Ⅰ期内痔

B．Ⅱ期内痔

C．肛裂

D．直肠息肉

E．血栓性外痔

78．患者女，45岁。气促、心前区不适2年，确诊为"风湿性心脏病"入院。入院听诊心律绝对不规则、第一心音强弱不一，脉搏亦快慢不均，强弱不等，心率110次/分，脉率85次/分。该病人的脉搏为

A．水冲脉

B．室早二联律

C．成对期前收缩

D．交替脉

E．脉搏短绌

79．护士操作前的解释用语**不包括**

A．操作目的

B．操作意义和重要性

C．操作过程和所需物品的介绍

D．给予患者心理上的安慰，缓解其恐惧心理

E．感谢患者的合作

80．患儿，6岁。尿频、尿急、尿痛3天，门诊以急性泌尿道感染收入院，目前，护士考虑患儿主要的护理问题是

A．排尿异常

B．活动无耐力

C．潜在并发症：药物不良反应

D．疼痛

E．体温过高

81．患儿，1岁半。因拒食、啼哭就诊，查体：颊黏膜、牙龈、舌面处出现成簇小水疱，部分破溃成溃疡，下颌下淋巴结肿大，咽充血，诊断为疱疹性口腔炎，护士健康指导**不正确**的是

A．勤喂水

B．其病原体为白假丝酵母菌（白念珠菌）

C．饮食以微凉流质或半流质为宜

D．养成良好的卫生习惯

E．注意隔离

82．在强心苷应用过程中，关于患儿的饮食护理正确的是

A．多进食含钾高的食物

B．多进食含钠高的食物

C．多进食含钙高的食物

D．多进食含磷高的食物

E．多进食含铁高的食物

83．患儿女，出生3天。出生时在胸骨左缘第2～4肋间闻及收缩期杂音，12小时后杂音消失，应考虑

A．室间隔缺损

B．房间隔缺损

C．法洛四联症

D．动脉导管未闭

E．动脉导管功能性关闭

84．湿度过高的环境对患者不利的情况是

A．气管切开

B．急性胃炎

C．肾病患者

D．糖尿病患者

E．呼吸道感染

85．心律失常最基本的症状是

A．心源性休克

B．气促

C．晕厥

D．心悸

E．急性肺水肿

86. 一腹泻婴儿，体重 6kg。中度脱水，血清钠 135mmol/L，第一天补液总量为
A. 600～720ml
B. 720～900ml
C. 900～1000ml
D. 900～1080ml
E. 1000～1200ml

87. 患者女，62 岁。因"油腻饮食后腹痛半年"入院，今晨进行"经皮肝穿刺胆道造影（PTC）术"，术后患者最容易发生下列哪项并发症
A. 呼吸困难
B. 内出血
C. 胰腺炎
D. 感染性休克
E. 肝性脑病

88. 沟通的基本因素**除外**
A. 沟通的背景
B. 信息发出者
C. 信息内容
D. 信息接收者
E. 信息转导

89. 孕妇，34 岁。妊娠 36 周，血压升高至 140/92mmHg，尿蛋白（－），下肢水肿（－），首选的护理措施是
A. 配合用冬眠 1 号治疗
B. 休息以保证充足睡眠
C. 配合用硫酸镁治疗
D. 配合用肼屈嗪治疗
E. 嘱定期监测胎盘功能

90. 关于急性胰腺炎腹痛特点的描述**不正确**的是
A. 刀割样痛、钻痛或绞痛
B. 弯腰抱膝可缓解疼痛
C. 进食后疼痛缓解
D. 一般胃肠解痉药不能缓解
E. 可阵发性加剧

91. 患者男，38 岁。饱餐、饮酒后突然出现中上腹持续剧烈疼痛 3 小时，伴反复恶心、呕吐。查体：上腹部压痛，腹壁轻度紧张。测血清淀粉酶明显增高。正确的护理措施是
A. 疼痛时平卧位
B. 禁食 1～3 天
C. 口渴时可饮水
D. 症状缓解后可进食
E. 疼痛剧烈时口服阿托品

92. 患儿女，3 岁。因先天性心脏病入院，3 天后并发心力衰竭，转入重症监护病房。患儿家长非常担心患儿情况，病房护士正确的处理是
A. 工作太忙可问其他护士
B. 问值班医生比较好
C. 告知其完全正常
D. 客观介绍患儿情况
E. 要注意隐私权，需保密患儿病情

93. 护士给予出院患者的护理，**不正确**的是
A. 护送患者出院
B. 执行出院医嘱、填写出院通知单、结账
C. 停止各种治疗，口服药例外
D. 进行出院健康教育
E. 填写患者出院登记本

94. 患儿，3 岁。室间隔缺损，突然烦躁不安、发绀。查体：意识清楚，两肺底有少许湿啰音，心率 190 次/分，肝肋下 4cm。考虑该患儿可能出现的情况是
A. 支气管肺炎
B. 心力衰竭
C. 循环衰竭
D. 亚急性细菌性心内膜炎
E. 中毒性脑病

95. 患者男，55 岁。肛瘘 20 年，如欲彻底治疗，其唯一的方法是
A. 消除便秘
B. 局部用药

C. 手术切除

D. 肛门坐浴

E. 全身抗生素

二、以下提供若干个案例，每个案例有若干个考题。请根据提供的信息，在每题的 A、B、C、D、E 五个备选答案中选择一个最佳答案，并在答题卡上将相应题号的相应字母所属的方框涂黑。

(96～98 题共用题干)

患者女，40 岁。患肺炎已 4 天，持续发热，每日口腔温度波动在 37.5～40℃，并伴有脉搏、呼吸增快，食欲缺乏等症状。

96. 该病人的热型是

A. 间歇热

B. 弛张热

C. 波浪热

D. 稽留热

E. 不规则热

97. 一日病人大量出汗、血压下降、脉搏细速、四肢湿冷，护士判断病人可能出现

A. 高热上升期表现

B. 高热持续期表现

C. 解热期渐退表现

D. 解热期骤退正常表现

E. 解热期虚脱表现

98. 针对病人的问题，下列护理措施**不正确**的是

A. 给予高热量、高蛋白、高维生素、高脂饮食

B. 鼓励多饮水

C. 随时擦干汗液，更换衣服和床单

D. 注意保暖

E. 心理护理，尽量满足病人的需要

(99～100 题共用题干)

患者男，25 岁。因食用大排档小吃后出现高热、腹泻，诊断为"细菌性痢疾"。

99. 对此患者应采取的隔离措施是

A. 严密隔离

B. 消化道隔离

C. 昆虫隔离

D. 接触隔离

E. 保护性隔离

100. 此患者可与下列哪种患者安置在同一病室

A. 流脑

B. 百日咳

C. 破伤风

D. 伤寒

E. 肺结核、白喉

(101～104 题共用题干)

患者男，21 岁。患支气管扩张。近日来因偶感伤寒，咳大量黄色脓痰，收入院治疗。

101. 导致本患者支气管扩张的可能因素是幼年时患过

A. 百日咳

B. 猩红热

C. 水痘

D. 腮腺炎

E. 风疹

102. 支气管扩张患者痰液的特征性特点是

A. 大量

B. 脓臭

C. 伴有咯血

D. 静置后分层

E. 量与体位变动有关

103. 护士协助患者作体位引流，下列哪项是**错误**的

A. 根据病变部位选择引流体位

B. 原则上病变部位应处于低位

C. 辅以胸部叩击、有效咳嗽等，提高疗效

D. 不宜在饭后立即进行

E. 出现咯血、头晕、发绀等，停止引流

104. 若患者痰量忽然减少，且体温升高，提示

A. 原有感染加重
B. 有继发感染
C. 感染被控制
D. 支气管引流不畅
E. 病情无变化

（105～108 题共用题干）

患者男，76 岁。患有慢性阻塞性肺疾病 20 年，因肺部感染住院，经治疗后，病情稳定，准备出院。出院后将进行长期家庭氧疗。

105. **不符合**长期家庭氧疗指征的是
A. PaO_2 54mmHg
B. $PaCO_2$ 64mmHg
C. SaO_2 92%
D. 有肺动脉高压
E. 有心力衰竭水肿

106. 护士应告诉患者，长期氧疗的时间是指一昼夜持续吸氧超过
A. 8 小时
B. 10 小时
C. 12 小时
D. 15 小时
E. 18 小时

107. 护士应教会患者观察家庭氧疗的效果，以下哪项**不属于**家庭氧疗有效的指标
A. 呼吸困难减轻
B. 呼吸频率增快
C. 发绀减轻
D. 心率减慢
E. 活动耐力增加

108. 护士还应指导患者进行呼吸功能锻炼，下列哪项是**错误**的
A. 经鼻吸气
B. 吸气时腹肌松弛
C. 呼气时缩唇，快速呼出
D. 呼气时腹肌收缩
E. 吸气与呼气时间之比为 1:2 或 1:3

（109～111 题共用题干）

患者女，45 岁。因乳腺癌住院手术。患者整日愁眉苦脸，食欲缺乏。护士与其交谈，安慰患者。

109. 在交谈过程中要求护士的语言清晰，交代护理意图要简洁，通俗易懂。避免使用医学术语，体现了护士语言的
A. 情感性
B. 规范性
C. 礼貌性
D. 道德性
E. 专业性

110. 交谈开始，护士用哪一种提问比较合适
A. 您为什么不多吃点东西呢
B. 您情绪不好，是因为害怕手术吗
C. 您最近心情很差，是吗
D. 您为什么老是愁眉苦脸呢
E. 看来你有心事，能和我谈谈吗

111. 在交谈过程中，患者因对病情担忧而伤心哭泣。此时护士应采取何种沟通方式以表示对患者的尊重和理解
A. 目光注视患者
B. 改变话题
C. 离开病房，让患者情绪平静
D. 陪伴患者，适当沉默让患者倾诉
E. 鼓励患者尽快说出悲伤的其他原因

（112～113 题共用题干）

患者女，32 岁。在得知自己被确诊为乳腺癌早期时，忍不住躺在病床上失声痛哭。这时护士问："你现在觉得怎么样？"但患者一直低头不语，不愿意和护士沟通。之后的几天内，患者情绪很低落，常为一些小事伤心哭泣。

112. 当护士试图和患者沟通时，目前影响护患沟通的核心问题是患者的
A. 个性
B. 情绪

C．能力

D．态度

E．生活背景

113．当患者因沮丧而哭泣时，护士**不恰当**的沟通行为是

A．制止她哭泣，告诉她要坚强面对

B．坐在她身边，轻轻递给她纸巾

C．轻轻地握住她的手，默默陪伴她

D．在她停止哭泣时，鼓励她说出悲伤的原因

E．当她表示想独自一人安静一会儿时，为她提供一个适当的环境

（114～115题共用题干）

患者女，52岁。子宫肌瘤术后。护士按护理程序进行护理。

114．制订护理计划的主要依据是

A．检验报告

B．医疗诊断

C．护理诊断

D．护理查体

E．既往病史

115．有关预期目标的叙述，下列哪项**不正确**

A．一个目标针对一个护理诊断

B．目标制订应切实可行

C．目标主语是患者或护士

D．目标应具体、可测量

E．目标是护理结果而不是过程

（116～118题共用题干）

小李是CCU护士，从毕业工作3年来，基本上是一个人护理某个患者，患者需要的全部护理由她全面负责，实施个体化护理。

116．在CCU常用的护理方式是

A．个案护理

B．功能制护理

C．责任制护理

D．小组护理

E．临床路径

117．对CCU的重症患者护理，下列**错误**的是

A．备齐各种急救设施和药品

B．一对一24小时特级护理

C．制订并执行护理计划

D．正确及时做好各项检查

E．半小时巡视患者1次

118．对CCU的重症患者进行护理记录时**不宜**采取的做法是

A．动态反应病情变化

B．用蓝黑水钢笔写

C．字迹端正清晰

D．体现以患者为中心

E．写错可以刮涂后重写

（119～120题共用题干）

患者女，65岁。与儿子吵架后半小时突然剧烈头痛，面色苍白，并呕吐，继之倒地，呼之不应。急送医院就诊。查体：神志清楚，痛苦表情，对答切题，眼底正常，感觉正常，颈抵抗，凯尔尼格征阳性。

119．该患者最可能的诊断是

A．脑栓塞

B．脑血栓形成

C．短暂性脑缺血发作

D．癫痫发作

E．蛛网膜下腔出血

120．对该患者应密切监测病情，防止再发，应绝对卧床休息

A．1周

B．2周

C．3周

D．4周

E．5周

实践能力

一、以下每一道考题下面有 A、B、C、D、E 五个备选答案。请从中选择一个最佳答案，并在答题卡上将相应题号的相应字母所属的方框涂黑。

1. 下列心律失常中，可通过缓解情绪控制的是
A. 心房颤动
B. 室性期前收缩二联律
C. 心室颤动
D. 二度房室传导阻滞
E. 房性期前收缩

2. 婴儿佝偻病的主要病因是
A. 缺乏钙离子
B. 缺乏维生素 D
C. 缺乏维生素 A
D. 钙磷比例不当
E. 甲状旁腺素不足

3. 关于心力衰竭病人的饮食护理措施，应除外
A. 限制钠盐摄入
B. 高维生素
C. 高热量
D. 易消化
E. 少量多餐

4. 关于葡萄胎的病理特点，正确的是
A. 滋养细胞侵犯肌层
B. 无胎儿及其附属物
C. 滋养细胞不同程度增生
D. 局限于宫腔内
E. 滋养细胞出血坏死

5. 与新生儿化脓性脑膜炎脑脊液不相符的特点是
A. 外观浑浊

B. 压力增高
C. 蛋白质含量减少
D. 细胞数增多
E. 糖、氯化物减少

6. 患者女，30 岁。产后 4 个月，未来月经，医院询问避孕方法。体检：宫颈光滑，子宫正常大小，无压痛，双侧附件阴性，不宜选用的避孕方法是
A. 宫内节育器
B. 口服避孕药
C. 避孕套
D. 安全期避孕
E. 女性避孕套

7. 急性心包炎患者身体评估中最重要的体征是
A. 水冲脉
B. 体重减轻
C. 关节肿胀
D. 心包摩擦音
E. 疲乏

8. 最常见于风湿性二尖瓣狭窄患者的心律失常是
A. 房性期前收缩
B. 心房颤动
C. 窦性心动过速
D. 右束支传导阻滞
E. 室性心动过速

9. 某孕妇，32 岁。在家阴道有液体流出，无腹痛，到医院医生诊断为胎膜早破，孕妇下床小便，护士发现脐带脱垂，必须采取的措施是
A. 数分钟内结束分娩
B. 顺其自然

C. 保持外阴清洁

D. 定时观察羊水性状

E. 定时听胎心

10. 原发性肝癌患者突然出现腹部剧痛及腹膜刺激征，首先应考虑的是

A. 肝癌腹膜转移

B. 肝癌结节破裂

C. 急性胃穿孔

D. 急性胆囊炎

E. 急性胰腺炎

11. 患者因支气管哮喘发作入院，应将其安置在

A. 危重病房

B. 普通病房

C. 隔离病房

D. 急诊病房

E. 心电监护病房

12. 对于新生儿窒息首要的处理措施是

A. 给氧

B. 刺激呼吸

C. 清理呼吸道

D. 保持血压正常

E. 加强营养

13. 迁延性肺炎的病程为

A. <1 个月

B. 1 个月

C. 1~3 个月

D. >3 个月

E. 3~5 个月

14. 患者男，68 岁。患肺心病，血气分析：动脉血氧分压 6.0kPa（45mmHg），动脉血二氧化碳分压 10.0kPa（75mmHg）。应给予哪种氧疗法

A. 持续低流量、低浓度给氧

B. 持续高流量、高浓度给氧

C. 间歇低流量、低浓度给氧

D. 间歇高流量、高浓度给氧

E. 间歇高流量、乙醇湿化给氧

15. 患者女，70 岁。不慎摔倒致右股骨转子骨折，伴移位。因心功能不全不宜手术治疗，采用骨牵引。应重点预防的并发症是

A. 骨筋膜室综合征

B. 脂肪栓塞

C. 坠积性肺炎

D. 肌肉挛缩

E. 创伤性关节炎

16. 12 岁女生。月经初潮，出现腰酸、腹痛、无力，自己感到焦虑、恐惧、烦躁不安，护士针对其进行保健指导，以下**不正确**的是

A. 告知其月经是女性的正常生理现象

B. 嘱其月经期不能剧烈运动

C. 嘱其月经期以卧床休息为主

D. 宣讲青春期的相关生理卫生知识

E. 月经期注意加强营养

17. 2 岁以内小儿乳牙的计算公式为

A. 月龄—（4~6）

B. 月龄—（2~4）

C. 月龄—（4~8）

D. 月龄—10

E. 月龄—（6~8）

18. 乙型脑炎最常见的死亡原因是

A. 高热

B. 惊厥

C. 呼吸衰竭

D. 谵妄

E. 颅内高压

19. 以下意识障碍中，以意识内容改变为主的是

A. 朦胧状态

B. 浅昏迷

C. 谵妄状态

D. 神游症

E. 昏睡

20. 患者女，65 岁。半年前与家人一起居住，情绪变得易激惹，性格变得挑剔、自私。近期出现重复购买相同物品，做饭忘记关火，多次丢失贵重物品等，一周前自行外出，找不到回家的路。患者住院 3 天无大便，护士应采用的最佳措施是

A. 嘱患者多食高维生素食物

B. 嘱患者多饮水

C. 嘱患者多食水果

D. 给予缓泻药

E. 给患者进行腹部热敷

21. 患者男，64 岁。双手抖动伴动作缓慢 7 年。护理评估：慌张步态，双手静止性震颤，手指扣纽扣、系鞋带困难，面具脸，讲话声音断续，可进食。该患者目前**未出现**的护理诊断/问题是

A. 生活自理缺陷

B. 有受伤的危险

C. 躯体活动障碍

D. 语言沟通障碍

E. 营养失调

22. 患者男，40 岁。支气管哮喘史 22 年，近来反复发作性的喘息、气急、胸闷或咳嗽等症状。在应用氨茶碱治疗中**不正确**的是

A. 缓慢静脉注射

B. 快速静脉注射

C. 稀释后缓慢静脉滴注

D. 与沙丁胺醇、舒喘灵合用

E. 血药浓度监测

23. 患者女，47 岁。因十二指肠溃疡发作急诊入院，经治疗后症状好转出院，对该患者进行出院健康教育，下列哪项是**错误**的

A. 养成良好的饮食习惯和卫生习惯

B. 保持清洁、均衡饮食

C. 腹痛发作应立即服镇痛药缓解

D. 定时服药

E. 避免剧烈运动

24. 患者男，60 岁。间歇无痛性眼观血尿伴乏力消瘦 2 个月就诊。体查：体温 37.9℃，Hb80g/L，B 超示右肾占位病变，直径 6.5cm，最可能的诊断是

A. 肾错构瘤

B. 肾结核

C. 肾母细胞瘤

D. 肾盂癌

E. 肾癌

25. 患儿男，11 个月。出现喷射性呕吐，前囟饱满，诊为化脓性脑膜炎，下列护理措施中哪项**不正确**

A. 严密观察患儿生命体征及瞳孔变化

B. 保持室内安静，避免一切刺激

C. 将患儿头肩抬高 15°～30°侧卧位

D. 给予甘露醇

E. 增加补液量

26. 护士对心房颤动病人要注意主要观察的是

A. P 波的形态

B. 代偿间歇的变化

C. 脉搏的改变

D. 病人的主诉

E. 心室率的改变

27. 患者男，42 岁。十二指肠溃疡史 5 年，聚会饮酒后出现刀刺样剧烈上腹疼痛入急诊。患者面色苍白，护士查体示：血压 80/65mmHg，全腹肌紧张，压痛、反跳痛明显。该护士此时为患者采取的首要措施是

A. 安慰患者，给予镇静药

B. 持续低流量吸氧

C. 立即禁食和胃肠减压

D. 输注冷冻红细胞

E. 持续心电监护

28. 患者女，65 岁。慢性病容，因自发性气胸入院，为了解发病原因，护士应着重收集

的信息是

A. 是否长期卧床

B. 是否有上呼吸道感染

C. 是否长期吸烟

D. 是否有肺部慢性疾病，如 COPD

E. 是否长期接触粉尘

29. 同时抽取几个项目的血标本，一般注入容器的顺序是

A. 先血培养瓶，再干燥试管，最后抗凝管

B. 先血培养瓶，再抗凝管，最后干燥试管

C. 先干燥试管，再抗凝管，最后血培养瓶

D. 先抗凝管，再血培养瓶，最后干燥试管

E. 先抗凝管，再干燥试管，最后血培养瓶

30. 患儿，6 个月。夜间睡眠不安，且爱哭闹，诊断为佝偻病。给予维生素 $D_3$20 万 U 肌内注射后突然发生全身抽搐 2 次，每次 30～60 秒，停止后精神无异常，有枕秃，血清钙 1.61mmol/L。该患儿出现抽搐最可能的原因是

A. 缺乏维生素 D

B. 血清钙减少

C. 低血糖症

D. 癫痫发作

E. 低钾血症

31. 患儿女，3 岁。自生后 8 个月起出现发绀并逐渐加重，生长发育明显落后于同龄儿，杵状指（趾），喜蹲踞，该患儿最易出现的并发症为

A. 贫血

B. 心力衰竭

C. 呼吸道感染

D. 脑栓塞、脑脓肿

E. 感染性心内膜炎

32. 患者男，20 岁。急性阑尾炎。术后出现了等渗性脱水伴酸中毒，在纠正脱水、酸中毒后需注意发生

A. 低钾血症

B. 低钙血症

C. 低磷血症

D. 低氯血症

E. 低镁血症

33. 患者男，28 岁。糖尿病病程已有 11 余年，使用中性胰岛素治疗。但血糖未规律监测。近 3 月出现眼睑及下肢水肿，尿糖（++），WBC 0～4 个/HP，尿蛋白（+++）。考虑的诊断是

A. 胰岛素性水肿

B. 肾动脉硬化

C. 肾盂肾炎

D. 急性肾炎

E. 糖尿病肾病

34. 患者女，25 岁。主诉停经 40 天，1 小时前突发右下腹撕裂样疼痛，伴有肛门坠胀感，晕厥 1 次。查体：血压 90/60mmHg，右下腹反跳痛明显，移动性浊音（+），阴道穹饱满，宫颈抬举痛，后穹窿穿刺抽出暗红色不凝固血液。护理措施**不正确**的是

A. 严密监测生命体征

B. 建立静脉通道，补充血容量

C. 按急诊手术要求做好术前准备

D. 按非手术治疗做好生活护理

E. 做好配血检查

35. 患儿男，4 岁。其幼儿园同班一儿童前一日被确诊为麻疹，家长非常紧张，护士给予家长健康指导正确的是

A. 接种麻疹疫苗

B. 隔离检疫 10 天

C. 饮用板蓝根冲剂

D. 每日室外活动 1 小时

E. 可注射人血丙种球蛋白

36. 患者男，50 岁。因患感冒使原有的哮喘症状加重。患者自感空气不足、胸闷、呼吸费力、不能平卧，护士为其采取的护理措施**应除外**

A. 给予心理护理，稳定患者情绪，以配合治

疗和护理

B．按医嘱给药，吸氧

C．注意保暖，尽量避免受凉感冒

D．提高室内湿度，保持空气清新，鼓励患者多进行户外运动

E．及时清除呼吸道分泌物，保持呼吸道通畅

37．葡萄胎清宫术后至少随访

A．0.5 年

B．2 年

C．1 年

D．3 年

E．5 年

38．患者女，47 岁。开胸术行闭式胸膜腔引流 72 小时后，护士观察引流瓶内无气、液体排出，水封瓶长玻璃管内的水柱亦停止上下波动。患者无呼吸困难，无特殊不适。该护士根据这种情况考虑患者为

A．引流管内有阻塞

B．引流管位置过高

C．引流管受压

D．引流管漏气

E．肺复张良好

39．孕妇，28 岁。孕 33 周出现无痛性阴道少量出血，治疗原则是

A．预防感染与抗休克

B．卧床休息与抗休克

C．制止出血与纠正贫血

D．预防感染与终止妊娠

E．制止出血与预防感染

40．关于胎盘早期剥离，下列叙述正确的是

A．轻度胎盘早剥孕妇贫血程度与阴道出血量成反比

B．以无诱因、无痛性、反复阴道流血为特点

C．是妊娠早期的一种严重出血性并发症

D．重型胎盘早剥孕妇的子宫硬如板状，有压痛，确诊后可选择期待疗法或终止妊娠

E．轻度胎盘早剥孕妇子宫软，宫缩有间歇期，

子宫大小符合妊娠月份，胎位清，胎心多正常

41．患者女，78 岁。因原发性高血压史 25 年、心力衰竭 1 个月入院。因白天经常卧床，其心源性水肿较易出现的部位是

A．眼睑

B．胸腰部

C．骶尾部

D．足踝部

E．面部

42．患者男，72 岁。肺源性心脏病 30 年，咳嗽、咳痰 1 周，自服抗生素，未见明显效果。今日感呼吸困难、烦躁，神志恍惚入院。查体：体温 37.7℃，脉率 102 次/分，血压98/68mmHg，口唇发绀，颈静脉充盈，两肺底闻及细湿啰音，双下肢水肿。实验室检查：尿蛋白阳性，粪便隐血阳性。患者最可能出现的并发症是

A．呼吸衰竭

B．脑出血

C．急性左侧心力衰竭

D．十二指肠溃疡出血

E．肾衰竭

43．孕妇，25 岁。月经 6～7/40～44 天，LMP 2015年 10 月 9 日。超声检查，胎儿较孕龄小 2 周左右，护士推算其预产期为

A．2016 年 6 月 12 日

B．2016 年 7 月 20 日

C．2016 年 7 月 16 日

D．2016 年 7 月 26 日至 2016 年 7 月 30 日

E．2016 年 7 月 6 日至 2016 年 7 月 10 日

44．患者女，21 岁。患有抑郁症，有严重睡眠紊乱，护士在评估睡眠时应着重评估患者是否存在

A．早醒

B．易醒

C．入睡困难

D．睡眠过度

E. 时醒时睡

45. 患者女，58 岁。停经 8 年后阴道出血。妇科检查：宫颈表现光滑，子宫丰满、软，双侧附件阴性。应主要怀疑的疾病是

A. 老年性阴道炎

B. 子宫肌瘤

C. 子宫内膜癌

D. 宫颈癌

E. 卵巢癌

46. 患者女，68 岁。车祸后出现颅脑损伤，先出现双侧瞳孔时大时小，变化不定，提示可能是

A. 颅内压增高

B. 小脑幕切迹疝

C. 脑干缺血

D. 枕骨大孔疝

E. 颅内血肿

47. 扩张型心肌病的主要临床表现是

A. 心音减弱

B. 左心室明显扩大

C. 出现第三心音或第四心音

D. 心尖区可听到收缩期杂音

E. 下肢水肿

48. 患者男，24 岁。平卧患肢抬高 70°～80°，持续 60 秒，若出现麻木、疼痛、苍白或蜡黄色，提示

A. Pratt 试验阳性

B. Buerger 试验阳性

C. Trendelenburg 试验阳性

D. Perthes 试验阳性

E. 腰交感神经阻滞试验阳性

49. 患者女，25 岁。重型再生障碍性贫血。巡视病房发现患者头痛、呕吐、烦躁不安。采取的护理措施，**不正确**的是

A. 立即通知值班医师

B. 患者平卧位，头偏一侧

C. 给予利尿药

D. 输注浓缩红细胞

E. 密切观察患者的病情变化

50. 患者女，28 岁。孕 41 周，G_1P_0，临产 12 小时入院，骨盆外测量正常，估计胎儿体重 3400g，宫口开 4cm，胎膜未破。LOA，S-1，宫缩 30～40 秒/3 分钟，中强，首选的措施是

A. 等待自然分娩

B. 静脉注射地西泮

C. 肌内注射哌替啶

D. 人工破膜

E. 静脉滴注缩宫素

51. 护士向风湿性心脏病的病人介绍腿部适当活动的重要性，首先解释活动的目的是

A. 减轻心脏负担

B. 促进局部血循环

C. 扩张冠状动脉，增加心肌血供

D. 防止动脉栓塞

E. 防止下肢静脉血栓形成

52. 下列病症中，患者宜采用高蛋白、高维生素、低糖、低脂、低盐，含钾、钙丰富饮食的是

A. 甲状腺功能亢进症

B. 甲状腺功能减退症

C. 急性肾小球肾炎

D. 皮质醇增多症

E. 呆小症

53. 护士指导类风湿关节炎患者为防止晨僵的发生所采取的以下措施中，**不正确**的是

A. 局部红外线理疗

B. 睡眠时使用弹力手套保暖

C. 晨起后用温水泡僵硬的关节 15 分钟

D. 适当进行握拳和分并手指的训练循序渐进

E. 鼓励多卧床休息

54. 患者男，51 岁。急性心肌梗死后心尖出现收缩中、晚期喀喇音，提示患者并发

A. 栓塞

B. 室壁瘤

C. 乳头肌功能失调或断裂

D. 心力衰竭

E. 心肌梗死后综合征

55. 患者女，28 岁。月经过期 1 周，结婚后从未采取避孕措施，既往月经规律，宫颈软、着色，子宫正常大小，双附件（－），下列诊断早期妊娠快速准确的方法是

A. B 型超声

B. 放射免疫测定 β-HCG

C. 基础体温测定

D. 听胎心

E. 尿 HCG 测定

56. 评估子宫体肌纤维缩复正确的是

A. 产后 10 日缩小至约妊娠 12 周大小

B. 产后 10 日子宫降至骨盆腔内

C. 产后 7 周子宫恢复至孕前大小

D. 产后 2 周子宫重量约为 500g

E. 产后 5 周子宫重量恢复至未孕时 50g

57. 患者女，36 岁。癫痫大发作。预防发生窒息，护士应采取的护理措施是

A. 卧床休息，减少探视

B. 移走身边危险物体

C. 将患者头位放低，偏向一侧

D. 禁止喂食丸状食物

E. 快速利尿和吸氧

58. 溺水现场的急救措施**不包括**

A. 清除口鼻异物

B. 控水处理

C. 人工呼吸

D. 胸外心脏按压

E. 气管切开术

59. 患儿男，8 个月。因重症肺炎入院。治疗过程中突然出现烦躁不安，呼吸困难加重，心率 190 次/分，肝较入院时增大 2cm，考虑合

并急性心力衰竭，下列最重要的处理措施是

A. 应用强力利尿药

B. 应用肾上腺皮质激素

C. 应用血管扩张药

D. 立即更换体位、拍背促进痰液排出

E. 镇静、吸氧、应用快速洋地黄制剂

60. 小儿鹅口疮的病原是

A. 柯萨奇病毒

B. 金黄色葡萄球菌

C. 溶血性链球菌

D. 单纯疱疹病毒

E. 白念珠菌

61. 对于法洛四联症患儿护理要点中包括要保证液体入量，避免发生脱水，其主要原因是为了

A. 防止血栓栓塞

B. 防止休克

C. 补充能量

D. 平衡酸碱

E. 保持渗透压平衡

62. 属于腹外疝的发病基础是

A. 腹壁有先天性或后天性的薄弱或缺损

B. 腹腔压力增加

C. 长期便秘

D. 长期咳嗽

E. 低蛋白血症

63. 伤口或病灶近侧皮肤出现"红线"并有压痛的是

A. 静脉炎

B. 动脉炎

C. 丹毒

D. 淋巴结炎

E. 管状淋巴管炎

64. 一刚出生的新生儿，男，心率为 96 次/分，呼吸佳，四肢能活动，弹足底时有皱眉反应，吸引口腔分泌物刺激喉部时有些动作

反应，全身皮肤红润。该小儿按 Apgar 评分法可评为

A．10分

B．9分

C．8分

D．7分

E．6分

65．患者女，35岁。已婚，结婚4年未孕。妇科检查：子宫后位，正常大小，子宫骶骨韧带处扪及数个小硬结节，双侧附件无明显异常。临床初步诊断为子宫内膜异位。下列**不是**子宫内膜异位症的临床表现是

A．不孕症

B．性交痛

C．月经失调

D．原发性痛经

E．盆腔扪及结节

66．患者因心肌缺血、心绞痛发作卧床4周。为其床上洗发时，患者突感胸痛、心悸、面色苍白、出冷汗。护士应立即采取的措施是

A．请家属协助洗发

B．加快速度，迅速完成洗发操作

C．注意保暖，为患者添加衣服后继续洗发

D．短暂休息，鼓励患者坚持片刻

E．停止操作，使患者平卧，吸氧，立即与医师联系

67．患者男，35岁。拒食5天，理由是："植物经过亿万年后，出现了动物，而人是由动物一步步进化而来，因此，不论是吃动物还是植物都等于吃自己，所以我只能饮水。"该患者的症状最可能是

A．诡辩性思维

B．强迫性穷思竭虑

C．智力障碍

D．联想障碍

E．逻辑倒错性思维

68．患者男，32岁。炎热夏天，在农田连续劳作4小时，大量饮水后出现大汗、头晕、胸闷、腓肠肌疼痛反复发作，应考虑为

A．热衰竭

B．热痉挛

C．热射病

D．日射病

E．热辐射

69．患者女，26岁。烧伤后4周。护士判断其此时的烧伤临床分期是

A．急性体液渗出期

B．休克期

C．感染期

D．修复期

E．肉芽增生期

70．能提示类风湿关节炎活动的指标是

A．红细胞沉降率偏低

B．C反应蛋白增高

C．关节腔内滑液增多

D．类风湿结节活组织检查

E．关节X线检查示关节端的骨质疏松

71．患者男，20岁。"破伤风"，抽搐频繁，引起左肘关节脱位，呼吸道分泌物较多，有窒息可能，以下对该患者的处理措施应首选

A．气管内插管

B．复位左肘关节

C．静脉滴注破伤风抗毒素

D．鼻饲流质

E．输液，应用青霉素

72．患儿，3岁。几个月前诊断为原发综合征，近2周出现发热、咳嗽、消瘦，疑为粟粒型肺结核。对诊断最有帮助的检查是

A．结核菌素试验

B．红细胞沉降率

C．X线胸片

D．血常规

E．痰中找到结核分枝杆菌

73．为预防新生儿感染，下列护理措施哪项**不妥**

A．入室前要穿清洁工作衣，戴帽子，更换清洁鞋

B．每护理一个新生儿前后均应洗手

C．脐带未脱落者不得沐浴

D．带菌者及患感染性疾病者应戴口罩

E．工作时勿用手接触自己的鼻孔、面部及口腔

74．患者女，66 岁。慢性肺源性心脏病，喘憋明显，略有烦躁。治疗方案中，应慎用镇静药，主要是为了防止

A．加重水钠潴留

B．感染

C．脱水、低钾血症

D．诱发肺性脑病

E．全心衰竭

75．婴儿手足搐搦最主要的原因是

A．血清钙增高

B．血清钙降低

C．血清钾增高

D．血清钾减低

E．钙磷乘积<30

76．关于消化性溃疡的发病因素，应**除外**

A．胃酸和胃蛋白酶

B．非甾体抗炎药

C．遗传因素

D．持久或过度精神紧张

E．前列腺素

77．患者女，51 岁。胃癌，行胃大部切除术后第 7 天出现吻合口漏，下列护理措施哪项**不正确**

A．术后 3～7 天，观察有无体温升高，上腹部疼痛和腹膜刺激征

B．术前充分的胃肠道准备，预防感染

C．维持有效的胃肠减压，以减轻吻合口张力

D．纠正营养不良，预防低蛋白血症

E．如腹腔引流管的引流量突然减少，则可确诊

78．患者，49 岁。月经周期不规则 1 年余，行经 2～3 天干净，量较前少，自感阵发性潮热、出汗，偶有心悸、眩晕，睡眠差。妇科检查子宫稍小，其余正常。护士应向其提供哪方面疾病的相关知识

A．黄体功能不足

B．排卵型功血

C．围绝经期综合征

D．神经衰弱

E．黄体萎缩延迟

79．中量血胸是指胸膜腔内积血

A．200ml 以下

B．200～300ml

C．300～500ml

D．500～1000ml

E．1000ml 以上

80．某女士接受产褥期保健知识宣教后，向护士复述的内容中**错误**的是

A．饮食要营养丰富、易消化

B．产后 6 小时排尿

C．产后 24 小时可下床活动

D．经常擦浴，勤换衣裤

E．卧室清洁，注意通风

81．患者女，27 岁。因寒战、高热、咳嗽、胸痛入急诊。胸部 X 线显示左上肺有云絮状阴影，查痰肺炎球菌（＋），护士为其抽血检查血常规的结果可能是

A．嗜酸性粒细胞增加

B．淋巴细胞减少

C．中性粒细胞增加

D．单核细胞增加

E．嗜碱性粒细胞增加

82．患者男，34 岁。因十二指肠溃疡行毕Ⅱ式手术。术后 8 天进食，进食后出现上腹部

饱胀感，后出现呕吐，呕吐物为食物和胆汁。护士根据患者的情况，考虑其出现了

A. 幽门梗阻

B. 吻合口梗阻

C. 输入段梗阻

D. 输出段梗阻

E. 十二指肠溃疡复发

83. 目前治疗重型再生障碍性贫血的首选药物是

A. 雄激素

B. 免疫抑制药

C. 糖皮质激素

D. 阿托品

E. 氯丙嗪

84. 老年男性尿潴留最常见的原因是

A. 尿道结石

B. 膀胱结石

C. 尿道损伤

D. 良性前列腺增生

E. 低钾血症

85. 一名支气管扩张患者，今晨出现咯血 1 次，量约 300ml。首要的护理措施是

A. 宽慰患者

B. 安静休息

C. 遵医嘱使用止血药

D. 吸氧，保持呼吸道通畅

E. 暂禁食

86. 患儿，8 岁。诊断为营养不良，对该患儿治疗中要注意的原则最重要的是

A. 使用促消化吸收药物

B. 补充营养物质

C. 控制继发感染

D. 去除病因，调整饮食

E. 加强锻炼

87. 患者男，慢性胃炎。患者询问护士相关药物的作用，以下具有抗幽门螺杆菌作用的药物是

A. 硫糖铝

B. 奥美拉唑

C. 氢氧化铝

D. 西咪替丁

E. 枸橼酸铋钾

88. 关于倾倒综合征患者的饮食指导，以下哪项**不正确**

A. 少食多餐

B. 餐后散步

C. 高蛋白饮食

D. 餐时限制饮水

E. 避免过甜、过咸食物

89. 下列哪项与早产儿的外观特点**不相符**

A. 体重＜2500g

B. 身长＜47cm

C. 指甲未达指端

D. 四肢肌张力低下

E. 皮肤红润，胎毛少

90. 患儿，5 岁。因发热 3 周，双膝关节痛 2 周入院。查体：体温 38℃，脉率 101 次/分，咽稍充血，心肺（-），双膝关节红、肿，活动受限，实验室检查示红细胞沉降率 98mm/h，C 反应蛋白阳性，心电图示 PR 间期延长。为确诊需检验的指标是

A. 血常规

B. 24 小时动态心电图

C. 黏蛋白

D. 抗链球菌溶血素"O"（ASO）

E. 血清抗核抗体

91. 新生儿寒冷损伤综合征治疗和护理的关键是

A. 坚持母乳喂养

B. 供给足够的液体

C. 复温

D. 合理用药

E. 蓝光疗法

92. 以下石膏绷带固定前准备哪项**不妥**

A．测量患肢长度

B．局部伤口换药

C．常规用镇痛药

D．包裹棉垫

E．维持患肢功能位或需要的固定体位

93．新生儿出现生理性黄疸的原因是

A．新生儿胆道狭窄

B．新生儿其他来源的胆红素生成少

C．新生儿形成胆红素的周期延长

D．出生后过多的红细胞破坏

E．肝产生胆红素能力强

94．某孕妇，28 岁。妊娠 28 周，护士在为其进行营养健康教育时，应告知她每周体重增长**不应**超过多少

A．200g

B．300g

C．500g

D．600g

E．700g

95．支气管肺炎最常见的致病菌是

A．衣原体

B．流感嗜血杆菌

C．肺炎支原体

D．肺炎链球菌

E．金黄色葡萄球菌

96．患者男，60 岁。有慢性支气管炎、阻塞性肺气肿病史 10 余年，近 3 年来反复双下肢水肿，此次病情加重，口唇发绀，神志恍惚，双下肺闻及湿啰音，心率 120 次/分。确定该患者有无呼吸衰竭，下列哪项检查最有意义

A．动脉血气分析

B．发绀

C．神志变化

D．心律失常

E．呼吸困难

97．提示哮喘发作病情可能加重的表现为

A．烦躁不安

B．哮鸣音减弱或消失

C．明显发绀

D．呼吸困难

E．喘气费力

98．护士在指导患者做腹式呼吸锻炼时，患者出现的下列动作，提示护士需要重新示范动作要领的是

A．吸气时挺腹，呼气时收腹

B．用鼻吸气，用口呼气

C．吸气时间长，呼气时间短

D．每分钟呼吸 10 次左右

E．每次进行 10～15 分钟

二、以下提供若干个案例，每个案例有若干个考题。请根据提供的信息，在每题的 A、B、C、D、E 五个备选答案中选择一个最佳答案，并在答题卡上将相应题号的相应字母所属的方框涂黑。

（99～102 题共用题干）

患儿女，6 个月。人工喂养。因腹泻、呕吐 2 天，伴口渴、尿少半天，门诊拟诊"婴儿腹泻伴脱水"收入院。体检：枕秃，脱水征明显，精神萎靡，呼吸深快，口唇樱红。

99．该患儿呼吸深快，最可能的原因是

A．休克

B．败血症

C．低钾血症

D．中毒性脑病

E．代谢性酸中毒

100．需进一步诊断，下列哪项检查最重要

A．血常规

B．尿常规

C．血生化

D．粪常规

E．粪细菌培养

101．患儿在补液过程中，出现尿量增多，腹胀，

心音低钝，肠鸣音减弱，最可能的原因是

A．低钠血症

B．低钙血症

C．低钾血症

D．低镁血症

E．代谢性酸中毒

102．若需给该患儿补钾，下列哪项**不正确**

A．见尿补钾

B．尽量口服

C．补钾一般要持续 4～6 天

D．静脉补钾的浓度不超过 0.3%

E．必要时可静脉缓慢注射 0.3%氯化钾

（103～105 题共用题干）

患者男，35 岁。2 天前受凉后出现高热、寒战、咳嗽、咳痰，左胸疼痛，且随呼吸加重。查体：体温 40℃，脉率 110 次/分，呼吸 24 次/分，血压 100/65mmHg，左下肺叩诊浊音、触觉语颤增强，双肺均可听到中小水泡音，左肺较明显。考虑为肺炎球菌肺炎。

103．该患者目前主要的护理诊断或医护合作性问题为

A．疼痛：胸痛

B．清理呼吸道无效

C．气体交换受损

D．体温过高

E．潜在并发症：感染性休克

104．该患者宜取的卧位是

A．端坐卧位

B．左侧卧位

C．右侧卧位

D．平卧位

E．中凹仰卧位

105．护士嘱患者卧床休息，并告知其目的是

A．有利于分泌物的引流

B．减少咳嗽的发作

C．减少机体氧耗量

D．保证患者安全

E．减少水分丢失

（106～108 题共用题干）

患者男，70 岁。慢性迁延性肝炎 15 余年，近半个月来感全身明显乏力，食欲缺乏，腹胀，腹泻入院。查体：面色晦暗，体形消瘦，皮肤巩膜中度黄染，腹部膨隆，叩诊有移动性浊音。

106．护士根据患者腹部出现了移动性浊音这一特点，考虑患者的腹水量已超过

A．400ml

B．700ml

C．900ml

D．1000ml

E．1500ml

107．该患者腹水形成的最主要原因是

A．门静脉高压

B．血浆白蛋白升高

C．肝淋巴液生成过多

D．肾功能障碍

E．抗利尿激素减少

108．该患者饮食上应限制摄入的电解质是

A．钾

B．钠

C．铜

D．锌

E．铁

（109～110 题共用题干）

患者女，33 岁。上腹痛 1 天，能忍受，但今中午进食后疼痛剧烈，伴有呕吐，吐后疼痛不缓解，疑为急性胰腺炎。

109．病情处理不当可能会出现

A．感染

B．胰漏

C．大出血

D．出血坏死性胰腺炎

E. MODS

110. 抑制胰腺分泌作用最强的药物是
A. 阿托品
B. 西咪替丁
C. 生长抑素
D. 环丙沙星
E. 山莨菪碱

（111～112题共用题干）
　　患者女，45岁。大量饮食后，出现脐周阵发性腹痛，并有腹胀、呕吐、肛门停止排便排气，自诉2年前曾做过子宫全切术。诊断为单纯性粘连性肠梗阻。

111. 与上述诊断相符的体征是
A. 腹式呼吸增强
B. 不对称性腹胀
C. 肠鸣音亢进
D. 移动性浊音
E. 局部压痛和肌紧张

112. 治疗期间，护士应注意观察患者的表现以便及时发现肠绞窄，该症状表现是
A. 腹痛突然减轻
B. 持续性腹胀
C. 钻顶样绞痛
D. 持续性隐痛
E. 持续性疼痛阵发性加剧

（113～115题共用题干）
　　患者男，19岁。患1型糖尿病多年，注射胰岛素控制血糖。因呼吸道感染，体温39.2℃，食欲缺乏，恶心、呕吐、腹痛入院。体检：呼吸深大，可闻及烂苹果味，皮肤干燥，烦躁和嗜睡交替。

113. 根据评估结果，判断患者可能合并症
A. 酮症酸中毒
B. 低血糖反应
C. 急性胃肠炎
D. 非酮症高渗高糖性昏迷

E. 急性脑炎

114. 护士在协助医生进行抢救时，下列哪项护理措施**不正确**
A. 卧床休息
B. 低流量持续吸氧
C. 建立静脉通道，给予加入大剂量胰岛素的5%的葡萄糖液
D. 遵医嘱小剂量持续静脉滴注胰岛素
E. 监测电解质，特别是血钾的改变

115. 在对该患者进行饮食指导中，关键的一个方面是
A. 按时进食
B. 控制总热量
C. 严格限制各种甜食
D. 不能空腹进行体育锻炼
E. 每周监测体重

（116～117题共用题干）
　　患者女，35岁。患原发性甲状腺功能亢进症1年半，经内科规则治疗无效转入外科治疗，并在全身麻醉下行甲状腺大部分切除术。

116. 术后第1天，患者向护士诉面部、唇部和手足部针刺样麻木感，该护士考虑可能是手术损伤了
A. 甲状旁腺
B. 迷走神经
C. 喉上神经外侧支
D. 单侧喉返神经
E. 双侧喉返神经

117. 护士应告诉病人饮食中避免进食
A. 海产品
B. 肉类
C. 豆制品
D. 含钙食物
E. 绿叶蔬菜

（118～120题共用题干）
　　患者女，49岁。胸部外伤致张力性气胸，

出现极度呼吸困难和发绀。予以胸部排气，并立即行胸腔闭式引流。

118．造成患者呼吸极度困难、发绀的主要原因是

A．血容量不足

B．疼痛限制胸廓运动

C．健侧肺受压迫

D．患侧胸腔压力不断升高

E．广泛皮下气肿

119．行胸腔闭式引流时，导管安放的位置应是

A．伤侧锁骨中线第 2 肋间

B．伤侧腋中线第 3～4 肋间

C．伤侧锁骨中线第 6～8 肋间

D．伤侧腋中线第 6～8 肋间

E．伤侧锁骨中线第 7～9 肋间

120．行胸腔闭式引流时，促进患者胸内气体排出的措施是

A．协助患者取半卧位

B．水封瓶低于引流口 60cm

C．保持长玻璃管在水面下 3cm

D．鼓励患者深呼吸、咳嗽排痰

E．定时挤捏引流管

模拟试卷二

专业实务

一、以下每一道考题下面有 A、B、C、D、E 五个备选答案。请从中选择一个最佳答案，并在答题卡上将相应题号的相应字母所属的方框涂黑。

1. 下列血压测定的结果，可作为高血压判断标准的是
   A. 140/90mmHg
   B. 120/75mmHg
   C. 90/60mmHg
   D. 150/105mmHg
   E. 160/90mmHg

2. 患者男，49 岁。足靴区轻度肿胀，色素沉着，久坐后出现酸胀，小腿有纡曲的静脉团，诊断为大隐静脉曲张。深静脉通畅试验（Perthes 试验）阴性，应采取的治疗方案是
   A. 穿弹力袜
   B. 局部注射硬化剂
   C. 治疗深静脉血栓
   D. 小隐静脉瓣膜成形术
   E. 大隐静脉高位结扎加分段剥脱术

3. 一个部门的成员只服从一个上级机构的指挥，遵循的组织原则是
   A. 分工协作原则
   B. 管理宽度原则
   C. 目标一致原则
   D. 集中统一原则
   E. 分工管理原则

4. 一位 3 岁患儿患急性细菌性痢疾住进医院，经治疗本已好转，即将出院。其父母觉得小儿虚弱，要求输血。碍于情面，医生同意了。可护士为了快点交班，提议给予静脉注射输血。当时患儿哭闹，医护人员给他输血过程中，患儿突发心搏骤停死亡。此案例中医护人员的伦理**过错**是
   A. 无知，无原则，违背了有利病人的原则
   B. 无知，无原则，违背了人道主义原则
   C. 曲解家属自主权，违反操作规程，违背了行善的原则
   D. 曲解家属自主权，违反操作规程，违背了不伤害病人的原则
   E. 曲解家属自主权，违反操作规程，违背了人道主义原则

5. 人工喂养的奶品首选
   A. 牛乳
   B. 配方乳
   C. 羊乳
   D. 豆浆
   E. 马乳

6. 患者男，35 岁。糖尿病，测尿糖（+++）。医嘱：普通胰岛素 12U，H。护士应抽取的药液体积是
   A. 0.1ml
   B. 0.2ml
   C. 0.3ml
   D. 0.4ml
   E. 0.5ml

7. 脑死亡的诊断标准**不包括**
   A. 瞳孔散大

B. 不可逆的深度昏迷

C. 自主呼吸停止

D. 脑干反射消失

E. 脑电波消失

8. 一位住院患者，因便秘要求其主治医生给其用通便药。医生答应患者晚上给其口服药通便灵，但未开临时医嘱。第二天早晨，护士因患者晚间未服通便灵受到埋怨，护士为此对该医生产生极大不满。导致医护关系冲突的主要原因为角色

A. 心理差位

B. 压力过重

C. 理解欠缺

D. 权利争议

E. 期望冲突

9. 新护士小李第一天值班，由于欠缺工作经验而发生了护理差错，她立即向病区护士长做了报告。该护士长上报护理部的时间要求是

A. 一班内，即 8 小时内

B. 1 天内

C. 2 天内

D. 不超过 3 天

E. 1 周内

10. 患者女，50 岁。右上腹部疼痛 1 天，体温 39℃，巩膜黄染，B 超示胆总管结石，为警惕急性重症胆管炎，病情观察中要特别注意

A. 体温、面色

B. 血压、神志

C. 腹部体征

D. 恶心、呕吐

E. 血、白细胞计数

11. 对于"土"的特性，正确的描述是

A. 炎上

B. 肃革

C. 寒润

D. 曲直

E. 稼穑

12. 某护士根据注射单给患者输液。当她在操作后查对时，发现误将邻床患者的液体误输给该患者。她立即停止输液并更换了正确的液体，未给该患者造成任何不良后果。该种情况属于

A. 四级医疗事故

B. 三级医疗事故

C. 二级医疗事故

D. 一级医疗事故

E. 不属于医疗事故

13. 患者男，47 岁。突然发作持续性剧烈上腹部疼痛伴恶心、呕吐 2 小时而来急诊。分诊护士查体：脉细速，血压 80/50mmHg，腹部皮肤发绀，上腹压痛、反跳痛，肠鸣音消失，检验结果中血钙 1.82mmol/L。护士判断患者最可能发生了

A. 急性胆管炎

B. 急性肠扭转

C. 脾破裂

D. 急性腹膜炎

E. 急性出血坏死性胰腺炎

14. 患者男，50 岁。诊断为"冠心病、心绞痛"，拟择日行主动脉-冠状动脉旁路移植术。术前护士查房时发现患者一个人默默地对着窗户发呆、神情非常无助。耐心询问患者，患者诉说一方面担心手术发生意外，另一方面担心不手术会有心肌梗死的风险，所以非常恐惧，此时护士采取的措施**除外**

A. 告诉患者手术没有任何风险

B. 指导患者放松的方法，做好术前心理准备

C. 请手术成功的患者现身说法，鼓励患者积极配合手术

D. 请患者家属一起做好患者的思想工作

E. 告诉患者手术对缓解病情、防止病情恶化有重要的作用

15. 患儿，2 岁。室间隔缺损，发热、咳嗽、呼吸困难 1 天，以"肺炎"收入院。查体：患

儿全身发绀、精神差。其发绀的主要原因是

A. 肺炎致气体交换受损

B. 体循环血流量减少

C. 肺炎致肺循环血流量增多

D. 肺动脉高压致血液右向左分流

E. 室间隔缺损致血液左向右分流

16. 标志女性青春期开始的是

A. 音调变高

B. 生殖器为成年人型

C. 阴毛、腋毛生成

D. 第二性征显现

E. 月经初潮

17. 患者女，64岁。慢性支气管炎20年，劳力性心悸、呼吸困难3年。3天前肺部感染，昨晚突然呼吸困难，端坐床边，咳大量粉红色泡沫痰。查体：口唇发绀，心尖区触及震颤，听诊心尖区闻及舒张期隆隆样杂音，第一心音增强，两肺布满哮鸣音和湿啰音，考虑可能为

A. 主动脉瓣关闭不全伴肺部感染

B. 主动脉瓣关闭不全伴心力衰竭

C. 二尖瓣关闭不全伴肺部感染

D. 二尖瓣狭窄伴急性右侧心力衰竭

E. 二尖瓣狭窄伴急性肺水肿

18. 患儿，7岁。发热3天伴腮腺肿大2天入院，诊断为流行性腮腺炎。实验室检查血清特异性抗体，下列会增高的检查项目是

A. IgA

B. IgD

C. IgE

D. IgG

E. IgM

19. 患者男，45岁。车祸导致高位截瘫合并尿潴留。留置导尿的护理**不正确**的是

A. 倾倒尿液时，引流管不可高于耻骨联合

B. 每日更换集尿袋1次

C. 每周更换导尿管1次

D. 消毒尿道口自上而下，由内向外

E. 极度虚弱的患者，第1次导尿量<1000ml

20. 某妇产科护士，针对子宫肌瘤的患者，从入院到出院按照时间要求和工作顺序，与医生等合作团队，为患者提供整体照顾计划。该护士采用的这种护理方式是

A. 个案护理

B. 功能制护理

C. 责任制护理

D. 小组护理

E. 临床路径

21. 患者意识恢复，但左侧肢体不能自主活动，出现偏瘫。当患者的妻子询问患者痊愈的情况时，以下护士的回答中恰当的是

A. 很难说，但多数患者至少需要1年以上才能痊愈

B. 你好像对是否恢复过去的生活方式很焦虑

C. 担心是否痊愈是很正常的，康复需要时间，进程会稍慢一些

D. 你有些焦虑是正常的，但没有办法估计你丈夫的恢复情况

E. 不要急，你丈夫很快就会恢复如常的

22. 在处理及执行医嘱中，护士法律责任**不正确**的是

A. 护士要慎重对待口头医嘱

B. 护士要慎重对待"必要时"等形式的医嘱

C. 若护士明知医嘱有错，但不质疑，或因疏忽大意而忽视医嘱中的错误，造成的后果由医生护士共同承担

D. 护士如发现医嘱有错误，应马上修改

E. 若病人病情变化，及时通知医生，与医生协商是否暂停医嘱

23. 患者男，60岁。原发性高血压，血压突然升至230/130mmHg，伴剧烈头痛、恶心、呕吐、抽搐及嗜睡。患者可能发生的情况是

A. 恶性高血压

B. 高血压脑病

C．脑血管痉挛

D．脑血栓形成

E．脑出血

24．成年人胸外心脏按压时，胸骨下陷深度
正确的是

A．3～4cm

B．4～5cm

C．5～6cm

D．4～6cm

E．<6cm

25．患者男，40岁。自感头晕，诊断为低血
压。符合低血压诊断标准的是

A．收缩压<90mmHg

B．舒张压<95mmHg

C．收缩压91～94mmHg

D．脉压≤40mmHg

E．脉压≥40mmHg

26．患者男，55岁。输血时发生了溶血反应，
护士首先应

A．立即停止输血

B．通知医生

C．静脉滴注4%碳酸氢钠

D．测量血压及尿量

E．皮下注射肾上腺素

27．患儿女，7岁。以先天性心脏病收入院第
1天，拟行手术治疗。当天晚上夜班护士查房
时患儿开始哭闹："我要爸爸妈妈，现在就要，
离开他们我睡不着。"护士最佳的回答是

A．你想爸爸妈妈了吧？我陪你说说话吧

B．如果你要乖乖地睡觉，我就给你拿玩具玩

C．你再闹的话，我就给你扎针了

D．你不许瞎闹，再闹大灰狼就来了

E．医院有规定，你现在的情况父母不能陪床

28．直接向一定人口的社区提供医疗卫生服
务的医院是

A．一级医院

B．二级医院

C．三级医院

D．专科医院

E．企业医院

29．患者女，60岁。因胃溃疡出血行毕Ⅱ式
手术，术后7天患者出现切口不完全裂开，
经非手术处理后患者康复出院。今后患者可
能发生的疝是

A．腹股沟斜疝

B．脐疝

C．脑疝

D．腹股沟直疝

E．切口疝

30．患儿女，10岁。给自家宠物犬洗澡后即出
现咳嗽、咳痰伴喘息发作，诊断为支气管哮喘。
引起该患者哮喘发作最可能的过敏原是

A．花粉

B．粉尘

C．毛屑

D．病毒感染

E．细菌感染

31．小儿支气管肺炎最主要的病理生理改变是

A．低氧血症

B．心力衰竭

C．代谢性酸中毒

D．二氧化碳潴留

E．病原体毒素作用

32．低出生体重儿是指出生1小时内体重低于

A．1500g

B．2000g

C．2500g

D．3000g

E．4000g

33．患者男，20岁。建筑工人，不慎从脚手
架跌下，造成严重颅脑损伤，需密切观察病
情、随时救治。应给予患者的护理等级是

A. 特级护理

B. 一级护理

C. 二级护理

D. 辅助护理

E. 监护护理

34. 患者男，27 岁。半年前因肛周皮下脓肿切开引流，之后局部皮肤反复红肿、破溃，局部有瘙痒。下列哪项护理措施是**错误**的

A. 该患者必须行手术治疗

B. 饮食应清淡

C. 每天便后予 35℃高锰酸钾坐浴

D. 口服液状石蜡以促进排便

E. 为防肛门狭窄，可于术后 5～10 天扩肛

35. 患者男，20 岁。有机磷农药中毒后在急诊室留观。护士对此患者的护理工作内容中，下列哪项**不包括**在内

A. 住院登记

B. 建立病历

C. 及时处理医嘱

D. 观察病情

E. 预防接种

36. 患者女，21 岁。因抑郁症入院。患者喜欢独处，当护士与她交谈时，她总说"我太失败了，我真是一无是处"等话语，以表达自己的无价值感。该护士的处理正确的是

A. 指导患者情绪不好时多卧床休息

B. 调动患者积极情绪阻断负向思考

C. 避免患者与他人交往而增加自卑感

D. 告诉患者生活中比他差的人比比皆是

E. 护士应少打扰患者给她足够的个人空间

37. 以下哪项**不能**申请执业护士注册

A. 注册本人患有乙肝

B. 具有完全民事行为能力

C. 专业学历

D. 注册本人患有色弱

E. 通过护士执业资格考试

38. 胰腺癌的首发症状一般是

A. 上腹痛及上腹饱胀不适

B. 黄疸

C. 消瘦

D. 发热

E. 出血

39. 患者男，38 岁。慢性肾小球肾炎病史 8 年，因反复发作病情逐渐加重，患者非常焦虑，常无故发脾气。护士应针对患者目前的情况采取必要的护理措施，其中重要性最低的是

A. 密切观察患者的心理活动

B. 向患者讲解慢性肾小球肾炎的病因

C. 加强与患者沟通，增加信任感

D. 取得家属的配合，做好患者的疏导工作

E. 请病区里其他患同样疾病的病人一起安慰病人

40. 乙肝疫苗初次免疫接种的年龄是

A. 出生后 1 天

B. 3 个月

C. 9 个月

D. 12 个月

E. 1 岁半

41. 脉压增大可见的疾病是

A. 甲状腺功能亢进症

B. 心包积液

C. 缩窄性心包炎

D. 心力衰竭

E. 心肌梗死

42. 系统性红斑狼疮的首选药是

A. 阿司匹林

B. 环磷酰胺

C. 肾上腺皮质激素

D. 青霉素

E. 泼尼松

43. 患者女，50 岁。肺炎康复期。患者清晨

告诉护士："我昨晚做噩梦没有睡好，现在头有点痛，心情糟糕透了，我想……"判断护患双方沟通的层次是

A. 礼貌性沟通

B. 分享个人想法

C. 陈述事实

D. 分享感觉

E. 一般性沟通

44. 确诊 HIV 感染阳性的检查方法是

A. p24 抗体（ELISA 法）

B. p24 抗原

C. gp41 抗原

D. gp41 抗体

E. p24 抗体（免疫印迹法）

45. 患者女，26 岁。因再生障碍性贫血入院治疗。入院血常规检查 Hb50g/L，护士为该患者制订的休息与活动计划为

A. 卧床休息为主，间断床上及床边活动

B. 绝对卧床休息，协助自理活动

C. 床上活动为主，适当增加休息时间

D. 室内做剧烈活动

E. 适当的户外活动

46. 工作期护患关系中护士的主要任务是

A. 建立良好信任关系

B. 与患者有效沟通

C. 搜集患者的健康资料

D. 采取措施解决患者的健康问题

E. 护患密切合作达到预定目标

47. 以下对于护患关系理解正确的是

A. 护患关系不属于人际关系

B. 护患关系是一种单向的人际关系

C. 护患关系是一种非专业性的人际关系

D. 护患关系是一种帮助与被帮助的人际关系

E. 护患关系在整个健康保健服务过程中不起关键作用

48. 患者女，45 岁。拟行经腹全子宫切除术，术前护士为其行阴道准备，正确的是

A. 术前 5 天每日冲洗 1 次

B. 术前 4 天每日冲洗 1 次

C. 术前 3 天每日冲洗 2 次

D. 术前 1 天每日冲洗 2 次

E. 术前 2 天每日冲洗 1 次

49. 对于结核病患者入院时换下的衣物，正确的处理是

A. 直接焚烧

B. 直接存入患者储物柜

C. 消毒后存放

D. 直接交给患者家属

E. 消毒后交给患者

50. 患儿男，10 岁。接种流感疫苗。接种过程中，小儿出现头晕、心悸、面色苍白，出冷汗。查体：体温 36.8℃，脉率 130 次/分，呼吸 25 次/分。此时，患儿采取正确的卧位是

A. 平卧，头稍低

B. 头高足低位

C. 侧卧位

D. 俯卧位

E. 平卧位

51. 抗结核治疗药物中属于杀菌药的是

A. 吡嗪酰胺

B. 对氨基水杨酸钠

C. 氨硫脲

D. 卡那霉素

E. 乙胺丁醇

52. 患儿女，出生后 20 天。因发热应用抗生素治疗 10 余天，查体时护士见其口腔颊黏膜有乳凝块样附着物，不易擦掉。应考虑为

A. 疱疹性口腔炎

B. 溃疡性口腔炎

C. 单纯性口腔炎

D. 鹅口疮

E. 口角炎

53. 葡萄胎可能的发病原因，**不正确**的是
A. 免疫功能低下
B. 病毒感染
C. 体腔上皮化生
D. 年龄
E. 营养不良

54. 腰椎间盘突出症最容易发生的部位是
A. $L_4 \sim L_5$
B. $L_3 \sim L_4$
C. $L_2 \sim L_3$
D. $L_1 \sim L_2$
E. $L_{12} \sim L_1$

55. 煮沸消毒的操作，**不正确**的是
A. 消毒前先将物品刷洗干净
B. 将消毒物品全部浸没在水中
C. 水沸后开始计算消毒时间
D. 中间添加物品需重新计算时间
E. 消毒的物品，待使用时再取出

56. 患者男，32 岁。直肠癌根治术（Miles 手术）后。患者恢复良好，但不愿意与人交往。该患者的护理问题是
A. 恐惧
B. 自我形象紊乱
C. 知识缺乏
D. 体液不足
E. 皮肤完整性受损

57. 胃溃疡穿孔的腹痛性质是
A. 持续性刀割样疼痛
B. 阵发性烧灼痛
C. 持续性疼痛阵发性加剧
D. 持续性绞痛
E. 阵发性钝痛

58. 患者女，66 岁。因扩张型心肌病入院，夜间突发心力衰竭，遵医嘱予洋地黄。护士在执行医嘱时应提出质疑和进一步核对的是
A. 氯化钾溶液静脉滴注

B. 地塞米松静脉注射
C. 5%氯化钙静脉注射
D. 吗啡皮下注射
E. 呋塞米静脉注射

59. 下列做法中遵从伦理学不伤害原则的是
A. 因急于手术抢救患者，未由家属或患者签手术同意书
B. 发生故意伤害
C. 造成本可避免的残疾
D. 造成本可避免的患者自杀
E. 造成本可避免的人格伤害

60. 患者女，49 岁。肺结核，应用链霉素抗结核治疗，用药期间发生链霉素过敏反应，为减轻链霉素毒性，可应用
A. 氯化钙
B. 氯化镁
C. 氯化钾
D. 维生素 C
E. 维生素 D

61. 下列哪项**不是**传染源
A. 患者
B. 隐性感染者
C. 病原携带者
D. 受感染的动物
E. 潜伏期感染者

62. 患者女，25 岁。因胃、十二指肠溃疡住院治疗。患者入病区因环境陌生有些紧张，护士首先应使用
A. 迎送性语言
B. 指导性语言
C. 安慰性语言
D. 招呼性语言
E. 礼节性语言

63. 产褥感染的病因，**错误**的说法是
A. 缩宫素的使用
B. 产科手术操作

C．妊娠末期性交

D．产道本身存在细菌

E．盆浴

64．患儿男，7个月。体重6kg，身长64cm，腹壁皮下脂肪0.3cm，多汗，好哭，该患儿属于

A．正常小儿

B．单纯性肥胖

C．轻度营养不良

D．中度营养不良

E．重度营养不良

65．患者女，29岁，未婚。近期由于工作劳累紧张，心悸、多汗2个月余。查体：甲状腺二度肿大，有血管杂音，心率130次/分，FT_3、FT_4升高，TSH显著降低，首选治疗方案为

A．甲巯咪唑（他巴唑）+普萘洛尔

B．甲巯咪唑（他巴唑）

C．普萘洛尔

D．放射性碘治疗

E．甲状腺次全切除术

66．右侧心力衰竭引起皮肤发绀的机制是

A．肺循环血液中还原血红蛋白增多

B．体循环静脉血中还原血红蛋白增多

C．肺循环血液中还原血红蛋白减少

D．体循环静脉血中还原血红蛋白减少

E．血液中高铁血红蛋白减少

67．患者男，65岁。肝硬化致上消化道大出血。护士触诊脉搏，呈细弱无力，此脉象称为

A．缓脉

B．间歇脉

C．细脉

D．洪脉

E．丝脉

68．能保证老年人不受伤的措施**不包括**

A．变换体位时动作不宜过快

B．居室内夜间应保持一定亮度

C．洗澡时水温以50～60℃为宜

D．浴室及厕所内设有扶手

E．居室门口最好不要有门槛

69．患者女，25岁。以急性肾小球肾炎入院，医嘱做爱迪计数检查，护士应准备的防腐剂是

A．10%甲醛

B．40%甲醛

C．浓盐酸

D．0.5%～1%甲苯

E．1%～2%甲苯

70．患者男，59岁。测得收缩压为165mmHg，舒张压为80mmHg，以下最有可能的是

A．心包积液

B．心肌梗死

C．心动过速

D．主动脉瓣关闭不全

E．休克

71．患者男，46岁。诊断为"肝癌"，护理此患者时，护士应具备的形象哪项**不妥**

A．反应敏捷

B．始终微笑

C．乐观开朗

D．关怀体贴

E．善良可亲

72．护士操作差错率在护理质量评价中属于

A．要素质量评价

B．环节质量评价

C．终末质量评价

D．基础质量评价

E．行为过程评价

73．患者女，42岁。混合痔行痔核切除术后，出院时护士的健康指导中**不正确**的是

A．高纤维素饮食

B．保持大便通畅

C．大便秘结可口服缓泻药

D．保持肛门清洁

E．可以适当进食辛辣饮食

74．发生药物过敏性休克，病人最早出现的症状常常是

A．意识丧失

B．血压下降

C．抽搐

D．胸闷，气促

E．皮肤发绀

75．新生儿出生后能啼哭、可吞咽，但生活能力弱，其妊娠周数可能是

A．孕 8 周末

B．孕 12 周末

C．孕 16 周末

D．孕 24 周末

E．孕 28 周末

76．患者女，29岁。于1：30顺利分娩一女婴。8：30护理查房，产妇主诉有尿意，但未排尿。视诊，耻骨上膨隆；叩诊，膀胱区呈鼓音。护士应为其采取的护理措施**不包括**

A．立即施行导尿术

B．协助其坐起排尿

C．热敷下腹部

D．轻轻按摩下腹部

E．让其听流水声

77．呼吸机辅助呼吸的目的**不包括**

A．增加通气量

B．减轻呼吸肌做功

C．改善换气功能

D．提高动脉血氧含量

E．促进机体无氧代谢

78．下列**不符合**无菌技术操作原则的是

A．无菌包须有标记和消毒日期

B．无菌操作时手臂位于腰部水平以上

C．无菌物品与非无菌物品分别放置

D．无菌持物钳可夹取所有无菌物品

E．一份无菌物品供一位患者使用 1 次

79．患者男，50 岁。诊断为急性淋巴细胞白血病。于化疗后第 8 天突然出现头痛，喷射状呕吐，视物模糊，烦躁。体温：T37℃，脉率 82 次/分，血压 135/85mmHg，呼吸 18 次/分；血常规：WBC1×10^9/L，Hb65g/L；PLT10×10^9/L。患者最可能发生了

A．化脓性脑膜炎

B．中枢神经系统白血病

C．颅内出血

D．中毒性休克

E．中毒性脑病

80．患者男，60 岁。有高血压史 10 年，3 小时前生气后突然头痛、呕吐，随即昏迷，急诊入院，诊断为脑出血。查体：体温 37.4℃，脉率 90 次/分，呼吸 23 次/分，血压 190/100mmHg。首要的处理措施是

A．静脉滴注硝普钠降压

B．快速静脉滴注甘露醇脱水

C．肌内注射甲氧氯普胺（灭吐灵）止吐

D．应用 6-氨基己酸止血

E．应用抗生素预防感染

81．患者男，71 岁。前列腺摘除术后使用气囊导尿管压迫止血。护士进行膀胱冲洗时，**错误**的护理措施是

A．密闭式持续膀胱冲洗

B．冲洗液用无菌生理盐水

C．每次冲洗量 200～300ml

D．注入止血药后要夹管 30 分钟

E．记录冲洗和排出量

82．患者男，27 岁。鼻唇沟处有一疖，表现为红肿热痛，前来就诊，护士嘱其禁忌局部用热，其原因是防止

A．加重局部疼痛

B．加重局部功能障碍

C．掩盖病情

D．出血

E．引起颅内感染

83．患者男，38 岁。有腹部暴力伤史，疑有

腹腔内脏损伤。正确的护理是

A. 病人应绝对卧床不随意搬动，尽量平卧，易于进行检查

B. 术前禁食，禁止灌肠，禁用泻药、镇痛药，仅可少量饮水

C. 尽早输液，得到明确诊断前禁用抗生素

D. 腹痛和腹膜刺激征，有进行性加重或范围扩大者应进一步检查，明确诊断后进行手术

E. 经积极抗休克治疗情况不见好转反而恶化者应及时进行手术检查

84. 给肝硬化腹水患者腹腔穿刺放液时应注意

A. 取平卧位

B. 指导患者限制饮水

C. 加强静脉补液

D. 观察尿量是否减少

E. 束紧多头腹带

85. 初产妇，30 岁，顺产。产后 2 天会阴侧切口红肿。给予局部湿热敷，宜选择

A. 1%乳酸溶液

B. 5%碘伏

C. 2%碳酸氢钠溶液

D. 50%硫酸镁溶液

E. 1∶5000 高锰酸钾溶液

86. 血清中抗内因子抗体阳性提示

A. 胃泌素瘤

B. 浅表性胃炎

C. 多灶性萎缩性胃炎

D. 自身免疫性胃炎

E. 消化性溃疡

87. 中医所指的"刚脏"是

A. 心

B. 肝

C. 肺

D. 膀胱

E. 胃

88. 患者女，28 岁。因肥胖 1 年而就诊。体检：面呈满月，皮肤痤疮增多，口唇有小须，背部毳毛多见，颈项部脂肪垫肥厚，血压 150/100mmHg，疑为库欣综合征，为了进一步明确诊断，下列哪项检查是必不可少的

A. 血浆皮质醇测定

B. 24 小时尿钾测定

C. 24 小时尿蛋白测定

D. 24 小时尿肌酸测定

E. 血清醛固酮测定

89. 戴无菌手套练习中，操作**不正确**的是

A. 先洗手、戴口罩，然后戴无菌手套

B. 手套大小合适，检查有效使用时间

C. 戴好一只手套后，持另一手套的内面戴上

D. 戴好手套的双手合掌置于胸前

E. 脱手套时，捏住手套口的外面翻转脱下

90. 心源性晕厥最常见的病因是

A. 疼痛

B. 直立性低血压

C. 低血糖症

D. 高血压

E. 心律失常

91. 患者男，70 岁。充血性心力衰竭，服用洋地黄。护士为其发药时特别要注意的工作是

A. 核对患者的床号、姓名

B. 叮嘱患者空腹服药

C. 服药前仔细测量患者的脉搏

D. 嘱患者卧床休息，减少剧烈运动

E. 询问服药后有无不适

92. 患儿男，11 个月。出生后反复呼吸道感染，3 天前发热、咳嗽、气促、烦躁不安。体检：呼吸 60 次/分，口唇发绀，两肺闻及细湿啰音；胸骨左缘第 3、4 肋间听到Ⅲ～Ⅳ级收缩期杂音，并触及震颤，肺动脉第二音亢进；肝右肋下 3.5cm，双足背轻度水肿。患儿最可能的原因是

A. 室间隔缺损

B. 室间隔缺损合并肺炎

C. 室间隔缺损合并心力衰竭

D. 室间隔缺损合并肺炎和心力衰竭

E. 室间隔缺损合并感染性心内膜炎

93. 患者休养的适宜环境正确的是

A. 儿科病室冬季室温在 22～24℃

B. 产妇病室应注意保暖，不能开窗通风，以免产妇着凉

C. 支气管扩张患者室内湿度在 35%

D. 破伤风患者勿剧烈活动，室内应通风良好、光线充足

E. 哮喘患者房间可摆放鲜花和绿色植物

94. 患儿女，9 个月。于 11 月份发生腹泻，大便呈水样，伴发热、呕吐。大便镜检见脂肪滴，白细胞 0～2 个/HP。该患儿的腹泻是

A. 秋季腹泻

B. 生理性腹泻

C. 肺炎

D. 中毒性痢疾

E. 上呼吸道感染

95. 急性水肿型胰腺炎最突出的临床表现是

A. 食欲缺乏

B. 腹痛

C. 发热

D. 反酸、嗳气

E. 低血糖症

96. 患者女，36 岁。因"急性化脓性梗阻性胆管炎"急诊入院，寒战，体温骤然升至 40℃，脉率 120 次/分，血压 80/60mmHg，其休克类型为

A. 感染性休克

B. 创伤性休克

C. 血管源性休克

D. 神经性休克

E. 失血性休克

97. 患儿，1 岁，因维生素 D 缺乏性佝偻病入院治疗 2 周，现病情稳定，准备出院，责任护士张护士为其父母讲解出院的健康教育。该行为体现了人际沟通在护理工作中的哪种作用

A. 连接作用

B. 精神作用

C. 调节作用

D. 延续作用

E. 情感作用

98. 孕妇，33 岁。妊娠 32 周，近 1 周水肿加剧，尿量减少，查血压 180/120mmHg，脉率 140 次/分，呼吸 22 次/分，尿蛋白（+），胎心胎位正常。此时**不宜**采取的处理措施是

A. 降压

B. 扩容

C. 解痉

D. 镇静

E. 利尿

99. 肝叶切除患者术后的护理，下列哪项是**错误**的

A. 专人护理

B. 常规给氧

C. 及早下床活动

D. 取平卧位

E. 补充营养

二、以下提供若干个案例，每个案例有若干个考题。请根据提供的信息，在每题的 A、B、C、D、E 五个备选答案中选择一个最佳答案，并在答题卡上将相应题号的相应字母所属的方框涂黑。

（100～102 题共用题干）

患者男，肺炎病人，口温 39.5℃，脉率 120 次/分，颜面潮红，皮肤灼热，伴有尿量减少。

100. 该病人发热程度为

A. 低热

B. 中度热

C. 高热

D. 超高热

E. 正常体温

101. 该病人目前处于

A. 体温上升期

B. 高热持续期

C. 恢复期

D. 退热期

E. 恶化期

102. 针对该病人的护理措施**不当**的是

A. 测量体温 1 次/4 小时

B. 鼓励病人多饮水

C. 生理盐水清洁口腔

D. 乙醇擦拭腹股沟、腹部、腋窝等处

E. 保持皮肤清洁

（103～104 **题共用题干**）

患者男，82 岁。肺源性心脏病，近半个月来咳嗽、咳痰，今晨呼吸困难加重，神志恍惚，烦躁不安。查体：体温 36.4℃，脉率 120 次/分，血压 130/80mmHg，呼吸 38 次/分，口唇发绀，两肺底闻及湿啰音。

103. 患者最可能出现的并发症是

A. 心力衰竭

B. 上消化道出血

C. 急性肾衰竭

D. 呼吸衰竭

E. 弥散性血管内凝血（DIC）

104. 该患者适宜的体位是

A. 仰卧位

B. 侧卧位

C. 头高足低位

D. 半坐卧位

E. 俯卧位

（105～107 **题共用题干**）

患者男，45 岁。反复胃部不适 1 年余，诊断为"慢性胃炎"入院。

105. 护士在接待此患者时，做法哪项**不妥**

A. 起立迎接

B. 护送患者到床边

C. 介绍医院特色

D. 介绍自己

E. 介绍同室病友

106. 护士询问患者时，下列属于开放式提问的一项是

A. 您的父母有高血压病史吗

B. 您一般每天睡几个小时

C. 您每天排几次大便

D. 您的右上腹是否疼痛

E. 您今天的感觉怎么样

107. 护士与患者交谈时应采用的距离是

A. 个人距离

B. 亲密距离

C. 社会距离

D. 公众距离

E. 社区距离

（108～111 **题共用题干**）

患者男，16 岁。患有支气管扩张 4 年。近日因受凉后，体温 38.0℃，咳黄色脓痰，伴咯血，每日咯血量约 50ml。

108. 判断该患者咯血量为

A. 痰中带血

B. 少量咯血

C. 中等量咯血

D. 大量咯血

E. 不能确定，需进一步评估

109. 护士观察患者病情时，以下哪项**不属于**观察的重点内容

A. 咯血情况

B. 体温变化

C. 痰液情况

D. 缺氧表现

E. 体重变化

110. 此时患者的饮食原则为

A. 暂禁食

B. 少量温热流质饮食

C. 少量温凉流质饮食

D. 少量温热软食

E. 普通饮食

111. 今晨患者剧烈咳嗽后咯鲜红色血 300ml，护士采取的急救措施**不妥**的是

A. 立即置患者于头低足高位

B. 立即清除口腔内血块

C. 立即应用镇静、镇咳药

D. 给予高流量吸氧

E. 做好气管内插管或切开的准备

（112～114 题共用题干）

患者男，36 岁。因车祸致右颞部外伤，伴局部头皮裂伤，当即昏迷，约 10 分钟后清醒，患者感剧烈头痛，频繁呕吐。入院 7 小时后发现神志不清，右侧瞳孔散大，左侧肢体偏瘫。

112. 根据病史及症状，护士可初步考虑该患者为

A. 颅底骨折

B. 脑震荡

C. 硬脑膜外血肿

D. 硬脑膜下血肿

E. 脑内血肿

113. 该患者目前的护理诊断**不包括**

A. 皮肤完整性受损

B. 清理呼吸道无效

C. 营养失调：低于机体需要量

D. 体温过低

E. 潜在并发症：颅内压增高

114. **不适当**的辅助检查是

A. 颅脑 X 线摄片

B. CT 检查

C. 腰椎穿刺

D. MRI 检查

E. 脑超声波检查

（115～117 题共用题干）

患者女，35 岁。因腹泻每日 10～15 次，大便为米泔水样来院就诊，患者轻度脱水，结合患者症状和医生查体结果，高度怀疑为霍乱。正在等待实验室检查结果以明确诊断。

115. 该患者经检查确认为霍乱需隔离治疗。护士应告知其家属，隔离期限是

A. 以临床症状消失为准

B. 由上级卫生防疫部门确定

C. 根据医学检查结果确定

D. 根据科主任对病情的判断来决定

E. 由公安机关决定

116. 目前对该患者应采取的正确措施是

A. 在就诊医院指定场所单独隔离

B. 要求患者自行转往传染病专科医院

C. 由家属陪同在医院门诊等待结果

D. 收住入本院消化科病房

E. 请患者先回家，告知指定日期前来取检验结果

117. 该患者经全力抢救未见好转不幸死亡，应对尸体立即进行卫生处理并

A. 由家属带回老家土葬

B. 移入太平间

C. 征得家属同意后尸检

D. 就近火化

E. 石灰池掩埋

（118～120 题共用题干）

患者男，25 岁。因饮食不洁导致呕吐、腹泻、发热就诊。护士为其进行评估之后，做出护理诊断。

118. 下列**不属于**护理诊断的是

A. 焦虑

B. 体温过高

C. 急性胃肠炎

D．体液不足

E．营养失调

119．有关护理诊断和医疗诊断，下列叙述哪项是**错误**的

A．护理诊断随病情变化而变化

B．医疗诊断描述的是一种疾病

C．护理诊断描述的是个体对健康问题的反应

D．医疗诊断在疾病的发展过程中是相对稳定的

E．护理诊断的决策者是护理人员，也可以是医生

120．以下**不属于**护理诊断的组成部分的是

A．名称

B．定义

C．诊断依据

D．原因

E．相关因素

实践能力

一、以下每一道考题下面有 A、B、C、D、E 五个备选答案。请从中选择一个最佳答案，并在答题卡上将相应题号的相应字母所属的方框涂黑。

1．下列妊娠周数，可选用人工流产吸引术法终止妊娠的是

A．9 周

B．11 周

C．14 周

D．15 周

E．24 周

2．孕妇，32 岁。孕 34 周，数周来宫高、腹围增长缓慢，电子胎心监护发现宫缩时可以出现胎心变异减速图形。最主要的护理措施是

A．向孕妇及其家属介绍羊水过多的可能原因

B．嘱休息时取右侧卧位改善胎盘血液供应

C．指导接受治疗方案并积极配合自数胎动

D．观察孕妇生命体征并每日 2 次测量宫高、腹围

E．B 超监测胎盘功能及羊水量预防胎膜早破

3．患者男，52 岁。近 2 个月来出现进行性食欲缺乏、乏力、体重下降，入院后初诊为原发性肝癌，下列哪项说法是**错误**的

A．AFP 定量＞500mg/ml 持续 1 个月以上可确诊

B．多以肝区疼痛或不适为首发症状

C．早期施行手术切除是最有效的疗法

D．AFP 阴性可以排除原发性肝癌的诊断

E．病理组织学类型以肝细胞癌常见

4．缩窄性心包炎最早出现的症状是

A．劳力性呼吸困难

B．夜间阵发性呼吸困难

C．端坐呼吸

D．呼气性呼吸困难

E．胸痛

5．患者男，18 岁。可疑血友病，下列哪项**不作为**筛查试验

A．凝血时间

B．活化部分凝血酶原时间

C．凝血酶原消耗

D．简易凝血功能试验

E．纤维蛋白原

6. 产妇，自然分娩。产后 2 小时急需观察的内容**不包括**

A. 血压及脉搏

B. 子宫收缩情况

C. 阴道出血量

D. 乳汁分泌情况

E. 膀胱充盈情况

7. 患者男，32 岁。左手被开水烫伤 20 分钟，来院就诊时发现局部红润，无水疱，减轻疼痛应选择

A. 局部湿热敷

B. 局部冷湿敷

C. 加压包扎

D. 涂抗生素软膏

E. 冰袋置红润处

8. 患者男，28 岁。打球时不慎跌倒受伤。X 线检查：右肱骨髁上骨折。骨折临床愈合后肘关节功能的恢复主要取决于

A. 足够的休息、康复时间

B. 床上活动

C. 功能锻炼

D. 石膏固定松紧度

E. 有没有内固定

9. 婴儿期重点预防的疾病**不包括**

A. 佝偻病

B. 营养性缺铁性贫血

C. 营养不良

D. 先天性心脏病

E. 婴儿腹泻

10. 以下有关精神分裂症的定义哪项**不正确**

A. 一组病因未明的精神疾病

B. 具有思维、情感、行为等多方面的障碍

C. 慢性病人可有意识障碍

D. 多起病于青壮年、常缓慢起病且病程迁延

E. 一般智能无明显损害

11. 患者男，45 岁。在高温环境中劳动后，出现胸闷、口渴、面色苍白、冷汗淋漓。测：体温 37.5℃，血压 86/50mmHg。采取的护理措施可**除外**

A. 立即移至阴凉通风处

B. 建立静脉通路，补液

C. 给予清凉饮料

D. 取平卧位

E. 头部置冰帽，四肢冰水敷擦

12. 婴儿饮食中三大营养素所供热量的百分比以下正确的是

A. 15%蛋白质、35%脂肪、50%糖类

B. 15%蛋白质、50%脂肪、35%糖类

C. 25%蛋白质、40%脂肪、35%糖类

D. 25%蛋白质、35%脂肪、40%糖类

E. 25%蛋白质、25%脂肪、50%糖类

13. 患者女，68 岁。患慢性肺源性心脏病近 8 年。近日咳嗽、咳痰加重，明显发绀，给予半坐卧位，主要目的是

A. 使回心血量增加

B. 使肺部感染局限化

C. 使膈肌下降呼吸通畅

D. 减轻咽部刺激及咳嗽

E. 促进排痰，减轻发绀

14. 为高热患者乙醇擦浴时，**禁忌**擦拭的部位是

A. 头部和颈部

B. 手掌和四肢

C. 腋窝和腹股沟

D. 前胸和腹部

E. 两侧肾区

15. 患者女，28 岁。患慢性风湿性心脏病 5 年，近 3 个月来每当稍快步行走或梳洗时即感心悸、气急，该患者目前心功能分级属于

A. Ⅰ级

B. Ⅱ级

C. Ⅲ级

D. Ⅳ级

E. Ⅴ级

16. 下列关于幻觉的概念正确的是
A. 对客观事物的错误感受
B. 对客观事物的妄想
C. 缺乏相应的客观刺激时的感知体验
D. 客观刺激作用于感觉器官的感知体验
E. 缺乏客观刺激时的正确的体验

17. 患者女，72 岁。因记忆力进行性下降、失语、经常外出后迷路不归，诊断为阿尔茨海默病（老年痴呆症），治疗该疾病目前最常用的药物是
A. 氯米帕明
B. 阿米替林
C. 氟西汀
D. 多奈哌齐
E. 丁螺环酮

18. 患者男，35 岁。在高温下持续工作 10 小时，现意识不清入院。患者皮肤湿冷，血压 70/50mmHg，脉搏细速，体温 37.2℃，心率 116 次/分，此时首要的护理诊断是
A. 有感染的危险
B. 清理呼吸道无效
C. 知识缺乏
D. 体温过高
E. 体液不足

19. 患者男，45 岁。春季反复呼吸困难、咳嗽伴喘息 5 年。检验室检查：嗜酸性粒细胞增多，血清 IgE 增高。患者最可能的问题是
A. 过敏性肺炎
B. 支气管哮喘
C. 慢性支气管炎
D. 风湿性心脏病
E. 支气管扩张

20. 患者女，56 岁。胃窦部多发溃疡，今日患者在硬膜外麻醉下行胃大部切除术，术后安返病房。病区护士在术后的 12 小时内，应注意观察的并发症是
A. 吻合口漏

B. 吻合口炎症
C. 吻合口出血
D. 近侧空肠段梗阻
E. 十二指肠残端漏

21. 患者男，65 岁。右肾癌根治术后第 1 天，护士密切观察生命体征的主要目的是
A. 书写病情记录
B. 完成常规护理
C. 预防术后出血
D. 观察麻醉并发症
E. 向家属报告病情

22. 患儿女，5 个月。因高热伴有喷射性呕吐入院。现患儿烦躁不安，哭闹不止，前囟隆起，下列护理措施哪项**不妥**
A. 保持室内安静
B. 维持患儿平卧位
C. 护理操作应集中进行
D. 严密观察生命体征
E. 静脉用降颅内压药应先快后慢

23. 患者男，26 岁。因心情不好喝了 250ml 烈酒，突感心悸。门诊急查心电图示"Ⅰ、Ⅱ、aVF 导联 P 波直立，aVR 导联 P 波倒立，频率 120 次/分，PR 间期 0.16 秒，PP 间期＜0.6 秒"。该患者最可能发生了
A. 室性心动过速
B. 窦性心动过速
C. 预激综合征
D. 心房颤动
E. 心室颤动

24. 患者女，37 岁。十二指肠溃疡。近 1 个月疼痛节律性消失，餐后腹痛伴呕吐，呕吐物为大量隔夜食物。此时护士采取的护理措施应**除外**
A. 暂禁食、禁水
B. 连续胃肠减压
C. 疼痛护理，缓解患者心理压力
D. 肠外营养

E．术前每餐前洗胃

E．轻度脱水

25．对进行性血胸的处理原则是

A．胸腔穿刺抽血

B．闭式胸膜腔引流

C．开胸术检查

D．用止血药

E．输血

26．下列对败血症患者采集血培养标本的方法哪项是**错误**的

A．标本放消毒容器内

B．检查容器有无裂缝

C．检查瓶塞是否干燥

D．检查培养基是否足够

E．采集时严格执行无菌操作

27．维生素 D 缺乏性佝偻病初期骨骼 X 线改变哪项是正确的

A．骨骺软骨变小

B．干骺端钙化带稍模糊

C．骨质致密

D．骨皮质变厚

E．骨骺与干骺的距离变小

28．患儿女，2 岁。诊断为"动脉导管未闭"，护士在对患儿进行身体状况评估时，尤应注意

A．精神状态

B．发绀程度

C．呼吸情况

D．蹲踞症状

E．周围血管征

29．患儿，9 个月。呕吐、腹泻 3 天，尿量略少，皮肤弹性稍差，口唇微干，眼窝轻度凹陷，血清钠浓度为 140mmol/L，其脱水的程度为

A．重度脱水

B．无脱水

C．中度脱水

D．极重度脱水

30．患者女，45 岁。确诊糖尿病经治疗后出院，需长期应用诺和笔进行短效胰岛素治疗，健康教育护士在教育中下列哪项**不正确**

A．注射时不在有炎症、化脓、硬结处进针

B．注射部位选脐周、股外侧

C．皮肤要严格消毒

D．每日餐前 15～30 分钟注射

E．针头与皮肤成 30°～40°

31．患者女，34 岁。停经 56 天，3 天前开始少量阴道出血，昨日起右下腹疼痛，今晨疼痛程度加强，呕吐 2 次。妇科检查：子宫颈口关闭，宫颈抬举痛（+），子宫前倾前屈，较正常稍大。最简单、可靠的检查是

A．腹部 B 超检查

B．测定血中 HCG

C．腹腔镜检查

D．宫腔镜检查

E．阴道后穹窿穿刺

32．普通型流行性脑脊髓膜炎（简称流脑）的临床经过及分期是

A．初期、极期、缓解期、恢复期

B．前驱期、极期、缓解期、恢复期

C．前驱期、败血症期、脑膜炎期、恢复期

D．败血症期、脑膜炎期、恢复期

E．前驱期、脑膜炎期、恢复期

33．患者男，76 岁。自诉胸闷，呼吸不畅，不能平卧。观察发现患者呼气时间长于吸气时间，呼吸费力，无明显三凹征。下列哪种情况可能导致此种呼吸

A．大叶性肺炎

B．哮喘发作

C．喉头水肿

D．临终前表现

E．代谢性酸中毒

34．大量 HCG 刺激卵巢呈多发性囊肿改变可

诊断为

A. 卵巢黄素囊肿

B. 卵巢黄体囊肿

C. 葡萄胎

D. 侵蚀性葡萄胎

E. 绒毛膜癌

35. 患者女，49 岁。开胸术后行胸膜腔闭式引流。今晨引流管不慎自胸壁伤口脱出，当班护士首先采取的措施是

A. 紧急呼救

B. 将引流管重新插入胸腔

C. 手指捏紧引流口皮肤，勿使进气

D. 立即用无菌纱布覆盖

E. 急送手术室行手术治疗

36. 患儿男，5 岁。发热 3 周，左膝痛，查体：左膝关节浮髌试验（－），胫骨上部肿胀，压痛明显，血白细胞 21×10^9/L，中性粒细胞 0.9，胫骨上干骺端穿刺有脓液。正确的处理是

A. 物理降温

B. 开窗减压术

C. 病灶冲洗，搔刮脓腔

D. 截肢

E. 输入白蛋白，提高免疫力

37. 下列与新生儿寒冷损伤综合征的发病**无关**的是

A. 早产

B. 寒冷

C. 溶血

D. 窒息

E. 感染

38. 患者男，31 岁。因车祸造成骨盆骨折，如抢救不及时延误了治疗，可发生的严重并发症是

A. 直肠损伤

B. 膀胱、尿道损伤

C. 腰骶神经丛损伤

D. 腹膜后巨大血肿

E. 功能障碍

39. 孕妇，36 岁。经产妇，有多次人工流产史，孕 30 周出现无痛性阴道出血，考虑前置胎盘的可能，是因为

A. 因胎盘附着在子宫体部前壁

B. 胎盘为摄取足够营养选择部位

C. 子宫蜕膜血管营养过剩所致

D. 子宫蜕膜血管生长良好所致

E. 人工流产多次刮宫损伤子宫内膜

40. 最严重、最危险的心律失常的类型是

A. 室性心动过速

B. 病态窦房结综合征

C. 心房颤动

D. 心室颤动

E. 三度房室传导阻滞

41. 患儿，2 岁半。自 15 个月开始出现方颅、鸡胸，"O" 形腿，妈妈带他到医院门诊看病。护士为其饮食指导中，最好的食物是

A. 动物肝

B. 牛奶及乳制品

C. 蘑菇

D. 紫菜

E. 蛋类

42. 左侧心力衰竭患者的呼吸困难主要是由于

A. 肺淤血或肺水肿所致

B. 肺泡内张力和肺循环压力增高所致

C. 体循环淤血所致

D. 肝淤血、腹水等使呼吸运动受限所致

E. 支气管、肺受压所致

43. 患者男，60 岁。退休前是单位的高管，退休后不适应退休生活，患抑郁症。护士对其进行健康教育时，患者表示没有兴趣，此时护士的最佳反应是

A. "如果您不想听，我陪您坐一会儿吧。"

B. "你现在需要多和人交流，否则病情无法减轻。"

C. "认真听我说的话，听完病就会减轻。"

D. "你必须听，配合我完成自己的工作。"

E. "不想听也行，我把宣传材料放在这里，您一会自己看吧。"

44. 贲门胃底癌的突出表现是

A. 嗳气、反酸

B. 营养障碍

C. 大量呕吐宿食

D. 食欲缺乏

E. 胸骨后疼痛和进行性哽噎感

45. 新生儿化脓性脑膜炎最常见的病原菌是

A. 流感杆菌

B. 大肠埃希菌

C. 肺炎双球菌

D. 脑膜炎奈瑟菌

E. 乙型溶血性链球菌

46. 判断心脏瓣膜疾病病情，首选的辅助检查是

A. 12 导联心电图

B. 超声心动图

C. 胸部 CT

D. 心肌酶学

E. 心肌核素显像

47. 患者女，53 岁。绝经 4 年，近 20 日再现阴道出血。查子宫稍大稍软。护士在采集病史时，下列哪项病史对诊断有价值

A. 消瘦

B. 患糖尿病

C. 曾患肝病

D. 低血压

E. 患慢性胃肠炎

48. 患儿女，6 岁。从三楼摔下，护士观察病情时发现患儿双侧瞳孔大小不等，对光反应消失，眼球向下外倾斜，提示为

A. 濒死状态

B. 脑挫裂伤

C. 脑干损伤

D. 颅内压增高

E. 脑疝

49. 对确诊肥厚型心肌病最有价值的检查是

A. 胸部透视

B. 12 导联心电图

C. 超声心动图

D. 心脏彩超

E. 心电图运动负荷试验

50. 患者女，51 岁，中学教师。双下肢浅静脉蜿蜒扩张、纡曲，其病因最有可能为

A. 下肢静脉瓣膜缺陷

B. 重体力劳动

C. 长时间站立

D. 下肢静脉壁薄弱

E. 习惯性便秘

51. 绒毛膜癌患者出现咯血现象，提示发生了

A. 脾转移

B. 肠转移

C. 胃转移

D. 肺转移

E. 肝转移

52. 治疗急性痛风性关节炎的特效药物是

A. 布洛芬

B. 糖皮质激素

C. 吲哚美辛

D. 美洛昔康

E. 秋水仙碱

53. 患者女，43 岁。患有类风湿关节炎，近日来手、足及膝关节肿胀，疼痛加重，活动后疼痛减轻，伴有食欲缺乏、乏力等不适，护士为其制订的护理措施应**除外**

A. 卧床休息，减少活动

B. 维持膝关节于功能位

C. 指导患者定时、定量服药

D. 足底放护足板

E. 维持膝关节屈曲位

54. 患者男，48 岁。因急性心肌梗死行溶栓治疗，下列哪种酶高峰提前出现提示溶栓成功
A. 肌酸激酶同工酶
B. 肌酸激酶
C. 肌红蛋白
D. 肌钙蛋白
E. 白细胞

55. 产检少于多少为产检**不足**
A. 6 次
B. 5 次
C. 8 次
D. 2 次
E. 3 次

56. 产后 72 小时内的变化，正确的是
A. 宫颈恢复形态
B. 已恢复肠蠕动
C. 子宫底达脐孔
D. 回心血量增加
E. 恢复正常凝血

57. 患者男，23 岁。确诊为癫痫 8 年，下列健康教育哪项正确
A. 开车要有人陪同
B. 适当参加脑力活动
C. 不可操作计算机
D. 可以从事攀岩活动
E. 病情得到控制后可自行停药

58. 海水淹溺不会引起
A. 低蛋白血症
B. 高镁血症
C. 高钙血症
D. 急性肺水肿
E. 血液稀释

59. 患者男，60 岁。因肺炎住院，患者痰液黏稠、量较多，护士采用胸部叩击方法协助患者排痰，**错误**的是

A. 协助患者取侧卧位
B. 由肺底自下而上、由外向内叩击
C. 叩击时避开心脏、骨突处
D. 频率至少 80～100 次/分
E. 每一肺叶叩击 1～3 分钟

60. 鹅口疮的临床特点是
A. 口腔黏膜出现大小不等的溃疡
B. 口腔黏膜可见大小不等的疱疹
C. 口腔黏膜充血、水肿呈红绒状
D. 口腔黏膜可见散在或成簇的黄色水疱
E. 口腔黏膜上出现白色或灰白色乳凝块样物

61. 法洛四联症的畸形应**除外**
A. 房间隔缺损
B. 室间隔缺损
C. 肺动脉狭窄
D. 右心室肥厚
E. 主动脉骑跨

62. 腹股沟斜疝与直疝的最主要鉴别点是
A. 发病年龄
B. 有无咳嗽冲击感
C. 疝块外形
D. 平卧后肿块能否自行回纳
E. 压迫内环后疝是否再突出

63. 患者女，50 岁。背部出现隆起的紫红色浸润区，较硬，中央有多个脓栓，6 天后出现皮肤坏死破溃，呈火山口状，并伴有寒战、高热，应首先考虑患者出现以下何种外科感染
A. 疖
B. 痈
C. 脓肿
D. 丹毒
E. 急性蜂窝织炎

64. Apgar 评分的体征**不包括**
A. 体温
B. 呼吸
C. 皮肤颜色

D. 喉反射

E. 肌张力

65. 患者男，62 岁。赴宴饱餐后不久突然感到胸骨后持续性压榨样闷痛 2 小时，向左颈和肩臂部放射，伴大汗、心悸、惊恐不安。测血压 80/50mmHg，面色苍白，烦躁不安。为明确其病情，首选的检查是

A. 超声心动图

B. 胸部 X 线片

C. 心电图

D. 胸部 CT

E. 心脏 MRI

66. 静脉注射氨茶碱速度要慢，否则可出现

A. 皮肤潮红、头痛、恶心

B. 心律失常、血压下降

C. 四肢麻木、腰酸背痛

D. 支气管痉挛，喉头水肿

E. 耳鸣和高血压

67. 新生儿窒息行气管内插管加压给氧，患儿的呼吸频率一般维持在

A. 10 次/分

B. 20 次/分

C. 25 次/分

D. 30 次/分

E. 40 次/分

68. 孕妇，33 岁。孕 36 周，晨起突然发生持续性腹部疼痛伴阴道少量出血。可能的原因是

A. 重度子痫前期致胎盘早剥

B. 腹部外伤导致胎盘早剥

C. 多次刮宫致子宫壁过薄

D. 长时间仰卧位致胎盘早剥

E. 长时间仰卧位致子宫破裂

69. 肺炎球菌肺炎患者的典型症状**不包括**

A. 寒战、高热

B. 咳嗽

C. 咳铁锈色痰

D. 胸痛

E. 腹胀

70. 患者男，65 岁。有慢性咳嗽咳痰史 25 年，近 2 年来呼吸困难逐渐加重，发绀，伴双下肢水肿，考虑为慢性呼吸衰竭。近日由于感染，咳嗽、咳痰加重，维持呼吸通畅的重要措施是

A. 吸氧

B. 遵医嘱使用呼吸兴奋药

C. 清除积痰

D. 呼吸功能锻炼

E. 纠正酸碱失衡

71. 类风湿关节炎最早出现的关节症状是

A. 晨僵

B. 类风湿结节

C. 关节肿胀

D. 关节痛

E. 关节功能障碍

72. 患者女，30 岁。足底刺伤后发生破伤风，频繁抽搐。最重要的治疗环节是

A. 补充水分电解质

B. 镇静，解痉

C. 中和游离毒素

D. 气管切开

E. 病室安静，减少刺激

73. 慢性支气管炎发展为阻塞性肺气肿时，主要症状为

A. 反复感染

B. 反复发热

C. 剧烈咳嗽

D. 咳大量脓痰

E. 逐渐加重的呼吸困难

74. 支气管肺炎与支气管炎主要鉴别点是

A. 发热的高低

B. 咳嗽的轻重

C. 痰液的多少

D. 肺部是否有固定的中小水泡音

E. 血白细胞的高低

75. 患者女，38 岁。足月产 2 次，流产 2 次，无早产，现有子女 1 人。护士记录其生育史，正确的方法是

A. 2-0-2-1

B. 2-1-0-1

C. 1-1-0-2

D. 0-2-1-2

E. 1-2-0-1

76. 患者女，50 岁。进行结核菌素试验，护士判断试验结果的正确方法是

A. 注射后 24 小时测量皮肤局部红晕直径

B. 注射后 24 小时测量皮肤局部硬块直径

C. 注射后 48 小时测量皮肤局部红晕直径

D. 注射后 72 小时测量皮肤局部红晕直径

E. 注射后 72 小时测量皮肤局部硬块直径

77. 维生素 D 缺乏性手足搐搦症与佝偻病发病机制**不同**的是

A. 钙吸收代谢障碍

B. 磷吸收代谢障碍

C. 碱性磷酸酶活性升高

D. 神经系统兴奋性降低

E. 甲状旁腺功能代偿不足

78. 胃、十二指肠溃疡急性大出血的主要表现是

A. 剧烈上腹痛

B. 上腹部反跳痛

C. 大量呕血或黑粪

D. 肠鸣音活跃

E. 血细胞比容下降

79. 患者女，45 岁。近 2 个月来出现持续上腹闷痛、反酸、嗳气等症状，并明显加重，经诊断为胃癌，拟行胃大部切除术，术后拔除胃管后第 3 日，下列患者的饮食中正确的是

A. 面条

B. 蛋汤

C. 牛奶

D. 豆浆

E. 米饭

80. 围绝经期综合征内分泌最早变化的是

A. 卵巢功能衰退

B. 下丘脑功能退化

C. 垂体功能退化

D. 雌激素分泌增多

E. 促性腺激素分泌下降

81. 以下骨折类型中，属于不完全性骨折的是

A. 青枝骨折

B. 嵌插骨折

C. 螺旋形骨折

D. 压缩性骨折

E. 斜形骨折

82. 产妇，24 岁。产后 1 天，护士对其进行产褥期恶露相关知识的健康教育，以下表述哪项是**错误**的

A. 血性恶露量多，色红，持续 3～4 天

B. 红色恶露，经久不止，属复旧欠佳

C. 浆性恶露量少，色淡，持续约 10 天

D. 白色恶露含大量白细胞，约持续 3 周

E. 恶露有恶臭味，提示会阴清洁不良

83. 患儿男，9 个月。因发热、咳嗽 3 天入院。3 天前患儿面部一疖肿挑破后，当晚即发热，次日体温 40℃，并咳嗽、呼吸困难。查体：体温 39.8℃，营养欠佳，重病容，鼻翼扇动，唇发绀，全身皮肤可见猩红热样皮疹，双肺满布中、细湿啰音。患儿最可能的原因是

A. 腺病毒肺炎

B. 支原体肺炎

C. 衣原体肺炎

D. 呼吸道合胞病毒肺炎

E. 金黄色葡萄球菌肺炎

84. 患者男，60 岁。2 年前无明显诱因出现柏油样便，伴头晕、乏力，给予奥美拉唑治疗，每次发作时伴有上腹胀痛，多在餐后半小时发生，近 3 个月来食欲缺乏，体重减轻，上腹痛时轻时重，疼痛逐渐加重，不易缓解，可考虑为

A. 胃溃疡出血
B. 十二指肠溃疡伴出血
C. 胃溃疡癌变
D. 胰腺癌
E. 胃穿孔

85. 患者女，45 岁。因"继发性痛经逐渐加重 10 年"就诊。双侧卵巢囊性增大，考虑为子宫内膜异位症，确诊的最佳检查是

A. 阴道 B 超
B. 腹腔镜
C. 子宫输卵管碘油造影
D. 腹部 B 超
E. 妇科检查

86. 再生障碍性贫血的发生机制是

A. 造血原料缺乏
B. 骨髓造血功能低下
C. 急性失血
D. 严重感染
E. 红细胞破坏

87. 护士对前列腺切除术患者行术后护理时，措施应**除外**

A. 做好膀胱冲洗的护理
B. 应用镇痛药
C. 嘱病人多饮水
D. 术后 3 天便秘给予灌肠
E. 记录出入量

88. 黄色痰液，静置后分层后可见上层泡沫黏液、中层浆液、下层坏死组织沉淀物，该痰液可见于

A. 支气管肺炎
B. 慢性支气管炎

C. 支气管扩张症
D. 肺气肿
E. 细菌性痢疾

89. 新生儿，出生后 5 小时，仍未排尿，家长咨询护士正常足月新生儿开始排尿时间多在出生后几小时内

A. 6
B. 12
C. 24
D. 48
E. 72

90. 营养不良患儿最早出现的症状是

A. 体重不增
B. 表情呆滞
C. 肌张力低下
D. 身高低于正常
E. 运动功能发育迟缓

91. 患者男，35 岁。饮酒后出现上腹痛，粪便隐血试验阳性，拟诊急性糜烂性出血性胃炎。对该患者的饮食指导哪项**不适宜**

A. 暂禁食
B. 可进食米汤
C. 养成定时进餐的习惯
D. 宜进热食
E. 宜进少渣食物

92. 有关早产儿喂养，以下哪项**不正确**

A. 首选母乳
B. 一般在生后 2～4 小时试喂糖水
C. 根据体重决定开始喂养的时间
D. 根据吸吮及吞咽能力选择不同的喂养方式
E. 早产儿生长发育快，出生后即应供给高能量

93. 患者女，67 岁。入院时确诊为肺源性心脏病、心力衰竭合并肺性脑病。护士配合医生进行抢救。该患者宜采取的吸氧方式是

A. 高浓度持续吸氧
B. 低浓度间断吸氧
C. 高流量高浓度持续吸氧

D. 低流量高浓度间断吸氧

E. 低流量低浓度持续吸氧

94. 对新生儿病理性黄疸所采取的护理措施**不正确**的是

A. 蓝光疗法

B. 换血疗法

C. 观察大小便颜色

D. 延迟喂养

E. 观察黄疸发生的时间及进展程度

95. 孕妇，30 岁，单胎妊娠。末次月经不清，产科检查：宫高 33cm，腹围 100cm，胎头已衔接，其孕周可能为

A. 40 周

B. 24 周

C. 28 周

D. 32 周

E. 36 周

96. 风湿性心脏病病人就诊和致死的主要原因是

A. 充血性心力衰竭

B. 心律失常

C. 栓塞

D. 心源性休克

E. 高血压脑病

97. 目前推荐长期抗炎治疗哮喘的最常用方法是

A. 吸入法

B. 口服法

C. 肌内注射法

D. 静脉注射法

E. 静脉滴注法

二、以下提供若干个案例，每个案例有若干个考题。请根据提供的信息，在每题的 A、B、C、D、E 五个备选答案中选择一个最佳答案，并在答题卡上将相应题号的相应字母所属的方框涂黑。

（98～100 题共用题干）

患儿女，3 个月。冬季出生，足月顺产，单纯牛乳喂养，近半个月来烦躁、多汗、夜间睡眠不安、易惊，初步考虑佝偻病。

98. 按临床分期，该患儿属于

A. 初期

B. 激期

C. 活动期

D. 恢复期

E. 后遗症期

99. 护理体检时，应特别注意的体征是

A. 鸡胸

B. 枕秃

C. 颅骨软化

D. 头围大小

E. 前囟张力

100. 对家长进行健康指导，正确的是

A. 添加含维生素 D 丰富的食物

B. 可选用蛋黄补充维生素 D

C. 鼓励患儿运动，尽早让患儿坐、立、行

D. 夏季气温高，最好在中午时外出晒太阳

E. 冬天室内活动时应关闭窗户

（101～103 题共用题干）

患者女，45 岁。有甲状腺功能亢进症病史 9 年，拟择期手术治疗。术前准备使用抗甲状腺药物加碘剂。

101. 护士为患者解释使用碘剂的目的是

A. 减轻突眼症状

B. 减轻心脏损害

C. 减轻甲状腺充血

D. 减轻交感神经亢进症状

E. 对抗甲状腺素作用

102. 术后患者返回病房，护士要求患者说话，其目的是判断患者有无

A. 甲状腺感染

B. 喉头水肿

C．甲状旁腺损伤

D．喉返神经损伤

E．甲状腺危象

103．护士与患者交谈时，应采用的距离是

A．<40cm

B．50～100cm

C．150～180cm

D．200～360cm

E．>360cm

（104～106 题共用题干）

患儿男，8 个月。发热、腹泻 2 天，精神萎靡，尿少 4 小时。患儿体温 38℃，大便呈蛋花汤样，眼窝凹陷，口唇干燥，肛周皮肤发红。

104．患儿最可能的原因是

A．食物中毒

B．急性胃炎

C．细菌性痢疾

D．上呼吸道感染

E．轮状病毒肠炎

105．下列对该患儿的护理诊断哪项**不正确**

A．腹泻

B．体温过高

C．体液不足

D．清理呼吸道无效

E．有皮肤完整性受损的危险

106．患儿静脉补液 8 小时后，眼窝凹陷有所减轻，排尿 2 次，排稀便 2 次。此时，医生医嘱口服补液盐（ORS）液，下列护理措施哪项**不正确**

A．停止母乳喂养

B．适当补充白开水

C．口服补钾

D．加强臀部皮肤护理

E．记录 24 小时出入量

（107～108 题共用题干）

患者女，因肝硬化引起门静脉高压，食管静脉曲张曾 3 次破裂出血。经术前充分准备后，明日在持续硬膜外麻醉下行脾切除、脾-肾静脉分流术。

107．分流术旨在

A．降低腹腔压力

B．阻断侧支循环

C．减轻下肢水肿

D．降低门静脉压力

E．减少腹水形成

108．下列哪项属于术后 24 小时内重点观察内容

A．切口疼痛

B．生命体征

C．尿量

D．腹痛、便血

E．腹腔引流液性状

（109～111 题共用题干）

患者男，40 岁。肝硬化 3 年余，常有上腹不适、食欲缺乏、乏力，午餐进食干饭后突然呕血，量约 300ml，伴大汗、心悸。来院急诊。体格检查：血压 75/55mmHg，脉率 122 次/分，四肢肢冷，口唇发绀。

109．护士协助患者卧床休息，头偏向一侧，其目的是

A．便于吸氧

B．保证脑部血供

C．减少出血

D．防止窒息

E．便于测量血压

110．遵医嘱首选的治疗措施是

A．保肝治疗

B．静脉滴注止血药

C．采用三腔双囊管压迫止血

D．口服去甲肾上腺素冰盐水

E．输新鲜血

111．患者血止后，为清除肠道积血，减少氨生成，预防肝性脑病，采取的措施正确的是

A．给予缓泻药

B．肥皂水灌肠

C．醋酸溶液灌肠

D．开塞露通便

E．全胃肠道灌洗

（112～114 题共用题干）

患者男，32 岁。5 年来站立或腹压增高时反复出现右阴囊肿块，平卧安静时肿块明显缩小或消失。10 小时前因提重物导致肿块又出现，伴腹痛、呕吐，停止排气、排便。体检示右阴囊红肿，可见一梨状肿块，平卧后肿块不消失。

112．护士对其病情判断结果最有可能的是

A．嵌顿性腹股沟斜疝

D．嵌顿性腹股沟直疝

C．绞窄性股疝

D．绞窄性腹股沟斜疝

E．绞窄性腹股沟直疝

113．对该患者最有效的治疗措施是

A．试行手法复位

B．静脉补液纠正酸碱失衡

C．应用镇痛药

D．热敷、抗生素治疗

E．紧急手术

114．腹外疝术后，对患者正确的要求是

A．24 小时后可床边活动

B．2 天后可户外散步

C．半个月后可恢复轻工作

D．3 个月内不宜从事重体力劳动

E．不可从事体力劳动

（115～117 题共用题干）

患者男，68 岁。刺激性咳嗽 5 个月余。胸部 X 线片示右肺上叶有一不规则肿块阴影。经支气管镜检查诊为小细胞肺癌。

115．肺癌常见的肺外表现**不包括**

A．男性乳腺增大

B．肝大

C．骨膜增生

D．Horner 征

E．杵状指

116．病人拟在全身麻醉下行肺叶切除术，术前常用药中可以减少呼吸道分泌物的药物是

A．苯巴比妥

B．吗啡

C．哌替啶

D．阿托品

E．苯巴比妥钠

117．手术室护士在准备手术器械时，对器械的消毒灭菌使用最普遍、效果最可靠的方法是

A．煮沸法

B．紫外线照射法

C．消毒剂浸泡法

D．消毒剂熏蒸法

E．高压蒸汽灭菌法

（118～120 题共用题干）

患者女，34 岁。胸部锐器伤后半小时，出现呼吸困难，伴烦躁，出冷汗入急诊。查体：脉率 102 次/分，血压 85/55mmHg，口唇发绀，气管左移。右侧胸中部有一伤口，随呼吸有"嘶嘶"声，右胸叩诊鼓音，呼吸音消失。拟行清创术及闭式胸膜腔引流术。

118．急诊护士应首先采取的急救措施是

A．开通静脉通路

B．封闭胸部伤口

C．用敷料覆盖

D．镇静、镇痛

E．胸腔穿刺抽气

119．护士检查闭式胸膜腔引流的装置，**错误**

的接入装置是

A．水封瓶内放入定量的无菌生理盐水

B．长玻璃管插入液面下 3cm

C．水封瓶的瓶口要密封好

D．胸腔引流管与短玻璃管上端相接

E．水封瓶低于胸腔出口 60cm

120．患者在行闭式胸膜腔引流期间，水封瓶

不慎被打破，病区护士首先应

A．嘱患者平卧

B．重新更换水封瓶

C．将胸腔导管反折捏紧

D．立即用无菌纱布覆盖引流管

E．拔除胸腔导管

模拟试卷三

专业实务

一、以下每一道考题下面有 A、B、C、D、E 五个备选答案。请从中选择一个最佳答案，并在答题卡上将相应题号的相应字母所属的方框涂黑。

1. 下列消毒剂中属于高效消毒剂的是
A. 高浓度含氯消毒剂
B. 聚维酮碘
C. 75%乙醇
D. 氯己定
E. 碘酊

2. 预防接种中度反应是
A. 局部反应红肿直径的大小 2.6～5.0cm，发热（腋温）37.5～38.5℃
B. 局部反应红肿直径的大小 2.6～5.0cm，发热（腋温）37.0～38.5℃
C. 局部反应红肿直径的大小 1.6～5.0cm，发热（腋温）37.6～38.5℃
D. 局部反应红肿直径的大小 1.5～5.0cm，发热（腋温）37.0～38.5℃
E. 局部反应红肿直径的大小 2.6～5.0cm，发热（腋温）38.6℃以上

3. 肺结核最主要的传播途径是
A. 飞沫
B. 尘埃
C. 食物和水
D. 皮肤接触
E. 毛巾或餐具

4. 初产妇，24 岁。妊娠 40 周，待产。产妇规律宫缩 8 小时，宫口开大 3 指，胎心 136 次/分，宫缩 3～4 次/分，每次持续 50 秒。产妇精神紧张，不断叫嚷"活不成了"。对该产妇首先采取的护理措施是
A. 适当休息
B. 做好心理疏导
C. 鼓励进食
D. 定时排尿
E. 按时做肛检

5. 护士进行晨间护理的内容**不包括**
A. 协助患者排便，收集标本
B. 协助患者进行口腔护理
C. 发放口服药物
D. 整理床单位
E. 问候患者

6. 市人民医院护士李某，是刚毕业于某大学的护理学硕士，刚被提拔为急诊科护士长，但该护士从不管理科室的各项工作，只是专心做科研、学习，此案例违背了医院护理管理的哪一项组织原则
A. 管理层次的原则
B. 专业化分工与协作的原则
C. 有效管理幅度的原则
D. 职责与权限一致的原则
E. 等级和统一指挥的原则

7. 流行性腮腺炎主要的传染源是
A. 早期患儿和隐性感染者
B. 慢性患儿
C. 慢性病毒携带者

D. 恢复期患儿

E. 受感染的动物

8. 患者女，50 岁。拟在腰麻下行子宫肌瘤切除术。术前护士为其留置导尿，并向其说明导尿的主要目的是

A. 避免术中出现尿潴留

B. 避免术中出现尿失禁

C. 便于术中观察尿量

D. 避免术中误伤膀胱

E. 避免术中误伤肾

9. 某病区护士人员的工作方式是：一组护理人员应用护理程序的工作方法，共同完成对一组病人的护理工作。该种工作方式是

A. 小组护理

B. 综合护理

C. 个案护理

D. 责任制护理

E. 经验护理

10. 以下属于护士权利的是

A. 遵守法律、法规、规章和诊疗技术规范的规定

B. 保护患者隐私

C. 对医疗卫生机构和卫生主管部门的工作提出意见和建议

D. 发现患者病情危急，立即通知医生

E. 能力不足时不能参加患者的抢救

11. 患者男，72 岁。高血压病 30 年，昨日剧烈头痛，口角歪斜，左侧肢体偏瘫。查：血压 190/120mmHg，脉率 60 次/分，左侧肢体肌力 3 级，大、小便失禁。治疗需要首先解决的问题是

A. 剧烈头痛

B. 口角歪斜

C. 血压过高

D. 肢体偏瘫

E. 大小便失禁

12. 判断心脏按压的有效指标应**除外**

A. 能触到大动脉搏动

B. 神经反射出现

C. 收缩压>60mmHg

D. 瞳孔散大

E. 皮肤、黏膜色泽转为红润

13. 患者女，66 岁。患慢性心功能不全，按医嘱给予地高辛。护士发药前应首先测量脉搏。以下操作哪项**不正确**

A. 最常用的部位为桡动脉

B. 正常测量 30 秒，乘以 2

C. 以拇指诊脉

D. 异常脉搏应测量 1 分钟

E. 确保患者处于安静状态

14. 血液病患者最适宜输入

A. 血浆

B. 库存血

C. 新鲜血

D. 白蛋白

E. 水解蛋白

15. 护士甲与护士乙同在一个科室，但两人性格迥异。甲觉得乙做事急急忙忙，不够稳重，乙觉得甲做事慢条斯理经常拖拉，因而经常产生矛盾。造成护际关系紧张的主要原因是

A. 职务不同

B. 年龄因素

C. 工作经历

D. 知识水平

E. 性格因素

16. 老年期的口腔变化**不包括**

A. 牙龈萎缩

B. 牙松动

C. 咬肌萎缩

D. 涎腺（唾液腺）的分泌增加

E. 牙易磨损

17. 高热是指口腔温度在
A. 37.3～38.0℃
B. 38.1～39.0℃
C. 37℃以上
D. 39.1～41.0℃
E. 41℃以上

18. 患儿女，4岁。出生后不久被诊为"先天性心脏病"，近 2 天出现发热、咳嗽、气急，双肺闻及细湿啰音，患儿可能出现了
A. 肺水肿
B. 心力衰竭
C. 支气管肺炎
D. 急性支气管炎
E. 感染性心内膜炎

19. 为保持病室安静，采取的护理措施应**除外**
A. 减少探视
B. 医护人员进行各种操作时做到"四轻"
C. 病室桌椅安装橡胶垫
D. 治疗车轴、门轴应经常润滑
E. 密闭门窗，避免噪声

20. 护士为肺炎患儿制订的护理诊断中有一项是"气体交换受损"，护士制订该诊断的主要依据是
A. 呼吸困难
B. 面色发绀
C. 烦躁不安
D. 血气分析结果
E. 肺部湿啰音程度

21. 新生儿记录中属于非生理性改变的是
A. 出生后 2 天出现黄疸
B. 出生后 2～3 天无尿
C. 出生后 5～7 天有阴道出血
D. 出生后 1 周有乳腺肿大
E. 出生后 9 天体重下降 8%

22. 产妇，28 岁。顺产一男婴。护士查房时发现病室门窗紧闭，该护士向产妇解释通风的优点，可**除外**
A. 减少产道感染的发生
B. 减少病室空气细菌数量
C. 增加病室的氧含量
D. 降低空气的二氧化碳含量
E. 改善空气质量

23. 患者女，35 岁。近 4 周无明显诱因出现失眠早醒，情绪低落，兴趣缺乏，自觉脑子笨，食欲缺乏，体重减轻，曾多次想自杀，该患者诊断为
A. 抑郁性神经症
B. 心因性抑郁症
C. 惊恐发作
D. 抑郁症
E. 焦虑症

24. 以下高（中）等医学院校不同学制毕业生，**不能**申请护士执业注册的是
A. 5 年制大学本科
B. 3 年制大学专科
C. 3 年制中专
D. 2 年制中专
E. 2 年制研究生

25. 患者女，43 岁。胰腺癌术后，护士对其出院指导哪项是**错误**的
A. 均衡饮食，少量多餐
B. 按计划行放、化疗
C. 术后每 3～6 个月复查 1 次
D. 出现疼痛应及时镇痛
E. 若出现贫血、乏力应及时复诊

26. 患者女，65 岁。宫颈癌晚期需行子宫动脉栓塞化疗，术后穿刺点的处理，护士应协助医生
A. 加压包扎 2 小时
B. 加压包扎 4 小时
C. 加压包扎 24 小时
D. 加压包扎 6 小时
E. 加压包扎 8 小时

27. 关于脊髓灰质炎减毒活疫苗的特点及服用方法，正确的是
A．为被动免疫制剂
B．皮下注射
C．灭活疫苗
D．用凉开水送服
E．肌内注射

28. 患者男，74 岁。左半身偏瘫，昏迷，测量生命体征的正确方法是
A．测口温、右上肢血压和脉搏
B．测腋温、左上肢血压和脉搏
C．测口温、左上肢血压和脉搏
D．测腋温、右上肢血压和脉搏
E．测肛温、左上肢血压和脉搏

29. 艾滋病患者服用齐多夫定时，应定期检查
A．肝功能
B．电解质
C．血糖
D．血象
E．红细胞沉降率

30. 患者女，38 岁。血红蛋白 40g/L，诊断为缺铁性贫血，已给予口服铁剂治疗，饮食护理**不正确**的是
A．补充铁剂的同时补充蛋白
B．补充铁剂的同时补充维生素
C．每天饮食中必须有含铁丰富的食物
D．餐后饮浓茶可以利于铁的吸收
E．消化不良者要少量多餐

31. 完全性葡萄胎患者出现不规则阴道出血，最早发生在停经后
A．2 周
B．4 周
C．6 周
D．8 周
E．10 周

32. 患者男，47 岁。行腰椎间盘髓核摘除术，

以下术后护理措施，哪项**不正确**
A．保持腰部制动，应予轴线翻身
B．术后一般卧床 7～10 天
C．注意观察下肢的感觉、运动及大小便情况
D．腰围护腰 3～6 天
E．术后即可指导腰背肌锻炼，防止神经根粘连

33. 患者男，35 岁。确诊为"禽流感"，应为患者采取的隔离措施为
A．严密隔离
B．接触隔离
C．呼吸道隔离
D．肠道隔离
E．血液体液隔离

34. 患者女，50 岁。患卵巢囊肿，新入院。护士收集资料时，询问"您是否已经绝经了？"这一提问属于
A．指导性问题
B．主观问题
C．开放式问题
D．闭合性问题
E．直接问题

35. 急腹症最重要的局部体征是
A．肠鸣音减弱
B．腹式呼吸运动减弱
C．腹壁肌肉紧张
D．腹部移动性浊音
E．腹膜刺激征

36. 患者女，67 岁。患有扩张型心肌病 10 年，患者近来出现一强一弱交替的脉搏，护士应如何指导患者休息或活动
A．卧床休息
B．正常作息但限制剧烈活动
C．可参加日常活动
D．恢复半天轻工作
E．做康复期锻炼

37. 患者女，51 岁。发热、头痛 1 天。医生要为她做腰椎穿刺检查，有恐惧感。从伦理要求考虑，临床医生应向患者做的主要工作是

A. 要得到患者知情同意

B. 告知做腰椎穿刺的必要性，嘱患者配合

C. 告知做腰椎穿刺时应注意的事项

D. 因诊断需要，先动员，后检查

E. 动员家属做患者思想工作

38. 在护患关系建立初期，护患关系发展的主要任务是

A. 确定病人的护理诊断

B. 与病人建立信任关系

C. 为病人制订护理计划

D. 了解病人对治疗护理的意见

E. 为病人解决健康问题

39. 护患关系的中心是

A. 病人的病情

B. 病人的需求

C. 护士的人员编制

D. 护士的需求

E. 医生的医嘱

40. 为明确肝内占位病变的性质，下列检查项目最有意义的是

A. 谷丙转氨酶

B. 谷草转氨酶

C. 甲胎蛋白

D. 癌胚抗原

E. 乳酸脱氢酶

41. 患者女，45 岁。确诊为子宫肌瘤，拟行硬膜外阻滞麻醉下全子宫切除术，术前 1 天的准备内容，下列哪项**不正确**

A. 皮肤准备

B. 阴道冲洗后在子宫颈、穹窿部涂 1%甲紫

C. 晚餐进软食，午夜后禁食

D. 灌肠

E. 晚上可口服镇静催眠药

42. 患者男，23 岁。抗结核治疗 6 个月，现发现有盗汗、咳嗽、咳痰，追问病史，患者认为肺结核已治愈，已于 3 个月前停药。此患者违反的抗结核治疗原则是

A. 早期

B. 全程

C. 适量

D. 规律

E. 联合

43. 患儿，14 岁。阑尾切除术后。医嘱：哌替啶 50mg，im，q6h，prn。正确的执行时间是

A. 每 8 小时 1 次，连续使用

B. 术后 2 小时使用 1 次

C. 术后 6 小时 1 次，限用 2 次

D. 术后 8 小时 1 次，限用 3 天

E. 必要时用，两次间隔时间 6 小时

44. 患者女，32 岁。既往体健。大量饮酒后突然出现上腹剧痛，频繁呕吐，面色苍白，疑为急性胰腺炎。对此患者的饮食护理，最佳的是

A. 高纤维素饮食

B. 高蛋白流食

C. 低盐饮食

D. 禁食

E. 低脂饮食

45. 属于传染病预防中保护易感人群的措施的是

A. 计划免疫

B. 封锁疫区

C. 环境消毒

D. 限制集会

E. 停工停课

46. 患者接受临终事实，能积极配合治疗，希望尽可能延长生命。该患者的心理反应特点属于

A. 否认期

B. 愤怒期

C. 协议期

D. 忧郁期

E. 接受期

47. 患者女，42 岁。因高血压病医生给予口服卡托普利 50mg，一日 3 次，晚上患者无意多服了 1 次。第二天，起床时感到眩晕、恶心，此时护士应迅速协助患者

A. 下床活动下肢

B. 平卧抬高下肢

C. 坐位并吸氧

D. 再服 1 片卡托普利

E. 饮糖水少许

48. 患者男，30 岁。鼻部疖挤压后出现寒战、高热、头痛，眼部周围组织红肿。最可能的致病菌是

A. 金黄色葡萄球菌

B. 白念珠菌

C. 铜绿假单胞菌

D. 变形杆菌

E. 溶血性链球菌

49. 患儿女，8 个月。重度营养不良，因迁延性腹泻入院。今晨起突发神志不清，面色苍白，出冷汗。应首先采取的措施为

A. 静脉注射毛花苷 C

B. 静脉注射洛贝林

C. 静脉注射甘露醇

D. 静脉注射葡萄糖

E. 静脉注射葡萄糖酸钙

50. 患者女，30 岁。诊断为甲状腺功能亢进症（简称甲亢），清晨测得脉率 96 次/分，血压 130/70mmHg。属于

A. 正常基础代谢率

B. 比正常基础代谢率范围偏高

C. 重度甲亢

D. 中度甲亢

E. 轻度甲亢

51. 心源性水肿最早出现的部位是

A. 眼睑

B. 上肢

C. 下肢

D. 踝部

E. 会阴

52. 患者女，60 岁。诊断为急性淋巴细胞白血病。化疗后出现口腔溃疡并发真菌感染，最宜选用何种漱口液

A. 3%过氧化氢溶液

B. 1%的制霉菌素溶液

C. 0.1%的醋酸溶液

D. 亚叶酸钙溶液

E. 生理盐水

53. 根据我国《献血法》规定，为保障临床急救用血需要，对择期手术患者，应提倡采用的用血方式是

A. 互助献血

B. 现采现输

C. 自身储血

D. 自愿献血

E. 库血为主

54. 青春期最突出的表现是

A. 意外发生率高

B. 生长发育最迅速时期

C. 生长发育速度变慢，语言及动作能力提高较快

D. 接受教育的最佳时期

E. 生长发育旺盛，生殖器官迅速发育成熟

55. 患者女，33 岁。因心悸及颈部明显搏动感来诊。查体：血压 130/50mmHg；X 线胸片示左心室扩大、主动脉弓突出并有明显搏动感。该患者最可能发生的情况是

A. 甲状腺功能亢进症

B. 冠状动脉粥样硬化性心脏病

C. 肥厚型心肌病

D. 风湿性心脏病主动脉瓣关闭不全

E．风湿性心脏病主动脉瓣狭窄

56．3 岁小儿患化脓性脑膜炎，最常见的病原菌是

A．大肠埃希菌

B．铜绿假单胞菌

C．金黄色葡萄球菌

D．脑膜炎奈瑟菌

E．流感嗜血杆菌

57．患者女，36 岁。因系统性红斑狼疮入院 1 周，无人探视。目前患者病情逐渐加重，导致其情绪不安，难以入睡，对待医生护士态度不耐烦，不愿意配合治疗，分析患者目前最主要的心理问题是

A．担心

B．否定

C．抑郁

D．强迫

E．焦虑

58．患者女，45 岁。2 型糖尿病，拟进行胰岛素治疗。护士询问病人"你知道使用胰岛素要注意哪些问题吗？"这一问题属于

A．客观问题

B．主观问题

C．开放式问题

D．封闭式问题

E．非指导性问题

59．再次使用同批号的青霉素时，免做过敏试验要求的间断时间是

A．不超过 1 天

B．不超过 2 天

C．不超过 3 天

D．不超过 5 天

E．不超过 7 天

60．下列有关预防早产的护理措施哪项**不正确**

A．消除恐惧和焦虑的情绪

B．避免诱发宫缩的活动

C．高危孕妇必须多卧床休息

D．取左侧卧位以减少子宫血液循环

E．慎做肛查和阴道检查

61．患者女，45 岁。慢性胆囊炎，护士宜为患者提供的饮食是

A．低盐饮食

B．低蛋白饮食

C．低脂肪饮食

D．低糖饮食

E．低纤维素饮食

62．应用呼吸机辅助呼吸时，吸/呼比值为

A．1∶1～1∶1.5

B．1∶1～1∶2

C．1∶1.5～1∶2.5

D．1∶1.5～1∶3

E．1∶2～1∶3

63．患者女，39 岁。因体检时发现乳房肿块而入院手术，患者整天闷闷不乐，护士主动与患者交流，表达真诚关怀，使患者获得希望和依靠。护士所用的日常护理用语属于

A．招呼用语

B．介绍用语

C．电话用语

D．安慰用语

E．迎送用语

64．患者女，55 岁。护士通过收集资料确认目前存在以下护理问题，应该首先解决的是

A．腹泻

B．语言沟通障碍

C．皮肤完整性受损

D．清理呼吸道无效

E．营养失调：低于机体需要量

65．患者男，61 岁。良性前列腺增生，无明显症状，无剩余尿。目前最适宜的处理措施是

A．观察，定期门诊复查

B．药物治疗

C．手术治疗

D．激光治疗

E．放置前列腺尿道支架

66．患者女，32岁。因"急性尿路感染"已口服抗生素治疗。进行尿细菌培养检查前，应嘱患者停用抗生素

A．1天

B．3天

C．5天

D．7天

E．10天

67．晚期肝硬化最严重的并发症是

A．上消化道出血

B．感染

C．肝性脑病

D．原发性肝癌

E．肝肾综合征

68．初产妇，25岁。顺产第3天，以下表现异常的是

A．体温 36.8℃

B．分泌的乳汁少

C．子宫底平脐

D．多汗

E．哺乳时有轻微宫缩痛

69．诊断慢性胃炎最可靠的方法是

A．胃液分析

B．血清学检查

C．胃肠钡剂检查

D．纤维胃镜检查

E．幽门螺杆菌检测

70．中医五行学说的基本概念是指

A．风、寒、暑、湿、燥

B．脑、髓、骨、脉、胆

C．金、木、水、火、土

D．心、肝、脾、肺、肾

E．阴、阳、精、气、血

71．患者女，23岁。经常在春天哮喘发作，护士指导其预防哮喘发作时宜使用的药物是

A．氨茶碱

B．色甘酸钠

C．二丙酸倍氯米松气雾剂

D．氯丙那林

E．沙丁胺醇气雾剂

72．促进能量代谢、物质代谢和生长发育的激素有

A．肾上腺素

B．胰岛素

C．生长激素

D．甲状腺素

E．抗利尿激素

73．能阻止血液、体液和飞溅物传播的医护人员在有创操作过程中佩戴的口罩为

A．纱布口罩

B．外科口罩

C．医用防护口罩

D．密合性口罩

E．一次性口罩

74．关于痔的叙述，下列哪项是**错误**的

A．外痔由齿状线下方的直肠下静脉丛形成

B．痔的形成与嗜酒有关

C．内痔的特点是无痛性间歇性便后出鲜血

D．混合痔兼有内、外痔的特点

E．血栓性外痔一般无症状

75．患者女，32岁。因车祸大出血被送至急诊室，在医生未到之前，值班护士首先应做的是

A．详细询问车祸出血的过程

B．测血压、建立静脉通道

C．记录患者的入院时间

D．通知住院处，办理入院手续

E．安慰患者及家属

76．地高辛治疗心力衰竭过程中出现心动过

缓，心电图二度房室传导阻滞，此时除了立即停用地高辛外，还应

A. 补充钾盐

B. 停服排钾利尿药

C. 使用阿托品

D. 使用苯妥英钠

E. 静脉注射利多卡因

77. 患者男，77岁。突然腹痛，面色苍白，大汗淋漓，护士**不应**采取的措施是

A. 询问病史

B. 通知医生

C. 给热水袋以缓解疼痛

D. 测生命体征

E. 安慰患者

78. 患者男，29岁。车祸致腹部开放性损伤，部分肠管脱出。紧急处理的方法是

A. 肠管旷置，立即转运

B. 迅速冲洗肠管并还纳腹腔

C. 消毒碗覆盖脱出肠管，包扎转运

D. 用消毒棉垫加压包扎

E. 立即镇静、镇痛

79. 患儿女，2岁。诊断为"法洛四联症"，患儿平素活动时都会主动下蹲片刻，家长咨询护士其原因，护士正确的解释是

A. 使心脑供血增加

B. 缓解漏斗部痉挛

C. 使劳累、气急缓解

D. 使静脉回心血量增加

E. 增加体循环阻力，减少右向左分流

80. 以颈动脉窦按摩法终止心动过速发作，下列哪项**不正确**

A. 适用于室性阵发性心动过速患者

B. 适用于室上性阵发性心动过速患者

C. 宜左、右两侧轮流按摩

D. 按摩5~10秒/次

E. 当心率减慢应立即停止按摩

81. 患儿，1岁。因小儿腹泻，中度脱水入院。经2日的补液治疗后脱水得到纠正，今日突然出现惊厥，护士首先应考虑的原因是

A. 脑炎

B. 低血糖症

C. 低钠血症

D. 维生素D缺乏

E. 低钙血症

82. 患者男，41岁。右上腹疼痛2天。查体：体温40℃，皮肤、巩膜黄染；B超示胆总管结石。为警惕发生重症胆管炎，护士应重点观察的内容是

A. 进行性加重的腹痛

B. 血压下降，神志不清

C. 墨菲征阳性

D. 高热、寒战

E. 白细胞增多

83. 患者女，78岁。因冠心病入院治疗。护士在对患者进行健康教育时，**不利于**交流进行的是

A. 提供安静舒适的环境

B. 交谈时面向患者

C. 适时微笑点头或应答

D. 不随意打断对方话题

E. 始终注视对方面部

84. 治疗妊娠高血压综合征时，应用硫酸镁的注意事项**错误**的是

A. 如出现中毒应用葡萄糖酸钙解救

B. 监测尿量，每日应>600ml或每小时>25ml

C. 监测呼吸，每分钟不少于16次

D. 膝腱反射消失提示中毒

E. 滴注速度控制在3g/小时为宜

85. 胰腺炎患者禁用吗啡镇痛的原因是

A. 吗啡可导致呼吸抑制

B. 吗啡容易导致炎症扩散

C. 使用吗啡容易成瘾

D. 吗啡与其他治疗用药有配伍禁忌

E. 吗啡可引起 Oddi 括约肌痉挛，加重疼痛

86. 直肠肛管周围脓肿常继发于
A. 肛窦炎
B. 血栓性外痔
C. 前哨痔
D. 肛瘘
E. 肛乳头肥大

87. 患者女，80 岁。肿瘤晚期，全身极度衰竭，意识有时模糊。为安慰患者，护士与其交流时应保持的距离是
A. 亲密距离
B. 个人距离
C. 社会距离
D. 工作距离
E. 公众距离

88. 某护士，业务水平较高，为人热情但脾气急躁，护患关系紧张。有利于她建立良好护患关系的措施是
A. 做好患者心理护理
B. 加强工作责任心
C. 刻苦练习各项操作技术
D. 尽量减少与患者的交流和沟通
E. 学会控制情绪，耐心解释患者的疑问

89. 护士组长小江今天对新入护士行病区基本管理知识的考试。当问到新护士如何处理医用垃圾时，小江做了如下回答，其中提示组长还需要再次强调垃圾处理方法的一项是
A. 病区的垃圾可分为医用垃圾和生活垃圾
B. 针头放在利器盒中
C. 医用垃圾使用红塑料袋
D. 废弃的血标本放在黄色袋中
E. 综合处理医用垃圾时做好个人防护

90. 下列属于护理质量标准体系结构中要素质量的是
A. 护士编制
B. 患者管理

C. 护理工作满意度
D. 健康教育开展情况
E. 技术操作合格率

91. 患者女，48 岁。哮喘持续发作，呼吸 36 次/分，吸气时脉搏明显减弱，此时该患者的脉搏属于
A. 奇脉
B. 短绌脉
C. 洪脉
D. 交替脉
E. 水冲脉

92. 患者男，69 岁。肺癌晚期，放射治疗后 3 周。护士查体发现其口腔黏膜干燥，左颊黏膜有一 0.2cm×0.2cm 溃疡面，基底潮红。该护士为患者行口腔护理时涂于溃疡面上的药物应选用
A. 锡类散
B. 制霉菌素
C. 液状石蜡
D. 藿香散
E. 地塞米松软膏

93. 运用 PDCA 循环的护理管理方法起到的作用是
A. 监督指导
B. 循环管理
C. 持续改进
D. 目标管理
E. 检查落实

94. 某年轻女患者因患左侧乳腺癌住院行使根治术，手术中同时为右侧乳房一个不明显硬结也做了常规的冷冻病理切片，结果提示：右侧乳房小肿块部分癌变。此时，医生的最佳伦理选择是
A. 依人道原则，立即行右侧乳房大部切除术
B. 依救死扶伤原则，立即行右侧乳房大部切除术
C. 依有利原则，立即行右乳根治术

D. 依知情同意原则，立即行右乳根治术

E. 依知情同意原则，立即行右乳大部分切除术

95. 母乳喂养哺喂方法正确的是

A. 小婴儿取卧位哺乳

B. 出生即定时哺乳

C. 两侧乳房轮流排空

D. 哺乳完毕置婴儿于左侧卧位

E. 有乳房硬块时停止哺乳

96. 依据 2010 年中国高血压病防治指南血压分级，血压 145/93mmHg 属于

A. 正常血压

B. 1 级高血压

C. 正常高值

D. 2 级高血压

E. 单纯收缩期高血压

97. 中医学中的"将军之官"是指

A. 肾

B. 肝

C. 肺

D. 心

E. 脾

98. 患者男，48 岁。6 年来站立或腹压增高时反复出现右阴囊肿块，平卧安静时用手将肿块向腹腔推送，肿块可向腹腔回纳而消失，入院查体后诊断为右腹股沟斜疝，进行手术修补后，以下护理措施哪项**不正确**

A. 绝对卧床休息

B. 取屈膝仰卧位

C. 多饮水

D. 注意保暖

E. 排尿

99. 对处于愤怒期的患者护理措施以下哪项**不妥**

A. 认真倾听患者的心理感受

B. 要求患者尽量克制自己的愤怒

C. 必要时辅以药物，稳定患者情绪

D. 做好患者家属的工作

E. 给患者机会以宣泄心中的愤怒

100. 患者女，25 岁。发热 3 日，今晨起呼吸困难，鼻导管吸氧未见好转。查体：体温 39℃，脉率 110 次/分，呼吸 28 次/分，血压 110/70mmHg。双肺闻及细湿啰音及管状呼吸音。动脉血气分析：PaO_2 50mmHg，$PaCO_2$ 45mmHg。胸部 X 线：双肺可见密度增高的大片状阴影。临床诊断为急性呼吸窘迫综合征。最有效的通气方式是

A. 间歇正压通气

B. 间歇指令通气

C. 压力支持通气

D. 持续气道正压通气

E. 呼气末正压通气

二、以下提供若干个案例，每个案例有若干个考题。请根据提供的信息，在每题的 A、B、C、D、E 五个备选答案中选择一个最佳答案，并在答题卡上将相应题号的相应字母所属的方框涂黑。

（101～103 题共用题干）

患者女，44 岁。呕吐、腹痛、每天黏液便 4～5 次，不思饮食，神疲懒言而就医。检查：体温 38℃，皮肤干燥无光泽。

101. 下列护理诊断正确的是

A. 营养不良

B. 腹泻

C. 食欲缺乏

D. 急性胃肠炎

E. 恐惧

102. 下列护理诊断应排在首位的是

A. 焦虑

B. 体温过高

C. 有体液不足的危险

D. 营养失调

E. 体液不足

103．护士制订预期目标陈述正确的是

A．禁食24小时

B．给予口服止泻药每日3次

C．2日后排便次数减少为1～2次/日

D．卧床休息3天

E．了解急性胃肠炎发生的机制

（104～106题共用题干）

患儿男，3岁。因咳嗽3天、喘憋1天入院。查体：体温38.6℃，脉率120次/分，呼吸50次/分，有呼气性呼吸困难。两肺布满哮鸣音，有少量粗湿啰音，诊断为哮喘性支气管炎。

104．患儿的首优护理问题是

A．自理能力缺陷

B．体温过高

C．知识缺乏

D．活动无耐力

E．低效性呼吸形态

105．下列护理措施**不正确**的是

A．病室定时通风换气

B．少量饮水

C．定时为患儿叩背

D．适当给予物理降温

E．密切观察病情变化，必要时吸氧

106．对于家长的健康教育，应**除外**

A．介绍该病可能的发病原因

B．指导药物服用的方法

C．解释超声雾化吸入的作用

D．介绍患儿的饮食注意点

E．患儿烦躁时，可应用镇静药

（107～109题共用题干）

患者女，25岁。低热、乏力、盗汗2周。近日体重下降明显，伴呼吸困难、胸痛，故来诊。经X线胸部检查诊断为浸润型肺结核，收入院抗结核治疗。

107．患者治愈出院，对其携带的收音机可采用的消毒方法是

A．电离辐射消毒

B．高压蒸汽灭菌

C．日光暴晒

D．环氧乙烷消毒

E．紫外线照射消毒

108．对该患者护士应给予的隔离措施是

A．严密隔离

B．一般隔离

C．呼吸道隔离

D．接触性隔离

E．昆虫隔离

109．关于疾病防治，护士的正确操作应**除外**

A．患者痰液用漂白粉搅拌，静置2小时后倒掉

B．在病室不与患者直接接触时，护士可不戴口罩

C．病室每日用紫外线进行空气消毒

D．需密切观察患者用药后有无不良反应

E．给予异烟肼、链霉素治疗

（110～112题共用题干）

患者男，68岁。因脑出血急诊入院。患者神志不清，体温37.9℃，遵医嘱使用冰帽。

110．该患者使用冰帽的目的是

A．减轻疼痛

B．控制炎症扩散

C．降低体温

D．减轻出血和降低头部温度并预防脑水肿

E．抑制脑部血液循环

111．使用冰帽过程中，操作方法正确的是

A．用锤子将冰块敲成小块后，直接装入冰帽

B．后颈部和两耳郭处衬垫海绵

C．两耳内塞脱脂棉球

D．双眼覆盖干纱布

E．冰帽内冰块融化后直至冰帽内温度达到10℃更换

112．使用冰帽过程中的注意事项，下列哪项是**错误**的

A．观察头部皮肤的变化

B．每 30 分钟测量肛温 1 次

C．使肛温维持在 36℃ 左右

D．观察患者的心率

E．耳郭部位防止出现发绀、麻木和冻伤

（113～114 题共用题干）

患儿女，2 岁。因肺炎入院治疗 2 天，现病情有所好转。

113．当患儿哭闹不安时，宜采用的沟通技巧是

A．仔细倾听

B．沉默不语

C．与家属交流意见

D．亲切抚摸患儿

E．细声劝说

114．针对此患者的特点，在护理过程中，宜采用的最佳护患关系模式是

A．指导型

B．被动型

C．共同参与型

D．指导-合作型

E．主动-被动型

（115～118 题共用题干）

患者女，25 岁。左侧头部着地摔伤，曾出现意识丧失。无头痛、呕吐。查体：血压 118/72mmHg，脉率 78 次/分，呼吸 19 次/分。神志清醒，对答切题。左耳有血性液体流出。

115．此患者最有可能发生了

A．脑震荡

B．颅顶骨折

C．颅前窝骨折

D．颅中窝骨折

E．颅内压降低

116．若患者再次出现头痛、呕吐，伴意识障碍，最可能出现了

A．脑出血

B．帽状腱膜下出血

C．硬脑膜外血肿

D．急性硬脑膜下血肿

E．慢性硬脑膜下血肿

117．根据目前患者的情况，最重要的治疗是

A．遵医嘱用药

B．降低血压

C．严密观察意识情况

D．减轻脑水肿，降低颅内压

E．预防压疮及躁动时意外损伤

118．护士在对患者的护理中，可采取的护理措施应**除外**

A．禁忌腰椎穿刺

B．抬高头部，促进瘘口封闭

C．可用棉球阻塞耳道

D．严禁经耳部滴药、冲洗

E．避免用力咳嗽、打喷嚏、擤鼻涕

（119～120 题共用题干）

患儿女，10 个月。发热 2 天，声嘶，犬吠样咳嗽，吸气性喉鸣，烦躁不安，口唇发绀。

119．应首先考虑的疾病是

A．上呼吸道感染

B．喘息性支气管炎

C．急性感染性喉炎

D．支气管肺炎

E．支气管哮喘

120．该患儿的护理措施，下列哪项**不正确**

A．抬高床头

B．减少活动

C．超声雾化吸入

D．保持呼吸道通畅

E．持续高流量吸氧

实践能力

一、以下每一道考题下面有 A、B、C、D、E 五个备选答案。请从中选择一个最佳答案，并在答题卡上将相应题号的相应字母所属的方框涂黑。

1. 可提高小儿免疫力的母乳成分是
A. 乳酪蛋白
B. 不饱和脂肪酸
C. 甲型乳糖
D. 矿物质
E. 乳铁蛋白

2. 患者女。婚后 7 年未孕，痛经逐年加重。妇检：宫底韧带处可触及黄豆大结节 2 个，触痛明显，右侧附件可触及一 5cm×6cm 大小包块，活动差，半囊半实。下列健康教育哪项是**错误**的
A. 多见于生育年龄妇女，以 30～40 岁居多
B. 一般极少发生恶变
C. 子宫内膜出现和生长在子宫肌层
D. 痛经发生于月经前，经期加重，经后缓解
E. 经量增多，经期延长，子宫均增大和质较硬

3. 患者男，62 岁。因心前区压榨样疼痛 2 小时余伴冷汗、濒死感来院急诊，护士采取的措施中应**除外**
A. 吸氧
B. 抗凝血治疗
C. 拍 X 线胸片
D. 绝对卧床
E. 急性期进行心电图、血压、呼吸监护

4. 子宫内膜癌最典型的临床症状为

5. 患者男，45 岁。因颅内肿瘤入院，有明显颅内压增高，以下护理措施哪项是**错误**的
A. 高流量氧气吸入
B. 烦躁不安时给予约束
C. 高热时给予物理降温，必要时药物降温
D. 便秘时给予缓泻药
E. 遵医嘱定时定量给予抗癫痫药

6. 患者女，21 岁。妊娠 45 天，拟行吸宫术，护士向该女士进行术后宣教中正确的是
A. 阴道出血期间每天坐浴
B. 有腹痛或出血多者，应随时就诊
C. 术后可立即回家休息
D. 1 周内禁止性生活和盆浴
E. 术后休息 1 周

7. 心包积液的临床表现**不包括**
A. 心脏搏动减弱
B. 心音低钝、遥远
C. 左肩胛下区叩诊浊音
D. 出现呼吸困难
E. 心包摩擦音

8. 患者女，30 岁。因左下腹痛 1 天就诊。主诉停经 52 天，阴道不规则出血 1 周。尿妊娠试验（+），后穹窿穿刺抽出不凝血 4ml，诊断为异位妊娠。该患者最可能的病因是
A. 盆腔炎

A. 绝经后阴道出血
B. 接触性出血
C. 不规则阴道出血
D. 月经量过多
E. 腹部肿块

B．子宫内膜炎

C．阴道炎

D．宫颈糜烂

E．输卵管炎

9．患者女，25 岁。头部受伤后意识清楚，主诉头痛，左耳道内有少量淡血性液体流出，生命体征平稳。正确的护理是

A．右侧卧位

B．床头抬高 15°~30°

C．定时冲洗耳道

D．嘱咐患者用力咳嗽

E．耳道内滴抗生素溶液

10．患儿男，6 岁。畏寒、高热、头痛、呕吐 8 小时以"流行性脑脊髓膜炎"收入院，查体可见病人全身广泛性瘀点及大片的瘀斑。下列该病人皮肤护理措施中**不当**的是

A．用海绵垫保护瘀点、瘀斑处皮肤

B．避免压迫瘀点、瘀斑处皮肤

C．按摩瘀点、瘀斑处皮肤，促进血液循环

D．防止尿液浸渍瘀点、瘀斑处皮肤

E．定期观察瘀点、瘀斑处皮肤

11．**禁用**冷疗的患者是

A．烫伤

B．牙痛

C．慢性炎症

D．鼻出血

E．中暑

12．病人的临床表现特征为：与护士交谈时非常认真形象地诉说内容，但是病房护士们都不明白他要说的问题是什么。这种症状最可能是

A．思维被夺取

B．情感淡漠

C．思维贫乏

D．思维散漫

E．情感不协调

13．关于阿尔茨海默病的早期核心症状主要是

A．性格改变

B．记忆减退

C．言语功能障碍

D．幻觉

E．谵妄

14．患者男，35 岁。因工作压力大，近 2 个月出现入睡困难，多梦，早醒，醒后疲乏，白天思睡，晚上焦虑紧张，担心睡不着。该患者可能的诊断是

A．失眠

B．睡行症

C．嗜睡

D．抑郁症

E．醒觉与睡眠节律障碍

15．风湿性心脏病患者并发某种心律失常时，易引起栓塞，该种心律失常是

A．二度房室传导阻滞

B．窦性心动过速

C．心房颤动

D．期前收缩

E．三度房室传导阻滞

16．胎儿急性缺氧早期胎动特点是

A．躁动

B．减弱

C．消失

D．不变

E．减少

17．患者女，46 岁。原发性肝癌术后当日引流出血性液体约 600ml，以下说法中哪项是**错误**的

A．应有专人护理

B．严密观察患者生命体征

C．不应早期活动

D．鼓励患者多咳嗽排痰

E．严密观察引流量

18. 支气管哮喘患者居室环境可

A. 铺垫羊毛地毯

B. 悬挂布料窗帘

C. 使用羽毛枕头

D. 放置鲜花

E. 饲养猫、狗等宠物

19. 某新生儿出生后 Apgar 评分 2 分，应立即采取急救措施，下列急救程序正确的是

A. ABCDE

B. BACDE

C. BCADE

D. DABCE

E. BADEC

20. 婴儿肺炎合并心力衰竭时的呼吸和心率分别是

A. 呼吸>40 次/分，心率>140 次/分

B. 呼吸>40 次/分，心率>150 次/分

C. 呼吸>50 次/分，心率>160 次/分

D. 呼吸>60 次/分，心率>180 次/分

E. 呼吸>60 次/分，心率>200 次/分

21. 患者男，48 岁。慢性呼吸衰竭。血气分析 PaO_2 50mmHg，$PaCO_2$ 70mmHg，为患者吸氧，宜选择的浓度为

A. 18%～24%

B. 25%～29%

C. 30%～36%

D. 36%～42%

E. 46%～53%

22. 患儿，5 岁。发热、咳嗽、咳痰 5 天入院，家长诉患儿痰液黏稠，不易咳出。查体：体温 37.8℃，呼吸 27 次/分，肺部听诊有少量湿啰音。护士为患儿采取的护理措施正确的是

A. 体位排痰

B. 给予镇咳药

C. 面罩吸氧

D. 嘱患儿平卧休息

E. 超声雾化吸入，保持呼吸道通畅

23. 轻症、重症肺炎区别的重要依据是

A. 发热程度

B. 呼吸困难程度

C. 痰液性状

D. 除呼吸系统表现外有其他系统受累的表现

E. 肺部啰音的位置

24. 患者女，57 岁。肺源性心脏病史 10 年。近 5 天来咳嗽、气促加重。查体示肺气肿体征。动脉血气：pH 7.30，$PaCO_2$ 50mmHg，PaO_2 60mmHg，给患者吸氧的正确方式是

A. 持续吸入高浓度氧

B. 持续吸入低浓度氧

C. 间歇吸入低浓度氧

D. 间歇吸入高浓度氧

E. 交替吸入低浓度和高浓度氧

25. 患者女，40 岁。慢性肾小球肾炎病史 5 年余。目前尿蛋白（+++），明显水肿，尿少，血压正常，血肌酐正常。目前其主要护理诊断为

A. 营养失调，低于机体需要量

B. 有感染的危险

C. 生活自理缺陷

D. 体液过多

E. 知识缺乏

26. 患者女，41 岁。支气管哮喘发作，突然极度呼吸困难，右胸剧痛，如刀割样或针刺样，严重发绀。查体：气管向左侧偏移，右胸部饱满，肋间隙增宽，呼吸幅度减小，叩诊鼓音，呼吸音消失，考虑为

A. 急性肺水肿

B. 哮喘持续状态

C. 自发性气胸

D. 急性呼吸窘迫综合征

E. 肺动脉栓塞

27. 患者女，47 岁。胃十二指肠溃疡，手术后第 7 天护士发现患者出现高热、寒战，右上腹疼痛，伴有呃逆，该护士首先考虑患者

并发了

A. 膈下脓肿

B. 盆腔脓肿

C. 肠间脓肿

D. 吻合口漏

E. 切口感染

28. 男性泌尿系统中，发病率最高的恶性肿瘤是

A. 肾癌

B. 前列腺癌

C. 输尿管癌

D. 肾上腺皮质癌

E. 膀胱癌

29. 病毒性脑膜炎的临床特点为

A. 患儿有感染史，呕吐、惊厥、昏迷；脑膜刺激征阴性，血氨升高、低血糖症

B. 起病急，食欲缺乏，头痛、呕吐，性情改变，脑脊液外观清亮

C. 婴幼儿，急起高热，可有惊厥、昏迷，脑膜刺激征阳性，脑脊液外观浑浊

D. 急性起病，有前驱症状，发热、恶心、呕吐，意识多不受累，有脑膜刺激征，脑脊液外观清亮

E. 多见于6个月至3岁小儿，高热初起时突然全身性抽搐，抽后意识清楚，脑膜刺激征阴性

30. 患者男，25岁。突感心悸、胸闷，听诊心率180次/分，律齐，第一心音强度一致，血压正常，意识清楚，该患者最可能的原因是

A. 心房颤动

B. 心室颤动

C. 窦性心动过速

D. 室上性心动过速

E. 室性心动过速

31. 患者女，37岁。胃大部切除术后第3天，肠蠕动未恢复，护士查体发现患者腹胀仍非常明显，该护士给予患者最有效的护理措施是

A. 增加床上活动

B. 胃肠减压

C. 腹部热敷

D. 肛管排气

E. 环行按摩腹部

32. 患者男，38岁。因气胸行胸膜腔闭式引流时，发现胸引流瓶长玻璃管内水柱无波动，嘱患者做深呼吸后，水柱仍无波动，提示

A. 胸膜腔内负压尚未恢复

B. 胸膜腔内负压已恢复

C. 胸膜腔内负压过大

D. 胸膜腔内负压过小

E. 胸腔闭式引流管阻塞

33. 若同时采集多种类型的血标本时，应先留取

A. 抗凝管

B. 无添加剂的干燥空管

C. 血培养管

D. 生化管

E. 促凝管

34. 佝偻病激期主要临床症状是

A. 骨骼改变

B. 惊厥发作

C. 语言发育迟缓

D. 睡眠不安、易惊

E. 易激惹、烦躁、多汗

35. 下列检查中属于既能明确先天性心脏病的诊断又是无创性的检查项目是

A. 动态心电图

B. 常规心电图

C. 超声心动图

D. 心导管检查

E. 心血管造影

36. 患者男，67岁。食管癌术后3日，咳嗽无力，出现呼吸浅快，发绀，呼吸音减弱等症状，应首先采取的措施是

A. 高流量给氧

B. 支气管吸痰

C. 气管内插管

D. 气管切开术

E. 鼻导管深部吸痰

37. 护士向葡萄胎清宫术后的患者介绍术后随访的内容，应**除外**

A. 定期测 HCG

B. 妇科检查

C. 定期做 B 超

D. 有无异常阴道出血

E. 避孕宜用宫内节育器

38. 判断损伤性血胸的主要依据是

A. 胸部外伤史

B. 脉速、血压下降

C. 气促、呼吸困难

D. 有休克症状

E. 胸穿抽出不凝固血液

39. 患者女，怀孕 36 周，第 1 胎。昨晚突然阴道出血，出血量约 400ml，无腹痛。检查：血压 100/60mmHg，宫底高度与孕月相符，腹软无压痛，胎位清楚，胎心音 110 次/分。对该患者护理中哪项**不妥**

A. 嘱患者卧床休息

B. 做好床边生活护理

C. 保证充足睡眠

D. 按时肛查，了解先露下降情况

E. 监测生命体征

40. 患者女，67 岁。患 2 型糖尿病 21 年，社区护士入户体检时发现下肢水肿，遂到门诊查尿蛋白（++），尿糖（+++），血糖 13.1mmol/L，血尿素氮和肌酐尚正常，提示患者可能已合并

A. 肾小球血管硬化

B. 冠状动脉粥样硬化

C. 肾动脉粥样硬化

D. 周围神经病变

E. 自主神经病变

41. 对重型胎盘早剥临床表现的描述，正确的是

A. 胎盘剥离面通常不超过胎盘的 1/3，多见于分娩期

B. 子宫软，宫缩有间歇，子宫大小与妊娠周数相符

C. 触诊胎位清楚

D. 贫血程度与阴道出血量不成正比

E. 胎心音未消失

42. 患者女，32 岁。风湿性心脏病患者，每当上楼或做家务等日常活动时感气短、心悸、胸闷，坐下休息片刻后可缓解，阅读、进餐无不适，应如何安排其休息

A. 活动如常，不必限制

B. 限制活动，增加卧床时间

C. 能起床活动，增加休息

D. 应增加活动量

E. 绝对卧床休息

43. 患者男，72 岁。患肺源性心脏病 10 年，近半个月来咳嗽、咳痰，今晨呼吸困难加重，神志恍惚，烦躁不安。查体：体温 36.4℃，脉率 120 次/分，血压 130/80mmHg，呼吸 36 次/分，口唇发绀，两肺底闻及湿啰音，该患者应慎用

A. 镇静药

B. 祛痰药

C. 解痉平喘药

D. 呼吸兴奋药

E. 抗感染药

44. 患儿男，3 个月。因多汗、烦躁易惊、睡眠不安半月余，诊断为佝偻病初期，护士指导患儿正确的日光照射方法是

A. 每天在室内关窗晒太阳 1 小时

B. 每天在室内关窗晒太阳 2 小时

C. 每天要保证 30 分钟户外活动

D. 每天要保证 1~2 小时户外活动

E. 每天要保证 8 小时户外活动

45．患者男，30 岁。反复发作性胸闷、呼吸困难 2 年。2 天前受凉后咳嗽、咳少量脓痰，呼吸困难并进行性加重。查体：双肺广泛哮鸣音，肺底部少许湿啰音。该患者治疗首选的药物是

A．糖皮质激素

B．β受体激动药

C．氨茶碱

D．抗生素

E．抗胆碱能药

46．心源性水肿的主要致病因素是

A．右心功能不全

B．有效循环血量增多

C．心律失常

D．醛固酮水平下降

E．液体自毛细血管内渗透至组织间隙的量少于回吸收的量

47．镜下仅见滋养细胞增生，应考虑为

A．卵巢囊肿

B．葡萄胎

C．子宫肌瘤

D．绒毛膜癌

E．侵蚀性葡萄胎

48．患者男，63 岁。高血压病史 10 年，糖尿病病史 3 年。医嘱给予 3 种口服药，下列用药指导<u>不正确</u>的是

A．药物要有明确的标志

B．不宜用茶水或果汁等送服

C．服药时应尽量选择坐位，以免发生呛咳

D．药物吞下即可，无须多饮水，以免加重肾负担

E．家属应经常检查其用药情况

49．关于焦虑症患者的护理措施，<u>不恰当</u>的是

A．帮助患者认识症状

B．护士应接受患者的病态行为

C．关注患者过多不适的主诉

D．鼓励患者以语言表达的方式疏泄情绪

E．尽量满足患者的合理要求

50．关于梗阻性肥厚型心肌病杂音的特点，应<u>除外</u>

A．含服硝酸甘油可使杂音增强

B．运动时可使杂音减弱

C．Valsalva 动作可使杂音增强

D．口服普萘洛尔可使杂音减弱

E．发生较早的期前收缩时的杂音减弱

51．患者女，49 岁。行下肢静脉曲张剥脱术后，以下护理措施哪项是<u>错误</u>的

A．术后弹性绷带包扎 2 周

B．绝对卧床休息 1 周

C．睡觉时抬高下肢 30°

D．尽量穿宽松衣物

E．适当体育锻炼

52．成年人脉压>40mmHg 可见于

A．心力衰竭

B．抑郁症

C．主动脉瓣狭窄

D．主动脉瓣关闭不全

E．二尖瓣狭窄

53．患者女，31 岁。车祸导致开放性骨折、大出血，送急诊救治。测血压 71/49mmHg。医生未到之前，护士首先应

A．观察患者的生命体征变化

B．询问受伤经过

C．止血、测量血压、配血、建立静脉通道

D．给予镇痛药

E．请患者家属在抢救室外等候

54．1～3 个月的婴儿最常见的意外伤害是

A．烫伤

B．窒息

C．中毒

D．外伤

E．溺水

55．下列痛风患者饮食护理措施中哪些<u>不妥</u>

A．避免进食高嘌呤食物

B．饮食要清淡、易消化

C．多饮水，每天应饮水 2000ml 以上

D．指导患者进食酸性食物

E．每天进食热量应限制

56．护士指导类风湿关节炎患者为防止晨僵的发生，所采取的以下措施中，**不正确**的是

A．局部红外线理疗

B．睡眠时使用弹力手套保暖

C．晨起后用温水泡僵硬的关节 15 分钟

D．适当进行握拳和分并手指的训练，循序渐进

E．鼓励多卧床休息

57．使用暖箱可起关键作用的疾病是

A．新生儿肺炎

B．新生儿败血症

C．新生儿破伤风

D．新生儿肺透明膜病

E．新生儿寒冷损伤综合征

58．以下哪项**不是**病理性黄疸的特点

A．黄疸在 24 小时内出现

B．黄疸程度重或进行性加重

C．足月儿>2 周未消退

D．早产儿>3 周未消退

E．黄疸消退后再出现

59．患者男，68 岁。急性心肌梗死。心电监护仪显示患者心电呈完全不规则的波浪形曲线，无 QRS 波与 T 波。护士采取的护理措施应**除外**

A．立即报告医师

B．立即静脉注射利多卡因

C．给予非同步电复律

D．立即备好抢救设备和药品

E．患者发生猝死，无抢救意义

60．对早期妊娠的描述，正确的是

A．停经时即可诊断为妊娠

B．月经过期 15 天即可出现早孕反应

C．B 超是诊断早孕快速、准确的方法

D．妊娠 4 周时用多普勒可听到胎心音

E．尿频现象在妊娠 8 周后消失

61．从胎盘娩出至产妇生殖器官恢复正常状态所需时间一般为

A．2～4 周

B．6～8 周

C．10～12 周

D．1 个月

E．2 个月

62．患者女，25 岁。突然意识丧失，两眼上翻，口唇发绀，牙关紧闭，大小便失禁、抽搐停止后昏睡 2 小时，醒后对发作无记忆，此前有数次发作。护士考虑该患者可能是

A．分离（转换）性障碍发作

B．脑血管意外

C．震颤麻痹

D．癫痫小发作

E．癫痫大发作

63．热衰竭的发生机制是

A．体温调节功能障碍

B．大量出汗未及时补充水分

C．散热不足致体内热蓄积

D．高温对中枢神经系统的抑制作用

E．大量出汗后饮水过多而盐补充不足

64．患者男，28 岁。受凉后畏寒、高热、咳嗽、咳痰，伴胸痛 1 天入院，怀疑为肺炎链球菌肺炎，为进一步诊治收入院，医生开了以下检查项目，必须在使用抗生素治疗前进行的检查是

A．胸部 X 线检查

B．血常规

C．尿常规

D．粪常规

E．痰培养

65．下列哪项**不属于**口腔护理的目的

A．保持口腔清洁

B．预防口腔感染

C．增进食欲

D．观察口腔内的变化，提供病情变化信息

E．去除牙结石

66．小儿收缩压的计算公式是

A．身高×2+80mmHg

B．身高×2+70mmHg

C．年龄×2+80mmHg

D．年龄×3+80mmHg

E．年龄×2+60mmHg

67．患儿男，10 岁。因外伤后出血不止收住入院，诊断为血友病 B，下列检查项目可能会异常

A．出血时间

B．凝血时间

C．血小板计数

D．白细胞计数

E．血块回缩试验

68．患者女，30 岁。G_1P_0，孕 40 周临产，胎儿娩出后 10 分钟胎盘娩出且完整，产时出血250ml，子宫收缩好，产妇生命体征正常，此时最主要的护理目标是

A．产妇不发生产后出血

B．产妇接受新生儿并给予母乳喂养

C．产妇不发生感染

D．减轻产妇疼痛

E．产妇能够适当休息

69．疝内容物与疝囊发生粘连而不能完全回纳，可伴胀痛的疝是指

A．直疝

B．斜疝

C．难复性疝

D．嵌顿性疝

E．绞窄性疝

70．患者男，14 岁。左小腿玻璃割伤，于社区诊所诊治，2 天后伤口或病灶近侧皮肤出现"红线"并有压痛，该患者可能发生了以下何种外科感染

A．甲沟炎

B．急性蜂窝织炎

C．丹毒

D．淋巴结炎

E．管状淋巴管炎

71．患者女，29 岁。大面积烧伤 7 小时，转送途中输液 1000ml。入院后监测 CVP（中心静脉压）4cmH₂O（0.39kPa），血压 75/55mmHg，尿量 22ml/h，四肢厥冷，呼吸急促。该表现提示

A．血容量不足

B．肺栓塞

C．心功能不全

D．周围血管扩张

E．肾功能不全

72．类风湿关节炎特异的皮肤表现是

A．蝶形红斑

B．血管炎性皮损

C．湿疹

D．丘疹

E．类风湿结节

73．患者男，20 岁。右下肢外伤后，未得到正确的处理，而导致破伤风。为其伤口换药后污染敷料的处理方法是

A．过氧乙酸浸泡后清洗

B．高压灭菌后再清洗

C．丢入污物桶再集中处理

D．日光下暴晒再清洗

E．送焚烧炉焚烧

74．患者女，34 岁。反复咳嗽 5 个月，伴咯血 3 天，入院诊断肺结核。患者今日咯血200ml 后突然出现窒息，护士应立即采取的措施是

A. 输血补液

B. 肾上腺素肌内注射

C. 静脉滴注呼吸兴奋药

D. 解除呼吸道梗阻

E. 静脉滴注止血药

75. 化脓性脑膜炎脑脊液的外观特征是

A. 清亮透明

B. 浑浊，呈脓性

C. 磨玻璃样

D. 呈暗红色血性液

E. 静置 24 小时有蜘蛛薄膜形成

76. 患者，男，62 岁。因咳嗽伴脓痰 15 年，下肢水肿 3 天入院。查体：颈静脉怒张，桶状胸，肝肋下可触及肿大，肝颈静脉回流征阳性。考虑该患者可能发生了

A. 急性左侧心力衰竭

B. 慢性阻塞性肺气肿

C. 充血性心力衰竭

D. 慢性肺源性心脏病，右侧心力衰竭

E. 肺水肿

77. 静脉注射 10%葡萄糖酸钙时，应注意监测

A. 体温

B. 呼吸

C. 心率

D. 血压

E. 意识改变

78. 消化性溃疡患者的疼痛节律改变或消失，常提示患者其可能的原因是

A. 晨起

B. 饮酒过度

C. 夜晚

D. 癌变

E. 过度劳累

79. 患者男，45 岁。胃溃疡史 8 年。近 1 个月来上腹不适、疼痛、反酸、嗳气等症状明显加重，体重减轻 3kg，经胃镜检查确

诊为胃癌。下列疾病哪项**不属于**胃癌癌前病变

A. 胃下垂

B. 萎缩性胃炎

C. 胃息肉

D. 胃溃疡

E. 残胃炎

80. 下列**不是**痛经临床表现的是

A. 伴有腹痛、腹泻

B. 严重时面色苍白、出冷汗

C. 月经量异常

D. 恶心、呕吐

E. 下腹阵发性痉挛性疼痛

81. 患者女，25 岁。车祸导致胸部损伤，多根肋骨多处骨折，急诊入院。查体：吸气时，胸壁内陷；呼气时，该区胸壁向外鼓出的原因是

A. 胸壁软化

B. 肺气肿

C. 血胸

D. 肋间神经损伤

E. 肋骨骨折处刺破胸腔

82. 患者女，28 岁。初产妇，现孕 39 周，预示该孕妇 1~2 天即将分娩的先兆表现是

A. 见红

B. 胎儿下降感

C. 尿频

D. 宫缩痛

E. 高血压

83. 患者女，42 岁。昨日受凉后发热、咳嗽。查体：体温 39.2℃，脉率 90 次/分，呼吸 18 次/分；听诊肺部少量湿啰音；X 线胸部透示：肺纹理增粗。护士为患者制订的护理目标正确的是

A. 将体温迅速降至 38℃以下

B. 2 天内在护士指导下患者体温维持在 38℃以下

C．2天内患者体温恢复正常

D．2天内在降温措施辅助下患者体温维持在38℃以下

E．2天内在降温措施辅助下患者体温维持正常

84．患者男，49岁。溃疡性结肠炎病史11年余，近1周来腹痛加剧，每天排便20余次，呈血水样。下列饮食指导哪项正确

A．多喝牛奶

B．多吃新鲜水果

C．多吃含纤维素蔬菜

D．暂禁食

E．多喝果汁

85．能鉴别再生障碍性贫血与急性粒细胞白血病的主要检查是

A．红细胞含量

B．外周血有幼红细胞

C．外周血有幼粒细胞

D．血红蛋白含量

E．骨髓象检查

86．肾盂切开取石术后，肾盂造口管护理**不妥**的是

A．导管低压冲洗，每次5ml

B．导管留置10天以上

C．拔管前做肾盂造影

D．拔管前1天应夹管观察

E．拔管后向患侧卧位

87．支气管扩张患者并发厌氧菌感染的依据是

A．痰液有臭味

B．痰液出现分层现象

C．咳痰伴咯血

D．咳嗽伴大量脓痰

E．慢性咳嗽大量脓痰，伴咯血

88．婴幼儿中度营养不良时，体重低于正常均值

A．10%～15%

B．15%～25%

C．15%～30%

D．25%～40%

E．40%～50%

89．关于溃疡性结肠炎的描述应**除处**

A．黏液脓血便

B．腹痛主要局限在右下腹

C．活动期有低热或中等度发热

D．具有疼痛—便意—便后缓解的规律

E．活动期有轻或中度腹痛，为左下腹或下腹的阵痛

90．早产儿，女，产后第2天发生了新生儿溶血，现出现精神差、拒乳、肌张力减退。该患儿最可能发生了

A．细菌性脑膜炎

B．寒冷综合征

C．胆红素脑病

D．颅内出血

E．败血症

91．患者男，32岁。在烈日下进行体力活动2小时，大量出汗，口渴，并出现胸闷、头晕等症状，腋温37℃，脉率85次/分，血压110/80mmHg。此时最佳抢救措施是

A．转移至通风、阴凉处

B．口服大量冰饮料

C．冰水浸浴

D．5%葡萄糖盐水500ml快速静脉滴注

E．5%碳酸氢钠200～250ml静脉滴注

92．提高胃癌治愈率的关键是

A．早期诊断

B．心情愉快

C．积极化疗

D．免疫治疗

E．生物治疗

93．以下哪种情况**不属于**高危儿

A．早产儿

B．出生 Apgar 评分 8 分

C．母亲为吸毒人员

D．母亲为 Rh 阴性血型

E．母亲分娩过程使用了镇静药

94．患者男，25 岁。车祸致脊柱骨折脱位，表现为损伤节段以下痉挛性瘫痪，对侧痛温觉消失，首先应考虑

A．脊髓马尾部损伤

B．脊髓胸段损伤

C．脊髓半侧损伤

D．脊髓前部损伤

E．脊髓后部损伤

95．患者女，30 岁。有停经史，末次月经记不清，腹部增大，怀疑妊娠就诊。以下确诊妊娠最**不可靠**的依据是

A．平脐触及子宫底

B．自觉胎动

C．扣诊可触及四肢及胎背

D．于脐下左侧听到规律胎心音

E．B 超显示胎心搏动

96．某糖尿病患者需用胰岛素控制病情，出院健康指导中，说法**不妥**的是

A．每天饭前 30 分钟注射

B．计划使用注射部位，轮换注射

C．注射部位限制在两侧上肢的三角肌

D．针头与皮肤成 30°～40°进针

E．胰岛素应低温冷藏

97．下列表现中属于糖尿病多发性周围神经病变临床特点的是

A．视物模糊

B．尿失禁

C．四肢麻木

D．胃肠功能失调

E．直立性低血压

98．患儿女，4 个月。肺炎入院。医嘱给予心

电监护，安静状态下患儿生命体征为心率 129 次/分，呼吸 39 次/分。护士对监测结果判断正确的是

A．心率呼吸均正常

B．心率增快，呼吸增快

C．心率正常，呼吸增快

D．心率减慢，呼吸正常

E．心率减慢，呼吸减慢

99．随时有猝死危险的心律失常是

A．阵发性室性心动过速

B．心房颤动

C．病态窦房结综合征

D．二度Ⅱ型房室传导阻滞

E．频发室性期前收缩

100．患者，男性，46 岁。患有心脏病，上 2 层楼时感心悸、气促，休息 10 分钟左右可好转。护士应如何指导该患者的活动量

A．日常活动照常，不必限制

B．可起床稍事活动，增加睡眠时间

C．卧床休息，限制活动量

D．增加有氧运动

E．半坐卧位，日常生活完全依赖他人照顾

二、以下提供若干个案例，每个案例有若干个考题。请根据提供的信息，在每题的 A、B、C、D、E 五个备选答案中选择一个最佳答案，并在答题卡上将相应题号的相应字母所属的方框涂黑。

（101～103 题共用题干）

患者女，32 岁。患甲状腺功能亢进症 2 年，应用抗甲状腺药物控制良好。因子宫肌瘤入院准备手术。护士在做术前教育时发现患者紧张，焦虑，心率 110 次/分。术前 1 天，患者烦躁不安，自觉四肢无力，心悸气短，多汗；护理体检体温 39℃，心率 142 次/分。

101．根据评估结果，患者目前可能是

A．呼吸衰竭

B. 心力衰竭

C. 心律失常

D. 心房颤动

E. 甲状腺危象

102. 根据病情进行护理时，**不妥**的是

A. 绝对卧床休息

B. 持续低流量吸氧

C. 迅速物理降温，避免使用异丙嗪等药物降温

D. 监测生命体征变化

E. 去除诱发因素

103. 治疗该患者的症状，为抑制甲状腺激素（TH）合成应首选

A. 甲硫氧嘧啶

B. 丙硫氧嘧啶

C. 甲巯咪唑

D. 卡比马唑

E. 复方碘口服溶液

（104～105 题共用题干）

患者男，33 岁。间歇性上腹痛 3 年，伴嗳气、反酸。近 3 天来上腹痛加剧，一天来排柏油样便 4 次，今晨晕倒，急送入院。查体：脉率 128 次/分，血压 78/50mmHg。

104. 该患者应采取的体位是

A. 平卧位，下肢抬高

B. 平卧位，头部抬高

C. 左侧卧位

D. 右侧卧位

E. 半坐位

105. 该患者首要的护理措施是

A. 保持呼吸道通畅

B. 准备三腔双囊管

C. 建立静脉通路

D. 查血型、备血

E. 安慰患者

（106～107 题共用题干）

患者女，35 岁。肝硬化 4 年。主诉乏力、食欲缺乏。护理体检：消瘦，轻度黄疸，肝脾轻度肿大，移动性浊音（＋）。X 线钡剂检查示胃底食管静脉曲张。

106. 护士为该患者制订的护理计划中，患者存在的护理诊断应**除外**

A. 知识缺乏：缺乏疾病相关知识

B. 有皮肤完整性受损的危险

C. 体液过多

D. 组织灌注量改变

E. 营养失调：低于机体需要量

107. 护士对该患者的饮食指导中**不包括**

A. 高蛋白饮食

B. 少量多餐

C. 限制钠摄入

D. 适量限制饮水量

E. 多食粗纤维和粗粮以保持排便通畅

（108～110 题共用题干）

患儿女，8 个月。腹泻 3 天，无尿 6 小时，大便每天 10 余次，精神极度萎靡，呼吸深快，皮肤弹性极差，口腔黏膜干燥，前囟、眼窝深陷，口唇樱桃红。血生化检查：血钾 3.0mmol/L，血钠 138mmol/L，HCO_3^- 14mmol/L。

108. 护士对其身体评估，判断该患儿脱水的程度是

A. 无脱水

B. 轻度脱水

C. 中度脱水

D. 重度脱水

E. 极重度脱水

109. 估计该患儿丢失累积损失量为

A. 30～50ml/kg

B. 50～100ml/kg

C. 100～120ml/kg

D. 120～150ml/kg

E. 150~180ml/kg

110. 该患儿脱水的性质是

A. 极低渗脱水

B. 低渗脱水

C. 等渗脱水

D. 高渗脱水

E. 极高渗脱水

（111~113 题共用题干）

患者男，48 岁。5 年前出现排便时出血，多为便纸上带血，时有鲜血附于粪便表面，无局部疼痛，无肿块脱出，往往于进食辛辣食物、大便硬结时发作和症状加重。体检：截石位，在齿状线上 1cm 约 7 点处触及柔软团状肿块，无触痛，指套退出无染血。

111. 引起该患者便血的原因首选

A. Ⅰ度内痔

B. Ⅱ度内痔

C. Ⅲ度内痔

D. 血栓性外痔

E. 混合痔

112. 对于该患者的处理方案，下列哪项是**错误**的

A. 鼓励患者多饮水，增加膳食中纤维含量

B. 注射硬化剂

C. 便后 1∶5000 高锰酸钾温水坐浴

D. 胶圈套扎疗法

E. 痔切除术

113. 对于该患者的护理，以下说法哪项**不正确**

A. 嘱患者多吃粗粮

B. 服用泻药助排便

C. 养成定时排便习惯

D. 避免久站、久坐、久蹲

E. 便后用 1∶5000 高锰酸钾溶液热坐浴

（114~116 题共用题干）

患者男，55 岁。诊断为短暂性脑缺血发作（TIA），频繁发作，症状渐趋加重，住院治疗。

114. 患者询问护士 TIA 最主要的临床特点，护士应回答

A. 可出现偏身感觉障碍

B. 可出现瘫痪

C. 可有恶心、呕吐

D. 起病突然

E. 一般在 24 小时之内恢复正常

115. 如采取抗凝血治疗，护士应评估的内容**不包括**

A. 头部 CT 或 MRI

B. 血小板计数

C. 肝肾功能

D. 有无消化道出血

E. 出、凝血时间及凝血酶原时间

116. 患者出院时，关于休息与活动的指导哪项**不正确**

A. 睡觉时枕头不宜太高

B. 头部转动时不宜过急、过猛

C. 必要时沐浴要有人陪伴

D. 没有症状时，可自行开车外出

E. 进行适当的体育运动，如散步、慢跑等

（117~120 题共用题干）

患者男，50 岁。有 30 年吸烟史，近日咳嗽，咳白色黏痰，痰中有血丝。胸部 X 线检查显示右肺肺门 4cm×4cm 肿块影，怀疑肺癌收入院。

117. 确诊肺癌最佳的检查是

A. 肺部 X 线检查

B. 胸部 CT 检查

C. 支气管镜检查与活组织检查

D. 痰脱落细胞学检查

E. 癌胚抗原

118. 患者拟行纤维支气管镜检查，护士告诉患者，术后不宜立即饮水，这是为了防止

A. 呕吐

B. 打喷嚏

C. 呃逆

D. 误吸

E. 咳嗽

119. 该患者确诊为中央型肺癌，行右全肺切除术加淋巴结切除术，术后清醒后应采取的体位为

A. 全患侧卧位

B. 全健侧卧位

C. 1/4 侧卧位

D. 1/4 患卧位

E. 头低足高位

120. 患者留置胸腔闭式引流管，护士将胸腔引流管钳闭，酌情放出液体或气体，每次放液量**不宜**超过

A. 50ml

B. 100ml

C. 200ml

D. 500ml

E. 1000ml

模拟试卷一答案与解析

专业实务

1. D。指导-合作型模式，特点是"护士告诉患者应该做什么和怎么做"，适用于一般患者，尤其是急性患者和外科手术恢复期患者。

2. A。护患关系可分为三个阶段，故 A 错误。建立护患关系的原则有：独特性、治疗性、专业性、短暂性、以服务对象为中心、互动性、工作性、多方位性。

3. A。AFP（甲胎蛋白）测定是目前诊断原发性肝癌最常用、最重要的方法。

4. D。手术日晨进行阴道冲洗，D 错误。

5. E。医疗事故是指医疗机构及其医务人员在医疗活动中，违反医疗卫生管理法律、行政法规、部门规章和诊疗护理规范、常规，过失造成患者人身损害的事故。主体是医疗机构及其医务人员，A 正确。医疗事故的行为具有违法性，属于过失行为，B 正确。过失造成患者人身损害，C 正确。过失可分为疏忽大意过失和过分自信过失，D 正确。四级医疗事故是造成患者明显人身损害或其他后果的。严重护理差错是指在护理工作中，由于技术或者责任原因发生错误，虽然给患者造成了身心痛苦或影响了治疗工作，但未造成严重后果和构成事故者。E 错误。

6. A。集权分权结合原则是：集权能够强化领导的作用，有利于协调组织的各项活动。分权能够调动每一个管理者的积极性，使他们根据需要灵活有效地组织活动。

7. A。知情同意原则是指病人或其法定代理人在完全了解医护人员所提供的关于自己疾病的足够信息的前提下，自愿地同意或应允给予某些检查、治疗、手术或实验的伦理原则。知情同意的实施是一个复杂的过程，只有具备了：信息告知、信息理解、同意能力、自由同意4个条件才是真正的知情同意，其中前两项是"知情"，后两项是"同意"。

8. A。哺乳时间：原则是按需哺乳。一般产后半小时开始哺乳。

9. D。高血压并发症是导致高血压病人致残甚至致死的主要原因。其中脑血管并发症最常见。

10. A。胃又称为"太仓""水谷之海""水谷气血之海""五脏之本"等，胃与脾被称为"仓廪之官"，主要生理功能有主受纳、腐熟水谷，主通降、以降为和。

11. C。当发现患者跌倒时护士应当首先检查、判定患者跌倒后受伤的情况，以免出现意外情况。

12. D。性教育是青春期健康教育的一个重要内容，家长、学校和保健人员可通过交谈、宣传手册、上卫生课等方式对青少年进行性教育，以去除青少年对性的困惑。提倡正常的男女学生之间的交往，并自觉抵制黄色书刊、录像等的不良影响。

13. D。风湿性心脏病的并发症包括心房颤动、心力衰竭、急性肺水肿、栓塞、肺部感染、感染性心内膜炎等，而肝颈静脉反流征阳性是右侧心力衰竭的特征性体征。故该患者应为右心功能不全。

14. E。流行性腮腺炎是由腮腺炎病毒引起的，以腮腺肿大、疼痛为特征，多伴发热和咀嚼受限，可累及其他腺体和器官。血清特异性 IgM 抗体阳性提示近期感染。

15. C。假性尿失禁（充溢性尿失禁）：即膀胱内储存部分尿液，当膀胱充盈达到一定压力时，即可不自主溢出少量尿液。

16．C。责任制护理为责任护士负主要责任，其他护士协助实施。

17．E。护士在临床护理工作中，一般不执行口头医嘱。在手术或抢救等特殊情况下，必须执行口头医嘱时，护士必须向医生复述，二人确认无误后方可执行。手术或抢救结束6小时内医生应据实补写书面医嘱。

18．A。肥胖、饮酒、年龄偏大均为高血压的发病因素，故B、C、D错误。高血压发病机制为各种病因因素使大脑皮质下神经中枢功能发生变化，各种神经递质浓度与活性异常，导致交感神经系统活动亢进，血浆儿茶酚胺浓度升高，阻力小动脉收缩增强，故A正确。高血压脑病为高血压并发症，E错误。

19．B。心搏骤停发生后，4～6分钟开始发生不可逆脑损害，故4～6分钟必须建立有效人工循环。

20．A。①冷敷降温，冷敷30分钟后复测体温；②乙醇擦浴，擦浴后30分钟复测体温。

21．A。患者出现发热反应，应立即停止输血，密切观察生命体征，给予对症处理，及时通知医生。

22．A。患者担心新护士的操作水平不高，这是护患之间存在信任危机，故新护士应向患者解析，说服患者相信自己，故A正确。B选项违反了自主原则，C选项将导致护患关系恶化，D会加剧信任危机，E不是首先应该做的，故应排除B、C、D、E。

23．A。《全国医院工作条例》提出，医院的任务是"以医疗工作为中心，在提高医疗质量的基础上，保证教学和科研任务的完成，并不断提高教学质量和科研水平。同时做好扩大预防、指导基层和计划生育的技术工作"。针对培养合格的医疗技术人员来说，医院主要的任务是教学。

24．C。小儿氧疗一般采用鼻前庭导管给氧，氧流量为0.5～1L/min，氧浓度不超过40%；缺氧明显者用面罩或头罩给氧，氧流量为2～4L/min，氧浓度不超过50%～60%。出现呼吸衰竭时，应使用人工呼吸器。

25．C。新生儿尿布松紧适中，及时更换尿布。排便后用温水清洗臀区，揩干后涂上软膏，预防红臀、皮疹或溃疡。

26．A。行牵引患者不可随意搬动病人，防止牵引松动。

27．C。抑郁症患者半数左右会出现自杀观念，最终会有10%～15%死于自杀。应当严密观察患者的病情变化及异常言行，有无流露厌世的想法等，防止出现自伤、自杀。

28．B。护士执业证书是护士执业的法律凭证，核发《护士执业证书》和护士执业注册的过程是执法的过程，也是实施护士准入制度的具体体现。取得《护士执业证书》并经执业注册后，方可按照注册的执业地点从事护理工作。未取得《护士执业证书》并获得有效注册者，不得从事诊疗技术规范规定的护理活动。

29．B。胆漏多发生于术后5～10日，表现为发热、腹痛及胆汁性腹膜炎症状。

30．B。患者现在最重要的问题是心理问题，即害怕手术、焦虑，并由此导致了食欲缺乏、失眠等表现。故首先应对患者进行心理护理。

31．A。新生儿出生后24小时以内及1月龄、6月龄时需要接种乙肝疫苗。

32．B。坐位时，被测手臂位置平第四肋，卧位时，被测手臂位置平腋中线，以使被测肢体（肱动脉）与心脏处于同一水平。

33．A。艾滋病传播途径包括：①性接触传染，是艾滋病的主要传播途径。②共用针头注射及血源途径。③母婴传播。④其他途径：如应用HIV感染者的器官移植或人工授精，被污染的伤或破损皮肤意外受感染。高危人群为男性同性恋者、多个性伴侣者、静脉药物依赖者和血制品使用者。

34．C。贫血程度是根据外周血中单位容积内红细胞数或血红蛋白量分为4度：血红蛋白从正常下限至90g/L为轻度；血红蛋白

60～90g/L 为中度；血红蛋白 30～60g/L 为重度；30g/L 以下为极重度。

35．B。百白破疫苗应在新生儿出生后 3 足月就应开始接种百白破疫苗第一针，连续接种 3 针，每针间隔时间最短不得少于 28 天。之后在 1 岁半至 2 周岁时再用百白破疫苗加强免疫 1 针，7 周岁时用精制白喉疫苗或精制白破二联疫苗加强免疫 1 针。

36．C。小儿原发型肺结核是原发性结核病中最常见者，为结核菌初次侵入肺部后发生的原发感染，是小儿肺结核的主要类型。原发型肺结核包括原发综合征和支气管淋巴结结核。

37．B。葡萄胎一经确诊后应立即进行诊断性刮宫。

38．D。术后平卧，2 小时后轴线翻身，即翻身时指导病人双手交叉放于胸前，双腿自然屈曲，一名护士扶肩背部，另一名护士托臀区及下肢，同时将病人翻向一侧，肩背部及臀部垫软枕支撑。术后翻身的目的是预防压疮，非进行功能锻炼。

39．E。直接在焚烧炉内焚烧适用于某些特殊感染（如破伤风、气性坏疽、铜绿假单胞菌感染）的敷料及病理标本的灭菌处理。

40．D。患者白内障晚期，视力严重受损，故主要让患者进行语言沟通，A、B 错误；患者语言功能没有障碍，故可采用语言回答问题，C、E 错误。

41．E。外科急腹症患者在没有明确诊断之前，应禁用吗啡类镇痛药，以免掩盖病情，禁饮食，以免加重病情，禁服泻药及禁止灌肠，以免胃肠内容物扩散，导致感染扩散。

42．C。扩张型心肌病指多种原因导致以左心室、右心室或双心腔扩大和心肌收缩功能减退为主要病理特征，常并发心力衰竭、心律失常的心肌病。患者受凉后出现呼吸困难，首先考虑为并发心力衰竭。

43．D。患者自主权的行使主要体现在对医疗方案、护理方案进行综合判断，从而选择最有利于自己的医疗方案。如果患者自主做出的选择明显不合理，医护人员需通知患者家属或相关人员，必要时限制患者的自主性。

44．D。大咯血时应取患侧卧位，保持呼吸道通畅，清除血块，避免窒息。

45．A。1ml 含 10mg 地西泮，浓度为 10mg/ml，则 2mg 为 0.2ml。

46．B。提供舒适，安静，整洁的病室环境，光线照明要适当，避免临终患者因视觉模糊而产生恐惧心理。

47．C。心包摩擦音是纤维蛋白性心包炎的典型体征，多位于心前区，坐位时身体前倾、深吸气更易听到。纤维蛋白性心包炎可为胸骨后压榨性疼痛。根据患者表现可判断其最有可能是心包摩擦。

48．B。对于金黄色葡萄球菌感染，治疗应首选耐青霉素酶的半合成青霉素或头孢菌素，如苯唑西林钠、头孢呋辛钠等，联合氨基糖苷类如阿米卡星可增强疗效。青霉素过敏者可选用红霉素、林可霉素、克林霉素等；耐甲氧西林金黄色葡萄球菌感染选用万古霉素静滴。

49．E。皮下脂肪的消耗最先累及腹区，故常测量腹部皮下脂肪层厚度用来判断营养不良程度。

50．D。正常 BMR 为－10%～＋15%；＋20%～＋30% 为轻度甲状腺功能亢进；＋30%～＋60% 为中度甲状腺功能亢进；＋60% 以上为重度甲状腺功能亢进。

51．E。正性肌力药物有：①洋地黄类药物，地高辛、毛花苷 C 等。②非洋地黄类，多巴胺、米力农、氨力农等。氨苯蝶啶是保钾利尿药。

52．B。对于老年人要注意室内温度。湿度、采光、通风等方面，室内不必五彩斑斓，但可应用颜色来强调以帮助其识别不同的房间。

53．E。该患者伴有咽痛，首先应该对症治疗，给予消炎含片缓解咽痛。A、B、C 均错误，D 属于干扰项。

54．B。化疗后应该多喝水，促进化疗药物代谢。

55．B。脑疝是由急剧的颅内压增高造成的，处理原则为快速静脉输注高渗降颅内压药物以缓解病情，争取时间。

56．C。二级护理适用于病情稳定，仍需卧床的患者或生活部分自理的患者。

57．B。抗 Sm 抗体是诊断系统性红斑狼疮的标志性抗体之一，主要用于早期或不典型病人的诊断与回顾性诊断。

58．D。护士的语言有：有声语言和势态语言两种，包括招呼用语、介绍用语、电话用语、安慰用语、迎送用语等。根据情境和需要护士的语言随之变化。

59．A。血清样反应一般于用药后 7～14 天出现，有发热、关节肿痛、皮肤发痒、荨麻疹、全身淋巴结肿大等症状。

60．C。现胎儿存活，无胎儿窘迫、胎膜未破，应注意休息和药物治疗控制宫缩，尽量维持妊娠至足月。

61．D。输液时间（小时）=液体总量（毫升）×点滴系数÷每分钟滴数×60（分钟），点滴系数为 15，则输液时间（小时）＝400×15÷20×60=5 小时。

62．A。气管切开者气管黏膜水分蒸发快，因此要求适宜的温、湿度来保护气管黏膜的湿润。选 A。

63．B。腹股沟直疝常见于年老体弱者，表现为病人站立时，在腹股沟内侧端、耻骨结节外上方出现一半球形肿块，包块不进入阴囊，平卧后多自行回纳，回纳后压住深环，疝块仍可突出。

64．B。协议期：接受自己已患绝症的现实，积极配合治疗，希望能发生奇迹。

65．C。做尿培养标本有两种方法：第一是中段尿留取法，第二是导尿术留取法，适用于昏迷患者，此题描述中，患者神志清楚，排除 E。

66．D。峰流速是用一个简易的峰流速仪来测定患者的一个肺功能指标，主要反映的是患者呼出气受限制的程度，在没有出现症状前，呼气流速峰值下降，提示早期哮喘的发生，是发现早期哮喘发作的最简便易行的方法。

67．D。利用耐热的非致病性嗜热脂肪杆菌芽胞作为指示菌株，待灭菌周期结束后取出培养，指示菌片上若无细菌生长，表示灭菌合格。

68．D。患者有良性前列腺增生，术后护理包括：①术后取半卧位，A 正确；②留置尿管期间鼓励病人多饮水，以稀释尿液、预防感染，B 正确；③术后生理盐水持续冲洗膀胱 3～7 日，防止血凝块形成致尿管堵塞，C 正确；④术后早期禁止灌肠或肛管排气，以免造成前列腺窝出血，D 错误；⑤指导病人做提肛训练，以尽快恢复尿道括约肌功能，E 正确。

69．B。坐浴前需排空膀胱，以防热水刺激会阴部引起排尿反射；热水坐浴水温 40～45℃，以避免烫伤。

70．B。腹腔内脏脱出，应先用干净器皿保护后再包扎，勿直接还纳，以防污染。

71．B。肝硬化患者肝功能减退①全身症状：疲倦、乏力、精神不振、消瘦、面色灰暗黝黑等；②消化道症状：食欲缺乏、恶心、呕吐等；③出血倾向及贫血；④内分泌失调：雌激素增多、雄激素和糖皮质激素减少，部分患者可出现肝掌和蜘蛛痣。脾大是门静脉高压的表现，与肝功能减退无关。

72．B。母乳可促进胎便排出，但可能会导致母乳性黄疸，可与生理性黄疸叠加而延长黄疸时间。

73．B。自身免疫所致胃炎以富含壁细胞的胃体黏膜萎缩为主。

74．A。五脏指肝、心、脾、肺、肾。六腑指胆、胃、小肠、大肠、膀胱、三焦。奇恒之腑指脑、髓、骨、脉、胆、女子胞。

75．E。单纯性甲状腺肿是机体缺碘、存

在致甲状腺肿物质，以及甲状激素合成酶缺陷而引起代偿性甲状腺增生肿大，一般无甲状腺功能异常。T_3、T_4 和 TSH 都是正常的。

76．A。肝炎和艾滋病都可由血液传播，二者发病前都有潜伏期，且终身难以治愈，又可遗传给下一代，危害极大，故称为"头号杀手"，A 正确；其他选项都是可治愈疾病，危害远不如肝炎和艾滋病大。

77．C。肛裂最主要症状是排便时和排便后肛门部两次疼痛高峰。排便时肛裂加深，创面可有少量出血。内痔主要表现为排便时无痛性出血和痔块脱出。血栓性外痔有肛门剧痛，排便、咳嗽时加剧，数日后可减轻。

78．E。脉搏短绌（绌脉）表现为脉率少于心率，心律完全不规则，心率快慢不一，心音强弱不等。常见于心房颤动患者。

79．E。A、B、C、D 均是护理操作前解释的用语，用排除法选 E。

80．A。患儿尿频、尿急、尿痛，严重影响患儿的舒适，题干并没有提及患儿有其他选项的问题，故现存的护理问题为排尿异常。

81．B。小儿鹅口疮的病原是白念珠菌，疱疹性口炎的病原体是单纯疱疹病毒Ⅰ型，溃疡性口炎致病菌为链球菌、金黄色葡萄球菌、肺炎链球菌。

82．A。用药期间应鼓励患儿进食含钾丰富的食物，以免出现低钾血症而增加洋地黄的毒性反应。

83．E。动脉导管未闭时胸骨左缘第 2～3 肋间可闻有粗糙响亮的连续性机器样杂音。胎儿出生后，随着呼吸的开始，肺循环压力降低，血氧分压提高，动脉导管于生后数小时至数天在功能上关闭，此时杂音消失。

84．C。当湿度过高时，蒸发作用减弱，可抑制出汗，患者感到潮湿、气闷，尿液排出量增加，加重肾负担。

85．D。心源性休克、晕厥是心律失常很严重的表现，急性肺水肿是左侧心力衰竭的表现，气促是呼吸困难的表现，心律失常最

基本的症状是心悸。

86．B。第一天补液一般轻度脱水 90～120ml/kg，中度脱水 120～150ml/kg，重度脱水 150～180ml/kg。

87．B。PTC 是在 X 线电视或 B 超监视下，用细针经皮肤穿刺将导管送入肝胆管内，注入造影剂使肝内外胆管迅速显影的检查方法。PTC 为有创检查，可发生胆漏、出血、胆道感染等并发症。

88．E。沟通的基本因素包括信息内容、信息发出者、接受者、传递途径、信息反馈过程及沟通背景、人际变量、环境。

89．C。患者血压 140/92mmHg，尿蛋白（－），下肢水肿（＋），应是妊娠期高血压，基本处理原则是镇静、解痉、降压和利尿。解痉首选硫酸镁，有预防子痫和控制子痫的作用。

90．C。腹痛为急性胰腺炎主要表现和首发症状。突然发作，疼痛性质不一，可为钝痛、绞痛、钻痛或刀割样痛，疼痛剧烈而持续，可有阵发性加剧。腹痛常位于中上腹，常向腰背部呈带状放射，弯腰抱膝位可减轻疼痛。进食后疼痛加重。C 错误。

91．B。腹痛时应协助病人取弯腰、前倾坐位或屈膝侧卧位，以缓解疼痛，A 错误；轻症急性胰腺炎应禁食和胃肠减压 1～3 天，B 正确；口渴时不能饮水，防止胰液分泌增加，加重病情，C 错误；症状缓解后可进食低脂低糖流食，而后逐步恢复正常饮食，D 错误。疼痛时可用阿托品肌内注射，不能口服，腹痛剧烈者可遵医嘱给予哌替啶等镇痛药，E 错误。

92．D。疾病不仅给患者带来痛苦，同时也会引起患者家属痛苦心理的连锁反应，尤其是对于突发事件导致的危重患者或绝症患者的家属。按照我国医疗保护的惯例，对于心理承受能力较差的患者，医护人员一般是采用"超越式"的沟通方式，首先将患者的病情和预后告诉患者的家属。故应向家属客

观介绍患者情况。

93．C。出院患者不能停止各种治疗，治疗要持续到患者手续办完出院那一刻。

94．B。患儿出现烦躁、发绀、心率增快、肝大等特征，是心力衰竭的表现。

95．C。肛瘘的治疗原则是手术切除。手术方法包括：①瘘管切开术或瘘管切除术，适用于低位肛瘘。②挂线疗法，适用于高位单纯性肛瘘的治疗或高位复杂性肛瘘的辅助治疗。

96．B。弛张热的特点为体温在 39℃以上，24 小时内温差达 1℃以上，体温最低时仍高于正常水平。见于败血症、风湿热、化脓性疾病等。

97．E。退热期时，散热大于产热，体温恢复正常。由于大量出汗、体液丧失，易出现虚脱和休克现象，表现为血压下降、脉搏细速、四肢湿冷等。

98．A。应给予病人高热量、高蛋白、高维生素、易消化的流质或半流质饮食，鼓励病人少量多餐。

99．B。细菌性痢疾主要经消化道传播，其病原菌志贺菌属主要通过污染食物、水、生活用品，经口传播；亦可通过苍蝇污染食物而传播，故应采取消化道隔离。

100．D。严密、保护性隔离病人应住单人间。接触、呼吸道、肠道、血液-体液和昆虫隔离，同种病人可居一室。而本题选项中只有伤寒是采取消化道隔离的病种，故可将此患者与伤寒患者共住一室。

101．A。婴儿期支气管-肺组织感染是支气管扩张最常见原因，病因以婴幼儿期的麻疹、百日咳、支气管肺炎最为常见。

102．D。支气管扩张症病人的特征性表现是痰液收集于玻璃瓶中静置后出现分层的特征，即上层为泡沫，下悬脓性成分；中层为浑浊黏液；下层为坏死组织沉淀物。

103．B。引流体位的选择取决于分泌物潴留的部位和病人的耐受程度，原则上抬高病灶部位的位置，使引流支气管开口向下，有利于潴留的分泌物随重力作用流入支气管和气管排出。首先引流上叶，然后引流下叶后基底段。

104．D。痰液黏稠难以咳出时要警惕病人是否有体液不足，痰量原来较多而突然减少，伴发热，可能为支气管引流不畅所致。

105．C。家庭氧疗的具体指征：①PaO_2 <55mmHg 或 SaO_2<88%，有或没有高碳酸血症；②$PaO_2$55～70mmHg 或 SaO_2<89%，并有肺动脉高压、心力衰竭、水肿或红细胞增多症。

106．D。家庭氧疗一般用鼻导管吸氧，氧流量为 1～2L/min，吸氧持续时间>15 小时/天。

107．B。氧疗有效的指标：病人呼吸困难减轻、呼吸频率减慢、发绀减轻、心率减慢、活动耐力增加。

108．C。缩唇呼吸的技巧是通过缩唇形成的微弱阻力来延长呼气时间，增加气道压力，延缓气道塌陷。病人闭嘴经鼻吸气，然后通过缩唇（吹口哨样）缓慢呼气，同时收缩腹部。吸气与呼气时间比为 1：2 或 1：3。

109．B。护士用于应做到用词朴实、准确、语法规范、精练。这属于护士语言的规范性。

110．E。患者因为乳腺癌住院，目前处于忧郁期，护士应经常陪伴病人，引导患者表达内心的情绪，精神上给予病人支持，尽量满足病人的合理要求。A、B、C、D 选项中均含有负性的词语，应排除。

111．D。当患者伤心哭泣时，应陪伴患者，适当沉默，倾听患者诉说。

112．B。沟通者在特定的情绪状态时，常会导致对信息的误解。当患者处于悲痛、伤感时，对某些信息会出现淡漠、迟钝的反应，从而影响沟通的效果。根据题干信息，患者常常伤心哭泣。

113．A。在沟通过程中，应给患者提供

诉说和宣泄情绪的机会，B、C、D、E 均是正确的沟通方法，A 制止哭泣，不利于患者的情绪发泄。

114．C。护理计划是在护理诊断的基础上，综合运用医疗、护理、社会行为等科学知识，对病人的健康问题、护理目标及护理措施所采取的一种书面说明，故护理诊断是护理计划制订的主要依据。

115．C。选定预期目标的注意事项：①目标的陈述主语应以患者的行为为中心，而非护理措施本身；②一个目标针对一个护理诊断；③目标应切实可行；④目标应具体；⑤目标应有时间限制；⑥目标是护理结果而不是过程，故 C 错误。

116．A。个案护理是指一个患者所需要的全部护理由一名当班护士全面负责，护理人员直接管理某个病人，即有专人负责实施个体化护理。常用于危重症患者、大手术后需要特殊护理的患者。

117．E。CCU 重症患者属于特级护理，设专人 24 小时护理，E 是错的。

118．E。护理记录写错不可采用刮涂等方式遮盖原来字迹，需重写，E 是错的。

119．E。病人于活动中或情绪激动时突发头痛、呕吐、脑膜刺激征阳性，无局灶性体征，符合蛛网膜下腔出血诊断。

120．D。脑出血病人发病 24～48 小时避免搬动病人，病人侧卧位，头部稍抬高，蛛网膜下腔出血病人应绝对卧床 4 周。

实践能力

1．B。药物中毒、电解质紊乱、精神不安、过量烟酒等能诱发室性期前收缩。患者应减轻焦虑，避免诱发因素。

2．B。维生素 D 缺乏是婴儿佝偻病的主要病因。

3．B。心力衰竭病人的饮食要求：高热量低盐清淡易消化饮食，少量多餐；食盐摄入少于 5g/d。

4．C。葡萄胎病理特点为滋养细胞呈不同程度的增生，间质水肿，间质内血管消失。

5．C。脑脊液典型的改变为压力增高，外观浑浊或呈乳白色，白细胞总数明显增多达 $1000×10^6$/L 以上，白细胞分类以中性粒细胞为主；糖和氯化物含量显著下降，蛋白质明显增高。

6．B。雌激素可抑制乳汁分泌，影响乳汁质量，哺乳期不宜服用避孕药。

7．D。心包摩擦音是纤维蛋白性心包炎的典型体征，多位于心前区，以胸骨左缘第 3、4 肋间、坐位时身体前倾、深吸气最为明显。心前区听到心包摩擦音就可做出心包炎的诊断。

8．B。风湿性心脏病最常见的心律失常为心房颤动。并发症中心力衰竭是致死和就诊的主要原因。

9．A。在胎膜突然破裂的瞬间，随着大量羊水流出，可发生脐带脱垂。脱垂的脐带受胎先露压迫，宫壁紧裹胎体，影响胎盘血液循环，可引起胎儿宫内缺氧，以手术结束分娩。胎膜早破并发脐带脱垂，应在数分钟内结束分娩。

10．B。肝癌结节破裂出血是肝癌最紧急而严重的并发症，结节破裂出血可以位于肝包膜下，引起急骤腹痛，如破溃入腹腔可引起急性剧烈腹痛和腹膜刺激征。

11．A。患者支气管哮喘发作，可出现呼吸极度困难等危及生命的症状，应安置在危重病房，严密观察。

12．C。新生儿窒息应及时按 A 清理呼吸道（先口腔后鼻腔），B 建立呼吸、增加通气，C 维持正常循环，D 药物治疗，E 评价的步骤进行复苏。

13．C。肺炎按病程分类：①急性肺炎（病程在 1 个月内）；②迁延性肺炎（病程 1～3 个月）；③慢性肺炎（病程在 3 个月以上）。

14．A。患者 PaO_2 45mmHg，$PaCO_2$ 75mmHg，是缺氧伴二氧化碳潴留的呼吸衰竭，

属于 II 型呼吸衰竭，给氧原则为低浓度（28%～30%）、低流量（1～2L/min）持续吸氧，因高浓度氧气解除了缺氧对外周化学感受器的刺激，反而引起呼吸中枢抑制。

15．C。骨筋膜室综合征最常见于小腿和前臂。脂肪栓塞多见于粗大的骨干骨折。创伤性关节炎多见于距小腿关节、膝关节等负重关节。肌肉挛缩为骨筋膜室综合征的严重后果。坠积性肺炎主要发生于因骨折长期卧床不起的病人，以老年、体弱和伴有慢性病者多见，有时甚至危及病人生命。

16．C。月经是周而复始发生的子宫内膜剥脱性出血，是女性的正常生理现象。女性月经来潮时因有子宫内膜剥落出血，故应加强营养，不做剧烈运动，防止出血加重或出血过多导致贫血。一般月经期无须卧床休息，可正常生活与工作。

17．A。2 岁内乳牙数目为月龄减 4～6。

18．C。高热、惊厥及呼吸衰竭是乙型脑炎极期的严重症状，三者相互影响，呼吸衰竭常为致死的主要原因。

19．C。以意识内容改变为主的意识障碍是谵妄状态，特点是意识清晰度水平降低，同时产生大量的错觉、幻觉，幻视更多见，内容形象生动、逼真并具有恐怖性，常引起病人紧张、恐惧的情感反应。

20．D。对于 3 天无大便的患者，适当给予缓泻药助其排便最为紧要。

21．E。患者手指扣纽扣、系鞋带困难，是生活自理有缺陷，A 排除；患者慌张步态，容易跌倒，故有受伤的危险，B 排除；双手静止性震颤，抖动伴动作缓慢，是躯体活动障碍，C 排除；讲话声音断续，是语言沟通障碍，D 排除。

22．B。氨茶碱的有效剂量与中毒剂量比较接近，故要稀释后缓慢静脉注射，快速静脉注射可能可能导致中毒反应。

23．C。腹痛发作未明确诊断前不应使用镇痛药，可能会掩盖患者的真实病情。

24．E。间歇性无痛眼观血尿为肾癌最常见的临床表现。

25．E。化脓性脑膜炎患儿前囟饱满，考虑颅内压增高，应使用利尿药降低颅内压，减少液体入量。

26．E。心房颤动病人的临床表现取决于心室率的快慢，心室率不快时有心悸、胸闷，心室率超过 150 次/分时可诱发心绞痛或心力衰竭。当心室率快时可有脉搏短绌。故对心房颤动患者应主要观察心室率的改变。

27．C。患者有十二指肠溃疡病史，现突发上腹疼痛，全腹肌紧张，压痛、反跳痛明显，且血压下降，考虑并发急性穿孔，应立即禁食和胃肠减压，减少胃内容物继续外漏。

28．D。自发性气胸病因常为：慢性支气管炎并发肺气肿、支气管哮喘、尘肺、广泛肺纤维化、肺大疱破裂、肺癌、肺结核空洞、肺脓肿等。患者 65 岁，表现为慢性病容，考虑有长期慢性的肺部疾病。

29．B。抽取不同种类的血标本，血液注入顺序：血培养瓶→抗凝管→干燥试管。

30．B。当血总钙浓度低于 1.75～1.88mmol/L 或离子钙浓度降至 1.0mmol/L 以下时，可出现惊厥、喉痉挛、手足搐搦等症状。

31．D。年幼就出现发绀，生长发育明显落后于同龄儿，杵状指（趾），喜蹲踞，符合法洛四联症的临床特点。由于长期缺氧、红细胞增加，血液黏稠度高，血流变慢引发脑血栓，若为细菌性血栓，则易形成脑脓肿。

32．A。因为过快纠正酸中毒还能引起大量 K^+ 移到细胞外，引起低钾血症，故应注意观察并补钾。

33．E。糖尿病中约 30% 的患者会发展为糖尿病肾病，主要表现为尿蛋白和水肿，随着病情的进展，肌酐和尿素氮升高。

34．D。输卵管妊娠流产或破裂者，阴道穹饱满。有宫颈抬举痛或摇摆痛，是输卵管妊娠的主要体征之一。且后穹窿穿刺可抽出不凝血。故可知患者发生输卵管妊娠破裂，应立即做好术前准备，严密监测生命体征，建立静脉通道，补充血容量，配血备用。

35．E。采取呼吸道隔离至出疹后 5 天，有并发者延至出疹后 10 天，接触的易感儿隔离观察 21 天。易感儿接触麻疹后 5 日内注射免疫球蛋白，可免于发病。题干"前一日被确诊为麻疹"说明患儿和麻疹患者密切接触，此时最好的方法是注射丙种球蛋白，被动免疫，然后再接种麻疹疫苗。

36．D。哮喘患者所在环境应保持温湿度适宜，当湿度过高时，蒸发作用减弱，可抑制出汗，患者感到潮湿，气闷，尿液排出量增加，加重肾负担；另外，运动为支气管哮喘的激发因素，应当避免，哮喘发作后应取端坐位休息。

37．B。葡萄胎病人要定期随访，清宫术后必须每周查血或尿 HCG1 次，阴性后仍需每周复查 1 次，3 个月内如一直阴性，则改为每半月检查 1 次，共 3 个月，如连续阴性，改为每月检查 1 次持续半年，第二年起，每半年 1 次，共随访 2 年。

38．E。胸腔闭式引流时，若水柱无波动，提示引流管不通畅或肺已经完全扩张，患者开胸术行闭式胸膜腔引流 48～72 小时，每日引流少于 20ml，患者无呼吸困难无特殊不适，考虑患者肺复张良好，可拔管。

39．E。前置胎盘的处理原则是制止出血，纠正贫血，预防感染。但题干未说明孕妇已出现贫血症状，故首要治疗是制止出血与预防感染。

40．E。胎盘早剥是妊娠晚期的一种严重出血性并发症，以突然发生的腹部持续性疼痛为特点，伴或不伴有阴道出血。轻度胎盘早剥孕妇子宫软，宫缩有间歇期，子宫大小符合妊娠月份，胎位清，胎心多正常；重度胎盘早剥贫血程度与外出血不相符，子宫硬如板状，有压痛。胎盘早剥一旦确诊应立即终止妊娠，可根据孕妇情况选择不同终止妊娠方法。

41．C。心源性水肿的特点是下垂性、压凹性水肿，常见于卧床病人的腰骶区、会阴或阴囊部，非卧床病人的足踝部、胫前。该患者经常卧床。

42．A。患者两肺底闻及细湿啰音，提示患者肺底发生了病变，可引起一系列呼吸困难的症状，且患者今日感到呼吸困难，口唇发绀，颈静脉充盈，提示患者处于缺氧状态，可判断患者出现呼吸衰竭。

43．D。预产期的推算问清末次月经 LMP 的日期，推算预产期。计算方法为：末次月经第一日起，月份减 3 或加 9，日期加 7。题中该孕妇月经周期较长，排卵期不准，应根据 B 超结果综合推断，按末次月经推算结果往后推 2 周左右。

44．A。抑郁症患者的典型睡眠障碍是早醒。

45．C。根据绝经后阴道出血可怀疑为子宫内膜癌或者宫颈癌，患者检查宫颈正常，双侧附件正常，可排除宫颈癌。

46．C。如双侧瞳孔时大时小，变化不定，对光反射消失，伴眼球运动障碍（如眼球分离、同向凝视），常是脑干损伤的表现。

47．B。扩张型心肌病的主要体征为心脏明显扩大、奔马律、肺循环和体循环淤血的表现等。

48．B。肢体抬高试验：病人平卧，患肢抬高 70°～80°，持续 60 秒，若出现麻木、疼痛、苍白或蜡黄色者为阳性，提示动脉供血不足。

49．D。在不明确病人发生头痛呕吐不安的原因时不可以输注浓缩红细胞。

50．D。宫口扩张 3cm 或 3cm 以上、无头盆不称、胎头已衔接者，可行人工破膜。破膜后，胎头直接紧贴子宫下段及宫颈内口，引起反射性子宫收缩，加速产程进展。该孕妇已临产 12 小时，但宫缩强度及持续时间不足，符合破膜的条件。

51．E。风湿性心脏病患者在病情允许时

应鼓励并协助病人翻身、活动下肢、按摩及用温水泡足或下床活动，防止下肢深静脉血栓形成。

52．D。皮质醇增多症患者应给予高蛋白、高钾、高钙、低钠、低热量、低糖类饮食，以纠正因代谢障碍所致机体负氮平衡和补充钾、钙。

53．E。类风湿关节炎：活动期发热或关节肿胀明显时应卧床休息，并保持正确的体位，勿长时间维持抬高头部和膝部的姿势，以免屈曲姿势造成关节挛缩致残。病情缓解时指导病人进行功能锻炼。可做关节的被动活动，也可训练日常生活技能，如穿脱衣服、进食、如厕等，保持生活自理能力。锻炼过程中应注意运动量要适当，循序渐进，不可操之过急，运动前可用热敷、热水浴、红外线等理疗方法改善血液循环，缓解肌肉挛缩。当病变发展至关节强直时，应保持关节的功能位置，必要时用夹板固定，以保持一定的生活自理能力。

54．C。乳头肌功能失调或断裂是由于二尖瓣乳头肌因缺血、坏死等使收缩功能发生障碍，造成二尖瓣脱垂及关闭不全。重者左侧心力衰竭，迅速发生急性肺水肿。

55．A。超声检查是检查早期妊娠快速准确的方法。

56．B。产后1周子宫缩小至妊娠12周大小，在耻骨联合上方可扪及；产后10日子宫降至骨盆腔内，腹部检查摸不到子宫底；产后6周子宫恢复至正常非孕前大小。分娩结束时子宫约重1000g，产后1周约重500个，产后2周约重300g，产后6周约重50g。

57．C。采取置病人于头低侧卧位或平卧位头偏向一侧；松解衣领、腰带；及时清除口鼻腔分泌物等措施保持呼吸道通畅，防止窒息。

58．E。溺水现场急救包括立即清除口鼻腔泥草，拉出舌头使呼吸道通畅。将病人置于头低足高位进行排水。呼吸心搏骤停者立即进行心肺复苏（胸外心脏按压和人工呼吸）。

59．E。患儿出现急性心力衰竭，且病人烦躁不安，呼吸困难加重，应镇静、吸氧，减少患儿需氧，缓解呼吸困难，同时应用强心药。

60．E。小儿鹅口疮的病原是白念珠菌，疱疹性口炎的病原体是单纯疱疹病毒 I 型，溃疡性口炎致病菌为链球菌、金黄色葡萄球菌、肺炎链球菌。

61．A。法洛四联症患儿血液黏稠度高，发热、出汗、吐泻时，加重血液浓缩易形成血栓，因此要注意供给充足液体。

62．A。腹壁强度降低和腹内压力增高是腹外疝发病的两个主要原因。而腹壁薄弱或缺损，是腹外疝的发病基础。

63．E。管状淋巴管炎分浅、深两种。浅层急性淋巴管炎，在病灶表面出现一条或多条"红线"，硬而有压痛。深层急性淋巴管炎不出现红线，但患肢肿胀、有条形压痛区。两种淋巴管炎都可能伴有全身症状。

64．C。皮肤颜色：全身皮肤红润2分；心率：<100 次/分为 1 分；弹足底或插鼻管反应：有些动作，如皱眉 1 分；肌肉张力：四肢能活动2分；呼吸：正常2分，共8分。

65．D。子宫内膜异位症痛经的特点是继发性渐进性痛经。

66．E。心绞痛急性发作时应绝对卧休息，常规给氧，及时通知医师，进行心电、血压、呼吸监测。

67．E。逻辑倒错性思维主要特点为推理缺乏逻辑性，既无前提也无根据，或因果倒置，推理离奇古怪不可理解。如一患者说："因为计算机感染了病毒，所以我要死了"。多可见于精神分裂和偏执狂等。

68．B。病人表现为在高热环境下劳作后，大量饮水后出现大汗、头晕、胸闷、腓肠肌疼痛反复发作，符合热痉挛表现。

69．D。烧伤修复期：组织烧伤后，在炎症反应的同时，创面已开始了修复过程。包括创面修复期和功能修复期。浅度烧伤多能自行修复。深Ⅱ度烧伤如无感染等并发症，3～4周后自愈，留有瘢痕。Ⅲ度烧伤或严重感染的深Ⅱ度烧伤均需靠皮肤移植修复。

70．B。类风湿关节炎活动期病人血小板增高，白细胞计数及分类多正常，活动期可有红细胞沉降率增快、C反应蛋白增高。

71．A。保持患者呼吸道通畅，备好气管切开包，必要时吸出呼吸道分泌物。综合五个选项，只有气管内插管能有效防止窒息。

72．C。粟粒型肺结核X线显示双肺满布粟粒状阴影，常在症状出现2周左右出现，其大小、密度和分布均匀，结节直径2mm左右。

73．C。脐带未脱落者可以沐浴，脐带未脱落应每天沐浴后用消毒干棉签蘸干脐窝里的水及分泌物，再用乙醇消毒，保持脐带干燥。

74．D。慢性肺源性心脏病病人应避免使用镇静药、麻醉药、催眠药，以免抑制呼吸功能和咳嗽反射，诱发肺性脑病。

75．B。维生素D缺乏性手足抽搐症主要是由于维生素D缺乏，血钙降低导致神经肌肉兴奋性增高，出现惊厥、喉痉挛或手足抽搐等症状。

76．E。消化性溃疡的发病因素①幽门螺杆菌感染：主要病因；②非甾体抗炎药如阿司匹林、吲哚美辛等；③胃酸和胃蛋白酶：胃酸在其中起决定性作用，是溃疡形成的直接原因；④其他因素：吸烟、遗传、胃十二指肠运动异常、应激如长期精神紧张、焦虑或情绪容易波动。

77．E。晚期胃肠吻合口破裂或漏发生者，可形成局限性脓肿或向外穿破而发生腹外漏，腹腔引流量会增多。

78．C。围绝经期指妇女绝经前后的一段时期，出现与绝经有关的内分泌、生物学及临床特征起至绝经一年的时期。该患者的临床表现提示其正处于围绝经期。

79．D。一般而言，成人血胸量≤500ml为少量血胸，500～1000ml为中量，1000ml以上为大量。

80．B。由于充盈的膀胱会影响子宫的正常收缩，要求产妇在产后4小时应该自行排尿。如有尿潴留，应积极处理。

81．C。痰肺炎球菌（＋）可确诊为肺炎链球菌肺炎，血常规结果应为白细胞计数升高 $[(10～20)×10^9/L]$，中性粒细胞比例增多（＞80%），伴核左移，细胞内可见中毒颗粒。

82．D。胃大部切除术术后梗阻包括输入段梗阻、输出段梗阻和吻合口梗阻，前两者常见于毕Ⅱ式手术。输入段梗阻呕吐物不含胆汁；吻合口梗阻呕吐物为食物，不含胆汁；输出段梗阻呕吐食物和胆汁。

83．B。免疫抑制药：抗胸腺细胞球蛋白和抗淋巴细胞球蛋白能抑制患者T淋巴细胞或非特性免疫反应，是目前治疗重型再生障碍性贫血的首选药物。

84．D。良性前列腺增生简称前列腺增生，俗称前列腺肥大，是引起老年男性排尿障碍原因中最为常见的一种良性疾病。老龄和有功能的睾丸是发病的两个重要因素。

85．D。大咯血时血液堵塞气道，容易诱发缺氧甚至窒息，故最优措施为吸氧并保持呼吸道通畅。

86．D。营养不良治疗中最重要的是调整饮食，补充营养物质，去除病因。

87．E。抗幽门螺杆菌作用的常用药有胶体铋剂如枸橼酸铋钾、抗菌药物如阿莫西林及甲硝唑。

88．B。早期倾倒综合征应指导患者少食多餐、避免过甜、过咸、过浓食物；宜进食低糖类、高蛋白饮食。进餐后平卧10～20分钟。

89．E。皮肤红润，胎毛少是足月儿的外观特点，早产儿皮肤红嫩、胎毛多、头发分条不清楚。

90．D。根据题干所供信息，可知此病为风湿热，而风湿热是一种与A组乙型溶血性链球菌感染密切相关的免疫炎性疾病，80%的患儿 ASO 滴度升高。

91．C。复温是低体温患儿治疗的关键。复温原则是逐步复温，循序渐进。

92．C。特殊情况根据需要将病人置于关节功能位，在石膏固定处的皮肤表面覆盖一层衬，以防局部受压形成压疮。有伤口者更换敷料，发现皮肤异常应记录并报告医师。石膏固定前，患处需行 X 线检查并测量患肢长度，以备术后对照。

93．D。新生儿出现生理性黄疸原因主要为胆红素生成相对较多，包括：①胎儿血氧分压低，红细胞代偿性增多，出生后血氧分压升高，使过多的红细胞破坏；②新生儿红细胞寿命短；③肝和其他组织中的血红素及骨髓红细胞前体较多。

94．C。孕妇体重于 12 周前无明显变化，以后体重平均每周增加 350g，正常不应超过500g，至妊娠足月时，体重平均增加 12.5kg。

95．D。引起支气管肺炎常见的病原体为病毒和细菌。病毒以呼吸道合胞病毒最多见，其次是腺病毒、流感病毒、副流感病毒等；细菌以肺炎链球菌多见，其他有链球菌、葡萄球菌、革兰阴性菌及厌氧菌等。

96．A。呼吸衰竭时动脉血氧分压低于60mmHg，伴有或不伴有二氧化碳潴留，血氧分压和二氧化碳分压通过动脉血气分析得出。

97．B。哮喘发作的症状是：喘息、气促、胸闷、咳嗽等，多数有广泛的呼气相为主的哮鸣音，呼气延长。但当呼吸肌疲劳，呼吸动力减弱及气道有严重阻塞时，哮鸣音可明显降低甚至消失。

98．C。腹式呼吸训练方法如下：①以立位、平卧位、半卧位最适宜；②鼻吸口呼，缓慢而均匀，勿用力呼气，吸气时腹肌放松，腹部鼓起，呼气时腹肌收缩，腹部下陷。呼与吸时间比例为 2∶1～3∶1,每日训练 2 次，每次 10～15 分钟。应该呼气比吸气时间长。

99．E。腹泻时，呕吐、腹泻丢失大量碱

性物质，同时热能不足导致脂肪分解增加，产生大量酮体，使体内产生过多的酸性代谢产物，发生代谢性酸中毒，导致呼吸改变。

100．C。血生化检查进一步确定脱水的性质，体内电解质紊乱情况和酸碱失衡的性质及程度。

101．C。患儿在补液过程中，随着脱水、酸中毒的纠正，排尿后钾排出增加，输入葡萄糖合成糖原使钾从细胞外进入细胞内等原因使血钾降低，出现精神不振、无力、腱反射减弱或消失、腹胀、肠鸣音减弱或消失、心音低钝、心律失常等低钾血症的症状。

102．E。补钾的注意事项：①口服补钾为首选，最安全；②重症患儿静脉补钾，补钾浓度不超过 0.3%；③静脉补钾时间不少于8 小时；④见尿补钾，尿量在 40ml/h 以上；⑤一般补钾需持续 4～6 天；⑥禁止静脉注射补钾。

103．D。五个选项的护理问题都存在，但目前最严重的是体温过高，已达 40℃，其他问题相对较轻。

104．B。肺炎链球菌肺炎胸痛时，应嘱病人取患侧卧位，可以缓解疼痛，病人是左侧胸痛，应取左侧卧位。

105．C。活动能增加机体氧耗量，增加病人的心脏负担，同时也能使病人由于氧耗量增加而加重呼吸困难，故肺炎患者需要卧床休息。

106．D。当腹腔内游离腹水达到 1000ml以上时，腹部叩诊为移动性浊音阳性。

107．A。腹水是肝硬化失代偿期最为显著的临床表现，腹水形成的主要原因有：①门静脉压力增高；②血浆胶体渗透压降低；③肝淋巴液生成过多；④有效循环血量不足；⑤醛固酮、抗利尿激素增多。

108．B。肝硬化患者应给予高热量、高蛋白、维生素丰富，易消化食物。腹水者应限制盐的摄入，避免进食粗糙、坚硬食物。

109．D。急性胰腺炎临床表现的轻重与

其病因、病理类型和治疗是否及时等因素有关。轻者以胰腺水肿为主，临床多见，病情常呈自限性，预后良好。若未得到及时治疗，病情加重，继发感染、腹膜炎和休克等多种并发症，病死率高，称为出血性胰腺炎。

110．C。生长抑素具有抑制胰液和胰酶分泌，抑制胰酶合成的作用。尤以生长抑素和其拟似物奥曲肽疗效较好，生长抑素剂量为 $250\mu g/h$，奥曲肽为 $25\sim50\mu g/h$，持续静脉滴注，疗程 $3\sim7$ 天。

111．C。肠粘连使肠管扭曲，导致机械性肠梗阻发生，梗阻以上部位肠管肠蠕动增加，肠鸣音亢进，以克服肠内容物通过障碍。

112．E。绞窄性肠梗阻患者腹痛特点为腹痛间歇期缩短，呈持续性剧烈腹痛伴阵发性加重。

113．A。酮症酸中毒是糖尿病并发症之一，表现为疲乏、四肢无力、极度口渴、多饮多尿，随后出现食欲缺乏、恶心、呕吐，病人常伴头痛、嗜睡、烦躁、呼吸深快有烂苹果味。

114．C。给予大剂量胰岛素可导致低血糖症，应遵医嘱给予小剂量胰岛素，以减少低血糖、低血钾的发生。

115．B。饮食治疗是所有糖尿病治疗的基础，而控制饮食的关键在于控制总热量。

116．A。患者诉面部、唇部和手足部针刺样麻木感，为甲状旁腺损伤的轻症表现，可随健存甲状旁腺功能代偿而减轻。重者表现为面肌和手足伴疼痛的持续性痉挛，甚至引起窒息死亡。

117．A。病人为甲状腺功能亢进症患者，应避免进食含碘较高的食物。

118．D。张力性气胸时气体在每次吸气时从裂口进入胸膜腔，而呼气时裂口活瓣关闭，气体不能排出，使胸膜腔内积气不断增多，压力逐步升高。胸膜腔压力升高使患侧肺严重萎陷，纵隔明显向健侧移位，健侧肺组织受压，腔静脉回流受阻，导致呼吸、循环功能严重障碍。

119．A。气胸引流一般在前胸壁锁骨中线第 2 肋间隙；胸腔积液则在腋中线与腋后线间第 6 或第 7 肋间隙插管引流；脓胸通常选择脓液积聚的最低位置进行置管。

120．D。病人可取半坐卧位，鼓励病人咳嗽和深呼吸，以利胸腔内液体和气体的排出，促进肺复张；经常改变体位，有助于引流。

模拟试卷二答案与解析

专业实务

1．C。高血压的诊断标准为：收缩压＞140mmHg，舒张压＞90mmHg。

2．E。非手术治疗只可改善症状，适用于病变局限症状较轻者，妊娠期间发病者，症状明显但不耐手术者。手术治疗适用于深静脉通畅、无手术禁忌证者，是治疗下肢静脉曲张的根本方法。手术治疗最适宜的方法是大隐静脉或小隐静脉高位结扎和曲张静脉剥脱术。根据该患者的病情，应采取的治疗方法是大隐静脉高位结扎加分段剥脱术。

3．D。等级和统一指挥的原则是将职权、职责按照上下级关系划分，上级指挥下级，下级听从上级指挥，组成垂直等级结构，实现统一指挥。

4．D。患者自主权的行使应有一定前提条件，其医疗方案应该是合理的，家属要求输血，医生碍于情面而采取了不当的治疗措施，属于曲解自主权。护士用静脉注射的方式输血，违反了操作规程；对患者造成了本可避免的严重伤害，违背了不伤害原则。

5．B。不宜母乳喂养者可选用人工喂养，奶品的种类首选配方乳。

6．C。胰岛素为 1ml 含 40U，则 12U 为0.3ml。

7．A。目前基本沿用 1968 年世界第 22次医学会上美国哈佛大学提出的脑死亡诊断标准：①不可逆的深昏迷，对各种内外刺激均无反应；②自发呼吸停止；③脑干反射消失；④脑电波消失。故 A 是错误的。

8．C。角色理解欠缺是两个专业之间产生不理解，影响双方的合作关系。角色心理差位是双方在心理上处于不平等的关系中。角色压力过重是医护比例失调。角色权利争议是双方权利和义务的协调与沟通不及时而引发矛盾。根据题干信息。

9．B。护理不良事件指病人在住院期间发生的跌倒、用药错误、走失、误吸、窒息、烫伤及其他护理意外事件。护士由于欠缺工作经验而发生了护理差错属于护理不良事件。病房护士发生护理差错后，护士长应及时上报护理部，上报的时间不超过 24 小时。

10．B。急性重症胆管炎是胆总管完全梗阻并发感染，胆管内充满脓性胆汁，引起胆管内高压，并扩散至肝血窦引起胆源性败血症和感染性休克，出现夏柯三联征及休克和意识障碍。故应特别注意血压、神志等变化。

11．E。稼穑是指庄稼的播种与收获，所谓"春种曰稼，秋收曰穑"，指土有播种和收获庄稼，生长万物的作用，进而引申为凡具有受纳、承载、生化等作用或性质的事物或现象，均归属于土。

12．E。医疗事故是指医疗机构及其医务人员在医疗活动中，违反医疗卫生管理法律、行政法规、部门规章和诊疗护理规范、常规，过失造成患者人身损害的事故。题干中提及未造成任何不良后果，故不属于医疗事故。

13．E。患者脉细速，血压低，上腹压痛、反跳痛，肠鸣音消失，腹部皮肤发绀是由于胰酶或坏死组织液沿腹膜后间隙渗到腹壁下，致两侧腰部皮肤呈暗灰蓝色，称 Grey-Turner 征，或出现脐周围皮肤发绀，称 Cullen 征，是急性重症胰腺炎的典型体征。血钙 1.82mmol/L＜2mmol/L，提示病情严重。

14．A。告知手术没有任何风险太过绝对，不妥当。因为手术总有一定的风险，若一旦手术出现意外，就容易因为不恰当的承诺引发护患纠纷。

15. D。室间隔缺损所引起的分流是自左向右，所以一般无发绀。随着病情的发展或分流量大时，可产生肺动脉高压。此时自左向右分流量减少，最后出现双向分流或反向分流而呈现青紫，即发绀。

16. E。青春期是从月经初潮至生殖器官发育成熟的时期。月经初潮是青春期的重要标志。

17. E。心尖区闻及舒张期隆隆样杂音为二尖瓣狭窄的特征性心音表现，患者突发呼吸困难、端坐呼吸，考虑为急性左侧心力衰竭，若咳粉红色泡沫样痰说明发生了急性肺水肿。综上可知患者为二尖瓣狭窄伴急性肺水肿。

18. E。血清中腮腺炎病毒特异性 IgM 抗体阳性提示近期有感染。

19. D。倾倒尿液时，引流管不可高于耻骨联合，以防尿液逆流。每日更换集尿袋 1 次。每周更换导尿管 1 次，硅胶导尿管可酌情适当延长更换时间。对膀胱高度膨胀且极度虚弱的病人，第一次放尿量不可超过 1000ml，以防发生虚脱和血尿。

20. C。责任制护理的特点：一是整体性；二是连续性，即患者从入院到出院由一位固定的责任护士负责全部护理活动；三是协调性，责任护士与其他医务人员沟通、联系、协调各种实物满足患者需求；四是个体化，护理活动依照患者个体化需求制订。

21. C。首先在不是特别肯定的情况下，不能给出准确的时间，也不能打保票，每个人的恢复时间长短不一样，所以 A、E 错误，B 是很多患者家属都会担心的问题，没有必要在家属面前说出来，不能说一些很消极的话语，所以 D 错误。

22. D。护士应严格而认真地执行医嘱，并能理解医嘱的意图和意义。及时而详细地报告有关患者的病情变化，患者对疾病的态度及有关的心理、社会情况，对治疗的反应等信息。若执行医嘱中有什么问题及时和医生商议，以求更好地解决问题，而不是马上修改医嘱，D 错误。

23. B。高血压脑病指血压极度升高突破了脑血流自动调节范围，表现为严重头痛、恶心、呕吐及不同程度的意识障碍、昏迷或惊厥。

24. C。成年人胸外按压深度为 5～6cm，小儿胸外按压深度至少为胸部前后径的 1/3。

25. A。低血压指收缩压低于 90mmHg，舒张压低于 60mmHg。

26. A。发生溶血反应后，首先立即停止输血，以防进一步的破坏红细胞。

27. A。护患沟通时护士应有礼貌，真诚，用语规范、有逻辑、简洁、准确、有情感。B 为利诱话语，患儿现在的问题是对父母的思念，表达思念是最先需要解决的问题；C、D 为恐吓话语，不妥当；E 语句冷硬，无情感。综上可排除 B、C、D、E。

28. A。我国医院共分为三级，其中一级医院：是直接向一定人口的社区提供预防、医疗、保健、康复服务的基层医院、卫生院。二级医院：是向多个社区提供综合医疗卫生服务和承担一定教学、科研任务的地区性医院。三级医院：是向几个地区提供高水平专科性医疗卫生服务和执行高等教学、科研任务的区域性以上的医院。

29. E。患者术后 7 天出现切口不完全裂开，可能发生了切口疝。切口疝是指腹腔内器官或组织自腹壁手术切口突出形成的疝，腹内压过高、切口愈合不良、手术操作不当等都是引起切口疝的原因。

30. C。患儿给自家宠物犬洗澡后出现支气管哮喘发作，考虑是宠物犬毛屑作为过敏原引起患儿的哮喘发作。

31. A。病原体侵入肺部后，引起支气管黏膜水肿，管腔狭窄；肺泡壁充血、水肿，肺泡腔内充满炎性渗出物，从而影响肺通气和肺换气。通气不足引起低氧血症及高碳酸血症；换气功能障碍则主要引起低氧血症。由于低氧血症，患儿出现呼吸与心率增快；为增加呼吸深度，呼吸辅助肌也参与活动，出现鼻翼扇动和三凹征。

32．C。正常出生体重儿为出生体重2500～4000g；巨大儿指出生体重＞4000g；低出生体重儿出生1小时体重不足2500g。

33．A。特级护理适用于：①危重，需随时观察，以便及时抢救；②重症监护；③重伤或大面积灼伤；④复杂疑难的大手术后；⑤使用呼吸机辅助呼吸；⑥连续性肾替代治疗的患者。

34．C。痔、肛瘘、直肠肛管周围脓肿的病人坐浴应选用1：5000高锰酸钾溶液，温度在40～45℃，每日2～3次，每次15～20分钟。

35．E。有机磷中毒患者不需要进行预防接种。

36．B。针对抑郁症患者的症状护理：①进行有效的治疗性沟通，鼓励患者抒发内心体验；②改善患者的消极情绪，协助建立新的应对技巧，设法减少患者的负性思考。

37．D。符合护士执业注册管理办法规定的健康标准：①无精神病史。②无色盲、色弱、双耳听力障碍。③无影响履行护理职责的疾病、残疾或者功能障碍。

38．A。上腹痛和上腹饱胀不适是胰腺癌最常见的首发症状。早期由于胰胆管梗阻，管腔内压增高，呈上腹钝痛、胀痛，可放射至后腰；食欲缺乏和消瘦也是胰腺癌的常见表现，肿瘤常使胰液及胆汁排泄受阻，因此影响患者食欲，且有消化吸收不良，致体重明显减轻。但非首发症状。

39．B。患者焦虑的原因主要是病情反复且逐渐加重，此时心理护理的重点是缓解焦虑，让患者恢复对治疗的信心。密切观察患者心理活动，才能更好制订出针对性的护理措施，A排除；加强沟通，做好患者疏导工

作及让病区其他病人安慰病人都能缓解病人焦虑情绪，增加治病的信心，C、D、E排除。了解病因有助于预防疾病的发生，但不是病人急需了解的知识。

40．A。新生儿出生后24小时以内及1月龄、6月龄时需要接种乙肝疫苗。

41．A。脉压即收缩压和舒张压之差，脉压减小主要见于主动脉瓣狭窄、心力衰竭、心包积液；脉压增大主要见于主动脉瓣关闭不全、动脉导管未闭、甲状腺功能亢进症。

42．C。系统性红斑狼疮是一种弥漫性、全身性自身免疫病，治疗上首选肾上腺皮质激素，其主要包括糖皮质激素和盐皮质激素，以及少量的性激素。以调节免疫，控制炎症。

43．D。沟通的层次有：一般性沟通、事务性沟通、分享性沟通、情感性沟通、共鸣性沟通。分享性沟通除了传递信息，还分享个人的观点和感受。

44．E。p24和gp120抗体，用ELISA法连续两次阳性，经免疫印迹法或固相放射免疫沉淀法证实阳性可确诊。

45．B。贫血严重度划分：轻度Hb＞90g/L；中度Hb60～90g/L；重度Hb30～59g/L；极重度Hb＜30g/L。贫血病人的活动安排为：轻度贫血，避免过度疲劳；中度贫血，增加卧床休息时间，活动时以不加重症状为准；重度贫血者绝对卧床休息。可知该患者为重度贫血，应绝对卧床休息。

46．D。工作期是护士为患者实施治疗的护理阶段，也是护士完成各项护理任务、患者接受治疗和护理的主要时期。

47．D。护患关系是指在医疗护理实践活动中，护理人员与患者之间确立的一种人际关系，以健康为目的、专业性、帮助性关系，护患关系是一种相容的双向理性关系，是治疗过程中形成的帮助与被帮助的人际关系。

48．C。经腹全子宫切除术者，术前3天每天用1：5000的高锰酸钾或1：1000苯扎溴铵溶液阴道冲洗或坐浴，每天2次。

49．C。结核病属于传染病，因此结核病患者入院必须将其衣物进行消毒然后存放。

50．A。儿童在空腹、疲劳、室内闷热、紧张或恐惧等情况下，在接种时或几分钟内，出现头晕、心悸、面色苍白、出冷汗、手足冰凉、心搏加快等症状，重者心搏、呼吸减慢，血压下降，知觉丧失。此为晕针反应。应立即使患儿平卧，头稍低，保持安静，饮少量热开水或糖水，一般可恢复正常。

51．A。抗结核药物依据其抗菌能力分为杀菌药和抑菌药。异烟肼和利福平在巨噬细胞内外均能达到杀菌浓度，称全杀菌剂。吡嗪酰胺和链霉素为半杀菌剂。乙胺丁醇为抑菌剂。其他抗结核药物有乙硫异烟胺、丙硫异烟胺、阿米卡星、氧氟沙星、对氨基水杨酸、氨硫脲等。卡那霉素是一种氨基糖苷类抗生素。

52．D。鹅口疮的临床表现口腔黏膜表面白色乳凝块样小点或小片状物；不痛、不流涎，不影响吃奶；颊黏膜最常见。疱疹性口炎表现为发热，口腔黏膜小疱疹，破溃后有黄白色纤维素性分泌物覆盖；疱疹常见于齿龈、口唇、舌。疼痛，拒食、流涎，常有颌下淋巴结肿大。溃疡性口炎表现为口腔黏膜充血水肿，形成糜烂或溃疡，上有灰白色假膜；疼痛、流涎、拒食，有发热，局部淋巴结肿大。根据患儿表现，应考虑为鹅口疮。

53．C。葡萄胎的发病原因尚不清楚，目前认为可能和年龄、营养不良、病毒感染、种族因素、卵巢功能失调、细胞遗传异常及免疫功能等因素有关。

54．A。腰椎间盘突出多发生在脊柱活动度大，承重较大或活动较多的 $L_4 \sim L_5$、$L_5 \sim S_1$。

55．E。物品消毒后应取出备用，否则容易造成消毒物品再污染。

56．B。腹会阴联合直肠癌根治术即 Miles 手术，需要切除肛管及肛门周围约 5cm 的皮肤，并于左下腹行永久性结肠造口。行肠造瘘口后患者排便方式改变，出现自我形象紊乱的问题。

57．A。胃、十二指肠穿孔表现为突发性上腹部刀割样疼痛且拒按，多自上腹开始迅速蔓延至全腹，腹肌强直，有明显压痛和反跳痛。

58．C。洋地黄与钙剂合用时，会产生协同作用，应减少洋地黄用量。与奎尼丁、普罗帕酮（心律平）、维拉帕米（异搏定）、胺碘酮等药物合用时可增加中毒机会。

59．A。不伤害原则要求护士在为病人提供护理服务时，不使病人的身心遭受伤害。B、C、D、E 项都存在对病人身体或心理的伤害，违背了不伤害原则。当遇到危及病人生命的紧急情况时，如果拖延会给病人的生命安全造成威胁时，护士可从病人的最高利益出发实施抢救措施，不需要知情同意，遵从不伤害原则。

60．A。因链霉素可以和钙离子络合，而使链霉素的毒性症状减轻或消失，故可同时使用钙剂，以 10%葡萄糖酸钙或稀释一倍的 5%氯化钙溶液静脉注射。

61．E。传染源指病原体已在体内生长繁殖并将其排出体外的人或动物，主要有病人、隐性感染者、病原携带者和受感染的动物。

62．A。患者刚刚入院，对医院的各种环境较为陌生，护士应首先使用迎送性语言。

63．A。缩宫素是维持和增强子宫收缩、促进分娩完成的主要激素，具有兴奋子宫平滑肌的作用，并不会引起感染。被污染的手术器械、妊娠末期性交及产妇生殖道或其他部位的细菌都可以引起产褥感染。

64．D。Ⅰ（轻）度营养不良体重低于正常均值 15%～25%，腹部皮下脂肪厚度 0.4～0.8cm；Ⅱ（中）度营养不良体重低于正常均值 25%～40%，腹部皮下脂肪厚度<0.4cm；Ⅲ（重）度营养不良体重低于正常均值 40%以上，腹部皮下脂肪消失。

65．A。根据题意该患者患有甲状腺功能亢进症，女性，29 岁，未婚，治疗方案首选药物治疗，首选甲巯咪唑。患者心率 130 次/分，普萘洛尔主要用于甲状腺功能亢进症、甲状腺功能亢进术症前准备及甲状腺危象的辅助用药，对抗甲状腺功能亢进症所致的心率加快、心肌收缩力增强的症状。

66．B。右侧心力衰竭表现为体循环静脉淤血，导致静脉血中还原血红蛋白增多，氧合血红蛋白减少，引起皮肤发绀。

67．E。细脉（丝脉）：脉搏弱而小，扪之如细丝。常见于心功能不全、大出血、休克、主动脉瓣狭窄等。

68．C。老年人洗澡时水温以 35～40℃为宜，其他几项都是防跌倒的措施。

69．B。艾迪计数时应在每 30ml 尿液加40%甲醛 1 滴以防腐和固定尿中有机成分。

70．D。该患者脉压为 85mmHg，脉压大于40mmHg 为脉压增大，见于主动脉关闭不全。

71．B。护士微笑应与工作场合、环境、患者的心情相适宜。始终微笑显然不妥。

72．C。终末质量是指患者所得到的护理效果的质量。如皮肤压疮发生率、差错发生率、一级护理合格率、住院满意率、出院满意率等患者对护理服务满意度的调查结果等。

73．E。应嘱病人多饮水，少饮酒，少吃辛辣刺激食物。养成定时排便的习惯。切忌久站、久坐、久蹲。

74．D。药物过敏性休克属于Ⅰ型变态反应，引发支气管平滑肌的收缩及毛细血管壁通透性增加，二者共同作用导致机体出现喉头水肿、支气管痉挛、肺水肿，所以病人首先出现症状是呼吸系统疾病，如胸闷，气促。

75．E。早产是指妊娠满 28 周至不满 37足周之间分娩者，新生儿能啼哭、吞咽，只是生活能力弱，其妊娠周数至少是 28 周。

76．A。由题干可得知，此产妇已经出现了尿潴留，对于尿潴留的护理有：①心理护理；②提供隐蔽的排尿环境；③调整体位和姿势；④利用条件反射如听流水声或用温水冲洗会阴诱导排尿；⑤热敷、按摩。如上述

处理仍不能解除尿潴留时，可采用导尿术，而非立即施行导尿术。

77．E。对通气障碍的患者，呼吸机辅助呼吸可增加通气量，改善换气功能，减轻呼吸肌做功，从而可以提高肺泡氧分压和动脉血氧含量，减少呼吸肌的能量消耗。

78．D。不可用无菌持物钳夹取油纱布、换药或消毒皮肤，以防被污染。

79．B。急性淋巴细胞白血病最容易诱发中枢神经系统白血病，表现为头痛、头晕，呕吐、视盘水肿、颈项强直、抽搐等。

80．B。由患者症状可知已出现脑水肿，脑水肿可使颅内压升高，并致脑疝形成，是导致病人死亡的直接原因。收缩压在 180～200mmHg，或舒张压在 100～110mmHg，暂不用降压药物。

81．C。膀胱冲洗时采取密闭式持续膀胱冲洗，冲洗液体为无菌生理盐水，冲洗过程中要记录冲洗和排出量，注入止血药夹管 30分钟，每次冲洗量不能超过 50ml。C 错误。

82．E。热疗的禁忌有：①未明确诊断的急性腹痛；②面部危险三角区的感染；③各种脏器出血、出血性疾病；④软组织损伤或扭伤的初期（48 小时内）。鼻唇沟位于面部三角区，该处血管丰富，面部静脉无静脉瓣，且与颅内海绵窦想通，热疗可使血管扩张，血流增多，导致细菌和毒素进入血循环，促进炎症扩散，易造成颅内感染和败血症。

83．E。患者绝对卧床，尽量取半卧位，禁食禁水，尽早输液和使用抗生素。腹痛和腹膜刺激征有进行性加重或范围扩大者，经积极抗休克治疗情况不见好转反而恶化者应及时进行手术检查。

84．E。腹腔穿刺放腹水的护理：术前排空膀胱以免误伤；术中及术后监测生命体征，观察有无不适反应；术毕用无菌敷料覆盖穿刺部位，如有溢液可用明胶海绵处置；术毕缚紧腹带，以免腹内压骤然下降。

85．D。会阴或会阴伤口水肿的病人，可

用 50%硫酸镁湿热敷，产后 24 小时可用红外线照射外阴。

86．D。自身免疫性胃炎时，抗壁细胞抗体和抗内因子抗体可呈阳性，血清促胃液素水平明显升高。多灶萎缩性胃炎时，血清促胃液素水平正常或偏低。

87．B。肝的生理特性是主升主动，喜条达而恶抑郁，故称之为"刚脏"。

88．A。血浆皮质醇含量增高，水平昼夜节律消失，早晨高于正常，而晚上不明显，低于早晨。

89．C。手套外面为无菌区，未戴手套的手，不可触及手套外面；已戴手套的手不可接触未戴手套的手及手套的内面。

90．E。心源性晕厥的常见病因包括严重心律失常（如病态窦房结综合征、房室传导阻滞、室性心动过速）和器质性心脏病（如严重主动脉瓣狭窄、梗阻性肥厚型心肌病、急性心肌梗死、急性主动脉夹层、心脏压塞、左心房黏液瘤）。

91．C。服强心药前后要测量脉搏，如脉搏＜60 次/分或节律异常，应停药。

92．D。室间隔缺损的典型体征为胸骨左缘第 3～4 肋间听到Ⅲ～Ⅳ级全收缩期杂音；肺炎主要表现为发热、咳嗽、气促，肺部固定的中、细湿啰音；肺炎合并心力衰竭时可表现为呼吸困难、频率≥60 次/分，心率增快超过 180 次/分，烦躁不安，口唇发绀，肝迅速增大，尿少或无尿。故结合患儿表现，考虑为室间隔缺损合并肺炎和心力衰竭。

93．A。普通病房的温度应在 18～22℃，新生儿及老年人室温应在 22～24℃，因此 A 正确。支气管扩张患者室内湿度要求在 50%～60%，湿度过低会导致蒸发过快，病人感到口干舌燥，因此 C 选项不正确。破伤风患者屋内光线宜暗，D 也错误。哮喘患者容易对花粉等敏感，可能会引起不适，因此 E 选项错误。

94．A。轮状病毒是秋冬季小儿腹泻最常见的病原菌，呈散发或小流行。秋季腹泻多见于 6～24 个月的婴幼儿。起病急，常伴有发热和上呼吸道感染症状。患儿病初即发生呕吐，且常先吐后泻。腹泻呈水样便，量多，无腥臭味，常出现脱水、酸中毒。粪便镜检一般不含红细胞。

95．B。急性水肿型胰腺炎占急性胰腺炎的绝大多数，预后良好。最突出的临床表现为腹痛，常为突然发作，剧烈，呈持续性、刀割样疼痛。也可出现腹胀、恶心、呕吐、发热、黄疸等症状，但不是最突出的临床表现。

96．A。急性化脓性梗阻性胆管炎患者，当胆管内压力超过 30cmH$_2$O 时，肝细胞停止分泌胆汁，胆管内细菌和毒素逆行进入肝窦，产生严重的脓毒血症，大量的细菌毒素可引起全身炎症反应、血流动力学改变和 MODS，所以为感染性休克。

97．C。调节作用：通过提供信息，沟通可增进人们之间的理解，调控人们的行为。护理人员通过与服务对象有效沟通，可帮助护理对象掌握相关的健康知识，正确对待健康问题和疾病，建立健康的生活方式和遵医行为。

98．B。子痫前期的治疗原则是解痉、降压、镇静、利尿及适时终止妊娠。扩容药物一般不使用，仅用于低蛋白血症、贫血的患者。

99．C。为防止术后出血，一般不鼓励病人早期活动。

100．C。以口腔温度为标准，体温 39.1～41℃时，属于高热。

101．B。高热持续期特点为产热和散热在较高水平趋于平衡。面色潮红、皮肤灼热、口唇干燥、呼吸脉搏加快、头痛头晕、食欲缺乏、软弱无力。

102．D。乙醇擦拭属于全身用冷法，应进行全身的擦拭，擦拭顺序为双侧上肢、背部、双侧下肢、禁忌擦拭腹部。

103．D。患者两肺底闻及湿啰音，提示患者肺底病变，今晨患者又表现呼吸困难加重，口唇发绀，提示患者二氧化碳潴留，呼吸衰竭。

104．D。患者呼吸困难，应该采取半坐卧位或者半卧位，膈肌下降，胸腔扩大，增加肺活量，缓解呼吸困难症状。

105．C。护士在接待患者时应起立迎接，主动做自我介绍，并护送患者到床边，介绍同室病友和科室环境等。

106．E。开放式提问是指所提问题答案没有范围限制。

107．A。个人距离是护患间交谈的最佳距离。

108．B。临床将咯血分为痰中带血、少量咯血（每天<100ml）、中等量咯血（每天100～500ml）和大量咯血（每天>500ml，或1次>300ml）。

109．E。患者有咯血及咳脓痰，血液或痰液淤积在呼吸道可能导致缺氧，此外，患者体温升高，故应重点观察咯血、体温、痰液及缺氧情况。

110．C。大量咯血者应禁食；小量咯血者宜进少量温、凉流质饮食，因过冷或过热食物均易诱发或加重咯血。多饮水，多食富含纤维素食物，以保持排便通畅，避免排便时腹压增加而引起再度咯血。

111．C。对大咯血及意识不清的病人，应在病床旁备好急救器械，一旦病人出现窒息征象，应立即取头低足高成45°俯卧位，面向一侧，轻叩背部，迅速排出在气道和口咽部的血块，或直接刺激咽部以咳出血块。必要时用吸痰管进行负压吸引。给予高浓度吸氧。做好气管内插管或气管切开术的准备与配合工作，以解除呼吸道阻塞。大咯血不宜使用镇咳药，以免血液咳不出来形成血块，导致窒息。

112．C。患者出现昏迷→中间清醒或好转→昏迷，符合硬脑膜外血肿时意识障碍的特点。

113．D。题中未提及患者体温情况。

114．C。患者出现头痛呕吐提示颅内压增高，进行腰椎穿刺有诱发脑疝的危险。

115．C。医疗机构发现甲类传染病时，对病人、病原携带者，予以隔离治疗，隔离期限根据医学检查结果确定。

116．A。对疑似甲类传染病病人，确诊前在指定场所单独隔离治疗。

117．D。患甲类传染病、炭疽死亡的，应当将尸体立即进行卫生处理，就近火化。

118．C。护理诊断是关于个人、家庭、社区对现存或潜在的健康问题及生命过程反应的一种临床判断，而医疗诊断是医疗工作的范畴，针对疾病或疾病潜在的病理过程，对个人身体病理生理变化的临床判断，急性胃肠炎属于医疗诊断。

119．E。护理诊断是关于个人、家庭、社区对现存或潜在的健康问题及生命过程反应的一种临床判断，护理诊断随病情变化而变化，A、C正确；医疗诊断描述的是具体的一种疾病，在发展过程中相对稳定，B、D正确；护理诊断的决策者只能是护理人员，E错误。

120．D。护理诊断由名称、定义、诊断依据以及相关因素四部分组成。

实践能力

1．A。人工流产负压吸引术适用于妊娠6～10周。

2．C。宫缩时有胎心变异减速，应考虑有慢性胎儿窘迫可能，故应让孕妇采取左侧卧位，间断吸氧，严密监测胎心变化，积极治疗各种合并症或并发症。如无改善，则在促使胎儿成熟后迅速终止妊娠。

3．D。临床上约有30%肝癌病人AFP为阴性。

4．A。心包缩窄多于急性心包炎后1年内形成，少数可长达数年。最早症状为疲乏及劳力性呼吸困难，主要与心搏量降低有关。

5．E。血友病不查纤维蛋白原，主要查凝血酶。

6．D。产后2小时也称为第4产程。此阶段需要观察的内容包括A、B、C、E及会阴、阴道有无血肿等情况，并鼓励哺乳。

7．B。患者烧伤程度轻，选择局部冷湿敷有助于减轻疼痛。

8．C。骨折临床愈合后及早进行功能锻炼有利于肘关节功能的恢复，否则可并发关节僵硬等并发症。

9．D。先天性心脏病为先天性疾病是不可预防的。

10．C。精神分裂症是一组病因未明的精神疾病，常缓慢起病，具有思维、情感、行为等多方面障碍，精神活动不协调。通常意识清晰，智能尚好，有的病人在疾病过程中可出现认知功能损害。自然病程多迁延，呈反复加重或恶化，多发病于青壮年。

11．E。现患者体温37.5℃，无须物理降温。

12．A。婴儿每日所需的营养物质中蛋白质10%～15%，脂肪35%～50%，糖类50%～60%。

13．C。患者患慢性肺源性心脏病近8年，有明显发绀的症状，说明患者肺、心功能下降，缺氧严重，半坐卧位可使膈肌下降，胸腔扩大，肺活量增加，有利于呼吸，使患者缺氧症状得到改善。

14．D。乙醇擦浴的禁忌部位是胸前区、腹部、后颈和足底。胸前区用冷可导致反射性心率减慢、心房颤动或心室颤动及房室传导阻滞；腹部用冷可导致腹泻。

15．B。心功能分为四级。心功能Ⅰ级：日常活动不受限制，一般活动不引起疲乏、心悸、呼吸困难。心功能Ⅱ级：体力活动轻度受限制，一般活动后出现上述症状。心功能Ⅲ级：体力活动明显受限制，低于一般活动量时出现上述症状。心功能Ⅳ级：不能从事任何体力活动，休息亦有心力衰竭症状。

该患者从事一般的体力活动即出现心悸、气急，应该为心功能Ⅱ级。

16．C。幻觉是没有客观事物或缺乏现实刺激作用于感官而产生的知觉体验。

17．D。盐酸多奈哌齐是一种长效的阿尔茨海默病（AD）的对症治疗药。

18．E。患者血压70/50mmHg，脉搏细速，心率加快，是周围循环衰竭的表现，此时血容量不足，应尽快补液。故首要的护理诊断是体液不足。

19．B。嗜酸性粒细胞增多，血清IgE增高，提示为变态反应性疾病，同时春季发作，表示气候变化为诱发因素，符合支气管哮喘特征。

20．C。胃大部切除术的术后并发症包括吻合口出血、十二指肠残端破裂、吻合口破裂或吻合口漏、胃排空障碍、术后梗阻、倾倒综合征等，但12小时内会出现的并发症多是吻合口出血，短期内从胃管不断引流出新鲜血液，甚至出现呕血和黑粪。

21．C。行肾癌根治性切除术后，由于手术切除了肾、肾上腺、肾周围脂肪及肾门淋巴结，故手术创面大，渗血可能较多。因此应严密观察生命体征、出血倾向，保证输血、输液通畅。

22．B。患儿高热伴有喷射性呕吐、烦躁不安、哭闹不止、前囟隆起，考虑为化脓性脑膜炎，应侧卧位并抬高头部15°～30°，有利于降低颅内压。

23．B。窦性心律的PR间期为0.12～0.20秒。窦性心动过速的心电图特征是：P波在Ⅰ、Ⅱ、aVF导联直立，aVR导联倒置，PP间期<0.6秒，频率>100次/分。该患者的心电图符合窦性心动过速。

24．E。患者有十二指肠溃疡病史，现餐后腹痛伴呕吐，呕吐物为大量隔夜食物，考虑并发幽门梗阻，完全梗阻者禁食，同时输血、输液。持续胃肠减压，术前3日，每晚用300～500ml温生理盐水洗胃，以减轻胃壁水肿和炎症。

25．C。小量血胸不需特殊治疗。中、大量血胸应做闭式胸膜腔引流，如为进行性血胸，应行开胸术止血。

26．A。败血症是指致病菌或条件致病菌侵入血循环，并在血中生长繁殖，产生毒素而发生的急性全身性感染。血培养的目的是找出致病菌，若把标本放入消毒容器内，可能导致病菌被杀死，从而使检验失去意义。

27．B。维生素D缺乏性佝偻病初期常无明显骨骼改变，X线检查可正常或钙化带稍模糊。

28．E。先天性心脏病患儿体检时，注意患儿精神状态、生长发育的情况，皮肤黏膜有无发绀及其程度，有无周围血管征，检查有无呼吸急促、心率加快、鼻翼扇动；有无杵状指（趾），胸廓有无畸形，有无震颤，听诊心脏杂音位置、时间、性质等。以上选项中，周围血管征为动脉导管未闭特征性的表现。

29．E。血清钠浓度可知是等渗性脱水，当轻度时，会出现以上的一些症状，当中度时，可出现心率加快，血压不稳或降低，肢端湿冷等血容量不足变现，当重度时，休克表现明显。

30．E。使用诺和笔进行短效胰岛素治疗时刻直接垂直进针，完全按下注射推键。

31．E。后穹窿穿刺是一种简单可靠的诊断方法，适用于疑有腹腔内出血的病人。腹腔内血液易积聚在子宫直肠凹陷，用长针头自阴道后穹窿刺入子宫直肠陷凹，抽出暗红色不凝血为阳性。若抽出血液较红，放置10分钟内凝固，表明误入血管。穿刺阴性不能排除输卵管妊娠存在。

32．C。流行性脑脊髓膜炎中，普通型最常见分为4期，分别是前驱期、败血症期、脑膜炎期和恢复期。

33．B。哮喘患者由于下呼吸道部分梗阻，气流呼出不畅，引起呼气性呼吸困难，表现为呼气时间延长，呼吸费力（B正确）。大叶性肺炎患者常表现为呼吸增快（A错误），喉头水肿常表现为吸气性呼吸困难（C错误），临终前患者的呼吸常表现为浅快呼吸（D错误），代谢性酸中毒患者常为库斯莫尔呼吸（E错误）。

34．A。由于大量HCG的刺激，双侧或一侧卵巢往往呈多发性囊肿改变，称之为卵巢黄素化囊肿。

35．C。胸腔闭式引流应当保持管道的密闭性，若引流管从胸腔滑脱，立即用手捏闭伤口处皮肤，消毒处理后，以凡士林纱布封闭伤口，并协助医师进一步处理。

36．B。急性血源性骨髓炎若经非手术治疗2～3日炎症仍未得到控制，应尽早手术治疗，手术方式分为局部钻孔引流或开窗减压术引流。

37．C。新生儿寒冷损伤综合征与寒冷、早产、感染、缺氧有关。

38．D。骨盆骨折常伴有严重并发症，如腹膜后血肿、腹腔内脏损伤、膀胱或后尿道损伤、直肠损伤和神经损伤。骨折后巨大血肿可沿腹膜后疏松结缔组织间隙蔓延至肾区或膈下，可有腹痛、腹胀等腹膜刺激症状。大出血可造成出血性休克，甚至造成患者迅速死亡。

39．E。多次人工流产刮宫可损伤子宫内膜，使子宫蜕膜血管生长不良、营养不良，致使胎盘为摄取足够营养而扩大面积，伸展到子宫下段，形成前置胎盘。

40．D。心室扑动和心室颤动是最严重的心律失常，临床表现包括突发意识丧失、抽搐、呼吸停止甚至猝死。

41．B。患儿出现方颅、鸡胸，"O"形腿，可诊断为维生素D缺乏病，应给予富含维生素D、钙、磷和蛋白质的食物。

42．A。左侧心力衰竭的表现是肺淤血和心排血量降低。

43．A。护患交谈中不正确的回应方式有：①过于肯定，不留余地，如"需要多和别人交流，否则病情无法减轻"及"听完病情就会减轻"，B、C错；②过于直率和不恰当的坦诚，如"你必须听"，D错；③过分回应，E中让患者自行观看属于过分冷漠，E错。

44．E。贲门胃底癌的突出表现是胸骨后疼痛和进行性哽噎感。

45．B。0～2个月患儿以肠道革兰阴性菌（最多见为大肠埃希菌、其次为变形杆菌、铜绿假单胞菌等）和金黄色葡萄球菌感染为主。

46．B。超声心动图是明确和量化诊断二尖瓣狭窄的可靠方法。M型超声示二尖瓣前叶活动曲线EF斜率降低，双峰消失，前后叶同向运动，呈"城墙样"改变。二维超声心动图可显示狭窄瓣膜的形态和活动度，测量瓣口面积。

47．B。根据患者年龄，绝经后阴道出血及子宫稍大且软，可怀疑为子宫内膜癌。子宫内膜癌与肥胖、糖尿病、高血压、不孕不育等有关。

48．E。脑疝初期由于患侧动眼神经受刺激导致患侧瞳孔缩小，对光反射迟钝；随病情发展，患侧动眼神经麻痹，患侧瞳孔逐渐散大，直接和间接对光反应消失，并伴有上睑下垂和眼外斜。

49．C。超声心动图是肥厚型心肌病临床主要诊断手段，可显示室间隔的非对称性肥厚，舒张期室间隔厚度与左心室后壁厚度之比≥1.3，间隔运动低下。

50．C。下肢静脉曲张的病因分为先天因素和后天因素。先天因素包括静脉瓣膜缺陷和静脉壁薄弱；后天因素包括增加下肢静脉瓣膜承受压力和循环血量超负荷，如长期站立、重体力劳动、妊娠、慢性咳嗽、习惯性便秘等。患者为中学教师，因此，其患病原因最可能是长时间站立。

51．D。肺转移常见症状为咳嗽、血痰或反复咯血、胸痛、呼吸困难。常急性发作，少数情况下可出现肺脉高压和急性肺衰竭。

当转移灶较小时也可无任何症状。

52．E。秋水仙碱是治疗急性痛风性关节炎的特效药物。

53．E。类风湿关节炎患者应限制受累关节活动，保持关节功能位，如肩关节不要处于外旋位，肩两侧可顶枕头等物品，双臂间置枕头维持肩关节外展位；双手掌可握小卷轴，维持指关节伸展；髋关节两侧放置靠垫，预防髋关节外旋；平卧者膝下放一平枕，使膝关节保持伸直位；足下放置足板，定时给予按摩和被动运动，防止足下垂。

54．A。判断溶栓是否成功：①胸痛2小时内基本消失；②心电图ST段于2小时内回降＞50%；②2小时内出现再灌注性心律失常；④心肌肌钙蛋白峰值提前至发病后12小时内，血清CK-MB峰值提前出现（14小时以内）。

55．B。产检时间：理想的产检开始应在怀孕第3个月，理想的产检总数应在9次以上，少于5次则为产检不足。

56．D。产褥期的生理变化有：产后4周，子宫颈完全恢复至非孕时形态；产后需1～2周逐渐恢复胃肠肌张力及蠕动力；产后当日，子宫底平脐或脐下一横指；产后最初3日内，由于子宫缩复和胎盘循环的停止，同时妊娠期过多的组织间液回吸收，使体循环血容量增加15%～25%；纤维蛋白原、凝血酶、凝血酶原于产后2～3周降至正常。

57．B。病人不应从事攀高、游泳、驾驶等在发作时有可能危及自身及他人生命的活动，A、D错；应遵医嘱坚持长期、规律用药，切忌突然停药、减药、漏服及自行换药，尤其应防止在服药控制发作后不久自行停药。

58．E。海水淹溺时，因海水含3.5%氯化钠及大量钙盐和镁盐，高渗性海水使大量液体从血管腔渗出到肺泡，产生严重低血容量及血液浓缩，血钠、氯化物和镁浓度增加，病人发生急性肺水肿、心力衰竭。

59．D。胸部叩击方法：病人侧卧位或在他人协助下取坐位，叩击者两手手指弯曲并拢，使掌侧呈杯状，以手腕力量，从肺底自下而上、由外向内、迅速而有节律地叩击胸壁。每一肺叶叩击 1～3 分钟，每分钟叩击 120～180 次。叩击时避开乳房、心脏、骨突部位。

60．E。鹅口疮的临床表现口腔黏膜表面白色乳凝块样小点或小片状物。不痛、不流涎，不影响吃奶。颊黏膜最常见。

61．A。法洛四联症由以下 4 种畸形组成：肺动脉狭窄、室间隔缺损、主动脉骑跨、右心室肥厚。

62．E。腹股沟斜疝回纳疝块后压住深环疝块不再突出，而直疝疝块仍可突出，压迫内环后疝块是否再突出成为直疝和斜疝的主要鉴别点。

63．B。痈是相邻的多个毛囊及周围组织的急性化脓性感染，也可由多个疖联合而成。早期皮肤小片暗红硬肿，有多个脓点，疼痛较轻。随着病情加重，硬肿范围变大，疼痛加剧，脓点增大增多，中心处破溃流脓，组织坏死脱落，疮口呈蜂窝状如同"火山口"。患者多伴有寒战、高热、食欲缺乏等全身症状。

64．A。Apgar 评分以心率、呼吸、肌张力、喉反射和皮肤颜色为指标。每项 0～2 分，总分 8～10 分为正常；4～7 分为轻度窒息；0～3 分为重度窒息。

65．C。根据患者病情可推断出病人为心绞痛或心肌梗死。心电图是发现心肌缺血，诊断心绞痛最常用的检查方法。

66．B。氨茶碱的有效剂量和中毒剂量比较接近，因此静脉注射时一定要缓慢，否则可能会出现中毒症状，如烦躁、呕吐、定向力差、心律失常、血压下降等，严重的甚至会死亡。

67．E。确认呼吸道通畅后对无呼吸或心率<100 次/分的新生儿应进行正压人工呼吸，频率是 40～60 次/分。

68．D。妊娠晚期或临产前，孕妇长时间仰卧位时，可发生仰卧位低血压综合征。此时由于巨大的妊娠子宫压迫下腔静脉，回心血量减少，血压下降，而子宫静脉淤血，静脉压升高，导致蜕膜静脉床淤血或破裂，部分或全部胎盘自子宫壁破裂。患者是晨起突然发生，最可能因为长期仰卧位造成胎盘早剥。

69．E。肺炎球菌性肺炎的典型症状有高热、寒战、咳嗽、咳铁锈色痰，肺炎累及胸膜时会患侧胸痛，并可有上腹压痛，部分病人会有消化系统症状，如恶心、腹胀等，故腹胀不属于典型症状。

70．C。吸氧及使用呼吸兴奋药是增加通气的措施，A、B 错误；呼吸功能锻炼是改善通气的措施，D 错误；纠正酸碱失衡对呼吸通畅无影响，E 错误。患者咳痰增多，痰液聚积是影响呼吸道通畅的重要因素，故维护呼吸道通畅应清除积痰。

71．D。关节痛往往是最早的症状，A 项晨僵是类风湿关节炎突出的临床表现，B 项类风湿结节常提示本病处于活动期。

72．B。控制并解除肌痉挛是治疗的重要环节。

73．E。慢性阻塞性肺气肿的典型症状就是逐渐加重的呼吸困难，早期在劳累时出现，逐渐加重，以致在日常活动甚至休息时也感到气短。

74．D。从症状上两者的表现很难区分，从体征上来看，支气管肺炎听诊可闻及较固定的中、细湿啰音，支气管炎听诊肺部闻及少许散在的干、湿啰音，常随体位改变或咳嗽后减少甚至消失。

75．A。女性生育史应按此顺序书写：足月产次数—早产次数—流产次数—现存子女数。

76．E。结核菌素试验通常取 0.1ml 结核菌素，在左前臂屈侧做皮内注射，注射 48～72 小时后测量皮肤硬结的横径和纵径，得出平均直径=（横径+纵径）/2。

77．E。维生素 D 缺乏性手足搐搦症发病机制为维生素 D 缺乏时，血钙下降，甲状旁腺不能代偿性分泌增加，低血钙不能回复；但佝偻病甲状旁腺素分泌增加。

78．C。胃十二指肠溃疡大出血时，可表现为大量呕血与黑粪，并有周围循环衰竭表现。

79．B。肠蠕动恢复后可拔除胃管，拔胃管后当日可少量饮水或米汤；第 2 日半量流质饮食；第 3 日进全量流食，以蛋汤、菜汤、藕粉为宜。

80．A。围绝经期的最早变化是卵巢功能衰退，然后表现为下丘脑和垂体功能退化。此时期卵巢渐趋停止排卵，卵巢激素的分泌相应减少。

81．A。不完全性骨折是指骨的连续性未完全破坏，或仅一部分骨小梁的连续性中断。包括裂缝骨折、青枝骨折（多发生于儿童）。

82．E。若子宫复旧不全、胎盘或胎膜残留或感染，可使恶露时间延长，并有臭味，提示有宫腔感染的可能。

83．E。上述选项中，只有金黄色葡萄球菌肺炎时皮肤可见猩红热样皮疹或荨麻疹样皮疹。

84．C。上腹胀痛多在餐后半小时发生，可考虑为胃溃疡，现患者体重减轻，食欲缺乏，且疼痛不缓解，符合进展期胃癌的表现。

85．B。腹腔镜检查是确诊的最佳方法，镜下看到典型的病灶即可确诊，对可疑病变进行活体组织检查，在确诊的同时可以治疗。

86．B。再生障碍性贫血由于多种原因导致骨髓造血功能衰竭，以骨髓造血干细胞及造血微环境损伤、外周血全血细胞减少为特征。

87．D。前列腺切除术后早期禁止灌肠或肛管排气，以免造成前列腺窝出血。

88．C。支气管扩张症病人的特征性表现是痰液收集于玻璃瓶中静置后出现分层的特征，即上层为泡沫，下悬脓性成分；中层为浑浊黏液；下层为坏死组织沉淀物。

89．C。新生儿生后 24 小时内排尿，如出生后 24～48 小时未排尿，应检查原因。

90．A。患儿最早出现的症状是体重不增，随后是体重减轻。

91．D。急性糜烂性出血性胃炎进食应定时、有规律，不可暴饮暴食，避免辛辣刺激食物。一般进少渣、温凉半流质饮食。如有少量出血可给牛奶、米汤等流质以中和胃酸，有利于黏膜的修复。急性大出血或呕吐频繁时应禁食。

92．E。早产儿喂养：出生体重在 1500g 以上而无发绀的患儿，可于出生后 2～4 小时喂 10%葡萄糖水 2ml/kg，无呕吐者可在 6～8 小时喂乳。出生体重在 1500g 以下或伴有发绀者，延迟喂养。

93．E。肺源性心脏病并发肺性脑病时应给予持续低流量、低浓度吸氧，氧流量 1～2L/min，浓度在 28%～30%。防止高浓度吸氧抑制呼吸，加重缺氧和二氧化碳潴留。

94．D。新生儿病理性黄疸患儿应尽早喂养，以刺激肠道蠕动，促进胎便排出。同时，有利于肠道建立正常菌群，减少胆红素的肝肠循环，减轻肝脏负担。

95．A。40 周尺测宫底高度约为 33cm，手测子宫底高度在脐与剑突之间或略高。

96．A。心力衰竭是风湿性心脏病的并发症之一，也是风湿性心脏病病人就诊和致死的主要原因。

97．A。吸入治疗：主要用于长期抗感染治疗哮喘。口服药：用于吸入糖皮质激素无效或需要短期加强的患者。静脉用药：主要用于严重哮喘发作时。

98．A。维生素 D 缺乏性佝偻病，初期多见于 3 个月以内小婴儿，表现为易激惹、烦躁、睡眠不安、夜间啼哭，多汗，枕秃。

99．B。维生素 D 缺乏性佝偻病，初期表现为枕秃，而鸡胸、颅骨软化均为激期表现。

100．A。维生素 D 缺乏性佝偻病患儿避免早坐、久坐、早站、久站和早行走，防止脊柱后突畸形；冬季也应注意保证每日 1～2 小时户外活动，夏季气温高可在阴凉处活动，冬季室内活动开窗，让紫外线能够透过；给予富含维生素 D、钙、磷和蛋白质的食物。

101．C。碘剂的作用在于抑制蛋白水解酶，减少甲状腺球蛋白的分解，从而抑制甲状腺素的释放，还能减少甲状腺的血流量，使腺体充血减少，因而缩小变硬。

102．D。一侧喉返神经损伤致声嘶，双侧损伤使声带麻痹，引起失声、呼吸困难，甚至窒息。术后患者返回病房，护士要求患者说话，其目的是判断患者有无喉返神经损伤。

103．B。患者术前准备使用抗甲状腺药物加碘剂，护士与患者交谈时应采取应靠近患者，距离应是个人距离，为 45～120cm。

104．E。轮状病毒肠炎，多见于 6 个月至 2 岁的婴幼儿，大便次数多，蛋花汤样带少量黏液，无腥臭味，常并发脱水、酸中毒。

105．D。患儿体温 38℃，体温过高；故 B 不选。腹泻 2 天；故 A 不选。精神萎靡，尿少发生了中度脱水，故体液不足，C 不选。肛周皮肤发红，故有皮肤完整性受损的危险，故 E 不选。清理呼吸道无效，在本题中未体现。

106．A。限制饮食过严或禁食过久常造成营养不良，并发酸中毒，造成病情迁延不愈而影响生长发育，故应继续进食，以满足生理需要，缩短病程，促进恢复。母乳喂养者可继续哺乳，减少哺乳次数，缩短每次哺乳时间，暂停换乳期食物添加。

107．D。分流术旨在建立肝静脉与肝内门静脉之间的分流通道，以降低门静脉系统压力，减少腹水生成。

108．E。术后 24 小时重点观察并记录腹腔引流液性状，防止休克、肝性脑病等的发生。

109．D。患者有肝硬化病史，餐后突然呕血，提示为上消化道急性出血。上消化道出血病人呕吐时头应偏向一侧，防止窒息或误吸；必要时用负压吸引器清除气道内的分泌物、血液或呕吐物，保持呼吸道通畅。

110．E。该患者呕血后出现大汗、心慌、血压降低，脉速快，四肢肢冷，口唇发绀，提示为失血性休克。此时应采取积极措施进行抢救，尽快补充血容量，治疗失血性休克。抢救过程以输血最为重要，要使用含丰富凝血因子的新鲜血。

111．C。用弱酸性溶液灌肠，可以使更多氨以 NH_4^+ 形式从血液转至肠腔，随粪便排出，从而预防肝性脑病。

112．A。腹股沟斜疝多见于儿童及成年人，呈椭圆形或梨形，回纳疝块后压住深环疝块不再突出，嵌顿后易发生肠梗阻表现。该患者 10 小时前因提重物导致肿块又出现，伴腹痛、呕吐，停止排气、排便。体检示右阴囊红肿，可见一梨状肿块，平卧后肿块不消失，表示内容物不能回纳，提示可能发生了嵌顿性腹股沟斜疝。

113．E。嵌顿性疝在下列情况下可先试行手法复位：①嵌顿时间为 3～4 小时，局部压痛不明显，也无腹部压痛或腹肌紧张等腹膜刺激征者；②年老体弱或伴有其他较严重疾病而肠祥尚未绞窄坏死者。除上述情况外，嵌顿性疝原则上应紧急手术，以解除肠梗阻，防止内容物坏死。

114．D。腹外疝术后患者 3 个月内应避免重体力劳动或提举重物，以防腹内压增加导致疝再次突出。

115．B。少数肺癌病人可出现非转移性全身症状，如杵状指（趾）、骨关节痛、骨膜增生等骨关节病综合征、Cushing 综合征、重症肌无力、男性乳房发育、多发性肌肉神经痛等，称为副癌综合征。肺癌压迫颈交感神经则会引起颈交感神经综合征（Horner 征）表现。

116．D。鲁米那（苯巴比妥片）、吗啡、哌替啶及苯巴比妥钠均为镇静催眠药，无抑制腺体分泌作用；阿托品主要用来解除平滑肌痉挛、缓解内脏绞痛、改善循环和抑制腺体分泌，并扩大瞳孔，升高眼压，兴奋呼吸中枢。故阿托品可减少呼吸道分泌物。

117．E。压力蒸汽灭菌法是一种医院使用最普遍、效果最可靠的首选灭菌方法。适用于耐高温、耐高压和耐潮湿的物品，如手术器械、敷料、搪瓷类物品及细菌培养基等。

118．B。由患者表现可知患者为开放性气胸，开放性气胸因胸腔与大气直接相通，易致严重缺氧，应紧急封闭胸部伤口，变开放性气胸为闭合性气胸，赢得抢救生命的时间。

119．D。长玻璃管上的橡皮管与病人的胸膜腔引流管相连接，接通后即可见长管内水柱升高至液平面以上 8～10cm，并随着病人呼吸上下波动；若无波动，则提示引流管道不通畅。

120．C。若引流瓶损坏或引流管连接处脱落，立即用双钳夹闭胸壁引流导管或将胸腔导管反折，防止形成开放性气胸，并更换引流装置。

模拟试卷三答案与解析

专业实务

1．A。含氯消毒剂属于高效消毒剂，中效消毒剂包括碘类消毒剂、醇类、氯己定等。

2．A。局部反应：接种后数小时至24小时左右，注射部位会出现红、肿、热、痛，有时还伴有局部淋巴结肿大或淋巴管炎。红晕直径在2.5cm以下为弱反应，2.6～5cm为中等反应，5cm以上为强反应。局部反应一般持续2～3天。如接种活菌（疫）苗，则局部反应出现较晚、持续时间较长。全身反应：体温37.5℃左右为弱反应，37.5～38.5℃为中等反应，38.6℃以上为强反应。

3．A。飞沫传播是肺结核最主要的传播途径，传染源主要是痰中带菌的肺结核病人，尤其是未经治疗者。

4．B。产妇及胎儿各方面正常，处于第一产程，现在该产妇最主要的问题是精神紧张，不能很好配合，故应及时做好产妇的心理调适。

5．C。晨间护理内容：①问候患者。②协助患者排便，留取标本，更换引流瓶，必要时关闭门窗，遮挡患者。③放平床上支架，协助患者进行口腔护理、洗脸、洗手，帮助患者梳头，协助病人翻身，并检查皮肤受压情况，擦洗并用50%乙醇按摩背部。④整理床单位，酌情更换床单、被罩、枕套及衣裤。⑤注意观察病情，了解患者夜间睡眠情况，并进行心理护理，开展健康教育。⑥整理病室，酌情开窗通风，保持病室空气清新。

6．D。职责和权限一致的原则要求医务人员做到职务实在，责任明确，权力和利益均衡，该护士是急诊科护士长，属于领导级别，应掌管总的护理权利和职责，而该护士长只专心科研，没有肩负起应有的责任，也没有很好地使用自己的权利，违背了职责与权限统一的原则。

7．A。流行性腮腺炎主要的传染源是早期患儿和隐性感染者，通过飞沫传播。

8．D。膀胱位于子宫前位，术前排空膀胱，使膀胱持续保持空虚状态，避免术中误伤。

9．A。小组护理是将护士分成若干小组，一个或一组护士为一组病人提供护理服务的工作方式。优点是便于小组成员协调合作，相互沟通，工作气氛好；病人得到较全面的护理；充分发挥本组各成员的作用。

10．C。A、B、D都属于护士的义务，E错误，C是护士的权利。

11．C。患者头痛剧烈、口角歪斜、左侧肢体瘫痪，且血压升高明显，提示高血压性脑出血。故应迅速建立静脉通路，遵医嘱尽早应用降压药物。

12．D。心搏骤停的临床表现为：①意识突然丧失或伴有短阵抽搐；②呼吸断续，喘息，随后呼吸停止；③皮肤苍白或明显发绀，瞳孔散大，大小便失禁；④颈、股动脉搏动消失；⑤心音消失。所以，瞳孔散大不是胸外按压的有效指征。若按压有效，瞳孔应缩小。

13．C。不可用拇指诊脉，因为拇指小动脉的搏动易于患者的脉搏相混淆。应将示指、中指、环指的指端按压在桡动脉表面诊脉。

14．C。血液病患者最适宜输入新鲜血。

15．E。工作经历、学历、待遇、性格等方面的不同都会影响护际关系，本题中主要是甲乙两人性格的不同从而产生了矛盾。

16．D。老年期牙松动、脱落，咀嚼功能

减弱；唾液腺逐渐萎缩，唾液分泌减少，口腔自净功能减弱，导致牙周病和龋的发生。

17. D。①低热：37.3～38℃；②中等热38.1～39.0℃；③高热：39.1～41.0℃；④超高热：41℃以上。

18. C。支气管肺炎的表现：发热、咳嗽、气促、肺部可听到固定的细、湿啰音。该患儿符合支气管肺炎的临床表现。

19. E。密闭门窗导致空气流通不畅，使病室空气污浊，影响病人的呼吸。

20. D。气体交换受损的主要依据是肺部炎症造成肺泡与毛细血管之间的气体交换降低，从而导致的状态血气分析结果异常：$PaO_2\downarrow$，$PaCO_2\uparrow$，氧饱和度↓。

21. B。新生儿生理性改变：生理性体重减轻，减轻范围为出生体重的 6%～9%；生理性黄疸，一般于出生后 2～3 天出现，5～7天最重，10～14 天消退。乳房胀大及假月经，新生儿出生后 3～4 天发生乳房肿胀，2～3 周内自然消失，部分女婴在出生后 5～7 天阴道流出少许血性分泌物或大量非脓性分泌物。一般持续 2～3 天自然停止。出生 2～3 天无尿，需要检查原因。

22. A。通风是为了置换室内污浊的空气，并不能减少产道感染。

23. D。患者有典型的抑郁症核心症状，情绪低落与兴趣缺乏，且有自杀自伤观念，与抑郁症表现符合，且患者是无明显诱因出现上述表现。

24. D。护士执业注册应具备的基本条件是在中等职业学校、高等学校完成教育部和国家卫生和计生委规定的普通全日制 3 年以上的护理、助产专业课程学习，包括在教学、综合医院完成 8 个月以上护理临床实习，并取得相应学历证书。2 年制中专不符合要求。

25. D。患者出现疼痛时应及时就医，不可盲目镇痛。

26. C。动脉插管化疗术后拔管后应压沙袋 4～6 小时，根据出血情况可调整压沙袋的时间。但要加压包扎 24 小时。

27. D。脊髓灰质炎疫苗为活疫苗，在保存、运输及使用过程中需冷藏保管，应使用 37℃以下的凉开水送服，切勿用热水送服。

28. D。患者昏迷，为避免体温计被咬碎造成损伤，禁测口温；为偏瘫患者测血压，选择健侧测量，患者左半身偏瘫，应选右侧肢体测量血压。

29. D。使用齐多夫定治疗者，注意其严重的骨髓抑制作用，早期可表现为巨幼细胞性贫血，晚期可有中性粒细胞和血小板减少，亦可出现恶心、头痛和肌炎等症状。故应定期检查血常规。

30. D。茶叶中有鞣酸，遇铁能形成沉淀物质，影响铁的吸收，餐后饮浓茶利于铁的吸收是错误的。

31. D。完全性葡萄胎葡萄胎病人停经 8～12 周开始出现不规则阴道出血。

32. E。腰椎间盘突出症行腰椎间盘髓核摘除术后，麻醉消失后即可指导患者进行直腿抬高训练，保持神经根不间断地上下移动，促进局部血液循环，减轻炎性反应，有利于水肿的消退，防止神经根粘连；手术 7 天开始指导患者进行腰背肌锻炼。

33. A。霍乱、鼠疫、传染性非典型性肺炎（SARS）、禽流感等需严密隔离。

34. D。闭合式提问是将问题限制在特定范围内。该提问属于闭合式提问。

35. E。急腹症可导致肠鸣音减弱或是亢进，故 A 错误；腹式呼吸运动减弱可见于腹部肿物、妊娠、腹水等，故 B 错误；腹壁肌肉紧张可见于肠胀气、腹水等，故 C 错误；腹部移动性浊音是腹水的重要体征，D 错误；急腹症最重要的体征是腹部压痛、反跳痛和腹肌紧张，即腹膜刺激征。

36. A。患者出现交替脉，应卧床休息。

37. A。本题中患者是知情同意的主体，医生应遵循知情同意原则，保护病人实现自我决定的权利。医生要向病人提供腰椎穿刺检查的相关信息，在得到病人的正确理解与同意后再进行检查。

38．B。在护患关系建立初期护患关系发展的主要任务是护患之间相互认识，彼此建立信任关系。

39．B。护患关系是以服务对象为中心，其实质是满足患者的需要。

40．C。甲胎蛋白测定可用于普查，有助于发现无症状的早期病人。

41．B。手术日晨的护理：拟行全子宫切除术者，手术日晨阴道常规冲洗后，分别用2.5%碘酒、75%乙醇消毒宫颈口，擦干后再用1%甲紫涂宫颈及阴道穹窿。其他几项都是术前1日的护理。

42．B。全程是指病人必须按治疗方案，坚持完成规定疗程，是提高治愈率和减少复发率的重要措施。

43．E。Prn需要时（长期），q6h每6小时1次。

44．D。急性胰腺炎患者应禁食及胃肠减压，以减少胃酸分泌，进而减少胰液分泌，减轻腹痛和腹胀。

45．A。通过隐性感染、显性感染或预防接种可增强特异性免疫力，保护易感染人群。其他选项属于切断传播途径。

46．C。临终患者在协议期会接受自己已患绝症的现实，积极配合治疗，希望能发生奇迹。

47．B。直立性低血压表现为乏力、头晕、心悸、出汗、恶心、呕吐等。由于该患者多服用了1次降压药，晨起时发生了低血压，护士应指导病人采取下肢抬高位平卧，以促进下肢血液回流。

48．A。疖的致病菌大多为金黄色葡萄球菌。面部上唇周围和鼻部"危险三角区"的疖如被挤压或处理不当，病菌可沿内眦静脉和眼静脉向颅内扩散，引起化脓性海绵状静脉窦炎，眼部及其周围出现进行性肿胀，病人可有寒战、高热、头痛甚至昏迷等症状。

49．D。营养不良患儿清晨易出现低血糖症，表现为出汗、脉弱、肢冷、血压下降等休克表现，也可能出现呼吸暂停。此时应立即静脉注射葡萄糖溶液进行抢救。

50．D。基础代谢率的估算公式为：基础代谢率（%）＝（脉率＋脉压）－111。基础代谢率正常值为±10%；＋20%～30%为轻度甲亢，＋30%～60%为中度甲亢，＋60%以上为重度甲亢。本题中病人的基础代谢率（%）＝96＋（130－70）－111＝45%，因此属于中度甲亢。

51．C。心源性水肿的特点是下垂性，最早出现在病人的下肢。

52．B。患者已经出现了真菌感染则可选用1%～4%的碳酸氢钠溶液、制霉菌素溶液或者1:2000的氯己定溶液。一般情况下是采用生理盐水、朵贝液交替漱口。厌氧菌感染用1%～3%的过氧化氢溶液。

53．C。《献血法》规定：为保障公民临床急救用血的需要，国家提倡并指导择期手术的患者自身储血，动员家庭、亲友、所在单位及社会互助献血。

54．E。青春期最突出的表现是第二性征出现，生殖系统发育骤然增快并迅速成熟。

55．D。甲状腺功能亢进症心血管系统表现为心悸、气短、胸闷，常见体征为心率加快；心尖部可闻及第一心音亢进、Ⅰ～Ⅱ级收缩期杂音；心脏增大；收缩压增高。冠状动脉粥样硬化性心脏病主要以心前区疼痛为主要表现，心绞痛发作时，心尖部听诊有时出现第四心音奔马律，可有暂时性心尖部收缩期杂音。肥厚型心肌病主要体征为心脏轻度增大，X线检查心影增大不明显。风湿性心脏病主动脉瓣狭窄第一心音正常，主动脉瓣第一听诊区可闻及粗糙而响亮的吹风样收缩期杂音；X线检查心影正常或左心室轻度增大，左心房可能轻度增大。风湿性心脏病主动脉瓣关闭不全心尖搏动向左下移位，呈抬举性搏动；常在心尖区听到舒张中晚期隆隆样杂音；常具有周围血管征，X 线检查提示左心室增大。综合上述，该患者可能是风湿性心脏病主动脉瓣关闭不全。

56．E。多种细菌均可引起化脓性脑膜炎，新生儿及 2 个月以下患儿以革兰阴性菌（大肠埃希菌、铜绿假单胞菌）、B组溶血性链球菌、金黄色葡萄球菌等为主；3 个月至 4 岁以流感嗜血杆菌为主；5 岁以上患儿以脑膜炎奈瑟菌或肺炎链球菌为主。

57．E。担心表现为对疾病的顾虑及渴望了解更多疾病相关知识，A 错误；否认表现为患者不承认自己患了该病或者是病情恶化，B 错误；抑郁表现为悲伤、情绪低落、退缩、沉默、抑郁和绝望，C 错误；强迫表现为反复出现强迫观念、强迫意向和强迫动作，无法控制，D 错误。焦虑表现为过分担心、紧张不安，难以入睡，烦躁等，与患者表现符合。

58．C。所问问题的回答没有范围限制，属于开放式提问。

59．C。凡青霉素初次用药、停药 3 天后再用及在应用中更换青霉素批号时，均须按常规做过敏试验。

60．D。孕妇取左侧卧位是为了增加子宫血循环，改善胎儿供氧。

61．C。低脂肪饮食适用于肝胆胰疾病、高脂血症、动脉硬化、冠心病、肥胖及腹泻等患者。

62．D。常规的吸/呼比值为 1：1.5～1：2，限制性通气障碍的呼吸衰竭者，应选用较快频率=1：（1～1.5)，以减轻心脏负担；对于哮喘、阻塞性通气障碍的呼吸衰竭者，应适当延长呼气时间，I/E=1：（2～3)，有利于二氧化碳的排出。

63．D。护士主动与患者交流，表达真诚关怀，使患者获得希望和依靠，属于安慰用语。

64．D。对生命威胁最大，需要立即解决的问题应作为首选问题，在五个选项中"清理呼吸道无效"可造成病人缺氧窒息，对生命威胁最大，应优先解决。

65．A。良性前列腺增生无明显症状或症状较轻者，一般无须治疗，但需密切随访；药物治疗适用于刺激期和代偿早期的前列腺增生病人；前列腺增生梗阻严重、剩余尿量较多、症状明显而药物治疗效果不好，身体状况能耐受手术者，应考虑手术治疗；其他疗法用于尿道梗阻较重而又不能耐受手术者，如激光治疗、前列腺尿道支架。

66．C。尿培养标本的采集注意事项：①在应用抗生素之前或停用抗生素 5 天之后留取尿标本；②留取尿液时要严格无菌操作；③尿标本必须在 1 小时内做细菌培养，否则需冷藏保存；④勿混入消毒液及病人阴道分泌物。

67．C。肝性脑病是晚期肝硬化最严重的并发症，也是最常见的死亡原因。

68．C。正常产妇在产后第 1 天子宫底平脐；产后 3 天宫底应在耻骨联合与脐之间，产后 1 周子宫缩小至约妊娠 12 周大小，在耻骨联合上方可扪及，产后 6 周恢复孕前大小。

69．D。胃镜及胃黏膜活组织检查是最可靠的诊断方法。

70．C。中医五行学说的基本概念是木、火、土、金、水五种物质及其运动变化。

71．B。色甘酸钠主要用于预防季节性哮喘发作，数日或数周后起到防治效果。患者常在春季哮喘发作，可使用色甘酸钠预防其哮喘发作。丙酸倍氯米松气雾剂，适应证为用于治疗和预防支气管哮喘及变应性鼻炎，适用于轻度哮喘；氯丙那林作用弱于色甘酸钠；沙丁胺醇气雾剂用于哮喘发作。

72．D。甲状腺激素：促进蛋白质合成，对幼年的生长发育具有重要意义；促进糖的吸收，肝糖原分解，促进外周组织对糖的利用；婴幼儿时期甲状腺激素分泌不足造成呆小症。

73．B。纱布口罩只能阻隔微粒及花粉，A、E 错误；医用防护口罩、密合性口罩适用于对呼吸道传染病的防护，等级较高，C、D

错误；外科口罩适用于基本防护，可阻止血液、体液和飞溅物传播，B 正确。

74．E。若发生血栓性外痔，表现为疼痛剧烈，排便、咳嗽时加剧，可在肛周看见暗紫色椭圆形肿物，表面皮肤水肿、质硬、压痛明显。

75．B。护士首先应做的是测血压、建立静脉通道，以便最快速地为病人补血、补液和输入药物。

76．C。洋地黄毒性反应处理：①立即停用洋地黄；②血钾低时应补钾；③纠正心律失常：快速性心律失常选用利多卡因或苯妥英钠，缓慢性心律失常选用阿托品。

77．C。对于急性腹痛的患者在未明确诊断之前使用热疗，虽然能减轻疼痛，但是易掩盖病情真相，贻误诊断和治疗，有引发腹膜炎的危险。

78．C。肠管不能旷置也不能还纳，正确的方法应该是拿消毒碗覆盖，然后尽快转运。

79．E。法洛四联症患儿蹲踞时下肢屈曲受压，体循环阻力增加，同时静脉回心血量减少，减轻了右心室负荷，使右向左分流减少，从而缺氧症状暂时得以缓解。

80．C。按摩颈动脉窦，适用于室上性阵发性心动过速和室性阵发性心动过速患者，病人取仰卧位，先右侧，每次 5～10 秒，切勿双侧同时按摩。

81．E。在脱水、酸中毒时，由于血液浓缩和钙离子增加，可不出现低钙表现；在脱水、酸中毒纠正后，离子钙减少，出现低钙症状，表现为抽搐或惊厥。

82．B。重症胆管炎发病急，病情进展迅速，除了 Charcot 三联征外，还有休克及中枢神经系统受抑制的表现，是病情观察的重点。休克表现为口唇发绀，呼吸浅快，脉搏细速达 120～140 次/分，血压在短时间内迅速下降，可出现全身出血点或皮下瘀斑。神经系统症状表现为神志淡漠、嗜睡、神志不清，甚至昏迷；合并休克者可表现为烦躁不安、谵妄等。

83．E。在沟通过程中，与患者目光接触的时间占全部谈话时间的 30%～60%，如果是异性患者，每次目光对视的时间不超过 10 秒。注视区域以两眼为上线、唇心为下顶角形成的倒三角区。始终注视患者面部，不利于沟通进行。

84．E。硫酸镁的滴注速度以 1g/h 为宜，不应超过 2g/h。维持用量 15～20g/d。中毒现象首先表现为膝反射减弱或消失，随着血镁浓度的增加可出现全身肌张力减退及呼吸抑制，严重者心搏可突然停止。用药前及用药过程中均应监测孕妇血压及以下内容：①膝腱反射必须存在；②呼吸≥16 次/分；③尿量≥600ml/d，或≥25ml/h。其中 10%的葡萄糖酸钙注射液可解毒。

85．E。急性胰腺炎患者禁食、持续胃肠减压可减少胰液对胰腺及周围组织的刺激而减轻疼痛；可遵医嘱使用抑制胰液分泌及抗胰酶药物；疼痛剧烈时，给予解痉、镇痛药物，可给予阿托品或山莨菪碱肌内注射，剧烈者可加用哌替啶，但避免使用吗啡，因为吗啡可引起 Oddi 括约肌痉挛，加重疼痛。

86．A。直肠肛管周围脓肿多数由肛窦炎、肛腺感染引起，少数可因肛周皮肤感染、肛管直肠损伤等引起。

87．A。亲密距离是一种允许存在身体接触的距离，安慰患者时应采用此种距离。

88．E。有助于建立良好护患关系的策略有：建立信任关系，减少理解分歧；提高业务水平，维护双方利益；主动沟通交流，提供疾病信息；注重安全文化，避免责任冲突；提高职业修养，注意控制不良情绪，平衡不良心理。根据题干信息，该护士业务水平较高，但性格急躁，应注意控制情绪。

89．C。医疗垃圾使用黄色塑料袋，C 错。

90．A。要素质量是指提供护理工作的基础条件质量，是构成护理服务的基本要素，包括人员配备如编制人数、职称、学历构成等；可开展业务项目及合格程度的技术质量、仪器设备质量、药品质量、器材配备、环境质量、排班值班呼叫等时限质量、规章制度等基础管理质量。

91．A。哮喘发作时，可有发绀、心率增快、奇脉、颈静脉怒张等体征。奇脉指吸气时脉搏明显减弱甚至消失，呼气时又出现或恢复原状的现象。

92．A。有口腔溃疡者用中药冰硼散或锡类散涂敷溃疡部；有口腔感染病灶者，遵医嘱局部使用抗生素。

93．C。PDCA 循环是计划（Plan）、执行（Do）、检查（Check）、处理（Action）四个阶段的循环反复过程，是一种程序化、标准化、科学化的管理方式。可以通过 PDCA 循环把医院的各项工作有机地组织起来，达到彼此促进，持续提高的目的。所以 PDCA 循环的护理管理方法起到的作用是持续改进。

94．E。患者为年轻女性，右侧乳房小肿块部分癌变，首选保留乳房的手术，仅切除病变的部分。术前应依知情同意原则，向患者解释、说明手术的有关事项，取得患者同意后立即进行手术。

95．C。母亲可取坐位或侧卧位哺乳，A 错误；按需哺乳，产后半小时开始哺乳，B 错误；哺乳时应吸空一侧乳房后再吸另一侧，C 正确；哺乳后，应将婴儿抱起轻拍背部以防吐奶，D 错误；乳房硬块不影响哺乳，可在哺乳前热敷乳房,促使乳腺管畅通,E 错误。

96．B。1 级高血压：收缩压为 140～159mmHg，舒张压为 90～99mmHg。血压145/93mmHg 属于 1 级高血压。

97．D。心为阳中之阳，在五行中属火，与小肠相表里。心对整个人体生命活动起着主宰的作用，故称为"君主之官""将军之官""五脏六腑之大主"。主要生理功能为主血脉、藏神。

98．A。患者平卧安静时用手将肿块向腹腔推送，肿块可向腹腔回纳而消失，可以推断患者发生了易复性疝，传统疝修补术后 3～

5 天即可下床活动，无张力疝修补术一般术后次日即可下床活动。

99．B。患者处于愤怒期时，护士应把愤怒看作是一种健康的适应性反应，对患者是有益的，而千万不能把患者的攻击看作是针对某个人的并予以还击，同时对患者不礼貌的行为忍让克制，并使他们发泄自己的愤怒，宣泄他们的感情。

100．E。急性呼吸窘迫综合征患者轻症时可使用面罩给养，大多数患者使用机械通气，机械通气为避免并发症常采用呼气末正压、小潮气量。

101．A。患者腹泻又无食欲，身心乏力，皮肤干燥无光泽，证明患者处于营养不良的状态，A 正确，B、C 选项为症状，不可作为护理诊断；D 选项为医疗诊断；题中未提及患者恐惧情绪。

102．C。对患者生命威胁最大、需立即解决的护理问题需排在首位，患者腹泻严重，造成严重体液不足，威胁到患者生命安全，需排在首位。

103．C。患者体液不足，不可禁食，A 错误；给予止泻药、卧床休息为护理措施，不能作为预期目标，B、D 错误；预期目标应以患者为中心，E 错误；C 选项为正确的预期目标。

104．E。患者现在的主要护理问题有体温过高，与病毒或细菌感染有关；清理呼吸道无效，与痰液黏稠不易咳出有关。但首优护理问题应是缓解呼吸困难。

105．B。哮喘性支气管炎主要问题是呼吸困难，应嘱咐患者多饮水以达到湿化气道、稀释痰液，促进痰液排除的目的。

106．E。镇静药会抑制咳嗽，但不利于痰液排除，甚至会有抑制呼吸作用，会加重呼吸困难，一般不用镇静药。

107．D。环氧乙烷适用于不耐高温、湿热如电子仪器、光学仪器等物品的灭菌。

108．C。肺结核患者的呼吸道分泌物及

飞沫具有传染性，应给予呼吸道隔离。

109．B。结核病可经飞沫传播，应采取呼吸道隔离，护士即使不接触患者也应戴口罩。

110．D。冷疗可以使局部血管收缩，毛细血管通透性降低，减轻局部充血。

111．B。冰块应先放入袋子中后放入冰帽，A 错误；头部置冰槽中，双耳塞不脱脂棉球，双眼覆盖凡士林纱布，C 和 D 错误；冰帽内冰块融化后，应及时更换或添加，E 错误；使用冰帽过程中，在后颈部和两耳郭处垫海绵，防止枕后外耳冻伤。

112．C。使用冰帽过程中要观察局部皮肤变化，若皮肤出现发绀，麻木感，则停止使用，防止冻伤；每 30 分钟测肛温 1 次，维持肛温在 33℃左右，不可低于 30℃，以防止心室颤动等并发症的发生。

113．D。对小儿宜采用触摸的方式进行沟通。体触有利于儿童的生长发育、有利于改善人际关系、有利于传递各种信息。体触在护理工作中应用于评估和诊断健康问题、心理支持、辅助疗法。

114．E。主动-被动型模式适用于不能与护士进行沟通交流的患者，如神志不清、休克、痴呆、婴幼儿及某些精神病患者。

115．D。骨折线累及颞骨岩部，血液和脑脊液可经中耳和破裂的鼓膜由外耳道流出，形成耳漏，说明骨折在颅中窝。

116．C。脑脊液外漏说明硬脑膜已破裂，由于脑脊液外漏延缓了出现颅内压增高症状的时间，当再次出现颅内压增高症状，再次昏迷时最有可能是硬膜外血肿。

117．C。患者目前并无颅内压增高症状，应密切观察病人的意识、生命体征、瞳孔及肢体活动等情况，及时发现颅内压增高及脑疝的早期迹象。

118．C。脑脊液漏者可取半坐卧位，头偏向患侧，借重力作用使脑组织移至颅底，促使脑膜形成粘连而封闭漏口。禁忌堵塞、冲洗耳道和经耳道滴药，禁忌做腰椎穿刺。

嘱病人勿用力排便、咳嗽、擤鼻涕或打喷嚏等以免颅内压骤然升降导致气颅或脑脊液逆流。

119．C。犬吠样咳嗽、声嘶、吸气性喉鸣是急性喉炎的特有表现，上呼吸道感染主要症状是咳嗽、咳痰，无喉鸣，喘息性支气管炎常伴有哮鸣音及湿啰音，支气管肺炎和支气管哮喘均无犬吠样咳嗽。

120．E。抬高床头有助于增加呼吸，减轻缺氧，A 正确，减少活动可减轻心肌氧耗，改善发绀症状，B 正确，急性喉炎可做超声雾化吸入，促进黏膜水肿消退，C 正确，保持呼吸道通畅是进行一切治疗的前提，D 正确，持续高流量吸氧易造成氧中毒。

实践能力

1．E。母乳中含较多乳铁蛋白，乳铁蛋白对铁有强大有的结合能力，能夺走大肠埃希菌、大多数需氧菌和白色念珠菌赖以生长的铁，从而抑制细菌的生长。

2．C。当具有生长能力的子宫内膜组织出现在子宫腔被覆内膜及宫体肌层以外的其他部位时，成为子宫内膜异位症，C 错误。异位内膜可侵犯全身任何部位，最常见的种植部位是盆腔内生殖器及其邻近器官的腹膜。

3．C。根据患者的临床表现可判断出患者为心肌梗死。心肌梗死急性发作时患者应绝对卧床休息，吸氧，监护心电图、血压和呼吸。抗凝血治疗为溶栓前常规治疗。心肌梗死最常用检查为心电图，此时患者不需要拍 X 线胸片。

4．A。绝经后阴道不规则出血是子宫内膜癌的最典型的症状，量一般不多。

5．B。昏迷躁动不安者切忌强制约束，以免病人挣扎导致颅内压增高。

6．B。术后患者应在观察室卧床休息 1～2 小时，注意观察腹痛及阴道出血情况，故 C 错；嘱患者保持外阴清洁，1 个月内禁止性生活和盆浴，预防感染，故 A、D 错；吸宫术术后休息 3 周，若有腹痛及阴道出血增多，嘱随时就诊，故 E 错。

7．E。心前区心包摩擦音是纤维蛋白性心包炎的典型体征，不是心包积液的表现。

8．E。患者诊断为异位妊娠，异位妊娠中最常见的是输卵管妊娠，而输卵管炎是引起输卵管妊娠最主要的原因。

9．B。患者左耳道有少量淡血性液体流出，床头应抬高 15°～30°防止脑脊液漏。

10．C。瘀点、瘀斑部位应禁止按摩，防止皮肤破溃。

11．C。对于慢性炎症或深部化脓性病灶，冷疗可使局部血流减少，妨碍炎症的吸收。

12．D。思维散漫，思维松弛，病人思维联想松散，在他很认真的回答了医生的问题后，医生却不明白他要说什么，其言语的主题和用意都不容易理解，主题与主题间缺乏一定的逻辑关系，使人感到与病人交谈很困难。

13．B。记忆障碍是阿尔茨海默病（AD）的早期突出症状或核心症状。其特点是近事遗忘先出现，渐出现远期记忆障碍。

14．A。失眠症最常见的主述为入睡困难、睡眠不深、易惊醒、自觉多梦、早醒、醒后不易再睡、醒后感到疲乏或缺乏清醒感。

15．C。二尖瓣狭窄可并发血栓栓塞，心房颤动、左心房增大、栓塞史或心排血量明显降低是血栓栓塞的危险因素。

16．A。急性胎儿窘迫初期，最初表现为胎动频繁，继而转弱及次数减少，进而消失。

17．D。术后 24 小时内应卧床休息，避免剧烈咳嗽。

18．B。哮喘患者的居住环境要避免过敏原，如动物毛屑、花粉、尘螨等，还应该少与动物接触。因此可以排除答案 A、C、D、E。

19．A。新生儿窒息时配合医生按 A、B、C、D、E 程序进行复苏。

20．D。婴儿肺炎合并心力衰竭的主要临床表现有：①呼吸困难加重,呼吸>60 次/分。

②心率>180 次/分。③心音低钝，奔马律。④骤发极度烦躁不安，面色苍白或发灰。⑤肝迅速增大。⑥少尿或无尿。

21．B。Ⅱ型呼吸衰竭血气分析 $PaO_2<$ 60mmHg，$PaCO_2>$50mmHg，应给予低流量（1～2L/min）、低氧浓度（28%～30%）吸氧。

22．E。此时患者护理问题是清理呼吸道无效，最重要的护理措施就是通过雾化吸入，促进排痰，保持呼吸道通畅。

23．D。轻症肺炎主要表现为发热、热型不定、咳嗽、气促、发绀和肺部出现中细湿啰音，重症肺炎除此以外还表现为严重缺氧、高热、酸中毒、并发循环系统、神经系统、消化系统等一系列症状。

24．B。根据患者血气分析结果，可知患者发生了呼吸衰竭，不仅有缺氧，还有二氧化碳潴留，$PaO_2<$60mmHg，$PaCO_2>$50mmHg，为Ⅱ型呼吸衰竭，正确的给氧方式应该是低流量、低浓度持续吸氧。

25．D。患者水肿，是体液过多的表现，与肾小球滤过率下降导致水钠潴留有关。体液过多会增加心脏负担，是患者目前首要的护理问题。

26．B。患者支气管哮喘发作，突发极度呼吸困难，严重发绀，呼吸音消失，考虑哮喘症状加重。气管向左侧偏移，右胸部饱满，肋间隙增宽，呼吸幅度减小，已出现气胸的表现，可以进一步确定是哮喘持续状态。

27．A。上述的术后并发症虽然都会出现高热、寒战等表现，但伴有呃逆是膈下脓肿所特有的表现，因此考虑并发膈下脓肿。

28．E。膀胱癌为泌尿系统最常见的肿瘤。故选 E。

29．B。病毒性脑膜脑炎患儿急性起病，有发热、恶心、呕吐等症状，有意识障碍，嗜睡，脑膜刺激征（+），查脑脊液外观清亮透明。

30．D。窦性心动过速心率一般为100～150 次/分，室性心动过速心室率一般为100～

250 次/分，心率规则或略不规则，第一心音强度经常变化；室上性心动过速心率为 150～250 次/分，心律齐，第一心音强度恒定；心房颤动时心律不规则，第一心音强弱不等；心室颤动时血压测不到。故排除 A、B、C、E。

31．B。术后患者肠蠕动尚未恢复，出现腹胀，首先进行胃肠减压，将胃肠道内的气体和液体吸出，可有效减轻腹胀、降低肠腔内压力。

32．E。患者行胸膜腔闭式引流时，若水柱无波动，且患者做深呼吸后水柱仍无波动，考虑装置漏气或者堵塞。

33．C。同时抽取不同种类的血标本，血液注入顺序：血培养瓶→抗凝管→干燥试管。

34．A。早期维生素 D 缺乏的婴儿未经治疗，继续加重达佝偻病激期，主要表现为骨骼改变和运动功能发育迟缓。

35．C。首先无创性检查排除 D、E。动态心电图是判断心肌缺血的检查项目，排除 A。常规心电图可以显示心脏形态改变，但是不能显示明确诊断。

36．E。食管癌术后，应密切观察呼吸状态、频率和节律，听诊双肺呼吸音是否清晰，有无缺氧征兆。痰多、咳痰无力的患者若出现呼吸浅快、发绀、呼吸音减弱等痰阻塞现象时，应立即行鼻导管深部吸痰，必要时行纤维支气管镜吸痰或气管切开吸痰。

37．E。葡萄胎患者随访期间严格避孕 1 年，首选安全套避孕，不可选用宫内节育器，防止与阴道出血原因相混淆。HCG 测定为随访的最重要项目。

38．E。根据受伤史，内出血的症状、胸腔积液的体征结合 X 线胸片的表现，创伤性血胸的临床诊断一般不困难，诊断性胸腔穿刺抽出不凝固的血液具有确诊价值。

39．D。前置胎盘患者禁忌肛查。

40．A。毛细血管间肾小球硬化症是糖尿病主要的微血管病变之一，多见于糖尿病病史超过 10 年者。糖尿病肾损害 Ⅰ、Ⅱ 期仅有

肾本身的病理改变；Ⅲ 期开始出现微量清蛋白尿；Ⅳ 期尿蛋白逐渐增多，可伴有水肿和高血压，肾功能减退；Ⅴ 期出现明显的尿毒症症状。

41．D。胎盘剥离面超过胎盘的 1/3，伴有较大的胎盘后血肿，常为内出血或混合性出血，A 错误；子宫多处于高张状态，硬如板状，压痛明显，胎位不正，子宫收缩间歇期不能放松，胎位触不清楚，B、C 错误；若剥离面超过胎盘面积的 1/2，胎儿多因缺氧死亡，胎心多已消失，E 错误。

42．C。该患者从事一般的体力活动后出现心悸、气短，为心功能 Ⅱ 级，可以起床活动，但应增加休息。

43．A。镇静药对呼吸中枢具有抑制作用，而肺源性心脏病患者呼吸中枢已经受抑制，使用镇静药会导致呼吸中枢进一步受抑制，会加重呼吸困难，甚至停止呼吸，故要慎用镇静药。

44．D。日光照射不足可导致维生素 D 缺乏，出生后 2～3 周后即可带婴儿户外活动，保证每日 1～2 小时户外活动时间。

45．B。慢性阻塞性肺疾病起病缓慢，病程较长，反复急性发作，主要症状为慢性咳嗽、发作时咳脓痰，进行性呼吸困难。哮喘发作时出现呼吸困难，伴有哮鸣音。根据患者表现可知患者为慢性阻塞性肺疾病并哮喘急性发作，首选 β_2 肾上腺素能激动药治疗。

46．A。心源性水肿最常见的病因是右侧心力衰竭。其发生机制是有效循环血量不足，B 错误；肾小球滤过率降低，继发性醛固酮分泌增多，D 错误；体循环静脉压增高，毛细血管静水压增高，组织液回吸收减少，E 错误。

47．B。滋养层细胞增生为葡萄胎最重要的病理改变特征。

48．D。药物不宜用茶水或果汁等送服，原因是其内所含的酸性物质容易使药物提前分解和融化，会影响药物的疗效；患者如无

肾病等，不宜限制饮水，且高血压和糖尿病患者适宜多饮水，促进机体新陈代谢。

49．D。对于焦虑症患者应该指导病人进行放松训练，鼓励病人恢复一些过去愉快的活动或锻炼。

50．E。梗阻性肥厚型心肌病病人心脏杂音特点：①胸骨左缘第3、4肋间可听到喷射性收缩期杂音。②心尖部常可闻及吹风样收缩期杂音。③使心肌收缩力下降或使左心室容量增加的因素，如应用β受体阻滞药、取下蹲位或举腿，杂音可减轻。普萘洛尔为β受体阻滞药，故B和D正确。④使心肌收缩力增强或使左心室容量减少的因素，如含服硝酸甘油片，杂音可增强。故A正确。valsalva动作指深吸气后，在屏气状态下用力做呼气动作10～15秒，可减少回心血量使杂音增强，故C正确。

51．B。手术后弹力绷带一般需维持2周方可拆除，A正确；休息或卧床时抬高患肢30°～40°，以利静脉回流，C正确；尽量穿宽松衣物，避免引起腹内压和静脉压增高，D正确；术后24小时鼓励病人下地行走，促进下肢静脉回流，避免深静脉血栓形成，E正确。

52．D。脉压增大是主动脉瓣关闭不全的体征之一。故成年人脉压>40mmHg可见于主动脉瓣关闭不全。

53．C。现病人休克，应进行抗休克治疗。故应止血、测量血压、配血、建立静脉通道、补液，必要时输血。

54．B。由于1～3个月的婴儿的各项器官系统尚未发育完善，尤其消化系统，贲门闭合不全易造成反流，窒息是较严重的并发症。

55．D。痛风患者大多肥胖，每天热量不宜过高，应限制在5021～6276kJ/d；避免进食高嘌呤食物，多饮水，有助于尿酸随尿液排出；指导病人进食碱性食物，减少尿酸沉积。

56．E。类风湿关节炎关节僵硬常在晨起时表现最明显，故又称为晨僵，日间长时间静止不动也可出现此征象，故不鼓励多休息。

为预防晨僵，夜间睡眠时注意对病变关节保暖；急性期后，鼓励病人坚持每天定时进行被动和主动的全关节活动及功能锻炼。

57．E。新生儿寒冷损伤综合征表现为低体温和皮肤硬肿，此时复温是关键。

58．D。病理性黄疸特点：黄疸出现早，一般在出生后24小时出现；黄疸程度重；黄疸退而复现；黄疸持续时间长，足月儿>2周，早产儿>4周。

59．E。根据心电图可判断该患者发生心室颤动，应尽快采用非同步直流电除颤，立即通知医生，遵医嘱使用利多卡因等药物。

60．C。停经10天或以上应首先考虑早期妊娠的可能，但停经不一定就是妊娠，精神、环境因素也可引起闭经，A错误；约有半数女性在停经6周左右出现晨起恶心、呕吐、食欲缺乏、喜食酸物或偏食，称早孕反应，B错误；妊娠12周，可用多普勒可听到胎心音，D错误；妊娠早期因增大的子宫压迫膀胱引起，至12周左右，增大子宫进入腹腔，尿频症状消失，E错误。

61．B。产妇全身各器官除乳腺外从胎盘娩出至恢复或接近正常未孕状态的一段时期，称为产褥期，一般需6周。

62．E。患者有既往发作病史，意识丧失、双侧强直后出现阵挛，造成牙关紧闭和大小便失禁，醒后对抽搐过程不能回忆，为癫痫大发作的主要临床特征。

63．B。由于大量出汗导致水、盐丢失，外周血管扩张引起血容量不足。

64．E。痰培养出致病菌，进行菌种鉴定，可得出相应的病原菌，可使用相应的抗生素，若在使用抗生素后进行痰培养，可能无法确定致病菌。

65．E。口腔护理的目的有：①保持口腔清洁、湿润，预防口腔感染等并发症；②预防或减轻口腔异味，增进食欲，确保患者舒适；③观察口腔内的变化，提供病情变化的信息。

66．C。2 岁以后小儿的收缩压计算公式为：收缩压（mmHg）=80＋（年龄×2）。

67．B。血友病患者出血不止是由于凝血因子减少，凝血时间延长。

68．B。产妇未发生产后出血，生命体征正常，故此时应让产妇接受新生儿并开始亲子间互动，给予母乳喂养。

69．C。难复性疝除胀痛稍重外，主要特点是疝块不能完全回纳；嵌顿性疝多发生在腹内压骤增时，表现为疝块突然增大，伴明显疼痛，平卧或手推不能使疝块回纳；绞窄性疝临床症状多较严重，可发生脓毒症。

70．E。皮下浅部急性淋巴管炎，表现为伤口近侧表皮下有一条或多条"红线"，质硬有压痛。

71．A。患者出现休克症状且 CVP 与血压均下降，说明血容量不足。

72．E。类风湿结节是类风湿关节炎较特异的皮肤表现，出现在 20%～30%患者，多位于关节隆突部及受压部位的皮下，如前臂伸面、肘鹰嘴突附近、枕后粗隆、跟腱等处。它的存在表示本病的活动期。

73．E。破伤风杆菌是一种厌氧菌，广泛存在于泥土和人畜粪便中。处理方法是燃烧法。

74．D。因患者已呼吸道梗阻而窒息，所以应先清除血块，解除梗阻，保持呼吸道通畅，使患者恢复自主呼吸。

75．B。致病菌通过血循环侵入蛛网膜下腔后，在脑脊液中细菌大量繁殖，产生炎性反应，产生大量脓性渗出物。

76．D。患者肝肋下可触及肿大，肝颈静脉回流征阳性，提示患者右侧心力衰竭。患者有咳嗽伴浓痰史 15 年，下肢水肿，提示心肺功能下降，水钠潴留。综合以上 2 点考虑患者是慢性肺源性心脏病，右侧心力衰竭。

77．C。遵医嘱使用钙剂时应缓慢注射（10分钟以上），监测心率，以免因血钙骤升，发生呕吐甚至心搏骤停。

78．D。A、B、C、E 均加重疼痛，如果疼痛失去了上述规律性，变为不定时发作，或成为持续性隐痛，或疼痛性质与以往相比发生了明显的改变，则应警惕为癌变的先兆。

79．A。胃癌与胃溃疡、萎缩性胃炎、胃息肉病变、幽门螺杆菌感染有关。

80．C。痛经可伴随恶心、呕吐、腹泻、头晕、乏力等症状，严重时面色发白、出冷汗，A、C、D 正确；疼痛的性质以坠痛为主，重者呈痉挛性，E 正确；妇科检查一般无异常发现，不影响月经量，C 错误。

81．A。相邻多根多处骨折因前后端失去支撑，使该部胸廓软化，产生反常呼吸运动，即吸气时，胸腔内负压增高，软化区向内凹陷；呼气时，胸腔内负压减低，该部胸壁向外凸出，又称连枷胸。

82．A。见红、胎儿下降感均是先兆临产的表现，但见红是指在分娩发动前 24～48 小时，阴道排出少量血液与黏液，可预示产妇 1～2 天即将分娩，胎儿下降感只能预示近期即将分娩。

83．D。护理目标应具体，可观察或测量，排除 C、E；目标应有时间限制，排除 A；此时的条件状语应是"降温措施辅助"。

84．D。溃疡性结肠炎急性发作期病人，应进流质或半流质饮食，病情严重者应禁食，按患者每天排便 20 余次，呈血水样，属重型溃疡性结肠炎，病情严重应暂禁食。

85．E。再生障碍性贫血骨髓涂片眼观察有较多脂肪粒，急性粒细胞白血病骨髓象中一种或多种原始及幼稚细胞增高，有细胞质的改变（如核畸形）。

86．E。注意导管引流通畅，勿使折曲，导管原则上不做冲洗，如有血块堵塞，应用生理盐水冲洗出来；导管留置 10 天以上；拔管前做肾盂造影，了解肾的排泄功能；拔管前 1 天应夹管观察，拔管后向健侧卧位，以防造口受压。

87．A。厌氧菌感染的脓液具有特殊的腐

臭味。所以支气管扩张患者并发厌氧菌感染的依据是痰液有臭味。

88．D。Ⅰ（轻）度营养不良体重低于正常均值15%～25%；Ⅱ（中）度营养不良体重低于正常均值25%～40%；Ⅲ（重）度营养不良体重低于正常均值40%以上。

89．B。①溃疡性结肠炎粪便呈稀水样、大量黏液、脓血，偶有腹泻与便秘交替的现象，A选项正确；②腹痛位于左下腹或下腹，B选项错误；③有疼痛－便意－排便后缓解的规律，D选项正确；④中、重型患者活动期有低热或中等发热，高热多提示有并发症或见于急性爆发性，E选项正确。

90．C。拒食、嗜睡、肌张力减退等表现为胆红素脑病的早期表现，此时应立即做好抢救准备。本题患儿出现了精神差、拒乳、肌张力减退，所以判断该患儿最可能发生了胆红素脑病。

91．A。病人表现为先兆中暑，故此时最佳的抢救措施为将病人脱离高温环境，迅速转移到阴凉通风处休息。

92．A。提高早期诊断率将显著改善胃癌的5年生存率。

93．B。Apgar评分是判断有无新生儿窒息及窒息程度的标准，以新生儿娩出后1分钟的心率、呼吸、肌张力、喉反射及皮肤颜色5项体征为依据进行评分。8～10分属正常新生儿。4～7分为轻度窒息；0～3分为重度窒息，需紧急抢救。

94．C。上颈椎脊髓损伤时四肢均为痉挛性瘫痪，脊髓半切综合征又名Brown-Sequard综合征，为脊髓的半横切损伤。损伤平面以下同侧肢体的运动和深感觉消失，对侧肢体痛觉和温觉消失。

95．B。自觉胎动只是患者的主观感受，没有客观依据，不能作为确诊妊娠的诊断依据。

96．C。胰岛素注射应选择皮下脂肪较多的部位，如上臂外侧、臀区、股前外侧、腹区等，若患者自己注射，腹区和股前外侧最

方便。

97．C。糖尿病多发性周围神经病变通常为对称性、多发性、下肢较上肢严重，患者首先出现肢端感觉异常。

98．A。1岁以下的小儿，呼吸频率30～40次/分，脉搏110～130次/分。由此可知该患儿心率呼吸均正常。

99．A。心脏性猝死主要为致命性快速心律失常所致，如心室扑动、心室颤动和室性心动过速；其次为严重缓慢心律失常和心室停顿，较少见的是无脉性电活动。

100．B。患者上楼出现心悸、气促，是一般的活动量即引起症状，属于心功能Ⅱ级，可起床稍事活动，增加休息时间。

101．E。患者患甲状腺功能亢进症，且体温39℃，心率142次/分，烦躁不安，考虑患者可能出现了甲状腺危象。

102．C。甲状腺危象一旦发生应立即抢救，高热时进行物理或药物降温，必要时使用异丙嗪进行人工冬眠，禁用阿司匹林。

103．B。丙硫氧嘧啶可抑制T_4转变为T_3，发挥作用迅速，为治疗甲状腺危象的首选药。

104．A。患者间歇性上腹痛3年，伴嗳气、反酸，排柏油样便4次，考虑为消化性溃疡引起的上消化道出血。脉搏快，血压低，提示为上消化道出血引起失血性休克。大出血时病人应取平卧位并将下肢略抬高，以保证脑部供血。

105．C。对上消化道大出血病人，应立即建立静脉通道，配合医生迅速、准确地实施输血、输液、各种止血治疗及用药等抢救措施，并观察治疗效果及不良反应。

106．D。患者食欲缺乏，消瘦，可能会营养失调；轻度黄疸，移动性浊音阳性，防止皮肤受损；腹水，有体液过多的危险；同时可能缺乏疾病相关知识。

107．E。肝硬化患者应给予高热量、高蛋白、维生素丰富，易消化食物。腹水者应限制盐的摄入，避免进食粗糙、坚硬食物。

108．D。脱水的程度一般分为轻、中、重度；故 E 错误。轻度脱水神志清楚，也不符合题意，故 B 错误。由题意知患儿发生了脱水，A 错误。尿量明显减少是中度脱水的表现，故 C 错误。因患儿无尿，精神极度萎靡、皮肤弹性极差、前囟、眼窝深陷，符合重度脱水的表现。

109．C。根据脱水性质累计损失量为：轻度脱水为 30～50ml/kg；中度脱水 50～100ml/kg；重度脱水 100～120ml/kg。

110．C。脱水的性质一般分为等渗、低渗、高渗；故 A、E 不选。高渗性脱水表现为剧烈口渴、高热、烦躁不安、肌张力增高，故 D 不选。低渗性脱水除一般脱水体征皮肤弹性降低，前囟、眼窝凹陷外，因循环血量明显减少多有休克表现，故 B 不选。等渗性脱水：血清钠浓度 130～150mmol/L，临床表现为一般脱水症状。

111．A。内痔主要临床表现是便血及痔块脱出。其便血的特点是无痛性间歇性便后出鲜血。便血较轻时表现为粪便表面附血或便纸带血。Ⅰ度内痔表现为排便时出血，无痔块脱出，肛门镜检查可见齿状线以上直肠柱结节状突出。结合患者表现，可考虑患者为Ⅰ度内痔引起的便血。

112．E。当非手术治疗效果不满意、痔脱出严重、套扎治疗失败时，手术切除是最好的方法。而痔切除术，主要用于Ⅱ～Ⅲ度内痔和混合痔的治疗。

113．B。嘱病人多饮水，多吃新鲜水果蔬菜、多吃粗粮，少饮酒，少吃辛辣刺激食物。养成良好生活习惯，养成定时排便的习惯。适当增加运动量，促进肠蠕动，切忌久站、久坐、久蹲。便后及时清洗，保持局部清洁舒适，必要时用 1∶5000 高锰酸钾溶液 3000ml 坐浴，以预防病情进展及并发症。使用泻药，会使短期内排便次数增加，增加对肛门的刺激，不宜使用。

114．E。TIA 临床特点：①50～70 岁中老年人多见，男性多于女性；②多伴有高血压、动脉粥样硬化、糖尿病、高脂血症和心脏病等脑血管疾病的高危因素；③突发局灶性脑或视网膜功能障碍，持续时间短暂，多在 1 小时内恢复，最多不超 24 小时，不遗留神经功能缺损症状；④可反复发作，且每次发作表现相似。

115．A。进行抗凝血治疗时应密切观察有无药物不良反应发生，主要有出血，血小板减少和肝肾功能损害。

116．D。TIA 可反复发作，沐浴外出均应有人陪伴，D 错误。

117．C。活体组织检查是诊断肿瘤常用的而且准确度最高的方法。一旦活组织检查发现癌细胞，即可确诊为癌症。

118．D。纤维支气管镜检查需要往气管内滴入麻醉药，为避免误吸，术后 2 小时内禁食禁水。麻醉作用消失、咳嗽和呕吐反射恢复后可进温凉流质或半流质饮食。进食前试验小口喝水，无呛咳后再进食。

119．C。①肺段切除术或楔形切除术者，尽量选择健侧卧位，以促进患侧肺组织扩张。②一侧肺叶切除者，如呼吸功能尚可，可取健侧卧位，以利于手术侧残余肺组织的膨胀与扩张；如呼吸功能较差，则取平卧位，避免健侧肺受压而限制肺的通气功能。③全肺切除术者，避免过度侧卧，可取 1/4 侧卧位，以预防纵隔移位和压迫健侧肺而致呼吸循环功能障碍。④血痰或支气管瘘管者，取患侧卧位。

120．B。若气管明显向健侧移位，在排除肺不张后可酌情放出适量的气体或引流液，气管、纵隔即可恢复中立位。但每次放液量不宜超过 100ml，速度宜慢，避免快速多量放液引起纵隔突然移位，导致心搏骤停。